This book was originally published in Japanese
under the title of :
NYUMON RIHABIRITĒSHON IGAKU
(Introduction to Rehabilitation Medicine)

Editor in Chief :
NAKAMURA, Ryuichi
  Professor Emeritus, Tohoku University School of Medicine
  Advisor, Nozomi Hospital

© 1996 1st ed.
© 2007 3rd ed.

ISHIYAKU PUBLISHERS, INC.,
  7-10, Honkomagome I chome, Bunkyo-ku,
  Tokyo 113-8612, Japan

第3版の序

　わが国は超高齢社会への突入を間近にして，医学的リハビリテーションのニーズが量的および質的の両面で急速に拡大している．ヘルスケア領域は，以前から［疾病：病因―病理―発現］の図式に従う医学モデルに基づいて傷病の予防と治療に重点を置いていた．しかし，慢性疾患が中心となった現代社会においては，病理変化が機能障害へ，さらに生活機能の低下へと連なることを防止するという観点から，医学的リハビリテーションに期待されていることは多い．医学的リハビリテーションは機能障害に陥った臓器系機能の回復・維持，修復不能な臓器の病理の進行予防に視線を向けている．さらに，良好な健康状態の回復・維持，健康関連QOL（生活の質）や生活機能への配慮など，通常の臨床医学では取り上げることの少ない事項に対応している．

　現在，わが国では身体障害者手帳所有者の過半数が65歳以上であることを考慮すると，これからのリハビリテーションには，予防的・回復的・維持的の3者を同時並行的に実施しなければならない患者あるいは障害者へのサービスが求められる．たとえば，脳卒中後の短期的な生存率は急速に改善してきたが，数年以内の再発作あるいは冠動脈疾患の発症が新たな死亡原因として問題となっている．また，変形性関節症などの運動器の疾病を有する脳卒中患者も増加している．医学的リハビリテーションの知識は，各診療科の医師および関連医療職種には不可欠な時代になっている．

　本書は，医学モデルに従って臓器別に細分化されている各診療科の医師および医学生にリハビリテーション医学を紹介すること，併せて医学的リハビリテーションに従事する医療関連職種や学生が，医師はどのような思考の下に医学的リハビリテーションを進めているのかを理解することに資するように意図されている．現在に連なる医学的リハビリテーションは，どのようにして展開されてきたのか，その実践を支える一般原則（maxim）は何か，そしてどのようなモデルが提唱され，利用されているのか，言い換えるとリハビリテーション医学の基礎的知識に重点をおいて記述している．

　第3版の企画には，岩谷　力，佐直信彦，佐藤徳太郎，鈴木堅二，千田富義，長岡正範の6博士の協力を得て，数回の編集会議によって内容を一新し，臨床医学総論とも呼ぶべき「病理志向的アプローチ」および「機能志向的アプローチの基礎理論」を拡張・充実を図った．さらに，医学的リハビリテーションの対象となるような主要な疾患については，医学モデルに立脚した治療についても触れている．医学的リハビリテーションは，臨床治療の状況を考慮に入れて実施されるべきヘルスケア・サービスである．

　企画から出版までに3年弱の年月を要したが，部分的な修正などに快く応じてくれた執筆者たちの協力を得て完成することができた．監修者にとって，大いなる喜びとするところである．字句および文体の統一，内容重複の検討や削除など，各執筆者の草稿には監修者が手を加えたが，その際に多忙の中でも数多くの協力を惜しまなかった希望病院長・天草万里博士の努力に深甚の謝意を表したい．また，何かと手を煩わせた医歯薬出版の担当者にも感謝したい．

　2007年7月

中　村　隆　一

第2版の序

　本書は1992年に企画がなされ，4名の編集者と多くの執筆者の協力により1996年5月に出版された．その後，わが国のリハビリテーション医学の関連領域には多くの変化が生じている．

　平成5(1993)年には心身障害者対策基本法が障害者基本法に改められ，障害者の自立と社会，経済，文化その他あらゆる分野の活動への参加の促進，障害者の「完全参加と平等」を目指すことが明示された．また，法律上の障害は身体障害，知的障害，精神障害となった．同年，「障害者対策に関する新長期計画」が策定され，保健・医療の面では，心身障害の発生予防，早期発見及び研究の推進，医療・リハビリテーション医療の充実，精神保健対策の推進，専門従事者の確保が重要課題とされている．

　平成8(1996)年には医療法施行令の改正によって，医業で広告できる診療科名にリハビリテーション科が加わり，「運動機能障害及び精神障害等の障害者を対象として医学的リハビリテーションを実施する診療科」となっている．

　一方，医療法でもインフォームド・コンセントが「医師，・・・その他の医療の担い手は，医療を提供するに当たり，適切な説明を行い，医療を受ける者の理解を得るよう努めなければならない．」という努力規定となり，パターナリズムから対等契約の方向へと，ヘルスケアにおける人間関係の在り方や価値観を問う医学倫理にも変化が生じている．そのため，このような社会変動とリハビリテーション医学に関する最近の進歩を取り入れ，編集者の協力を得て，必要最小限の補記と改訂を行い，第2版として世に問うこととした．

　読者諸兄姉のご批判を仰ぎたい．

　　1998年11月15日

中　村　隆　一

〈付記〉

　2001年，第54回世界保健機関総会は，国際障害分類（ICIDH）を改訂した国際生活機能分類（ICF）を承認した．これまでの20数年間，障害(disability)の概念をめぐって，ヘルスケア領域にとどまらず，障害者団体からも多様な概念規定，モデルが提案されてきた．ICFは，生活機能(functioning)を心身機能，活動と参加のすべてを含む包括用語とし，障害を機能障害，活動制限と参加制約の包括用語としている．ここに至るまでには，Nagi model, Wood model, IOM(Institute of Medicine) model あるいは Verbrugge・Jette model など，用語の概念をめぐる論争があり，それが解決したわけではない．

　現在，リハビリテーション医学では，Nagi, IOM, Verbrugge・Jett のモデルに従った用語が利用されている．今回，本書の姉妹編である『入門リハビリテーション概論 第5版』の改訂に当たり，多くの記述をIOMモデルに切り替えた．本書もその方針を踏襲し，ICIDHの用語をIOMのものに変更した．また，精神分裂病を統合失調症に，精神発達遅滞を知的障害に名称変更するなど，いくつかの用語の修正も行った．なお，昨年から厚生労働省は「痴呆」を「認知症」や「認知障害」と呼ぶようにと提案しているが，本書では混乱をさけるため，まだ「痴呆」にとどめることとした．

　　2005年1月

中　村　隆　一

第1版の序

「入門リハビリテーション医学」の目的は，リハビリテーション医を志す医師をはじめとして，その他の診療領域においてリハビリテーションにかかわる医師や看護婦，理学療法士，作業療法士，その他の医療専門職ならびにこれからリハビリテーション分野に進もうとする学生諸子に，リハビリテーション医学についての諸知識を紹介することにある．

分子生物学の最近の進歩によって，現代医療はかつての細胞病理学を中核とした医学モデルから，あらためて分子レベルにおける病理指向的アプローチに基づく医療へと驀進している．一方，少子・高齢社会の到来と慢性疾患患者の増加に直面して，人々の生活障害を問題視しつつ，人間の生理的および心理的機能と環境との適合を取り上げる機能指向的アプローチの立場にあるリハビリテーション医療のニードが社会モード(social mode)として高まっている．

この本は，そのような社会的要請を意識しつつ，リハビリテーション医学とは何かを簡潔に紹介することを目的として「入門リハビリテーション概論」の姉妹編とすべく企画した．実際に，執筆は「入門リハビリテーション概論」の上梓と平行して開始し，1993年に仙台で行われた第30回日本リハビリテーション医学会学術集会までには出版を予定していた．しかし，急速に発展しているリハビリテーション医学の領域にどのような枠組を備えるべきか，その内容はどこまで掘り下げるべきかについて，編者とともに修正加筆を進めるのに数年を費やさねばならなかった．

この本の執筆者の多くは，東北大学医学部附属リハビリテーション医学研究施設・鳴子分院時代に一緒にリハビリテーション医療の実践に携わった人々であり，一部は国立身体障害者リハビリテーションセンターにおいて現在も共にリハビリテーション医療を進めている人々である．そうであればこそ，多くの執筆者が参加したにもかかわらず，機能指向的アプローチに基づき，医学モデルと障害モデル，さらに慢性疾患モデルに立脚したリハビリテーション医療の記述に一貫性が維持されたのであると確信している．

本書の編集に当たっては佐直，鈴木，千田，長岡の4君には，年余にわたって御尽力を頂いた．心から謝意を表する．

1996年4月

中 村 隆 一

執筆者一覧

監修
　中村隆一
編集
　岩谷　力
　佐直信彦
　佐藤徳太郎
　鈴木堅二
　千田富義
　長岡正範
執筆（五十音順）
　赤居正美（あかい　まさみ）　　　国際医療福祉大学大学院
　天草万里（あまくさ　ばんり）　　故人
　伊藤　修（いとう　おさむ）　　　東北医科薬科大学医学部リハビリテーション学
　岩谷　力（いわや　つとむ）　　　国立障害者リハビリテーションセンター顧問，長野保健医療大学学長
　牛山武久（うしやま　たけひさ）　故人
　江藤文夫（えとう　ふみお）　　　国立障害者リハビリテーションセンター顧問
　大井直往（おおい　なおゆき）　　福島県立医科大学医学部リハビリテーション医学講座
　金澤雅之（かなざわ　まさゆき）　JCHO仙台病院高血圧・糖尿病内科
　北原　佶（きたはら　ただし）　　鳥取県立総合療育センター
　上月正博（こうづき　まさひろ）　東北大学大学院医学系研究科機能医科学講座内部障害学分野
　小林　章（こばやし　あきら）　　国立障害者リハビリテーションセンター学院
　佐直信彦（さじき　のぶひこ）　　仙台青葉学院短期大学リハビリテーション学科
　佐藤徳太郎（さとう　とくたろう）　東北大学名誉教授
　佐藤善久（さとう　よしひさ）　　東北福祉大学健康科学部
　鈴木堅二（すずき　けんじ）　　　（前）東北福祉大学健康科学部
　千田富義（ちだ　とみよし）　　　故人
　徳山　淳（とくやま　あつし）　　山内龍馬財団山内病院
　飛松好子（とびまつ　よしこ）　　国立障害者リハビリテーションセンター総長
　中村隆一（なかむら　りゅういち）　故人
　長岡正範（ながおか　まさのり）　順天堂大学大学院リハビリテーション医学客員教授
　長崎　浩（ながさき　ひろし）　　東北文化学園大学名誉教授
　半田健壽（はんだ　たけとし）　　故人
　藤田正明（ふじた　まさあき）　　尚温会伊予病院
　星　文彦（ほし　ふみひこ）　　　埼玉県立大学保健医療福祉学部
　細川惠子（ほそかわ　けいこ）　　（前）東北厚生年金病院言語心理部
　細川　徹（ほそかわ　とおる）　　東北大学名誉教授
　南　尚義（みなみ　なおよし）　　大崎市民病院
　森山早苗（もりやま　さなえ）　　東北文化学園大学名誉教授
　保嶋　実（やすじま　みのる）　　弘前脳卒中・リハビリテーションセンター，弘前大学名誉教授
　吉田一成（よしだ　かずなり）　　慈愛会今村総合病院

（以上）

目次

第3版の序 iii
第2版の序 iv
第1版の序 v
執筆者一覧 vi

第1部　リハビリテーション医学とは　　1

第1章　障害者とリハビリテーション　　3

1. リハビリテーションの変遷 4
   1. リハビリテーションの諸定義 5
   2. 障害の社会モデルと変換リハビリテーション 8
      1-社会モデルの出現　8
      2-障害に対する新旧パラダイム　8
      3-リハビリテーションの改造, 変換リハビリテーション実践へ向けて　10
   3. リハビリテーションにかかわる諸領域 … 11
      1-医学的リハビリテーション　11
      2-職業リハビリテーション　11
      3-教育的リハビリテーション　11
      4-社会的リハビリテーション　11
   4. リハビリテーション医学の成立 12
      1-第一次世界大戦前の臨床医学と障害者　12
      2-第一次世界大戦と職業リハビリテーション　13
      3-第二次世界大戦とリハビリテーション運動　15
      4-リハビリテーション医学の確立　17

2. 健康と病気, そして障害 20
   1. 健康とは 20
      1-病, 病気, 疾病　20
      2-健康の定義　20
      3-健康の概念化　21
   2. 病気の諸モデル 22
      1-原始モデル　23
      2-医学モデル　23
      3-生態学モデル　24
      4-平衡論モデル　24
      5-社会学モデル　24
   3. 精神医学領域の諸モデル 25
      1-医学モデル　25
      2-心理学モデル　25
      3-行動学モデル　25
      4-社会学モデル　25
   4. 障害モデルと障害過程 25
      1-障害者とは　26
      2-障害モデル　26
   5. 慢性疾患モデルと予防医学 33
      1-慢性疾患の自然経過　34
      2-機能的制限(能力低下)の予防医学　34
      3-障害モデルと障害予防　35
   6. 病理志向的アプローチと機能志向的アプローチ 36
      1-病理志向的アプローチ　36
      2-機能志向的アプローチ　37
   7. ヘルスケアと医学的リハビリテーション 38
      1-包括的ケアと医学的リハビリテーション　38
      2-ヘルスケア・システムとは　39
      3-ヘルスケア・ニーズと専門職　39

3．障害者の健康問題と障害予防…………41
　1　障害者の健康問題……………………41
　2　二次的障害……………………………42
　　1-廃用症候群と誤用症候群　43
　　2-廃用症候群の予防　44

3　二次性健康問題…………………………44
　1-二次性健康問題とは　44
　2-二次性健康問題の予防　45
　3-二次性健康問題の予防対策　46

第2章　病理志向的アプローチ（臨床医学総論）　47

1．病因論と病理学…………………………48
　1　遺伝と疾病………………………………48
　　1-遺伝と遺伝子　48
　　2-遺伝病　48
　2　老化(加齢)と疾病………………………50
　　1-老化(加齢)　50
　　2-老年病　50
　3　感染，免疫異常，アレルギー…………51
　　1-感染と感染症　51
　　2-免疫異常　52
　　3-アレルギー　54
　4　腫瘍………………………………………55
　5　生活習慣と環境…………………………57
　　1-生活習慣と疾病　57
　　2-環境と疾病　58
　6　中毒………………………………………59
　7　心身症……………………………………59
　8　職業性疾病………………………………61
　9　外傷………………………………………62
　10　臨床疫学………………………………63

2．診断学概要………………………………65
　1　診断とは…………………………………65
　　1-診断の定義　65
　　2-診断の目的　65
　　3-医学的リハビリテーションにおける
　　　診断　66
　　4-臨床診断における推論　67
　2　診断の方法………………………………68
　　1-病歴と問診　68
　　2-診察　70
　3　画像診断…………………………………84

　　1-X線写真　85
　　2-造影撮影（カテーテル検査）　85
　　3-コンピュータ断層撮影法　87
　　4-磁気共鳴画像診断　87
　　5-核医学検査　90
　　6-超音波検査（エコー検査）　91
　4　内視鏡検査………………………………92
　5　臨床検査…………………………………93
　　1-検体検査　93
　　2-臨床検査の評価　94
　6　電気生理学的検査………………………97
　　1-電気生理学的検査の基礎知識　97
　　2-筋電図検査　98
　　3-筋電図動作学　100
　　4-神経伝導速度検査　101
　　5-脳波検査　102
　　6-脳波トポグラフィー（二次元脳電図）　105
　　7-誘発脳波，誘発脳磁図　106
　7　心電図……………………………………106
　　1-心電図波形の成り立ち　106
　　2-安静時心電図：正常心電図と
　　　異常波形　108
　　3-運動負荷心電図　112
　　4-ホルター心電図　116
　　〔付〕心臓超音波法(心エコー図)　116
　8　呼吸機能検査……………………………117
　　1-スパイロメトリー　117
　　2-動脈血ガス分析　119
　　3-酸素飽和度(パルスオキシメーター)　119

3．治療学総論………………………………120
　1　治療の目的………………………………120

2　根拠に基づいた医療……………………122
　　1-EBMとは　122
　　2-EBMの実践手順　122
　　3-診療ガイドライン　124
　3　主な治療法……………………………124
　　1-内科的処置と外科的処置　124
　　2-非薬物療法　125
　　3-薬物療法　126
　　4-輸液療法と輸血療法　126
　　5-栄養管理　126
　　6-血液浄化療法　128
　　7-内視鏡治療　129
　　8-放射線治療　130
　　9-遺伝子治療　131
　　10-再生医療　131
　　11-外科　132
　　12-臓器移植　133
　　13-人工臓器　134
　　14-ストーマ　135
　　〔付〕臓器移植後の医学的リハビリテーション　136

第3章　障害モデルと機能志向的アプローチの基礎理論　139

1．構造と機能……………………………140
　1　事象の記述レベル……………………140
　　1-記述レベルとは　140
　　2-因果関係と還元主義　141
　　3-相関関係　141
　2　システム論的アプローチ……………142
　　1-システムの構成要素　142
　　2-システムの構造　142
　　3-システムの機能　142
　　4-機能の概念の多様性　143
　　5-機能志向的アプローチの意味　143
2．人間活動の構造と機能………………144
　1　システムとしての人間活動―活動と機能
　　　……………………………………144
　2　機能の階層構造………………………144
　　1-個人形成のLawtonモデル　144
　　2-運動-動作-行為の階層構造　146
　　3-階層間の因果的関係　146
3．障害の構造……………………………148
　1　障害構造モデル………………………148
　　1-障害像の共通言語　148
　　2-障害構造モデルとは　149
4．障害構造モデルの応用………………150
　1　機能的制限……………………………150
　　1-概念とその操作的定義　150
　　2-機能的制限と日常生活活動　150
　　3-機能的制限と活動制限の因果的関係　151
　　4-脳卒中片麻痺患者における上肢の機能的制限　151
　2　機能的制限の能力モデル……………151
　　1-能力モデル　152
　　2-能力の諸因子　152
　　3-脳卒中片麻痺患者の運動能力　152
　　4-因果モデル　152
　3　機能障害と機能的制限………………153
　　1-機能障害とは　153
　　2-機能障害と機能的制限　154
　　3-脳卒中患者の機能障害と機能的制限　154
　4　統計的説明……………………………155
　　1-障害は多次元，多変量的な現象　155
　　2-因果モデルについての注意点　156
　5　障害の見方……………………………156
　　1-基本的日常生活活動を観察する　156
　　2-基本的日常生活活動の評価（アセスメント）から，より高次の活動の評価（アセスメント）へ　157
　　3-機能的制限を評価（アセスメント）する　157
　　4-機能障害を列挙する　157
　　5-機能的制限を能力から評価（アセスメント）する　158
　　6-背景因子を考慮する　158
　　7-因果系列を逆行する　158

5．医学的リハビリテーションにおける対応
　　　　　　　　　　　　　　　　　　159
　1　障害モデルと機能志向的アプローチ……159
　2　機能回復神経学……………………………159
　　1-中枢神経系の構造と機能　160
　　2-脳損傷後の機能回復モデル　161
　3　3通りのアプローチ………………………166
　　1-生体力学的アプローチ　166
　　2-発達的アプローチ　167
　　3-リハビリテーション的アプローチ　167
　4　環境圧と機能レベル………………………168
　5　病理過程と医学的リハビリテーション
　　　　　　　　　　　　　　　　　　168

6　慢性疾患の治療戦略………………………169
　1-付加的機能的制限の予防あるいは
　　矯正　169
　2-病理に冒されていない器官系の機能を
　　高める　170
　3-疾病に冒された器官系の機能を
　　改善する　170
　4-機能を向上させるための適応装置
　　（福祉用具）の利用　170
　5-社会的および職業的環境の調整　170
　6-患者のパフォーマンスを改善する
　　心理学的技法および患者教育　171

第4章　医学的リハビリテーションの展開　173

1．医学的リハビリテーションの諸相…………174
　1　予防的，回復的および維持的
　　　リハビリテーション………………………174
　　1-予防的リハビリテーション　174
　　2-回復的リハビリテーション　174
　　3-維持的リハビリテーション　175
　2　疾病，機能障害の自然経過とリハビリ
　　　テーション…………………………………175
　3　神経心理学的リハビリテーションの
　　　臨床指針……………………………………176
　　1-急性期　176
　　2-中間期　177
　　3-急性期後　177
　4　ケアの連続性………………………………177
　　1-救急医療　178
　　2-医学的（急性期）リハビリテーション　178
　　3-心理社会的および職業リハビリテーションと
　　　生涯にわたるフォローアップ　178
　　4-ケアの連続性への障壁　178
　5　リハビリテーション・サービス提供の場
　　　　　　　　　　　　　　　　　　179
　　1-入院リハビリテーション　180
　　2-在宅ケア　180

　　3-障害者自立支援法による障害福祉
　　　サービス　181
　　4-地域社会への再統合のための
　　　社会的支援　181
2．医学的リハビリテーションの管理と
　　チームアプローチ……………………………183
　1　リハビリテーション管理の概要…………183
　2　問題志向型診療記録………………………184
　3　チーム・アプローチ………………………185
　　1-チーム・アプローチと患者中心の
　　　リハビリテーション　185
　　2-リハビリテーション・チームの
　　　諸条件　186
　　3-チーム・アプローチの諸形態　187
　4　会議の諸相…………………………………188
　　1-会議の目的と形態　188
　　2-組織の構造および会議の性質　188
　　3-目標の階層構造　189
　　4-アプローチの共有　190
　5　リハビリテーション計画の策定…………190
　　1-諸問題の分析　190
　　2-目標の設定　190
　　3-計画立案　191

4-制御　193
6　処方と指示……………………………193
1-医学的リハビリテーションにおける
指示　193
2-指示の内容　194
3．リハビリテーションにおける医の倫理……195
1　倫理と道徳……………………………195

2　医の倫理………………………………196
1-歴史的変遷　196
2-医の倫理の4原則　197
3-医師―患者関係の諸モデル　199
4-リハビリテーションにおける医の倫理と
教育モデル　200

第2部　機能評価　203

第5章　評価とは　205

1．評価とアセスメント……………………206
1　評価とは………………………………206
2　アセスメントとは……………………206
3　測定とは………………………………208
4　尺度とその水準………………………208
1-名義尺度　208
2-順序尺度　209
3-間隔尺度　209
4-比例尺度　209
5　信頼性と妥当性………………………209
1-信頼性　210
2-妥当性　210
2．機能的状態とは…………………………212
1　健康の概念と機能的状態……………212
2　機能的状態の諸側面…………………212
3　機能評価の諸相………………………213
1-生理的測定　213
2-パフォーマンス測定　213

3-評定尺度　213
4-自己申告法　213
4　ベッドサイドにおける機能的状態の検査
………………………………………213
3．プログラム管理および帰結評価…………215
1　医学的リハビリテーションの帰結……215
1-予後と帰結　215
2-機能的利得とリハビリテーションの
効率　216
3-帰結の有用性　216
4-帰結の変数　216
5-帰結についての研究　217
6-帰結にかかわる用語　218
2　プログラム管理………………………219
1-プログラム評価とは　219
2-プログラム評価の要素　219
3-プログラム評価に基づく治療方法の
改善　222

第6章　各種の検査と測定法　229

1．関節可動域………………………………230
1　可動域と関節可動域…………………230
2　関節可動域の測定と表示……………231
1-測定　231
2-表示　234

3-特殊な測定法　234
2．筋力と筋持久力…………………………235
1　筋収縮と筋力…………………………235
2　徒手筋力テスト………………………236
1-表示法と判定基準　236

2－測定法　237
　3　筋持久力……………………………237
　4　機器による筋力測定………………238
　　1－手筋力計　238
　　2－手持筋力計　238
　　3－等速性筋力計　239
3．心肺フィットネス……………………240
　1　運動時の循環機能の変化…………240
　2　運動時の呼吸機能の変化…………241
　3　最大酸素摂取量……………………241
　4　身体作業能力………………………243
　5　運動処方……………………………244
　6　医学的リハビリテーションにおける
　　　運動負荷試験………………………245
4．動作と目標達成機能…………………246
　1　モトスコピーとモトメトリー……246
　2　運動発達テスト……………………250
　　1－発達チャート　250
　　2－運動年齢テスト　250
　　3－日本版デンバー式発達スクリーニング
　　　検査・増補版　250
　3　疾病に特異的なテスト……………250
　　1－ブルンストロームの回復段階と
　　　12段階片麻痺グレード総合判定　250
　　2－腕機能検査と上肢機能検査　252
　　3－その他　254
　4　パフォーマンス測定………………254
　　1－起居動作　254
　　2－10m歩行テスト　256
　　3－立って歩け時間計測　256

　　4－リバーミード移動性指標　256
　　5－機能的歩行分類　256
　　6－ジェブセン手機能テスト　256
　　7－上肢機能検査　257
5．心理検査………………………………259
　1　知能検査……………………………259
　2　発達検査……………………………261
　3　パーソナリティ検査………………263
　4　その他の心理検査…………………264
6．日常生活活動…………………………266
　1　機能レベル…………………………267
　2　測定方法と状況……………………268
　3　ADL, IADL, EADL………………268
　　1－標準日常生活活動　268
　　2－道具的日常生活活動　275
　　3－拡大日常生活活動　276
　　4－改訂ランキン尺度　277
7．活動調査………………………………278
　1　生活時間調査………………………278
　2　活動状況調査………………………281
　〔付〕役割遂行調査　287
8．生活の質………………………………288
　1　生活の質(QOL)とは何か…………288
　　1－研究の展開　288
　　2－健康関連QOLとは　288
　2　HRQOL尺度………………………289
　　1－尺度の信頼性，妥当性，反応性　289
　　2－測定目的　289
　　3－代表的なHRQOL尺度　290

第3部　医学的リハビリテーションのアプローチ　293

第7章　医学的リハビリテーションの諸科学技術　295

1．理学療法………………………………296
　1　理学療法とは………………………296
　2　運動療法……………………………297
　　1－可動域訓練　297
　　2－筋力強化　298

　　3－持久性(心肺フィットネス)向上　300
　　4－神経生理学的アプローチ　300
　　5－運動協調性の獲得　302
　3　物理療法……………………………303
　　1－温熱療法　303

2－寒冷療法　306
　　3－水治療法　306
　　4－光線療法　307
　　5－電気療法　308
　　6－機械力学的療法　308
　4　その他························309
　　1－バイオフィードバック療法　309
　　2－機能的電気刺激　309
2．作業療法······························311
　1　作業療法とは························311
　2　歴史·······························312
　　1－欧米における作業療法　312
　　2－日本における作業療法　313
　3　作業の意味·························313
　4　作業療法の過程·····················314
　5　作業療法の種類·····················316
　　1－身体障害　316
　　2－精神障害　319
　　3－発達障害　321
　　4－老年期障害　321
3．言語聴覚障害とその治療·············323
　1　言語の神経機構―中枢過程と末梢過程
　　····························323
　2　構音障害·························323
　　1－定義　323
　　2－分類　324
　3　失語·······························325
　　1－定義　325
　　2－分類　325
　　3－その他の失語と関連症候　327
　4　聴覚障害·························328
　　1－定義　328
　　2－分類　328
　5　言語聴覚障害の検査·················329
　　1－構音障害の検査　329
　　2－失語の検査　329
　　3－聴覚障害の検査　331
　6　治療·······························332
　　1－構音障害の治療　332
　　2－失語の治療　334

　　3－聴覚障害の訓練と援助　337
4．リハビリテーション看護···············339
　1　リハビリテーション看護の役割·········339
　　1－リハビリテーション病院(病棟)　340
　　2－訪問看護，訪問リハビリテーションと
　　　　通所リハビリテーション　342
　　3－生活施設　342
　　4－地域社会　342
　2　リハビリテーション看護の実際·········343
　　1－健康状態の管理　343
　　2－環境調整　343
　　3－廃用症候群の予防　343
　　4－起居，移乗，移動の自立　344
　　5－セルフケアの向上　345
　　6－自立生活へ向けて　346
　3　排尿，排便の管理と指導···············346
　　1－排尿障害　346
　　2－排便障害　347
　4　家庭および社会への復帰···············347
5．義肢，装具，車いす，歩行補助具および
　　自助具·····························349
　1　義肢·······························352
　　1－義肢の定義　352
　　2－切断と義肢　352
　　3－義肢の基本的構成　352
　　4－義手　353
　　5－義足　357
　2　装具·······························363
　　1－装具の定義と名称　363
　　2－装具の目的による分類　365
　　3－上肢装具　366
　　4－下肢装具　371
　　5－体幹装具　376
　3　車いす·····························379
　　1－車いすの基本的構造と部品　379
　　2－車いすの種類　380
　　3－電動車いす　380
　　4－車いすの選択　381
　4　歩行補助具·························381
　　1－杖　381

2-クラッチ　382
　　　3-歩行器　383
　5　座位保持装置，その他……………384
　6　自助具………………………………385
　　　1-自助具の選択　385
　　　2-代表的な自助具　386
　　〔付〕義肢装具にかかわる医師の
　　　　ガイドライン　386
6．日常生活活動訓練と環境整備……………388
　1　日常生活活動の訓練………………388
　　　1-リハビリテーション的アプローチ　388
　　　2-日常生活活動訓練の実際　388
　　　3-日常生活活動訓練の主な対象の特性　391
　2　環境調整……………………………392
　　　1-物的生活環境の情報収集　392
　　　2-生活空間の調整と整備　393
　　　3-障害者の適応システムと用具　396
　〔付〕視覚障害者生活訓練　398

　　　1-歩行訓練　398
　　　2-日常生活技術訓練　399
　　　3-コミュニケーション訓練　400
　　　4-ロービジョン訓練　401
7．心理的アプローチとカウンセリング………402
　1　心理的アプローチとは……………402
　2　来談者中心療法……………………402
　3　行動療法……………………………402
　　　1-行動療法からみた症状　402
　　　2-評価(アセスメント)の進め方　403
　　　3-治療技法　403
　4　認知療法，認知行動療法，その他………404
　　　1-認知療法　404
　　　2-認知行動療法　404
　　　3-ナラティブ・セラピー　405
　5　リハビリテーション・カウンセリング
　　　　……………………………………405

第8章　医学的リハビリテーションにおける特殊問題　　　407

1．嚥下障害……………………………………408
　1　嚥下の生理…………………………408
　　　1-第1期(口腔期)　408
　　　2-第2期(咽頭期)　409
　　　3-第3期(食道期)　410
　2　嚥下障害の要因……………………410
　3　機能評価……………………………410
　4　医学的ケアとリハビリテーション………411
　　　1-静的障害　412
　　　2-動的障害　412
　5　外科的治療…………………………413
2．膀胱と直腸の機能障害……………………415
　1　排尿障害……………………………415
　　　1-尿路系の解剖と生理　415
　2　排尿障害の診断……………………416
　　　1-下部尿路機能異常　416
　　　2-神経学的所見　417
　　　3-排尿機能の評価(アセスメント)　417

　3　排尿障害の機能的予後と介入手段………419
　　　1-脳血管疾患　419
　　　2-脊髄損傷　420
　　〔付〕尿路変向術　420
　4　排便障害……………………………421
　　　1-排便の機構　421
　　　2-神経因性大腸　421
3．痙縮…………………………………………423
　1　痙縮とは……………………………423
　　　1-徴候の特徴　423
　　　2-随伴する徴候　423
　　　3-痙縮の影響　426
　2　診断…………………………………426
　　　1-診察　426
　　　2-神経生理学的検査　427
　3　治療…………………………………428
　　　1-治療の原則　428
　　　2-生理学的アプローチ　428

3－薬理学的アプローチ　429
　　　4－外科的アプローチ　431
4．廃用症候群……………………………432
　1　廃用症候群とは……………………432
　2　筋骨格系……………………………432
　　　1－拘縮　433
　　　2－筋萎縮と筋力低下　434
　　　3－骨萎縮　435
　3　循環器系……………………………436
　　　1－心機能の低下　436
　　　2－循環血漿量の低下　436
　　　3－起立性低血圧　436
　　　4－静脈血栓と肺塞栓　437
　4　呼吸器系……………………………438
　　　1－呼吸筋力の低下　438
　　　2－胸郭の各関節の可動域の減少　439
　　　3－肺機能の変化　439
　5　代謝・内分泌系……………………440
　　　1－窒素平衡　440
　　　2－カルシウム平衡　440
　　　3－その他の電解質平衡　440
　　　4－内分泌障害　440
　6　泌尿器系……………………………440
　　　1－腎結石と膀胱結石　440
　　　2－尿路性器感染症　441
　　　3－萎縮膀胱と膀胱変形　441
　7　消化器系……………………………441
　8　精神・神経系………………………442
5．褥瘡……………………………………443
　1　原因と病理…………………………443
　　　1－環境要因　443
　　　2－個体要因　443
　2　褥瘡の分類，好発部位および合併症……444
　　　1－分類　444
　　　2－好発部位　445
　　　3－合併症　446
　3　褥瘡の予防…………………………446
　4　褥瘡の治療…………………………450
6．可動域制限……………………………452
　1　可動域制限とは……………………452

　2　拘縮…………………………………452
　　　1－先天性拘縮　453
　　　2－後天性拘縮　453
　3　強直…………………………………455
　　　1－病態因による分類　455
　　　2－発生因による分類　455
　4　治療…………………………………456
7．認知障害………………………………457
　1　認知障害をとらえる視点…………457
　　　1－認知障害と治療の概念　457
　　　2－要素的症状の診断法　459
　　　3－認知障害の検査　459
　2　主な認知障害と日常生活にもたらす問題
　　　　……………………………………460
　　　1－記憶障害の分類と影響　460
　　　2－失行の分類と影響　462
　　　3－失行の検査　463
　　　4－失認の分類と影響　463
　　　5－失認の検査　466
8．セクシャリティーの問題……………468
　1　性機能の生理………………………468
　2　セクシャリティ：性の心理社会的側面
　　　　……………………………………469
　3　障害者と性生活……………………469
　4　医学的対応…………………………470
　　　1－脊髄損傷　470
　　　2－脳卒中　472
　　　3－心疾患　473
　　　4－骨関節疾患　473
　　　5－癌　473
9．高齢者のリハビリテーション………474
　1　高齢化と要介護老人および認知症老人
　　　　……………………………………474
　2　老化学説……………………………475
　3　加齢による生理的変化……………475
　4　高齢者の心身機能…………………476
　　　1－運動機能　476
　　　2－認知機能　477
　　　3－パーソナリティと行動　477
　5　高齢者の機能的状態に関与する要因……478

1-生活様式　478
　　2-疾病と廃用症候群　478
　　3-心理社会的要因　479
　6　高齢者のヘルスケアとリハビリテーション……479
　　1-リハビリテーション・プログラムの実際　479
　　2-リハビリテーション・ゴールの設定　480
　7　高齢者に共通する合併症と管理……480
　　1-排尿障害・失禁　480
　　2-不眠　480
　　3-うつ状態　481
　　4-興奮　481
　　5-栄養障害　481

　　6-起立性低血圧　481
　8　疾病別の高齢者に固有な特殊問題………481
　　1-認知症　481
　　2-骨折　483
　　3-脳卒中　483
　　4-脊髄損傷　483
　　5-関節炎・関節症　483
　　6-切断　483
10．ストーマ……484
　1　消化器ストーマ……484
　2　尿路ストーマ……485
　3　栄養瘻……485
　4　気管切開とカニューレ……486

第9章　医学的リハビリテーションの主要対象　487

1．発達障害……488
　1　脳性麻痺……488
　　1-脳性麻痺とは　488
　　2-臨床病理，病因および疫学　489
　　3-分類　491
　　4-早期診断　493
　　5-随伴症状　495
　　6-二次的障害の予防　495
　　7-姿勢・運動異常に対するリハビリテーション　497
　　8-長期目標を考慮した治療計画と生活管理　499
　2　知的障害……499
　　1-定義と分類　500
　　2-原因，予防対策および疫学　501
　　3-診断　503
　　4-臨床症候　503
　　5-経過および対応　504
　3　その他の発達障害……507
　　1-広汎性発達障害　507
　　2-注意欠陥多動性障害　508
　　3-学習障害　509

　〔付〕重症心身障害児　510
　4　二分脊椎……511
　　1-疾病概念　511
　　2-発生頻度　512
　　3-発生原因　512
　　4-症候と機能障害　512
　　5-診断　513
　　6-機能的状態の経過観察　514
　　7-治療　515
　5　筋ジストロフィー……516
　　1-概念と分類　516
　　2-各病型の臨床　516
　　3-治療　521
2．外傷後遺症……525
　1　運動器の外傷……525
　　1-骨・関節損傷　525
　　2-靱帯損傷　543
　　3-腱損傷　546
　　4-筋肉損傷　549
　　5-神経損傷　550
　2　切断……554
　　1-切断の適応と切断前の心理的ケア　555

2-切断高位の選択　556
　　3-切断手技　557
　　4-義肢装着訓練　557
　　5-義肢装着後の管理　559
　3　熱傷 ……………………………………559
　　1-原因，受傷年齢，部位　560
　　2-深度分類　560
　　3-受傷面積の計算と重症度　561
　　4-初期熱傷ショックの病態　562
　　5-その他の病態　563
　　6-治療　563
　　7-熱傷患者のリハビリテーションの
　　　目標　565
　4　外傷性脳損傷 ………………………565
　　1-受傷機転　566
　　2-診断と経過　568
　　3-治療　569
　　4-心理行動面のリハビリテーション　570
　5　脊髄損傷 ……………………………574
　　1-診断と経過　575
　　2-急性期の処置　576
　　3-症候学と合併症　576
　　4-急性期の医学的管理　583
　　5-リハビリテーション期　585
　　6-家庭・社会復帰とヘルスケア　588
3．循環機能障害 ……………………………590
　1　心疾患 ………………………………590
　　1-主な心疾患　591
　　2-心臓リハビリテーション　595
　　〔付1〕慢性心不全のリハビリテーション　599
　　〔付2〕心大血管疾患リハビリテーション料に関
　　　する施設認定基準　599
　2　脳血管疾患 …………………………600
　　1-定義，分類　601
　　2-診断　608
　　3-予後　613
　　4-急性期の治療　614
　　5-リハビリテーション　615
　3　四肢血管障害 ………………………619
　　1-動脈疾患　619

　　2-静脈疾患　624
　　3-リンパ系疾患　625
　4　呼吸機能障害 ………………………627
　　1　呼吸リハビリテーションの歴史と現状
　　　　……………………………………627
　　2　呼吸器の構造と機能障害 …………628
　　3　呼吸不全の原因と頻度 ……………629
　　4　臨床症候 ……………………………629
　　5　呼吸機能障害を示す主な疾患 ……630
　　　1-呼吸器疾患　630
　　　2-神経疾患および筋疾患　631
　　6　呼吸リハビリテーション …………632
　　　1-薬物療法　632
　　　2-吸入療法　633
　　　3-酸素療法　633
　　　4-人工呼吸器と換気補助装置　634
　　　5-呼吸理学療法　635
　　　6-運動療法　637
5．腎機能障害（慢性腎不全，終末期腎臓疾患）
　　…………………………………………639
　1　腎不全患者のかかえる問題点 ………639
　2　腎不全透析患者とリハビリテーション
　　…………………………………………639
　3　腎不全非透析患者とリハビリテーション
　　…………………………………………640
6．神経筋機能障害 …………………………641
　1　末梢神経系 …………………………641
　　1-病理組織学的な分類　641
　　2-神経遮断，軸索断裂，神経断裂　642
　　3-機能障害の分布による分類　642
　　4-多発ニューロパチー　643
　　5-単ニューロパチー　646
　2　ミオパチー …………………………650
　　1-原因と診断，治療　650
　　2-リハビリテーション　652
7．中枢神経機能障害（運動障害） …………653
　1　パーキンソン病 ……………………653
　　1-病因　653
　　2-臨床症候　654
　　3-医学的管理　658

4－リハビリテーション　659
　2　振戦，チック，ジル・ド・ラ・
　　　トゥレット症候群…………………660
　　1－振戦　660
　　2－チックとジル・ド・ラ・トゥレット
　　　症候群　661
　　3－リハビリテーション　662
　3　脊髄小脳変性症……………………662
　　1－臨床症候　664
　　2－機能的制限の特徴　665
　　3－治療　666
　4　ジストニー，ハンチントン舞踏病………667
　　1－ジストニー　667
　　2－ハンチントン舞踏病　667
　5　書痙…………………………………667
　6　運動ニューロン疾患………………668
　　1－臨床的特徴　668
　　2－医学的管理　669
　　3－リハビリテーション　669
　7　多発性硬化症………………………670
　　1－臨床症候　670
　　2－治療　671
　　3－リハビリテーション　671
8．骨関節機能障害…………………………673
　1　膠原病とリウマチ性疾患…………673
　　1－膠原病とは　673
　　2－関節リウマチ　673
　　〔付〕悪性関節リウマチ　681
　　3－全身性エリテマトーデス　681
　　4－その他の膠原病　682
　　5－リウマチ性疾患の医学的リハビリテーション
　　　における注意事項　684
　2　変形性関節症………………………685
　　1－変形性膝関節症　687
　　2－変形性股関節症　689
　　〔付〕人工股関節手術　692
　　3－変形性脊椎症　693
　3　骨粗鬆症……………………………695
　　1－分類と病因　695
　　2－病理　695
　　3－臨床症候　696

　　4－診断　696
　　5－合併症と機能的状態　698
　　6－治療　700
　9．慢性疼痛と行動療法…………………701
　　1　急性疼痛と慢性疼痛………………701
　　2　慢性疼痛の諸相……………………701
　　3　慢性疼痛症候群と疼痛性障害……702
　　4　予防医学的視点……………………702
　　5　慢性疼痛の強化因子………………703
　　6　病者役割と障害者役割……………703
　　7　評価（アセスメント）……………703
　　　1－問診・面接による情報収集　703
　　　2－痛みの測定尺度　704
　　　3－痛み日記　704
　　8　リハビリテーション………………704
　　　1－疼痛軽減の処置　704
　　　2－健康関連体力の維持と向上
　　　　（運動療法）　705
　　　3－活動性の向上と社会適応の促進　706
10．癌患者（一般原則）……………………709
　　1　癌患者の一般的問題………………709
　　2　医学的リハビリテーションの進め方……710
　　3　骨転移………………………………711
　　　1－骨転移の診断　711
　　　2－病的骨折の可能性　712

付　録………………………………………713
1．世界医師会（WMA）が採択した主要文書
　　…………………………………………714
　　（1）WMAジュネーブ宣言　714
　　（2）医の倫理の国際綱領　715
　　（3）患者の権利に関するWMAリスボン
　　　宣言　716
2．関節可動域表示ならびに測定法………719
3．各種活動のMETS概算…………………729
4．リバーミード移動性指標と機能的歩行分類…730
5．フレンチャイ活動指標…………………731
文　献…………………………………………732
和文索引………………………………………768
欧文索引………………………………………781
執筆分担一覧…………………………………793

第1部
リハビリテーション医学とは

第1章

障害者とリハビリテーション

1. リハビリテーションの変遷　*4*
2. 健康と病気，そして障害　*20*
3. 障害者の健康問題と障害予防　*41*

1. リハビリテーションの変遷

　現代のリハビリテーション（rehabilitation）の概念あるいは定義は，第一次世界大戦の戦傷者に対するヨーロッパ諸国およびアメリカ合衆国における職業訓練や職業指導に端を発している．アメリカ合衆国では，1917年にヨーロッパ諸国の施設をモデルとして，身体障害者赤十字施設を設け，訓練プログラムを開発し，1918年には第一次世界大戦の復員軍人に対するリハビリテーションが開始されている．この年に，軍人リハビリテーション法（Soldier Rehabilitation Act）が成立しているが，これは復員軍人を対象としたものであった．1920年には，新たな職業リハビリテーション法（Vocational Rehabilitation Act）によって，訓練プログラムは一般市民の身体障害者にも適用されるようになった（O'Brien　2001）．しかし，精神障害者は除外されていた．第一次世界大戦は，ヨーロッパ諸国やアメリカ合衆国に，戦傷や戦時工場災害による多くの障害者を生み出し，戦後社会問題の解決のため，青壮年期の障害者に対して機能回復や職業復帰を意図したリハビリテーションが行われ始めたのである．この時期，リハビリテーション援助という一般名詞は，限定された職業リハビリテーションを指していた（小島　1978）．その後，リハビリテーションの名称で扱われる領域や対象者は拡大され，障害者の人権や主体性が重視されるようになり，同時に障害やリハビリテーションの定義にも著しい変化が生じている．

　1920年に制定されたアメリカ合衆国の職業リハビリテーション法には，職業訓練や斡旋，補装具の給付などが含まれていたが，医学的サービスを含めた包括的プログラムではなく，リハビリテーションの概念は主として職業訓練に限定されていた．その後，1943年および1954年の職業リハビリテーション法では，包括的サービス（comprehensive services）が開始され，医学や教育学，心理学をはじめとして，多様の専門職が参加するようになった．ただし，これは必然的に専門職集団の間に競合状態を生み出し，専門領域の保護に関心が抱かれるようになった．このような展開は，異なる専門職の役割に線引きを行うことになり，現在に至るまで，障害（disability）の概念的区分に関する論争にも影響を与えている（Nagi 1991）．

　わが国では，第二次世界大戦前には傷病兵を対象とした昭和12（1937）年の軍人救護法もあるが，一般市民の身体障害者を対象とした更生援護は，昭和24（1949）年の身体障害者福祉法が始まりである．また，昭和22（1947）年の児童福祉法や昭和35（1960）年の身体障害者雇用促進法なども制定された．さらに，昭和45（1970）年の心身障害対策基本法によって，医療，教育，職業，社会の各分野にわたる総合的施策の必要性が記されるようになった．

　他方，最近の障害学（disability studies）の展開は，障害の個人モデル（individual model）[*1（次頁）]から社会モデル（social model）への移行を掲げて，これまでのリハビリテーションのあり方に疑問符を投げ掛けている（Barnes et al.　1999；NIDRR

1999).

リハビリテーションの諸定義

現在，リハビリテーションの定義は，特殊の内容に限定されていない点に特徴がある．そして，全体的にみた個人に対する関心がリハビリテーションを特徴づけているといえよう（Johnston et al. 1987）．

リハビリテーションの定義は多様であり，その重点の置き方が対象者の属性や目的であったり，介入方法であったりしている．また，障害の概念も明確に定義されていないことが多い．

次に複数の定義を掲げておく．そこには，領域の相違や時間の推移につれて生じた定義上の変遷が現れている．

- リハビリテーションとは，障害者（handicapped）をして身体的，精神的，社会的，職業的，経済的にできるかぎり有用性を回復させることである（Restoration of the handicapped to the fullest physical, mental, social, vocational, and economic usefulness of which they are capable.）．

1942年，全米リハビリテーション評議会が掲げたものであり，国際的に採用された古典的な定義である．対象者と目的だけで定義されている．

- リハビリテーションとは，障害（disability）の場合，機能的能力（functional ability）が可能なかぎり最高の水準に達するように，個人を訓練あるいは再教育するため，医学的，社会的，職業的手段を併せ，かつ調整して用いることである（WHO 1969）．

この時期には障害のある個人の訓練や再教育が強調されている．

- リハビリテーションは，社会的不利（handicap）を有する個人が生活における有用性および満足を獲得する手段を提供し，それを促進する過程である．個人の社会的不利は，いろいろな能力低下（disability；身体的，知的あるいは情動的など），原因（先天異常，疾病，事故あるいは戦争や仕事，日常生活のストレスなど）から生じるかもしれない．人びとは，文化的不利益（社会的，財政的あるいは教育的）によっても，社会的不利を被る．いずれかの条件が生活への適応を困難にするとき，個人は社会的不利の状態になる．リハビリテーションは，人間の権利および義務として，生活を達成するための機会を平等にする．……能力低下が個人に社会的不利をもたらすような制限を課すとき，利用可能な3種の活動がある：①能力を回復することによって，個人の社会的不利の原因を軽減する，②個人の別の特性を向上させ，社会的不利に代償させる，③環境を変更して，能力低下の影響を避ける，あるいは無効にする（Wright 1980）．

世界保健機関（WHO 1981）の主張が先取りされ，国際障害分類（International Classification of Impairment, Disability and Handicap：ICIDH）に対応したアプローチも提言されている．

- リハビリテーションは，能力低下（disabling）および社会的不利（handicapping）をもたらすような状態（condition）の影響を軽減し，能力低下および社会的不利のある者の社会的統合（social integration）を達成するためのあらゆる手段を包含している．リハビリテーションは，能力低下および社会的不利のある者を環境に適応するように訓練するだけでなく，彼/彼女たちの社会的統合を促進するため，彼/彼女たちの直接的な環境や社会へ，全体として介入することを目標としている．能力低下および社会的不利

---

*1(前頁) モデルとは，何かに取り組むときの主要な原理および考え方の輪郭を描いた，やや形式的な手段である．しばしば，線図（diagram）やグラフ（chart），表（table）で表現され，容易に理解できるようになっている．モデルには，その構成要素間の関係を示すため，矢線（arrow）や実線（line）が用いられている．矢線や実線が活動を意味することもある．さらに，関係を示すのに，表の標題を利用することもある．また，モデルが階層構造として形成されることもある．モデルは，短くて，一般的であり，全体を理解するための青写真としても役立つ（Brown et al. 2003）．

のある者自身，彼/彼女たちの家族および生活しているコミュニティも，リハビリテーションに関係する諸サービスの計画立案および実行に参加すべきである（WHO　1981）．

「障害予防とリハビリテーション」世界保健機関専門委員会の報告に掲げられた定義である．ここには1981年，国際障害者年の目標である「完全参加と平等」の理念が反映されている（**表1-1**）．障害者の訓練だけでなく，障害者を取り巻く物理的環境，社会的環境の変革も呼びかけ，リハビリテーションの介入手段が2方向へ分化したことを表明している．

- リハビリテーションとは，損傷を負った人に対して，身体的，精神的，かつまた社会的に最も適した水準の達成を可能とすることにより，各個人がみずからの人生を変革していくための手段を提供していくことを目指す，時間を限定したプロセスをいう（八代　1982）．

1981年に設立された国際的な障害者団体である障害者インターナショナル（Disabled People's International：DPI）の定義であり，障害者の主体性が重視されている．

- リハビリテーションは，能力低下（disabling）をもたらすような損傷あるいは病気の後に，可能なかぎり普通に生活し，仕事を行う個人の能力を回復する過程である．患者が可能な最大限の体力および心理的適応を達成し，自己をケアする能力を再獲得することを支援する．日々の活動に必要とされる技能を学習あるいは再学習すること，および作業訓練と指導，心理的再調整を行うことによる支援を提供する．リハビリテーションは，回復期（convalescence）の統合的部分である．適切な食物，薬剤，衛生および適度な運動が回復のための身体的基盤を備えてくれる．患者は，医師が勧める範囲で，身体的および精神的に活動するよう奨励される．重度障害者のリハビリテーションでは，理学療法や作業療法，職業訓練が大規模に行われる（Miller et al.　1987）．

ヘルスケア専門職を対象とした辞典による定義

表1-1　国際障害者年の目標（1981）

完全参加と平等
1. 障害者が身体的にも精神的にも社会に適応することができるように援助すること．
2. 適切な援助，訓練，医療および指導を行うことにより，障害者が適切な仕事につき，社会生活に十分参加することができるようにすること．
3. 障害者が社会生活に実際に参加することができるよう，公共建築物や交通機関を利用しやすくするための調査研究プロジェクトを推進すること．
4. 障害者が経済的，社会的および政治的活動に参加する権利を有していることについて一般国民の理解を深めること．
5. 障害の発生予防対策およびリハビリテーション対策を推進すること．

である．リハビリテーションは，医学的リハビリテーションと同義に扱われ，職業リハビリテーションよりも遅れて，医学的リハビリテーションが回復期ケアとして展開され始めた歴史的経緯が反映されている．

Licht（1968）は，20世紀のアメリカ合衆国の状況を振り返り，①はじめにリハビリテーションを語ったのは，身体障害者の職業訓練および斡旋に従事した人びと，それと政府機関社会局，作業療法に携わった人びとであり，②その後に患者が身体障害者として職業訓練を受ける前に，その患者にかかわった療法士，ソーシャルワーカーなどがリハビリテーションに医学の側面を含むように概念を拡大し，それを医学的リハビリテーション（medical rehabilitation）と呼ぶようになり，今ではリハビリテーションという言葉は医学的リハビリテーションを指すようになっていると記している．

- リハビリテーションとは，治療段階を終えた疾病や外傷の後遺症をもつ人に対して，医学的・心理学的な指導や機能訓練を施し，機能回復・社会復帰をはかることである．更生指導ともいう（新村　1991）．

わが国の代表的なひとつの辞典の定義である．これも，医療における回復期ケアを中心としている．

- リハビリテーションは，生理学的あるいは解剖

学的な欠陥（impairment）および環境の制限に合致した完全な身体的，心理的，社会的，職業的，余暇的および教育的潜在能力の発揮に至るまでの個人の開発として定義される．現実的なゴールは，個人および彼/彼女のケアにかかわる人々によって決定される．こうして，たとえ機能障害が不可逆の病理過程によるものであって，能力低下が残存するにもかかわらず，個人は最適の機能を獲得することに従事する．リハビリテーションは，ヘルスケア・システムの全領域に浸透すべき概念である．それは包括的であり，予防と早期認識，外来患者と入院患者，長期ケア・プログラムを含むべきである．そのような包括的で統合されたリハビリテーション・プログラムによる予測的帰結には，自立の向上，入院期間の短縮，生活の質の改善を含むべきである（DeLisa et al. 1993）．

これはアメリカ合衆国のリハビリテーション医学を代表する定義であろうが，ここには1980年代後半からの医療改革（medical reform），臨床疫学や根拠に基づく医療（evidence based medicine：EBM）と予後予測，さらに健康の指標と関連した生活の質（quality of life：QOL）などが盛り込まれている．

・リハビリテーション（更生指導）とは，心身に障害をもつ者の人間的復権を理念として，障害者の能力を最大限に発揮させ，その自立を促すために行われる専門的技術のことをいう．リハビリテーションには，医学的，心理的，職業的，社会的分野などがあるが，障害者の人間的復権を図るためには，それら諸技術の総合的推進が肝要である（厚生省社会援護局・児童家庭局 1994）．

わが国の行政の視点で，1992年末に「国連・障害者の10年」が終了し，平成5（1993）年度から10年間にわたる障害者対策の新長期計画が策定されている時期のものである．わが国の障害者対策は，ライフステージのすべての段階において全人間的復権を目指す「リハビリテーション」の理念と，障害者が障害をもたない者と同等に生活し，活動する社会を目指す「ノーマライゼーション」の理念のもと，「完全参加と平等」の目標に向けて進められてきた（中央心身障害者対策協議会 1993）．この定義には，計画策定にあたっての基本的な考え方が反映されている．

・リハビリテーションは，障害者（disabled person）が身体的，心理的および社会的機能を最大限にするための知識および技能を獲得するのを支援する積極的で動的な過程と定義される．それは機能的能力を最大限にして，能力低下や社会的不利を最小限にする過程である．この過程を理解することは，以下の3通りの基本的なリハビリテーション・アプローチの概念化にとって，大切である．①能力低下を軽減するアプローチ，②能力低下の影響を軽減するため，新たな技能や戦略を獲得するように計画されたアプローチ，③物理的および社会的環境を変更するのを支援し，能力低下がもたらす社会的不利への影響をできるだけ軽減するアプローチ，である（Barnes et al. 2000）．

これは連合王国のリハビリテーション医の定義であり，障害モデル（disablement model）を前提として，対応策の概念化も行われている．

・リハビリテーションは，障害者の身体的・精神的・社会的な自立能力の向上を目指す総合的なプログラムであるとともに，それにとどまらず障害者のライフステージのすべての段階において全人間的復権に寄与し，障害者の自立と参加を目指すとの考え方である．

平成14（2002）年12月24日，わが国で閣議決定された「障害者基本計画」の用語の解説である．この障害者基本計画は，「障害者対策に関する新長期計画（1993）」における「リハビリテーション」および「ノーマライゼーション」の理念を継承し，障害者の社会への参加，参画に向けた施策の一層の推進を図るため，平成15（2003）年度から24（2012）年度までの10年間に講ずべき障害者施策の基本的方向について定めている（内閣府 2005）．ここでのリハビリテーションは，もっぱら目的によって定義されている．

2 障害の社会モデルと変換リハビリテーション

1 - 社会モデルの出現

20世紀後半に起こった連合王国における障害者運動，アメリカ合衆国の障害者の自立生活運動（independent living movement）などの発展とともに，社会における障害（disability）概念の変換やリハビリテーション方法論の変更が要請されるようになり，先進諸国における障害者施策には，大きな方向変換が生じている．わが国でも，平成16（2004）年の「障害者基本法」の改正および平成14（2002）年の「障害者基本計画」の策定を通して，障害者の社会への参加，参画に向けた施策の推進が図られている．

これらの流れの基底にあるのは，障害概念のとらえ直しであろう．すなわち，障害の医学モデル（医療モデル，medical model）あるいは個人モデル（individual model）から，社会モデル（social model）あるいは社会・政治モデル（socio-political model）への転換である（表1-2）．社会モデルでは，障害は社会的に構成された概念である．

隔離に反対する身体障害者連合（Union of the Physically Impaired Against Segregation：UPIAS 1976）の主張から，障害の社会モデルが明らかになる（Priestley 2003）．

- 一部の人びとには，機能障害（impairment）がある．しかし，障害（disability）はそれとは何か異なるものであり，押しつけられたものである．
- 障害は，社会における完全参加からの排除に関することである．
- 最も大切なことであるが，この排除は必要でないし，必然でもない（私たちは，機能障害のある人びとが障害化（disabled）されていない社会を想像することができる）．
- 障害化された人びとは抑圧された社会集団であり，個人的で悲劇的な状況の犠牲者ではないと考えることに意味がある．

表1-2　障害の個人モデルと社会モデル

個人モデル	社会モデル
個人的悲劇	社会的抑圧理論
個人的問題	社会的問題
個人の処置	社会活動
医療化	自助
専門職支配	個人的・集団的責任
専門家の意見	経験
個人の独自性	集団の独自性
偏見	差別
ケア	権利
コントロール	選択
政策・方針	政治力学
個人の適応	社会の変化

(Barnes et al. 1999)

障害の社会モデルのアプローチは，機能障害のある人びとを社会の少数者集団として，障害化する社会的過程，およびその支配力を説明することに焦点を合わせている．この視点から，政治経済問題，雇用と賃金の問題，障害者の社会的役割を形成する文化や理念，マスメディアによる古いイメージの誇張を通して障害に対する社会の共同的経験が創造されることなど，多様な問題点が指摘されている（Priestley　2003）．さらに，障害政策担当者と障害者運動との間にある価値にかかわる摩擦もある（Priestley　1999）．

2 - 障害に対する新旧パラダイム

アメリカ合衆国の国立障害・リハビリテーション研究所（National Institute on Disability and Rehabilitation Research：NIDRR　1999）の1999～2004年の研究計画は，当時，進行中の障害をめぐる変化の背景として，2つの領域の発展を取り上げていた．第1は，生物医学と科学技術の躍進が仕事やコミュニティ生活の性質を変えたことである．これらの領域の躍進が障害者に一層長いこと，充足した生活の可能性をもたらし，それが第2の主要な発展，すなわち障害者による自立生活や市民権の主張を成功させたことである．そして，科学進歩と障害者の能力開化（empowerment）との共通領域が新たに障害研究の勢いを生み出したと想定する．その上で，障害研究のパラダイム転換を表

表1-3 障害をめぐる新旧パラダイム

	旧パラダイム	新パラダイム
障害の定義	機能障害あるいは疾病のために個人が制限される	機能障害のある個人は，生活活動の遂行に必要な機能を果たすために便宜を求める
障害に対応する戦略	個人に限定して，欠損を矯正する	バリアを取り除き，便宜と標準デザインを通じてアクセスを創造し，福祉と健康を増進する
障害に対応する方法	医学的，職業的あるいは心理的リハビリテーション・サービスの提供	支援の提供（例：支援テクノロジー，個人的支援サービス，ジョブ・コーチ）
介入するもの	専門職，臨床医，他のリハビリテーション・サービス提供者	仲間（ピア），主流のサービス提供者，消費者情報サービス
資格	機能障害の程度に基づく給付金受給の適格者	市民権とみなされる便宜手段を受給できる適格者
障害者の役割	介入の対象，患者，受益者，研究対象	消費者あるいは顧客，機能のある仲間，研究参加者，意思決定の主体
障害の領域	医学的「問題」	アクセス可能性，便宜および平等を含む，社会-環境上の案件

(NIDRR 1999)

1-3のように特徴づけている．

以前は，障害は個人の機能障害の帰結であり，それが個人の日常生活の円滑な遂行を制限しているとされ，個人的悲劇（personal tragedy）であった（Barnes et al. 2003）．国の施策やサービス配分の基礎となっていたのも，こうした医学還元主義，個人中心主義の障害概念であった．これに対して，新パラダイムでは，障害は統合的で全体的な概念であり，環境および個人の生活全体に焦点を合わせるべきとする．個人の特性と自然的，文化的，社会的環境との動的な相互作用のうちに障害という現象を位置づける．機能障害や個人中心の見方から，個々人を取り囲む物理的環境や社会制度を重視することへの概念変換，すなわち医学モデルから社会モデルへの変換である．障害の定義は，医療から社会へと重心を移している．

旧パラダイムでは，ヘルスケア専門職が障害者個人の機能障害や機能的制限あるいは能力低下の軽減を図る役割を担っていた．それが障害に対する戦略であり，介入方針であった．疾病一般と同じように，障害は医学的問題であり，医学的リハビリテーション専門職と患者あるいは障害者との関係は，パターナリズム（paternalism，父権的温情主義）を通じて，非対称的な人間関係であった．また，医療とその政策にとって，障害はリハビリテーションのニーズとみなされていた．

これに対して，新パラダイムでは，障害者は生活活動を円滑に遂行できるように社会に向かって諸便宜（accomodation）を要求する，あるいは健常者と同じように，その権利があると主張する．障害者の要求に応じて，サービス提供者や支援者は，環境からバリア（barrier）を除き，便宜と社会参加のための手段を提供する．そうであれば，リハビリテーション・サービスにとって，障害者は消費者あるいは顧客の関係になる．障害は医療上の問題（problems）ではなく，社会的および政治的な案件（issues）となった．

このようなパラダイム変換を必要とする背景には，現代社会における健康に対する関心領域の拡大がある．障害問題は，医学的リハビリテーションとの関係だけではとらえきれない．障害は，健常であることから分離して理解すべき特殊な現象ではなく，［健康−障害：できる−できない］（enablement-disablement）というひとつの連続線の上で生起する現象となった（中村・他 2001）．世界保健機関の国際生活機能分類（International Classification of Functioning, Disability and Health：ICF）が障害者だけにとどまらず，すべての人を射程に入れていることも，これに対応する動きのひとつである．アメリカ合衆国では，人口

表 1-4 伝統的リハビリテーション専門職と変換リハビリテーション実践との比較

	伝統的リハビリテーション専門職	変換リハビリテーション実践
障害の構成概念	障害は個人的現象である．差別の役割に気づいているが，社会構造や実践に対する批判的分析が不足	社会構造と実践とが機能障害から障害を創り出すと想定．障害を創り出す条件に注意を向けるため，システム・レベルへ介入
介入の標的	主に個人．家族・学校・雇用主に限定して強調．一度に一人	コミュニティ；社会システムと政治システム；態度
介入の目的	個人の生活機能レベルの向上	社会・経済・政治構造に根本的な変化を創出
介入の戦略	障害者の訓練・教育・支援．雇用主と限定的協議．個人の便宜を図ることが中心	システム分析と協議，コミュニティや経済の発展，政治活動を包含．実践家は選ばれた行政官・教育者・コミュニティ計画者・活動家・雇用主・その他
伝統的学問分野	医学，心理学，教育学	コミュニティ開発，政治科学，社会学，経済学

(Schriner 2001)

の高齢化とともに障害が広く分布するようになった．暴力事件による脳損傷や心的外傷などの新たな障害も現れている．貧困や民族や文化，性や年齢，職業に依存して，新たな障害世界の出現（the emerging universe of disability）が指摘されている．

障害の新しいモデルは，「障害のあるアメリカ人法」や連合王国の「障害者差別禁止法」，わが国の「障害者基本法」に一部に反映している．

3-リハビリテーションの改造，変換リハビリテーション実践へ向けて

国家の障害者施策は，国際的な専門職と障害者代表との組織間の関係に影響されてきた．リハビリテーションは国際関係が発明したものである（Groce 1992）．そこには，西欧社会の理想と観念の大きな影響力が働いてきた．障害の医学モデル，障害サービス専門職の発達，障害者サービスや給付金の提供における国家の著しい役割は，多くが西欧の創造物であった．

Schriner（2001）は，現代のリハビリテーション・サービスへの批判などを考慮して，個人的特徴が，慣習を含めて，社会制度的基準から外れている人びとに対して不利益を与えている社会的条件に焦点を合わせた実践の必要性を説き，それを変換リハビリテーション実践（transformative rehabilitation practice）と呼んでいる．変換リハビリテーション実践は，建築物や人々の態度という環境を，障害者にとって一層快適にすること，社会制度の改革，コミュニティ・レベルの努力を求めている（表1-4）．これは歴史的な視点からは，リハビリテーションという用語のかなり異なった使用であるが，社会を改造することを意味する点では，適切な使用であろう．基本的な変化は，ある社会の経済や政治を含めて，社会構造を変換することを必要としている．その結果，障害者は普通とみなされ，これらのシステムに影響を与える機会とシステムからの便益とを得ることができる．変換リハビリテーション実践は，個人レベルの変化よりも，根本的な社会変化を創出しようとする．かつて，わが国の小島（1978）が提唱した「社会リハビリテーションは，障害者の人権の普遍性と障害が生活に及ぼすニードの特殊性の両面をふまえ，障害者が健全な社会の正員として，名実ともに統合される社会づくりに向かうものである」と一脈通じるものであろう．これらは，やや急進的な提言であり，伝統的なリハビリテーション専門職とは，実質的に相違する理論的理解を基底に据えた，障害の社会モデル，あるいは権利モデル（right-based model）に基づいた提言のひとつである．

こうしてみると，狭義のリハビリテーションあるいは医学的リハビリテーション，リハビリテーション医学は，障害モデル（disablement model）に立脚して，個々の障害者を対象として，個人の

生活機能（functioning）の向上を図る．他方，障害を除去するために，物理的環境や社会的環境からバリア（barrier）を除去することなど，政策や社会制度の変更を推進する障害者施策は，社会モデル（social model）あるいは権利モデル（rights-model）に立脚して，障害者集団を対象としていると言えよう．

3 リハビリテーションにかかわる諸領域

リハビリテーションの対象となる障害者の問題は単一のものではなく，ひとりの障害者には複数の問題が存在する．それらの問題に応じて，医学的リハビリテーション，職業リハビリテーション，教育的リハビリテーションが実施されてきた．先天異常，疾病や外傷により障害者となる可能性のある者，あるいは障害者になった者は，はじめに医学的リハビリテーションを受けて，その後に職業・教育的リハビリテーションの対象となる（中村 2007）．医学的リハビリテーションは，これらの包括的リハビリテーション（comprehensive rehabilitation）の体系のなかで，主として医学的サービスを行っている．

1 - 医学的リハビリテーション（medical rehabilitation）

医学的リハビリテーションは，患者の心身機能の維持および向上を目的としている．先天異常，外傷や疾病の治療と並行して，主として機能障害（impairment）の回復，機能的制限（functional limitation）の軽減を図り，適応能力の向上を促す．さらに，障害者のリハビリテーション過程における保健，医療などの医学的側面全般にも対応している．

2 - 職業リハビリテーション（vocational rehabilitation）

職業リハビリテーションは，機能的制限のため，職を失った者（未就業の者を含む）が職を得ることを支援する．サービスの内容を掲げる．

- 職業評価（vocational evaluation）：職業能力を，その可能性も含めて把握する．
- 職業指導（vocational guidance）：障害者に，実習や講習，指示，助言，情報提供などにより，能力に適合する職業の選択を容易にさせ，その職業に対する適応性を増大させる．
- 職業訓練（vocational training）：基本的な労働習慣を体得する職業準備訓練，体系的に職業に必要な技能や知識を習得する職業訓練，職業講習などがある．
- 職業斡旋（placement）：適職を見つけるための助力，職場開拓，職場環境改善の指導および調整である．
- 保護雇用（sheltered employment）：一般的就職が困難な障害者に，部分的就業あるいは特別な配慮下の仕事の提供である．
- 追跡指導（follow-up）：職業指導，訓練，斡旋などの結果を評価し，検討する．

3 - 教育的リハビリテーション（educational rehabilitation）

教育的リハビリテーションは，心身に機能障害のある児童に対して，知的教育にとどまらず，人間全体の総合教育を行う．障害児の教育は，心身障害児教育，心身障害教育，障害児教育あるいは養護教育などとも呼ばれ，学校教育法では特殊教育（special education）と記されていた．教育内容には，自立活動や職業指導も含まれている．これらは養護学校や小中学校の特殊学級で実施されていた．これらの特殊教育は，平成19（2007）年度から特別支援教育として発展的に転換された．

4 - 社会的リハビリテーション（social rehabilitation）

社会的リハビリテーションは，医学的，職業および教育的リハビリテーションの全過程が円滑に進行するように，経済的条件や社会的条件を調整するためのサービスである．その内容は，身体障害者自立支援施設あるいは生活施設などの整備，障害者に適した町づくり，障害者の自立や生活を

支援する制度の確立，地域社会（community）における障害者に対する支援の促進などである．

リハビリテーションは多くの領域を統合して行われるものであり，そのような包括的ケア（comprehensive care）の一端を担うのが医学的リハビリテーションである．

4 リハビリテーション医学の成立

日本リハビリテーション医学会（1979）は，障害者リハビリテーションの歴史の時代区分について，次の試案を掲げている．
- 前史（～1910年）：リハビリテーションの理念は未確立であったが，障害者のために医学，教育，福祉，その他分野の活動が相互に関連なく行われていた．
- 形成期（1910年代末～1940年代）：リハビリテーションの理念が次第に普及し，各分野の協力が始まる．リハビリテーション医学の学問的基礎が築かれる．
- 確立期（1940年代末～1970年）：医学のなかでリハビリテーション医学が独立する．教育，職業，社会などのリハビリテーション分野も，制度的，学問的，技術的に確立する．
- 発展期（1970年～）：各分野の多面的な発展および分野間の交流が深まる．

この区分を下敷きとして，世界とわが国におけるリハビリテーション医学の成り立ちを回顧しよう．ただし，わが国の医学は，第二次世界大戦中まではヨーロッパの影響を強く受け，戦後はアメリカ合衆国を見習ってきたように思える．特に，リハビリテーション医学は，アメリカ合衆国で誕生した新たな医学分野であったため，その歴史的変遷が主要なテーマになる．

1 - 第一次世界大戦前の臨床医学と障害者

（1）物理医学の変遷

理学療法（physical therapy）は，古代から存在した．水治療法（hydrotherapy）や日光療法（heliotherapy），マッサージ（massage）などは，古代ギリシャや中国，その後のローマ帝国でも利用されていた．

19世紀以後，ヨーロッパでは物理療法医学（physical therapy medicine）は，電気療法，水治療法と温泉療法，運動療法とマッサージという3種類の理学療法のいずれかひとつを用いて，病気を治癒させる，あるいは健康を回復させると主張してきた．20世紀への移行期，これらの領域は理学療法（physiotherapy）と合流した．その後，1931年には連合王国で物理医学（physical medicine），1946年にはアメリカ合衆国で同じく物理医学が誕生している．わが国では，1935年に温泉気候医学（現：温泉気候物理医学）が設立されている．

20世紀初頭，ヨーロッパ各地の温泉地は，関節リウマチや運動器疾患の患者に対する物理医学のセンターとなっていた．そこでは温泉療法に加えて，電気療法，運動療法やマッサージが行われていたが，治療効果は患者の動機づけや療法士のパーソナリティに依存し，その評価の多くは経験レベルにとどまり，治療法の科学的評価は困難とされ，臨床的には価値が認められていなかった（Nichols 1980）．この時期，外傷や病気の回復期について，医師たちの多くは関心を抱いていない．関節リウマチのような慢性疾患が物理医学の注意を引いたとしても，医師たちは治癒のための治療法を強調していた．

（2）肢体不自由児施設の設立

19世紀前半には，ヨーロッパの一部に肢体不自由児施設が設立されたが，その目的は医療や教育，職業訓練ではなく，保護収容であった．19世紀末から20世紀初頭にかけて，ヨーロッパやアメリカ合衆国に肢体不自由児医療施設が設立され，医療や職業訓練が試みられた．20世紀初頭，医学が対象としたのは，ポリオ後遺症や知的障害の小児であった．わが国では，大正10（1921）年に柏倉松蔵によって柏学園が設立され，肢体不自由児の教育と訓練が行われた．その後，ヨーロッパ留学から帰国した高木憲次が，1920年代から肢体不自由児の療育の理念を提唱し，医学的治療と教育と

職業訓練との結合を説き，肢体不自由児のための施設として，昭和14（1939）年に東星学園，昭和17（1942）年に整肢療護園（現：心身障害児医療療育センター）が設立されている（日本リハビリテーション医学会　1979）．

（3）19世紀末の身体障害者

ヨーロッパ諸国では，19世紀末から第一次世界大戦までに労働災害の人びとが受けたケアが医療の典型であった．医師たちは，災害時には犠牲者に眼を向けたが，持続する身体障害の問題を見過ごしていた（Rusk et al. 1973）．鉱夫が外傷によって下肢切断となれば，家族を養えなくなり，一家の稼ぎ手から重荷へと変わってしまうのであった．

2－第一次世界大戦と職業リハビリテーション

（1）医学モデルへの固執

第一次世界大戦中，戦傷者をケアしたのは整形外科と物理医学であったが，いずれも障害者の失ったものへの対処ではなく，健康を取り戻すように，回復や治癒に重点をおいていた．身体障害の治癒あるいは予防を強調したことで，物理医学と整形外科は医学界の主流に近づくことができた．しかし，回復期における医師の役割は重視されず，患者の態度も伝統的に受身であった．1940年代以前の身体障害に対する医学界の関心は，医学モデル（medical model）に従って，何が身体障害を引き起こすのか，どのようにして身体障害を予防するのか，また治癒させるのかにとどまっていた．

（2）医学的リハビリテーションの萌芽

第二次世界大戦前，慢性の疾患や損傷の人びとは，医学的あるいは社会的問題とされなかった（O'Brien 2001）．ヨーロッパでは，リハビリテーション的な考え方が創造的回復期（creative convalescence）として導入され，ヘルスケア専門職が回復期にある患者に積極的に携わるようになった（Nichols 1980）．リハビリテーションの原則は，第一次世界大戦中，連合王国でRobert Jonesによって治療用作業場（curative workshop）として開始されていた．ただし，戦傷者が受けたケアは，ポストケア（post-care）などの術語で呼ばれていた．

この時期，アメリカ合衆国では，再建（reconstruction）の術語が多く使用された．陸軍では，理学療法と作業療法が戦傷者の治療に用いられるようになる．しかし，リハビリテーションに関心を抱いていたのは，政府社会局および作業療法士であった（Krusen 1969；Licht 1968）．第二次世界大戦以前には，一部の医師と理学療法士だけが，障害者は社会生活に復帰できると考えていたのである．実際には，多くの身体障害者が施設に収容されていた．Albeeは，第一次世界大戦の戦傷者のための再建病院（reconstruction hospital）を設立した．職業能力を育成するために医学を利用することを強調して，ドイツの整形外科によって確立された原理を模倣したのである（Berkowitz 1980）．第一次世界大戦後，戦傷者に対する社会的関心が，障害のある一般市民に対する関心へと拡大した．それ以前には，障害者に対して行うべきことは何もないとする態度が広まっていたのである（Licht 1968）．

わが国では，大正3（1914）年に高木憲次が整形外科後療法に携わる技術者の養成制度を設けるように内務省に申し入れたが，取り上げられなかった経緯がある（小島 1978）．しかし，日清戦争や日露戦争の後，明治39（1906）年には「失明軍人社による失明軍人講習会（鍼治按摩）」が実施されている．また，大正6（1917）年制定の軍事救護法が昭和12（1937）年の改正（軍事扶助法）によって，国立傷痍軍人職業補導所が設置され，戦傷軍人に対する職業訓練が行われるようになる．さらに，昭和15（1940）年には軍事保護院において義肢の製作や研究が行われ，体系的な回復訓練や義肢の使用訓練が試みられた．いずれにせよ，戦傷者の職業訓練が優先していた．

（3）肺結核患者の施設ケアとリハビリテーション

Northrop（1978）は，近代の結核患者のリハビリテーションを振り返り，次のように記している．結核（tuberculosis）は，中世ヨーロッパでは消耗（consumption；身体組織の消耗を意味した廃語）として知られ，遺伝的な病（affliction）とされていた．19世紀後半になり，結核が感染症であることが確認され，欧米ではサナトリウム（sanatorium：回復期の患者あるいは重症でない患者，特に結核患者の入院施設）が設けられるようになる．このような対応は，患者の療養および家族や公衆への感染防止に役立つとされた．患者には，ゆっくりと2～5年をかけて普通の生活に戻るという，新たな生活様式（new way of life）が推奨された．20世紀になると，長期療養の派生物として作業療法（occupational therapy；施設にとって最初の容易で，費用の少ないプログラム．図書室やラジオの利用，手芸から始まり，印刷などの複雑な活動も行い，患者が長期入院を耐えることに役立った）やコロニー（colony；長期入所を可能とするように，病院や訓練施設などの諸サービス機能を有する総合的な施設，生活共同体），さらに保護職場（sheltered workshop；職業上の制約がある人びとのために有利な物的・人的条件を備えた働く場）が体系化され，医師と看護師，作業療法士，教師，リハビリテーションカウンセラー（rehabilitation counselor；アメリカ合衆国で障害者のリハビリテーション全体について，相談，評価，適応指導などを行う者）などによる会議も行われた．患者の潜在能力（potentiality）はすべての視点から評価され，個人の欲求や希望も考慮された．

1944年，Waksmanたちによるストレプトマイシン（streptmycin：SM）の発見，それに続くパス（para-aminosalicylic acid：PAS）やアイナー（isoniazid：INAH）の導入によって，多くの患者は入院期間が1～4か月と著しく短縮するようになった．その結果，リハビリテーションに対する多大な努力は，サナトリウムが盛んであった1960年代以降は著しく減退することになった．

（4）職業リハビリテーションの先行

アメリカ合衆国では，1917年の軍人リハビリテーション法，1920年の職業リハビリテーション法によって，身体障害者の職業訓練プログラムが実施されるようになった．職業リハビリテーションの初期の考え方は，第二次世界大戦中および戦後のリハビリテーション医学とは相違している．当時，身体障害を治療した医師たちは，リハビリテーション的実践というよりも，疾病の治療や回復の実践に焦点を合わせていた．リハビリテーションは，社会福祉や職業訓練の領域が扱うものとされていたのである．初期の職業リハビリテーション・プログラムは治癒した障害者だけを受け入れ，1920～30年代に社会復帰できた平均的な障害者像は，白人，男性，31歳であった（O'Brien 2001）．

第一次世界大戦中，アメリカ合衆国の一部の医師は，職業訓練と斡旋も医学的ケアと考えた．戦時中に軍医総監のもとに創設された特定病院・身体的再建部門（Division of Special Hospital and Physical Reconstruction）の責任者は，医師が医学的治療と職業訓練を処方することを提案したが，職業教育連邦委員会や障害者の訓練に携わっていた一部の民間団体（赤十字，障害者施設など）は反対した．結局，医学的プログラムと職業プログラムとの間に鋭い境界線が引かれることになり，身体障害者や精神障害者の医学的治療は，第二次世界大戦中に医師たちによって，リハビリテーションの考えが再度強調されるまで，職業訓練や職業教育とは分離されていた（O'Brien 2001）．20世紀前半，アメリカ合衆国でリハビリテーションを語ったのは，障害者の職業訓練や教育，職業斡旋を通して，職業リハビリテーションに従事した人びとであった．第二次世界大戦以前には，単にリハビリテーションという術語はなかったのである．第二次世界大戦中に用いられていた主な術語は，再建（reconstruction），リコンディショニング（reconditioning），再教育（reeducation），回復期ケア（convalescent care）などであった．

3 - 第二次世界大戦とリハビリテーション運動

(1) 戦傷者リハビリテーションの再興

第二次世界大戦中，連合王国では強力な整形外科的リハビリテーションが開始され，回復期ケア (convalescence care) はリハビリテーション (rehabilitation) へと転化した．類似した機能障害あるいは機能的制限の患者を群別に分け，それぞれに治療目標を定め，さらに活動に段階づけをして，患者が次第に進歩するようにプログラムを構築した．また，必要であれば，それに特殊な理学療法や作業療法を加えた (Nichols 1980)．これらのリハビリテーションによって，罹病期間や機能的制限の持続期間も短縮されるようになった．多くの戦傷者は，複雑なリハビリテーションを必要としなかった．多発性外傷，頭部外傷，脊髄損傷，かなりの体力回復など，濃厚なリハビリテーションを要する患者は，リハビリテーション・センターへ移送された．初期にはリハビリテーション訓練プログラム，後期には職業へ向けた再訓練が有益とされた．回復には，身体的能力とともに，患者の精神的集中，忍耐力，動機づけが強調されていた．

第二次世界大戦中，Rusk は陸軍航空隊の回復期プログラムを担当し，戦傷者が体力に見合った新たな技能を獲得するように，リコンディショニングと称した訓練を推奨した．当時，アメリカ合衆国における軍隊のサービスについては，各領域で個別の術語を用いていたが，平時になって医学的リハビリテーション，さらにリハビリテーション医学の術語が受け入れられるようになった (Licht 1968)．

(2) リハビリテーション運動の展開

第二次世界大戦後，戦時中の経験に基づいて，Rusk と Kessler，それに行政官の Switzer はリハビリテーション運動 (rehabilitation movement) を推進した．リハビリテーション医学の考えは，科学と医学と社会科学が民主化を推進するという意見から得られたものである．これがリハビリテーション運動の原点であって，Krusen や Clark, Lennox などが運動に参加していた (O'Brien 2001)．

1930〜40年代の精神分析や精神力動学的治療法 (psychodynamic therapy)*2 は，リハビリテーション医学の出現にかなりの影響を与えた．医師は，患者の自我形成が患者自身の身体的および精神的欠陥を代償するのに役立つと想定した．身体障害や精神障害に伴う情動的不適応がない，健全なパーソナリティは，患者のリハビリテーションを保証し，患者が職業を見出すのに役立つはずであった (O'Brien 2001)．

Rusk たちは，一般病院とは別個にリハビリテーション・センター構想を立て，医師，精神科医，心理士，理学療法士，作業療法士，社会福祉士，職業指導員などの専門職で構成される学際的チームの必要性を説いた．センターでは，各専門職が障害者に面接や検査を行い，チームによって診断（判定会議）がなされる．専門職は，標準化判断 (normalizing judgement) や測定基準 (metric) を利用していた．1940〜1950年代の機能評価への関心は，機能的欠損 (functional deficit) の尺度開発を促した．これは，Deaver et al. (1945) が日常生活活動と呼んだものである．リハビリテーションは標準化判断に依存して，障害者を固定した基準で評価するのではなく，社会の機能障害のない人びととの比較で判定した．その結果，大部分の障害者は不適応状態にあるとされ，彼/彼女を社会に適合させるのがリハビリテーション・チームの職務とされた．リハビリテーションの任務は，障害者が自己の諸問題に対して，自己の潜在能力を最大限に発揮して代償するのを支援することであった．障害者は努力することで常態正常 (normalcy) を達成できるとされた．

リハビリテーションは，障害者ができないことに目を向けるのではなく，できること (can do)

---

*2 人間行動は，生物的，心理的，社会的要因の力関係（因果関係）から生じるとする立場の精神分析．

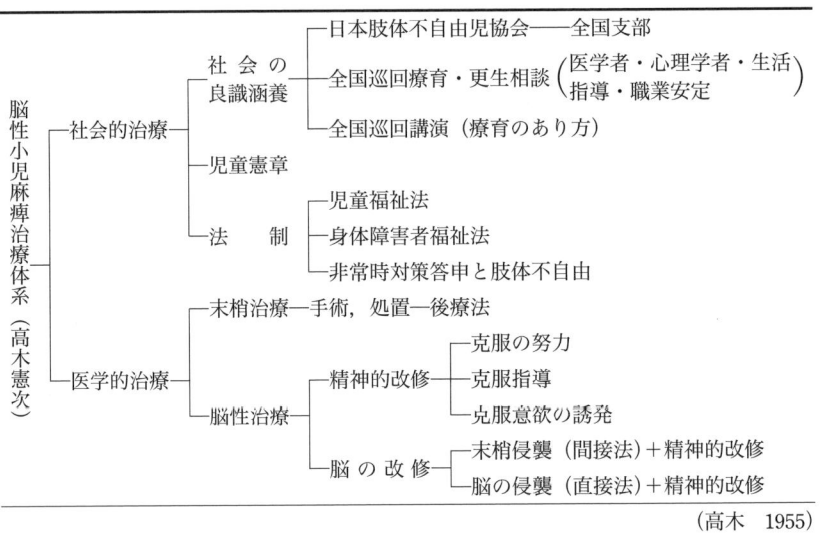

表 1-5　脳性麻痺児療育の治療体系

（髙木　1955）

に集中する．これは全人理論（whole man theory）として知られている．その背景にある理論構成は，当時のアメリカ合衆国の精神分析，心身医学，ゲシュタルト心理学，文化人類学や社会学であった．精神分析や心身医学は，障害者をケアする医師たちに，障害者のパーソナリティは未熟であると示唆した．医師たちは，パーソナリティの強化に努めた（Goldberger et al. 1946）．パーソナリティは，傷ついた身体部分ではなく，心身全体を支配するからである．身体的喪失よりも，その喪失に代償できるパーソナリティを形成するための知的手段を，これらの学問領域に見出していた．ここには，心身医学やゲシュタルト心理学の影響が認められる．力強い健全なパーソナリティを育成し，障害に伴う情動的不適応をなくすことが，患者のリハビリテーションを確かなものとして，就業を含めて，社会復帰を可能にする．

こうしたリハビリテーション運動により，1954年の職業リハビリテーション法では，職業リハビリテーションの前提となる医学的リハビリテーションの費用負担を認めるようになり，障害者の医学的処置と職業教育や訓練とが合流した（Kessler　1980）．リハビリテーション運動は，障害者の施設収容に対抗した．同時に，リハビリテーション医学は物理医学や整形外科を超えて進み，機能障害などの治療に集中するのではなく，全人（whole person）を癒そうと試みた．リハビリテーション運動は，解剖学的完全性の概念を放棄し，身体の機能的概念を選択した．しかし，医学は，生体の構造と機能および疾病を研究し，疾病の診断と治療と予防の方法を開発する学問である（新村　1991）．リハビリテーション医学は「治癒させること（to heal）」を強調することで，医学の縁に辛うじてとどまることができた（O'Brien　2001）．

これらの成果を生んだアメリカ合衆国のリハビリテーション運動は，1970年にSwitzerの引退とともに終了し，リハビリテーションの草創期も終わりを告げた（Rusalem et al.　1976）．雇用を求めていた障害者たちは，医療ではなく，法律へと関心を移していった．

（3）わが国の動向

わが国では，髙木（1955）が脳性麻痺児の療育における治療体系を表し，治療を社会的治療と医学的治療とに分けている（表1-5）．医学的治療は末梢治療と脳性治療に分けられ，前者は手術による骨関節へのアプローチ，後者は精神的改修および脳の改修である．精神的改修には，克服という

概念が導入され，Ruskたちのパーソナリティ強化に通ずるものがある．克服指導の実施要綱として，意欲の誘発，向上心の高揚，平常心養成を掲げ，自信をもたせ，順序に従って行うなど，きめ細かな指導を記している．訓練内容は，コンディショニングと日常生活に対応した機能訓練を主体としたもので，訓練のときの患児の意欲や能動性を重視していた．

4-リハビリテーション医学の確立

（1）医学的リハビリテーションとリハビリテーション医学は同じか

Rusk（1958）によって，「医学的リハビリテーションは『予防医学』と『治療医学と外科』に続く『医学の第3相』であると，しばしば呼ばれてきた．それは『熱が下がり，抜糸が済んだ』時期である．『予防医学』や『治療医学と外科』には医学的リハビリテーションの要素があるように，医学的リハビリテーションにも前者の要素が常にある．時間と自然が経過を定めている間，患者は安静のままに放置されている『回復期』とは対照的に，医学的リハビリテーションは動的概念であり，活動プログラムである．……リハビリテーション医学の第1目標は，可能であれば，身体障害を除去すること；第2は，できるかぎり身体障害を軽減あるいは緩和すること；第3は，残存する身体障害のある個人を，『その制限の枠内ではあるが，能力の限界まで生活し，労働するように』再訓練することである」と記している．ここでは実践としての医学的リハビリテーションと医学の専門領域としてのリハビリテーション医学とが微妙に区別されている．

Licht（1968）は，医師によって指示と処方がなされる治療法の体系としてのリハビリテーション医学（rehabilitation medicine）と，医学的リハビリテーション（medical rehabilitation）と呼ばれていたチーム・アプローチによる患者の管理とは，はっきりと区別すべきかもしれないと指摘する．さらに，心臓疾患の専門医が，患者が職業あるいは学業などに復帰するまで，全過程に関心を抱いて治療を進めれば，それはリハビリテーション医学の実践であり，同じようにして，整形外科，内科，神経内科あるいは小児科などの医師も，リハビリテーション医学を実践していると主張する．

他方，Wright（1980）は，「医学はリハビリテーションの第1相であり，医師とパラメディカル専門職チームは患者の急性疾患や損傷を治癒あるいは緩和を目的にした治療サービスに責任がある．次の段階は，医学的処置が部分的に成功したときに始まる．すなわち，患者は生存するが，機能的制限（functional limitation）が残っている．機能的制限の軽減には，リハビリテーション医，補装具士，理学療法士，作業療法士，その他の専門職や技術者を含む医学的リハビリテーション・チームが必要である．残存する機能的制限が継続的な社会的不利の原因になれば，生活への再調整（readjustment to life）が全リハビリテーション過程の最終戦略となる」と批判する．そして，これに対応するようにして，リハビリテーションの目標を掲げている．

・医学的処置，外科，心理療法により，心身機能の回復を図ることで，機能障害を治療する．
・福祉用具の使用，身体機能の改善のような適応向上のサービスを提供し，機能障害による制限を軽減あるいは除去する．
・カウンセリング，適応訓練，選択的職業斡旋，付添ケアなどのリハビリテーション・サービスを通して，機能的制限によって生じる社会的不利を回避あるいは代償する．

これらサービスの諸段階に携わる医学的リハビリテーションの諸技術を支える学問のうち，医学と共通の基盤に立っているのがリハビリテーション医学であろう．

Clarke（1991）は，リウマチ性疾患をモデルとして，リハビリテーションを3相に区分している．

・急性期：通常は入院治療を要する段階であり，患者は理学療法や作業療法，ときに補装具を必要とする．
・中間期：職業前作業療法から職業リハビリテー

ションの段階に該当する．日常生活や就業への適応を目標とした再教育が本質的な部分となる．
・慢性期（コミュニティ）：中等度あるいは重度の関節炎のある患者にとって，最も重要なリハビリテーションの段階である．発症前に比べて，大きく変化した身体状況に適応しなければならないが，しばしば不成功に終わっている．

この3期を支える基礎的な学問領域は，同じではない．

（2）リハビリテーション医学の定義

Licht（1968）は，定義は説明であり，短い記述であるとした上で，米国リハビリテーション医学会の20名に質問を送り，多くの同意が得られた定義を記している．
・リハビリテーション医学とは，身体障害の医学的治療技術（medical management）である．

リハビリテーションの過程は，不可逆の病理を縮小させ，残存する機能障害を最小にして，生理的適応を促進するための医学的ケアから成り立っている．後者は，残存する機能障害があっても，最適の身体的機能を可能にする訓練過程の部分である．患者が最適の心理的，社会的，職業的適応を達成するように支援が与えられる．Hirschbergは質問に答えて，「リハビリテーション医学は，障害者の医学的治療技術であり，現存する専門医学領域では分類できない，また明確な区別もできない」と記している．

Krusen et al.（1971）は，「物理医学とリハビリテーション」の観点から，定義する．
・物理医学は疾病に対処する手段として，光線や温熱，水，電気，機械などの物理的作用を利用する医学の分野である．リハビリテーション医学は，身体的，心理的，社会的，職業的に普通の生活を目指し，再建の可能性が実現することを目標として，患者を治療し，訓練する．よく使用されている別の定義では，リハビリテーションは普通の治療および特別なリハビリテーション・センターにおける治療を含めて，個々の治療を通して，患者が可能なかぎり，身体的，社会的，経済的な有用性を回復させることである．

ここでは，物理医学とリハビリテーションあるいはリハビリテーション医学とは，直接的な結びつきがなくなっている．

DeLisa et al.（1993）は，簡潔に次のような定義を掲げている．
・リハビリテーション医学は，対象に関して年齢や疾患についての境界をもたない独自の医学的専門領域であり，個人の機能や個人と環境および社会との相互作用に焦点を合わせている．

かつて，厚生省社会援護局児童家庭局（1994）が監修した『社会福祉用語事典』の説明を記しておく．
・リハビリテーション医学とは，主として運動障害と高次脳機能障害を対象として，その障害の状態と治療法を研究する医学の分野をいう．広義の運動障害を対象とすることから，その領域は整形外科，脳外科，神経内科，精神科などの各専門分野と重なり，横断的でもある．運動機能とその障害，機能障害に影響を及ぼす合併症，その治療法を主な研究対象とするが，障害部位の機能代行（義肢・装具など）に関する研究もこの分野の領域である．

（3）物理医学からリハビリテーション医学へ

医学的リハビリテーションの基底にある医学は，「物理医学」から「物理医学とリハビリテーション」へ，そして「リハビリテーション医学」へと推移してきた．その過程は，関連する医学会の統廃合にも表れている．それとともに，物理療法は次第に影を潜め，すべてのヘルスケア専門職の実践の統合という様相を呈するようになった．Ward（2004）は，「リハビリテーション・チームの医師は，患者の生物的，社会的，心理的諸問題を統合することができる．他のチーム・メンバーは，評価や治療にさいして，そのような包括的観点をとれない．……医師は，第1に個人の機能障害を緩和し，第2に能力低下（障害）を予防する．これ

はリハビリテーション医学の特定の治療というよりも，特徴的な技能（skill）である」と記している．

アメリカ合衆国では，20世紀になって，物理医学に関連した複数の医学会が統廃合を繰り返し，1945年に物理医学会（physical medicine）が発足した．その後，1952年には物理医学とリハビリテーション学会（physical medicine and rehabilitation）となり，1966年にはリハビリテーション医学会（rehabilitation medicine）と名称を変更した．また，1975年以降，医師以外の専門職も会員として参加するようになっている．

連合王国では，リハビリテーション医学に対する一般の関心は，1970年代に始まり，臨床医学の統合的部分として位置づけられた（Nichols 1980）．そして，1980年代まで，能力低下のある患者は，リウマチ医や神経内科医の治療を受けていた．また，肢切断者のリハビリテーションは，第一次世界大戦から別の対応がなされていた．1990年代になって，政府主導による複数領域の融合によって，リハビリテーション専門医が誕生している．

わが国では，昭和38（1963）年に，整形外科，内科，物療内科（および温泉医学）の医師たちが中心となり，日本リハビリテーション医学会が設立された．当初から少数ではあるが，医師以外の専門職も会員として参加している．専門医制度の発足は，昭和55（1980）年である．平成元（1989）年には，社団法人日本リハビリテーション医学会となっている．なお，平成9（1997）年，医療法施行令一部改正により，医業において広告できる診療科名にリハビリテーション科が加えられた．リハビリテーション科は「運動機能障害及び精神障害等の障害者を対象として医学的リハビリテーションを実施する診療科」である．

2. 健康と病気，そして障害

1 健康とは

　臨床医学では，健康（health）という術語は疾病がないこと，すなわち身体に病理学的変化が存在しない状態のことを指して使われる傾向があった．このような健康の定義に従って，疾病に冒された身体の機能や形態の欠陥が生理学，解剖学を通じて明らかにされ，疾病の病態生理学，病理学が確立してきた．その結果，感染症などの急性疾患の予防や治療に目覚ましい進歩がみられている．しかし，人口の高齢化，慢性疾患の増加によって，疾病像にも変化が生じ，単に病気でないことをもって健康と考えることでは，不十分であることが明らかになっている．

1-病，病気，疾病

　患者（patient）とは，普通は何らかの心身機能の不調や欠陥のため，医療を求めてきた，あるいは医療を受けている人びとを指している．診療にさいして，Leigh et al.（1985）は，疾病（疾患，disease），病（illness）および病気（sickness）[*3]を区別する必要性を説いている．疾病は，身体器官に病理学的異常があることを意味して，医学的に診断や治療が検討される対象である．他方，人びとが普段とは異なった自己の心身状態を意識して，不健康であるとした主観的判断は，病（やまい）に該当する．「熱っぽい」「風邪気味だ」などの自己判断の段階は病である．病気は，個人が病のときに起こす社会的行動様式の変化に関する術語である．「仕事を休む」「医者に行く」などが，これに相当する．疾病が同じであっても，人びとの間では，病としての主観的判断は異なり，病気としての社会的行動も多様である．同じ程度の腰痛であっても，ある者は辛抱して仕事を続け，別の者はすぐに医療機関を訪れるだろう．

　医療を求める行動は，不安や苦痛の程度によっても影響され，経済状態や職場における立場などにも関係している．医療現場では，病気を疾病としてとらえがちであるが，患者の病あるいは病気を考慮することが大切である．

2-健康の定義

　1946年，世界保健機関（World Health Organization：WHO）は，その憲章において，
・健康とは，完全な肉体的，精神的又は社会的福祉（安寧）の状態であり，単に疾病又は病弱の存在しないことではない（Health is a state of complete physical, mental and social well-being and not merely the absence of disease or infirmity）

と定義している．定義の前半は肯定的，積極的で

[*3] Wu（1973）は，Suchman（1963）を引用して，sicknessをここに記した「病」の意味に，illnessを「病気」の意味に用いている．

あり，後半は否定的，消極的である．この定義で重視されるべきは，健康が社会の一員としての状態を含めた概念になっていることであろう．疾病あるいは病弱の存在しないことは，健康への必要条件であるが，それだけでは十分でない．

3－健康の概念化

健康については，一般状態（general condition）が良好（wellness）か，不良（illness）かという視点でも検討が加えられている．Wu（1973）は，看護にとっての有用性[*4]を考慮して，健康について，次のような3つの定義を示している．

（1）病気の対極としての健康

この視点では，健康（wellness）とみなされる状態とは逆の状態が病気（sickness）である．そして，健康は人生で巧みに適応している状態，能力を十分に発揮している状態である．Sigerist（1960）は，生活リズムの中断を病気，乱されていないリズムを健康と定義している．しかし，健康を病気の対極とすることは，病気や健康に程度の差を認めていないこと，健康を変化のない静的な状態としている点に問題があろう．健康状態は時間経過につれて変化するが，静的な視点では，健康状態は良好と不良だけになってしまう．

（2）段階的尺度上の健康

Patrick et al.（1987）は，健康関連生活の質（health-related quality of life：HRQOL）の指標で，健康状態を，死から否定的・負の健康状態へ，それから肯定的・正の健康状態へ，そして理想的な健康状態へという段階的な直線上のスコアで表している（図1-1）．

Dunn（1959）は，健康状態を横軸に，環境要因を縦軸にして，それぞれに段階的尺度をおき，病気あるいは健康の程度が環境要因によって変動す

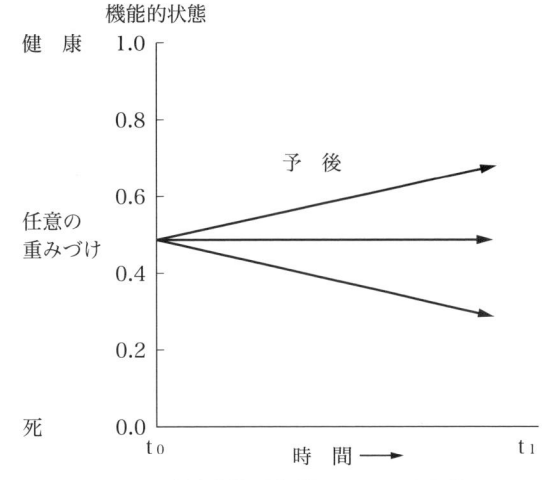

図1-1　健康状態（安寧）のレベルと予後
（Patrick et al. 1987）

ることを示している（**図1-2**）．好ましい環境であれば，健康状態は良好であろう．好ましくない環境であれば，健康状態は良好であっても，緊急事態に直面していることになる．この図解の利点は，環境に対するヘルスケア介入の位置づけを明らかにしている点であろう．病気や機能障害があっても，よりよい環境を整備することによって，健康状態を向上させることができる．補装具や自助具などの福祉用具の利用すること，交通機関や公共建造物を整備すること，社会制度を改革することなどは，障害者にとっては，健康増進の意義がある．

（3）健康は病気とは別次元

健康と病気を，2つの質的に異なった次元のものとする（Rogers 1960）．個人には，いろいろな病的要素と健康的要素とが存在し，全体としての健康状態は，諸要素の差引計算で得られる．その結果は，理論的には健康状態尺度（Health Status Scale）によって，

　(A) 最適な健康→(B) 亜最適健康あるいは病気の前兆→(C) 明らかな病気あるいは機能障害→

[*4] Wu（1973）は，「看護ケアの目標は，患者が比較的安定した状態を達成し，維持するように支援することである．この行動の安定性という概念が患者の行動を評価するときの理論的枠組みとなる」と記している．医学的リハビリテーションにも通じる視点であろう．

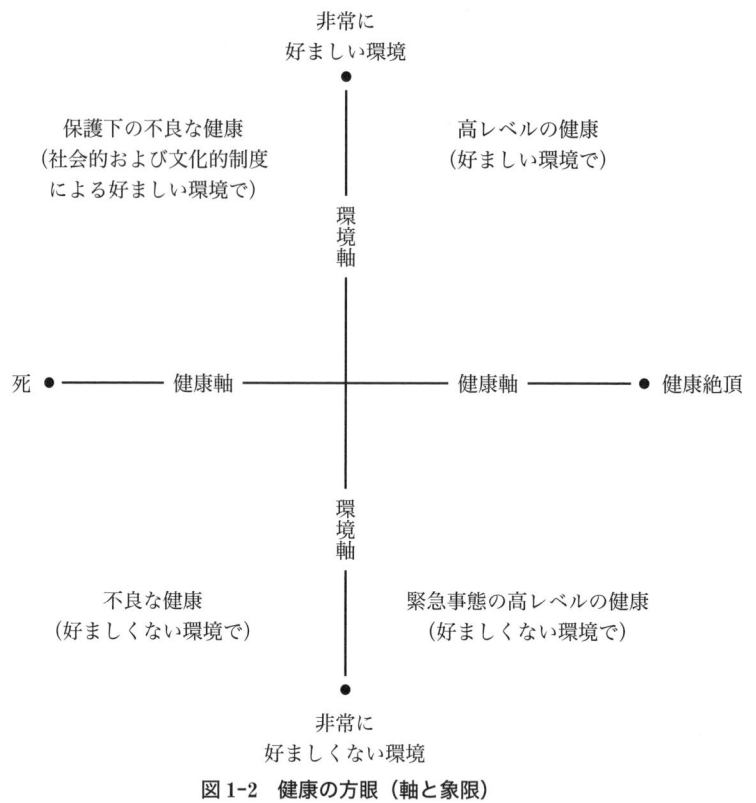

```
           非常に
          好ましい環境
                │
  保護下の不良な健康   │   高レベルの健康
  (社会的および文化的制度 │   (好ましい環境で)
    による好ましい環境で) │
                環
                境
                軸
                │
  死 ●──健康軸──┼──健康軸──● 健康絶頂
                │
                環
                境
                軸
                │
  不良な健康       │  緊急事態の高レベルの健康
  (好ましくない環境で)  │   (好ましくない環境で)
                │
           非常に
          好ましくない環境
```

図1-2 健康の方眼（軸と象限）

(Dunn 1959)

(D) 死に接近

の順序で表される．健康的要素よりも病的要素が多ければ，病気と判定される．逆であれば，健康と判定されるだろう．このモデルでは，一部の健康的要素を十分に利用することによっても，個人全体の健康状態を改善することが可能である．脊髄損傷による対麻痺者では，車いすの操作に習熟し，上半身を鍛えることで移動能力は高まり，社会参加も容易になる．不可逆な病理過程による身体障害に固執するのではなく，残された心身機能に失われた機能の代償を求める．

2 病気の諸モデル

人びとは，病気という言葉にいろいろな意味をつけている．身体の痛みや手足の不自由，発熱などは，いずれも病気のせいとされてきた．病気の概念は，ひとつではなく，種々の異質のものの集合体とみなされよう．

人びとの病気への考え方は，個人が属する集団の文化的特性によって形成され，病気に対する特定の行動様式によって表される．ひとつの病気につけられた名称，その原因についての考え方，日常的な処置法などは，歴史的および地域的な違いが著しい．そこには人びとの抱いている価値観や社会文化的背景が反映している．これを病気の通俗モデル（folk model）と呼んでいる．しかし，高度に発展した現代医療は，人びとの行動様式の多様性を取り込んでいない．病気によって生じる人びとの困惑，社会的に機能することへの制約，心身の苦痛や不安という心理的反応には対応していない．

治療行為は，病気をどのようなものと考えているのかによって，その様式が定まってくる．Wu（1973）は，部分的な重複はあるが，5種類のモデルを掲げている（**表1-6**）．

表1-6 病気の諸モデル

特性	原始モデル	医学モデル	生態学モデル	平衡論モデル	社会学モデル
I 病気の要旨	襲い，殺す，自律的・無構造の存在＝力	症候に分類できる組織や細胞の解剖学的変化＝健康状態	環境と個人に固有の素因との相互作用＝影響（結果）	攻撃と防御の力の不均衡＝過程（反応）	社会的役割や課題を遂行する能力の欠陥
II 病気の原因 A 作用因子	罪，悪霊，悪行	微生物，毒素，細菌，外傷	悪性疾患や外傷を起こす作用因	ストレス（内的・外的の刺激の形で）	（確認されず）
B 宿主	襲われ，罰せられる受動的な有機体	能動的，抵抗する有機体	感受性のある宿主	不適応の宿主	（確認されず）
C 環境	（本質的に認知されず）	（本質的に認知されず）	貧しい，あるいは不健康な環境（現状のあるいは蓄積した影響）	（ストレスの部分として暗示的）	（確認されず）
III 介入	病気を体外に追い出すために悪霊をなだめ，神頼み	異常を確認して，除去し，打ち消し，中和し，あるいは矯正する	宿主，作用因あるいは環境を操作する	身体の防衛力を支援，助長，育成，増強あるいは強化する	病人の権利および義務を確立する
IV 病気の確定	直感的，推論的，経験的	科学的手順…直接観察・測定できる異常	科学的手順…直接観察・測定できる異常	構造や機能の異常で明らかになる不均衡	「具合の悪い」感じ，およびパフォーマンスの低下

（Wu 1973，一部改変）

1－原始モデル

原始人は，病気の性質や原因には関心を抱かず，もっぱら病気の治癒を求めた．古代人は，病気を自然や超自然あるいは鬼神や悪霊によって起こされるものとした（原始モデル，primitive model）．そのため，悪霊の侵入を防ぐためのお守りや魔よけを身につけていた．病気になれば，加持祈祷を行い，神や超自然の力に助けを求めた．原始モデルでは，魔術や宗教儀式が治療の中心的役割を担っていた．古代ギリシャでは，アスクレピオス神殿を中心にして医療が行われていた．そこでは神と個人との関係から治療法が決められ，神の意志が個人に働いて治癒すると信じられていた．その後，神は薬草を与える聖職者の手を通して働くようになる．薬草の利用により，医術は自然科学の道を進み始めた．

2－医学モデル

医学の歴史は，古代ギリシャのHippocrates，ギリシャ以来の医学を集成したローマのGalenの体液説に始まり，16世紀，解剖学のVesalius，原因療法を主張したParacelsusを経て，17世紀，血液循環を発見したHarvey，疾病分類学のSydenham，そして18世紀，Morgagniによる病理解剖に至り，現代医学の誕生へと至っている（フーコー1969）．19世紀に完成した疾病概念は，現代医学の中核に位置づけられて，

疾病（disease）：病因（etiology）―病理（pathology）―発現（manifestation）

という図式で表されている．これを医学モデル（medical model）という．次の定義がされる．

・疾病とは，正常（これは一定の範囲を意味する）からの逸脱である．それは症状（symptom）と徴候（sign）を通して知ることができる．

・症状と徴候は，通常は恒常的パターンで起こる．その組み合わせは一定であり，これを症候群（syndrome）と呼ぶ．

・症候群は，次の3項目のひとつあるいは2つ以上を示す．①疾病の部位，②疾病に伴う機能障害，③それと因果関係を示すとして，(a)病理解剖所見，生理的および心理的要因，(b)原因，

医学モデルによる疾病の治療法は，その原因を見出し，予防や除去，逆作用，中和，矯正などを目的とした介入手段を用いることである．

3 - 生態学モデル

生態学は，生物とそれを取り囲む環境との相互関係を扱う学問である．病気の生態学モデル（ecological model）では，個人と彼/彼女の健康に影響を与えている全環境との関係を取り上げる．損傷を含めて，病気の原因として，

- 疾病や損傷を起こす作用因子（agent）
- 宿主（host）の抵抗力（resistance）あるいは感受性（susceptibility）
- 作用因子と宿主とを結びつける環境（environment）の状況

の3要因が関与している．病気は，個人の内外にある多くの要因によって起こる．ただし，生態学モデルでは，基本的に環境要因を重視する．言い換えると，病気は，宿主の遺伝的素因と環境の影響との関数である（Rogers 1960）．病気の存在は，個人の遺伝的素因と特徴，および個人の心身に作用する環境からの現在の影響と蓄積されてきた過去の影響に依存する．このモデルでは，環境は内因性（内在性）と外因性（外在性）とに分けられている．内因性環境には，年齢，性，遺伝的特徴，生来の知性および気質が含まれる．外因性環境には，物理的特性（気候と地勢など），生物学的特性（細菌やウイルスなど），社会文化的特性（価値観や信念体系，社会的規範など）がある．

生態学モデルには，病気の実体については定義がないため，医学モデルの亜型あるいは医学モデルの延長線上に位置するものとして理解される．また，ここに掲げたモデルでは，宿主に重点をおいた解釈がされているが，予防と健康増進という公衆衛生の視点では，環境を重視した解釈も可能であろう．

4 - 平衡論モデル

平衡論モデル（equilibrium model）は，病気をバランスの乱れとして，個人の生物的，心理的および有機体全体の反応とみなす全体論（holism）[*5]である．個体と環境との相互作用（interaction）は，常に変化を続けている．また，個体や環境には，別の要因による変動もあり，両者の相互作用にも間接的に影響を与えている．いずれにせよ，相互作用の過程にバランスが保持されていれば，健康と判定される．個体と環境との相互作用におけるバランスが乱れると，個体の内部には生命にとって有害な過程が進行する．精神分析の視点から，Menninger（1963）は，攻撃的あるいは自己破壊的な力と，建設的で統合的な力との不均衡が病気の現れであるとした．それは，個体の内外から生じたストレスに直面して，内的環境の恒常性を維持するように働く自己調節能力の欠陥を反映している．治療は，バランスを回復する行動を育成し，強化することである．これは，Ruskたちのリハビリテーション運動を支えた理論のひとつであった．

5 - 社会学モデル

社会学モデル（social model）では，病気は個人の社会的役割（social role）および社会的地位にとって大切な課題を遂行する能力の欠陥とみなしている（Parsons 1958）．ここには病気の原因を説明する試みはない．個人の病という主観的判断と役割の遂行不能によって，病気は定義されることになる．ただし，患者として医師による疾病の診断を得て，はじめて社会的義務は免除される（病者役割，sick role）．

[*5] 全体論は，複雑な体系の全体は，単に各部分の機能の総和ではなく，各部分を決定する統一体であると主張する．ゲシュタルト心理学に代表されるように，精神を要素の集合とみなす要素的な考え方を否定し，「全体は部分の寄せ集めではなく，それらの総和以上の体制化された構造である」とする立場である．

3 精神医学領域の諸モデル

精神医学領域の病気では，患者の多くは訴えや日常生活における規範から逸脱した行動によって診断され，治療が行われている．器質的精神病（organic psychosis）を除いて，精神病と呼ばれている病気の多くは，病理学による説明はできていない．そのため，精神障害（精神変調，mental disorder）という術語で表し，疾病（disease）の概念とは区別している．

Lazare（1973）によれば，精神医学領域には暗黙のうちに前提とされている4種類のモデルがあり，患者がどのような診断と治療を受けているのかは，医師がどのモデルに立脚しているのかに依存する．複数のモデルを援用する折衷医学（ecleticism）の立場もある．

1-医学モデル

医学モデルでは，精神病も身体的疾病と同じと考え，最終的には脳の機能解剖と関連づけられるような特定の原因が明らかになると想定している．論理的には，[病因―病理―発現（―鑑別診断―治療―予後）]の順序で推論を進める．

2-心理学モデル

心理学モデル（psychological model）では，人間は全生涯にわたって心理社会的に発達すると仮定する．発達の各段階には，固有の心理社会的危機（psychosocial crisis）があり，それを乗り越えることで新たな適応能力を身につける．この過程の失敗が，後になって神経症や心身症の原因となる．特に発達上の窮境，幼少期の親子関係の問題などが重視され，それらが異常なパーソナリティの原因とされている．治療は，出来事，感情あるいは行動の心理的意味を明らかにすることであり，患者には心理社会的発達を促すような教育が実施される．

3-行動学モデル

行動学モデル（behavioral model）では，神経症も精神病も学習された異常行動であると説明する．そのような行動をとることが個人にとって有利であったり，不利が避けられるということを反復して経験した結果であると仮定する．治療対象となるのは，心理的内容よりも，明らかな異常行動である．典型的な治療的介入と経過は，①矯正すべき行動を定め，②その行動の出現する条件を確認し，③その行動を持続させている要因を検討し，④一連の治療条件を選択し，⑤再訓練のスケジュールを設定する．

この立場は，学習理論に従って，望ましくない行動の矯正および除去が可能であると主張する．

4-社会学モデル

社会学モデル（social model）では，個人が社会組織内で機能する仕方を問題にする．個人の日常生活を作り上げている集団の成員との結びつきの形態や質が問題であり，対人関係の異常が症候である．それは家族内のもめごとや失業などの社会的出来事に関連して発生すると仮定する．治療は患者の社会的関係の調整を通して行われる．役割演技（role playing）などの集団療法によって，対人関係を巧みに処理できるように社会生活技能（生活技能，social skills）の向上を図る．

ここに掲げた諸モデルは，精神医学領域にとどまらず，その他の障害者を対象とした医学的リハビリテーションにも利用されている．

4 障害モデルと障害過程

障害（disability）という術語は，それが何を指すのか，何を意味するのかについて，一般社会や専門家の間で，多くの議論が長年にわたって継続している[*6（次頁）]．Wolf et al.(1969)は，「impairment, disability, handicap は，しばしば同義語として用いられている．その結果，術語の使用だけでなく，handicap とは何か，handicapped であるのは誰かを

決定するのに混乱が生じている」と報告している．

　Nagiモデル，Woodモデル，国際障害分類（ICIDH）あるいはIOMモデルなど，疾病や外傷の帰結を説明する各種の障害モデル（disablement model）の主要な関心事のひとつは，疾病と障害の関連であった．それに対して，社会科学領域からは，障害の社会モデルや権利モデルが提出されている．Fougeyrollas et al.（2001）は，健康の問題を医学に限定してとらえていることが，すべての分類の過程に影響していると批判して，動的な変化をみせる障害を理解するために，人間発達の普遍的モデルに基づいた障害創造過程（disability creation process）を提案している．しかし，リハビリテーション医学にとっては，問題の出発点は，先天異常や疾病，外傷とその帰結にある．

1-障害者とは

　広義には，世界保健機関の定義する健康が損なわれている状態にある者をいう．

　わが国の障害者基本法は，「障害者とは，身体障害，知的障害，精神障害（発達障害を含む），その他心身の障害がある者[*7]で，障害及び社会的障壁により継続的に日常生活又は社会生活に相当な制限を受ける者」と規定している．世界保健機関（WHO）は，「先天的か否かにかかわらず，身体的又は精神的能力の障害のために，通常の個人的生活ならびに社会生活に必要なことを自分では，完全に又は部分的にできない人」と定義している．いずれにしても，日常生活や社会生活に制限を受けることが障害者の特徴とされている．

制度上，障害者と身体障害者とは同じではない．身体障害者とは，身体障害者福祉法の規定によって，都道府県知事または政令指定都市の市長から身体障害者としての認定を受け，身体障害者手帳の交付を受けている者をいう．現在，身体障害者の認定にあたって用いられている判定基準は，医学的な機能障害（impairment）の程度である．

2-障害モデル

　1960年代，アメリカ合衆国のNagiは，社会保障・障害保険プログラムのためにNagiモデル（**表1-7a**）と呼ばれている障害をとらえる概念枠組みを提案している（Nagi 1991）．これは身体障害にかかわる社会問題の解決のために提出されたモデルである．

　他方，連合王国のWoodは，国際疾病分類（International Classification of Diseases：ICD）の拡張案として，Woodモデル（**表1-7b**）と呼ばれる概念枠組みを，1975年の国際疾病分類：第9回改正に提案した．これを原案として，1980年に世界保健機関（WHO）の国際障害分類（International Classification of Impairments, Disabilities, and Handicaps：ICDH）が試案として公表され，ICIDHモデルと呼ばれている．

　その後，Nagiモデルの延長線上に，医学研究所（Institute of Medicine：IOM）のIOMモデルやVerbrugge-Jetteモデルが現れている．一方，WHOは，1993年からICIDHの改訂作業を開始し，2001年になって，国際生活機能分類（International Classification of Functioning, Disability and Health：

[*6（前頁）] アメリカ合衆国のAdvisory Committee on Nomenclature and Classifications Relevant to Disability and Rehabilitationは，次の定義を提案していた．
　・Impairment：any deviation from the normal which results in defective function, structure, organizations, or development of the whole, or of any of its faculties, senses, systems, organs, members, or any part thereof.
　・Disability：any limitation experienced by the impaired individual, as compared with the activities of unimpaired individuals of similar age, sex, and culture.
　・Handicap：the disadvantage imposed by impairment or disability upon a specific individual in his cultural pattern of mental, psychological, physical, social, economic, and vocational activities.
　An impaired individual is not necessarily disabled or handicapped by the impairment, but he may either disabled or handicapped, or both.　　　　　　　　　　　　　　　　　　（Mayo et al. 1957）
[*7] 障害者総合支援法で定める疾病（難病のような慢性疾患）の者

表1-7 Nagi モデルと Wood モデル

a．Nagi モデル

要素	活動的病理過程 (Active Pathology)	機能障害 (Impairment)	機能的制限 (Functional Limitation)	障害 (Disability)
定　義	正常状態を再獲得しようとする有機体の正常な過程と努力への妨害や干渉	解剖的あるいは生理的,知的,情緒的な異常または欠損	有機体全体あるいは個人レベルにおけるパフォーマンスの制限	社会的に定まった役割遂行および社会文化的・物理的環境下での課題遂行の制約
識別基準	すべての活動的病理過程が機能障害の下位クラスとなり，さらに2クラスに分けられる：(1) 活動的病理過程が治まった後に残存する欠損や異常，(2) 活動的病理過程とは関係のない先天性欠損や異常．機能障害はより包括的概念である	機能障害も機能的制限も機能に関係する；機能障害の関連は組織・器官系レベルであり，機能的制限では有機体あるいは個人総体である	機能的制限は生物的パフォーマンスに関すること；障害は社会的パフォーマンスに関すること；障害は関係概念（relational concept）であるが，他の3つは属性（attribute）の概念である	
指　標	診察を含む症状（symptom）と徴候（sign）；指標は個人属性に見出される	診察を含む症状と徴候；指標は個人属性に見出される	歩行，登山，手を伸ばすこと，推論，見ること，聞くことなどの有機体の種々の活動の制限；指標は身体的，知的，情緒的，感覚的，コミュニケーションなど，より大きいカテゴリーに分けられうる；指標は個人属性に見出される	家族，仕事，コミュニティ，学校，余暇活動，身辺処理などに関係する役割や課題の遂行における制約；指標は，一方では関係に見出され，他方では社会文化的・物理的環境の条件に見出される

b．Wood モデル

要素	疾病 (Disease)	機能障害 (Impairment)	能力低下 (Disability)	社会的不利 (Handicap)
定　義	個人の内部における何らかの異常；病因が身体の構造や機能変化をもたらす	器官レベルにおける心理的,生理的,解剖的な欠損あるいは異常	人間にとって正常とみなされる仕方で活動する能力の制限あるいは欠損	機能障害あるいは能力低下によってもたらされた，年齢，性，社会文化的要因によって定まる正常な役割遂行の制約から起こる不利益
識別基準	疾病は顕在化したとき，すなわち誰かがそれに気づいたときに機能障害となる；機能障害は，必ずしも疾病があることを示さず，疾病よりも包括的である	身体の活動が妨害され，問題が客観化されたとき，機能障害は能力低下となる；能力低下は個人のパフォーマンスに関することである	社会的不利は能力低下が社会化したという点で区別される；これは価値に関係し，通常は個人の不利益である；社会的不利は他者とは相対的である	
指　標	症状と徴候	症状,徴候と個人の自覚	自覚，家族関係や職業上の役割，コミュニケーション，移動，技能，その他の制約など，広範なカテゴリー	見当識，身体的自立，移動，職業，社会的統合，経済的充足など種々のカテゴリー

(Pope et al. 1991)

ICF）をICIDHの改訂版として公表している．このうち，ICIDHとICFは，ヘルス情報システムのための体系的コード概要を作るための概念枠組みとしての障害モデルである．ただし，ICIDHは疾病の帰結（consequence of disease）を取り上げる立場であったが，ICFはすべての人の健康状態を記述し，分類する立場である．他方，IOMモデルやVerbrugge-Jetteモデルは，障害過程（disabling process）の分析を意図している．

(1) ICIDHモデル

国際障害分類（WHO 1980）は，試案（**表1-8**）として発表されたものであり，WHOモデルとも呼ばれている（Altman 2001）．WHOが提案した概念は，

［疾病/変調：機能障害―能力低下―社会的不利］

である．術語には，次の説明が付されている．

・疾病/変調（disease/disorder）：身体的疾病/精神障害
・機能障害（impairment）：障害の一次レベルであり，疾病から直接生じる心理的，生理的，または解剖的な構造や機能の欠陥あるいは異常である．機能障害には，一時的なものと永続的なものとがある．機能障害は，能力低下や社会的不利の原因となる可能性がある――器官レベル
・能力低下（能力障害，disability）：障害の二次レベルであり，人間にとって普通とみなされる様式や範囲内で活動する能力の制限，あるいは能力の欠損している状態である．能力低下には，一時的：永続的，可逆的：不可逆的，進行性：退行性などの区別がある．能力低下は，社会的不利の原因になる場合とならない場合とがある――個人レベル
・社会的不利（handicap）：障害の三次レベルであり，機能障害あるいは能力低下によって個人にもたらされる不利益で，年齢や性別，社会文化的要因によって決まる．その個人の普通の役割を果たすことへの制約，あるいは妨げである．社会的不利は，機能障害や能力低下によって起こる．文化，社会，経済，環境面の個人への影響である．社会的不利は，個人の役割遂行や地位と，個人の属する集団の抱いている期待値との不一致ともいえる――社会的レベル

(2) IOMモデル

アメリカ合衆国の医学研究所が公表したIOMモデルは，ICIDHおよびNagiモデルを発展させたもので，危険因子や環境要因，生活の質を取り込み，障害過程の方向を明示している（**表1-9，図1-3**）．障害発生の危険因子には，生物学的要因，環境要因（社会的と物理的）および生活様式と行

表1-8 WHO国際障害分類（試案）
International Classification of Impairments, Disabilities, and Handicaps（ICIDH）

国際障害分類試案（ICIDH）を理解するために		
impairment 機能障害	disability 能力低下	handicap 社会的不利
language 言語	speaking 話すこと	orientation オリエンテーション
hearing 聴覚	listening 聞くこと	
vision 視覚	seeing 見ること	
skeletal 骨格	dressing 着ること	physical independence 身体的自立
	feeding 食事すること	
	walking 歩くこと	mobility 移動
psychological 心理	behaving 行動すること	social integration 社会的統合

疾病（disease）の諸帰結（consequences）についての情報を整合化し，保健，医療，福祉の諸問題に資するために，WHOが疾病によってもたらされた諸帰結を，機能障害（impairment），能力低下（disability）および社会的不利（handicap）の3階層の障害として区分したもの．　　　　　　　　　　　　　　　　　　　　　　　　（WHO 1980）

表1-9 IOM モデル

病理 (Pathology)	↔	機能障害 (Impairment)	↔	機能的制限 (Functional Limitation)	↔	障害 (Disability)
正常の身体的過程や構造の中断・妨害		知的・感情的・生理的あるいは解剖的構造や機能の喪失・異常；活動的病理によるものだけでなく，すべての喪失・異常を含む；痛みを含める		正常の仕方・範囲で行為・活動を遂行する能力の限定・欠如（機能障害による）		社会的・物的環境のもとで個人に期待されている社会的活動・役割の遂行不能・制限
参照レベル 細胞・組織		器官・器官系		有機体… 行為・活動の遂行（意図や器官系の機能と合致）		社会… 社会的・文化的背景に従った課題遂行
例 橈骨神経損傷による上腕三頭筋の脱神経		筋萎縮		肘関節の伸展不能		余暇活動（水泳）不能

病理，機能障害，機能的制限，障害の概観を示す． (Pope et al. 1991，一部改変)

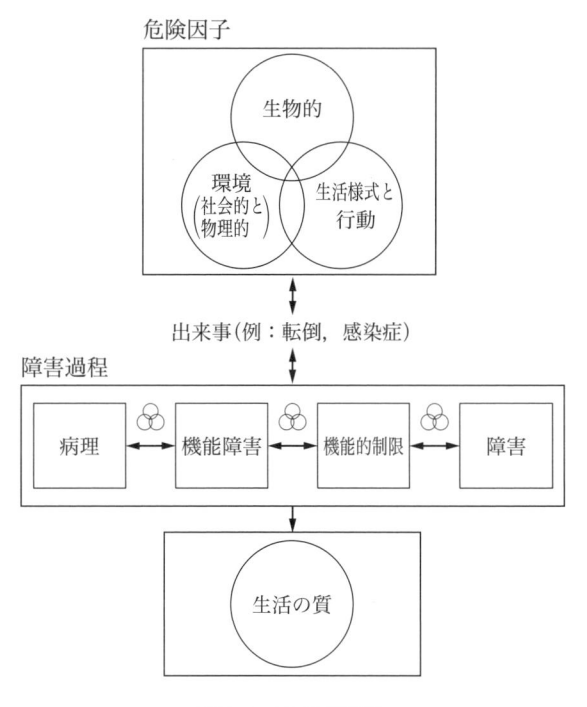

図1-3 IOM モデル

障害過程，生活の質および危険因子間の相互作用を示した障害モデルである．3種類の危険因子が描かれている．すなわち，生物的要因（例：Rh血液型），環境要因（例：鉛塗料［物的環境］，ケアへのアクセス［社会的環境］），生活様式と行動（例：喫煙）である．両方向の矢印は「フィードバック」の可能性を示す．障害へ向かう進行に影響する付加的危険因子の可能性は，モデルの段階ごとに描かれている．これらの付加的危険因子には，モデルの段階に依存して，診断と治療，リハビリテーション，発症年齢，経済的資源，期待，環境的バリアが含まれる．

(Pope et al. 1991，一部改変)

動の要因が想定されている．後に，これがICFモデルに連なっていく．

- 生物学的要因（biology）：諸器官の機能や形態などの生物学的側面に関する危険因子である．性別，遺伝，成長，成熟，加齢および障害を伴うことが決定的な合併症（骨関節症，糖尿病，動脈硬化など）である．生物学的危険因子の軽減は，医学的介入と治療，栄養，運動訓練などによって実施される．
- 環境要因（社会的と物的）（environment：social and physical）：生体の外部にあって健康に関連するもので，個人が制御することはできない危険因子である．社会的環境要因には，人びとの態度，憶測，価値観，偏見などが含まれ，生活する社会集団のなかに存在する．物的環境要因は，建造物，市街に認められる危険な状況や公害などである．
- 生活様式と行動（lifestyle and behavior）：健康に影響を与える個人の習慣や生活様式に関連した危険因子である．喫煙，深酒，薬物乱用，食生活，運動不足，無謀運転，ストレスなどが含まれる．

なお，障害の発生予防にとって，これら3側面から危険因子をとらえることが重要とされる．しかし，危険因子の詳細な項目や特徴は，あまり明らかになっていない．

（3）Verbrugge-Jette モデル

このモデルでは，障害過程を主過程（main pathway）と呼んでいる（図 1-4）．Verbrugge et al. (1994) が用いている術語の定義を掲げる．

- 病理（pathology）：疾病，損傷あるいは先天異常や発達異常として検出され，医学的に診断されるような生化学的および生理学的異常をいう．
- 機能障害（impairment）：特定の器官系の機能不全（dysfunction）およびかなりの構造異常をいう．「かなりの」とは，身体的，精神的あるいは社会的機能に影響を与える程度の異常を意味している．また，機能障害は，一次的（primary）だけでなく，二次的（secondary）を含む概念として，用いられている．たとえば，股関節損傷により歩行能力が低下し，二次的に腰痛（腰背筋の機能障害）を生じる．
- 機能的制限（functional limitation）：同年齢，同性の集団によって，日常生活に用いられている基本的な身体的および精神的行為を遂行することの制約である．これらは多くの特定の状況に必要とされる一般的行為である．移動，見ること，聞くことなどを含めて，個人が社会的および物的環境と相互作用を行うのに必要な行為の術語で定義する．
- 障害（disability）：健康問題あるいは身体問題により，いずれかの生活領域で活動するのに経験する困難をいう．仕事，家事管理，身辺処理，趣味，つき合い，育児，睡眠，旅行などである．これらの影響する因子として，次のものが掲げられている．
- 個人外因子（extra-individual factor）：医療，リハビリテーション；薬剤，治療処置；外的支援；建物，物的環境，社会的環境
- 危険因子（risk factor）：素因，生活様式，行動，環境，生物，社会
- 個人内因子（intra-individual factor）：生活様式，行動変化；心理社会的特性，対処技能；活動順応（便宜）

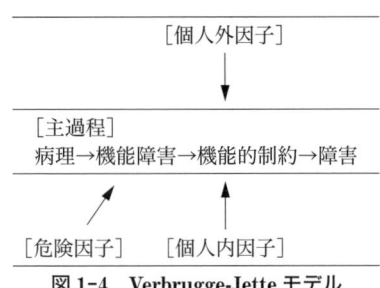

図 1-4　Verbrugge-Jette モデル
(Verbrugge et al. 1994，一部改変)

（4）Quebec モデル

Fougeyrollas et al. (1996) が，ケベック分類「障害創出過程」(Quebec classification "Disability Creating Process"：DCP) を提案したときに用いたモデルである．障害問題について，かなりの進歩した今日でも，障害 (disability) の決定因について，真の合意が得られていないこと，社会モデルは障害をすべての環境の問題として個人的要因を無視し，生物医学モデルは個人に焦点を合わせて環境要因を考慮することに抵抗しているとして，障害創造過程をモデル化している（図 1-5）．このモデルは，障害過程にかかわる諸変数を理解するため，人間発達の普遍的モデルを応用する．すなわち，発達過程は生物的，機能的および社会的要因の関連性から生じてくる可能性であるとして，障害過程は個人的要因（内在的）と環境要因（外在的）との相互作用過程の動的変遷（図 1-5：矢線）としてとらえている．個人要因と環境要因と生活習慣という主要な3領域の連続的な関係および相互の影響を表している．モデルの目的は，相互作用過程の決定因を明らかにする点にある（Fougeyrollas et al. 2001）．

モデルの構成要素は，次のように定義されている．

- 危険因子（risk factor）：個人あるいは環境に属し，疾病や外傷，個人の完全性や発達に破綻を生じさせるもの
- 個人要因（personal factor）：個人の内在的特徴であるもの（年齢，性，社会文化的主体性，器官系，潜在的能力，その他）
- 器官系（organ system）：共通する機能にかかわ

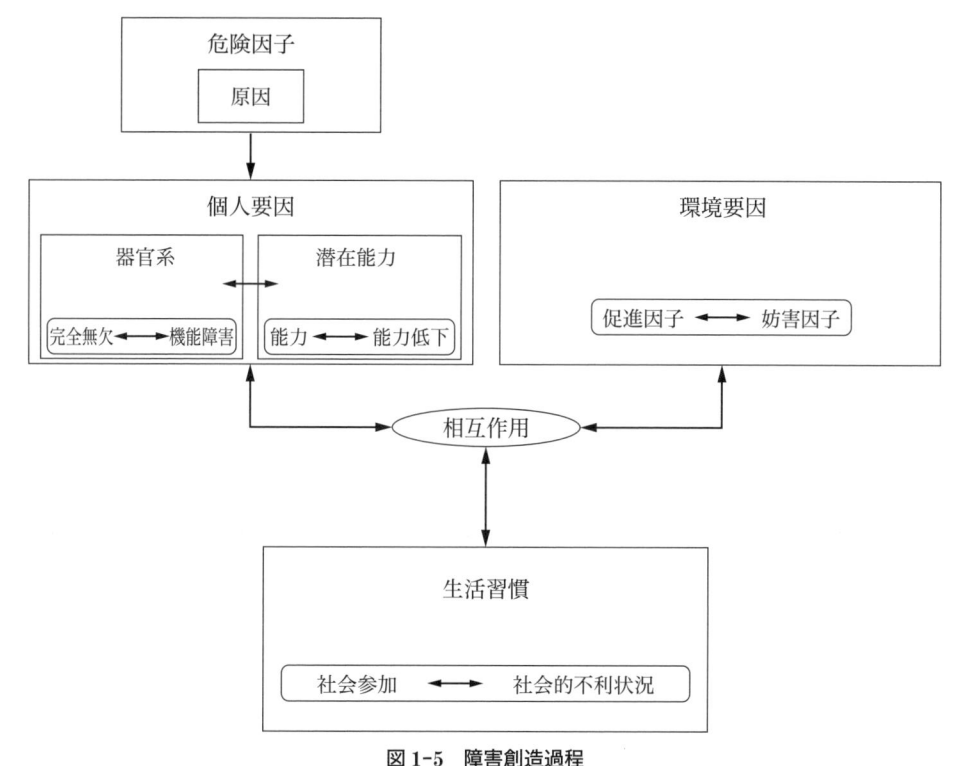

図1-5 障害創造過程
疾病，外傷，その他の個人の完全性や発達の破綻の原因および帰結を説明するモデルである．
(Fougeyrollas et al. 2001, 一部改変)

る身体の構成要素のまとまり
- 完全性（integrity）：人間生物学の基準から変化していない器官系の質
- 機能障害（impairment）：器官系の解剖学的，組織学的あるいは生理学的な異常や変化の程度（ケベック分類は，器官系の次元から知的および心理的機能を除外する．これらを機能的潜在能力に置き換えている．その結果，それらの発現を客観的に観察できる．操作的には，器官系と潜在能力との独立した2要因とする）
- 潜在能力（capability）：精神的あるいは身体的活動を完成させる個人の可能性（potential）

これらは個人の能力面の内在的次元であり，歩行や呼吸や理解など，基本的な身体的活動や知的活動の実行に関係している．ここでは真の生活環境は考慮されていない．その代わり，リハビリテーション領域で機能評価に用いられている標準化された検査を使用している．

- 環境要因（environmental factor）：社会の組織や状況を決定している物的あるいは社会的次元（**表1-10**）
- 促進因子（facilitator）：個人要因と相互作用を行うとき，生活習慣の完成に寄与
- 妨害因子（obstacle）：生活習慣や社会参加の完成を妨害
- 生活習慣（life habit）：個人によって，あるいは個人の社会文化的背景（年齢，性，社会文化的主体性，その他）により，価値ありとされる日常活動や社会的役割（生活習慣の質は，社会への完全参加から社会的不利の状況までの範囲を含む尺度で測定）

ケベック分類では，日常生活活動は社会的役割の概念的領域に入れている．日常生活活動は，個人の内在的特徴ではなく，実生活のなかで，社会的活動を遂行する程度の問題として扱われている．精神的活動や身体的活動（例：抽象概念の理

表 1-10 主要な環境要因カテゴリー

```
1．社会的要因
    1.1. 政治経済的要因
        1.1.1. 政治システムと政府構造
        1.1.2. 司法システム
        1.1.3. 経済システム
        1.1.4. 社会健康システム
        1.1.5. 教育システム
        1.1.6. 公的基幹施設
        1.1.7. コミュニティ組織
    1.2. 社会文化的要因
        1.2.1. 社会的ネットワーク
        1.2.2. 社会的ルール
2．物理的要因
    2.1. 自然
        2.1.1. 自然地理
        2.1.2. 気候
        2.1.3. 時間
        2.1.4. 音
        2.1.5. 電気と磁気
        2.1.6. 採光
    2.2. 発展
        2.2.1. 建築物
        2.2.2. 国家および地域の発展
        2.2.3. 科学技術
```

(Fougeyrollas et al. 2001)

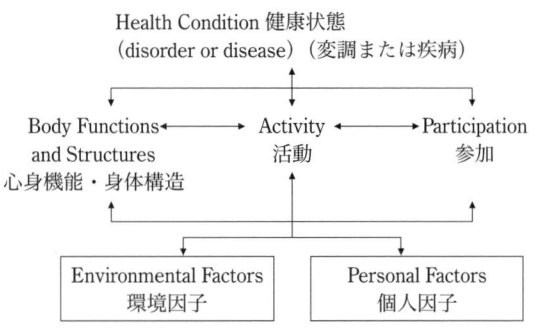

図 1-6 ICF の構成要素間の相互作用

(WHO 2001)

解，姿勢バランスの保持）と，社会的に規定された生活習慣の完成度との間の概念的な明確化が障害者の求めに応える操作的論点であるとするからである．障害問題にとって，個人要因と環境要因とは，いずれも不可欠とする立場である．

（5）ICF モデル

ICF モデルは，国際生活機能分類（国際障害分類改訂版：International Classification of Functioning, Disability and Health. WHO 2001）に用いられたもので，構成要素間の相互関係を示した概念図式である（図 1-6）．表 1-11 は，ICF の概観である．機能（function）は，個体の属性（attribute）ではなく，他の要因による相関的要素（関係）である．

ICF モデルは，障害モデルと社会モデルの統合に基づいて，生物心理社会的アプローチ（biopsychosocial approach）に依拠したモデルとされている．ICF の健康に含まれている領域には，健康領域と健康関連領域がある．前者は心身機能・構造，後者は活動・参加である．生活機能（functioning）は，心身機能，活動と参加のすべてを含む包括用語である．また，障害（disability）は，機能障害，活動制限および参加制約を含む包括用語である．主要な用語は，次のように定義されている．

・心身機能（body function）：身体系の生理的機能（心理的機能を含む）
・身体構造（body structure）：器官や肢体とその構成部分など，身体の解剖的部分
・機能障害（impairment）：著しい変異や喪失などのような，心身機能あるいは身体構造上の問題
・活動（activity）：個人が行う課題あるいは行為の遂行
・参加（participation）：生活場面へのかかわり
・活動制限（activity limitation）：個人が活動を行うときに生じる難しさ
・参加制約（participation restriction）：個人が何らかの生活場面にかかわるときに経験する難しさ
・環境因子（environmental factors）：人びとが生活し，人生を送っている物的な環境や社会的環境，人びとの社会的な態度による環境を構成する因子

なお，個人因子（personal factor）は，個人の人生や生活の特別な背景を指し，健康状態や健康状況以外の個人の特徴によって構成されている．性別，年齢，体力，生活様式，習慣，生育歴，教育歴，職業，過去や現在の経験，性格，その他の要因である．個人因子は，ICF の分類コードとして

表 1-11 ICF の概観

構成要素	第1部：生活機能と障害		第2部：背景因子	
	心身機能・身体構造	活動・参加	環境因子	個人因子
領域	1　心身機能 2　身体構造	生活領域 （課題，行為）	生活機能と障害 への 外的影響	生活機能と障害 への 内的影響
構成概念	心身機能の変化 （生理的） 身体構造の変化 （解剖学的）	能　力 標準的環境における 課題の実行 実行状況 現在の環境における 課題の遂行	物的環境や社会的環境，人々の社会的な態度による環境の特徴がもつ促進的あるいは阻害的な影響力	個人的な特徴の影響力
肯定的側面	機能的・構造的 統合性	活動 参加	促進因子	非該当
	生活機能			
否定的側面	機能障害 （構造障害を含む）	活動制限 参加制約	阻害因子	非該当
	障害			

(WHO　2001)

は含まれていない．

（6）障害過程とストレス曲線

Nagi（1969）は，障害過程を図示するため，ストレス曲線（stress curve）を利用している．**図1-7**では，(a)-(b)の実線は，時間経過につれて多少の変動はあるが，個人の普段のパフォーマンス・レベルを表している．この時期に強調すべき点は，このレベルを維持できるような一次予防対策である．(b)において，健康に問題（疾病や損傷）が生じる．個人の許容度や対処能力を超えて，常態正常からの逸脱が起こる．この状態は急性期であり，強調点は(c)で表されるように，病理が除去あるいは抑制されるまでの治療である．ストレス曲線の重要な特徴は，その回復の速さ，(b)-(c)と(c)-(d)で形成される角度である．多くの場合，回復は完全である．その以外では，機能的制限が残存する．回復の角度は，時間と回復レベルとの関係である．鋭い角度は短時間に回復し，回復は高レベルに達する．鈍い角度は，逆のことを意味している．(c)の後，健康状態が安定したら，強調点はリハビリテーションとなる．このモデルは，発症時が明らかな疾病や損傷に適合する．

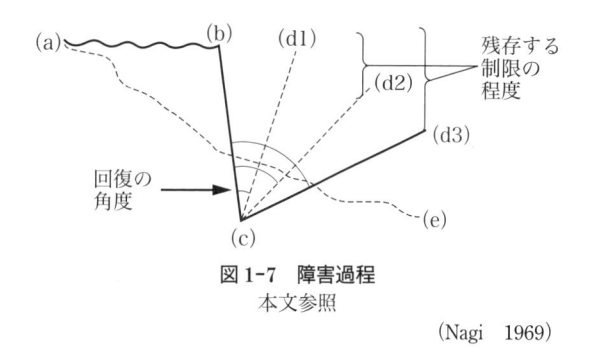

図1-7　障害過程
本文参照

(Nagi　1969)

しかし，慢性疾患では，(b)や(c)を同定するのが困難となる．その後の安定も得られず，予後は確定しにくい．(a)-(e)の破線は，そのようなパターンを表している．このようなモデルは，機能的制限や障害の自然史を研究するのに役立つ．また，それらの経過に影響する諸要因を説明し，必要なヘルスケア・サービス，その他のサービスの最適な効果が得られる時期を明らかにすることもできるだろう．

5　慢性疾患モデルと予防医学

パーキンソン病や脊髄小脳変性，糖尿病，その

であり，一次予防とおよそ一致する．

例：安全な水の供給，公衆衛生設備，ワクチン，健康教育，育児教育，栄養改善，体力向上，アルコール飲料や向精神薬やたばこの制限，労働災害防止の法制化，薬剤の副作用防止，事故防止のための大衆教育，食料供給の改善，教育水準の向上，児童虐待の防止

（2）第2レベル予防（second-level prevention）

機能障害によって生じた能力低下を限定する，あるいは逆転するためのあらゆる手段である．

例：トラコーマの早期治療，精神障害や結核の治療に有効な薬剤の使用，骨折や創傷の早期治療，術後早期離床，職業や教育のカウンセリング，適職の提供，危険因子の除去，家族やコミュニティの態度の変化

（3）第3レベル予防（third-level prevention）

能力低下が社会的不利に移行するのを予防するためのあらゆる手段である．

例：理学療法士や作業療法士や言語聴覚士や心理士による療法，障害者のセルフケア訓練，補装具などの福祉用具の提供，ソーシャルワーク，職業指導と訓練，社会生活のための生活訓練（視覚障害者，聴覚障害者など），障害者に対するコミュニティや家族の態度について教育，職能訓練，住宅改造，自立支援，物理的バリア除去

定義上，リハビリテーションと障害予防とは，特に第3レベル予防では，かなり重複している．これらの2つのアプローチは補完的である．能力低下を減少させるための最初の努力として，障害予防の技術が使用される．予防的手段が失敗して，能力低下や社会的不利が生じたとき，あるいは適切な予防的手段や技術がないとき，リハビリテーションとケアが重要となる．

6　病理志向的アプローチと機能志向的アプローチ

臨床医学において，患者に対する治療や介入を行う立場には，病理志向的アプローチ（pathology-oriented approach）と機能志向的アプローチ（function-oriented approach）とがある．前者は，医学モデルの図式に従って実施され，後者は障害モデルに基づいている（Granger et al. 1987）．両者は補完的であるが，その目標や対象，方法論は相違している．

病理志向的アプローチは，病理組織の除去および組織の修復を治療目標としている．現在では，急性疾患の治療や病理学的異常の解明に有用な立場である．

しかし，慢性疾患の多くは，現代の医療技術では治癒できていない．慢性疾患，長期ケアあるいはリハビリテーションを必要とする患者ケアの適正な目標は，①癒し（healing；個人の全体性および統合の回復という意味），②病気や能力低下があるにもかかわらず，それとともに生活することを学ぶ教育的過程を通して，意義のある生活および自己同一性を維持することである（Jennings 1993）．すなわち，患者の心身機能の改善が重視され，機能志向的アプローチの比重が大きくなっている．

1 - 病理志向的アプローチ

病理志向的アプローチは，医学モデルに基づいて，器官系の機能障害の分析によって，病理学的所見に還元される疾病の過程を診断し，そして治療する．

（1）診断（diagnosis）

診断は，病理学的異常を把握する過程であり，発現の分析から始まる．症状や徴候，臨床検査などの結果に基づいて，疾病の病理学的異常，さらに病因を明らかにする．その目的は，冒されている器官の機能を弁別し，病名の決定および他疾患との鑑別を行うことである．発現している異常は何か，それが腫瘍，感染，血管障害，代謝異常，変性あるいは外傷など，いずれの病理学的過程によるものかに焦点を合わせている．そのため，器官の機能や構造について，いろいろな情報を理学所見，生化学的検査，生理学的検査，画像診断，

病理学的検査などによって収集する．たとえば，突然に発症した片麻痺の患者に対して，神経学的検査を含めた診察や画像診断の結果から，病理学的異常は脳出血であり，主要な病因は潜在していた脳血管病変，高血圧や高脂血症であると診断する．

（2）治療（therapy）
治療は，病因や病理の除去あるいは軽減を図る過程である．脳出血であれば，血腫除去術や止血薬の投与を行い，高血圧に対して降圧薬を投与する．治療では，病因に対処することによって病理学的異常の出現を防いだり，病理学的異常に対処することによって病変の拡大や程度をできるだけ少なくすることを目標とする．そのために，食事療法，薬物療法，手術療法が用いられる．

（3）病理志向的アプローチの問題点
病理志向的アプローチでは，病理学的変化に対処することが中心的な課題となる．このアプローチは臨床医学の主流であり，疾病の病理学的異常の解明および新たな治療法の確立のための重要な立場となっている．しかし，このアプローチでは，患者の日常生活や社会生活における機能は対象外である．急性疾患では，病理志向的アプローチによっても，患者は家庭生活が可能になり，発病前と同じ社会生活に復帰することが多い．これは病理学的異常の修復に基づく帰結であって，日常生活や社会生活を送る上での諸問題に，直接介入した結果ではない．そのため，良好な健康状態（health condition），すなわち身体的，精神的，社会的に安寧の状態を，このアプローチだけで再獲得するには限界がある．

2－機能志向的アプローチ

医学的リハビリテーションでは，病理志向的アプローチに加えて，機能志向的アプローチが利用されている．機能志向的アプローチは，障害モデルに基づいて，機能的制限（能力低下）および障害（社会的不利）に対処し，患者あるいは障害者の技能の向上，課題遂行の改善および役割遂行の拡大を図る（**表 1-13**）．

（1）機能的状態の分析
病理志向的アプローチでは，その中核的対象は疾病であったのに対して，機能志向的アプローチでは，機能的状態（functional status）が問題となる．機能的状態という概念は，細胞レベル，器官レベル，器官系レベルなどにも適用されるが，医学的リハビリテーションでは，主として個人レベルの機能を意味している．
個人の機能的状態を把握するには，課題遂行

表 1-13　障害モデルと機能志向的アプローチ

	器官レベル	個人レベル	社会レベル
	病　理	行　動	役　割
条　件	解剖学的，生理学的，知的，感情的欠損	物的・社会的環境下における課題遂行の欠損	社会的規範や政策に影響される環境面の欠損
用　語	機能障害（器官機能異常）	機能的制限（課題遂行困難）	障害
制　限	技能面	課題遂行	役割遂行
分　析	特殊診断的記載	パフォーマンス記載	役割記載
	能力と活動の機能評価		
介　入	医学的，機能回復治療	補装具，物的および態度による障壁の軽減	支援的サービス 役割変更
	機能の改善，維持のためには長期にわたり，すべてが必要		

（Granger et al. 1984, 一部改変）

(task performance) を分析することが重要である．課題遂行の異常を，機能障害，機能的制限（能力低下）および障害（社会的不利）のレベルで検討する．さらに，障害過程の相互関連について推論を進める．機能障害では，解剖学的，生理学的，心理学的な構造と機能の検討を通じて，構造と機能の異常や欠損に基づく要素的な技能（skill）の低下の要因を推定する．機能的制限については日常生活活動などの課題遂行の可否，障害については職業（学業），家事，コミュニティ活動への参加などの役割遂行（task performance）の状況を調査する．

その他，家屋構造や居住地域の環境，家族や地域社会の支援体制など，患者や障害者の諸活動に影響を与える要因についても情報を収集する．このような過程を経て，[機能障害―機能的制限―障害] の図式を完成させる．

（2）介入方法

医学的リハビリテーションにおける介入は，個人とその物理的および社会的環境に向けられる．ただし，個人を中心してみれば，機能障害，機能的制限，障害の各レベルであり，それぞれ介入の対象と方法は異なっている．

機能障害に対しては，理学療法や作業療法，言語療法などによる機能回復が中心になる．機能的制限には，補装具や自助具を含めて，種々の福祉用具の利用，環境調整などによる代償機能の獲得，さらにカウンセリング，その他の教育的アプローチによる自我（self）の再形成，健全なパーソナリティの育成に努める．これらを前提として，障害に対しては，各種の支援サービスの利用，地域住民の協力，各種施設の利用について，情報を提供する．高齢者には，訪問リハビリテーションや通所リハビリテーションの利用も考慮しておく．

7 ヘルスケアと医学的リハビリテーション

1-包括的ケアと医学的リハビリテーション

保健医療の主要な対象が慢性疾患に移行するにつれて，疾病の治癒ではなく，患者の包括的ケア（comprehensive care）が重視されるようになった．包括的ケアとは，患者および家族をケアの対象として，予防と治療，リハビリテーションのための介入手段を併用するものであり，身体的問題および社会的問題を抱える患者へのサービスとして，1950～60年代にアメリカ合衆国で熱狂的に受け入れられた．また，1960年代には人類平等主義の雰囲気のもとで，ヘルスケア専門職によるチームの活動も展開されるようになった（Keith 1991）．個人と家族の健康に関して，すべての領域に対応できる専門職あるいは複数の専門職によって実施され，身体の問題だけでなく，心理や社会，教育，余暇，経済などの問題にも対応している．

医学的リハビリテーションにおけるサービス提供は，包括的ケアの典型である．医師，看護師，理学療法士，作業療法士，言語聴覚士，心理士，社会福祉士，義肢装具士などで構成されるチームは，複雑な問題を抱える患者や障害者の治療に対する最適の手段とみなされてきた．生活機能（functioning）に問題のある患者に対して，心身機能の向上を図るとともに，良好な家族関係の維持を目標として介入する．高齢者の場合には，心身機能を維持して，家族崩壊を防止し，居宅生活の継続を可能にすることが，リハビリテーションの主要な関心事となっている．

先進国では，慢性疾患の患者が増加するにつれて，入院中心の医療から在宅（居宅）医療への転換が進められている．慢性疾患や心身障害があっても，コミュニティで生活を継続できるように，保健と医療と福祉の総合サービスのシステム化が進められている．

2 - ヘルスケア・システムとは

ヘルスケア・システム（health care system）とは，有機的に計画されたヘルス・サービスであり，人びとが利用できるもので，公的あるいは私的経営で実施されている（Miller et al. 1987）．サービスの構成要素には，次の事項が含まれる．

- 病院，診療所あるいは居宅などで，個人や家族が利用できる個人的なヘルスケア・サービス
- 健康な環境を維持するための公衆衛生サービス．たとえば，上下水道の整備，薬品や食料品の管理など
- 疾患の予防と治療に関連した教育および研究

ヘルスケア・システムは，複数のレベルに区分される連続体としてとらえられる．

ケアの第1レベルは，予防的ケア（preventive care）であり，学校における健康教育や公衆衛生サービス（community and public health service）として提供されている．

個人が利用するヘルスケア・サービスは6レベルに分けられている（**表1-14**）．このうち，機能回復ケアおよび継続的ケアは，広義の三次ケアに含まれる．その他に，居宅ヘルスケア（home health care）として，居宅（普段，生活している住居）でケア（介護）されている患者などのニーズに適合するように，複数の専門職によるチームの派遣によって実施されるサービスもある．認証された事業者からサービスは提供される．科学技術の進歩によって，以前は病院内の医療管理下で行われていた多くの治療処置が居宅でも可能になっている（在宅医療）．高齢者では，老人福祉法，老人保健法，介護保険法によるサービスがある．

医学的リハビリテーションは，機能回復ケアとして三次ケアだけに関係するように思えるが，合併症の予防あるいは二次的障害（secondary disability）の予防には，二次ケアの段階における医学的リハビリテーションの技術的介入が重要となる．

3 - ヘルスケア・ニーズと専門職

Anderson et al.（1981）は，アメリカ合衆国のヘルスケア・システムは疾病志向型であり，病気のときの危機介入が主な特徴であると記している．しかし，1980年代になって，この志向性には変化が現れている．先進国では，健康増進と疾病予防の時代に突入した．おそらく，1970年代は，健康および疾病の問題が急性期施設における治療か

表1-14 ヘルスケア・システム

レベル	サービス内容	提供の場
一次ケア (primary care)	個人的ヘルスケア，疾病の早期発見と初期治療，予防と健康維持，在宅慢性疾患患者のケア	病院，診療所，保健所，居宅
二次ケア (secondary care)	救急医療，重症患者のケア，直接入院，紹介	急性期病院，長期ケア施設
三次ケア (tertiary care)	複雑なヘルスケア・ニーズを抱える個人や家族に対応，高度の技術的サービス（専門医集団），一次・二次ケアからの紹介	高度先進医療，特殊センター，精神病院，慢性疾患施設
レスパイトケア (respite care)	長期ケアを要する患者を短期間入所させて介護者に休息や所用の時間を提供（ショートステイ）	短期入所諸施設（介護老人保健施設，その他）
機能回復ケア (restorative care)	回復期患者の機能回復，その他の社会復帰プログラム，在宅生活のフォローアップとケア	リハビリテーション施設，更生施設，介護老人保健施設
継続的ケア (continuing care)	高齢，慢性疾患，身体障害，その他，日常生活に介助を要する者の支援	各種福祉施設，その他

（Miller et al. 1987，改変）

ら，コミュニティにおける予防プログラムや長期ケア・プログラムへと視点を移した時代であろう．わが国の主要な死因は，がん，心疾患および脳血管疾患であり，いずれも慢性疾患である．慢性的な健康問題の発生予防と治療は，容易には達成されない．発症後は，いずれの疾病も，患者のリハビリテーションや長期ケアが必要とされる．

予防と治療，リハビリテーションは，短期的で不連続の過程ではなく，長期的で継続的となっている．

このような傾向は，ヘルスケア・サービスの供給にも影響している．かつて，ヘルスケア専門職の教育と実践は，二次ケアに集中していた．今後は，一次ケアおよび三次ケアのニーズの拡大に対応した専門職の充実が求められている．

3. 障害者の健康問題と障害予防

障害モデルや国際生活機能分類（ICF）モデルの導入とともに、身体的あるいは精神的な機能障害や機能的制限が社会的背景の下で活動制限や参加制約と結びつくのは、個人の能力と環境の要求との不一致とみなされるようになった。機能的制限のある人びとには必然的に障害があり、そのために自己の個人的、家族的あるいは社会的責任が果たせないとした考え方は疑問視されている。障害があるかどうかは、機能的制限と物理的および社会的環境との相互作用で定まるからである。環境へのアプローチにより、多くの障害は軽減あるいは予防されるようになった。機能障害のある個人が就労できるかどうかも、個人の機能障害や機能的制限の性質と程度とによるだけでなく、経済状況、仕事場の特性、移動手段の確保、個人の技能や訓練にも依存している。機能的制限のある個人が自立して生活できるかどうかも、社会的支援や居住環境によって、大いに影響されている（Pope et al. 1991）。

伝統的なリハビリテーションは、個人の機能面における能力を改善することによって、障害が予防できると仮定していた。しかし、障害予防にとっては、それが唯一の手段ではなく、しかも最も有効な手段であるわけでもない。障害は、物理的および社会的バリアを取り除き、便宜と標準デザインを通してアクセスを創造し、環境条件を変革することによっても、予防できるのである（NIDRR 1999）。

しかし、医学的リハビリテーションでは、機能障害や機能的制限を軽減すること、さらに新たな機能障害や機能的制限をもたらす要因の発生予防に努めることが重要である。

1 障害者の健康問題

Hirschberg et al.（1976）は、疾病あるいは損傷によって生じた機能障害や機能的制限を一次的障害（primary disability）、さらに一次的障害が危険因子となり、そのために生じた機能障害や機能的制限を二次的障害（secondary disability）と呼んで、両者を区別した。後者は、適正なケアによって回避する、あるいは医学的介入によって矯正することもできる。そのため、医学的リハビリテーションの過程における二次的障害の予防の必要性が重視されてきた。

リハビリテーションは、機能障害や機能的制限、さらに障害をもたらすような健康問題（health condition）を抱えた人びとに対応するヘルスケアであって、心身機能の回復を主要な目的としてきた。しかし、このような視点は、機能障害や機能的制限、その他の障害の諸側面を静的状態とみなしていると批判された（Marge 1988）。多くの人びとは、疾病や損傷の治療の後に、患者の機能的状態の改善が停滞するようになり、そこで治療を止めれば、その後の機能的状態は継続的にその水準にとどまると考えていた。このような問題意識は、健康状態や生活機能が生涯にわたって動的に変化するという障害過程（disabling process）の真

表1-15 頻度の高い二次的障害（健康問題）の要因

二次的障害（健康問題）	要因
褥瘡	ヘルスケア・サービス不足，廃用症候群，座面不適合，個人的衛生の欠落
泌尿生殖器系障害	ヘルスケア・サービス不足，遺伝，アルコール・薬物乱用，栄養障害，個人的衛生欠落，急性・慢性疾病
心臓血管系障害	アルコール・薬物乱用，喫煙，栄養障害，ストレス，ヘルスケア・サービス不足，急性・慢性疾病，体力低下
脳卒中	体力低下，栄養障害，喫煙，アルコール・薬物乱用，ヘルスケア・サービス不足（高血圧管理）
筋骨格系障害	体力低下，損傷，ストレス，遺伝，周産期合併症，急性・慢性疾病，ヘルスケア・サービス不足
関節炎	体力低下，栄養障害，ストレス，遺伝
呼吸器系障害	体力低下，急性・慢性疾病，環境汚染，遺伝，アルコール・薬物乱用，喫煙，非衛生的生活条件
聴覚障害	遺伝，急性・慢性疾病，損傷，暴力行為，環境要因（騒音）
言語障害	遺伝，急性・慢性疾病，損傷，環境要因，神経学的欠損（例：脳卒中），がん，呼吸器系障害
視覚障害	遺伝，急性・慢性疾病，損傷，暴力行為，栄養障害，ヘルスケア・サービス不足，環境要因
情動的問題	遺伝，ストレス，アルコール・薬物乱用，心身に有害な育児，家族的・文化的信念，メンタルヘルスケア・サービス不足
皮膚障害	遺伝的変調，急性・慢性疾病，損傷（熱傷），栄養障害，非衛生的生活条件，ストレス

（Marge 1988，一部改変）

の性質をとらえていないとして，改めて障害の予防対策として取り上げられるようになった（Pope et al. 1991）．こうして，障害者の健康問題に予防医学的な視点からの検討が開始された．機能的制限や障害をもたらすような疾病や損傷は，一次性健康問題（primary condition）と呼ばれ，いろいろな二次性健康問題（secondary condition）に対する危険因子となる（**表1-15**）．Marge（1988）は，しばしば報告されている二次性健康問題として，褥瘡，拘縮，尿路感染，うつ状態を掲げている．これらは，一次性健康問題を抱えた人びとに対して，新たな機能障害や機能的制限，障害を付加するように作用する．

障害者に対する障害予防（disability prevention）という術語は，狭義には医学的リハビリテーションの過程における注意事項として，広義には予防医学における二次性健康問題の予防として，2通りに用いられている．これらは同じ問題を指すものとして理解されるかもしれないが，二次的障害の枠組みは問題を矮小化している．

二次的障害あるいは二次性健康問題の予防には，障害過程にある個人の健康，社会生活，その他のケア・ニーズに対応する，統合された連続的なサービス提供システムが必要とされる．そのためのネットワークの要素の多くはすでに存在しているが，それらは統合された全体の補完的部分としてではなく，個別に配置され，ネットワークを形成していない（Pope et al. 1991）．

2 二次的障害

疾病あるいは損傷から直接生じた機能障害や機能的制限は，一次的障害である．外傷性脊髄損傷による対麻痺，脳卒中による片麻痺や失語などである．一次的障害の発生時には存在しないで，その後の経過中に発現してくる機能障害や機能的制限を二次的障害という．二次的障害には，一次的障害を引き起こす疾病や損傷とは直接的な関係がない．長期臥床やギプス固定などによる褥瘡や関節拘縮などである．二次的障害は，主として，はじめの疾病や損傷で冒されていない器官システムの活動が制限されたことで生じる一群の機能障害

表 1-16　長期臥床・不動・非活動による廃用症候群

筋骨格系	拘縮，筋力低下，筋持久力減少，筋萎縮，骨粗鬆症
心血管系	起立性低血圧，血漿量減少，血栓・塞栓現象，心予備能力減退，心血管系デコンデショニング（フィットネス低下）
皮膚	皮膚萎縮，褥瘡
呼吸器系	機械的呼吸抵抗の増大，換気拡散比の不均一，1回・分時換気量減少，肺塞栓，咳嗽力減退，気管線毛活動減退，就下性肺炎（沈下性肺炎）
泌尿器系	尿路結石，排尿困難・尿閉，尿路感染
無機物代謝	窒素，カルシウム，リン，硫黄，カリウム，ナトリウムなどの負の平衡，利尿と細胞外液の増加，高カルシウム尿症
内分泌	アンドロゲン・精子生成減少，耐糖能障害，上皮小体ホルモン産生増加
消化器系	食欲減退，便秘
神経系	感覚遮断，錯乱・失見当識，不安・うつ状態，知的能力の減退，バランスと協調運動障害

(Halar et al. 1993，一部改変)

である．特に慢性疾患では，その発生頻度は高くなる．慢性疾患や機能的制限のある患者では，二次的障害が一次的障害よりも，機能的制限あるいは活動制限，参加制約の要因として，その比重が大きいこともある（Halar 1994）．

1 – 廃用症候群と誤用症候群

二次的障害は廃用（disuse），過用（overuse）や誤用（misuse）が原因となって生じる．前者は廃用症候群（disuse syndromes），後2者は誤用症候群（misuse syndromes）と呼ばれている．多くの場合，いずれも予防することが可能である（Hirschberg et al. 1976）．

廃用症候群は，二次的障害のうちでも重視されている．疾病や損傷から間もない時期には，健康関連体力（health-related physical fitness）[*8]の低下が問題になり，廃用症候群はそれに引き続いて起こる．これは身体活動の減少によって生じる病的状態の総称であり，筋萎縮，骨萎縮，起立性低血圧，褥瘡，尿路感染，うつ状態などである（**表1-16**）．

廃用症候群は，長期臥床や身体部位の固定などの身体的問題だけでなく，家にこもりきり，家庭における訓練や身体活動を行わないなどの行動や生活上の理由，身体活動を妨げるような家屋構造，家族の支援がないこと，その他の物理的あるいは社会的環境面の要因によっても生じる．疾病や損傷の急性期には，治療上の理由によって廃用症候群が生じやすいが，慢性期には，しばしば生活行動上あるいは環境面の要因によって起こりやすい．二次的障害は，ひとつだけ生じるのではなく，心肺機能低下と関節拘縮，褥瘡などが同時に存在することも多い（上田 1991）．このような二次的障害を回復的リハビリテーション（restorative rehabilitation）の過程で生じる事象に限定すれば，これらは二次性健康問題であり，維持的リハビリテーション（maintenance rehabilitation）の対象となる．

誤用症候群は，比較的重度の肢体不自由者に観察されるものであり，麻痺あるいは損傷がある身体部位への過度の負荷による変調である（Hirschberg et al. 1976）．廃用症候群よりも発生頻度は低く，医学的リハビリテーションの後期になって生じる．移乗や移動にさいして，損傷に対する保護を欠いたことが原因となることも多い．関節が冒されることも多く，肩甲帯筋群の麻痺による有痛性肩症候群（painful shoulder syndrome），脳卒中患者では麻痺側の反張膝（back knee）が多かった．

[*8] 心肺持久性，筋力，筋持久力，身体組成，柔軟性（関節可動域）をいう．保健医療では，特に心肺持久性が重視される．

関節リウマチや変形性関節症では，膝関節の変形がある．過用は，身体運動や訓練が過度になり，筋力低下や関節障害，神経損傷などを生じることであり，臨床的には筋ジストロフィー，多発性筋炎やポリオ後遺症の筋力低下が問題となる．脊髄損傷者では，車いす走行を多用した結果，肩関節痛が問題になる．適正な生活指導や補装具などの利用により，予防的介入を早期に行うことが必要である．

2 - 廃用症候群の予防

廃用症候群の多くは，安静臥床などによる身体活動の制限あるいは低下の結果であるが，3通りの治療的介入によって予防することができる（Hirschberg et al. 1976）．

・自動運動（active exercise）：臥床の患者では，寝返り（腹臥位-背臥位），ベッド上で上下・左右への移動などを，毎日数回行う．体幹や四肢には，理学療法士による抵抗運動を実施する．

・他動的関節運動（passive mobilization）：自動運動が不能の場合，体幹，股・膝・足関節および肩・肘・手関節を全可動域にわたって他動運動を実施する．自動運動が可能であれば，患者に運動の仕方を指導する．たとえば，脳卒中片麻痺患者では，麻痺側の手関節部を非麻痺側の手で握り，両側の肩関節を屈曲することで麻痺側肩関節の他動的屈曲運動を行う（自助可動域，self range of motion：SROM）．

・頻繁な姿勢の変化（frequent change of position）：背臥位，腹臥位，側臥位，座位，立位など，患者が可能な姿勢を利用して，同じ姿勢を1時間以上は続けないように指導する．

3 二次性健康問題

1 - 二次性健康問題とは

2000年，世界保健機関（WHO 2000）は各国の障害調整平均寿命（disability-adjusted life expectancy：DALE）を発表し，障害に対する予防医学やリハビリテーションの重要性を説いている．それまで，予防医学は障害者の健康問題に対して，ほとんど関心を抱いていなかった．Lollar（2001）は，疾病予防と健康増進への公衆衛生領域のアプローチが障害者の関心事やニーズを考慮していなかった点を反省している．1988年，アメリカ合衆国の疾病管理センター（Centers for Disease Control：CDC）は，新たに障害予防（disability prevention）のプログラムを開始している（Houk et al. 1989）．

障害予防では，疾病別ではなく，診断横断的アプローチ（cross-diagnosis approach）が求められている．脳性麻痺，脊髄損傷あるいは脳卒中でも，移動の制限は共通した問題となるからである（Lollar 2001）．床ずれや褥瘡などの二次性健康問題でも，診断横断的アプローチが必要である．

二次性健康問題に関する予防の概念は，健康増進と関連している．二次性健康問題の予防とは，健康を維持し，社会活動に参加し，生活の質（QOL）の向上を意味するからである．健康増進の目標は，単に寿命を延長することではなく，QOLを改善し，障害のない年月（健康寿命）を伸ばすことにある．障害の予防医学は，機能的制限や活動制限だけでなく，社会参加にも視線を向けている（表1-17）．二次性健康問題の予防を強調するのは，心身の健康を維持し，進んで社会活動に参加して，QOLを高めるためである．

二次的健康問題を予防では，はじめにそれらを同定しなければならない．しかし，障害者の二次性健康問題について，彼/彼女の生涯にわたって，それらを明らかにする試みは，一部の先進国で開始されたばかりである．しかも，初期の調査では，特定の機能障害と二次性健康問題との間には関連性が認められていない．むしろ，ある種の二次性健康問題は，症候群であるかのような集合体を形成している（Lollar 2001）．しかしながら，個々の医学的診断がそれらと関連する一連の二次性健康問題を含んでいると想定する日常的な知識は，データによっては支持されていない（Ravesloot et al. 1997）．ある種の医学的あるいは身体的健康問

表1-17 脳性麻痺児（者）の二次性健康問題，危険因子および介入手段

二次性健康問題	危険因子	介入手段
神経・筋・骨格		
股・膝関節，脊椎の変形	不良姿勢	可動域訓練，ポジショニング，車いすの調整
転倒	デコンディショニング	短期/長期帰結を考慮した治療の選択
健康維持		
呼吸器問題	嚥下障害	食物の選択，嚥下訓練
皮膚障害	皮膚完全性の破綻	栄養，ポジショニング
心理社会		
自尊心の低下，うつ状態	コミュニケーションの不成立，限定されたコミュニティ参加	コミュニケーション補助具，アクセスと訓練，ピア（仲間）との交流
限定されたコミュニケーション	言語表出が不明瞭	言語療法，コミュニケーション補助具，アクセスと訓練
生活の質		
限定された統合，自立，生産性	雇用機会の欠如，コミュニティ・アクセスの欠如（例：交通・建築のバリア）	保護雇用，教育政策，法制化

(Pope et al. 1991，一部改変)

題が特定の活動制限と結びついているかもしれないが，特定の診断名は二次性健康問題の予測因子とはならないようである．

これらの問題への介入には，臨床的予防サービス（clinical preventive services：CPS）が重視され，その中心には障害者の診療サービスへのアクセス（access）問題が取り上げられる．ここでアクセスとは，「可能な最善の健康状態を達成するための個人的ヘルスサービスの時宜を得た利用」と定義されている．診療サービスは，個人に向けられているが，その目的はあくまで予防であり，健康増進である（Lollar 2001）．予防医学は，人びとの生活機能あるいは社会参加の基底にある医学的帰結に焦点を合わせていた．今後，障害者の二次性健康問題に対する予防医学の立場は，生活機能の低下あるいは社会参加の制約となる否定的な健康問題を対象とするだけでなく，障害者のヘルスケアへのアクセスの問題，すなわち物理的バリアや社会的バリア，制度的問題も取り上げる（NIDRR 1999）．

2 - 二次性健康問題の予防

1993年に実施された全国身体障害者更生施設実体調査による126施設の資料では，施設入所者（身体障害者）の年齢別にみた医療ニーズは，30歳代では47.9％，40歳代では60.3％，50歳代では72.4％，60歳以上では84.3％に達し，高齢になるにつれて医療ニーズは高くなっている．また，国立身体障害者リハビリテーションセンター病院の1992年の資料では，その年度に入院した脊髄損傷患者147人のうち，95人（64.5％）は，急性期後リハビリテーションのためではなく，予防可能な褥瘡や尿路感染などの合併症（二次性健康問題）治療のための入院であった（Nakamura 1999）．これらの数字が示すように，身体障害者のヘルスケアでは，その原因となった疾病や損傷の治療の継続だけでなく，二次性健康問題の発生予防が重要な課題となっている．

脊髄損傷者を対象として，国立身体障害者リハビリテーションセンターの病院の入院患者と更生訓練所で職業訓練などを受けている身体障害者とを比較したデータがある（藤本・他 2000）．その結果では，車いす走行がおよそ70m/分以上の速度で可能であることが職業訓練を受ける前提となっている．老研式活動能力指標（古谷野・他 1987）では，手段的自立や社会的役割のスコアには，両者の間にかなりの相違がある．脊髄損傷者は，入院患者であるうちは通常の社会的役割を遂

行することはなく，更生訓練の段階でその役割を再獲得している．脊髄損傷者の体力の向上や日常生活活動の自立だけでなく，社会的役割の獲得を促進することは，医学的リハビリテーションの段階でも重視すべきであろう．

DeJong et al.（2001）は，ヘルスケア・ニーズについて，一般の人びとと障害者との相違を次のようにまとめている．

・障害者は全般的に虚弱であり，避けるべき医学的問題に注意しなければならない（Pope et al. 1991）．上気道感染や肺炎のように，一般人と共通する疾病もある．また，褥瘡や尿路感染のように，障害者に多い疾病や損傷もある．障害者は病気ではない．多くは健康である．しかし，機能障害や機能的制限が，ある種の健康問題を生じやすくしている．

・障害者は，一般の人びとと同じような健康維持および予防的ヘルスケアのための機会がない，あるいは少ない．移動に制限のある障害者は，良好な体力に必要な有酸素運動の機会が少ない（Pope et al. 1991）．

・幼少期から障害のある人びとは，慢性的健康問題を若いときから経験することが多い．移動に制限のある者は，冠性心疾患になりやすい．また，肥満となり，成人型糖尿病にも罹患しやすい．神経因性膀胱があれば，腎盂腎炎などの腎疾患になりやすい．

・障害者は，新たな健康問題が加わると，はじめの機能障害とは別の機能障害（二次的障害）を被りやすい．車いすを使用している脊髄損傷者は，上肢の関節炎を起こしやすい．その結果，手動車いすから電動車いすへの変更を余儀なくされる．

・一般の人びとと比べて，障害者は健康問題に対して，複雑で長期間にわたる治療を必要とすることがある．急性疾患や外傷でも，回復期が長くなる．さらに，既存の機能障害のため，十分な訓練が受けられない（例：心筋梗塞後の運動療法）．

・一部の障害者（例：一部の精神障害者）は，継続的な薬物療法を必要としている．

・一部の障害者は，継続的な医療機器の使用，福祉用具などを必要とする．

・障害者は，介護者や医療監視（medical surveillance）など，長期にわたるサービスを必要とすることがある．

3 - 二次性健康問題の予防対策

医学的リハビリテーションの目標である健康増進と一次性健康問題の治療は，二次性健康問題の危険性を最小限にすることに役立っている（Pope et al. 1991）．しかし，一次性健康問題の存在，それによる二次性健康問題に対する危険性は持続しているため，その予防へのアプローチは長期にわたり，全人的であることが求められている．介入の要点は，

・健康状態の定期的な確認
・必要なケアの継続，およびサービスの組織的な編成と提供
・仲間による支援（peer support），および支援ネットワークの展開
・適正な福祉用具の使用，および使用法の訓練
・健康教育と生活習慣の改善
・活動制限や参加制約に対処する訓練
・交通手段や住居，雇用へのアクセスを確保する手段を含む，地域社会の支援

である．

第2章

病理志向的アプローチ
（臨床医学総論）

1. 病因論と病理学　*48*

2. 診断学概要　*65*

3. 治療学総論　*120*

1. 病因論と病理学

1 遺伝と疾病

1 -遺伝と遺伝子

　生物には定められた寿命があり，寿命が尽きる前に次世代へとその形質（character）を伝える．これが遺伝（heredity）という現象である．生物を構成する基本単位は細胞（cell）であり，その構造や機能は遺伝的にあらかじめ規定されたプログラムに沿って決定される．細胞分裂を繰り返すたびに，プログラムは新生する細胞に伝えられる．情報の伝達過程に誤りがあって，その過誤が個体に備わった修復機転で矯正されないままであると，本来の細胞の構造や機能に変化が生じて，疾病の発生につながることがある．細胞の構造や機能は，蛋白質によって維持されている．したがって，蛋白質の構成によって，それぞれの特徴を有する個体が成り立っていることになる．

　遺伝情報を設計図としてつくられた蛋白質が形質を形成する．個体に特有な蛋白質の構成に必要な設計図となる遺伝情報のセットがゲノム（genome, 半数染色体）である．遺伝情報を伝える基本単位は遺伝子（gene）であり，その本態はDNA（2本鎖）上の4種の塩基（アデニン，グアニン，シトシン，チミン）の配列が含む情報である．遺伝子は細胞の核内にあって，染色体（chromosome）に局在している．各遺伝子の存在する位置と構造は，それぞれに決定されている．ヒトのDNAは約30億の塩基対（base pairs：bp；複素環式核酸塩基の複合体であり，DNA構造の重要な要素となる．通常，グアニンとシトシン，アデニンとチミンあるいはウラシルが対になる）で構成されている．DNA長は，通常1,000 bp（kilobases：kb）あるいは100万 bp（megabases：Mb）の単位で表現される．遺伝子は，DNAの約10～15％を占めるとされている．体細胞の核内には46本の染色体があり，その内訳は22対の常染色体（autosome）と1対の性染色体（sex chromosome；女性はX2本，男性はXとY各1本）である．次世代には，対の片方（23本）が配偶子（精子あるいは卵子）を経て，伝えられる．染色体上に遺伝子が対になって並び，それぞれを対立遺伝子という．

　ヒトゲノム計画が1990年から本格的に解析が進み，2003年にヒトの全遺伝子情報であるゲノムの全塩基配列が決定された．ヒトゲノムは約32億個の塩基対をもち，遺伝子は約22,000個であることはわかった．

2 -遺伝病

　遺伝病（hereditary disease）とは，遺伝子の変化が原因となる疾病で，その変化が配偶子を介して親から子に伝えられるものである．一方，体細胞の遺伝子に生じた突然変異によって引き起こされる悪性腫瘍などは，配偶子に由来するものではないため，遺伝病と区別して，遺伝子病と呼んでいる．ただし，家族性に発生する悪性腫瘍は，遺伝子の変化が配偶子を介して伝えられるので，遺

図2-1 疾病と遺伝要因
（中込 1999）

表2-2 主な単一遺伝子疾患（遺伝病）

常染色体性優性遺伝病
家族性高コレステロール血症
ハンチントン病
筋緊張性ジストロフィー
神経線維腫
軟骨無形成症
両眼性網膜芽細胞腫
多発性嚢胞腎
遺伝性球状赤血球症

常染色体性劣性遺伝病
フェニルケトン尿症
ヒスチジン血症
先天性副腎皮質過形成
福山型筋ジストロフィー
色素性乾皮症
ウェルナー症候群
嚢胞性線維症
テイ・サックス病

X連鎖優性遺伝病
色素失調症

X連鎖劣性遺伝病
血友病
デュシェンヌ型筋ジストロフィー
グルコース-6-リン酸脱水素酵素欠損症

（徳永 2003）

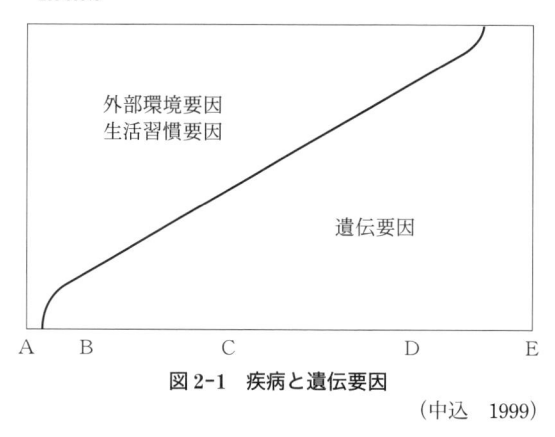

伝病である．

図2-1に疾病における遺伝的関与を示す．Aは事故などによる外傷である．完全な外因によるものであり，数は少ない．B付近には，感染症や化学薬品などの中毒などが分布する．三大成人病と呼ばれていた脳卒中，癌，心臓病の他に，糖尿病，痛風，関節リウマチなどを含めた生活習慣病，アレルギー，統合失調症などの複数の遺伝要因と環境要因が関与する多因子疾患は，C付近に分布している．DからEにかけて，多くの遺伝病が分布する．

表2-1に遺伝子変化から分類した疾病を示す．単一遺伝子の変化に起因する単一遺伝子疾患（いわゆる遺伝病）は，メンデル遺伝様式を示す．細胞質中のミトコンドリアに属するゲノム上の遺伝子変化による疾患は，母性遺伝を示す．染色体数や構造の異常は，配偶子形成時の新生異常が大部分である．染色体異常のうち，隣接遺伝子症候群はメンデル遺伝様式を示す．核内や細胞質の複数の遺伝子変異と多様な環境要因とが関与する多因子疾患の遺伝様式は，複雑である．

表2-2に代表的な単一遺伝子疾患を掲げる．単一遺伝子に生じた突然変異が原因であり，メンデルの法則に従って遺伝する．原因遺伝子（責任遺伝子）が常染色体（1〜22番）あるいは性染色体

表2-1 遺伝子変化による疾患の分類

分類	原因	遺伝様式
単一遺伝子疾患（遺伝病）	核内の単一遺伝子に生じた突然変異	メンデル遺伝 常染色体性または伴性，優性または劣性
ミトコンドリア遺伝病	ミトコンドリアDNAに生じた突然変異	母性遺伝
染色体異常	染色体の数の異常 染色体の構造の異常	配偶子形成時の新生異常が大部分
隣接遺伝子症候群	染色体微小領域の欠失・重複 隣接する遺伝子群の欠失・重複	メンデル遺伝
多因子疾患	複数の遺伝子の変異と複数の環境要因	複雑
体細胞遺伝子疾患	体細胞の遺伝子や染色体に生じた突然変異	

（徳永 2003）

生物であっても，感染症が発症する（**表2-5**）．

近年，抗菌薬の開発や耐性菌の出現，高齢者を含めた易感染性宿主の増加などによって，弱毒菌による感染が増加し，遷延・難治化する（日和見感染，opportunistic infection）など，感染症の病像が変化している．その主なものとして，院内感染，複数菌感染，菌交代症，耐性菌感染などがあげられる．また，耐性菌感染症を含め，「かつて存在していた感染症で公衆衛生上ほとんど問題とならなくなってきていたが，近年再び増加，あるいは将来的に再び問題となる可能性がある感染症」である再興感染症（**表2-6**），および「最近20年間の間に，それまで明らかにされていなかった病原微生物に起因し，公衆衛生上問題となるような感染症」と定義される新興感染症（**表2-7**）に対する対応が新たな問題となっている．

このような感染症の変貌の要因として，高齢者を含めた易感染性宿主の増加，院内環境の変化などの社会的および環境的因子，抗菌薬の開発と耐性菌の出現，診断法の進歩による新しい病原体の発見，感染症病態の研究の進歩，さらには地球規模での気候の変化（温暖化）や環境破壊，交通網の発達による感染症の広がりなどがあげられている．感染症は，医療だけでなく，社会的要因によっても強く影響されるようになっている．

表2-6　代表的な再興感染症

1. ペスト
2. ジフテリア
3. コレラ
4. 劇症型A群レンサ球菌感染症
5. 百日咳
6. サルモネラ症
7. 炭疽病
8. 結核
9. デング熱（中南米，オーストラリア）
10. 黄熱（アフリカ，南米）
11. 狂犬病
12. 耐性菌感染症
    a）メチシリン耐性黄色ブドウ球菌（MRSA）
    b）多剤耐性肺炎球菌
    c）バンコマイシン耐性球菌
    d）基質拡張型βラクタマーゼ産生グラム陰性桿菌
    e）多剤耐性結核菌
    f）真菌
    g）マラリア

（河野・他　1999）

2-免疫異常

（1）免疫

免疫（immunity）とは，微生物に対する感染防

表2-7　1970年以降に明らかにされた主な病原体

ウイルス	ロタウイルス（Rotavirus）	下痢症
	エボラウイルス（Ebora virus）	出血熱
	ハンタウイルス（Hantaan virus）	腎症候性出血熱，肺炎
	T細胞性白血病ウイルス（HTLV-Ⅰ，Ⅱ）	白血病
	エイズウイルス（HIV）	AIDS
	C，D，E型肝炎ウイルス（HCV，HDV，HEV）	肝炎，肝癌
	ヒトヘルペスウイルス6（HHV-6）	突発性発疹
	ヒトヘルペスウイルス8（HHV-8）	AIDSのカポジ肉腫
リケッチア	ボレリア（B. burgdorferi）	ライム病
	日本紅斑熱リケッチア（R. japonica）	日本紅斑熱
	バルトネラ（B. henselae）	ねこひっかき病
クラミジア	肺炎クラミジア（C. pneumoniae）	肺炎
細菌	レジオネラ（L. pneumophila）	肺炎
	カンピロバクター（C. jejuni）	下痢症
	大腸菌O157；H7（E. coli O157；H7）	出血性腸炎
	ヘリコバククー（H. pylori）	胃潰瘍，胃癌？
	コレラO139（V. cholerae O139）	コレラ
原虫	クリプトスポロジウム（C. parvum）	下痢症

（河野・他　1999）

表2-8 T細胞サブクラス

機　能	T細胞のサブクラス	マーカー
標的細胞を破壊	キラーT細胞（細胞傷害性T細胞）	CD8陽性
B細胞や他のT細胞の働きを助ける	ヘルパーT細胞	CD4陽性
抗体産生を抑制する	調節性T細胞	CD8陽性？

(奥村・他　1999)

御や異物に対する拒絶反応に代表される，外敵に対する生体防御（biophylaxis）の反応である．免疫系は，自分自身である自己と，自分ではないものの非自己とを識別することを厳密に制御する，自己寛容機構を有している．免疫系のもうひとつの特徴は，免疫反応の多様性と特異性である．微生物から合成ペプチドに至るまで，多くの抗原に対応する能力がある．また，抗原分子の1個のアミノ酸の違いを識別する特異性もある．自己寛容機構と免疫反応の多様性や特異性は，免疫系の担い手であるリンパ球がその細胞表面に存在する同一抗原に対する反応分子（抗原レセプター）ごとに，個々のクローン（clone；単一細胞から生じた遺伝的に同じ構造をもった細胞群）を形成しているからである．

　感染免疫における微生物の毒素を中和する作用は，体液中に存在する蛋白質（免疫グロブリン，抗体）によって行われ，体液性免疫（humoral immunity）と呼ばれている．異物に対する拒絶反応は，細胞自身によって行われ，細胞性免疫（cellular immunity）と呼ばれている．これらの免疫反応を担うのは，主としてリンパ球である．リンパ球のうち，T細胞とB細胞が抗原特異的反応の中心となる．T細胞は胸腺（thymus）由来，B細胞は鳥類でファブリキウス嚢（bursa Fabricii）という器官由来であることから，それぞれの頭文字をとってT細胞，B細胞と呼ばれるようになった．ヒトでは，B細胞は胎生期に肝臓で，それ以降は骨髄で発生分化して，脾臓やリンパ節に移行する．T細胞は移植免疫や遅延型過敏症などの細胞性免疫に関与し，B細胞は抗体産生などの体液性免疫に関与する．T細胞には，標的細胞を破壊するキラーT細胞，B細胞の抗体産生やキラーT細胞の分化に関与するヘルパーT細胞，抗体産生を抑制する調節性T細胞などがある．T細胞表面には，細胞の機能特有の膜分子があり，その分子にCD（cluster of differentiation）番号がつけられている．CD4はヘルパーT細胞，CD8はキラーT細胞のマーカーとされているが，例外もあって，ヘルパーT細胞でもCD8陽性のものやキラーT細胞でCD4陽性のものもある（表2-8）．臨床的には，血液中のCD4とCD8の発現している細胞量を測定することによって，免疫系の異常を評価できる．後天性免疫不全症候群（acquired immunodeficiency syndrome：AIDS）や細菌感染症の診断に，CD4/CD8の比率が臨床的指標として用いられている．

　T細胞やB細胞には，ひとつの抗原と1対1の対応を示す抗原レセプターがある．B細胞は，産生する抗体と同じ特異性がある免疫グロブリン分子を抗原レセプターとしている．一方，T細胞の抗原レセプターは，T細胞レセプターと呼ばれ，免疫グロブリン類似の構造であって，抗原認識時には主要組織適合遺伝子複合体（major histocompatibility complex：MHC）分子が強く関与している．CD4陽性のT細胞はMHCクラスII抗原を認識し，CD8陽性のT細胞はMHCクラスI抗原を認識する．リンパ球のうちでT細胞あるいはB細胞とは異なり，標的細胞上のMHC分子の発現を必要としないで，MHC非拘束性抗原認識で標的細胞を破壊するリンパ球をナチュラルキラー細胞（natural killer cell：NK cell）と呼んでいる．ウイルス感染細胞や癌細胞などを標的にして死滅させることや造血能の制御などが，生体内での主な働きである．第4のリンパ球としてナチュラルキラー細胞の標識（marker，マーカー）であるNKR-P1A（CD161）と，T細胞抗原受容体とをもつNKT

細胞がある．調節性T細胞として機能していることが推定されている．

（2）免疫異常による疾病

微生物に対する感染防御や異物に対する拒絶反応に役割を果たしている免疫系における自己と非自己の識別に異常が生じると，自己自身に反応してしまう自己免疫疾患（autoimmune disease），特定の抗原に対して過剰に反応してしまうアレルギー疾患（allergosis，アレルギー症）など，いろいろな疾病の要因となる．

自己免疫疾患は，標的抗原と組織傷害がひとつの臓器に限局している臓器特異的自己免疫疾患（organ-specific autoimmune disease）と，生体に広く分布している抗原（細胞の核内抗原など）に対する反応が主体となり，多臓器にわたる傷害がみられる全身性自己免疫疾患（systemic autoimmune disease）とに分類される．前者の代表的な疾患としては，赤血球膜を標的抗原とする後天性自己免疫性溶血性貧血（acquired autoimmune hemolytic anemia）や血小板を標的抗原とする特発性血小板減少性紫斑病（idiopathic thrombocytopenic purpura），内因子を標的抗原とする悪性貧血（pernicious anemia），サイログロブリン，ミクロソーム，細胞膜などを標的抗原とする慢性甲状腺炎（chronic thyroiditis，橋本病，Hashimoto disease）などがある．さらに，アセチルコリンレセプターを標的抗原とする重症筋無力症（myasthenia gravis：MG）や甲状腺刺激ホルモンレセプターを標的抗原とするバセドウ病（Basedow's disease，甲状腺機能亢進症）などの自己免疫レセプター病（autoimmune anti-receptor disease）も含まれる．後者には，1942年にKlempererによって提唱された膠原病（collagen disease）や今日広く用いられている結合組織病（connective tissue disease）に属する疾患が含まれる．関節病変が主体の関節リウマチ（rheumatoid arthritis：RA）や皮膚と腎病変が主体の全身性エリテマトーデス（systemic lupus erythematosus：SLE），腎を中心に諸臓器の血管病変が主体の結節性多発性動脈炎（polyarteritis nodosa：PN），皮膚と消化管と肺の線維化を主な病変とする全身性硬化症（強皮症，systemic sclerosis：SSC，scleroderma），体幹筋や四肢近位筋や咽頭筋の筋力低下が生じる多発性筋炎（polymyositis：PM），それに皮膚症状の伴う皮膚筋炎（dermatomyositis：MD）などがあげられる．一方，免疫系の先天異常や二次的異常によっても，免疫不全症が生じる．これらの免疫異常の病態について，遺伝子および分子レベルで解明が進められ，新しい治療法の開発も行われている．

3-アレルギー

アレルギー（allergy）の語源は，1906年にvon Pirquetが表した"Allergie"の論文にある．ギリシャ語のallos（other，変じた）およびergo（action，作用・能力）からの合成語であり，「変じた反応能力」あるいは「変作動」を意味している．現在では，病的な抗原抗体反応を指している．1902年，RichetとPortierはイソギンチャク毒素をイヌに投与し，数週後に再び投与したところ，呼吸困難と下血と下痢のショック症状で死亡したことを報告し，それをアナフィラキシー（anaphylaxis；anaは反対，phylaxisは防御を意味する）と呼んだ．現在，狭義のアレルギーあるいはⅠ型アレルギーの用語であるアトピー（atopy）は，1923年にCocaが健常者には生じない異常な過敏反応に対して用いたのが最初である．

アレルギー反応の分類法として，免疫反応による組織傷害の機序に基づいたGellとCoombsの分類が用いられている（表2-9）．反応にかかわる抗体や細胞の相違によって分類されているが，現象的には皮膚反応の出現に要する時間と反応の性状から，Ⅰ型即時型（immediate type），Ⅱ型細胞傷害型あるいは細胞融解型（cytotoxic or cytolytic type），Ⅲ型免疫複合体病型（immune complex disease）およびⅣ型遅延型あるいは細胞免疫型（delayed type or cell mediated type）に分類されている．最近，Ⅴ型としてレセプター抗体型（receptor antibody type）が加えられている．Ⅰ・Ⅱ・Ⅲ型は血清抗体が関与する体液性免疫（humoral

表 2-9　アレルギー反応の分類（Gell と Coombs の分類）

	同義語	抗体	抗原	メディエーター サイトカイン	受身伝達	皮膚反応	代表疾患
I型反応	即時型 アナフィラキシー型	IgE IgG$_4$	外来性抗原 ハウスダスト，ダニ，花粉，真菌，TDI，TMA（ハプテン），薬剤（ハプテン）	ヒスタミン ECF-A ロイコトリエン PAF など	血清	即時型 15〜30分で最大の発赤と膨疹	アナフィラキシーショック アレルギー性鼻炎・結膜炎・気管支喘息 じんま疹 アトピー性皮膚炎（？）
II型反応	細胞傷害型 細胞融解型	IgG IgM	外来性抗原（ハプテン） ペニシリンなどの薬剤 自己抗原 細胞膜・基底膜抗原	補体系	血清		不適合輸血による溶血性貧血 自己免疫性溶血性貧血 特発性血小板減少性紫斑病 薬物性溶血性貧血・顆粒球減少症・血小板減少症 グッドパスチャー症候群
III型反応	免疫複合体型 Arthus型	IgG IgM	外来性抗原 細菌，薬剤，異種蛋白 自己抗原 変性 IgG，DNA	補体系 リソソーム酵素	血清	遅発型 3〜8時間で最大の紅斑と浮腫	血清病 SLE, RA 糸球体腎炎 過敏性肺炎（III＋IV？） アレルギー性気管支肺アスペルギルス症（I＋III＋IV？）
IV型反応	遅延型 細胞性免疫 ツベルクリン型	感作T細胞	外来性抗原 細菌，真菌 自己抗原	リンホカイン IL-2 IFNγ サイトカイン	T細胞	遅延型 24〜72時間で最大の紅斑と硬結	アレルギー性接触性皮膚炎 アトピー性皮膚炎（？） 過敏性肺炎（III＋IV？） 移植拒絶反応 結核性空洞，類上皮細胞性肉芽腫

（秋山　1999）

immunity），IV型は感作リンパ球による細胞性免疫（cellular immunity）に大別される．アトピーは，体液性免疫反応に基づくアレルギーのうちのI型アレルギーであり，IgEが関与している．アナフィラキシーはI型アレルギー反応に属し，全身の各標的器官でアレルギー反応を起こして，全身症状が発現する．表 2-9 に分類型ごとの代表的疾患を掲げる．

4　腫瘍

腫瘍（tumor）は自律性をもった細胞の増殖状態と定義され，良性腫瘍と悪性腫瘍に大別される．腫瘍のことを，自律性のある新たな細胞増殖という意味で，新生物（neoplasm）ともいう．腫瘍を良性（benign）あるいは悪性（malignant）と区別することは，臨床では重要である．放置した場合に宿主の生命にかかわるか否か，あるいは外科的に根治可能であるか否かなどの基準によって判断される．腫瘍が大きく，その増殖が速くても外科的に根治可能であれば，良性腫瘍である．腫瘍が小さくて，増殖が緩やかであっても，外科的治療や化学療法，放射線治療などによって，その進行を阻止できずに，致命的となる場合は悪性腫瘍と定義される．悪性腫瘍は，細胞の異型性が顕著であり，浸潤性で速やかに発育し，転移や再発がある．悪性腫瘍は正常の組織と異なり，クローン性（clonal；単一の幹細胞の増殖），自律性，退行性（細胞の異常分化），転移などの要素を備えている．病理学的に，悪性腫瘍は上皮細胞に由来する癌腫（carcinoma）と，非上皮細胞に由来する肉腫（sarcoma）とに大別されている．癌（cancer）という用語は，広義には悪性腫瘍一般の呼称として用いられ，狭義には上皮性細胞に由来するものに限定して使用されている．医学以外の一般社会では，広義の使い方が多い．

表 2-10　病理学的な腫瘍の分類

1．成熟した上皮性の腫瘍
　　1）乳頭腫（papilloma）
　　2）腺　腫（adenoma）
　　3）嚢　腫（cystoma）
2．成熟した非上皮性の腫瘍
　　1）線維腫（fibroma）
　　2）粘液腫（myxoma）
　　3）脂肪腫（lipoma）
　　　　　（黄色腫：xanthoma）
　　4）軟骨腫（chondroma）
　　5）脊索腫（chordoma）
　　6）骨　腫（osteoma）
　　7）黒色腫（melanoma）
　　8）筋　腫（myoma）
　　9）神経腫（neuroma）
　 10）神経膠腫（neuroglioma, glioma）
　 11）神経鞘腫（neurinoma）
　 12）管　腫（angioma）
　　　　　血管腫（hemangioma）
　　　　　リンパ管腫（lymphangioma）
3．未熟な上皮性の腫瘍
　　1）癌腫の各型（carcinoma）
4．未熟な非上皮性の腫瘍
　　1）肉腫の各型（sarcoma）
　　　　　（内皮腫；endothelioma）
5．特殊な性状をもつ腫瘍
　　1）造血器の腫瘍
　　2）白血病（leukemia）
6．混合腫瘍

（上岡・他　1999）

表 2-11　修正 ICD 分類による新生物（腫瘍）の分類

分　類	コード番号
悪性新生物	140-208
原発性	140-195
口唇，口腔，咽頭	140-149
消化器，腹膜	150-159
呼吸器，胸郭内臓器	160-165
骨，結合織，皮膚，乳房	170-175
泌尿生殖器	179-189
他の臓器	190-195
続発性	196-198
部位不明	199
リンパ・造血組織	200-208
良性新生物	210-229
上皮内癌	230-234
性状不詳の新生物	235-238
性質の明示されない新生物	239

（上岡・他　1999）

表 2-13　癌の腫瘍部位別死亡率（1999 年）

部　位	順　位	総　数	男	女
癌総計		231.6	286.5	179.1
肺・気管支	1	41.6	61.8	22.2
胃	2	40.4	53.4	27.9
大腸	3	28.5	31.5	24.9
肝臓	4	27.0	38.3	16.1
膵臓	5	14.9	16.6	13.2
白血病/リンパ腫	6	14.0	16.6	11.6
前立腺	7	11.4	11.4	…
食道	8	8.0	13.8	2.4
子宮	9	8.0	…	8.0
乳房	10	7.1	0.1	13.9
卵巣	11	6.4	…	6.4

（がんの統計'01（国立がんセンターホームページ）による）

表 2-12　TNM 分類

原発腫瘍（T）	T_0	腫瘍なし
	$T_1 \sim T_4$	腫瘍の大きさと浸潤による
局所リンパ節（N）	N_0	リンパ節転移なし
	$N_1 \sim N_3$	リンパ節転移の程度による
遠隔転移（M）	M_0	遠隔転移なし
	M_1	遠隔転移あり

　表 2-10 に病理学的な観点からの腫瘍の分類，表 2-11 に臨床的な観点からの世界保健機関（WHO）による国際疾病分類（International Classification of Diseases：ICD）を掲げる．癌の進行の程度を示す分類には，Unio Internationale Contra Cancrum（UICC）の TNM 分類（表 2-12）がある．原発巣（T），所属リンパ節（N），遠隔臓器への転移（M）について進行度を判定し，治療方針と予後の評価に用いられている．判定基準の詳細は，各腫瘍ごとに取り扱い規約によって定められている．
　わが国における癌の腫瘍部位別死亡率を表 2-13 に示す．肺癌，胃癌の順に多く，続いて大腸癌，肝臓癌，膵臓癌となっている．年次別にみると，肺癌，大腸癌，膵臓癌，白血病（リンパ腫を含む），胆嚢・胆管癌などが増加の傾向を示している．胃癌と子宮癌は，近年になって減少傾向を示している．欧米に比して，わが国の特徴は，胃癌，肝臓癌，子宮癌が多く，乳癌と前立腺癌が少ないことである．これらの要因として，生活習慣の変化および相違から分析が進められている．腫瘍の確定診断は，病理形態学的検査によって行われる．腫

瘍マーカーなどの臨床検査法も開発されているが, いずれも限界があり, 病理形態学的検査にとって代わるまでには至っていない.

腫瘍は, 複数の遺伝子変異によって細胞増殖機構が破綻した遺伝子病とも考えられることから, 遺伝子異常を明らかにすることが根本的な診断になる. 慢性骨髄性白血病 (chronic myelocytic leukemia: CML) における bcr/abl キメラ遺伝子や濾胞性リンパ腫における bcl 2 遺伝子のかかわる染色体の転座など, 病型の基本となる遺伝子が明らかにされて, 確定診断に導入されている. しかし, 多くの腫瘍では遺伝子異常が同定されていないため, 現時点では遺伝子診断は困難であり, 今後の課題となっている.

腫瘍治療の主流は, 外科的切除, 放射線療法, 化学療法である. これらに加えて, 腫瘍が発現する特異的な蛋白質に対する抗体療法, 腫瘍細胞が特異的に示す生物学的活性に対する阻害薬による治療などが登場している.

5 生活習慣と環境

疾病の発症要因には, 遺伝, 外部環境, 生活習慣 (life style) の3つがある (図2-2). 以前から, 高血圧, 高脂血症, 糖尿病など, 成人期以降に高頻度で発症する疾病を成人病と総称し, 早期発見と早期治療を中心とした二次予防対策が実施されてきた. 疾病の原因は, 加齢によるもので, 不可避であるという考えに基づいたものであった. 近年, 成人病の大部分は加齢だけで発症するのではなく, 遺伝要因に加えて外部環境要因, 食事や運動習慣などの生活習慣の変化によって発症することが明らかになり, 1996 年, 厚生省保健医療局生活習慣病対策室から, それまでの成人病という疾患概念に変わって, 生活習慣病 (life style related disease) という言葉が登場した.

1 - 生活習慣と疾病

生活習慣は, 一時的な行動を指すものでなく, 文化的, 社会的, 経済的, 環境的に特徴づけられた個人や集団の習慣的行動のパターンであり, 特に健康に関連するものとされている. 運動や食事, 喫煙, 飲酒などの嗜好習慣だけでなく, 社会的活動を含む広い概念といえる. 生活習慣と健康との関連については, Breslow の 7 項目の健康習慣がある (Belloc et al. 1972).

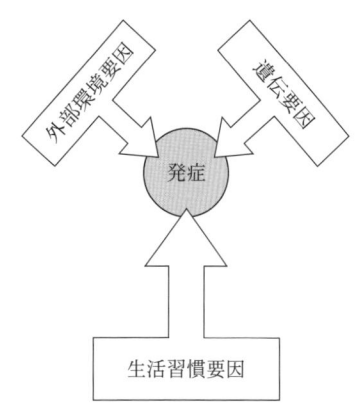

食習慣, 運動習慣, 休養, 喫煙, 飲酒など
図 2-2 疾病の発症要因
(公衆衛生審議会) (川久保 1999)

・喫煙をしない.
・適度な飲酒あるいは飲酒をしない.
・定期的に激しい運動をする.
・適正体重を保つ.
・7—8 時間の睡眠をとる.
・毎日朝食をとる.
・不必要な間食をしない.

Breslow は, これらの生活習慣を数多く有するものが死亡率の低いことを示し, 生活習慣の変容, すなわち健康増進活動が一次予防として重要であると主張した. 生活習慣病は「食習慣, 運動習慣, 休養, 喫煙, 飲酒などの生活習慣が, その発症・進行に関与する疾患群」として定義されている. 食習慣に関連する健康問題には, 2 型糖尿病, 肥満, 高脂血症, 高尿酸血症, 虚血性心疾患, 大腸癌, 歯周病などがある. 運動習慣に関連するものには, 2 型糖尿病, 肥満, 高脂血症, 高血圧などがある. 喫煙に関係するものは, 喉頭癌, 肺癌 (扁平上皮癌), 咽頭癌, 食道癌, 膀胱癌, 虚血性心疾患, 慢性気管支炎, 肺気腫, 歯周病などであ

る．その他に妊婦の喫煙は，流産，早産，死産，低体重児，新生児死亡の危険率（risk）を高める．飲酒に関係するものには，高血圧，脳血管疾患，肝臓障害，膵炎などがあげられている．

2 - 環境と疾病

　大気，水，大地，自然界に生息する動植物，食物など，人間を取り囲むすべてが環境因子である．個体の外部にある環境は外環境と呼ばれ，①理化学的環境，②生物学的環境，③社会的環境，に大別される．外環境の変化は，個体内部に存在する内環境に影響を与えるが，健常な状態であれば，内環境の相互作用によって順応できる．順応できなくなった状態が病的状態である．

　気圧環境に関連する疾病には，大気圧より高い圧力に曝露された高圧障害と，高山病に代表される気圧低下による低圧障害がある．高圧の作用は，加圧時の作用と高圧から大気圧への減圧時の作用とに大別される．減圧症では，潜函病や潜水病などが主なものであり，同じ病因と考えられている．

　温熱環境に関連する疾病には，高温障害や低温障害がある．高温環境下における生理的温度調節機構の破綻による熱性障害を熱中症（heat stroke）という．熱中症は，熱痙攣，熱疲労，熱射病に分類される．低温環境による異常な反応は，全身的なものと局所的なものとに分類される．局所損傷には凍傷や凍瘡がある．凍傷は組織中の水の凍結によって生じるものであり，凍瘡は組織の凍結を伴わない局所の血行障害である．

　大気，水質，土壌などの環境に，通常の組成成分以外のものが混入することを環境汚染という．健康や生活環境に被害が発生した場合を公害と呼んでいる．環境基本法では「公害とは事業活動その他，人の活動に伴って生じる相当範囲にわたる大気の汚染，水質の汚濁，騒音，振動，地盤の低下および悪臭によって，人の健康または生活環境にかかわる被害が生じることをいう」と定義している．環境汚染の発生には，産業の発展や人口の都市部への集中化など社会的な要因が関係している．環境汚染は環境に対する無計画な開発が原因となるため，環境保全を考慮した国あるいは地域レベルでの開発に対する施策が必要である．

　放射線を被曝して，身体に対する影響が1～2か月以内に出現するものを早期障害，数か月，数年～数十年後に出現するものを晩発障害と呼んでいる．放射線障害[*1]には，

- 被曝した個人に限定して発生する急性放射線症，放射線熱傷，不妊，白内障，癌など
- 被曝した妊婦の胎児への影響
- 子孫への遺伝的影響

などがある．急性放射線症，放射線熱傷，不妊，白内障，癌などでは，ある線量（閾値，閾線量）以上の被曝で発症する．損傷の頻度と重症度は線量に関連している．このような放射線障害を確定的影響という．発癌や遺伝的影響のように，閾線量がなく，損傷の発生が確率的なものもある（確率的影響）．放射線源が身体外部にあって被曝した場合は外部被曝，放射性物質を体内に摂取した場合は内部被曝という．診断や治療を目的として，患者が放射線に被曝した医療被曝のうち，X線診断や体外照射治療は外部被曝，核医学診断やラジオアイソトープ治療は内部被曝をもたらす．被曝線量の単位は，グレイ（Gy）[*2]とシーベルト（Sv）[*3]である．放射線治療や確定的影響を評価する場合にはGy，発癌や遺伝的影響などの危険率を評価する場合にはSvが用いられている．

[*1] 放射線障害（radiation damage）とは，正常の組織や細胞が放射線被曝を受けたときの望ましくない反応の総称である．
[*2] グレイ（gray：Gy）：電離放射線吸収線量の国際単位．1 kg当たり1ジュールに相当する．1 Gyは100ラド（rad：組織1 g当たり100エルグの吸収エネルギーに等しい）．
[*3] シーベルト（sievert：Sv）：電離放射線吸収量の国際単位．ある組織に対する1グレイの生物学的効果と等しい．

6 中毒

　体外から主に化学物質を摂取することによって，生体が損傷を受けた状態を中毒（intoxication）と定義している．化学物質の摂取経路には，経口，経気道，経皮などがある．一般的に経口摂取が多い．産業中毒では，経気道中毒が多く起こっている．すべての化学物質には毒性があり，有益な薬剤や食物でも過剰な摂取で中毒が発生する．化学物質のうち，少量で中毒を発生して，有益性に乏しいものを毒（poison）と呼んでいるが，毒については明確には定義されていない．中毒量は，標的臓器（化学物質が最も早く損傷を引き起こす臓器）における量が原則である．しかし，その量を臨床的に測定することは不可能な場合が多く，曝露量や血中量で代用されている．化学物質が一定量を超えると，標的臓器に損傷が生じる．この量を臨界濃度と呼んでいる．短時間に化学物質が生体に作用して，臓器に機能障害を引き起こすものを急性中毒と呼び，救急処置の対象となる．一方，繰り返し化学物質に曝露されることによって，生体が反応し，発癌，行動異常，催奇形，寿命の短縮などをもたらすものを慢性中毒という．慢性中毒は，急性中毒の延長線上にあるものではない．中毒は，量的な側面から，過剰摂取による中毒と少量摂取による中毒とに分けられる．多くの場合は過剰摂取によるものであり，臓器に臨界濃度以上の化学物質の蓄積がある．一方，少量摂取，すなわち通常の中毒を引き起こす量以下で中毒作用が生じるのは，

・遺伝的な要因などで生体の代謝や防御機構に異常がある場合
・不適切な標的臓器に対する作用によるもの（薬の副作用など）
・薬物の相互作用によるもの
・アレルギー機序による薬物ショック

などである．化学物質の標的臓器やその影響からみた分類も行われている．臓器毒，発癌（慢性中毒としての化学発癌），催奇形性（発生毒性），免疫

表2-14　標的臓器からみた中毒と代表的化学物質

1．肝毒
　1）肝炎：ハロタン，セファロスポリン，アジマリン
　2）胆汁うっ滞：クロルプロマジン，クロラムフェニコール
　3）細胞毒：アセトアミノフェン，毒キノコ
　4）脂肪肝：アルコール，ステロイドホルモン
　5）肝内蓄積：ジエチルアミノエトキシヘキセストロール
　6）肝癌：トロトラスト，アルコール，塩ビモノマー
　7）門脈圧亢進：塩ビモノマー
2．血液毒
　1）再生不良性貧血：抗癌薬，ベンゼン，クロラムフェニコール
　2）溶血性貧血：フェナセチン，アルシン，メチルドーパ
　3）巨赤芽球性貧血：メトトレキサート，フェニトイン
　4）メトヘモグロビン血症：亜硝酸塩，ニトロベンゼン
　5）無顆粒球症：フェノチアジン，アミノピリン
　6）血小板減少：セドルミド，キニジン
　7）出血傾向：クマリン，ヘパリン，抗生物質
　8）白血病：放射線，ベンゼン

（和田　1999）

毒，遺伝毒，行動毒，嗜癖・依存症などに基づいて分けられる．表2-14に標的臓器からみた中毒と主な化学物質について掲げる．

7 心身症

　日本心身医学会（1991）の「心身医学の新しい治療指針」は，「心身症とは身体疾患のなかで，その発症や経過に心理社会的因子が密接に関与し，器質的ないし機能的障害が認められる病態をいう．ただし，神経症やうつ病など，他の精神障害に伴う身体症状は除外する」と定義している．この治療指針には，いわゆる心身症（psychosomatic disease：PSD）とその周辺疾患が示されている（表2-15）．日常診療で頻度の高い心身症として，気管支喘息，過換気症候群，胃・十二指腸潰瘍，過敏性腸症候群，神経性食欲不振症，過食などがあげられる．神経性食欲不振症や過食などの摂食障害は，心身症として，頻度が高く注目されている．心身症と神経症では，いずれも心理的因子が

表 2-15　主な心身症

呼吸器系	気管支喘息（cough variant asthma を含む），過換気症候群，喉頭痙攣，慢性閉塞性肺疾患など
循環器系	本態性高血圧症，本態性低血圧症，起立性低血圧症，冠動脈疾患（狭心症，心筋梗塞），一部の不整脈，レイノー病など
消化器系	胃・十二指腸潰瘍，急性胃粘膜病変（AGML），慢性胃炎，過敏性腸症候群，潰瘍性大腸炎，胆道ジスキネジー，慢性肝炎，慢性膵炎，びまん性食道痙攣，食道アカラシア，呑気症（空気嚥下症）およびガス貯留症候群など
内分泌・代謝系	神経性食欲不振症，（神経性）過食症，偽性バーター症候群（pseud-Bartter syndrome），愛情遮断性小人症，甲状腺機能亢進症，多飲症，単純性肥満症，糖尿病，腎性糖尿，反応性低血糖など
神経・筋肉系	緊張型頭痛，片頭痛，その他の慢性疼痛，痙性斜頸，書痙，眼瞼痙攣，自律神経失調症など
泌尿・生殖器系	夜尿症，神経性頻尿（過敏性膀胱），遊走腎，心因性インポテンスなど
その他	腹部手術後愁訴（いわゆる腸管癒着症その他），頻回手術症（polysurgery），関節リウマチ，全身性筋痛症，腰痛症，外傷性頸部症候群（いわゆるむち打ち症を含む），更年期障害，婦人自律神経失調症，慢性じんま疹，アトピー性皮膚炎，円形脱毛症，メニエール症候群，顎関節症など

（筒井　1999）

表 2-16　心身症と神経症の鑑別

鑑別点	心身症	神経症
症状の種類	身体症状の比重が大	精神症状の比重が大
症状の性質	器官固定性で持続性	症状が多発し，移動性
障害の程度	機能的障害ないし器質的障害	機能的障害
症状形成のメカニズム	体質的・身体的基盤に心理社会的因子が加わり発症	心因性に発症
失感情症	∦〜±	±〜−
失体感症	∦〜±	±〜−
社会適応	過剰適応	不適応

（筒井　1999）

病態に密接に関連している．末松（2003）は両者の鑑別について，神経症（neurosis，ノイローゼ，Neurose）は精神症状の比重が大きく，症状が多発し，一過性で移動しやすく，心因性に生じた機能障害であるのに対して，心身症は身体症状の比重が大きく，特定の器官に固定して持続的に症状が現れ，さらに心身症では，心理的因子は症状形成の一要因にすぎず，機能障害だけでなく，しばしば器質的障害を伴うとしている．

近年，心身症の病態を説明する概念として，失感情症（alexithymia，失感情言語症）が注目されている．これは自己の情動を理解して，言葉で表すことが困難な状態であって，そのような情動が身体の感覚や行動を通して表現されることであり，自己の内的感情への気づきとその言語的表現が制約された状態ともいえる．心身症患者は失感

表 2-17　心身症の診断（心身相関の確認）

1．ストレス面接による症状の再現
2．診断面接のなかで心身相関を探る
　1）非言語的な情動反応をみる
　2）身体症状の経過と心理社会的ストレス状況が時期的に一致し，しかも反復する
3．治療的診断
　1）心理療法や心身医学的療法によって症状が消失，好転する場合

（筒井　1999）

情症の傾向にあり，神経症の患者は内的な感情への気づきとその言語的表現は豊かであることが多い．さらに，生体の恒常性（homeostasis）の維持に必要な身体感覚（空腹感，満腹感，疲労感など）への気づきも鈍く，失体感症（alexisomia）の傾向も指摘されている．社会適応の面では，神経症は感情的になり，対人関係には不適応を起こしやす

表 2-18 労働環境要因と健康障害

要因	因子	健康障害
物理的要因	1）温熱条件：異常温湿度，気流，輻射熱 2）異常気圧 3）騒音 4）振動：全身振動，局所振動 5）非電離放射線：赤外線，紫外線，マイクロ波，レーザー光線 6）電離放射線：X線，γ線，α線，β線，中性子線	熱中症，凍傷，偶発性低体温症 潜函病，高山病 騒音性難聴 動揺病，白ろう病 眼疾患，皮膚障害 電離放射線障害
化学的要因	1）粉塵：珪酸，石綿，ベリリウムなど 2）有害ガス：一酸化炭素，亜硫酸ガス，塩素ガスなど 3）酸素欠乏 4）有機溶剤：トルエン，キシレン，ノルマルヘキサンなど 5）金属類：水銀，カドミウム，鉛など	じん肺症，皮膚障害 呼吸器障害 酸素欠乏症 有機溶剤中毒，皮膚障害 金属中毒，職業癌，皮膚障害
生物学的要因	1）病原微生物：ウイルス，リケッチア，細菌など 2）衛生害虫：ダニ，シラミなど 3）有機粉塵：花粉，木材など	感染症（ウイルス性肝炎，つつが虫病） 皮膚障害 アレルギー性疾患
作業態様要因	1）人間工学的因子：重量物，作業姿勢，オートメーション化など 2）時間的因子：交替制勤務，深夜業など	腰痛症，鼠径ヘルニア，脊椎彎曲症，腱鞘炎，頸肩腕障害 不眠症，心因性疾患
社会的要因	1）通勤条件，住居条件，家庭環境，経済的条件など	神経症，慢性疲労，運動不足症，心因性疾患，自律神経失調症

（斎藤　1999）

い．一方，心身症患者は自己犠牲的であり，社会生活に過剰適応しやすい．表 2-16 に心身症と神経症の主な鑑別点を掲げる．

心身症の心身医学的診断の目標は，身体的疾病と心理社会的要因との関連を明らかにすることである．心身両面からのアプローチによって，心身相関の確認を行うことが必要である．その最も確実な手段として，面接がある．表 2-17 に心身症診断の手順を示す．

8 職業性疾病

職業病（occupational disease）とは，一定の職業に従事し，有害な作業条件によって発生した疾病をいう．職業病を含めて，労働に従事することによって発生する疾病は職業性疾病と総称されている．労働の種類や条件が異なるために多種多様な疾病を含むが，職業起因性であることは共通している．職業性疾病は，産業の変遷とともに大きく変貌している．近年，高分子化学の進歩に伴い，素材となる合成樹脂によるアレルギー疾患，塩化ビニルモノマーによる肝血管肉腫などが問題となった．最近では，レジ作業や VDT 作業におけるオペレーターの頸腕症候群，コンピュータ作業関連の問題が発生している．職業性疾病には，職業病や労働災害による災害性疾病，これらに加えて労働関連疾病が含まれるようになった．

労働関連疾病とは，労働環境や作業条件とともに生活環境や社会環境の関与が考えられる疾病概念である．心身症，高血圧，虚血性心疾患，消化性潰瘍などが労働関連疾患に含まれる．職業性疾病は労働環境要因別に，①物理的要因，②化学的要因，③生物学的要因，④作業態様要因，⑤社会的要因，に分類されている（表 2-18）．業務が原因となって起こった外傷や疾病を，法律では業務上疾病と総称している．労働基準法第 75 条に基づいて，使用者に療養補償義務が課せられている疾病である．業務上疾病の大部分は職業病に一致し，

・負傷に起因する疾病
・物理的因子による疾病
・作業による疾病

- 酸素欠乏症
- 化学物質による疾病
- じん肺症およびじん肺合併症
- 病原体による疾病
- 癌
- その他の業務によることの明らかな疾病

に分類されている．

労働衛生対策の推進と充実が職業性疾病を予防するために最も基本的なことである．主な予防対策は，
- 労働衛生管理体制の確立
- 快適な作業環境を設定し，労働衛生教育により健康意識を高めること
- 健康管理体制を整え，早期発見，早期治療に努めること

である．最近，職業性疾病の発生は減少の傾向にあるが，高齢社会の到来とともに，生活習慣病の増加が予想され，労働衛生活動や産業保健活動の充実が求められている．

9 外傷

外傷（trauma）とは，物理的外力による身体の損傷と定義される．外傷による生命予後は，緊急度や重症度で判定され，受傷原因，損傷形態，損傷部位などによって異なっている．外傷は，物理的外力の質的相違によって，鈍的外傷と鋭的外傷に分類される（表2-19）．鈍的外傷を非開放性外傷，鋭的外傷を開放性外傷と呼ぶこともある．身体の損傷部位によって，緊急度や重症度，治療法は異なる．鈍的外傷は，交通事故，墜落や転落，スポーツ外傷などが原因となる．わが国では，重症外傷の80％を占めている．鈍的外傷では，創傷や身体外への出血がないため，損傷病態が過小に評価されることがある．鋭的外傷に比して，身体が受ける物理的外力は大きく，複数の身体部位に損傷がある多発外傷を生じることが多い．多発肋骨骨折は，動揺胸郭（flail chest；胸骨や肋骨の骨折によって，胸郭の安定性が失われた状態）に進展して呼吸不全となる．骨盤骨折は，出血性ショックから腎不全に至る．これらの病態では，緊急度による死亡率は高くないが，重症度による死亡率は高い．鋭的外傷は，刃物や銃弾などによる傷害である．創傷や身体外への出血があるため，損傷病態を過大に評価されるが，鈍的外傷に比して身体が受ける物理的外力は小さい．しかし，気管，肺，心臓などの刺創では，緊急度による死亡率が高い．

表2-19 受傷原因別外傷分類

鈍的外傷	
交通事故	車両対車両，歩行者対車両，二輪車など
産業災害	墜落や転落，倒壊，爆発など
スポーツ	ラグビー，サッカー，スキー，スケートなど
自損行為	転落，叩打など
鋭的外傷	刺創，銃創（散弾銃創）など

外傷は，頭部や胸部，腹部，骨盤，四肢などの単独部位の損傷（単独外傷）と複数部位の損傷（多発外傷）とに分類されることもある．多発外傷では，治療開始の優先順位や重症度の判定が重要であり，救命率に影響する．多発外傷における治療の優先順位は，
- 胸部（呼吸障害や大量出血）
- 腹部（大量出血）
- 頭部（脳圧亢進）
- 四肢（骨折）

とされている．外傷の評価（アセスメント）は，外傷が身体に及ぼす全体的な重症度と，生体の局所に及ぼす重症度とによって行われる．全体的な重症度は，呼吸，脈拍，血圧維持などの生命徴候（vital sign：VS）で判断される．局所の重症度は，損傷形態と臓器特性によって異なる．意識障害と瞳孔異常は頭蓋内病変，血痰と皮下気腫は気管断裂，頻脈と血圧低下，さらに頚静脈の怒張は心タンポナーデ（cardiac tamponade；心膜内に液体がたまることで心臓が圧迫され，静脈還流が妨害される），などの鑑別診断することが必要である．創傷（wound）は，物理的外力によって，皮膚や皮膚と皮下組織，筋などの連続性が離断された状態である．傷害された部位が開放性であれば創，非開放性であれば傷の用語が当てられている．打撲（contusion) などの傷害によって，皮膚が離断していれば挫創，離断していなければ挫傷とされる．

創傷治癒の形式と過程は，創傷の程度や状況によって異なる．創傷の治癒形式には，第一期治癒（一次治癒，primary union），第二期治癒（二次治癒，secondary union）および第三期治癒（遷延一次治癒）がある．一次治癒の典型は，縫合手術創である．清潔な状態で正しく縫合された場合の治癒形式であり，線維素癒着による癒合で線状の瘢痕を残すだけである．二次治癒は，開放創が大きく縫合できなかった場合や正しく縫合されなかった場合である．開放創に肉芽が充満し，2つの肉芽面の癒合による大きな瘢痕が残った状態である．咬傷や銃傷のように感染のある創傷に対して，感染治療を行ってから縫合した場合である．一次治癒と同じような治癒形式となり，瘢痕もそれほど大きくない．創傷は，滲出期（炎症期），増殖期，成熟期の3つの過程を経て，治癒に至る．滲出期は受傷直後から3日目までの時期であり，受傷部位には炎症反応が生じて，上皮組織でも皮膚や粘膜の欠損を覆い始める上皮化が起こる．第一期治癒では，約1日で上皮化が完成する．第二期治癒では，収縮作用がないと上皮化の完成が遅れる．受傷後4日〜2週ころまでの時期で，毛細血管の新生や線維芽細胞の増生が起こり，線維芽細胞はコラーゲンを産生する．毛細血管と線維芽細胞で構成された若い結合組織である肉芽が発生する．成熟期は受傷後2週目以降の時期で，毛細血管や線維芽細胞が減少する．コラゲナーゼやプロテアーゼなどの酵素の作用によって，コラーゲン線維も吸収され，創縁がふさがる．肉芽には，治癒に向かいつつある健康肉芽と治癒が遷延している病的肉芽とがある．両者の鑑別は，色調，易出血性，分泌物量や細菌の侵入に対する抵抗性から判断される．健康肉芽は，毛細血管が豊富で鮮やかな赤色となり，接触によって出血しやすいという特徴がある．分泌物は少なく，細菌の侵入に対しては豊富な毛細血管を介して白血球が遊走し，抵抗性を発揮する．

創傷の治癒の促進因子には，栄養（エネルギー），ビタミンC，微量元素（亜鉛，銅，カルシウムなど），酸素，アミノ酸，特に必須アミノ酸などがある．遷延させる要因には，副腎皮質ステロイド薬がある．線維芽細胞がコラーゲンを産生するには，大量のエネルギーが必要であるとともに，ビタミンCが不可欠である．亜鉛は上皮形成やコラーゲンの生成に不可欠であり，銅とカルシウムはコラゲナーゼの活性に必須である．一方，副腎皮質ステロイド薬は線維芽細胞のコラーゲン生成を阻害して，創傷治癒を遷延させる．糖尿病，尿毒症，肝硬変，癌などでは，創傷治癒は遷延する．

10 臨床疫学

臨床疫学（clinical epidemiology）という用語は，1938年にPaulが初めて用いたものである．従来の疫学は，疾病予防を目的として，疾病発生にかかわる要因を分析し，予防医学と考えられていた．この疫学的手法を，健康集団ではなく，臨床医学が対象とする患者集団に用いたものが臨床疫学である．目的とその結果を適用する対象集団は異なるが，用いるのは同じ疫学的手法である．臨床疫学を，Feinstein（1985）は「患者管理における臨床判断に必要な根拠を作り上げるために，集団としての人間を研究する学問である」と定義し，Sackett et al.（1991）は「健康改善をもたらす診断と治療の過程を研究するための疫学的・生命統計学的な方法の適用で，患者管理に直接携わる臨床家によって行われる」としている．臨床疫学は，患者に良質な医療を提供するために必要な基礎データを構築する学問と考えることができる．臨床経験や専門家の意見によって実施されてきた医療に対して，臨床疫学的な手法に基づいた研究による評価（アセスメント）が行われ，その有効性が否定された事例はかなり多い．質の高い臨床情報を得るための臨床研究には，臨床疫学的な手法が不可欠である．

患者を対象とした臨床の現場で得られた仮説を検証するための臨床疫学的手法には，介入研究（無作為比較対照試験，無作為化制御試験，random-

```
                            疫学研究の方法
                ┌──────────────────┴──────────────────┐
           観察疫学                                    介入研究
    (observational epidemiology)                (intervention study)
            │                                          │
        事実の観察                                   人為的介入
      ┌─────┴─────┐                                    │
   断面調査      経時的研究                          経時的研究
(cross sectional  (longitudinal study)                 │
    study)         │                                研究対象
              ┌────┴────┐                         ┌────┴────┐
          症例対照研究  コホート研究              健常者      患者
         (case control  (cohort study)           野外試験   臨床試験
            study)         │                    (field trial) (clinical trial)
                  ┌────────┴────────┐
             後向きコホート研究  前向きコホート研究
          (retrospective cohort (prospective cohort
                study)              study)
                  └────────┬────────┘
              コホート内症例対照研究
          (case control study in study cohort)
```

図 2-3 臨床疫学的研究方法

(吉村 1999)

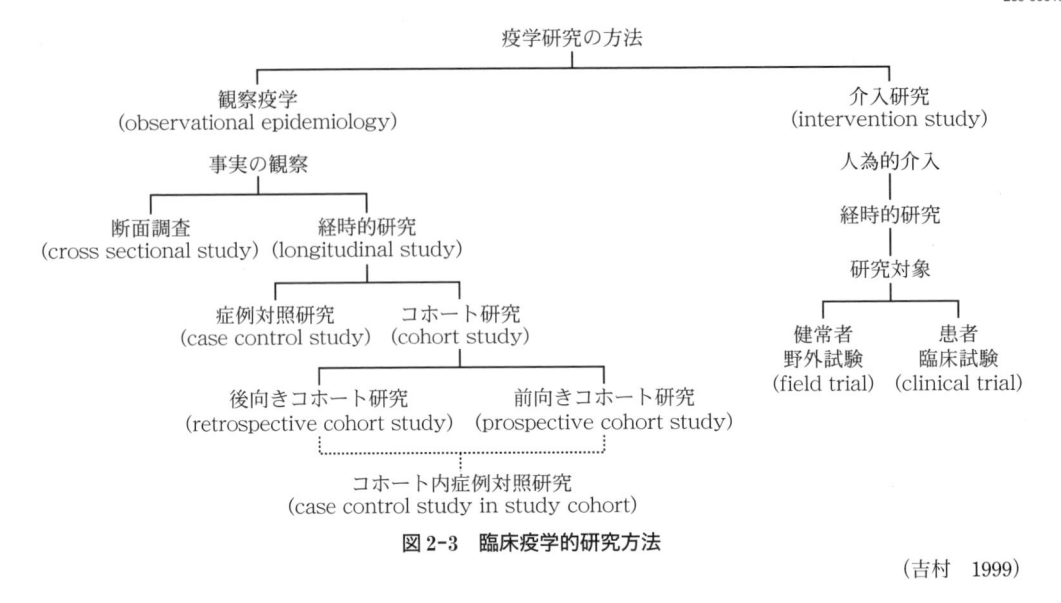

表 2-20 疫学研究における妥当性の検討

1．偏り (bias) はないか
　1）調査集団選択による偏り：設定された調査集団は比較性が保たれているか
　2）情報収集，観察による偏り：比較群間に情報収集，観察方法，測定方法の差がないか
2．交絡因子による影響は除かれているか
3．この結果は偶然得られたものではないか

(吉村 1999)

ized controlled trial：RCT）および観察的方法による研究（コホート研究，症例対照研究，コホート内症例対照研究など）がある（図2-3）．原理的にはRCTの実施が望まれるが，患者を対象とするため，現実には困難な場合が多い．研究の目的，問題とする医療や予防要因とその結果，それぞれの頻度などによって用いる手法が決められる．研究に当たっては，生物医学倫理および方法の妥当性の検討が必要である（表2-20）．EBM（evidence based medicine）は「根拠に基づいた医療」と訳され，臨床における問題を，これまでの知見を吟味（critical appraisal）して，その結果について患者応用への妥当性を検討する一連の過程であると理解されている．患者に対して，安全で良質な医療の提供を目指した科学的根拠に基づく医療の実践である．EBMに関連する学問体系には，医学，情報科学，臨床疫学，医療技術評価学，臨床決断科学などがある．

2. 診断学概要

1 診断とは

1－診断の定義

　診断（diagnosis）とは，医学モデルに従い，収集した臨床所見（clinical finding）に基づいて下される疾病（disease），病勢（severeness；病気の勢い），予後（prognosis；疾病の経過と帰結）についての医学的結論である．診断は，

- 主訴（chief complaint：CC）と病歴（anamnesis；既往歴および現病歴）や家族歴などの問診（history taking，面接，interview）による情報
- 通常は視診，打診，聴診，触診の順序で行われる診察（examination）による理学的所見（physical finding）の情報[*4]
- 各種の臨床検査や画像検査の情報

に基づいて行われる（今中　2003；Miller et al. 1987）．たとえば，微熱が続き，体がだるく，痰が出るなどの訴えを聞き，胸部を聴診して呼吸音の異常に気づき，胸部X線検査，血液検査，喀痰の細菌検査を行い，それらの結果に基づいて肺結核と診断する．診断の過程では，疾病の症状や徴候，検査所見について正確な記述を行い，疾病の臨床的特徴を決定する．このようにして下される医学的結論には，疾病に伴う機能障害や機能的制限，さらに活動制限の状況も含まれる[*5]．

2－診断の目的

　診断の主要な目的は，
- 病名を決定すること（病名診断）
- 疾病の原因を決めること（病因診断）
- 疾病の重症度を知ること（重症度診断）
- 予後を判定すること（予後診断）

である（Miller et al. 1987）．

　病名の決定は，その疾病の基本的性質を理解する上で有用である．診断が脳卒中であれば，脳血管に病理学的変化があり，急性の経過をたどり，意識障害や上下肢の麻痺が伴うなどの臨床像が描かれる．

　病因は，治療のための重要な情報となる．病名や病因を決定する過程では，その疾病を疾病分類のどこに位置づけるのかを検討する．その他の疾病との鑑別を行うという視点で推論を進める．

[*4] 診察には，問診，理学的検査，臨床検査を含める場合と身体的検査に限定した場合とがある．ここでは理学的検査（physical examination）の意味で用いる．

[*5] 診断は，その情報源や目的によっていくつかに区別される．診察的診断（physical diagnosis）は視診，触診，打診，聴診などの身体所見の情報に基づく診断，臨床診断（clinical diagnosis）は症候や臨床検査所見に基づく診断，内科的診断（medical diagnosis）は症候，患者・家族の既往歴や家族歴，患者・家族への問診，臨床検査・放射線学的検査など幅広い情報を基にした医師によってなされる総合的診断，鑑別診断（differential diagnosis）はその徴候を示すいくつかの疾患からひとつを決定する診断である．

表 2-21　障害診断のための病歴と理学的所見

問題一覧表
　機能的，社会的，心理的および職業的欠陥について，個別の問題として扱う
患者の個人情報
　1．社会的機能
　　a．現在：家屋構造（レイアウト）；同居者，彼/彼女の責任（役割）
　　b．過去の社会的経歴
　2．職業的機能
　　a．最新の仕事（家庭内/外）
　　b．職歴
　　c．職業以外の活動
　3．心理的機能
　　a．生活様式（ライフスタイル）
　　b．ストレスへの反応：過去および現在
　　c．動機づけ要因
現在の病気および問題点
　問題点について経過の明細を一覧表に記した後，現在の状態および次の活動
　に関する機能的制限の経過を短い文章で記述する
　1．移動
　2．移乗
　3．更衣
　4．個人的衛生
　5．食事
　6．意思疎通（コミュニケーション）
　これらの活動について，機能的状態が次のいずれに該当するかを判定する…
　…自立；安全あるいは指示のための要監視；部分介助；全介助
理学的検査
　全身の身体所見に加えて，神経筋・骨関節系の局所所見を 3 通りに分けておく
　1．筋骨格系
　　スクリーニング検査：何らかの異常は詳細に検査する
　2．神経系
　　スクリーニング検査，その他：精神機能検査を含む
　3．機能的状態からみた神経筋系
　　移動，移乗，更衣，個人的衛生および食事の行動観察

（Stolov et al. 1994，一部改変）

　重症度を知ることは，病理学的異常の悪性度や病変部位の広がりの程度を把握する過程である．
　予後判定では，患者の病理学的な経過や帰結が，どのようになるかを具体的に検討する．同じ疾病であっても，重症度や予後には個人差がある．その他の疾病との鑑別というよりも，その疾病の病理学的異常が，症候を通して，どのように発現しているかの情報である．

3-医学的リハビリテーションにおける診断

　医学的リハビリテーションでは，疾病の特性に関する医学的結論だけでなく，機能障害，機能的制限（能力低下），活動制限および参加制約についての医学的結論も必要である．これらの障害の諸側面にとって，主要な病歴と理学的所見を表 2-21 に掲げる．機能的制限や活動制限や参加制約の評価（assessment，アセスメント）にとって，最も重要な情報は，主訴と現病歴，社会的および職業的経歴から得られる．主訴の性質には，機能的制限について，大切な手掛かりが含まれている．現病歴から，日常生活の諸活動のうちで失われた機能の程度を決定することもできる．また，既往歴からは，失われた機能や残存機能を知る手掛かりが得られる．
　機能障害の診断に含まれるものは，具体的な機能障害，機能障害の原因，重症度および予後であ

る．疾病および機能障害についての所見は，次の事項と関連している．
- 機能障害や活動制限をもたらす疾病の治療は，医学的リハビリテーションにおいても必要である．疾病の病名，病因，重症度および予後の診断は，疾病の治療に不可欠である．
- 合併症の診断によって，治療過程で起こりうる危険に対処できる．たとえば，虚血性心疾患の情報から，運動療法では，危険性の少ない運動負荷量を決定する．
- 疾病治療の過程で発生する可能性のある二次的健康問題を予防する．
- 機能障害の発現機序を疾病の情報から推測したり，活動制限がどのような機能障害に起因しているのかを判断することによって，介入手段が検討できる．
- 機能障害についての予後診断によって，医学的リハビリテーションの目標設定，治療法の選択，患者や家族の指導の内容を定めることができる．

4－臨床診断における推論

疾病の診断過程には，複数の段階があり，それを一定の順序で行う．
- 患者の訴えや病歴，理学的所見から臨床情報を収集する．
- そのうち，現在の問題に関連する情報から推論して，解剖学や生理学の用語に置き換える．ある種の症状（symptom）と徴候（sign）[*6]の集団を一連の意味あるものとして関連づける．病的経過に伴った症状と徴候の集合であって，病状を構成しているものを症候群（syndrome）という（症候群診断）．
- これらの臨床所見を最もよく説明できる病変部位を決定する（部位診断，local diagnosis）．
- 発病様式，経過，検査データなどの関連する医学的所見を確認する．
- 病変部位，臨床経過，検査データから総合的に判断する（病理診断，pathological diagnosis）．

医学的リハビリテーションでの診断過程には，これに機能的状態を把握する作業が加わる．第1段階として，疾病診断の過程で得た情報，日常生活での困難についての情報，課題遂行の観察と分析からの情報などから，機能的状態を低下させている異常所見を明らかにする．第2段階は，残存する心身機能の評価（アセスメント）であり，さらに機能代償の可能性についても検討する．たとえば，脊髄損傷による対麻痺患者では，はじめに両下肢麻痺や排尿障害などの身体的な異常所見があることを明らかにする．さらに，両上肢の機能は普通であり，車いす移動や排尿管理に使える，すなわち自立すると判断する．医学的リハビリテーションの臨床診断過程における問診と診察の役割のひとつは，機能的状態の特徴を明らかにして，実施すべき機能評価（アセスメント，functional assessment）の尺度を選択することにある．その結果，各専門職にとって，自己の専門領域における機能の評価（アセスメント）の目的，対象，方法が明確になる．ここで行われる測定と評価（アセスメント）は，臨床医学における種々の検査に相当する．ただし，その目的は，主として患者の運動行動あるいは活動についての情報収集である．医学的リハビリテーションでは，病歴と診察，運動行動に関する測定の評価（アセスメント）に基づいて，その時点における機能障害や機能的制限，活動制限を明らかにする．

医学的リハビリテーションで重要なことは，症状と徴候の組み立てによる器官あるいは器官系の病理についての推論だけではなく，発現している機能的状態の問題点についての分析である．たとえば，腰髄損傷の病変局在を推論する場合，大殿筋に運動麻痺があれば，中殿筋の状態が不明でも，

[*6] 身体的，精神的に正常から逸脱した状態のうち，患者が自覚的に感じるものを症状，他覚的に認められるものを徴候という．頭痛，めまいなどは症状であり，腱反射亢進，痙縮などは徴候である．症状と徴候を合わせて症候と呼んでいる．

表 2-22 患者評価の諸側面

	現時点	近時点	背景
生物次元	症状・徴候 臨床検査所見 治療状況	症状・徴候の発現と経過 身体条件の経過 治療状況の経過	既往歴 家族歴
個人次元	主訴 精神状態 期待する治療内容	精神状態の経過 気分・行動の経過 習慣の変化 疾病行動	パーソナリティ 危機対処様式 精神状態に関する情報
環境次元	同居者 職業 ストレス 物理的環境	生活状況の変化 職業の変化 物理的環境の変化	家族の職業と社会 経済状態 教育歴 結婚 職業歴

(Leigh et al. 1985, 一部改変)

第4腰髄と第1仙髄の関連する病変部位が推論できる．しかし，これを運動行動の機能にかかわる問題としてとらえる場合，大殿筋だけでなく，同じ髄節支配であっても，中殿筋の運動麻痺はどの程度であるのかを確認しなければ，トレンデレンブルク徴候（Trendelenburg sign）やトレンデレンブルク歩行[*7]についての説明はできない．病変の局在診断では，各脊髄節の代表的支配筋など，病変部位の決定に必要な筋が適切に選択されなければならない．また，運動機能の分析には，運動課題に関与する主要な筋群が選択されなければならない．機能的状態を診断するときの留意すべき点である．

2 診断の方法

1 - 病歴と問診

現病歴（present illness）の情報は，問診によって収集され，患者自身の言葉で表現される．そのうち主訴（chief complaint）は，通常は健康状態の変化から生じる．それらは，不安や不快感，あるいは機能的制限と関連している．機能的状態の変化が，個人にヘルスケア・サービスの支援を求めるように仕向ける．機能的制限が中心となる主訴は，筋骨格系，神経系，心臓血管系や呼吸器系の機能にかかわるものである．機能的制限は日常生活における活動の制限として気づかれる．たとえば，移動機能の低下に気づいた個人は，下肢の筋力低下を訴える．上肢に振戦のある個人は，湯飲みを持つのが困難という．個人は，日常生活活動のうち，不自由な動作を主訴としやすい．医師が患者に尋ねておくべき日常生活活動は，移動，移乗，更衣，個人的衛生，食事，意思疎通（コミュニケーション）の6領域である．

病歴（history）は，3つの次元（dimension）および3つの時間的背景（time context）で構成される（表2-22）．これらは患者評価グリッド（patient evaluation grid：PEG）と呼ばれている（Leigh et al. 1985）．個体である人間は，その表面を境として，内部と外部に分かれている．内部は諸器官を包含し，外部は物理的環境および心理社会的環境によって構成される．物理的環境は，家屋や建築物へのアクセス状況などであり，社会的環境は家族や親族，支援者などとの人間関係である．人間は身体内部の諸器官の集合として成り立ち，外部

[*7] トレンデレンブルク歩行（Trendelenburg gait）：中殿筋を主とする股関節外転筋の筋力低下があると，筋力低下のある下肢で立つときに大腿骨を骨盤に固定できないために，対側の遊脚側に骨盤が傾いた歩行．

環境内の要素として存在する．個体内部の諸器官，個体，外部は相互に関連性をもつが，それぞれを別の側面とする立場である．これらは，生物次元 (biological dimension)，個人次元 (personal dimension)，環境次元 (environmental dimension) として扱われる．生物次元は，器官とそれを冒す疾病の状況を表す．個人次元は，患者の心理的状態や行動特性を表している．環境次元は，患者の居住する家屋構造や地域社会の物理的環境，および家族関係や職業環境，ヘルスケア・サービスとの関係という社会的環境で構成されている．

これらの3つの次元には，それぞれに現時点 (current)，近時点 (recent) および背景 (background) の3つの時間的背景がある．現時点は，医療機関を訪れたときの状態である．近時点は，最近の出来事や変化であり，およそ1年くらい前までの状況をいう．背景は，その時点の状態というよりも，患者が長期にわたって保持している特性である．ヘルスケア・サービスを必要とするような問題の発生が現時点に近いほど，疾病行動 (illness behavior) を起こす動機となりやすく，介入の必要性や緊急性は高い．近時点には，発現の状況や経過が含まれる．パーキンソン病のように緩徐進行性であるのか，脳卒中のように急激に発症し，一定程度の改善があったのかなどが明らかとなる．背景は，治療の対象というよりは，治療の阻害要因や制約要因となる．脳卒中患者にとって，10年前の大腿骨骨折は，機能的状態の回復の阻害要因になる場合もある．

PEGの各枠を問診することによって，
・疾病だけでなく，患者の状況や患者を取り巻く環境を知る，
・疾病の経過や現状だけでなく，その背景を知り，治療の制約要因や患者の疾病に取り組む態度を知る，
などの利点があり，患者を総合的に把握することが可能となる．

① 生物次元

現病歴，家族歴，既往歴は，ここに含まれる．現病歴は，医師を訪ねる直接の動機となった異常である．発病様式，これまでの経過や治療内容などの情報であり，近時点と現時点の両方にまたがっている．家族歴は，血縁者や同居者の健康状態，彼/彼女たちが罹患した疾病，死因，死亡年齢などであり，背景に含まれる．既往歴は，過去の疾病や機能的状態についての情報であり，生物次元の背景に属する．既往歴は，患者の残存能力についての情報でもある (Stolov et al. 1994)．並存する疾病あるいは過去の損傷や手術が残存する機能障害の要因となっていることもある．また，現在の疾病による機能的制限を複雑にしているかもしれない．

② 個人次元

主訴，疾病行動，生活様式 (life style)，危機対処様式 (coping style)，機能的制限や活動制限の情報など，個人としての行動についての情報である．主訴は，患者が医療機関を訪れる主な理由であり，現時点での個人的次元を反映している．疾病行動は，患者が援助を求める行動 (help-seeking behavior) を起こし，それがヘルスケア・サービスに向けられたときの行動である．危機対処様式 (coping style) は，いろいろなストレスを軽減するため，患者自身が工夫する仕方である．疾病だけでなく，危機対処様式やヘルスケア・サービスに援助を求める理由を分析することは，介入の方法を検討する上で重要である．

③ 環境次元

生活歴および職業歴から得られる情報は，環境次元のひとつであり，風土病，生活習慣病，職業病などを検討するのに参考となる．これらには，現時点と近時点が含まれる．社会経済的状態や教育歴は，環境次元の背景に属する．また，家族の概念は親族だけでなく，広くとらえて同居者も含める．ここでは，患者が相互依存的な仕方で関係し，関心を抱いている集団を意味している．家族を含めて，同居者の役割についての情報から，生活上のストレス (life stress；仕事上の失敗や失業，離別など，強い緊張を生じる出来事や体験) や過去の危機対処様式について，重要な手掛かりが得られることもある．家屋構造や地域社会の物

理的構造，バリアフリーの程度は，自立した生活にとって重要な因子である．その他に，職業歴や余暇活動などの非職業的活動の情報も，生活機能の重要な次元を反映していることがある．

2-診察

理学的所見（physical finding）の検索は，病歴の内容を基にして，主に視診，打診，聴診，触診によって行われる．理学的所見からは，疾病の病理学的過程を示す徴候，医学的リハビリテーションの過程で対応すべき二次的健康問題（secondary condition）の有無，残存する心身機能の情報を得る．疾病や外傷による個人生活や社会生活の制約を除去することを目的とする医学的リハビリテーションでは，患者の運動行動の欠陥を分析することが重要となる．

運動行動が発現するときには，脳幹網様体の関与によって覚醒し，大脳辺縁系で動機が生じる．一方，大脳感覚野からの情報は，大脳連合野へ伝達され，統合される．統合された情報と動機に従って，運動の計画とプログラミングが行われる．これらの過程には大脳連合野，基底核，小脳や視床が関与する．そして運動野からの運動指令が錐体路などの下行路を経て，脳幹や脊髄の運動ニューロンに伝えられる．それが最終的に筋収縮として表現される．筋活動による張力は，てこの原理に従って骨関節系を動かし，随意運動となる．これらの経過には，エネルギーを産生する呼吸循環器系の働きが欠かせない（中村・他　2002a, 2003）．このような構図を描きながら，動機と欲求の発現，運動の計画とプログラミング，運動実行に関与する中枢神経系，具体的な運動出力機構である神経筋系と骨関節系，筋活動に必要とされるエネルギー産生にかかわる呼吸循環器系などの理学的所見を中心に収集する．特に，日常生活活動の再訓練に対して，呼吸循環器系の機能が制約条件になるか否かに注意すべきである．長期にわたって機能的制限がある患者では，直腸や膀胱の機能障害を伴うことが多いことも考慮しておく．問診と診察によって得た情報に基づいて，疾病や機能障害，機能的制限に関係する諸検査が計画される．

機能的制限や活動制限のある患者の理学的所見から得られる情報は，次の事項に役立っている（Stolov et al. 1994）．

・診察や諸検査では，正常の構造および機能からの逸脱を示している徴候を探求する．これらの徴候と患者の病歴および臨床検査との対比から，疾病診断が行われる．

・機能的制限のある患者を診察するときには，必ずしも疾病の直接的帰結ではないような，二次的健康問題の徴候についても探求する．そのような問題には，予防的で健康的な習慣を始める能力の喪失から生じた身体的合併症，および疾病の治療の帰結としての身体的合併症がある．

・理学的所見には，疾病に冒されていない器官や器官系に残存する能力の評価（アセスメント）が含まれる．これらの能力は，失われた機能的技能を再建するための戦略に対して，基礎的情報を提供する．

（1）全身所見

栄養状態，体格，体重，身長，脈拍，血圧，呼吸，体温，胸部，腹部，精神状態，視聴覚，排泄状態などについて診察する．

① 栄養，骨格，体重および身長

栄養状態（nutriture）は，栄養物に関連した身体の状態であり，顔面，その他の身体部位の脂肪や筋肉の状態から判断する．皮膚の乾燥や弾力性の消失，脂肪や筋肉の減少は，悪液質（cachexia）と呼ばれている．慢性疾患あるいは情動障害の経過中に生じる極端な体重減少，るいそう（emaciation；異常なやせ細り）であり，悪性腫瘍が疑われることもある．体格では，細長い頸や胸郭扁平，長身，やせ型の体型，太く短い首や樽型の胸郭，肥満の体型などがある．

体重の多少は，運動能力に影響する．肥満（obesity）は，体内脂肪組織重量が増加した状態である．ただし，脂肪組織量の測定が複雑であるため，臨床的には標準体重を基準にして決定する．標準体重は，標準体重表や簡易計算式で求められ

る[*8].

② 循環器系

失われた日常生活活動の機能を回復するため，通常は運動療法が指示される．それには，十分な心予備力（cardiac reserve；日常生活で必要とされる以上の心臓のもつ能力であり，生理的範囲内における心拡張期に心臓に達する血液量によって心筋線維が伸びる程度による）と心臓血管系の機能が不可欠である．その評価（アセスメント）には，運動負荷試験（exercise stress test）が用いられる．

理学的所見については，血圧測定（背臥位，座位，立位），心臓の大きさ（打診，触診），末梢動脈の脈拍，頸動脈の脈拍，静脈血還流系，末梢皮膚温，末梢浮腫の有無などについて調べる．血圧（blood pressure）は，血液が動脈内壁に及ぼす圧であり，収縮期血圧（最大血圧），拡張期血圧（最小血圧），脈圧（収縮期血圧と拡張期血圧との差），平均血圧［拡張期血圧＋1/3×（収縮期血圧－拡張期血圧）］を求める．日本高血圧学会の高血圧治療ガイドライン（2004）では，収縮期血圧 140 mmHg 以上，拡張期血圧 90 mmHg 以上を高血圧（hypertension）として，高血圧の重症度と糖尿病，心血管病などの危険因子の存在で目標血圧を設定することを勧めている．脈拍（pulse）では，脈拍数，リズムを検査する．100 回/分以上を頻脈（tachycardia），60 回/分未満を徐脈（bradycardia）という．不整脈の有無も確認し，あれば心電図検査を行う．

③ 呼吸器系

呼吸（respiration）については，呼吸の頻度とリズム，型を検討する．健常成人の呼吸数は，14〜20回/分であり，それよりも増加したものを頻呼吸（tachypnea），少なくなったものを徐呼吸（bradypnea）という．頻呼吸は，興奮時，発熱時，心不全などで起こる．徐呼吸は，睡眠薬中毒，脳圧亢進などで出現する．呼吸の型には，胸式呼吸（thracic respiration）と腹式呼吸（abdominal respiration）とがある．前者は肋骨を持ち上げて胸郭を拡大する筋群（肋間筋など）による呼吸であり，後者は主として横隔膜の上下動によって行われる呼吸である．通常は，両者を用いた胸腹式呼吸が多い．呼吸予備力についても，運動負荷試験で評価（アセスメント）が行われるが，その他に補助的な呼吸機能検査を要することもある．

さらに，理学的所見として，胸郭の形態，太鼓ばち指（clubbed finger）の有無，チアノーゼ（cyanosis）の有無などに注意しておく．

〔付〕胸部および腹部所見

心臓（heart）の大きさは，前胸部の打診によって心臓濁音界を定める．心臓濁音界の拡大は，心拡張を示す心臓疾患の存在を疑わせる．聴診では，心音聴取部位から，心雑音（cardiac murmur），その他の異常音の有無を調べる（図2-4）．心雑音は，その出現時期によって，収縮期雑音，拡張期雑音，連続性雑音に分けられる．心雑音の大きさは，Levineの分類によって表示される（表2-23）．心雑音の発生時期，部位，性状から弁膜疾患，先天

[*8] Brocaの簡易計算式は｛身長（cm）－100｝であるが，日本人では｛（身長－100）×0.9｝が用いられる（Broca指数の桂変法）．＋10％以上を肥満，－10％以下をるいそうと判定する．Broca指数は身長の低い正常体重者を肥満にしてしまう傾向がある．そのため，身長が160 cm以上の人では（身長－105），160 cm以下の人には（身長－110）を使うこともある（内野 1992）．現在，標準体重（健康体重）を求める場合，日本肥満学会は，［（身長 m)²×22］の式を提唱している．これは体格指数（BMI）〔body mass index＝体重（kg）÷（身長 m)²〕が22のとき，最も疾病罹患率が低くなるという疫学調査に基づいている（徳永・他 1988）．ところが，最近，日本人の肥満が増加し，特に軽度の肥満のなかに疾病をもった集団が多いことから判定基準を見直すに至り，BMI 25以上を肥満と判定し，健康障害や内臓脂肪型肥満を伴うものを肥満症とした（日本肥満症学会肥満症診断基準検討委員会，2000）．

肥満の判定

BMI	判 定	WHO基準
<18.5	低体重	Underweight
18.5≦〜<25	普通体重	Normal range
25≦〜<30	肥満1度	Preobese
30≦〜<35	肥満2度	Obese class I
35≦〜<40	肥満3度	Obese class II
≧40	肥満4度	Obese class III

各弁の異常の聴取部位

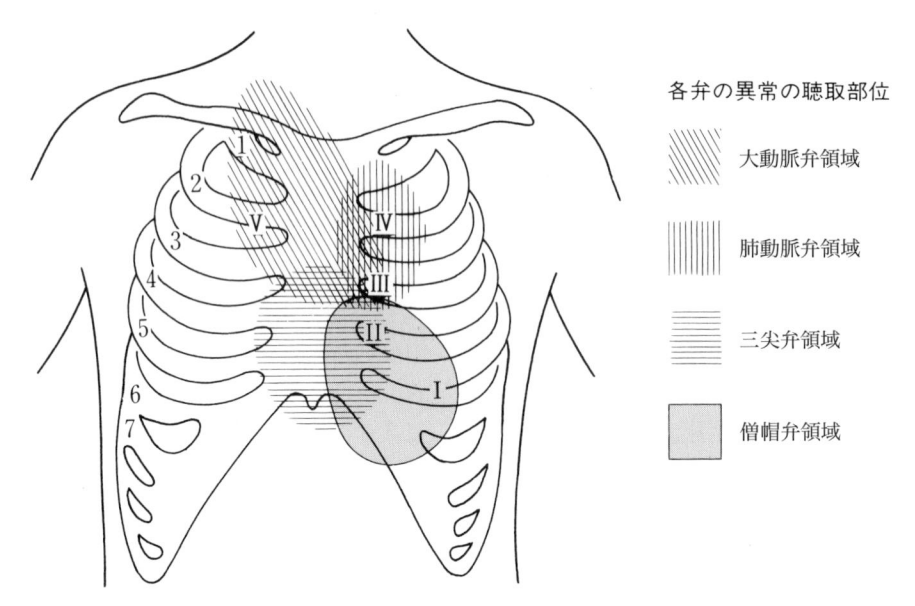

▨ 大動脈弁領域

▨ 肺動脈弁領域

▨ 三尖弁領域

▨ 僧帽弁領域

Ⅰ：心尖部　Ⅱ：第4肋間胸骨左縁　Ⅲ：第3肋間胸骨左縁（Erb 領域）
Ⅳ：第2肋間胸骨左縁　Ⅴ：第2肋間胸骨右縁

図2-4　心音聴取部位（中尾・他　1972）

表2-23　Levine の分類

1度	注意深く聴くことによって，初めて聴取できる
2度	特別の注意なしに，訓練された耳であれば，聴き取りうる
3度	容易に聴取できる
4度	かなり大きく聴こえる
5度	著しく大きいが，聴診器を胸壁から離すと，聴こえなくなる
6度	聴診器を胸壁から離しても，聴きうる

奇形などが明らかになる．

肺（lung）については，打診によって，肺と空気を含まない他器官との境界および肺の含気量体などを定める．肺の打診音から，肺含気量の低下，胸腔内液体の貯留が明らかになる．聴診では，呼吸音の異常を検索する．ラ音（rale, rhonchus；水泡音とも呼ばれる異常音）や摩擦音（friction sound；炎症によって生じた奬膜の擦れる音）がある．

腹部では，視診によって皮膚の状態，膨隆の有無を観察する．触診では，肝臓や脾臓の大きさ，形状，圧痛（tenderness）の有無，抵抗や腹部腫瘤の有無を検討する．肝臓や脾臓の腫大が明らかとなったり，圧痛点から病変部位が推定できる．腹部が全般的に硬く緊張しているときは，汎発性の腹膜炎（peritonitis）が疑われる．限局性の腹壁緊張は，限局性の炎症の存在を示唆する．

④　神経系

神経系（nervous system）は末梢神経系（peripheral nervous system）および中枢神経系（central nervous system）に分けて検討する．

末梢神経系では，12対の脳神経と脊髄神経とを区分して調べる．不随意運動や運動失調の有無，種々の反射（特に深部反射）の亢進あるいは低下，運動麻痺や感覚障害の有無に注意して，神経学的検査を実施する．感覚の検査では，脊髄レベルの皮節および末梢神経の支配領域に注意して，感覚異常を検出する．表在覚（触覚）と痛覚に加えて，位置覚，振動覚，立体覚，温度覚，2点識別覚を検査しておく．これらの過程を通して，機能障害の部位診断，機能的制限にかかわる要因を推定しておく．

なお，随意運動については，歩行，体幹や四肢

近位部の運動のような大筋運動と，手先の動作のような小筋運動とに分けて検討しておく．

中枢神経系の病変を疑うときには，通常の診察で検討する病的反射に加えて，異常姿勢反射にも注意しておく．脳損傷患者では，脳性麻痺児だけでなく，原始反射の評価（アセスメント）が不可欠である．

⑤ 筋骨格系

筋骨格系（musculoskeletal system）では，個々の機能単位（functional unit）として，ひとつの関節とそれに付属する構造（滑膜，関節包，靱帯および関節）を横切っている筋群を取り上げる．検査には，視診と触診，関節の可動域と安定性，筋力が含まれる．Stolov et al.（1994）は，筋骨格系スクリーニング（screening）を提示している（**表 2-24**）．

視診では，はじめに身体の形態について，左右の対称性，大きさを観察する．相違があれば，計測しておく．身体部位の変形，萎縮，腫瘤や腫脹の有無，皮膚の変化にも注意しておく．軟部組織の腫脹，瘢痕や創傷の状態の把握も骨関節疾患の診断には役に立つ．上肢の挙上，椅子からの立ち上がり，歩行などの動作を観察する．

骨関節の変形では，脊柱変形，四肢の変形や短縮などが問題となる．脊柱変形には，特発性側弯症，腰椎の椎間板ヘルニアで生じる坐骨神経痛性側弯，生理的後弯の増強による円背などがある．四肢の変形には，関節リウマチにおける手関節や中手指節関節の尺側偏位，手指のスワン・ネック変形（swan-neck deformity；手指の中手指節関節は屈曲位，近位指節間関節は過伸展位，遠位指節間関節は屈曲位の変形）やボタン穴変形（button-hole deformity；手指の中手指節関節は過伸展位，近位指節間関節は屈曲位，遠位指節間関節は過伸展位の変形），脳卒中における肩関節亜脱臼，骨折治癒後の変形，いろいろな関節炎や変形性関節症による関節変形などがある．

運動，動作を検討するためには，日常生活の動作や歩容を観察する．動作の異常がどのような種類のものかを分析する．痛みによるもの，骨関節の変形によるもの，筋力低下によるもの，あるいは痙縮や運動失調などの中枢神経系の異常によるものかを明らかにする．

触診では，筋，腱，関節の圧痛，皮膚温，腫瘤や硬結，関節液貯留などを調べる．痛み（pain）については，まず自発痛や圧痛の有無，部位，痛みの性質を調べる．関節周囲の解剖学的構造への圧迫により，痛みの局在化ができることもある．また，痛みによる筋攣縮（muscle spasm）も持続的な反射性筋収縮として検出できる．関節リウマチや変形性関節症では，運動時に痛みが増強する．脊髄腫瘍では，病変部位からの末梢神経の支配領域に放散痛が生じ，咳やくしゃみによって増強して遠位部へ放散する．なお，視床痛（thalamic pain）は，脳血管疾患による視床病変の発生から数か月後に，麻痺側の局所に出現する知覚異常および激しい自発痛である．腫脹（swelling）の触知では，骨の全体の輪郭，軟部組織の局所的腫脹，関節腫脹を調べる．骨の腫瘍（tumor）あるいは異所性骨形成（ectopic bone formation）では，局所に膨隆が生じる．軟部組織の腫脹では，炎症，嚢腫，腫瘍などが疑われる．関節部の腫脹には，骨端部肥厚，関節内液の貯留，滑膜の肥厚によるものがある．

関節の機能については，安定性と可動性を調べる．可動性は，自動運動や他動運動の範囲，運動時痛や捻髪音（crepitation；骨や軟骨の不整面が擦れ合って生じる音や振動）の有無を調べる．他動的可動域（passive range of motion）では，はじめに骨，関節包あるいは靱帯の病的変化による異常な関節運動があるかどうかを検討する．患者を安静臥位として，検者は靱帯や関節包によって運動が制限されている方向へ関節を動かすよう緊張を加えて，異常な動きの有無を検査する．靱帯の断裂や関節包の弛緩があると，異常な可動域が出現する．ただし，軽度の損傷では，自発運動のときには，筋収縮によって安定性は比較的保たれている．患者が痛みを訴えているときは，関節可動域の測定は徒手筋力テストよりも前に実施する．自動的関節可動域の測定で痛みがわずかであれば，

表 2-24 筋骨格系のスクリーニング

A．病歴で考慮すべき症状
　1．痛み
　2．筋力低下
　3．身体の変形（正常姿勢からの逸脱，運動制限を含む）
　4．こわばり
　5．損傷
　6．機能制限
B．機能制限の局在を検出するためのスクリーニング
　1．身体の視診（解剖学的肢位）
　　a．前，後，左，右
　　b．対称性，アライメント
　2．歩行の視診
　　a．前（あるいは後），左，右
　　b．注意点
　　　(1) 体幹の異常運動
　　　(2) 骨盤の異常運動
　　　(3) 重複歩距離
　　　(4) 支持基底
　　　(5) 爪先歩行，踵歩行
　3．頸椎の運動
　　a．顎が胸骨に触れれば，屈曲は正常
　　b．後頭部がC7棘突起から1横指幅以内にくれば，伸展は正常
　　c．顔面と両肩を結ぶ面との角が70°になれば，左右の回旋は正常
　4．両肘を伸ばし，両肩関節を90°屈曲して，両腕を前方へ差し出す
　　a．対称性を視診
　　b．両手の手指を開排させ，その手指を外側から絞るようにして，手内在筋の筋力テスト
　　c．両腕を上方から押さえ，それから両腕を挙上させ，肩屈曲の筋力テスト
　5．両腕を外旋しながら，外転して，手先を上方へ差し出す
　　a．肩甲骨の運動のリズムと対称性：肩関節，胸鎖関節，肩鎖関節の運動の滑らかさを視診
　　b．患者の両側腕は，自分の耳に触れることができるか？
　　c．両腕を外転させ，肘部に抵抗を加えて，三角筋の筋力テスト
　6．肩関節の内旋・外旋を検査：内旋は肘を屈曲し，手先で肩甲骨下縁に触れる；外旋は後頭部に触れる
　7．肘関節，手関節あるいは手指関節の可動域制限は，これまでの操作で注意深く観察していれば，明らかになる：制限があれば，記録のこと
　8．上肢の筋力スクリーン
　　　患者は両肘関節を体幹につけ，90°屈曲して，検者の両手を握り，テスト中は，その姿勢を保持する．検者は，手指屈筋群，手関節屈筋群，手関節伸筋群，前腕回外筋群，前腕回内筋群，肘関節屈筋群，肘関節伸筋群，肩前方突出筋群，肩後方牽引筋群を伸展するように動かして筋力テスト
　9．背部の視診
　　a．患者は背部を露出して，検者からやや離れて立位姿勢になる．両肩および骨盤は水平か？；頭部は中央か？；脊柱は真直ぐか？ を調べる．体幹と上肢との隙間は左右対称か？ 観察する
　　b．患者は，膝関節を伸展したまま，体幹を屈曲する；胸部の傍脊柱突出部や腰部を観察する（例：脊椎側弯）
　　c．患者が体幹を伸展したとき，柔軟性を調べる
　　d．検者は骨盤を保持して固定する．患者は体幹を左右に回旋する；骨盤面に対して両肩関節面は45°は回旋する
　　e．患者に体幹を側方（左・右）に屈曲するように指示；指先が腓骨頭に触れる
　10．下肢では，股関節と膝関節の可動域および伸筋群の筋力スクリーンは，ひとつの操作で大まかに調べられる；検者は患者の両手を保持する．患者は踵を床に着けたまま，しゃがみ，それから立ち上がる．伸筋の筋力にやや制限があると，しゃがみは滑らかでなくなる．筋力低下があると，立ち上がれない．股関節，膝関節あるいは足関節の可動域制限は，この操作で明らかになる．簡単なスクリーニングテストで観察された異常は，詳細にテストすべきである．詳細な検討に役立つシステムを次に掲げておく．
C．病歴およびスクリーニング・テストで機能障害が検出された関節・筋複合体の特定の局所テスト
　1．視診
　2．局所で鍵となる解剖学的構造の触診（例：ミオトニーにおける打診）
　3．他動的関節可動域；角度計を用いて正確に計測
　　a．関節拘縮の程度
　　b．筋緊張の程度
　　c．2関節筋群における筋硬度（tightness）の探求（例：ハムストリングス）
　4．安定性検査（靱帯の弛緩や断裂を調べるため，正常の運動とは逆方向に関節を動かす）
　5．自動的関節可動域：角度計を用いて正確に計測（さらなる筋収縮による圧迫が痛みを誘発するかをテスト）
　6．筋力テスト（徒手筋力テスト：0―5段階の区分を使用）

筋骨格系のテスト後，患者の機能的状態については，機能テストによる一層正確な評価（アセスメント）が実施される．

(Stolov et al. 1994，一部改変)

徒手筋力の測定は容易に行える．関節運動の範囲は，大まかにはスクリーニングの項目を利用する（**表2-24**）．詳細が必要であれば，関節可動域の測定法に従って検査する．

（2）精神神経機能
① 精神状態

精神神経徴候は，陰性徴候（negative sign）と陽性徴候（positive sign）に分けられる．陰性徴候は，運動麻痺のように，健常者では普通にみられる機能の欠損である．陽性徴候は，不随意運動や反射亢進のように，健常者ではみられない現象の出現である．陰性徴候は，その現象に機能が直接的にかかわる神経機構の機能障害によって生じる．陽性徴候は，上位中枢の機能障害によって，上位中枢から下位中枢への制御が失われることで生じる（解放現象，release phenomenon）．たとえば，脳血管疾患によって片側の錐体路が破壊されると，対側上下肢に麻痺（陰性徴候），および腱反射亢進（陽性徴候）が起こる．後者は，上位中枢からの抑制性制御から解放され，反射が亢進したと説明する．

医学的リハビリテーションの過程は，再訓練や再学習を含む教育過程である．そのため，患者あるいは障害者の精神状態は，特に脳卒中や外傷性脳損傷の患者では，重要である．スクリーニングでは，包括的な精神状態（mental state）の検査が必要である．通常，評価（アセスメント）が実施されるカテゴリーは，知覚（perception），近時記憶（recent memory），感情（affection）および判断（judgement）である．その他に，基本的なパーソナリティの構造および機能的制限への感情的反応を理解しておくことも必要である．精神機能，特にその知的効率の程度を簡便にスクリーニングできるテストには，ミニメンタル・ステート（mini mental state：MMS）あるいはミニメンタル・ステート鳴子版（MMS-N），改訂長谷川式簡易知能評価スケール（HDS-R）などがある（**表2-25**）．

ⅰ）意識障害

意識（consciousness）とは，自己や周囲についての認知に関する状態を表す言葉である．意識には，意識の内容（content of consciousness）と覚醒（arousal）との2つの側面がある．内容とは，自己や周囲を認識する知的機能の総合と考えることができる．覚醒は，覚め具合（清明度）を示す用語である．意識障害では，内容の異常（意識の変容），清明度の異常（意識混濁，clouding of consciousness）が混在する．変容は，軽い意識混濁のときに確認される（**図2-5**）．

意識混濁は，刺激に対する覚醒の程度で判断する．意識変容[*9]は，軽い意識障害の上に精神運動興奮，幻覚や妄想が加わったせん妄（delirium），意識混濁とともに意識の狭窄を示すもうろう状態（twilight state），夢遊状態に近い夢幻状態（dreamy state）などである．現在，しばしば使われている意識障害の測定方法にJapan Coma ScaleやGlasgow Coma Scaleがある（**表2-26a，b**）．

ⅱ）高次脳機能障害

高次脳機能（higher brain function）は，いろいろな認知にかかわる機能であり，その機能には大脳皮質も関与している．注意（attention），見当識（orientation），記憶（memory）や学習（learning），身体図式（body schema），手まね（gesture）や所作（pantomime）の模倣，視覚認知（visual perception），言語（language）などについて検査を実施する．高次脳機能障害では，失語（aphasia；言語機能が損なわれた状態），失認（agnosia；対象を認識する感覚知覚能力の欠如した状態），失行（apraxia；筋力低下や協調運動障害はないのに熟練した動作ができない状態）などが生じる．

注意は，環境に生じている事象のうち，特定の事象に精神活動を向けて，その他の事象を無視する過程である．注意の異常では，課題遂行の途中で作業を中断する，わずかな音でも，その方角へ

[*9] 日本神経学会用語委員会（1993）によると，confusionは意識不鮮明（変容を伴わない軽い意識混濁），またはconfusional stateは錯乱状態（急性の場合はせん妄とほぼ同じ）と定義されている．

表2-25 改訂長谷川式簡易知能評価スケール（HDS-R）

(検査日： 年 月 日)　　　　　　　　　　　　　　　(検査者：　　　　)

氏名：	生年月日： 年 月 日	年齢： 歳
性別：男/女　教育年数（年数で記入）： 年	検査場所	
DIAG：	(備考)	

1	お歳はいくつですか？（2年までの誤差は正解）		0	1
2	今日は何年の何月何日ですか？　何曜日ですか？ （年月日，曜日が正解でそれぞれ1点ずつ）	年 月 日 曜日	0 0 0 0	1 1 1 1
3	私たちがいまいるところはどこですか？ （自発的にでれば2点，5秒おいて家ですか？　病院ですか？　施設ですか？　のなかから正しい選択をすれば1点）		0　1	2
4	これから言う3つの言葉を言ってみてください．あとでまた聞きますのでよく覚えておいてください． （以下の系列のいずれか1つで，採用した系列に○印をつけておく） 　1：a）桜　b）猫　c）電車　　2：a）梅　b）犬　c）自動車		0 0 0	1 1 1
5	100から7を順番に引いてください．(100-7は？，それからまた7を引くと？　と質問する．最初の答が不正解の場合，打ち切る)	(93) (86)	0 0	1 1
6	私がこれから言う数字を逆から言ってください．(6-8-2，3-5-2-9を逆に言ってもらう，3桁逆唱に失敗したら打ち切る)	2-8-6 9-2-5-3	0 0	1 1
7	先ほど覚えてもらった言葉をもう一度言ってみてください． （自発的に回答があれば各2点，もし回答がない場合以下のヒントを与え正解であれば1点）a）植物　b）動物　c）乗り物	a：0 b：0 c：0	1 1 1	2 2 2
8	これから5つの品物を見せます．それを隠しますのでなにがあったか言ってください． （時計，鍵，タバコ，ペン，硬貨など必ず相互に無関係なもの）		0　1 3　4	2 5
9	知っている野菜の名前をできるだけ多く言ってください．（答えた野菜の名前を右欄に記入する．途中で詰まり，約10秒間待っても答えない場合にはそこで打ち切る） 0〜5＝0点，6＝1点，7＝2点，8＝3点，9＝4点，10＝5点		0　1 3　4	2 5
		合計得点：		

(加藤・他　1991)

振り向くなどの行動が観察される．

見当識（orientation）のテストでは，今日の年月日，現在の時間，現在いる場所，そこにいる医師や家族の判別などを質問する．

記憶については即時記憶（immediate memory）や近時記憶（recent memory）をテストする．即時記憶は体験した記憶を即時に再生させるテストであり，3〜5桁の数字の順唱や逆唱を用いる．近時記憶は，数時間あるいは数日前の出来事の記憶であり，入院中の出来事，新聞記事やニュースなどを質問する．近時記憶のテスト結果と評価（アセスメント）は，訓練による技能向上を予測するのにも重要である．言語記憶だけでなく，訓練した運動技能の保持について，数日後に課題の遂行状況を再びテストして，記憶能力を評価（アセスメント）することもある．課題計算は，一般に100から次々に7を引く，あるいは30から次々に3を引くように指示する．困難な場合には1桁数字の加減算を試みる．

身体図式(body schema；個人が自己の身体につ

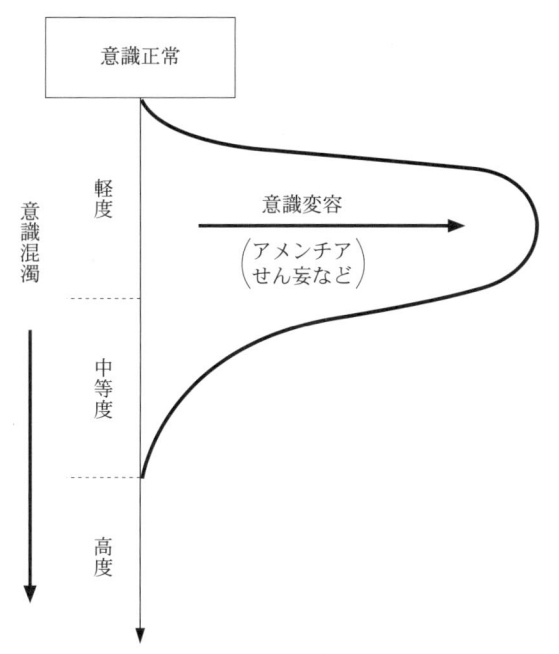

図 2-5 意識混濁と意識変容の模式図（平山 1971）
アメンチア（amentia）は軽い意識障害の一種である．

表 2-26a Japan Coma Scale（JCS）

Ⅲ．刺激をしても覚醒しない状態（3桁で表現）
　　（deep coma, coma, semicoma）
　　3．痛み刺激に反応しない　　　　　　　　　　（300）
　　2．痛み刺激で少し手足を動かしたり，顔をしかめる
　　　　　　　　　　　　　　　　　　　　　　　（200）
　　1．痛み刺激に対し，払いのけるような動作をする
　　　　　　　　　　　　　　　　　　　　　　　（100）
Ⅱ．刺激すると覚醒する状態（刺激をやめると眠り込む，2桁で表現）
　　（stupor, lethargy, hypersomnia, somnolence, drowsiness）
　　3．呼びかけを繰り返すと辛うじて開眼する　　　（30）
　　2．簡単な命令に応ずる．たとえば離握手　　　　（20）
　　1．合目的な運動（たとえば，右手を握れ，離せ）を
　　　するし言葉も出るが間違いが多い　　　　　　（10）
Ⅰ．刺激しないでも覚醒している状態（1桁で表現）
　　（delirium, confusion, senselessness）
　　3．自分の名前，生年月日が言えない　　　　　　（3）
　　2．見当識障害がある　　　　　　　　　　　　　（2）
　　1．意識清明とはいえない　　　　　　　　　　　（1）
註　R：不穏（Restlessness）
　　Inc：尿便失禁（Incontinence）
　　A：無動性無言症（Akinetic mutism, Apallic state）
例：100-Inc；20-RInc；IA（または単にA）

（太田・他　1974，一部改変）

表 2-26b Glasgow Coma Scale（GCS）

検査者	患者の応答	スコア
開眼（Eye Opening：E）		
自発的（Spontaneous）	自分から開眼している	4
言　葉（Speech）	大声で呼び掛けると開眼する	3
痛　み（Pain）	つねると開眼する	2
痛　み（Pain）	開眼しない	1
最良運動応答（Best Motor Response：M）		
命　令（Command）	簡単な命令に従う	6
痛　み（Pain）	つねると検査者の手を振り払う	5
痛　み（Pain）	つねると身体を反らせる	4
痛　み（Pain）	つねると身体を不適切に曲げる（除皮質姿勢）	3
痛　み（Pain）	つねると伸展位で身体を固くする（除脳姿勢）	2
痛　み（Pain）	つねっても運動応答はない	1
最良言語応答（Best Verbal Response：V），会話（Talking）		
言　葉（Speech）	正しく会話する；何処・誰，年月日	5
言　葉（Speech）	混乱した，あるいは見当識を失ったようにみえる	4
言　葉（Speech）	訳の分からない（支離滅裂の）ことを話す	3
言　葉（Speech）	理解できない音声を出す	2
言　葉（Speech）	まったく音を出さない	1

E, M, Vの3項目のスコア合計を求めて重症度を評価する．スコア7以下は昏睡，スコア9以上は昏睡からは除外する．

（Teasdale et al. 1974，一部改変）

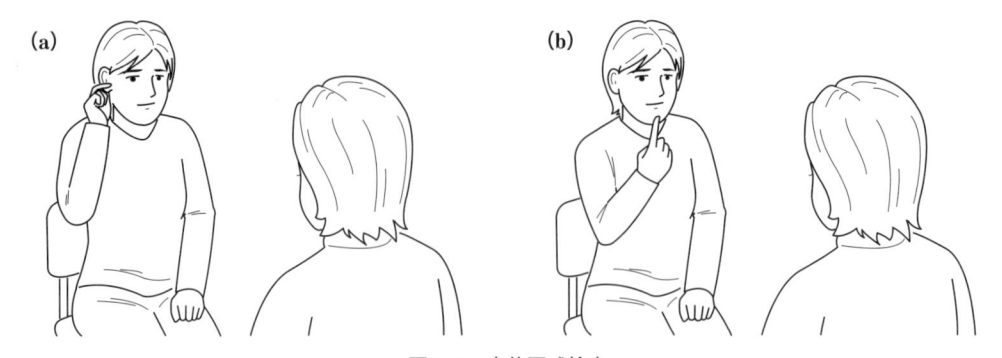

図 2-6 身体図式検査
「右耳を指して」(a),「顎を指して」(b) などの口頭指示を与える.

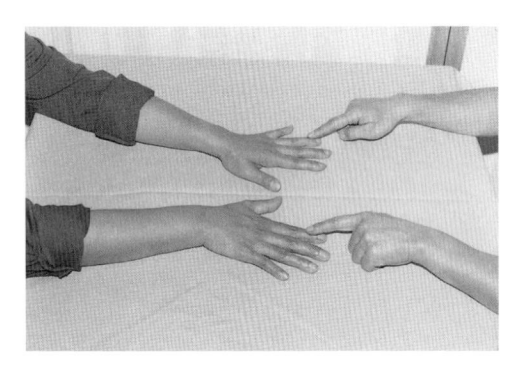

図 2-7 in-between test

いて抱く空間像)については,身体部位の認知,左右見当識,手指の認知などをテストする.身体部位の認知は,検者の言った名称に相当する身体部位を,患者自身や検者や人形などを対象にして,指で触れさせる(**図 2-6**),検者か自分の身体部位を指差し,患者に自己の身体で模倣させるなどのテストがある.身体図式についての機能障害を身体失認(asomatognosia)という[*10].左右識別のテストは検者と患者が対面する,あるいは患者の後方に検者が位置した状態で行う.この状態で患者自身に左右の身体部位を提示させたり,検者の左右身体部位を指示に従って触れさせる,左右識別障害(right-and-left disorientation)は左右失認と呼ばれる.手指認知についての検査は,検者が患

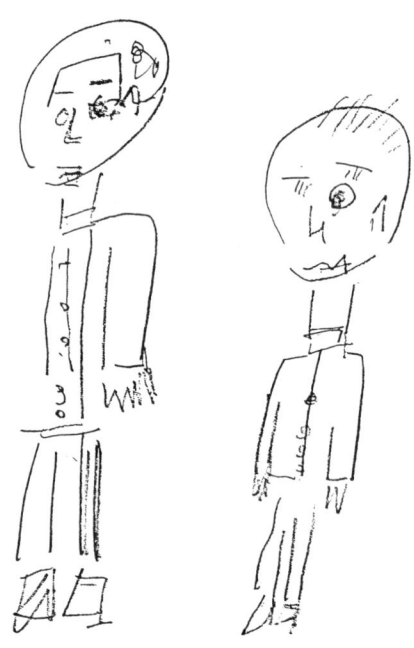

図 2-8 左半側空間失認患者の人物描画
左半分の描画が欠けている.左図は訓練前,右図は訓練5ヵ月後の描画.

者の手指に触れて,その手指を呼称させる,あるいは命名した手指を動かすように指示して行う.指示内容を理解しても,正しくできない場合を手指失認(finger agnosia)という.手指認知テストのひとつに in-between test がある.検者は,机の

[*10] 3歳児は毛髪・手・足・口・耳・頭・背中など,4歳児は歯・肩・額・頸・頬・顎・爪・踵など,5歳児は肘・手首・眉・睫毛などの命名ができる.

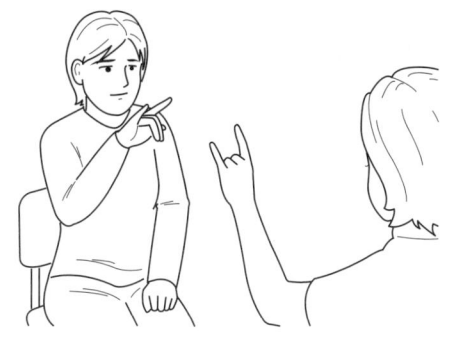

図 2-9　手まね（motion）の模倣

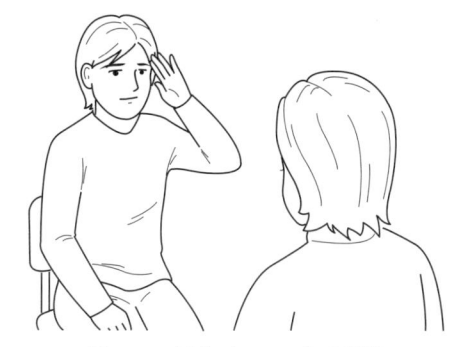

図 2-10　所作（gesture）の模倣
「敬礼して下さい」の口頭指示を与える．

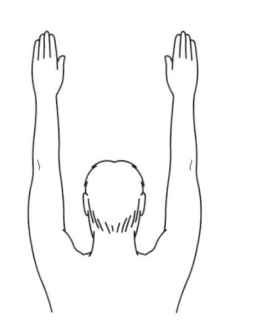

図 2-11　単純な動作の模倣（腕）
（Bergés et al. 1965, 改変）

上に差し出された患者の両手指のどれか2本に同時に触れて，患者にその2本の指の間にある指の数を答えさせる（図2-7）．たとえば，左手の環指と右手の示指に触れると，その間にある指は4本となる．このとき，患者に指を動かさないように指示する．身体（人物）の描画では，描かれた絵が紙の左右いずれかに片寄っているか，身体部分あるいは左右いずれかに欠損はないかに注意する（図2-8）．このテストは Draw Man test と呼ばれ，構成能力の検査にも利用されている[*11]．

手まねや所作の模倣についても検査する（図2-9，10）．検者と患者とは対面し，少なくとも1mくらいは離れて椅子座位となってテストを実施する．患者には，検者と左右を同一にして模倣するように指示しておく．手まねは意味をもたない動作（motion）である．片側上肢を挙上する，片側上肢の前方挙上−対側上肢の側方挙上を同時に行うなどの手まねである（図2-11）．これに対して，所作（gesture）は身ぶりで意図を表すものであり，敬礼，Vサイン（勝利を表す）などがこれに相当する（図2-12）．これらは社会文化的な意味を含んでいる．手まねの模倣は，視覚運動能力テストのひとつである．このテストでは，身体図式，自己と他者との身体図式の照合，身体運動の制御などの要素が検討される[*12（次頁）]．所作の模倣は失行，特に観念失行のテストによく使われる．敬礼，歯みがき，くしを使う，マッチで火をつけるなどの所作を行わせる．最初，言葉で患者に指示する．

[*11] 幼児では，身体（人物）描画は発達につれて詳細になる．頭・眼は3歳，胴・脚・口は4歳，腕・毛髪は6歳で大部分の児童が描画できる．この検査は標準化され，精神年齢として表すこともできる．

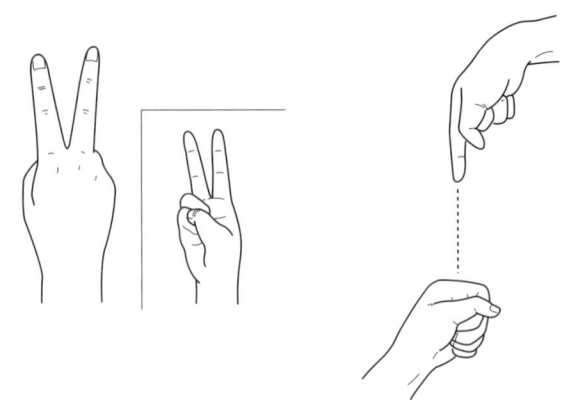

図 2-12 複雑な動作の模倣（手）
(Bergés et al. 1965, 改変)

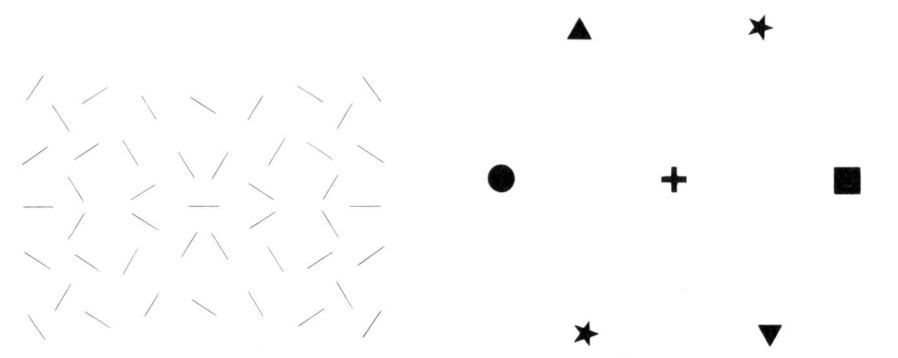

a．線分抹消テスト：線分を消去するよう指示する．無視側の線分が消去されないで残る．　　b．探索テスト：この図のなかから丸と四角を発見させる．

図 2-13 半側空間無視のテスト
(ワース 1991, 一部改変)

できなければ検者がその所作を行ってみせる．さらに実物を使って，仕方をみせる．

視覚認知の機能は，視覚情報の処理や解釈の機能である．視覚認知の異常には，半側空間無視（unilateral spatial neglect；病変がある大脳半球の対側空間にある事物や事象に気づかない），視覚性失認（visual agnosia；視覚による物体の認知障害であり，それらの使用法も説明できない）などがある．テストには，図版カードを記憶して再生あるいは照合させるベントン視覚記銘検査（Benton Visual Retention Test：BVRT）などが用いられる．半側空間無視のテストには，患者の眼前に 50—80 cm のひもを提示して，その中点を指先で指示させる線分二等分テスト，紙上全面に描かれたいくつかの対象物をペンで抹消する検査あるいは対象物から特定の図形を見いだす探索テストなどを試みる（**図 2-13**）．時計の文字盤の描画では，絵が紙の左右どちらに片寄るか，時計の左右いずれかに

---

*12(前頁) 腕や手指による手まねあるいは所作は 6 歳以下の幼児はほとんど鏡像パターン（検者の右手の形を左手で模倣）で行う．10 歳以上では非鏡像パターンとなる．ただし，複雑な手まねや所作では鏡像パターンになる．3 歳から 6 歳にかけて，単純なものから複雑なものの模倣ができるようになる．

省略がないかなどを検討して，半側空間失認の有無を診断する（**図 2-14**）．なお，そのような徴候を示す患者の日常生活活動の訓練には，実演よりも言語的教示による指導が有効である．

言語機能のテストでは，言語情報の認知と統合および言語表出を制御する過程における異常を明らかにする．自発言語，聴覚的理解，復唱，喚語，読書，書字などのテストがあり，失語や構音障害の有無，特徴を分析する（**表 2-27**）．コミュニケーション機能の詳細な評価（アセスメント）は，言語聴覚士に依頼する．残存する言語機能を明らかにしておくことが重要である．診察時，失語症の患者とのコミュニケーションには，短文による質問，発話に身振りを交えること，患者のニーズを予期することが役に立つ．

iii）感情と気分

歴史的には，精神機能は，認知（cognition），意欲（conation, volition），感情（affect）に分けられていた．そこでは affect（感情）は，feeling（感じ），emotion（情動），mood（気分），temperament（鋭敏な感受性）なども包含する用語であった．現在では，感覚刺激や観念によって生じる身体的な反応を情動，感覚や観念などに伴って生ずる快-不快の意識状態を感情と呼ぶようになっている．

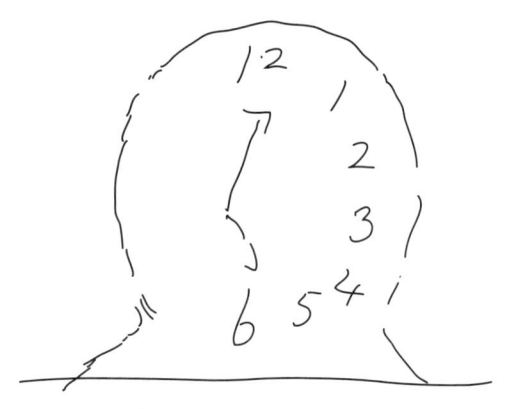

図 2-14 半側空間失認を示す患者が描いた時計

愛や憎悪，喜びや悲しみなどが感情の種類としてあげられる．

感情は，観察や質問で明らかにすることができる．患者の感情が適切か不適切か，安定か不安定かなどを判断する．悲しい話題をうれしそうに話していれば，患者の感情は不適切と考えられる．笑った1分後に急に泣き出すような状態は不安定といえる．このような場合，器質性精神障害の可能性もある．感情の表現がまったくない状態は，前頭葉病変や極度の防衛機制が働くときに出現する．

気分は，持続的あるいは繰り返す比較的弱い情

表 2-27 各失語型の基本的病像

失語型	自発語	物品呼称	復唱	口頭言語理解
全失語	非流暢（失構音ないし音韻変化）	障害	障害	障害
ブローカ失語	非流暢（音韻変化）	障害	障害	比較的良好
ウェルニッケ失語	流暢（錯語が多く文意不明瞭）	障害	障害	障害
伝導失語	流暢（錯語が目立つ）	障害（比較的良好）	障害	良好
超皮質性運動失語	非流暢（発話の減少）	障害（比較的良好）	良好	比較的良好
超皮質性感覚失語	流暢（錯語，時に反響言語）	障害	良好	障害
混合型超皮質性失語	非流暢（発話の減少，反響言語）	障害	良好	障害
健忘失語	流暢（文意がやや不明）	障害	良好	良好

（鳥居 1986）

表2-28 上位運動ニューロン，下位運動ニューロンによる運動麻痺の相違

上位運動ニューロン	下位運動ニューロン
筋群として冒され，1個の筋だけが冒されることはない	1個の筋が冒されることがある
筋萎縮はないが，あっても廃用性のものである	著明な筋萎縮がみられる
痙縮，腱反射亢進，バビンスキー徴候が出現する	筋緊張低下，腱反射消失となる
線維束性収縮の出現はない	線維束性収縮が出現する

(Adams et al. 1977，一部改変)

動的状態であって，楽しいあるいは憂うつのような感情を指す．気分については，最近の数週間どのような感情を抱いていたかを質問する．反応性うつ状態（reactive depression）は，重度機能障害の急性発症に続発することが多い．慢性疾患の患者に，新たな機能的制限が生じたときにも，反応性うつ状態が観察される．これは，患者には自己が何を失ったのかに対する洞察力があることを表している（Stolov et al. 1994）．なお，反応性うつ状態では，食欲不振や睡眠障害が明らかなときは，治療を必要とする．

② 神経筋機能

神経筋機能（neuromuscular function）の検査では，運動麻痺，筋緊張異常，運動失調，反射異常，感覚障害，不随意運動，脳神経障害，自律神経障害の有無やその特徴を検討し，病変部位および機能障害の要因を分析する．

ⅰ）運動麻痺

運動麻痺（motor palsy）は，皮質運動野から上位運動ニューロン，下位運動ニューロン，筋肉までの伝達障害によって生じる随意運動の消失である．上位運動ニューロンの機能障害による運動麻痺では，痙縮（深部反射亢進），バビンスキー徴候（Babinski sign）などが観察される．下位運動ニューロンの機能障害では，痙縮はなく，筋萎縮（muscle atrophy）[13]や線維束性収縮（fasciculation）[14]が出現する（表2-28）．筋病変でも痙縮はなく，筋萎縮が生じる．下位運動ニューロンの機能障害による筋萎縮を神経原性萎縮（neurogenic atrophy），筋病変による筋萎縮を筋原性萎縮（myogenic atrophy）という．筋電図検査や病理学的検査によって，両者は区別される．神経原性筋萎縮の要因としては，筋萎縮性側索硬化症やギラン・バレー症候群（Guillain-Barré syndrome）などがある．筋原性萎縮の要因には，多発性筋炎，進行性筋ジストロフィー，周期性四肢麻痺，重症筋無力症などがある．運動麻痺と確定するには，筋力低下と皮質運動野から筋肉までの病変の所見を明らかにする必要がある．例外的なのは，ヒステリーによる運動麻痺であり，筋力低下以外の所見を示さないことが多い．筋力低下は徒手筋力テストを用いて判断するが，身体の左右側，上下半身，四肢遠位部と近位部の比較を行って決定する．軽微な麻痺のテストには，睫毛徴候[15]，バレー徴候（Barré's sign）[16]などが用いられる．

運動麻痺は，その程度によって完全麻痺（paralysis）と不完全麻痺（paresis）に分けられる．また，麻痺の分布によって単麻痺（monoplegia），片麻痺（hemiplegia），対麻痺（paraplegia），四肢麻痺（tetraplegia, quadriplegia），および両片麻痺（double hemiplegia；上肢の麻痺が下肢よりも重度）に分類す

---

[13] 筋萎縮：筋萎縮は筋の容積が減少することである．筋のふくらみが減り，触診では弾力性がなくなる．母指球，小指球，第1，2指間の第1背側骨間筋，前腕尺側近位部，肩甲骨棘上・棘下筋，下腿前外側部（前頸骨筋部）など本来ふくらみをもつ部位が扁平化することで明らかとなる

[14] 線維束性収縮：筋腹にみられる筋の小さな収縮で，筋線維束の一部に限局する速い収縮である．1個の脊髄前角細胞とそれが支配する筋群（運動単位）の収縮である．下位運動ニューロン病変で出現する．

[15] 睫毛徴候：目を強く閉じさせると，健側に比べて麻痺側で睫毛が表面に残る徴候である．軽い顔面神経麻痺の発見に有用である．

[16] バレー徴候：片麻痺患者に腹臥位で膝を90°屈曲位に保たせると，麻痺側の膝が次第に伸展する現象である．軽い片麻痺の発見に有用である．

る．

ii）筋緊張

筋緊張（muscle tone）は，筋を他動的に伸展したときの抵抗によって判定する．筋緊張の異常には，筋緊張低下（hypotonia）と筋緊張亢進（hypertonia）がある．

筋緊張低下は，伸展性（extensibilité）や被動性（passivité）の亢進した状態である．伸展性は，筋を他動的にゆっくりと伸展したとき，その筋が伸展される程度である．被動性は，ある程度の速さで動筋と拮抗筋を他動的に交互に伸展させたときの伸展の程度である．たとえば，患者の前腕遠位部を保持して，掌-背方向にすばやく振って，手掌の揺れの大きさを観察する．手が異常に大きく振れれば異常と判定する．筋緊張低下は，小脳，脊髄後索，末梢神経，筋病変などによって生じる．

筋緊張亢進（hypertonia）には，痙縮（spasticity）と強剛（rigidity）がある．痙縮では，筋の他動的伸展に対する抵抗が，ある程度まで伸展したときに最大となり，その後に急速に減弱する．強剛では，他動的伸展の始めから終わりまで，一様の抵抗がある．痙縮では伸展の速さが増すほど抵抗は強くなるが，強剛では抵抗の程度は速さに依存していない．痙縮は錐体路障害，強剛は錐体外路障害によって出現する（図2-15）．

iii）運動失調

運動失調（ataxia）は，動作時の運動が円滑さ，正確さを欠き，四肢関節間の動きの協調性を失った状態である．ただし，運動麻痺，痙縮や不随意運動などによる協調運動（coordinated movement）の異常は含めない．運動失調には，四肢の運動中に生じるもの（協調運動障害，incoordination）と，起立や歩行時の揺れ（平衡障害，disequilibrium）とがある．運動失調の出現に関係する病変部位は，小脳，脊髄後索，前庭迷路である．

協調運動障害では，上肢の運動のときに手先が目標を行きすぎたりあるいは届かなかったり（測定異常，dysmetria），目標の近くで手先が動揺して直線的に進まなくなる（動揺，oscillation，運動時振戦，tremor in movement）．上肢の2関節以上

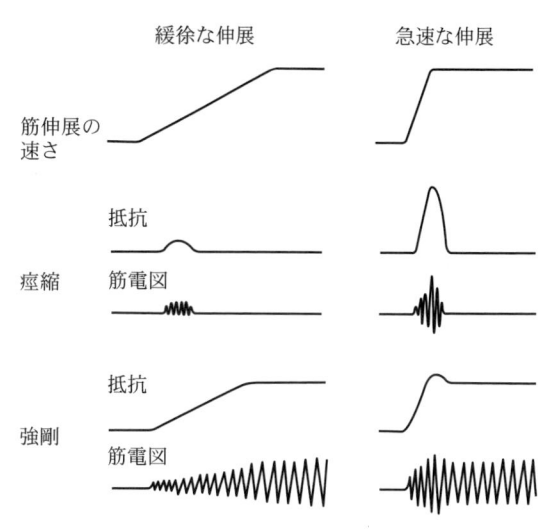

図2-15　痙縮と強剛の相違（中村　1997a）

を同時に用いる運動で各関節運動のタイミングに異常があり，手先の運動の軌跡が直線ではなく，三角形の2辺を描くようになる（運動の分解，decomposition of movement）．運動パターンの切り替えも冒され，種々の交互反復運動が拙劣となる（反復拮抗運動不能症，adiadochokinesis）．

平衡障害は，立位姿勢の保持あるいは歩行のときに体幹に生じる前後左右への動揺であり，姿勢の保持，外力が加わったときに姿勢を安定した元の状態に戻す反応（バランス反応），歩容（gait；歩行時あるいは走行時の身体運動パターン）を観察する．患者に立位姿勢を保持したまま，閉眼するように指示する（ロンベルク試験，Romberg test）．脊髄後索や前庭迷路に病変のある患者では，身体動揺が増強し，立位保持が困難となる．これをロンベルク徴候（Romberg sign）陽性という．小脳病変のある患者では，閉眼による身体動揺の増強は少ない（ロンベルク徴候陰性）．このことを利用して，両者を鑑別することができる．

iv）反射

反射（reflex）は，刺激に対する無意識的な生体の応答であり，比較的一定の様式で出現する．反射には，深部反射（deep reflex，腱反射，tendon reflex）と表在反射（superficial reflex，皮膚反射，skin reflex）がある．

深部反射は，ハンマーで腱を叩打すると，その腱に連なる筋が収縮する現象である．筋が急速に伸展されると，その筋内にある筋紡錘が興奮し，そこから発する求心性入力が脊髄に伝わり，同じ筋の運動ニューロンに単シナプス性に興奮を伝え，筋収縮が生じる．この経路を反射弓(reflex arc)という．出現する反射は，筋収縮の程度によって，消失あるいは低下，正常，亢進に分けられる．代表的な深部反射には，腕橈骨筋反射，上腕二頭筋反射，上腕三頭筋反射，大腿四頭筋反射（膝蓋腱反射），下腿三頭筋反射（アキレス腱反射）がある．

反射の消失（areflexia）や低下（hyporeflexia）は，反射弓の病変で起こる．反射亢進（hyperreflexia）は，反射中枢よりも上位の脳あるいは脊髄の病変によって，上位中枢から反射中枢への抑制がなくなるために生じる．

表在反射は，皮膚や粘膜を刺激したとき，刺激部位の筋が収縮する現象であり，皮膚筋肉反射（skin-muscle reflex）とも呼ばれている．表在反射の異常は，消失あるいは低下である．代表的な反射に，足底反射，角膜反射，軟口蓋反射，腹壁反射，肛門反射などがある．足底反射（plantar reflex）は，足底外側部を針先でこすると足指が底屈する反射である．錐体路障害の徴候とされる病的反射では，足指の背屈と開排が生じる．この現象をバビンスキー徴候（Babinski sign）陽性という．

v）感覚障害

感覚（sensation）とは，適当刺激（adequate stimulus；特定の感覚受容器が特定の刺激により特異的興奮を生じるときの刺激）が加わったことにより，感覚器官に生じた興奮が意識されることをいう．

感覚障害（sensory disturbance）には，自覚的感覚障害と他覚的感覚障害がある．外界からの刺激がなくても感じる異常な感覚が自覚的感覚障害である．しびれやしめつけられるような感じなどが含まれ，異常感覚（dysesthesia）と呼ばれる．他覚的感覚障害は，外界からの刺激に対して感じる異常であり，強さ，部位，種類などをテストすることによって感覚障害の特徴が明らかとなる．

ここでは体性感覚障害を主に取り扱う．体性感覚（somatic sensation）は，表在感覚（superficial sensation）と深部感覚（deep sensation）に分けられる．

・表在感覚：皮膚や粘膜に加わった刺激による感覚であり，触覚，痛覚，温度覚がある．触覚は筆やガーゼなどで患者の皮膚に軽く触れて，痛覚は針先などで皮膚に触れて，温度覚は44℃の温水や氷水を入れた試験管で皮膚に触れて，感覚の質や程度を聴取する．左右の上下肢，近位部と遠位部を比較する．健常な部分を10として，感じの鈍さはいくつになるかを尋ねることによって，感覚減退（hypesthesia）のおおよその程度が明らかになる．まったく感じなければ0と，半分くらいであれば5と答えさせる．

・深部感覚：筋，腱，骨膜などの深部組織に加わった機械的刺激で生じる感覚である．臨床では，主に振動覚（vibratory sense）や位置覚（position sense）を取り上げる．振動覚検査では，128 Hzの音叉を振動させて，身体で骨が突出している部位（上肢では橈骨茎状突起や肘頭，下肢では膝蓋骨，外果や内果）に当てて，振動を感じなくなるまでの時間を測定する．さらに，同じ強度の振動を用いて，異なる身体部位で比較検討する．位置覚は，患者を閉眼とさせてテストする．片側の上肢あるいは下肢に力を入れないように指示してから，他動的にある肢位に保持する．その後，患者に対側肢をそれと同じ肢位とするように告げる．指探し試験では，片側の母指を伸展して，その他の手指を屈曲するように指示してから，手関節部を持って他動的に上肢をある肢位にする．その後，患者は対側手で保持されている上肢の母指をつかむように指示する．

3 画像診断

従来のX線フィルムによる診断に加え，放射性同位元素を用いる核医学検査が普及し，放射線診

断と呼ばれた．一方，X 線 CT や磁気共鳴画像などを加えた診断の総称として，画像診断（image diagnosis）と呼ばれている．

1-X 線写真

X 線写真（radiograph, radiogram）は，X 線による体部位の透過像を写真にするものである．図 2-16 に健常者の胸部 X 線写真正面像を揚げる．図 2-16 右のように気管支，肺，心臓，大動脈弓，肺動脈，横隔膜，鎖骨，脊椎（頸椎，胸椎），肋骨，縦隔などが観察される．肺炎，肺癌といった呼吸器疾患，先天性心奇形，心肥大，うっ血性心不全，大動脈瘤など循環器疾患の手掛かりとなる．また，膠原病，血液疾患，内分泌疾患，神経疾患など，種々の全身性疾患のスクリーニングとしても用いられる最も一般的な X 線検査である．

X 線透過性の低い骨や関節の X 線写真は，骨折，骨腫瘍，変形性関節症などの診断に用いられる．X 線では写らない軟部組織についても，筋組織内の石灰化（異所性骨化），椎間板変性の疑いなど，重要な情報をもたらす．たとえば，転倒後，股関節部の痛みと可動域制限を認める患者は，大腿骨頸部骨折が疑われるが，骨盤や股関節 X 線写真で確認することができる（図 2-17）．大腿骨頸部骨折の Garden 分類では，Stage I は骨性連絡の残存した不完全骨折で，陥入骨折や外転骨折がここに含まれる．Stage II は完全骨折であるが，まったく転位のないもの，Stage III は転位のある骨折で，回旋転位し内転骨折したもの，Stage IV も転位のある骨折で，骨頭は遠位骨片との連絡が断たれて臼蓋内に遊離している状態である．図 2-17 は Stage IV に該当する．

2-造影撮影（カテーテル検査）

管腔臓器の検査には，造影剤を管腔に注入して，X 線撮影による画像を作成し，その管腔の病変を明らかにする方法がある．食道・胃のバリウムによる造影検査，注腸造影検査などがある．嚥下障害や誤嚥性肺炎を反復する患者には，ビデオ造影検査（video fluorography：VF）を行う．X 線透視

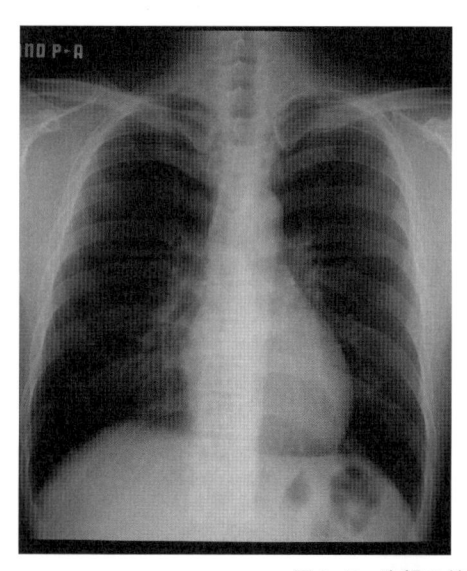

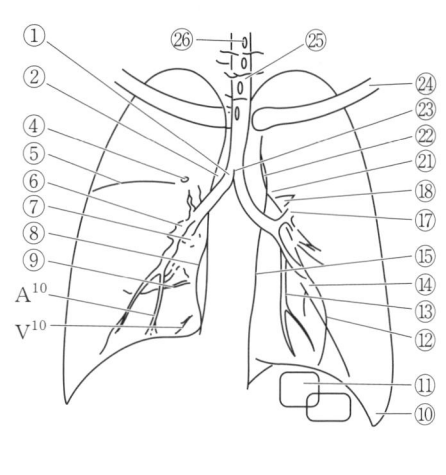

図 2-16 胸部 X 線像（正面，健常者）
①右主気管支，②上大静脈，④右 A3b，B3b 正接像，⑤毛髪線，⑥右肺動脈，⑦右中葉気管支口，⑧右心房（右 2 号），⑨右下肺動脈，⑩左肋骨横隔膜角，⑪胃泡，⑫左心房（左 4 号），⑬左底幹の気管支・肺動脈，⑭左心耳（左 3 号），⑮下行大動脈，⑰左上葉気管支，⑱左肺動脈（左 2 号），㉑A-P 窓，㉒大動脈弓（左 1 号），㉓気管分岐部，㉔鎖骨，㉕気管，㉖棘突起

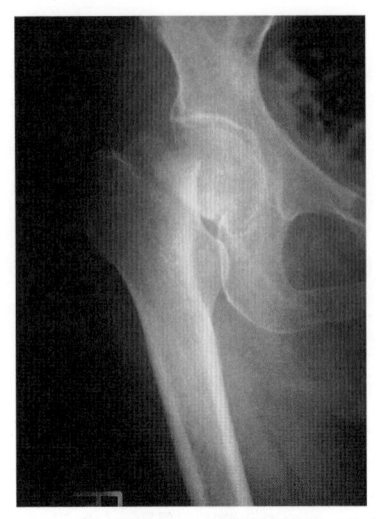

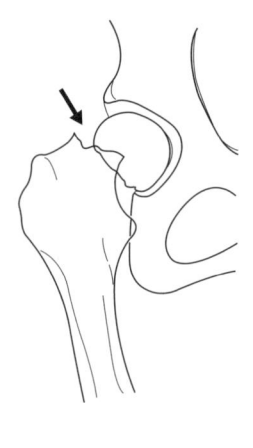

図 2-17 股関節正面像（右大腿骨頸部骨折）

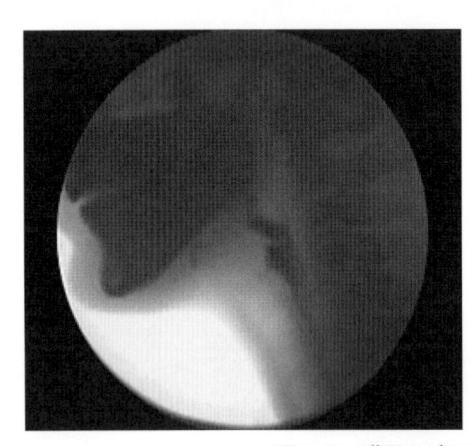

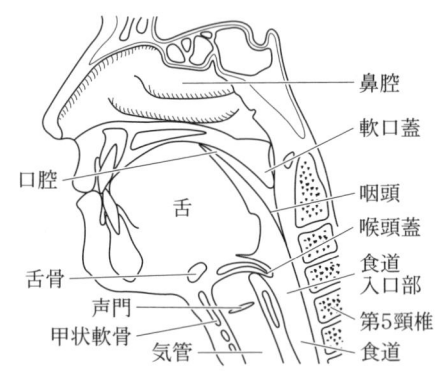

図 2-18 嚥下のビデオ造影検査（健常者）
水溶性造影剤を加えた食塊が喉頭蓋を押し下げて，咽頭から食道へ流入している（嚥下の第2相，咽頭期）．

検査とテレビカメラを用い，ビデオモニターで嚥下にかかわる解剖学的構造（口腔・咽頭・喉頭・食道）の機能を記録し，液体には増粘剤を加えて嚥下しやすい食物形態を決定するために用いる（図 2-18）．

血管の場合は，経皮的カテーテル法（percutaneous catheterization）を利用する．動脈あるいは静脈に針を穿刺し，この針の内腔に細いワイヤーを通して，針を抜く．その後にワイヤーを通してカテーテルを血管内に挿入する．ガイドワイヤーは抜去し，関心領域までカテーテル先端を進めて造影剤を流し，血管病変を調べる（セルディンガー法，Seldinger method）．対象部位は，心臓，全身の血管に及ぶ．心臓・大血管を対象とする場合，造影剤を流して心臓弁膜症，冠状動脈病変，大動脈疾患の診断に用いる．また，心室や大血管内の圧力を測定し，心機能の評価（アセスメント）も可能である（心臓カテーテル，cardiac catheter）．神経系疾患では，脳血管撮影があり，頸動脈造影（carotid angiography：CAG）と椎骨動脈撮影（vertebral angiography：VAG）の2つがある．CAGとVAGを左右の血管について検査する場合は，4-

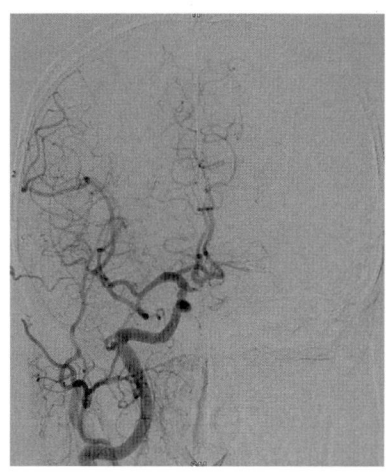

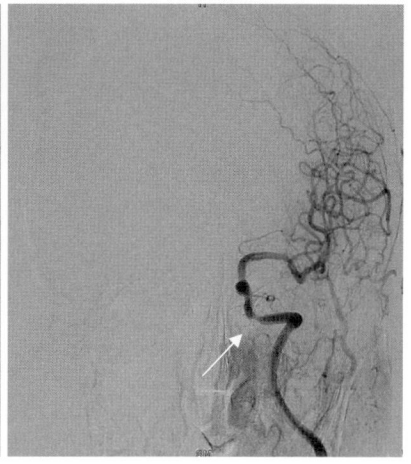

図2-19 脳血管造影
左：右内頸動脈（正面），右：左内頸動脈（左正面），左内頸動脈に狭窄（白色矢印）がみられる．

vessel study と呼ばれる．多発性脳動脈瘤の検査で行われる．さらに，ウィリス（Willis）動脈輪を介した血流分布を知り，片側の脳血管手術を行う場合，対側からの代償的灌流の有無を検討するさいに必要な検査である．

図2-19左は右内頸動脈撮影の正面像であり，特に異常を認めない．一方，**図2-19右**は左内頸動脈撮影であるが，白矢印部分は角度を変えて撮影しても常に狭窄が認められた．高脂血症からくる脳動脈硬化性病変である．この患者では，セルディンガー法を用いた血管内手術（intravascular surgery）により狭窄部を拡張して，ステント（stent）を留置した．セルディンガー法は血管撮影だけでなく，このような血管内手術や内臓の悪性腫瘍に対する抗癌剤治療などにも用いられている．

3 -コンピュータ断層撮影法

単純X線画像は，X線の物質による吸収度の違いを利用して画像を得るものである．被写体を透過した後のX線は，透過した物質（骨，水，脂肪，空気など）によって，その吸収のされ方が異なる．その差によって，生体組織の画像を得ることができる．コンピュータ断層撮影法（computed tomography：CT）では，生体にX線を照射し，対側に位置する検出器から生体を通過したX線を検出する．この操作を繰り返しながら，照射方向を360°回転させ，得られた結果を計算することによって，照射した断面の画像を再構成する（**図2-20**）．画像の輝度は相対的なもので，骨を1,000（白），空気を-1,000（黒），水を0として輝度を割り振る（この値をCT値という）．脳のCTでは，頭蓋骨，脳，脳室の形態を知ることができる．血液は白く描出されるため，脳出血の病変は白く描出される．逆に脳梗塞では，脳細胞の浮腫や壊死を生じ，水成分が増して，低吸収像（輝度の低下）となり，出血と梗塞の早期鑑別診断に有用である．脳室の拡大，腫瘍による形態変化の描出も可能である．脊椎や後縦靱帯骨化の描出には優れているが，脊髄の描出には造影剤と組み合わせたミエロCTが必要となる．検査時間が短く禁忌はないが，被曝の問題と解像度の低い点に問題がある．

4 -磁気共鳴画像診断

磁場に置かれた物質のなかには磁場方向にスピンが向き，磁場強度と物質に特異的な周波数のラジオ波を吸収してスピンの向きが変わり（励起），ラジオ波の停止とともにエネルギーを放出しながら（磁気共鳴現象），元の状態にスピンの向きが復する（緩和）ものがある．このような現象を利用

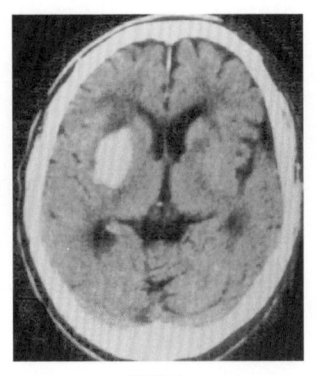

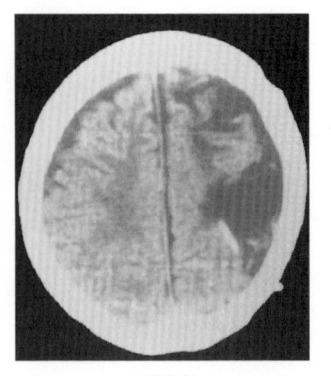

脳出血　　　　　　　　　　　脳梗塞

図2-20　脳血管疾患のCT像
　左図は白い塊が血腫であり，被殻部に広がっている．右図の黒い部分が梗塞巣であり，中大脳動脈閉塞によって出現した．

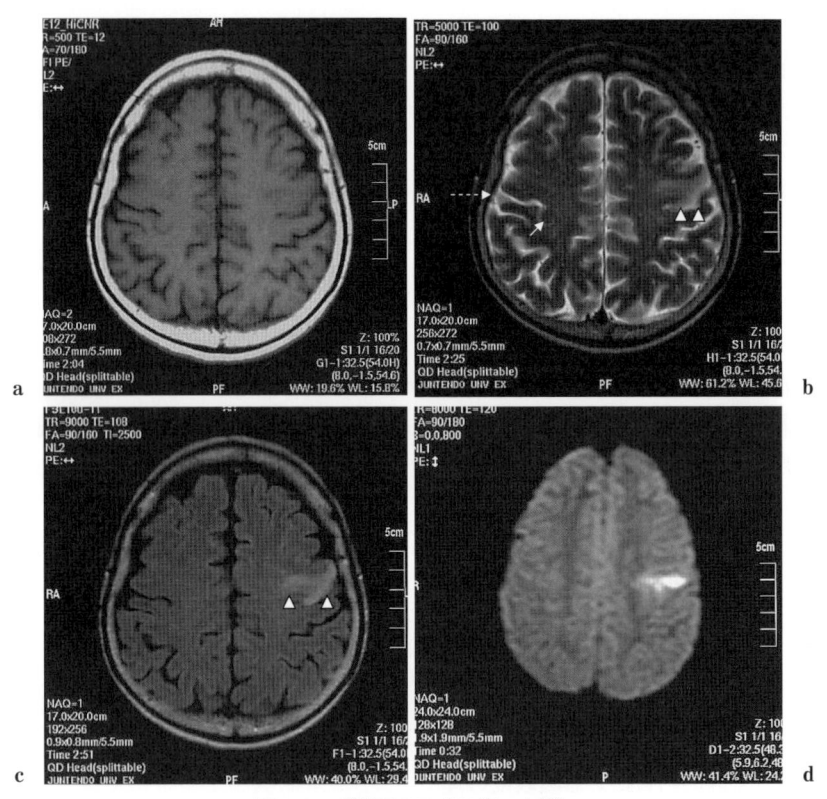

図2-21　頭部MRI（55歳，女性）
　a：突然，構音障害を生じて入院した翌日のT1強調画像．b：T2強調画像．左大脳半球中心前回にT2で高信号域（白矢頭）がみられるが，接する脳脊髄液との境が明らかでない．白矢印，点線については本文参照．c：FLAIR画像．この像では，脳脊髄液が無信号になっており左前頭葉・中心前回（運動野）の高信号域（△）が明らかになっている．d：拡散強調画像．急性期の脳梗塞の発見に有効である．cでみられる高信号域と比べてやや深部で狭い範囲に高信号域が限局していることがわかる．

88

第2章　病理志向的アプローチ（臨床医学総論）

して画像を得ることを磁気共鳴画像診断（magnetic resonance imaging：MRI）といい，生体では水素が利用される．高磁場（1〜1.5テスラ[*17]）を実現するために超伝導を利用する装置を超伝導型MRI装置といい，単なる磁石による磁場を利用するものを常伝導型MRI装置と呼ぶ．置かれた分子内の環境により緩和は異なり，違いを知ることにより水素を含む物質の違い（水，脂肪，その混合など）がわかる．磁場に影響を及ぼす磁性体を含む場合（ヘモグロビン内鉄など）にも緩和は異なる．緩和には縦（T1）緩和，横（T2）緩和があり，T1強調（**図 2-21a**），T2強調（**図 2-21b**），プロトン密度強調画像を得ることによって，形態だけではなく構成体の質をも知ることができる．逆に水素の少ない皮質骨，石灰化，靱帯などは描出できない．脳においては脳実質の描出に優れ，ヘモグロビンの変化に応じた輝度の変化による出血巣の時間経過を追うことができる．腫瘍などの脳血管関門の破綻により取り込まれることを利用したガドリニウムによる造影MRIも行われる．脊髄病変も描出される．時間がかかり，装置が高価である．また，磁場の影響を受ける心臓ペースメーカー，血管クリップなどを有する患者には禁忌である．不穏あるいは閉所恐怖症のある患者では，検査ができないことがある．近年，次のようないろいろな撮像法が開発されている．

図2-21は55歳の女性で，突然，構音障害が出現し，入院した翌日の頭部MRI所見である．頭部CTに比較して，MRIは病変の検出頻度が高いと考えられる．特に，骨に囲まれた脳幹部については，MRIはCTのように骨によるアーチファクト（artifact）の影響を受けることが少ない．発症後早期で，病変部位が壊死に陥っていなくても，T1強調画像とT2強調画像の比較によって，軽度の浮腫を示すことができる．図2-21bは，図の左側（右大脳半球に相当）でprecentral knobと呼ばれる構造がみえる（白矢印）．この部位はmotor hand areaとされ，この外側の溝は，中心溝（central sulcus）（白点線）に相当する．したがって，患者の梗塞巣は中心前回にあると考えられる．しかし，脳溝に存在する脳脊髄液の高信号と重なって，病変の広がりを正確に限定することが，T2強調画像ではできない．

（1）**FLAIR**（fluid attenuated inversion recovery，**図 2-21c**）

梗塞巣はT2強調画像では高信号域として描出されるが，同時に脳室・髄液が高信号になるため，部位によっては区別が難しいことがある．脳脊髄液を無信号として描出する方法で，脳室や脳溝に接した病巣の描出に優れている．転移，多発性硬化症，脳梗塞，腫瘍などで，T2強調画像では高信号の脳脊髄液に接して観察しにくい病変部が容易に観察されるようになる．

ここに提示した患者では，FLAIRの高信号域は中心前回の皮質と深部白質に及ぶことがわかる．FLAIRでは，T2強調画像の髄液による影響が少なくなっている．

（2）**拡散強調画像**（diffusion weighted image：DWI，**図 2-21d**）

通常のスピンエコー法などの180°パルスの前後に強い傾斜磁場（motion probing gradient：MPG）パルスを付加して，水の分子運動による拡散の影響を信号変化として描出した画像である．MPGが強いほど拡散は強調され，拡散が速いほど信号は低下する．超急性期の脳梗塞の診断では，発症直後から梗塞に陥った部位は著明な高信号として描出され，灌流画像との組み合わせで虚血性半陰影（ischemic penumbra；病巣中心部位は血流障害により不可逆の変化を生じるが，早期治療によって不可逆の変化を免れると想定される周辺部位を指す）の範囲が同定できる．梗塞直後から約10日後まで高信号となる．それ以外に，脳膿瘍，類上皮腫，出血，一部の悪性リンパ腫，髄芽腫，髄膜腫，脳炎にも有用である．

[*17] テスラ（tesla：T）；磁束密度の単位であり，1Tは1,000ガウス（gauss：G；磁気誘導のcgs電磁単位）である

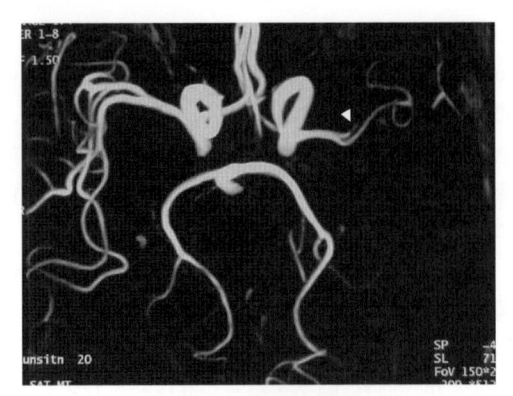

図 2-22　頭部 MRA
△は左中大脳動脈領域の閉塞を示す．

ここに提示した患者では，発症から 24 時間以内に撮影された拡散強調画像で左中心前回に梗塞巣が生じていることがわかり，急激な構音障害がこの限局的病変によって起こっていると診断することができる．

（3）灌流画像（perfusion MRI）

MRI を用いた脳灌流を調べる方法である．造影剤静注による信号強度変化から求める方法，オキシヘモグロビンとデオキシヘモグロビンの変化による内因性信号変化を利用する方法（blood oxygenational level dependent：BOLD 法）などがある．拡散強調画像と組み合わせて超急性期脳梗塞の診断に用いられる．

（4）機能的 MRI（functional MRI）

局所の脳活動に際して，赤血球のオキシヘモグロビンから酸素が取り出されてデオキシヘモグロビンに変化することによって磁化率に変化が生じる（BOLD 法）．これをとらえることで，局所脳活動の賦活部位近傍を信号の増加として示すことができる．運動野，視覚野などの同定に用いられる．

（5）MRA（MR angiography，MR 血管撮影）（図 2-22）

造影剤を用いずに血流を画像化する方法である．MRI では，流れのある部位は無信号になるという性質を利用して血管の構造を示すことができる．造影剤を用いないことから，無被曝，非侵襲的であり，脳ドックなどで脳動脈瘤の検出に用いられている．一方，動脈と静脈の分離ができない，

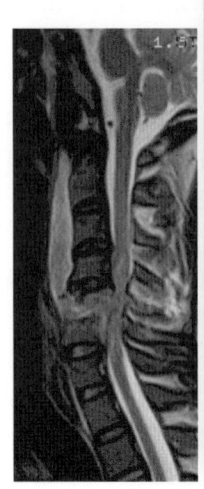

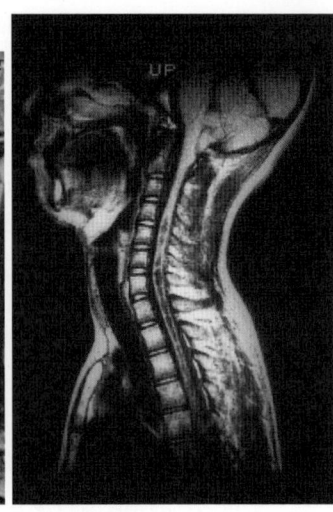

図 2-23　脊髄 MRI
左：外傷性脊髄損傷．頸髄 C5—6 レベルの骨損傷と頸髄損傷（T2 強調画像）．右：脊髄空洞症（T1 強調画像）．

空間分解能が劣る，乱流による造影欠損があり，狭窄部位が過大評価されやすい，動脈瘤は過小評価されるなどの欠点もある．MRA が従来の血管撮影に置き換わるには問題も多い．

図 2-22 は，突然に右片麻痺と失語症を生じた患者の MRA である．左中大脳動脈の起始部に狭窄・途絶がある．左大脳半球の血管像が右に比べて乏しいが，実際に，どの程度血流が低下しているのかを知るには，脳血管撮影か SPECT（single photon emission computed tomography）による脳循環の検査が必要である．発症時に心房細動があり，脳塞栓症と考えられている患者である．

MRI は脊髄にも用いられ，特に，矢状断面像が有用である．図 2-23 は脊髄 MRI である．左は外傷による頸髄損傷で，骨損傷が頸髄を圧迫していることがわかる．右は，脊髄中心管に T1 強調画像で低信号，T2 強調画像で高信号の空洞が存在することから脊髄空洞症と診断される．

5 -核医学検査

シンチグラフィー（scintigraphy）は，特定な組織あるいは臓器に親和性のある放射性核種を経静脈的に投与して，その物質の体内における分布状態を，外部から測定する診断法である．

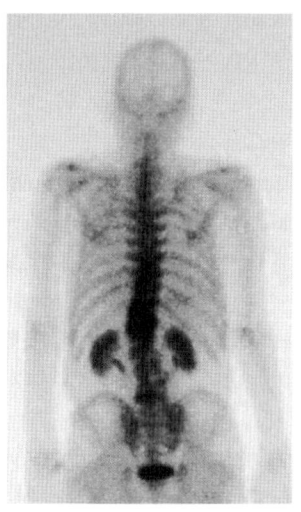

図 2-24 骨シンチグラム
^{99m}Tc-HMDP により下部胸椎への集積を認めた椎間板炎の症例.

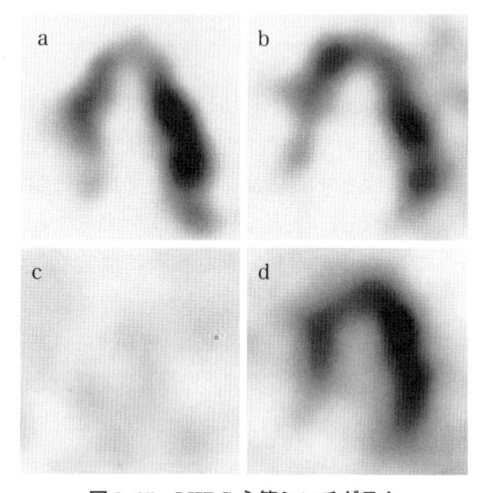

図 2-25 MIBG 心筋シンチグラム
a, b：病理学的にレビー小体を示さない家族性若年性パーキンソン病, c：特発性パーキンソン病, d：健常者. 特発性パーキンソン病では, その早期から心臓の交感神経終末の脱神経が生じており, MIBG 心筋シンチグラムが特発性パーキンソン病との関連疾患との鑑別に利用できる.
(Orimo et al. 2005)

- ^{99m}Tc-MAA：肺血流シンチグラフィー
- ^{133}Xe：換気シンチグラフィー
- Tc 標識リン酸化合物（^{99m}Tc-MDP：methylene diphosphonate, ^{99m}Tc-HMDP：hydroxymethylene diphosphonate）, ^{67}Ga citrate, ^{201}Tl（タリウム）, ^{111}Indium oxine 標識白血球, ^{99m}Tc-HMPAO 標識白血球, ^{131}I などを用いた骨シンチグラフィーがある（図 2-24）.

骨シンチグラフィーは転移性骨病変の検出のために重要な検査である. ^{67}Ga citrate は, 代謝が活発な細胞の多い腫瘍では良性でも悪性でも取り込まれるため特異性が低い. ^{201}Tl シンチグラフィーは, 腫瘍内新生血管, 早期静脈灌流, 動静脈シャントなどと関連し, 腫瘍の活動性をより正確に反映し特異性が高い. ^{99m}Tc-HMPAO 標識白血球シンチグラフィーは, 癌の転移性骨腫瘍の診断に有用で, 特に MRI では明白でなく, 圧迫骨折を伴う多発性骨転移で骨シンチグラフィーや通常の X 線学的検査で診断不能な場合には有用である.

図 2-24 は, 発熱と炎症反応陽性で腰痛を訴えた患者の骨シンチグラフィーである. 下部胸椎に炎症があり, 胸椎 MRI などから椎間板炎と診断された.

最近, 特発性パーキンソン病では早期から心臓交感神経終末の変性があり, MIBG (*meta*-iodobenzylguanidine) 心筋シンチグラムはパーキンソン病とパーキンソニズムの鑑別に利用できることが示された（図 2-25）.

6 -超音波検査（エコー検査）

人間の耳に聞こえない高い周波数の音である超音波は, 生体軟部組織をよく伝播し, 異なる物質間の境界面で一部は反射し, 一部は透過する性質がある. 超音波検査（ultrasonograph, echograph）は, 生体内から戻ってきたエコー信号をとらえて, 生体内部の構造や生体内部の音響的特徴を知り, 病気の診断や病態生理に関する解析に用いるものである. 超音波診断装置には, A, B, M モードの 3 種類がある（図 2-26）. A モードは amplitude の A を意味し, B モードは brightness の B を意味する. M モードは motion の M を意味する. M モードは運動しているものを観察するときに用いるが, B モードでも 1 秒間に 30 枚以上の画像をとるリアルタイム方式にすると運動状態の検査に用

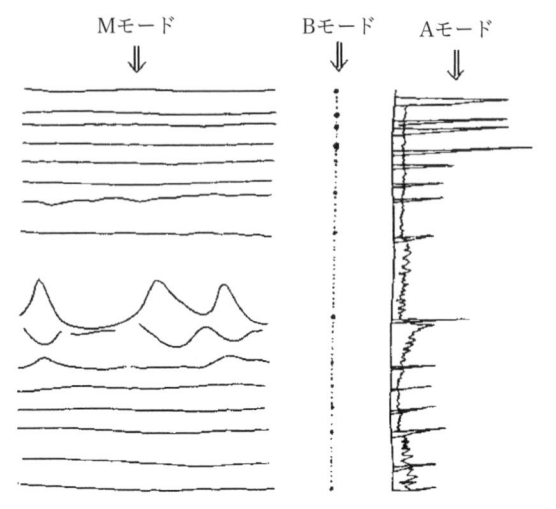

図2-26 超音波検査で用いるモード
異なる構造によって戻ってくるエコー信号の違いが，Aモードでは振幅として，Bモードでは輝度の違いとして表現される．構造が動きをもっている場合，経時的に配置すると左のMモードの像として示すことができる．

いることができる．

　超音波発生装置（探触子）から出る1本のビームをBモードで表現し，このビームが自動的に扇形に発生する場合，臓器の断層像が得られる（図2-58参照）．Bモードのビームの方向を固定し，その線上の弁や心室壁の動きを時間的に表現することも可能である．

　心臓に用いる場合，超音波心臓検査法（echocardiography，心エコー検査法，echocardiogram）と呼ばれる．この方法では，心臓の形態とその変形，大きさと動きが観察される．心室の容積を求め，拡張終期容量と収縮終期容量の差から1回拍出量が推定できる．

　移動する物体からの反射波は，周波数が変化する性質がある（ドップラー効果，Doppler effect）．超音波検査では，この性質を利用して，心臓や血管内を移動する血液の流れを観察することができる（ドップラー法）．

　心肥大の有無と程度，心筋梗塞の傷害部位の同定，心不全のさいの心機能評価（アセスメント），心弁膜症の診断，重症度の判定，先天性心臓病の診断に有用である．非侵襲的にリアルタイムに情報が得られ，何度でも繰り返し行うことが可能である．

　頸動脈に探触子を当てて，動脈硬化性変化を調べることができる（図2-27，28）．

4 内視鏡検査

　内視鏡（endoscope）によって，直接に目的臓器内をみることができて，病変が存在する場合には直視下に目標とする病変をとらえて，そこから生検材料を採取し，確実な病理診断をすることができる．このため，病変の確定診断には欠くことのできない重要な検査になっている．特に，消化器疾患では顕著である．硬性鏡，軟性鏡，ファイバースコープがあり，近年では，先端にCCD（charged couple device）を組み込んだ電子内視鏡が用いら

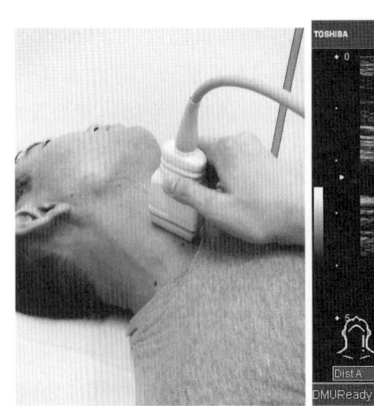

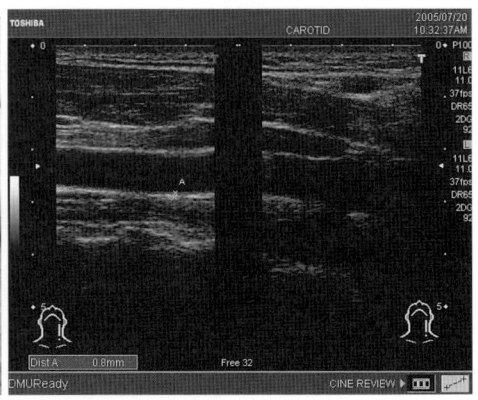

図2-27 頸動脈超音波検査

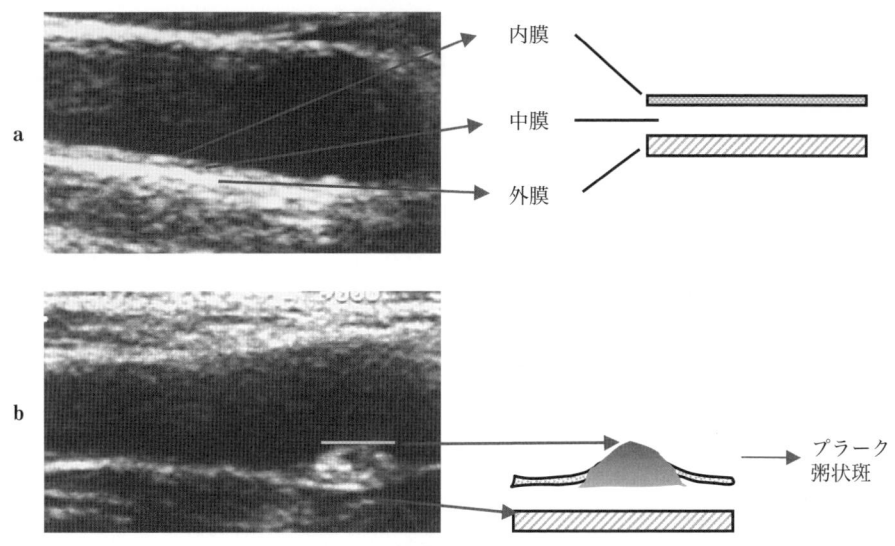

図 2-28 頸動脈壁の構造と動脈硬化性病変

れている．電子内視鏡により，画像の見やすさ，データ処理の簡便化の他に，内視鏡治療（高周波電流切除術，レーザー照射による出血に対する止血や腫瘍の治療など）へと適応が広がっている．

内視鏡は，消化管以外の管腔臓器（気管，気管支，膀胱，尿道，腎盂，尿管など）にも用いられている．さらに，関節腔，腹腔，脊髄，脳室に対しても応用されている．

5 臨床検査

臨床検査（clinical test）は，保健医療における診断や治療方針の決定，経過観察などの補助手段として利用されている．臨床検査は，検査対象によって，生体検査と検体検査に大別される．生体検査は，生理学的検査あるいは生理検査とも呼ばれている．生体からの情報について種々の機器を用いて直接測定するものであり，心電図，心音図，脳波，筋電図，肺機能検査，超音波検査などが含まれる．検体検査は，生体から得られた組織片や体液（検査材料あるいは検体）について，いろいろな器具や機械を用いて行う検査である．臨床診断における臨床検査の最大の特徴は，客観性と具体性である．検査結果は，具体的な数値あるいは陽性・陰性で表現され，客観性の高い生体情報となる．生体内の微妙な変動をとらえ，疾病の推定，疾病の重症度の判定，それに基づく適切な治療および治療効果の判定に不可欠なものである．また，健康診査でも臨床検査が行われ，潜在する疾病の早期発見，健康時の測定値を知る目的などに利用されている．

1-検体検査

検体検査は，尿，糞便，喀痰，各種分泌物（例：涙，汗，鼻汁，膿）などの排出物と，血液，髄液，消化液，関節液，胸水，腹水，骨髄，組織片などの生体から採取した材料を対象とする．検体検査は，測定原理から，慣用的におよそ表 2-29 のように分類されている．

臨床検査，特に検体検査には，客観性の高い生体情報を提供すると同時に，明らかな臨床徴候が出現する前に生体内の変化をとらえるという利点がある．そのため，健康診査や外来における初期診療時に一定の検査を行うことによって，異常の有無についてのふるい分けが可能になる．これがスクリーニング検査（screening test, 選別試験；はっきりした性質や基準に従って個体を分ける目的で考案された試験方法）である．その結果から，

表 2-29 検体検査の分類

1. 一般検査
2. 血液検査（血液学検査）
3. 生化学検査（臨床化学検査）
4. 血清検査（免疫血清検査）
5. 細菌検査（微生物検査）
6. 病理検査（病理組織検査）

表 2-30 基本的検査 1（改定案）（いつでもどこでも必要な検査）

1. 尿検査		蛋白，糖，潜血
2. 血液検査		白血球数，ヘモグロビン，ヘマトクリット，赤血球数，赤血球恒数(指数)
3. CRP		
4. 生化学検査		血清総蛋白濃度，アルブミン〔アルブミン・グロブリン比（A/G 比）〕．

（桑島 2006, 一部改変）

個体の病態の概略を把握し，問診や身体診察によって得られた情報と合わせて総合的な判断を下し，次の段階に進む．このような手順は，臨床的観点からだけでなく，医療経済の面からも合理的である．日本臨床検査医学会が推奨している基本的検査を**表 2-30, 31** に掲げる．

尿検査（urinalysis）では，蛋白や潜血などから腎泌尿器系の異常を知ることができる．さらに，糖の検査によって糖尿病の有無，比重からは水分代謝の異常を見いだすこともある．

血液検査（blood examination）では，白血球数や末梢血液像の異常から，感染症や白血病などを疑う．赤血球数，ヘモグロビン（Hb）やヘマトクリット（Ht）は，高値であれば赤血球増多症，低値であれば貧血を示唆している．赤血球恒数には，平均赤血球容積，平均赤血球 Hb 量，平均赤血球 Hb 濃度があり，鉄欠乏性貧血による小球低色素性貧血，巨赤芽球性貧血による大球性貧血などのような貧血の原因を推定する指標となる．

生化学検査（biochemical test）における血清総蛋白濃度と血清蛋白分画によって，脱水状態を含めて，体内蛋白代謝状態を知ることができる．たとえば，アルブミンは栄養状態や肝機能障害の程度を判断するのに役立っている．血糖や Hb A1c は糖尿病の有無についての判断に，総コレステロールと中性脂肪は高脂血症の有無とその分類の判断に有用である．AST（GOT），ALT（GPT），LD，ALP，γ-GT，ChE は，肝・胆道疾患の有無およびその内容を知るのに重要な検査である．腎機能障害は，尿素窒素やクレアチニンによって判定される．さらに，腎機能障害では，血清蛋白やコレステロールに異常を生じることもある．尿酸値は，痛風や腎不全などによって上昇する．

糞便検査（stool examination）では，潜血反応によって，消化性潰瘍，炎症性腸疾患，癌などによる消化管出血の判定に用いられる．血清検査（serum test）は，抗原抗体反応の特異性を利用するものである．CRP は肺炎球菌の C 多糖体と沈降反応を示す血漿蛋白であり，炎症性疾患や体内組織の壊死がある場合に著しく増加する．

なお，胸部単純 X 線写真では，通常は正面像を撮影するが，必要に応じて側面像，第 1 斜位（X 線撮影時にフィルムに右肩が接するようにして，およそ 45°の斜位となること）や第 2 斜位（フィルムに左肩を接する）でも撮影する．

腹部超音波検査では，照射線被曝の心配や肉体的苦痛を与えることなく，肝臓，胆管や胆嚢，膵臓，脾臓，消化管などの腹部臓器および腹部血管の異常を検出することができる．

基本的検査として行われる心電図検査では，肢誘導と胸部誘導の計 12 誘導を用いて，安静・背臥位で記録している．その波形の異常から，心臓の刺激伝導の異常，虚血の有無，肥大などの状態を判断する．

2 - 臨床検査の評価

（1）基準値と基準範囲

臨床検査における測定結果は，連続的な数量値として表される．個々の測定結果を判定・評価（アセスメント）するときの尺度として用いられる健常者集団の測定値が基準値（reference value）であり，その分布を基準範囲（reference interval）と呼んでいる．基準範囲は，健常者集団の最低値と最高値を含むすべての測定値ではなく，分布の中央

表 2-31 基本的検査 2（改定案）（入院時あるいは外来初診時でも必要のあるとき行う）

項目	臨床的意義
1．尿検査	
色調	
混濁	
pH	尿細管性アシドーシス，各種酸塩基異常
比重	脱水，糖尿病，尿崩症，腎不全
蛋白	腎炎，ネフローゼ症候群
糖	糖尿病，膵炎，膵癌，腎性糖尿
潜血	腎炎，尿路系結石
尿沈渣	腎炎，尿路系炎症，尿路系結石
ウロビリノーゲン*	肝炎，閉塞性黄疸，溶血性貧血
ビリルビン*	
ケトン体*	飢餓，糖尿病，内分泌疾患
2．血液検査	
赤血球数（red blood cell count：RBC）	各種の貧血（鉄欠乏性貧血，
ヘモグロビン（hemoglobin：Hb）	再生不良性貧血，
ヘマトクリット（hematocrit：Ht）	巨赤芽球性貧血，
赤血球恒数（指数）	溶血性貧血），多血症
平均赤血球密度（mean corpuscular volume：MCV）	
平均赤血球ヘモグロビン量（mean corpuscular hemoglobin：MCH）	
平均赤血球ヘモグロビン濃度（mean corpuscular hemoglobin concentration：MCHC）	
網赤血球数	溶血性貧血，赤芽球癆
血小板数	特発性血小板減少症，骨髄線維症
白血球数	感染症，炎症性疾患，白血病，アレルギー性疾患
末梢血液像（好中球，好酸球，好塩基球，単球，リンパ球）	
3．生化学検査	
血清総蛋白濃度	栄養障害，脱水症，ネフローゼ症候群，肝硬変，
血清蛋白分画	骨髄腫
随時血糖	糖尿病，慢性膵炎
（ヘモグロビン A1c：HbA1c）	
総コレステロール	高脂血症，肥満，糖尿病，内分泌疾患
中性脂肪	
アスパラギン酸アミノトランスフェラーゼ	肝機能障害，心筋梗塞，筋疾患
〔aspartate aminotransferase：AST（GOT）〕	
アラニンアミノトランスフェラーゼ	肝機能障害
〔alanin aminotransferase：ALT（GPT）〕	
乳酸デヒドロゲナーゼ	肝疾患，心筋梗塞，筋疾患，血液疾患，悪性腫瘍
〔lactate dehydrogenase：LDH（LD）〕	肝疾患，胆道系疾患，骨疾患
アルカリホスファターゼ	
（alkaline phosphatase：ALP）	
γ-グルタミルトランスペプチダーゼ	アルコール性肝障害，胆汁うつ滞
（γ-glutamyl transpeptidase：γ-GT）	
コリンエステラーゼ（cholinesterase：ChE）	肝疾患（脂肪肝），肝機能障害， ネフローゼ症候群，有機リン中毒
尿素窒素（blood ureanitrogen：BUN）	腎機能障害，脱水
クレアチニン	腎機能障害，筋疾患
尿酸	高尿酸血症，腎機能障害，痛風，白血病
4．血清検査	
C反応性蛋白（C-reactive protein：CRP）	感染症，炎症性疾患，動脈硬化性疾患
肝炎関連抗原・抗体	
B型肝炎抗原（hepatitis B virus surface：HBS抗原）	B型肝炎
B型肝炎抗体（hepatitis B virus：HBS抗体）	
C型肝炎抗体（hepatitis C virus：HCV抗体）	C型肝炎
梅毒血清反応	梅毒，膠原病
5．糞便検査	
潜血反応	消化管出血

*改定案には含まれない項目．

（桑島　2006，一部改変）

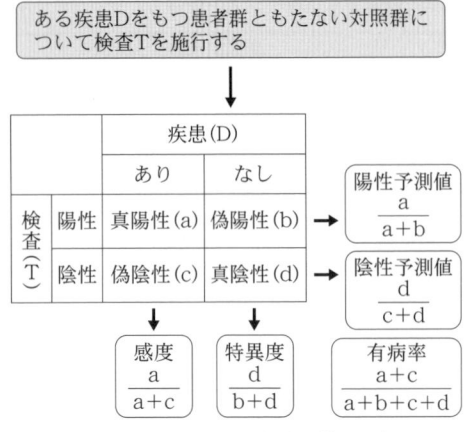

図 2-29　検査の診断的有用性の評価
（三宅　1998）

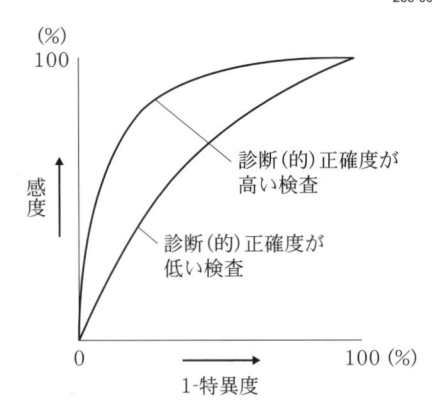

図 2-30　検査法の診断効率と ROC 曲線
（河合　1999，一部改変）

部 95％（ほぼ平均値±2 標準偏差）を含む範囲である．従来，基準値は正常値（normal value）と呼ばれていた．しかし，健常者でも 5％のものが「正常値」をはずれた測定値を示していること，また疾病による測定値の変動も考慮されていないため，「正常値」を健康として，それからはずれた「異常値」は疾病を意味するとは必ずしもいえない．そこで，健康を保証するような誤解を与える正常値（正常範囲）という用語に代わって，基準値（基準範囲）という術語が用いられるようになっている．

（2）病態識別値（カットオフ値，cut-off value）

基準値や基準範囲とは別に，診断基準値，治療目標値，パニック値などが，専門家集団の研究を通して合意された病態識別値として，臨床的評価（アセスメント）に用いられている．健常者集団の測定値による基準範囲と混同しないことが必要である．

（3）臨床検査の有用性と効率性

疾病（D）の有無を陽性あるいは陰性で診断する検査（T）の場合，その検査の診断能力は偽陽性あるいは偽陰性の程度によって評価される．検査結果を陽性あるいは陰性と判定して，実際の疾病の有無によって，それらを 2 群に分ける．図 2-29 に掲げた計算式から感度と特異度を算出し，検査の診断能力，特性を評価する．感度（sensitivity）とは，疾病を有する患者に行った検査結果が陽性を示す比率であり，感度の高い検査は疾病を有する患者を見逃す比率が低いということになる．特異度（specificity）とは，疾病のない患者に行った検査結果が陰性を示す比率であり，特異度の高い検査は疾病のない対象者を患者とする比率が低いということになる．また，疾病を診断する検査法の診断能力の比較や適切な病態識別値（カットオフ値）を設定するときには ROC 曲線（receiver operating characteristic curve）を用いる（**図 2-30**）．ROC 曲線とは，カットオフ値を変えたときの感度と特異度の変化を記録したものである．診断能力の高い検査ほど ROC 曲線は左上に近づき，そして左上（感度 100％，1－特異度 0％）の点に最も近い点のカットオフ値が臨床的に最も有効な値ということになる．

（4）臨床検査の誤差と精度管理（quality control）

検査の誤差は，分析原理や分析方法，分析機器，分析技術などの分析誤差と，検査の依頼から検査結果の解釈に至るまでの過程における分析外誤差とに大別される．分析誤差は，正確度（accuracy）と精密度（precision）という 2 つの指標で評価される．正確度とは，測定値が真の値にどれだけ近いかを表すものである．一方，精密度とは，測定を繰り返したときのばらつきを示すものであり，再現性ともいう．精密度は，変動係数（coefficient of variation：CV）で表示するのが一般的である．

$$変動係数（\%） = \frac{標準偏差}{平均値} \times 100\%$$

精度管理には，標準資料や管理検体を検体とともに測定して，正確度や精密度を確認する内部精度管理と，他施設との共同作業で測定値の互換性を確認する外部精度管理とがある．また，分析外誤差を把握するためには，検査室（部）の効率的な管理運営システムを構築することが必要となる．

6 電気生理学的検査

1－電気生理学的検査の基礎知識

生体には活動に応じて微小な電気現象が発生している．これらの生体現象は，特定の周波数帯域（周波数の幅）をもっている．一方，生体は電気的に複雑な環境に置かれ，目的とする電気現象よりずっと大きな外界からの干渉のなかで活動している．このような状況のなかで，目指す電気現象を取り出すために，小さな電位を増幅して取り出すこと（増幅器），特定の周波数を選択すること（濾過器，フィルター）が必要になる（図2-31）．

大脳の神経活動である脳波（EEG），筋肉を構成する運動単位の活動を示す筋電図（EMG），心臓の電気的活動を示す心電図（ECG）では，それぞれに適切な電位と周波数帯域がある（表2-32）．

電気生理学的検査（electrodiagnostic test）では，生体活動を濾過器（フィルター）を通してみていると考えることができる．たとえば，脳波は通常，数Hzから数10Hzの現象に注目して変化を調べるが，随意運動に伴って小脳-視床-運動前野に投射される運動準備電位は，数Hzより低い周波数が主体であり，通常の脳波検査では除去されてしまう成分である．このように，目標とする現象に合わせて濾過器の周波数帯域を決定する必要がある（図2-32）．

表面電極を皮膚上に貼って記録される筋電図活動は，多くの異なる運動単位の総和として記録される（図2-33）．

実際の記録では，種々のアーチファクト（artifact，人口産物）が混入する可能性がある（図2-34）．電気生理学的検査で，このようなアーチファクトの混入の少ない波形を得るためには，皮脂をアルコールでよく取り除き，皮膚抵抗を低くし，電極間の外部抵抗値のアンバランスを少なくする努力が必要である．

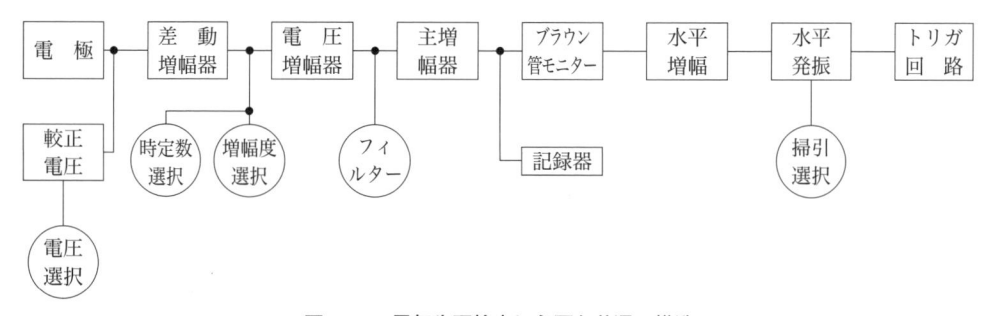

図2-31 電気生理検査に必要な共通の構造
○は，検者が目的に応じて設定する項目である．

表2-32 周波数特性と時定数

	電位の大きさ（mV）	周波数帯域（Hz）
EEG	0.001－0.10	0.02－100
ECG	0.02－5.0	0.1－30
EMG	0.003－5.0	2－10,000

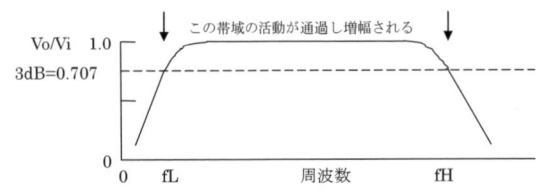

fL 低域遮断周波数（low cut filter）＝時定数（time constant）
fH 高域遮断周波数（high cut filter）
$2\pi fRC=1$
RC は時定数（秒），f は周波数（Hz）
時定数 0.3 秒とは，$f=1/(2\pi \cdot 0.3)=0.53$ Hz

図 2-32　周波数とフィルターの関係

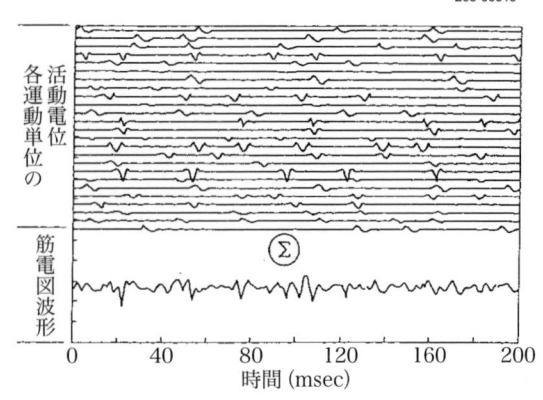

図 2-33　25 個の運動単位の活動が加算された結果得られた筋電図波形

(Basmajian et al. 1985)

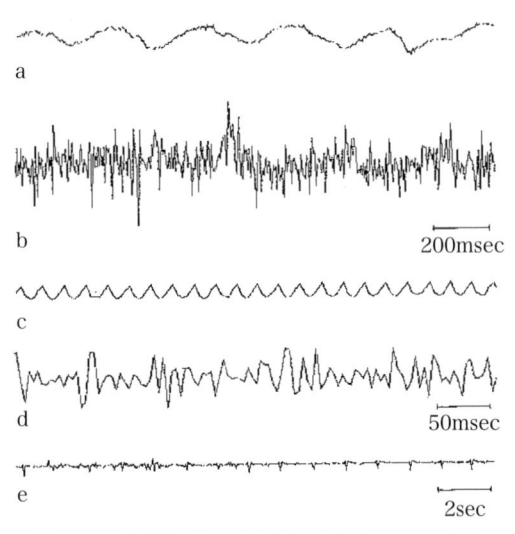

図 2-34　筋電図にみられる種々のアーチファクト
a：導線のゆれ，b：筋電図活動に導線のゆれが混入したもの，c：50 Hz のアーチファクト，d：筋電図活動にcが混入したもの，e：は心電図がアーチファクトとして混入したもの．

2 - 筋電図検査

　筋電図（electromyography：EMG）検査は筋の活動電位を記録するもので，針筋電図（needle EMG）と表面筋電図（surface EMG）とがある．針筋電図では，筋萎縮や筋力低下の責任病変が運動ニューロン（神経原性萎縮），筋（筋原性萎縮）のいずれにあるのかを検討する（図 2-35）．同心型針電極を用いて，静止時の自発放電の有無，筋の弱収縮時に識別できるひとつの運動単位の波形，強収縮時に出現する多数の運動単位の活動電位の重なり（干渉波形）の状態を観察する（図 2-36a）．
　神経原性萎縮の特徴は，

・脱神経を示す安静時の異常放電（線維自発放電，陽性鋭波，図 2-36b）
・運動単位の活動参加の減少に由来する不完全な干渉波形
・神経再支配の際に生じる活動電位の振幅と持続時間の増大（高振幅電位，多相性活動電位，図 2-36c，d）

などである．
　筋原性萎縮の特徴は運動単位内の筋線維の萎縮を反映し，

・低振幅電位
・短い持続時間の多相性電位

である．一般に干渉波形は保たれる．
　表面筋電図は針筋電図とは異なり，広い範囲からの運動単位の干渉波形を記録するので，筋の全体的な活動を知ることができる．2 個の表面電極を筋腹中央部の皮膚に 2—4 cm の間隔で装着し，臥床状態で静止時，筋の受動的伸張時，等尺性収縮時の筋活動を記録したり，種々の動作中の筋活動を記録する．痙縮や強剛などの筋緊張異常の分析，不随意運動の検討，動作中の表面筋電図は歩行や姿勢制御の状態の分析に利用される．

筋電図 \ 疾患	正常	神経原性疾患		筋原性疾患		
		下位運動ニューロン疾患	上位運動ニューロン疾患	ミオパチー	ミオトニー	多発性筋炎
1 刺入時電位	正常	増大	正常	正常	ミオトニー放電	増大
2 安静時電位		線維自発電位 陽性波				線維自発電位 陽性波
3 運動単位電位	0.5-1.0 mV 5-10msec	運動単位電位の増大 不十分な漸増	正常	運動単位電位の縮小 早期漸増	ミオトニー放電	運動単位電位の縮小 早期漸増
4 干渉波	十分	高頻度発射	低頻度発射	十分 低振幅	十分 低振幅	十分 低振幅

図2-35　下位・上位運動ニューロン疾患および筋原性疾患の筋電図所見

刺入時電位は下位運動ニューロン疾患および一部の筋原性疾患，たとえば多発性筋炎で増大し，ミオトニーではミオトニー放電が認められる．安静時電位，運動単位電位および干渉波は，それぞれカテゴリー別に特有な所見を示す．

(Kimura　1983，一部改変)

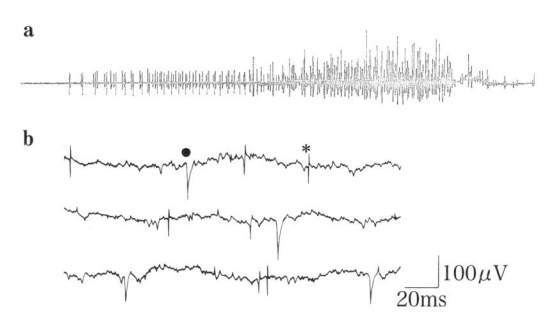

a

b

安静時の線維自発電位 (fibeillation potential) (＊)
と陽性鋭波 (positive sharpwave) (●)．

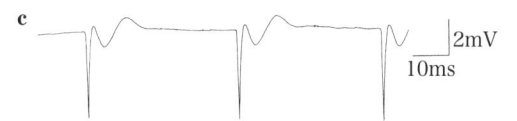

c

胸鎖乳突筋の弱収縮時の記録．運動単位は減少し，記録された運動単位は高振幅・持続時間の延長した典型的神経原性活動．

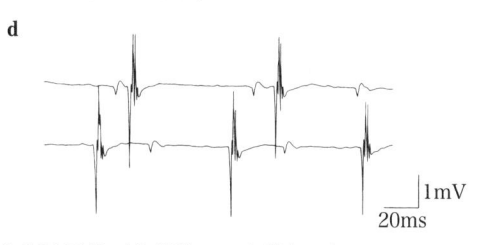

d

多相性電位（位相数が5を越える）．

図2-36　種々の針筋電図所見

a：健常者の針筋電図所見．安静状態から次第に筋力を強めたときの記録．弱収縮では数個の運動単位が活動し，強収縮では個々の運動単位の活動は融合し干渉波形を示す．b—d：疾患例．bは，多発ニューロパチー例に見られた安静時自発放電．c, dは，筋萎縮性側索硬化症例の随意収縮時の記録である．cは，胸鎖乳突筋の弱収縮時の記録．運動単位数が減少し，記録された運動単位は高振幅・持続時間の延長した典型的神経原性活動である．dは，同患者の大腿四頭筋の弱収縮時の多相性電位（位相数が5を越える）で神経原性活動を示す．

3 – 筋電図動作学

筋電図を運動・動作障害の分析に利用する分野を筋電図動作学（EMG kinesiology）という．筋機能（筋活動と筋張力との関係），反射異常や不随意運動，運動協調性（動きの円滑さや合目的性と筋群の活動パターンとの関係）などを検討の対象としている．手法としては運動学的データや運動力

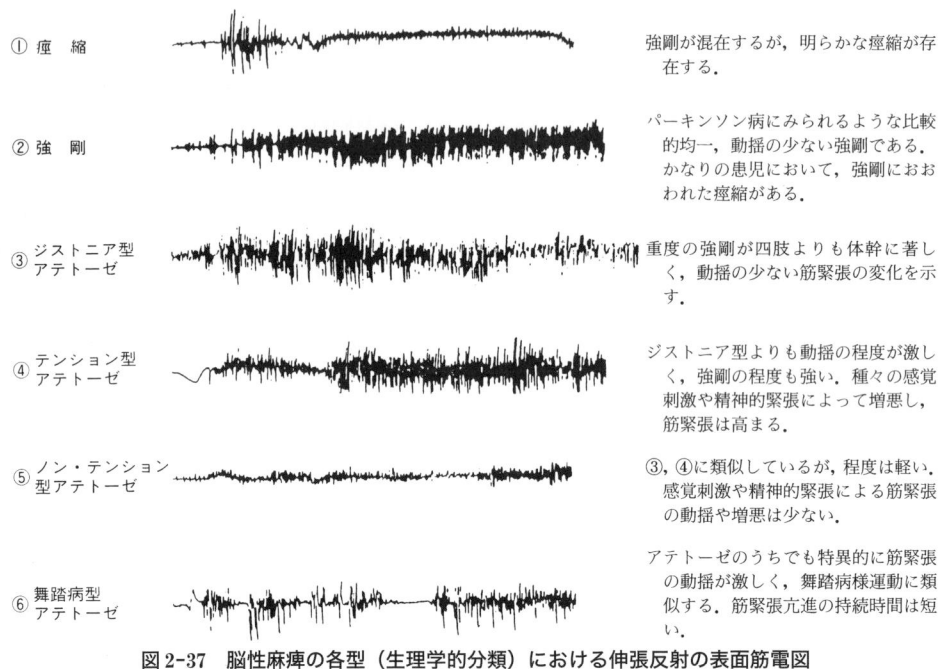

① 痙　縮		強剛が混在するが，明らかな痙縮が存在する．
② 強　剛		パーキンソン病にみられるような比較的均一，動揺の少ない強剛である．かなりの患児において，強剛におおわれた痙縮がある．
③ ジストニア型アテトーゼ		重度の強剛が四肢よりも体幹に著しく，動揺の少ない筋緊張の変化を示す．
④ テンション型アテトーゼ		ジストニア型よりも動揺の程度が激しく，強剛の程度も強い．種々の感覚刺激や精神的緊張によって増悪し，筋緊張は高まる．
⑤ ノン・テンション型アテトーゼ		③，④に類似しているが，程度は軽い．感覚刺激や精神的緊張による筋緊張の動揺や増悪は少ない．
⑥ 舞踏病型アテトーゼ		アテトーゼのうちでも特異的に筋緊張の動揺が激しく，舞踏病様運動に類似する．筋緊張亢進の持続時間は短い．

図 2-37　脳性麻痺の各型（生理学的分類）における伸張反射の表面筋電図

（Narabayashi et al. 1972，一部改変）

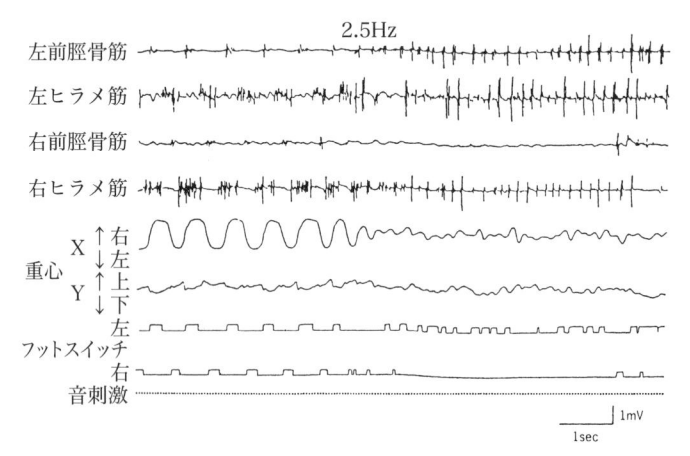

図 2-38　パーキンソン病患者の足踏み動作中の下腿筋の活動

2.5 Hz の音刺激に同期した足踏みを遂行する．初めは立脚相にヒラメ筋，遊脚相に前脛骨筋が活動する健常者と同様のパターンで動作も円滑に行われている．これは左右方向への重心移動，フットスイッチの記録により示されている．動作を開始して間もなく，突然左右下腿筋群に 5 Hz の運動時振戦が出現し，足踏みは不能になる．　　　（中村・他　2007b）

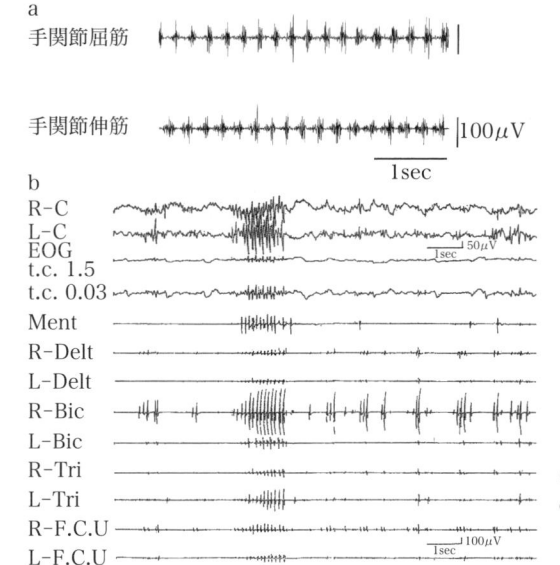

図 2-39　不随意運動の筋電図記録：振戦とミオクローヌスの比較
a：パーキンソン病（62歳，女性）の安静時振戦．前腕手根屈筋と伸筋間に4Hzの相反性群化放電を認める．
b：上肢に振戦に似た不随意運動が生じたミオクローヌスてんかん患者．筋電図上は拮抗筋間で同期する持続時間の短いミオクローヌスであった．脳波にも対応する棘波が見られる．このように，表面筋電図は不随意運動の診断に有効である．
C：central（脳波），EOG：electrooculogram（眼球電位図），t.c.：time constant（時定数），Ment：mentalis（おとがい筋），Delt：deltoideus（三角筋），Bic：biceps brachii（上腕二頭筋），Tri：triceps brachii（上腕三頭筋），F.C.U：flexor carpi ulnaris（尺側手根屈筋）

学的データと筋電図を併用する点に特徴がある（図2-38）．特に運動障害とその治療効果を分析することを動的筋電図（dynamic EMG）と呼ぶこともある．不随意運動（図2-39）や筋緊張異常（図2-37）を示す中枢神経疾患の補助診断法として，表面筋電図を単独に用いることもある（中村・他2002）．

4－神経伝導速度検査

神経伝導速度（nerve conduction velocity：NCV）検査では，運動神経および感覚神経の伝導速度を測定し，神経伝導速度の遅れから末梢神経の損傷の有無，損傷部位を決定する．また，脱髄病変や軸索病変といった病態の検討にも用いられる．運動神経伝導速度の検査では，神経幹の中枢部，末梢部の2か所を刺激し，支配筋の誘発電位（M波，compound motor action potential：CMAP）出現の潜時を求める．刺激部位間の距離を両刺激での潜時の差で除して運動神経伝導速度とする（図2-40）．上肢では尺骨神経，正中神経，橈骨神経，下肢では脛骨神経，腓骨神経で測定される．感覚神経伝導速度は正中神経の場合，順行性刺激では，第2・3指に，尺骨神経では第4・5指に環状電極を巻きつけて刺激し，手首や肘などの神経幹から神経活動電位を導出し，運動神経と同様の計算で感覚神経伝導速度を求める（図2-41）．逆行性記録では，手指に記録電極を置き，近位部の神経幹の刺激によって感覚神経活動電位を記録する．M波に比べて感覚神経活動電位は低振幅であり，平均加算法を用いる必要がある．

誘発筋電位の検査には，その他にH波[*18（次々頁）]，F波[*19（次々頁）]がある（図2-42）．前者は脊髄反射弓を構成する脊髄運動ニューロンの興奮性を，後者は脊髄前角，神経根など中枢部での神経伝導速

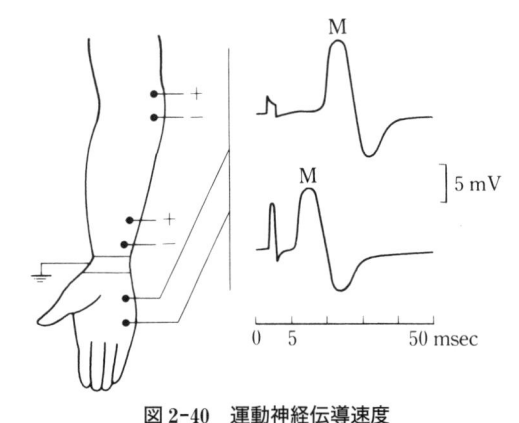

図 2-40　運動神経伝導速度
肘，手関節部で尺骨神経を刺激して得たM波．潜時差を求めて運動神経伝導速度を計る．

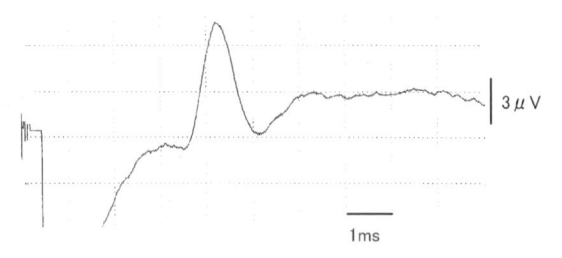

図 2-41 感覚神経活動電位
健常者の手指第 2 指刺激による正中神経の順行性感覚神経活動電位．正中神経を手関節部で平均加算して記録したもの．感覚神経活動は陽・陰・陽の三相波形が特徴である．M 波に比べて振幅は 1,000 分の 1 程度である．

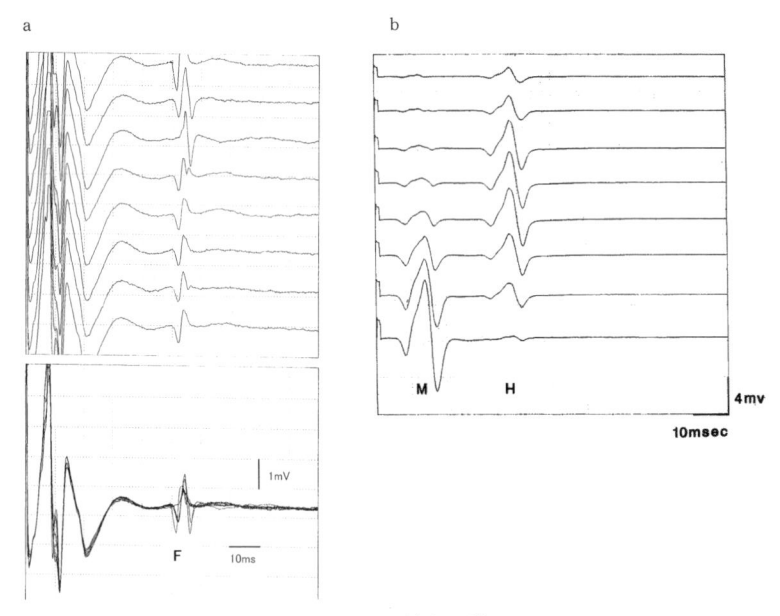

図 2-42 H 波と F 波
a：F 波の記録．M 波より振幅が低い．F 波の出現頻度は変動があるが，F 波の出現した刺激のみを 8 トレース保存し，下段に重ねがきをしたもの．潜時と波形の変動が見られるがこれが F 波の特徴である．
b：8 本の記録を，刺激強度の低いもの（上）から強いもの（下）へ順に配列したもの．M 波閾値より低い強度で H 波が出現し始め，刺激強度の増強に応じてその振幅は増大する．さらに刺激強度を上げ M 波振幅が増大すると，H 波の振幅は低下し始める．これは H 波の特徴である．H 波は F 波に比べて潜時が一定で，波形の変動も少ない．

度を調べるために用いられる．

5-脳波検査

脳波（electroencephalogram：EEG）は頭皮上の電極を介して，その電極下の脳領域の電気活動を総合的に記録する（**図 2-43**）．脳波記録により，てんかん，脳腫瘍，その他の神経疾患の診断に重要な情報が得られる．また，体性感覚誘発電位，事象関連電位などにより，感覚-運動の統合過程を分析することができる．

脳波は出現波の周波数，振幅，波形，位相などの事項について分析する．重要なのは周波数であ

る．周波数によって脳波は4つの帯域に分類される．4つの帯域はδ波（1/2～3c/秒），θ波（4～7c/秒），α波（8～13c/秒），β波（14c/秒～）である．δ，θ波は徐波（slow wave），β波は速波（fast wave）とも呼ばれる．健常者の覚醒時脳波は，徐波をあまり含まず，α波と速波で成り立っている（**図2-44a**）．

正常脳波からはずれたものが異常脳波となる．異常脳波には，振幅の異常（低振幅脳波など），周波数の異常（覚醒時の徐波など），波形の異常（棘

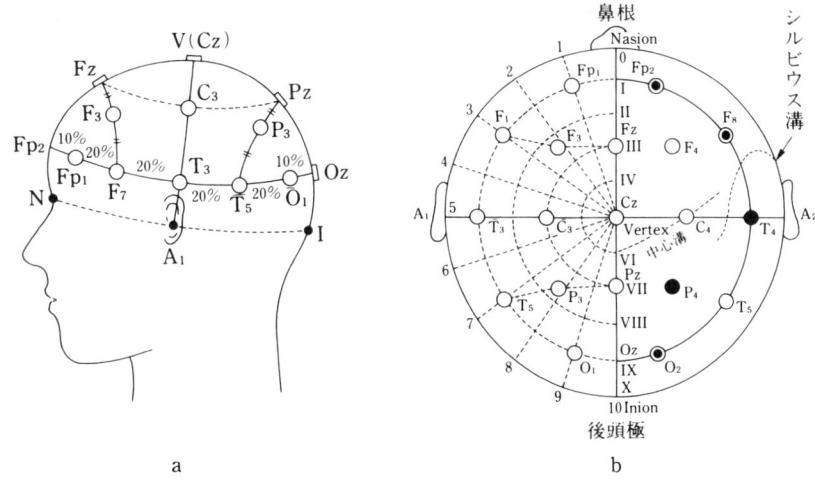

図2-43 脳波電極の位置（国際標準法，Ten twenty electrode system）
鼻根部（N）と後頭極（I）を結ぶ矢状線と，鼻根部と外耳孔（A_1）と後頭極を結ぶ周線をそれぞれ10，20％ずつ区分し，aのように電極を配置する．bは頭を上から見た場合の電極と解剖学的構造の位置関係を示す．$Fp_{1,2}$ は前頭極，$F_{3,4}$ は前頭，$C_{3,4}$ は中央部，$P_{3,4}$ は頭頂，$O_{1,2}$ は後頭，Tは側頭（$T_{3,4}$ は側頭中央，$T_{5,6}$ は側頭後部，$F_{7,8}$ は上側頭前部），F_z・C_z・P_z はそれぞれ前頭，中心，頭頂中央部と呼ぶ．記録方法には，耳朶電極を基準電極として頭皮上の電極との電位差を増幅する単極誘導法と，頭皮上の2電極間の電位差を増幅する双極誘導法とがある．　　　　　　　　　　　　　　　　　　　　　　　　　　　　　　　　　（大熊　1990）

---

*18(前々頁) H波：直径の太い神経線維ほど電気刺激に対する閾値が低い．刺激強度を少しずつ強めていくと，最初にF波と同様の潜時で（若干，短い），F波より波形の変動が少ない活動が得られる．これは電気刺激が直径の太いIa線維を興奮させ，この興奮は求心性に後根，Ia神経終末，前角細胞と伝導したものである．刺激強度を次第に強めるとH波振幅は初め増大するが，M波が短い潜時で出現するような刺激強度になるとH波振幅は低下し始める．（図8-9参照）

*19(前々頁) F波：最大刺激でM波より遅い潜時でさまざまの波形で振幅の小さい電位が誘発される．刺激部位を手首から肘に移動すると，この電位の潜時は短縮する．このことからこの電位は中枢由来であることがわかる．刺激部位での興奮は遠心性にM波を生じると同時に，逆行性にも運動線維を求心性に伝導し，脊髄前角運動ニューロンプールのうち一部の運動ニューロンを興奮（backfire）させる．この興奮は再び運動線維を下降性に進み筋活動を生じる．これがF波の由来と考えられる．

表　H波とF波の特徴

	H波	F波
	一定の波形をとる	個々の波形が異なる
刺激強度	M波閾値より低い刺激強度で出現する	最大M波を誘発するよりさらに強い刺激強度
潜時	一定の潜時	一定せず，ばらつきが多い 通常はH波潜時より若干遅い
出現頻度	前角細胞の興奮性を反映し，刺激ごとに出現する	一定せず

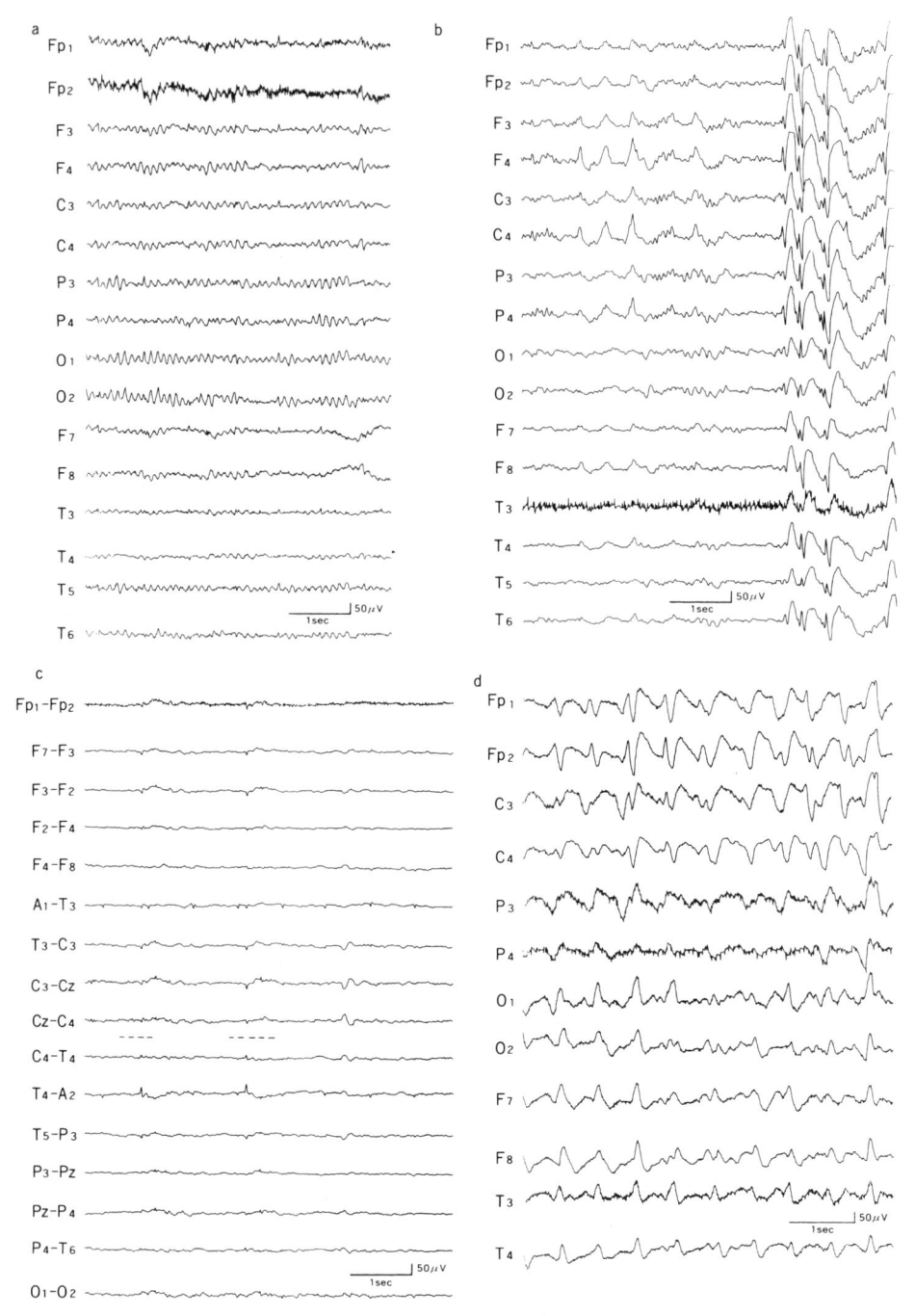

図2-44 種々の脳波

a. 閉眼安静時の基礎波形，頭頂・後頭葉を中心にα帯域の波形がみられる．a, b, dとも単極誘導による記録．
b. 入眠期に出現した約4c/sの棘・徐波複合．
c. 棘波．点線で棘波の位相が逆転していることからC4付近が焦点と考えられる．双極誘導による記録．
d. 肝性昏睡にみられる前頭部優位の3相波（triphasic wave）．

波（スパイク，spike）や棘・徐波複合（spike and wave complex）などがある（図 2-44b, c）．棘波（スパイク）は背景脳波から区別される持続 1/12 秒以下の先鋭な波で，てんかんの場合に認められる．これらの異常が限局性か汎発性か，左右対称性か非対称性か，同期性か非同期性かを検討する．出現様式が突発性か非突発性かも重要である．脳血管障害，脳腫瘍では限局性の異常が多く，内分泌・代謝性疾患では全般性の異常を示す（図 2-44d）．

6 - 脳波トポグラフィー（二次元脳電図）

頭皮上に多数設置された電極から脳波や誘発電位を同時に記録し，パワースペクトルや誘発電位，

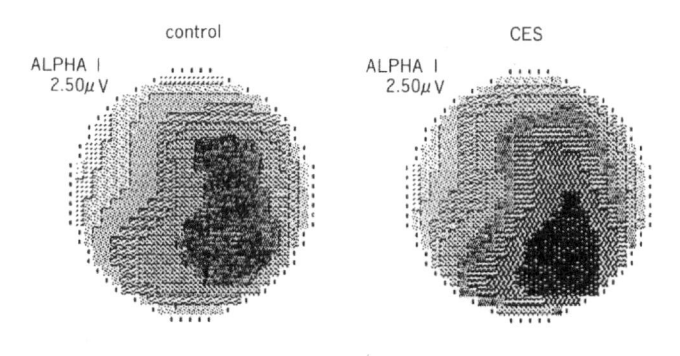

図 2-45　脳波トポグラフィーの応用

安静時脳波 control は，α 帯域の活動が右大脳半球優位に出現していることがわかる．健側あるいは患側下肢に 2 Hz の弱い低周波持続刺激 CES を行うと，α 帯域のパワースペクトラムの増大（脳波賦活）することを示す（右図の濃い部分）．このような患者では機能的利得が大きいと予測される．
　　　　　　　　　　　　　　　　　　　　　　（関・他　1990）

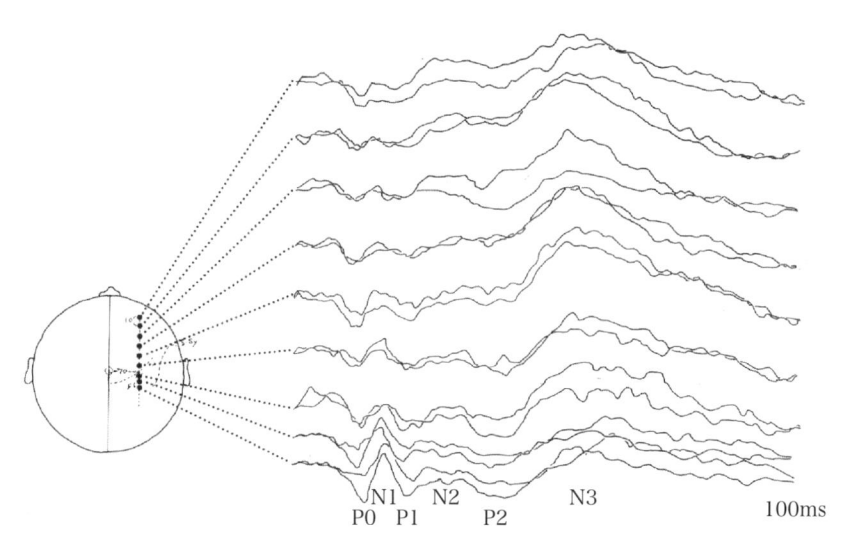

図 2-46　体性感覚誘発電位

左上肢手関節部で正中神経に運動閾値よりわずかに強い電気刺激を与えた際の，右頭皮上の脳波の加算波形を示す．1 本のトレースは 100 回加算の結果で，各部位の加算結果を再現性を確認するために 2 本ずつ記録している．右中心溝付近の電位を体性感覚誘発電位と呼ぶ．

棘波などの突発波の高低を等高線で二次元的に表現することにより，脳機能の局所的変化を客観的に知るための検査である．病変に伴う分布の片寄りが視覚的にとらえられる．脳卒中患者の健側や患側の下肢に皮膚電気刺激を与えると，皮質覚醒反応として脳波の速波化が生じることがある．脳波の周波数分析を行ってパワースペクトラムを求めることにより，この皮質覚醒反応が視覚的にとらえられる．この皮質覚醒反応の有無は，脳卒中の機能的利得予測に利用される（図2-45）．

7 - 誘発脳波，誘発脳磁図

視覚，聴覚，触覚など種々の受容器にそれぞれ刺激を加えると，対応する大脳感覚野から微小な電位変化が発生する．また，その感覚経路の中継核に生じた電位変化も基準電極の配置を工夫することにより記録することができる．通常，これらの電位は微小で，背景脳波に埋もれて，観察することは困難である．このような電位は刺激から一定の潜時で発生していると考えられ，微小な電位を平均加算することによって背景脳波と区別して観察することができる（図2-46）．脱髄病変による伝導路の機能障害や大脳皮質の受容野に及ぶ病変の検出に用いられる．

一次感覚野のように神経細胞が一定に配列し，これらが同期して活動する場合，発生した電流によって局所的な磁場が生じる．このような脳表面に発生した磁場変化を超伝導を用いたセンサーで測定するのが脳磁図である．誘発脳波と同様の原理で誘発脳磁図が記録できる．

7 心電図

心電図（electrocardiogram：ECG）は，心筋内を流れる微小な電流を心電計（electrocardiograph）で記録したものである．日常診療に用いているのは，標準12誘導安静時心電図である．その他に，負荷心電図，モニター心電図，24時間心電図などがある．

12誘導では，前額面で6方向，水平面で6方向，心臓を取り囲むように，12方向から心臓の電気活動をとらえて，心臓の機能的変化と解剖学的変化を同時に記録する（図2-47）．心電図からは，心拍数，心臓内の伝導異常（不整脈，脚ブロック），心臓の形態異常（心室や心房の肥大，拡張），心筋の病変（心筋炎，心筋症），心筋の壊死（心筋梗塞），発作時の心筋虚血（狭心症），全身性の異常（浮腫，電解質異常，ジギタリス製剤や抗不整脈薬などの薬剤の影響），ペースメーカーの状態など，多くの情報を短時間のうちに得ることができる．ただし，限界もあり，とくに非発作時の狭心症や出現頻度の低い不整脈を診断することはできない．

最近の心電計は小型軽量化されて，場所を選ばずに検査することができる．自動診断が可能なもの，インターネットなどを使って遠隔地での診断に役立てるものもあり，集団検診のスクリーニング，救急現場や離島での診療で利用されている．

1 - 心電図波形の成り立ち

心筋の内側には，特殊に分化した心筋細胞で構成された刺激伝導系と呼ばれる細胞群がある（図2-48）．洞（房）結節に生じた電気的興奮は，ここを伝播して心臓全体に広がる．それに伴って，心臓は収縮を繰り返す．

心電図記録は横軸が時間であり，通常は25cm/秒（1mm/4msec）で記録する．縦軸は電圧であり，基線を境にして，上方を陽性波，下方を陰性波と表記する．1cmが1mVである．図2-49に心電図波形の名称を示す．はじめのP波は主に心房筋の興奮（脱分極），QRS波は心室筋の興奮，T波は心室筋の興奮が消える過程（再分極）を表している．心房筋の再分極過程は，QRS波に重なり，明らかでない．P波とQRS波との間には，平坦な部分（PQ部分）がある．房室結節に上位から過剰な頻度の電気的興奮を伝達されたとき，心室へ伝わる電気的興奮を制御する安全装置の役割を果たす電気的な遅れ時間である．洞房結節は発電所，房室結節は変電所にたとえられる．

肢誘導にはⅠ，Ⅱ，Ⅲ，aV_R，aV_L，aV_Fの6誘導ある．前額面におけるⅠは，両手を広げた水平

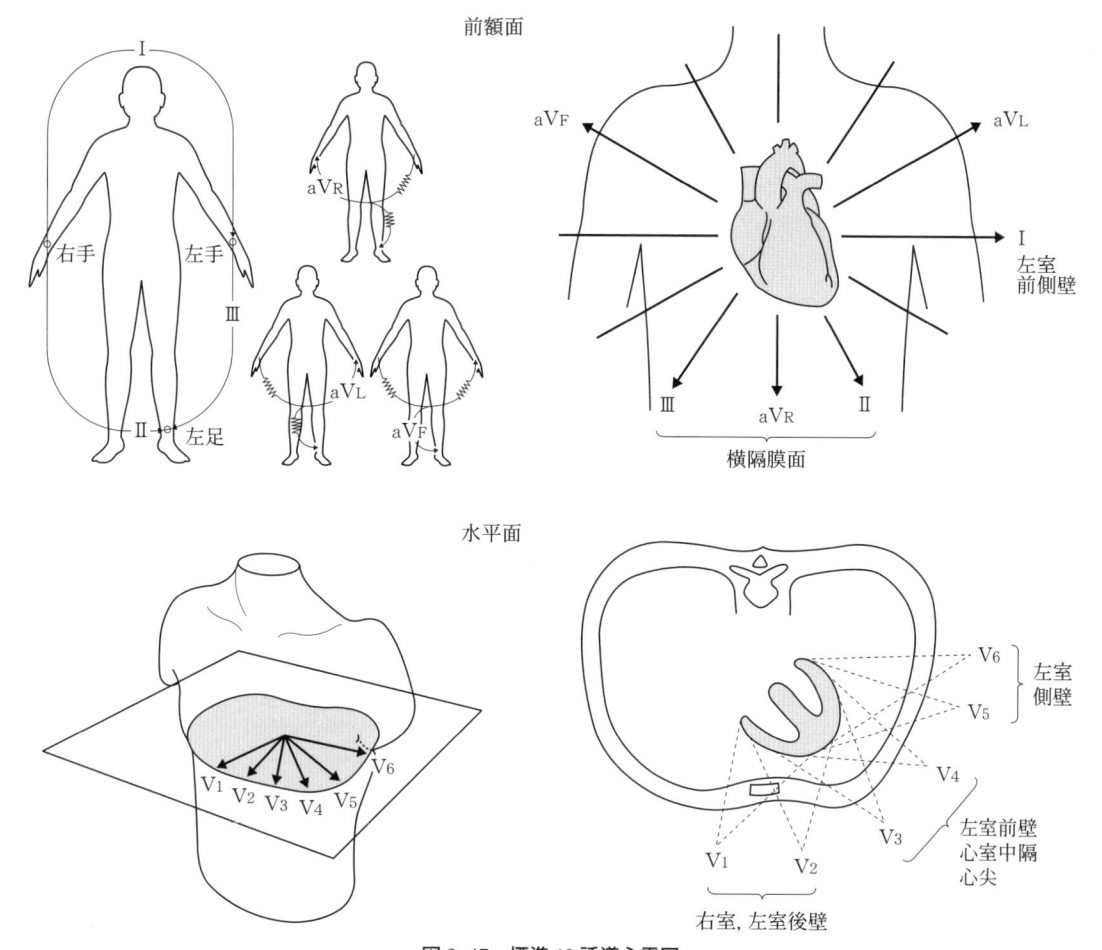

図 2-47 標準 12 誘導心電図

肢誘導は，前額面において，Ⅰ，Ⅱ，Ⅲ，aV_R，aV_L，aV_F の 6 誘導，胸部誘導は，水平面において，V_1，V_2，V_3，V_4，V_5，V_6 の 6 誘導である．

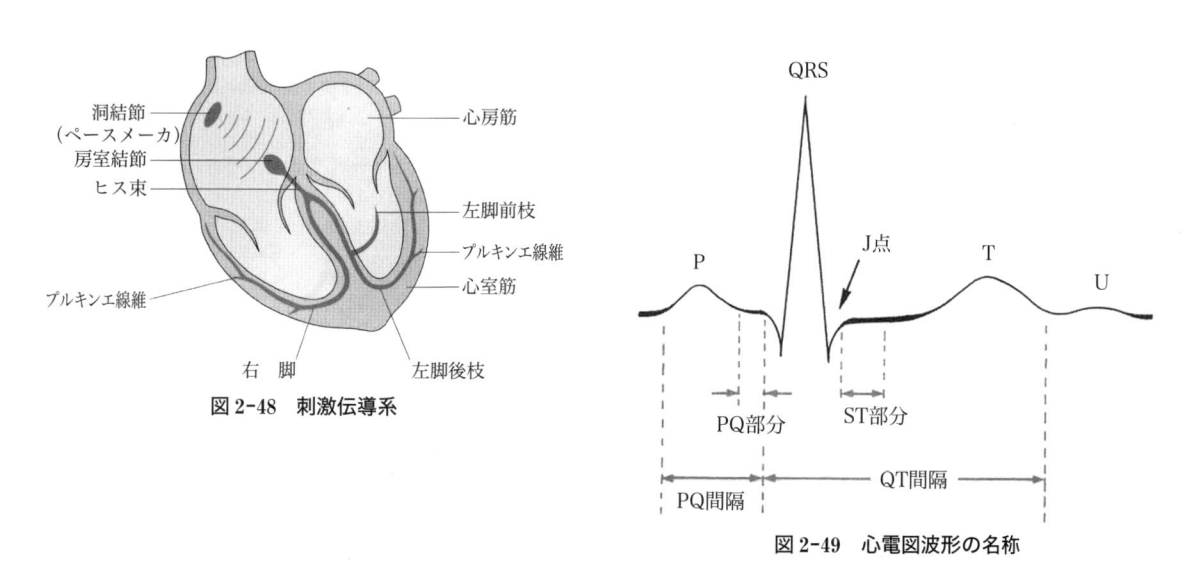

図 2-48 刺激伝導系

図 2-49 心電図波形の名称

方向を表し，左方を陽性とする．ⅡとⅢはⅠに対して60°傾いた方向（Einthovenの三角形），aV_Fはと Ⅰ の90°垂直方向を表し，いずれも下方を陽性とする．aV_RとaV_Lは，aV_Fと60°傾いた方向を表し，下方が陽性である．それぞれが心臓内の電気的ベクトルの変化を30°の角度で交わる6つの座標軸上に表している．

胸部誘導は，水平面上で心臓の右前面V_1から左側方V_6まで，等間隔の6つの電極によって，心臓の上後方に想定される電気の発生場所（洞房結節）を出発点とした心臓内の電流を記録している．各電極に向かってくる場合を陽性波，遠ざかっていく場合を陰性波とする．12座標によって，心臓の各部位が同定できる．前壁中隔はV_1〜V_2，側壁はⅠ，aV_L，V_5，V_6，下壁はⅡ，Ⅲ，aV_Fに変化が現れる．とくに心筋梗塞の部位診断で有用である．aV_Rは特異な誘導であって，心臓を内側から観察する形になる．波形は，他の誘導とは極性が逆になる．

2-安静時心電図：正常心電図と異常波形

（1）正常心電図

正常な心拍を正常洞調律（normal sinus rhythm：NSR）と呼び，P波，QRS波，T波の順に並び，Ⅱ，Ⅲ，aV_FでP波が陽性，各心拍の波形は同形，ほぼ等間隔であるという条件を満たすことが必要である（**図2-50**）．各波形の基準値がある．P波は幅0.12秒以下，高さ2.5mm以下，PQS波は幅0.10秒以内，T波の高さは肢誘導で5mm以下，胸部誘導で10mm以下，aV_R以外では

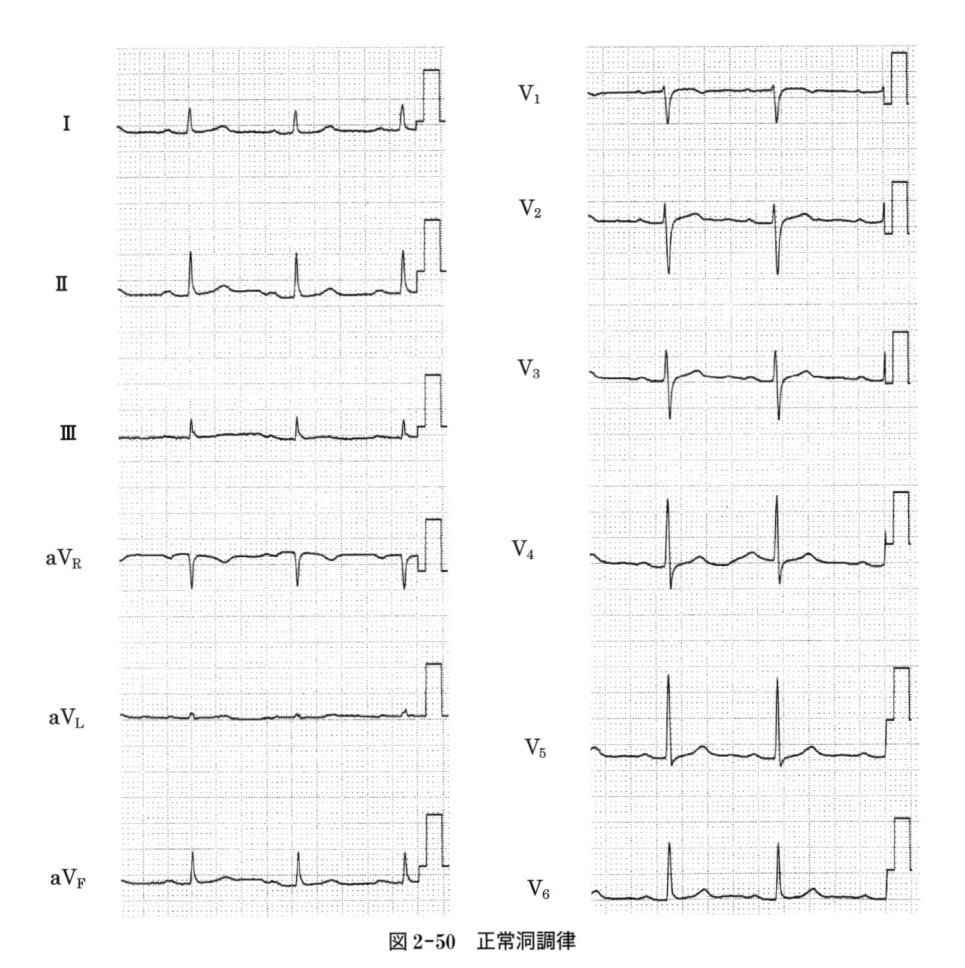

図2-50　正常洞調律

陽性となる．U波はT波に続く緩やかな波で，T波と同じ極性を示す．PQ間隔は 0.10―0.22 秒，QT間隔は心拍数に依存するが，およそ 0.36―0.44 秒，ST部分は＋1 mm の偏位までが正常である．

（2）不整脈

比較的多い不整脈（arrhythmia；心拍が不規則でリズムが乱れること）は，期外収縮（extrasystole）である．これは不整脈の発生場所の違いから，上室性（supraventricular）と心室性（ventricular）に分けられる．前者には先行するP波があり，後者はP波を欠き，続くQRS波もその形が大きく異なるので容易に区別できる．単発のものは，多くは臨床上の問題となることが少ない（図 2-51）．次に頻度の高いのは，脚ブロック（bundle branch block：BBB；房室結節から出て心室中隔を通る刺激伝導系であるヒス束の2主枝の一方の伝導障害による心室内ブロックであり，心電図ではQRS群の延長がある）である．右脚ブロック，左脚ブロックおよび2枝ヘミブロックがある（図 2-52）．心房中隔欠損症に伴う右脚ブロックなどの特殊な例を除いて問題とはならない．正常であったものが，ある時点で変化したとき（特に左脚ブロック）は，心虚血を疑わせる所見であり，精密検査を必要とする．

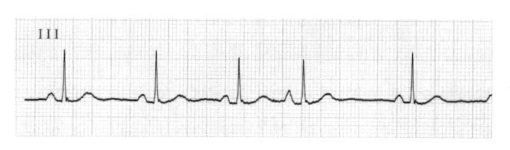

臨床上の問題となる不整脈は，頻脈性のものと徐脈性のものとに分けられる．頻脈性の不整脈には，上室性頻拍と心室性頻拍があり，いずれも早急な治療を必要とする（図 2-53）．発作的に頻脈（tachycardia；通常，毎分 100 以上の脈拍をいう）が出現し，その後に消失する．心拍数は 150〜200/分以上になり，激しい動悸を訴え，長時間持続した場合には心不全を合併することがある．心室性頻拍は，心室性細動に移行して，死に至る場合もある．カウンターショック（countershock；不整

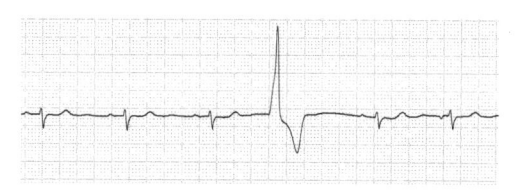

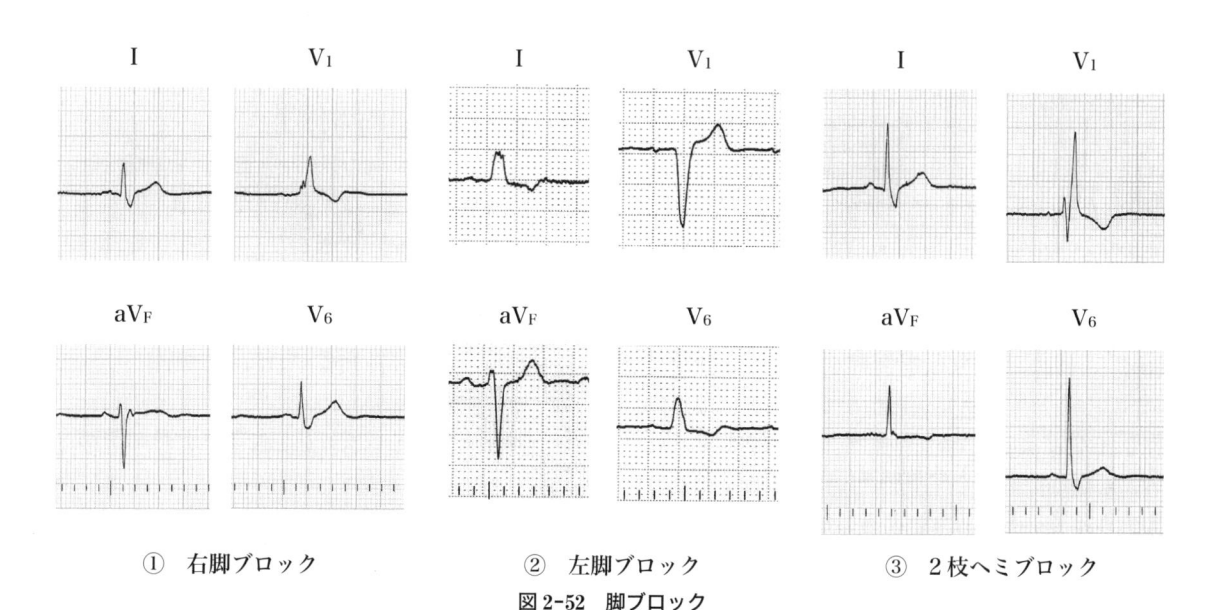

図 2-51　期外収縮

① 右脚ブロック　② 左脚ブロック　③ 2枝ヘミブロック

図 2-52　脚ブロック

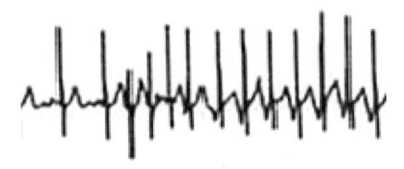

上室性頻拍

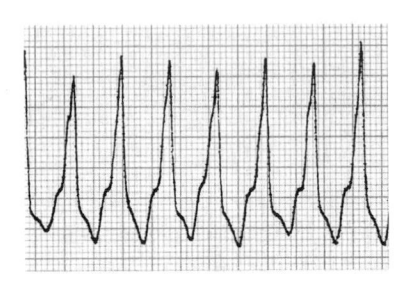

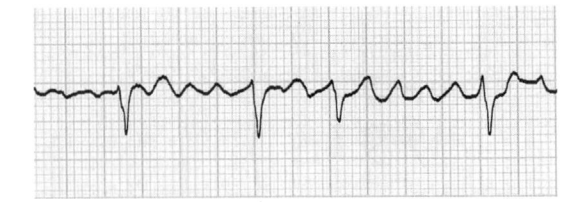

図 2-54 心房細動

心室性頻拍
図 2-53 頻脈性不整脈

脈を止めるために心臓に加える電気衝撃）による除細動などの緊急治療が必要である．心室性期外収縮の頻発や連発，先行するT波の頂点に期外収縮のQRSがある場合（R on T型の心室性期外収縮）やQT延長症候群は，心室性頻拍を誘発しやすい．

徐脈性不整脈の代表的なものは房室ブロック（atrioventricular block）であり，程度によって3段階に分類されている．Ⅰ度とⅡ度の房室ブロックのうちウェンケバッハ（Wenckebach）タイプまでは，臨床上問題は少ない．Ⅲ度の完全房室ブロックは，40/分以下の高度徐脈となり，患者は失神発作を繰り返す．直ちにペースメーカー（pacemaker）植込みが必要な不整脈である．モビッツ（Mobitz）ⅡタイプのⅡ度のAVブロックはⅢ度の完全房室ブロックに移行する場合があり，注意を要する．ペースメーカー植込みの適応となる不整脈に，洞機能不全症候群（sick sinus syndrome：SSS）がある．これは刺激伝導系（洞房結節）の機能不全によって種々の徐脈性不整脈を示すもの，心房筋の変性を伴う場合には徐脈性不整脈と頻脈性不整脈とを繰り返すもの（徐脈頻脈症候群）であり，ペースメーカーで最低心拍数を確保しながら，薬剤によって頻脈の治療を行う．

心房細動（atrial fibrillation：AF；心房が洞結節からの刺激に応じた収縮を行わず，心房自体で発生した刺激に応じて不定の興奮を繰り返す．心房は不規則な小収縮を300～600/分の頻度で行い，一部が心室に伝えられる）には，発作的に繰り返すものと恒常的に持続するものとがある．心電図上の最大の特徴は，R-R間隔が不規則になり（絶対性不整脈），P波は判別困難で，基線の細かなゆれがある．頻脈性の場合は心不全の原因，徐脈性の場合は失神発作の原因となりうる．心房内血栓を生じやすく，脳塞栓症の原因疾患のひとつでもある（**図2-54**）．

（3）虚血性心疾患

虚血性心疾患（ischemic heart disease：IHD）とは，冠動脈の病的過程に伴って生じる心筋への血流減少や途絶による急性あるいは慢性の心機能不全の総称である．冠状動脈は心臓の外壁を走り，その後に末梢の動脈は心筋外側から心筋内へもぐりこむように分布するため，虚血の変化は動脈の末梢にあたる心内膜面に生じやすく，そこから心外膜面に向かって進行する．心筋障害の程度は，軽い可逆性の変化から完全な心筋細胞の壊死まである．それらが時間経過とともに変化するため，心電図も多様に変化する．

狭心症（angina pectoris）では，心筋障害は可逆性変化にとどまり，発作が消失すれば，心筋は正常である．狭心症発作時の心電図は異常であっても，非発作時の心電図は正常である．そのため，狭心症の診断は安静時心電図だけでは困難である．心筋に非可逆的な変化が生じれば，心電図変化は長く残ることになる．虚血の程度が軽度あるいはごく短時間の場合，心筋の虚血性変化は心内

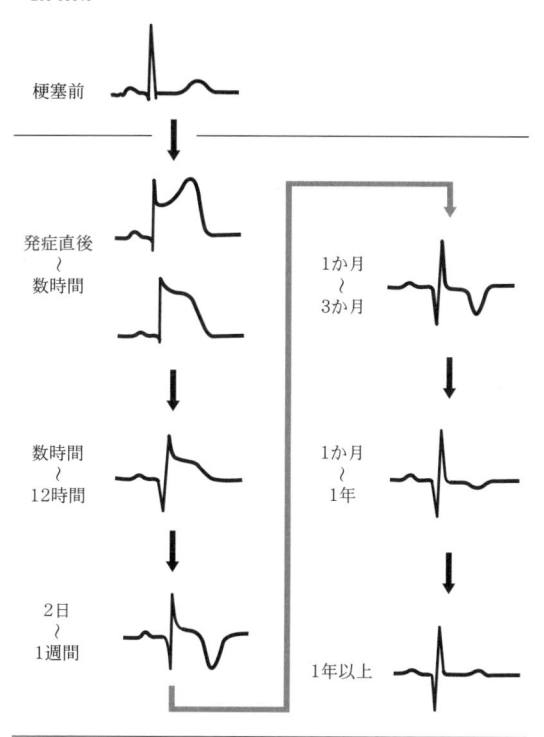

図2-55 心筋梗塞発症後の経過

膜面だけにとどまり，心電図にはST低下が現れる（狭心症発作時）．心筋壊死でも，心内膜面にとどまっていれば，STは低下したままである（非貫壁性心筋梗塞）．

冠状動脈の中枢側で血管が完全閉塞した場合，心筋には貫壁性に虚血性変化が及び，STは上昇する（冠攣縮性狭心症の発作時，心筋梗塞急性期）．閉塞が解除されないと心筋は壊死に陥り，それに伴って心電図も変化する（**図2-55**）．閉塞数分後にはT波が高く先鋭化し（hyper-acute T），STも上昇する．数時間後にはR波が低くなり，Q波が出現する．その後，T波は徐々に低くなり，陰転化して，STも基線まで戻る．1週間以内には左右対称の深い陰性T波となる（冠性T波）．T波は1年ほどで改善して陽性化することもあるが，異常Q波は1年以上残ることが多い．一連の変化がどの誘導部位に現れるかによって，狭心症や心筋梗塞の部位診断が可能になる．

最近は，不安定な狭心症，切迫した心筋梗塞，急性期の心筋梗塞などを，同じ病態概念として急性冠症候群（acute coronary syndrome：ACS）と総称し，冠動脈造影検査（coronary angiography：CAG）を行い，病変部に対して，冠動脈形成術（coronary intervention）を施行することも増え，心電図変化が修飾されることも多くなっている．

（4）電解質と心電図変化

電解質異常も，心電図に変化をもたらす．腎不全やカリウムの過剰投与，アシドーシス（acidosis；血液中の酸とアルカリの平衡が破れ，血漿が酸性に傾くこと）などで高カリウム血症になると，T波が増高先鋭化し（テント状T波），P波は低くなる．下痢，嘔吐，利尿薬や一部の漢方薬の副作用などで低カリウム血症になると，T波が平低化し，U波が目立つようになる．不整脈も出現しやすくなる．高カルシウム血症ではST部分とQT間隔が短縮し，副甲状腺機能低下症やアルカローシス（alkalosis；血液が基準値を超えてアルカリ性に傾くこと）などの低カルシウム血症では延長する．

（5）心臓（人工）ペースメーカーの心電図

心臓（人工）ペースメーカー[20]の適応となるものは，完全房室ブロックと洞機能不全症候群である．極端な徐脈性不整脈によって失神発作（アダムス・ストークス症候群，Adams-Stokes syndrome；心ブロックで生じる脈拍の結滞によって低い心拍出状態となり，めまい，失神，痙攣などが起こる危険な発作である）を生じたり，あるいはその危険性が高い場合である．ペースメーカーには，一時的な体外式ペースメーカーと恒久的な埋込み型ペースメーカーとがある．体外式は，緊急性の高い場面にベッドサイドで挿入する以外にも，冠動脈形成術（特に右冠状動脈）のさいに，徐脈性不整脈に備えて挿入されることもある．

---

[20] ペースメーカー：一般にペースメーカー（pacemaker）とは，歩調とりのことを指すが，ここでは徐脈性不整脈に対して，心拍を確保するために，人工的に心臓に取り付けられた装置のことをいう．

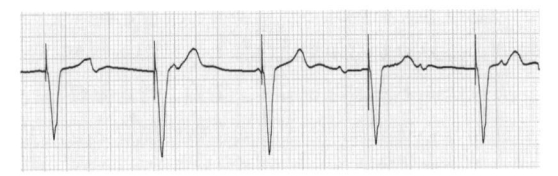

図 2-56　ペースメーカーの心電図

ペースメーカーは設定した時間を超えて自己波が出現しないとき，心臓内に挿入したリード線を通して直接心筋（右心房内あるいは右心室内）に電気刺激を与えるものである（ペーシング機能）．ペースメーカーが作動すると，心電図上にスパイク信号が記録される．右室刺激ではスパイク波の直後に左脚ブロック型の QRS 波が続く．右房刺激ではスパイク波の直後に P 波，QRS 波，T 波が続く（図 2-56）．ペースメーカーは自己心拍を感知する機能（センシング機能）を備え，不必要なペーシングをしない仕組みになっている．心電図では，ペーシングモード，設定条件を熟知し，自己心拍とスパイク信号の関係から，ペースメーカーの不具合があるかどうかを読み取る．

3 - 運動負荷心電図

心臓に各種負荷を加え，異常所見を誘発して記録したものが負荷心電図（load ECG, stress ECG）である．負荷法には運動負荷，薬剤負荷，過換気負荷，ペーシング負荷などがあるが，一般に行われているのは運動負荷試験（exercise test）である．安静時には発見できない潜在的な虚血性心疾患を診断することが，従来の負荷試験の目的であった．現在では利用される領域は拡大して，虚血性心疾患のスクリーニング，虚血性心疾患の重症度や治療効果の判定，不整脈などの虚血性心疾患以外の病態診断と治療効果の判定，さらに運動耐容能のアセスメントによって，健常者や障害者，心疾患患者の運動許可条件の決定，運動処方などに利用

されている．これらには，運動負荷試験が広く利用されている．運動負荷試験は，その目的によって測定指標は異なるが，心電図を利用することが最も多い．運動負荷法にも，運動様式，負荷様式，負荷装置の違いによって，複数の様式がある．

運動様式には，ハンドグリップ法[*21]に代表される静的運動負荷（等尺性負荷）およびトレッドミル（treadmill）や自転車エルゴメータ（bicycle ergometer）を用いた動的運動負荷（等張性負荷）がある．両者が循環動態に与える影響は異なっている．前者は，圧負荷が中心であり，血圧の上昇に比べて心拍数の上昇が少なく，特殊な目的を除いて，利用されない．運動負荷は心筋の酸素需要量を増加させ，酸素供給量との均衡具合をみる方法である．心筋の酸素需要量は，心仕事量の指標である二重積（double product, pressure rate product：PRP，収縮期血圧×心拍数）で表され，その測定には血圧と心拍数の両方が増加する動的運動負荷が適した運動負荷法となっている．

負荷様式には，ある一定の負荷を継続する単一段階負荷法と，負荷量を時間ごとに増加する多段階負荷法とがある．一般に行われるマスター2階段試験は単一段階負荷であり，トレッドミルや自転車エルゴメーターは多段階負荷である．虚血性心疾患の診断目的で検査を行う場合は，最大下負荷（限界まで）が原則であるが，他の目的で行う場合は，その限りではない．最大下負荷は，自覚症状の出現や目標心拍数などの負荷中止基準を設け，それに達したら負荷をやめる方法であり，最高負荷試験あるいは症状制約型試験と呼んでいる．

（1）マスター2階段試験

マスター2階段試験（Master two step test）は，1段が高さ9インチ（22.9 cm），奥行 10 インチ（25.4 cm），幅 24 インチ（61.0 cm）の凸型2階段を用いた運動負荷心電図試験である．手前から

[*21] ハンドグリップ法では，血圧計のマンシェットをたたんだ状態で 30 mmHg 前後の圧を加え，それを被験者にできるだけ強く握らせる．水銀柱の高さで最大握力を表し，最大握力の 30～40% で持続的にマンシェットを握らせて，一定圧を保持させる．虚血性心疾患の診断目的では，有用性は低い．

上って下りてを1回として，年齢，性，体重で決められた回数（標準昇降回数）を1分30秒で繰り返す運動をマスターシングル負荷という．同じペースで3分繰り返す運動をマスターダブル負荷，4分30秒で繰り返す運動をマスタートリプル負荷と呼んでいる．それぞれ負荷前，負荷直後，負荷後2〜3分，5〜6分に臥位で12誘導心電図を記録し，その変化を観察する．臨床では，マスターダブル負荷を行うことが多く，その場合の運動量は成人の平均的な最大酸素摂取量（10 METS）の約65％（約6.5 METS）に相当する．これは，わが国で普及している方法である．ただし，運動中の血圧変化や心電図変化を監視することが困難であるため，負荷中の安全確保が難しい．また，負荷量が一定であるため，過負荷あるいは過小負荷となる可能性などの欠点がある．

（2）トレッドミル負荷試験

心電図と血圧を測定しながら，速度と傾斜角度が変えられるベルトコンベアーの上を歩くことによって運動負荷を加える方法である．軽い負荷から段階的に負荷量を増加させ，症状の出現あるいは目標心拍数まで負荷をかけることを基本とする多段階負荷試験である．運動前から運動中，運動後まで連続的に心電図や血圧の変動などを監視しながら実施できる．症候限界まで負荷を加えることができて，比較的安全な方法である．ただし，十分な知識と熟練を有する医師と検査技師か看護師の2名以上で行い，緊急事態に対する備えを万全にする必要がある．負荷の加え方（プロトコル，protocol，試験計画書）は，3分ごとにベルトコンベアーの速度と傾斜角度を上げるもので，Bruce法が汎用されている．ただし，最初の段階での負荷強度が比較的大きいため，高齢者や重症冠動脈疾患の患者には負荷が困難である．前段階に軽い負荷を加えるなど，修正を加えた変法プロトコルが使われることが多い．トレッドミル負荷では，手すりを持たずに両腕を振りながら歩行するのが基本である．慣れない患者や高齢者ではベルトコンベアー上の歩行が不安定で，転倒の危険性がある．その場合は手すりをつかんで負荷を行うが，同じ負荷強度でも酸素消費量は10％ほど低くなる．

（3）自転車エルゴメーター試験

ペダルに加わる抵抗を変えられる固定式自転車のペダルをこぐことで，運動負荷を行う方法である．トレッドミルと同じく，監視下に多段階負荷を行う．一般に自転車のようにサドルに腰掛ける座位法と，専用ベッド上に仰臥位となる臥位法とがある．通常は座位法で実施されている．下肢に運動障害がある患者では，上肢用エルゴメーター（arm ergometer）[*22]を利用して，手でクランクを回す方法がとられる．自転車エルゴメーターでは，負荷強度を単位時間の仕事量である仕事率（watt）で表す．通常，負荷は25〜50 wattから始めて，3分ごとに25 wattずつ増加させる．トレッドミルと違い，体重を支えられた状態で実施できるため，酸素摂取量は被験者の体重に関係なく一定である．また，トレッドミルと比較して単位体重当たりの酸素摂取量は，体重が重いほど小さくなる傾向がある．座位エルゴメーターで100 wattの負荷が体重70 kgの人で約6 METsの酸素摂取量の運動量に該当する．自転車エルゴメーターは，仕事量を定量的に表現することが可能であり，心電図や血圧の測定が容易であるなどの利点がある．主に大腿筋を使う運動であるため，筋肉疲労によって運動が継続できなくなること，自転車に慣れていない被験者には負荷がやや困難であること，身長が低いとペダルに足が届かないことなどが欠点である．片麻痺患者は患側をペダルに固定して非麻痺側でこぐこともできるが，非麻痺側下肢でペ

[*22] 上肢用エルゴメーター試験：下肢麻痺患者に，両手でペダルクランクを回すエルゴメーター試験を行うことがある．下肢の運動と比較して血圧や心拍数が上昇しやすく，同じ仕事量に対する酸素摂取量は多い．作業筋量が少ないため，早く疲労するなどの特徴があり，プロトコルを工夫する必要がある．

表2-33 メディカルチェックの項目

病歴問診
- 心筋障害を含む心臓血管障害，冠動脈のバイパス手術やその他の心臓手術の有無
- 狭心症の有無
- 血管系疾患，高血圧
- 糖尿病，肥満症
- 喘息，肺気腫，気管支炎などの肺疾患の有無
- 脳血管疾患の有無
- 貧血などの血液疾患
- 癌，妊娠
- 整形外科的疾患，関節炎や骨粗鬆症の有無
- 情動障害，摂食障害
- 最近になって罹患した疾患と治療，服薬の有無，薬物アレルギーの有無
- 家族歴：心疾患，肺疾患，代謝制疾患，脳血管疾患および突然死
- 生活習慣：カフェイン・アルコール・煙草の有無，通常とは異なる習慣
- 頸部，上肢，胸部あるいは背部の不快感，痛み，重圧感，しびれなど；ふらつき，めまい，失神など
- 運動歴（習慣的な運動），職業歴（身体運動との関連）

身体的検査
- 体重，身体組成（肥満指数），体脂肪率など
- 現在，急性疾患の有無
- 整形外科的疾患（下肢の運動機能との関連：運動負荷試験の制限となる所見）
- 病歴問診で不明確であった項目について診察
- 呼吸循環器系
    脈拍数と規則性（リズム）
    安静時の血圧：座位，背臥位，立位
    肺の聴診：ラ音，喘鳴，呼吸音の規則性
    心尖（拍動），頸動脈，腹部動脈，大腿動脈，足背動脈の触診
    心臓の聴診：雑音，奔馬音，クリック音および摩擦音の有無
    頸動脈，腹部および大腿動脈の聴診（雑音の有無）
    浮腫，黄色腫や眼瞼黄色腫の有無
- 神経系機能検査：反射，感覚・知覚
- 皮膚の観察

臨床検査
- 生化学検査：血清コレステロール/HDL-コレステロール比，血清トリグリセライド，血糖値
- 冠動脈疾患の有無の検査：心電図，血管造影検査，胸部X線検査
- 肺疾患の有無の検査：胸部X線検査，肺活量，呼吸機能検査，その他

注）メディカルチェックのうち，病歴調査によって得られる情報が最も重要であり，さらに行う必要がある身体的検査や臨床検査で何を重点的にすべきかを示唆する．

（アメリカスポーツ医学会 1991，2001，改変）

ダルを引き戻すため，仕事率が同じでも心臓への負担は大きく，疲労しやすい．

（4）負荷心電図検査の禁忌と負荷中止基準

心疾患のない患者や障害者であっても，運動を開始する前にメディカルチェック（medical check）を実施しておく．その結果から，運動負荷試験を行ってもよいか，運動を行っても危険はないかを判定する．メディカルチェックには，病歴の問診，身体所見および臨床検査がある（**表2-33**）．そのほかに，保有危険因子数や臨床的アセスメントによって推奨されている臨床検査項目もある（アメリカスポーツ医学会 2001）．心疾患患者の負荷心電図検査は，心筋梗塞の急性期，不安定狭心症，重症不整脈など，発作が臨床的に明らかな場合は絶対的禁忌となる．相対的禁忌とされるものには，軽度の運動負荷を行う必要がある患者もいる．その場合にも，重大合併症の発生を常に懸念しながら検査を実施しなければならない（**表2-34**）．多段階運動負荷試験では，これ以上負荷をかけても酸素摂取量が増加しない限界点（最大負荷）まで

表 2-34 運動負荷試験の禁忌

絶対的禁忌	・発症後 2 日以内の心筋梗塞 ・内科的治療でも安定していない不安定狭心症 ・自覚症状あるいは血行動態異常の要因となる調整不良の不整脈 ・重篤な症候性大動脈狭窄症 ・調整不良の症候性心不全 ・急性肺塞栓あるいは肺梗塞 ・急性心筋炎あるいは心膜炎 ・急性大動脈解離 ・急性感染症
相対的禁忌	・左冠状主動脈の狭窄 ・中等度の狭窄性弁膜症 ・電解質異常(例:低カリウム血症,低マグネシウム血症など) ・重篤な高血圧(収縮期血圧 200 mmHg 以上,拡張期血圧 110 mmHg 以上) ・頻脈性不整脈あるいは徐脈性不整脈 ・肥大型心筋症およびその他の流出路狭窄 ・運動負荷で再発する可能性のある神経筋系疾患,筋骨格系疾患,関節リウマチ ・重症の房室ブロック ・心室瘤 ・未治療の代謝性疾患(例:糖尿病,甲状腺中毒症,粘液水腫) ・慢性感染症(例:肝炎,AIDS,単球増加症)

(Gibbon et al. 1997;アメリカスポーツ医学会 2001, 改変)

表 2-35 運動負荷試験の中止基準

症状	狭心痛,呼吸困難,失神,めまい,ふらつき,下肢疼痛(歩行困難)
徴候	チアノーゼ,顔面蒼白,冷汗,運動失調,異常な心悸亢進
血圧	収縮期血圧の上昇不良あるいは進行性の低下,異常な血圧上昇(225 mmHg 以上)
心電図	明らかな虚血性 ST-T 変化,調律異常(著しい頻脈や徐脈,心室性頻拍,頻発する不整脈,心房細動,R on T 心室期外収縮など),2~3 度の房室ブロック

(Gibbson et al. 1997;斉藤 2002, 一部改変)

表 2-36 Borg の自覚的運動強度

尺度		%HR max	%VO$_2$ max
6			
7	非常に楽である		
8			
9	かなり楽である		
10			
11	楽である	55	40
12			
13	ややきつい	65	50
14			
15	きつい	75	65
16			
17	かなりきつい	85	80
18			
19	非常にきつい	95	93
20			

注:%HR max=最大心拍数の何%の強度,%VO$_2$ max=最大酸素摂取量の何%の強度

胸痛の程度

1+:軽くてほとんど気づかない程度
2+:中等度,気になる程度
3+:強い,非常に不快
4+:過去に経験した痛みのなかで最もきつい

(Borg 1985)

行うことは危険を伴うため,負荷中止基準を設定している.中止基準には,絶対的中止基準と相対的中止基準とがある.絶対的中止基準は,これ以上の負荷で重大な合併症が生じる可能性がある基準である(表 2-35).通常は,症状制約型(symptom-limited)の中止基準に従い,Borg の自覚的運動強度(rating of perceived exertion:RPE)や胸痛の 4 段階評価が使われる(表 2-36).RPE の 17,胸痛の+2 程度を負荷中止基準とする.

(5) 負荷心電図の診断基準

運動負荷によって,主に心電図の ST 部分,T

波の変化が生じる．この変化のパターンと程度によって，冠動脈疾患の診断基準が設けられている．負荷に伴うST低下と虚血性心電図変化については，複数の診断基準が存在する．共通することは，ST部分の水平型および下降型の低下を陽性と判定するものであり，上行型の低下は陽性とは判定しないものが多い．ST部分の上昇が生じる場合は，しばしば冠動脈の攣縮や高度の冠動脈狭窄の存在を示唆する所見である．

4-ホルター心電図

ホルター心電図（Holter ECG）は超小型の記録装置が内蔵されている携帯用長時間心電図記録計であり，心筋虚血や不整脈の診断に利用されている．記録には，胸部双極誘導を用いることが多い（図2-57）．24時間にわたって記録された心電図は，自動診断装置に組み込まれた高速再生解析器によって診断される．心臓疾患を疑わせる症状（胸痛，動悸，呼吸苦，めまい，失神など）がある場合，不整脈や狭心症の定量的アセスメントおよび薬剤の効果判定，心臓リハビリテーションの効果判定，ペースメーカーの適応決定などに利用されている．心電図波形は体位変換によって変化するため，記録開始前に立位，座位，仰臥位，左右の側臥位，腹臥位で，それぞれの波形を記録し，異常波形と比較に用いる．記録中は行動記録表を渡し，それに主な行動（トイレ，食事，就寝，歩行，仕事など）と時間を記入してもらう．さらに症状出現時には記録器のイベントボタンを押して（心電図にその時間が自動記録される），症状の内容と正確な時間を記入してもらう．解析によって異常と判断された部分やイベントボタンが押された部分の心電図，およびすべての波形が圧縮波形で描出される．

〔付〕心臓超音波法（心エコー図）

超音波心臓検査法（ultrasonic cardiography：UCG，心エコー図，echocardiogram）は，超音波（心臓検査に用いられるのは2〜5MHz）を利用して，心臓の形態や機能を観察，計測しようとする検査法である．超音波は水中および生体軟部組織をよく伝播するが，異なる物質間の境界面で一部は反射し，一部は透過する性質がある．胸壁に当てた超音波発生装置（探触子）から発した超音波は，胸腔内を伝播して心臓に達すると，一部は反射して探触子まで戻ってくる．この時間の差によって，胸壁から心臓までの距離が計算できる．心臓の各部位からの距離を計算して画面上に表し，次に探触子を少しずつ動かしながら同じ操作を繰り返すと，心臓のある断面像が明らかとなる．これを短い時間幅（1〜5msec）で繰り返し（パルス波），ある断面の動画像としてとらえる（図2-58）．心臓や血管内を移動する血液（主に赤血球）からの反射波をとらえ，血液の流れを観察する（ドップラー法）．心臓超音波検査で得られる情報は，心臓の形態とその変化，大きさと動きである．心房と心室の大きさからその容量が求められ，拡張終期容量と収縮終期容量の差から1回拍出量の推定も可能であり，心機能アセスメントの指標となる．ドップラー法により血液の流速，流量や狭窄部位の圧格差までの推定（パルスドップラー法，連続波ドップラー法）が，各種心疾患のアセスメント

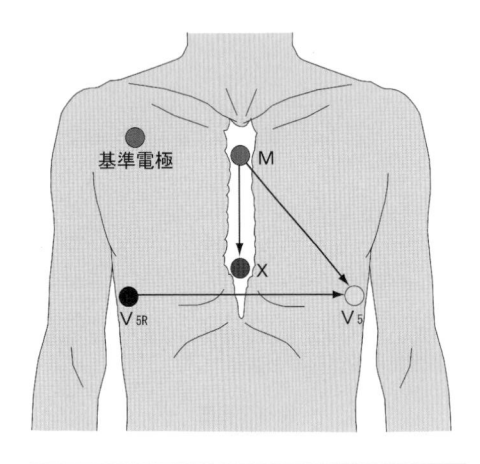

	(+)	(−)
① CM_5	V_5	M
② CC_5	V_5	V_{5R}
③ NASA	X	M

図2-57　胸部双極誘導

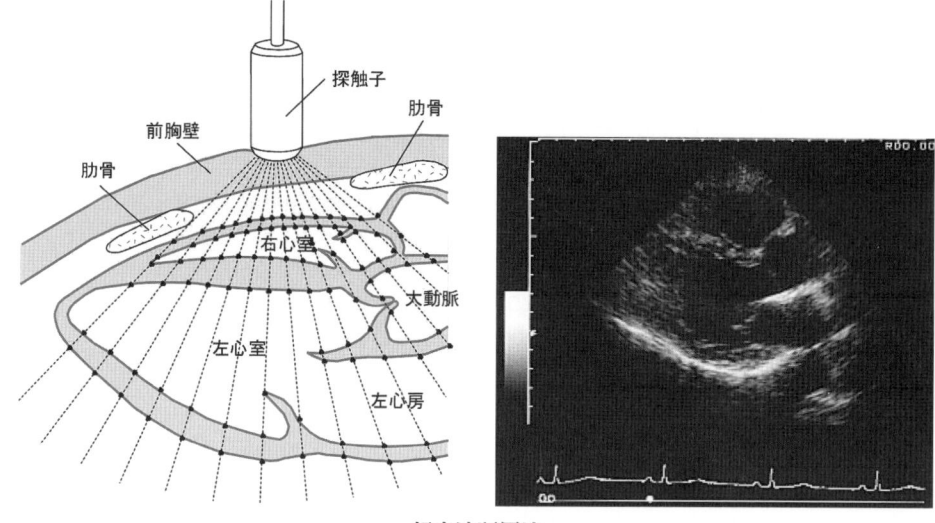

超音波断層法

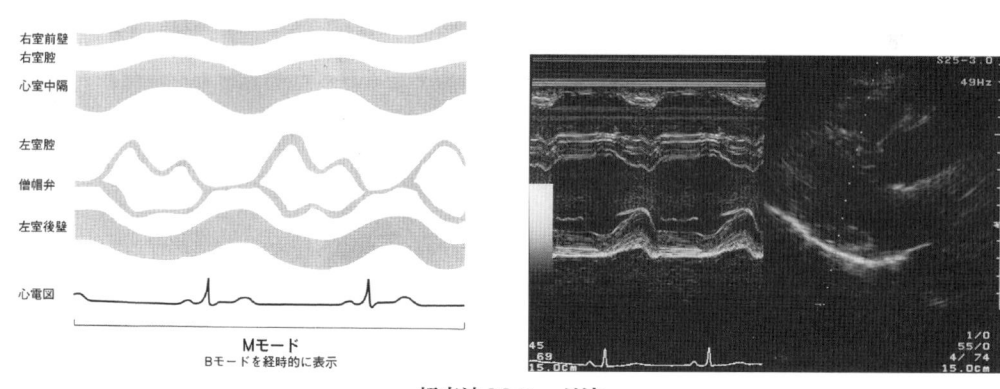

超音波Mモード法

図2-58 心臓超音波法

に利用される．心肥大の有無と程度，心筋梗塞の障害部位の同定，不全心の心機能評価，心弁膜症の診断，重症度評価，先天性心臓病の診断などに有用である．

8 呼吸機能検査

肺は酸素を取り込み，二酸化炭素を排出する役割を担っている．これらの機能障害，呼吸不全のアセスメントに呼吸機能検査が必要となる．ガス交換は，肺胞レベルで肺胞壁細胞と血管壁細胞を通して行われる．その効率には，肺容量，気道抵抗，肺拡散能，肺コンプライアンス，血流，呼吸筋などが関与している．そのため，それぞれを測定するための呼吸機能検査がある．

1－スパイロメトリー

スパイロメトリー（呼吸曲線測定法，肺活量測定法，spirometry）とは，被験者の口から出入りした空気の量（肺気量分画）を測定することである．電子式スパイロメーター（気速計や熱線流量計を用いて気流量を測定し，これを積分して肺気量を求める）によって，肺容積の変化量およびその時間経過を測定し，肺活量（VC），1秒量（FEV 1），1秒率（FEV 1％），最大換気量（MVV），分時換気量などを得ている．スパイロメーター（呼

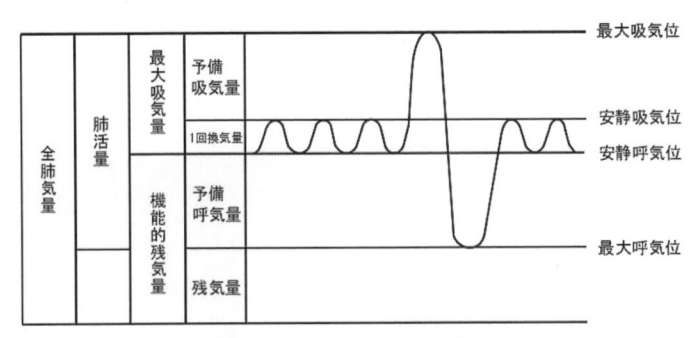

図 2-59 肺気量分画とその名称

吸曲線測定計，肺活量計，spirograph）で記録したものをスパイログラム（呼吸曲線，肺容量曲線，spirogram）という．これによって，残気量を除いたすべての肺気量分画を知ることができる（図2-59）．

被験者にマウスピースをくわえさせ，ノーズクリップをつけ，鼻や口からの空気のもれがないことを確認してから，自然呼吸をさせる．1回換気量が安定したところで，あらかじめ最大呼気位まで息を吐かせ，吸気のはじめに号令を掛け，最大吸気位まで息を吸わせ，直ちにゆっくり最大呼気位まで息を吐かせる．その後，自然呼吸に戻す．これで，肺活量の各分画，最大吸気量（1回換気量＋予備吸気量），予備呼気量が測定できる．休憩した後，同じように最大吸気位まで吸わせ，できるだけ早く最速に最大呼気位まで吐かせ，自然呼吸に戻す．これらによって静的肺活量と最大努力呼気曲線が得られる．

肺活量は，年齢や身長から算出した予測肺活量に対する百分率を計算し，％肺活量で評価（アセスメント）を実施する[*23]．最大努力呼気曲線のうち，初めの1秒間に呼出される量を1秒量とい い，1秒量を肺活量で除した値を1秒率という．

％肺活量と1秒率によって，換気障害のパターンが分類される．1秒率が70％以下を閉塞性障害[*24]と判定する．強制的に息を呼出するときに気道の閉塞が生じるもので，慢性気管支炎や慢性肺気腫などの慢性閉塞性肺疾患，気管支喘息などが代表的なものである．％肺活量が80％以下を拘束性障害[*25(次頁)]と呼ぶ．肺自体の容積が減少するもので，原因疾病には肺線維症，じん肺，肺うっ血，無気肺などがある．混合性障害は，いずれかの換気障害が進行して生じる．

最大換気量は，被験者に12〜15秒間の最大換気をさせ，1分間の換気量に換算して求める．分時換気量は1分間に換気する空気量であり，被験者の状態によって，安静時分時換気量と運動時分時換気量に区別する．最大換気量は，運動負荷試験における運動限界時の分時換気量（Vmax）との比較によって，運動制限の規定因子が肺の換気能力にあるか否かの判定に用いられる．健常者ではVmax/MVVは1よりかなり小さいが，重症肺疾患患者では1に近くなる．

[*23] パーセント肺活量（percent vital capacity）：肺活量予測値に対する実測値の割合（％）であって，性別，年齢，体格，体位によって異なっている．予測値はBaldwinの式によって求める（単位：ml）．
　男性＝(27.63−0.112×年齢)×身長（cm）
　女性＝(21.78−0.101×年齢)×身長（cm）
[*24] 閉塞性障害：気道の通過障害が主な換気障害となったもので，とくに吸気時よりも，呼気時に閉塞が強くなるため，空気を吐くときに努力を要する．呼気時間が延長し，1秒率は低下する．肺の容量には変化がないため，肺活量の低下は軽度である．慢性閉塞性肺疾患がその主なもので，肺胞壁の破壊的変化が進行して，肺気腫様になる．

2 - 動脈血ガス分析

全自動の動脈血ガス分析装置によって，呼吸不全の診断が可能である．動脈血ガス分析検査では，動脈血酸素分圧（PaO_2），動脈血炭酸ガス分圧（$PaCO_2$），PH，HCO_3^- などが測定される．PaO_2の基準値は80〜95 torr[*26]であり，60 torr以下で低酸素血症と判断される．ただし，低酸素血症は心不全でも生じるため，他の所見や検査を組み合わせて判定する．また，同じ数値であっても，慢性的に経過した場合と，急激な変化では，緊急性の度合いが違う．PaO_2が60 torr以上保たれていても，急性の呼吸不全あるいは心不全では，生体は耐えることができない．$PaCO_2$の基準値は35〜45 torrであり，基準値以上で高炭酸ガス血症と判断される．高炭酸ガス血症は，主に肺での炭酸ガスの排出が障害された場合に生じる．

なお，呼吸困難（息切れ，dyspnea）とは「呼吸に際して感じる異常な不快感」と定義される主観的な感覚である．呼吸困難の重症度の判定には，労作との関連を考慮したヒュー・ジョーンズ（Hugh-Jones）の分類あるいはそれに準じたAMAの分類を用いる（**表2-37**）．

3 - 酸素飽和度（パルスオキシメーター）

動脈血酸素分圧を知るためには，患者の動脈から動脈血を得る必要があるが，パルスオキシメーターによる酸素飽和度（SpO_2）測定ではその必要がなく，苦痛を伴わず，簡便な方法で呼吸状態を把握できる．また，連続監視が可能であり，運動負荷中の呼吸状態を監視するのに適している．ただし，動脈血炭酸ガス分圧の推定はできないため，高炭酸ガス血症を伴う病態がある場合には注意が必要となる．方法は指先や耳介の部分をプローブではさむ簡単なもので，プローブ内で2種類の波長の光を透過させ，酸化ヘモグロビンと還元ヘモグロビンの吸光度の違いを利用して，動脈血中の両者の比率を求めている．SpO_2の正常値は96〜98％，おおよそSpO_2 90％がPaO_2 60 torrに相当している．

表2-37　AMA分類

重症度	定義と質問
軽度	息切れのために，同年齢の人々と比べて，平地をゆっくりと歩かなければなりませんか？
中等度	平地を自分のペースで歩いているとき，一息入れるために休まなければなりませんか？
重度	平地を100ヤード（約91.44 m）あるいは数分歩いたとき，一息入れるために休まなければなりませんか？
最重度	外出するのは，あまりにも息が切れますか？または衣服の着脱でも息切れがしますか？

（American Medical Association　1993）

[*25(前頁)] 拘束性障害：肺全体の膨らみやすさ（コンプライアンス）に異常があるもので，肺が膨らみにくくなるために，肺活量が低下する．肺自体が硬くなる場合と，肺以外の原因で膨らみが制限を受ける病態がある場合がある．気道には通過障害がないために，1秒率は低下しない．

[*26] Torrは圧力の単位であり，17世紀イタリアのTrricelliに由来する．1水銀柱ミリメートルは1mmの水銀柱を支えることができる圧力単位を示し，ほぼ1Torrに等しい．国際単位系（SI）は圧力の単位にはパスカル（Pa）を用いることになっている．日本の計量法では，慣用に配慮して，医療で，血圧の計量に限って水銀柱ミリメートルを，生体内の圧力の計量に限ってTorrの使用が認められている．

1気圧 = 1,013 hPa（ヘクトパスカル）= 760 Torr
1 mmHg ≒ 1 Torr ≒ 100 Pa

3. 治療学総論

1 治療の目的

　疾病の治療は，[病因—病理—発現]の医学的モデルに従って，標的細胞や病理の治癒を目的として，その病因および発症や進展の機序に対して合目的な特定の治療を，適切な時期に実施する．その対象となる疾病は，感覚器，運動器，神経系，呼吸器，循環器，消化器系，代謝，内分泌，泌尿器，さらには結合組織など，すべての器官系に生じる．それぞれの疾病には，合併症や併発症を伴うことが多い．

　対象となる疾病の病因や病理に対して，適切な薬物療法（drug therapy）や観血的療法（surgical therapy）などが選択される．その他に，心理援助としてのカウンセリング（counseling）などが治療手段として必要となることもある．また，脊髄損傷（spinal cord injury）における褥瘡予防のための除圧や皮膚変化の観察，あるいは糖尿病におけるインスリン注射や食事療法，運動療法などに関する自己管理法の指導が欠かせない．患者自身による管理が不十分な場合には，家族などにその援助技術の指導が必要となる．医学的リハビリテーションにおける治療とは，機能障害や機能的制限の軽減およびそれらの発生予防によって，機能的状態を良好に維持し，できるだけ充実した社会参加を実現するためのヘルスケア・サービスの一環である．

　多くの疾病の急性期における治療は，理学療法や作業療法などの医学的リハビリテーションの特殊な治療手段の適応もあるが，一般的には内科的あるいは外科的治療が主となる．現在，いろいろと開発されている胎内治療（intrauterine therapy），遺伝子治療（gene therapy）など，先天異常の原因となりうる因子の診断と治療をはじめとして，心身障害の発生予防に努める治療も重要である．障害者への治療には，疾病の治療と医学的リハビリテーションとが含まれる．その両者を判然と区別することはできないが，その内容として次のようなものが含まれる．

（1）機能障害と機能的制限の原因疾患およびその危険因子の治療

　筋ジストロフィー（muscular dystrophy）において，筋力低下の進行抑制や運動機能改善のためのステロイド療法，あるいは心不全を予防するためのアンジオテンシン変換酵素（ACE）阻害薬の投与，さらには呼吸不全（respiratory failure）の治療が行われる．また，心臓機能障害や脳血管疾患の患者に，高血圧や糖尿病，高脂血症などの危険因子（risk factor）がある場合は，その危険因子を軽減するため，それらの疾患の治療が行われる．

（2）合併症の予防と治療

　脳血管疾患による嚥下障害（dysphagia）のある患者が嚥下性肺炎（aspiration pneumonia；胃や口腔の分泌物，食物などを誤飲することによって生じる肺炎）を合併した場合，重症になることもあ

り，抗生物質による治療，経管栄養（tube feeding）による誤飲の回避などの積極的な治療が求められることが多い．

（3）二次的健康問題の予防と治療

長期臥床によって生ずる褥瘡（bed sore, becubitus）や起立性低血圧（orthostatic hypotention）に対する治療あるいは深部静脈血栓（deep vein thrombosis；うっ血や凝固能亢進などによって，腸骨静脈，下腿深部静脈，膝窩静脈などに生じる血栓）に対する血栓溶解療法（thrombolytic therapy）や抗凝固療法（anticoagulant therapy）などが例としてあげられる．

（4）併発症の治療

交通事故による脊髄損傷に対しては，健康状態に応じた急性期治療や慢性期治療が実施される．同時に，外傷性脳損傷（traumatic brain injury）を併発していれば，認知障害（cognitive disorder）やてんかん（epilepsy）の治療が必要となることもある．

外傷あるいは閉塞性動脈硬化症（arteriosclerosis obliterans：ASO）によって，片側の下腿切断を受けた患者に狭心症がある場合，義足歩行の訓練は，通常の歩行と比べて心臓に対する負荷が大きくなることから，狭心症への対応が重要となる．

（5）機能回復治療

関節リウマチにおける関節変形に対しては，その除痛，支持性や可動性を確保するための人工関節置換（artificial joint replacement），高度の変形に対する関節固定術（arthrodesis）などが該当する．

（6）代償機能獲得のための治療

聴覚障害児への人工内耳埋め込み手術，小腸機能障害における中心静脈栄養，大腸機能障害における人工肛門，腎不全に対する血液透析などが該当する．

これらの治療によって，
・機能障害の改善
・機能障害の進行阻止
・機能障害の原因となる疾病の再発による機能障害の重度化の予防
・新たな機能障害の発生予防
・代償機能の獲得による機能的状態の向上
・生命予後にも影響しうる重篤な合併症の予防や治療
・社会参加の促進に向けた治療法の調整
などが可能になる．

疾病の治療は，その病理過程が急性か慢性か，可逆的か非可逆的か，あるいはその重症度などによって異なる．外傷による前腕骨折などの可逆的な傷病では，比較的短期間の医学的治療と管理が行われている．筋ジストロフィーや多発性硬化症（multiple sclerosis）などの慢性進行性の疾病では，最適な機能的状態を維持するための治療および環境調整が主目的となる．

これらの治療に加えて，理学療法や作業療法，その他の特殊な治療手段の応用あるいは物理的および社会的環境の調整など，個人以外の要因へのアプローチを含む包括的ケアによって，患者の残された資質を利用して可能な最適な生活の質（QOL）を回復し，できるだけ長期にわたり，自立した生活機能を維持することが医学的リハビリテーションの目標である．それには，形成外科的な手術や美容のための処置も含まれる．

腎機能障害者に対して，職場復帰のために持続的外来腹膜透析法（continuous ambulatory peritoneal dialysis：CAPD；腹腔内に挿入してあるカテーテルを通じて透析液の注入，貯留，排液を繰り返すことによって，家庭において行うことができる透析法）を行う時間を夜間に集中させることは，勤務時間の確保に有効である．頸髄損傷者が職場における作業の効率化，および体幹の変形や褥瘡などの合併症を予防するための座位保持装置（seating system）の利用も必要になることも多い．このような施設入所，家庭復帰，職業・就学復帰などの社会参加の状況に応じた治療法の調整は，特に退院に向けて重要となる．

2 根拠に基づいた医療

ヘルスケア領域は，日々に急速な変化をみせている．個々の患者を対象とする臨床場面では，ヘルスケア専門職は自己がもっている既存の知識や技術だけでなく，現状における利用可能な証拠に基づいたヘルスケアの実践が求められている．1970年代から，臨床判断学，臨床疫学，医学判断学などの発展があり，これらは「根拠（科学的根拠）に基づいた医療（evidence based medicine：EBM）」と呼ばれるようになった．

1 - EBMとは

EBMとは，1991年にカナダのMcMaster大学のGuyattが初めて使用した言葉であり，Sackettによって概念が整理された臨床医学の行動指針である．Sackett et al.（2000）は，「EBMとは，最も信頼できる研究成果に基づく根拠を臨床技能および患者の価値観，要望と調和させる実践活動」であり，「個々の患者の診療において最も信頼できる根拠を，良心的に，明示的に，妥当性のある使い方で用いること．その実践は，系統的な研究から最も信頼できる臨床的根拠を検索して，専門知識と臨床技能に当てはめることである」と記している．

わが国では，EBMは，
・入手可能な最も信頼できる根拠（エビデンス）を把握し，個々の患者に特有の臨床状況と価値観を考慮した医療を行うための一連の行動指針（福井 2000）
・診ている患者の臨床上の疑問点に関して，医師が関連文献などを検索し，それらを批判的に吟味した上で患者への適応の妥当性を評価し，さらに患者の価値観や意向を考慮した上で臨床判断を下し，専門技能を活用して医療を行うこと（厚生労働省 1999）

と説明されている．

根拠（evidence）とは，理論や意見などではなく，信頼することができる根拠を与える事実である．最も信頼できる臨床的根拠（best research evidence）とは，基礎研究と診断テスト，予後および治療，リハビリテーション，予防の安全性，効果に関する患者中心の臨床研究から得られた臨床的意味が高い研究成果である．臨床技能（clinical expertise）とは，個々の患者に特有な健康状況，診断名，治療による利益と危険性，患者の価値観，希望を素早く把握する臨床的な経験・知識と技能である．患者の価値観・意向（patient values）とは，個々の患者が診療にあたってもっている個人的な好み，関心，望みである．

2 - EBMの実践手順

・ステップ1：目前の患者に関する疑問点を抽出し，回答可能な質問文とする．
・ステップ2：質問に関する文献を検索する．
・ステップ3：文献を批判的に吟味する．
・ステップ4：その結果を目前の患者に当てはめる．
・ステップ5：ステップ1から4の手順の効果，効率性を評価して，次の経験に活かす．

① 疑問点の抽出

たとえば，脳卒中患者にAFOの処方を行うさいに，どのような患者で，どのような処方で，どのような帰結が得られるのかというように，具体的な質問を作成する．

② 文献検索

一次情報（MEDLINE，EBBASE；医学中央雑誌などの医学文献データベース）で疑問点に触れた論文を探すか，第三者によって批判的吟味が行われた論文をまとめた二次的情報雑誌（secondary information）を検索する．二次情報（Cochrane Library, ACP Journal Club, Clinical Evidence, Evidence-Based Medicine, Evidence-based Nursing, Evidence-based Mental Healthなど；原著論文を批判的に吟味した上で臨床現場で使いやすいようにまとめたもの）がある．The Cochrane Libraryは，1992年より臨床試験，ことに無作為比較対照試験のなかから質の高い論文を世界中から網羅的に収集してシステマティック・レビュー[*27（次頁）]

を行い，アクセス性の高い情報として世界に提供している．

③ 批判的吟味

文献が信頼できるかどうかを評価することを批判的吟味という（論文の妥当性評価）．次のような点について，チェックしながら文献を読むことが大切である（赤居・他　1999）．

- 臨床的有用性があるか．研究がどのような背景で，何を目的として，どのような仮説で，どのような対象で，何をエンドポイントとして測定し，どのような解析を行ったか，倫理的問題はないか，などに注意する．
- 患者の母集団は何か．対象の選択基準と研究参加者をどのような母集団からどのような方法で選んだのか．これらが明示されているか．
- 対象の選択は本当にランダムか．研究デザインは観察（記述）研究，実験（介入）研究，処方的研究に大別される（福井　2000）．観察研究には，症例研究，横断研究，症例対照研究，コホート研究などがある．介入研究（実験的研究）は，特定の群に何らかの介入をして，その結果を測定し，相関関係，因果関係を統計学的に検討する研究であり，無作為比較対照試験（randomized controlled trial）と交差研究（crossover study）とがある．無作為比較対照試験は，ある患者群を実験群と対照群にランダムに割りつけ，2群間で医学変数，帰結などの測定結果を比較する方法であり，介入研究における最良のデザインとされる．交差研究は，特定の対象者に2つ以上の介入を一定の順序あるいはランダムの順序で続けて行い，介入の前後で観測値を比較する研究である．
- 少なくとも対象患者の80%以上の追跡データが揃っているか．
- 臨床上，意味のあるエンドポイントが客観的に評価されているか．対象のどのような特性をどのような検査手段，評価尺度を用いて測定するのか．その観測変数は患者の希望，利益を反映したものか．患者の病態，障害を適切にとらえることができる検査，希望を反映した患者立脚型QOL尺度などが用いられているかを評価する．
- 統計学的に適切に解析されているか．臨床試験の途中で中止，脱落，来院しなくなるなどのことが生じる．脱落，副作用，有害事象などがあった症例を除いて解析すると，事実とは異なった結論となる（解析バイアス）．割りつけのときと結果を評価するときに，同じ群で均一であることが求められる．通常は，当初の割りつけを守って，脱落例も含めてすべての症例を解析対象とする（intention to treat）．
- 統計上も臨床上も意義づけがなされているか．研究結果には真実と誤差が混在している．誤差には，ばらつきとバイアス（偏り）がある．ばらつきは同じことを行っても，同じ結果とはならずに，少しずつばらついた結果が得られることである．バイアスは系統誤差とも呼ばれ，何度同じことを行っても，得られる結果が少しずつ真の値からずれることである．多数のバイアスが存在する．バイアスには，選択バイアス（selection bias），観察バイアス（observational bias），解析バイアス（analysis bias），出版バイアス（publication bias）などがある．
- 結果が有用性を示さなかった場合，分析方法の限界について評価がなされているか．

④ エビデンスの質の分類（信頼性の高さ）と勧告の強さ

論文の批判的吟味を行うさいに参考となる立証レベルの強さについて，アメリカ保健政策研究局（Agency for Health Care Policy and Research：AHCPR，1999年からはAgency for Healthcare and Quality：AHRQと改名）の分類を**表2-38**に掲げ

---

*[27(前頁)] システマティック・レビュー（systematic review）：過去に独立して行われた研究を系統的に収集し，整理して一緒にできる情報を要約し，統合して，介入の成果，危険率（risk）などを推定する方法（丹後　2003）．

表2-38 立証レベルに基づくエビデンスの質の分類（AHCPR）

Ia	複数の無作為比較対照試験（RCT）のメタ・アナリシス[*28]に基づくもの
Ib	少なくともひとつのランダム化比較試験によるもの
IIc	少なくともひとつのよくデザインされた無作為比較対照試験（RCT）によるもの
IId	少なくともひとつの他のタイプのよくデザインされた準実験的研究によるもの
III	比較研究は相関研究，症例対照研究など，よくデザインされた非実験的記述的研究によるもの
IV	専門家委員会の報告や意見，あるいは権威者の臨床経験

（福井　2000）

表2-39　勧告の強さの分類

A：行うことを強く勧めるだけの根拠がある
B：行うことを中等度に指示する根拠がある
C：あまり根拠がないが，その他の理由に基づいて勧める
D：行わないことを中等度に指示する根拠がある
E：行わないことを強く勧めるだけの根拠がある

（福井　2000）

表2-40　診療ガイドラインの作成過程

1	テーマ（作成目的）の決定
2	文献検索とデータベースの作成
3	診療ガイドラインの作成　エビデンスの分類
4	ガイドラインの公開，普及，改訂

（福井　2000）

る．さらに，エビデンスによって示される利得の大きさ，治療群と対照群との帰結の差，費用，社会的影響などを総合して，勧告の強さが決められる．アメリカ予防医療サービス特別研究班は勧告の強さを6段階に分類している（表2-39）．

3-診療ガイドライン

日常的に多忙な臨床家がEBMを実践することは，容易ではない．情報を整理して利用しやすいものとして普及させる手段のひとつにガイドラインがある．診療ガイドラインは表2-40のような過程で作成され，改訂が繰り返されている．アメリカ，カナダ，ヨーロッパでは腰痛症をはじめ，多くの疾患を対象としたガイドラインが作成されている．わが国でも，学会主導でガイドラインが作成されている．1987年に多施設共同研究を行う日本成人白血病研究班（JALSG）が創設され，2001年に急性骨髄性白血病治療のためのプロトコール（JALSGAML 201）が，2002年に急性リンパ性白血病のためのプロトコール（JALSGALL 202）が報告された．医学的リハビリテーションに関する診療ガイドラインとしては，腎疾患患者の生活指導・食事療法に関するガイドライン（1999），褥瘡の予防・治療ガイドライン（1999），心疾患における運動療法に関するガイドライン（2002），呼吸器リハビリテーションマニュアル（2003），脳卒中治療ガイドライン（2004）などが作成されている．また，運動器に関しては腰椎椎間板ヘルニア，頸椎症性脊髄症，頸椎後縦靱帯骨化症，大腿骨頸部/転子部骨折の診療ガイドラインが作成されている．すべての項目について信頼性が高いエビデンスがあるとは限らないため，ガイドラインも批判的に読む必要がある．実際の臨床に役立てるためには，研究の対象となった患者と目の前の患者がどのくらい違いがあるのかを判断しつつ，情報を活用しなければならない．

〔付〕　臨床実践改善法

現在，リハビリテーションに必要とされているのは，無作為比較対照試験（RCT）ではなく，「臨床実践改善法（clinical practice improvement：CPI）」，「実践に基づいた根拠（practice-based evidence：PBE）」であるとの意見がある（DeJong et al. 2004, 2005, Horn 1997, Horn et al. 2007）．CPIは，リハビリテーション過程に関与する各種の療法がどのように帰結に関与しているかを分析する

[*28] メタアナリシス（meta-analysis）：同じようなテーマで行われた複数の研究成果を結合させて，総合的に評価する統計学的解析法．

方法である．療法は，その有効性が証明される前に，創案されなければならない．そのためには，帰納法による臨床研究が重要である．患者の諸特性，治療内容の詳細，環境要因，その他のケアに影響を与える因子を結合する包括的データベースを利用する．それに基づいて，各患者の特性に応じたリハビリテーション・サービスを提供する．

3 主な治療法

1 - 内科的処置と外科的処置

歴史的には，臨床医学全体を包括する内科学から，特殊な手術的治療技術あるいは特殊な診療技術を要する臨床医学分科として，外科学，眼科学，耳鼻咽喉科学，婦人科学，産科学，皮膚科学などが分離した．内科的処置とは，外科的処置以外のあらゆる方法（薬物療法，理学療法，食事療法，心理・行動療法，生活指導）であり，予防やリハビリテーションにも及ぶものである（日野原 1981）．現在では，外科的処置に内視鏡手術が積極的に取り入れられる一方で，内科的処置には肝癌に対する局所エタノール注入や肝動脈栓塞法が取り入れられるなど，内科的処置と外科的処置の区別がはっきりしなくなっている側面がある．

2 - 非薬物療法

① 自己管理指導

たとえば，インスリン治療中の糖尿病（diabetes mellitus）では，食事療法や運動療法の他にインスリン自己注射や血糖自己測定について指導する必要がある（能登谷 2005）．インスリン自己注射の場合，患者は使用するインスリンの特徴を理解して，規則的な注射と食事をとることが低血糖（hypoglycemia）の予防にとってきわめて重要である．インスリンを冷蔵庫に保存する，注射部位を日ごとに変えるなどの指導も重要である（鈴木 2005）．

血糖測定手技の指導では，測定精度が高いことを確認する必要がある．また，測定した血糖値によって自分自身の状態を正しく理解できるとともに，測定値に応じたインスリン量あるいは食事量の調節法を指導することを通して，良好な血糖コントロールを維持する．

脊髄損傷者の自己導尿や人工肛門形成術（colostomy；結腸に人工皮膚開口部をつくること）後の患者のストーマ（stoma）などにおいても，具体的な自己管理法についての指導は，合併症の予防に重要である．

② 生活指導

各病態に応じた生活指導を行う．たとえば，慢性肝疾患においては，肝機能の悪化を予防するために強度の運動を控える，食後に30分ほどは臥位安静とする，長時間の入浴は避けるなど，生活指導する．また，食事療法として，良質の蛋白を含む高蛋白食について指導する．ただし，肝硬変（liver cirrhosis）に進行した場合には，逆に蛋白の制限とともに，食塩制限を行うように指導する．

呼吸機能障害の患者では，呼吸訓練や気道清浄化法指導のほかに，身体活動強度についての指導，低栄養あるいは肥満に対する栄養指導，酸素飽和度の低下に配慮した入浴法などの指導も重要である．

③ 運動療法（exercise therapy）

運動療法は，運動機能の維持と向上，心肺フィットネス（cardiopulmonary fitness）の向上，メタボリックシンドローム（metabolic syndrome）[*29]の予防や改善などを目的に行われる．

身体運動は，糖質や脂質の代謝を亢進させるとともに，交感神経の緊張を緩和させる作用があり，血圧の低下をもたらす．また，習慣的運動の継続によって，心筋梗塞（myocardial infarction）や糖尿病などを発症する危険率（risk）も低下する．これらの身体運動の効果を疾病の治療に導入する

[*29] メタボリックシンドローム＝内臓脂肪型肥満は，臍レベル腹部断面での内臓脂肪面積 $100\,cm^2$ 以上のもの．直接測定することが難しいため，腹囲男性85cm以上，女性90cm以上を代用測定値とする．

ために，アメリカスポーツ医学会（2001）は，高血圧症，末梢動脈疾患，糖尿病，肥満などの患者，小児や高齢者，妊婦のための運動処方を提示している．

糖尿病の患者では，40～60％VO_2max 程度の運動強度（運動後の心拍数が 100～120/分程度）の運動が適当である．この程度の運動強度で，歩行やジョギング，水泳，体操，エアロビックスなどの運動を 30 分程度，食後 20～30 分に，週 3 回以上行うことを指導する．多忙で時間がない場合には，日常の歩行などを運動療法として取り入れるように指導する．高度の高血糖（hyperglycemia）やケトアシドーシス（ketoacidosis；ブドウ糖の酸化が低下して高血糖になるとともに，脂肪酸の不完全燃焼によるアセト酢酸などのケトン体が蓄積して血液が酸性に傾いた状態）を有する場合には運動療法は禁忌であり，低血糖を頻発する患者，眼底出血（retinal hemorrhage）などを合併している患者では，運動療法は制限される（糖尿病治療研究会　1988；飯田　2005）

3 - 薬物療法

薬物によって細胞の機能を強めたり（促進），弱めたり（抑制）することにより，疾患の症状を緩和する，あるいは疾患の原因の除去を行う治療法である．投与方法には，経口投与，皮下，筋，静脈あるいは動脈内への注射がある．さらに，気道，舌下，腸，直腸内「坐薬」，皮膚塗布，経皮的投与などもある．

薬物療法は，原因療法と対症療法に分けられる．原因療法は病気を起こした因子を取り除くことを目的とするもので，感染菌を死滅させるなどがその代表である．対症療法は病気の主要な症状の抑制や自然治癒力の強化によって治癒を促進する方法であり，胃潰瘍の患者に制酸剤を投与して，胃の痛みを除去するなどがその例である．

薬剤の選択にあたっては，複数の薬剤を併用する場合に体内で相互作用が現れて，時には無効となる，時には効果が増強することがある，などに注意しておく（伊賀　1996）．また，どのような薬剤でも副作用（side effect）が生じる可能性がある．妊婦に対して早産や流産をもたらす危険性のある薬剤の投与を避けること（禁忌，contraindication），あるいは抗生物質の選択時に薬剤耐性菌を検討することも必要である．さらに，薬剤の投与量（用量）および投薬期間を適切にする．

4 - 輸液療法と輸血療法

輸液療法（parenteral fluid therapy）は，喪失した体液の補充，電解質の補正，酸塩基平衡の補正，栄養の補給などを目的として，主に経静脈的に水，電解質，糖質，アミノ酸，脂肪などを投与する治療法である．輸液剤には，生理食塩水のような等張電解質輸液剤，細胞内修復液，維持液などがある．経口摂取ができない状態が持続している場合には，不感蒸泄量と尿量などを考慮した量の維持液を 24 時間かけて投与する．

輸血療法（blood transfusion）は，貧血あるいは外傷や手術による血液の喪失などに対して，健常者の血液を患者の静脈内に注射することをいう．輸血には，循環血液量（total blood volume）の補充のために供給者からの血液をそのままの形で用いる全血輸血（whole blood transfusion）と，赤血球，白血球，血小板，血漿成分あるいは凝固因子などで補充を必要とする成分だけを輸血する成分輸血（blood component transfusion）とがある．

提供された血液が患者に使用しうるか否かの検査が行われる．患者と血液提供者の ABO 式血液型や Rh 因子が一致することを確認するために，交差試験（cross matching）を実施し，合格とされた血液だけが用いられる．また，梅毒，肝炎ウイルス，AIDS ウイルスの検査を行い，危険な血液は除かれる．

5 - 栄養管理

① 栄養指導

栄養指導は，健康維持，疾病管理，生活習慣病（life style-related diseases）の発生予防などの基礎をなすものであり，その内容は各基礎疾患やその治療目的によって異なっている．健康維持のため

には，肥満にならないように年齢や運動量に応じたカロリー摂取が必要である．栄養のバランスをよくとり，食塩，アルコール，糖質などの制限や十分量の繊維素の摂取が必要である．食塩摂取量は1日10g以下が目標である．近年，日本人の栄養摂取量では，蛋白質と脂肪の摂取量が所要量を越え，カルシウム摂取量が不足しているため，これらの是正が必要である．1日3食以上に分けて規則正しくとることも重要である．

② 減食療法

肥満は動脈硬化性疾患や代謝性疾患の原因となるだけではなく，骨関節障害の誘因となり，運動能力や持久性（endurance）の低下をもたらす．肥満の予防や是正は，医学的リハビリテーションにおいても重要である．減食療法の原則は，エネルギーバランスが負となるカロリー（例：1日1,000 kcal），標準体重1kg当たり1g以上の蛋白，1日80g以上の糖質，必要な無機質やビタミンや必須脂肪酸の補給などである．空腹感の克服には低カロリー食の利用も有効であり，摂食回数は減らさないように勧める．半飢餓療法を行う必要がある場合には，1日400〜700kcalとする．1日30〜45gの糖質を与えることによる蛋白節約作用があり，蛋白を20〜30gの少量に抑えることができる．通常，週に1.5〜2.3kgの体重減少が可能であるが，いろいろな危険性もあり，入院して実施し，その期間は16週以内とする．

③ 疾病管理のための食事指導

代謝異常などを伴うような疾病では，それを修正するための食事上の対策が必要であり，患者や家族に具体的内容を指導することが欠かせない．食事指導が必要な主な疾病は，高血圧，肥満，心疾患，糖尿病，脂質異常症，高尿酸血症，腎症などである．

・高血圧（hypertension）：通常の日本食は塩分含量が多く，高血圧の発症との因果関係が認められている．塩分制限が重要であり，1日6g未満を目標に指導する．肥満と高血圧との間には相関があり，標準体重［（身長cm−100）×0.9］kg当り25kcal程度の食事制限を指導する．

・心疾患（cardiac disease）：塩分と水分の制限が重要である．塩分は軽症の心不全では1日6g，重症例では1日2g程度に制限する．水分の経口摂取量は1日500〜1,000mlに制限する．心不全が長期に及ぶと，食欲の低下，消化管の吸収障害，肝うっ血などによって血清アルブミンの低下を生じやすいため，十分な蛋白を与える．心疾患患者では，利尿薬が投与されることも多く，低カリウム血症となることもあり，カリウムの摂取不足に注意する．アルコールは原則として禁止する．虚血性心疾患の患者では，脂肪，特に飽和脂肪酸の制限が必要である．高血圧を合併しているときには，塩分制限を行う．必要によっては，肥満の予防や治療も行う．

・糖尿病（diabetes mellitus）：食事療法は糖尿病治療の基本であり，食事摂取量は肥満の有無や日常の身体運動量に応じて標準体重1kg当たり20〜45kcalとして算出する．その配分についての指導は，日本糖尿病学会（2002）で編集した食品交換表に基づいて行われる．食品交換表では，1単位80kcalとして，その分量が示されている．必要最低限の栄養素を含むとされる15単位食（1,200kcal）の組成は，糖質6単位，蛋白4単位，乳製品1.5単位，果物，油類，野菜が各1単位，調味料が0.5単位となっている．この内容を1日3食以上に配分する．アルコールや菓子類などは，交換表の嗜好食品として扱われているが，厳重な制限を行う．

・脂質異常症（dyslipidemia）：脂質異常症には，ネフローゼ（nephrosis）のような何らかの疾病に伴う二次性のものと本態性脂質異常症（essential dyslipidemia）とがある．前者では，原疾患の治療が第一義である．脂質異常症には，コレステロールや中性脂肪のいずれかの増加を主体とする高コレステロール血症（hypercholesterolemia）および高トリグリセリド血症（hypertriglyceridemia）のほかに，両者が増加するものがある．高コレステロール血症に対しては，脂肪摂取量を全摂取エネルギー量の20〜25％，コレステロール摂取量を200〜250mg/日に制限し，

動脈硬化の危険率が高い場合には，それぞれを20％と150〜200 mg/日以内に制限する．高トリグリセリド血症では，摂取エネルギーを制限して，脂肪摂取を全摂取エネルギー量の20％とする．いずれの場合にも，食物繊維の摂取量を多くすることが有効である．

- 高尿酸血症（hyperuricemia）：高尿酸血症は，痛風（gout）の原因となりうる．また，動脈硬化を促進し，腎機能障害を生じさせることもある．高尿酸血症における食事療法の原則は，適切なエネルギー量，プリン体摂取制限，アルコールの制限，十分な飲水量である．プリン体の多い食品は，肉類，臓物，大豆などである．肥満の是正とアルコール制限が非常に効果的である．
- 腎疾患（renal disease）：腎疾患では，病態に応じた指導が重要である．利尿状態や浮腫の程度に応じて，水分量や塩分の摂取量を調節する．特に，尿量が少なくなる（乏尿，oliguria）場合には，高カリウム血症（hyperkalemia）が生じるため，カリウムの制限が必要となる．蛋白は，腎への負担となるだけでなく，尿蛋白が多い場合には低蛋白血症となって浮腫を生じるため，蛋白摂取量は病態に応じて調節する．腎不全の患者には塩分と蛋白の制限食，ネフローゼの患者には高蛋白減塩食とする．血液透析（hemodialysis）の患者ではカリウム制限食として，水分量と塩分量は汗や大便中に喪失する程度にとどめる．摂取エネルギー量が不足することがあるが，体重1 kg 当たり35〜45 kcal が適当である．一方，持続式外来腹膜透析(continuous ambulatory peritoneal dialysis：CAPD）を実施している患者では，腹膜透析液中のブドウ糖が1日約100 g 体内へ吸収され，逆に5〜10 g の蛋白の喪失があることから，体重1 kg 当たり35〜45 kcal の総量から400 kcal を引いたエネルギー量として，蛋白質の1日量は体重1 kg 当たり1.3〜1.5 g とする．CAPDでは，カリウムや水分については，ほとんど制限する必要はない．

④ 中心静脈栄養法（parenteral nutrition）

高度な消化吸収障害を伴う短腸症候群（short bowel syndrome；小腸広範切除により吸収面積が著しく減少して消化吸収障害や下痢などの症状が現れる）や嚥下障害などによって経口的に栄養摂取できない患者には，中心静脈栄養法や経管栄養法が行われる．中心静脈栄養法に用いられる輸液製剤は高浸透圧（1 kcal/ml）であり，末梢血管からは注入できないため，中心静脈に注入カテーテルの先端を留置する（畠山 2005）．本法を持続的に行う在宅中心静脈栄養(home parenteral nutrition：HPN）では，輸液製剤を注入する部分を皮下に埋め込む皮下完全埋め込み式カテーテルを用いることが多い．

⑤ 経管栄養法（tube feeding）

経口摂取が不十分な患者に対して，チューブを直接消化管まで挿入して栄養剤を注入する栄養法である（青柳 2005）．栄養管の挿入部位によって，経鼻栄養，頸部食道瘻栄養，胃瘻栄養，空腸瘻栄養などに分けられる．最近は侵襲の少ない内視鏡的胃瘻造設（percutaneous endoscopic gastrostomy：PEG）が多く行われている．自然食品ミキサー食を投与するときには，消化が必要となるため，管の先端を胃内にとどめる．消化を必要としない経管栄養で使用される成分栄養剤にはいろいろなものがある．通常，1 kcal/ml の濃度の溶液であり，各種の必要成分が含まれたものを，1回に600 ml を60〜90分かけて注入する．

6 - 血液浄化療法

血液浄化療法（apheresis therapy）とは，透析，濾過，血漿除去，吸着などの方法を用いて，血液の量的あるいは質的異常を是正する治療法の総称である．各種の方法があるが，除去対象物質の分子の大きさや化学的性質により方法を選択する（土田 2005）．

① 血液透析（hemodialysis）

慢性糸球体腎炎，糖尿病性腎症などによって腎臓機能が長期にわたって冒され，老廃物の排泄や水分・電解質バランスの調節障害が生じた慢性腎

不全に対して，血液透析，腹膜透析，血液濾過，血液濾過透析などの血液浄化法が行われる．血液透析は，体外循環を行い，回路内のダイアライザー（透析器）で物質と水分を除去する方法である．その原理は，半透膜で隔てられている血液と透析液との間の濃度勾配（拡散）と圧勾配（限外濾過）である．通常，1回3～5時間，週3回程度行う必要がある．体外循環への血液の導入と透析した血液の返却のために，四肢末梢の動脈と静脈を結ぶシャント（短絡）を造設する．

② 血液濾過（hemofiltration）

透析膜を介して血液に陽圧をかけることにより，血液中から沁み出す水分とともに溶質を除去する方法（限外濾過，ultrafiltration）である．循環系に与える影響が少ないことから，緑内障，心臓疾患，脳血管疾患を合併した維持透析患者に対して行われる．

③ 腹膜透析（peritoneal dialysis）

ブドウ糖などで高浸透圧とした透析液を腹腔に注入し，一定時間滞留させた後に排出する方法である．自己の腹膜を透析膜として，拡散と浸透圧の原理によって老廃物と水分の除去を図るものである．1回の注入量を500～2,000 ml として，4～6時間ごとに交換する持続的外来腹膜透析法（CAPD）が広く行われている（厚生省・日本医師会 1992）．

④ 血漿交換法（plasmapheresis）

循環血漿中に何らかの病因物質が存在する場合に，その物質の除去のために行われる．血漿分離器を用いた濾過によって血球と血漿を分離した後，血漿分画を廃棄して，廃棄量に相当する新鮮凍結血漿を補充する治療法である．薬物中毒，劇症肝炎，重症筋無力症などがその対象である．

⑤ 二重濾過血漿交換法（double-filtration plasmapheresis）

濾過によって分離した血漿を，さらに血漿分離器に導き，分子量の大きな病因（関連）物質を除去し，分子量がアルブミン以下の小さな物質で人体に必要なものを体内に戻す方法である．自己免疫疾患，一部の神経疾患や筋疾患，多発性骨髄腫などの治療に用いられる．

⑥ 血漿吸着（plasma perfusion）

血漿分離器で分離した血漿をカラムに灌流させることによって，特定の物質を選択的に吸着させて除去する方法である．家族性高コレステロール血症では，低比重リポ蛋白（low density lipoprotein：LDL）を吸着させて除く．免疫吸着法（immunoadsorption）による膠原病（collagen disease；全身性エリテマトーデス，強皮症，関節リウマチ，リウマチ熱，多発性筋炎および結節性多発動脈炎の総称）やギランバレー症候群（Guillain-Barré syndrome；急性の弛緩性麻痺で発症し，1か月以内に症状が完成する．治療には血漿交換療法やガンマグロブリン大量静注法が用いられる）などの治療も行われている．

⑦ 血液吸着（hemoperfusion）

血液中の有害物質を吸着剤に直接接触させて除く血液浄化法である．血漿分離を行う必要はなく，体外循環血液量が少量であるという利点がある．ただし，目的物質の吸着選択性が低い場合には効率が悪い．エンドトキシン血症（endotoxemia, 内毒素血症；血液中に内毒素が存在することであり，急性腹膜炎などでグラム陰性菌が壊れて，その細胞成分が遊離して発熱やショック，血液凝固などを生じた状態），透析アミロイドーシス（長期透析患者において，腎臓で代謝されるべき β_2 ミクログロブリンが体内に蓄積して手根管症候群，ばね指，多発性関節症などを生じた状態）の治療が主な用途である．

⑧ 血球除去（removal of blood cell）

特殊なカラム（column）を用いて，顆粒球あるいは白血球を除去して，炎症に関与する白血球を減らすとともに，サイトカイン（cytokine；特異抗体に触れた，ある細胞群から放出される非抗体蛋白の総称）などの産生を減らすことで局所炎症を鎮静化させる方法である．潰瘍性大腸炎（ulcerative colitis）や関節リウマチの治療に用いられる．

7 - 内視鏡治療

内視鏡治療（therapeutic endoscopy）には，次の

ものがある（丹羽 2004）．

① **食道静脈瘤の内視鏡治療法**（endoscopic treatments for esophageal varices）

食道静脈瘤に対して行われる．内視鏡的に穿刺して血流の逆流を確認し，穿刺部位を含めて粘膜を吸引した後で結紮する方法と，局所に硬化剤を注入して出血を予防する方法とがある（吉田 2005）．

② **内視鏡的消化管出血止血法**（endoscopic hemostasis for gastroenteristic bleeding）

胃潰瘍や十二指腸潰瘍などによる出血に対する内視鏡治療法であり，クリップ法やエタノールの局所注入法などがある．それらを組み合わせて行うことが多い．

③ **内視鏡的粘膜切除術**（endosopic mucosal resection）

胃癌，大腸癌，大腸ポリープなどに対して，病変直下の組織に生理食塩水などを局所注入し，粘膜下層を膨隆させた上で切除する．

④ **内視鏡的ドレナージ**（endoscopic drainage）

胆道狭窄や胆石による閉塞性黄疸あるいは胆管炎などに対して，内視鏡を用いて，経乳頭的にカテーテルを胆管内に挿入し，胆汁を胆道外に誘導する（野田 2005）．

⑤ **内視鏡的結石除去法**（endoscopic lithotripsy）

胆道結石に対しては，内視鏡的に乳頭部を拡張させる，あるいは乳頭括約筋を切開することによって排石する（原田 2005）．経皮的腎破石術（percutaneous nephrolithotripsy）は経皮的に腎瘻を造設し内視鏡を挿入して，腎結石を破石あるいは抽石する方法である．経皮的尿管破石術（percutaneous ureterolithotripsy）は，経尿道的に尿管鏡を挿入して，尿管結石を破石あるいは抽石する方法である（内藤 2005）．

⑥ **腹腔鏡手術**（laparoscopic surgery）

大きく開腹することなしに，腹腔に穿刺した管を通して内視鏡や手術器具を腹腔内に挿入して行う手術である．侵襲は少ないが，術操作に伴う合併症に注意が必要である．各種消化器疾患に適応される．泌尿器科領域では，腹腔鏡下に副腎摘除，腎摘除，腎尿管全摘除，前立腺摘除などが行われている．婦人科では，腹腔鏡下子宮全摘術が子宮筋腫に対して行われる．

⑦ **関節鏡手術**（arthroscopic surgery）

関節内に関節鏡を挿入し，モニターテレビで観察しながら適切な手術用具を関節内に入れて，関節内遊離体の摘出，滑膜や靱帯や半月板などの切除，縫合あるいは再建などを行う．その適応には，膝関節の前・後十字靱帯損傷の再建，半月板損傷の切除あるいは縫合，肘関節の関節内遊離体の摘出や関節リウマチの滑膜切除などがある．

⑧ **血管内治療**（intravascular treatment）

血管内治療は，血管カテーテルを介して行う治療法であり，機材と技術の進歩によって，急速に発展している．冠動脈疾患，腹部疾患，下肢血管疾患，脳疾患などに対して，積極的に応用されている（坂井 2005）．

・**血栓除去**（thrombectomy）：動脈内の血栓か，あるいは静脈内の血栓かによって，治療法が異なる．動脈内のものでは，血流再開までの時間が早いほど（発症後8時間以内），予後が良好である．心筋梗塞や急性脳血管閉塞に対して，局所的に血栓溶解剤であるウロキナーゼや組織プラスミノーゲンアクチベータなどを注入して再環流を行う局所線溶療法や，血管の大きさに応じてカテーテルサイズを選択し，カテーテルとともに挿入されたバルーンのサイズを調整しながら引き戻すことによって血栓を除去する方法が行われる．

・**動脈塞栓術**（transcatheter arterial embolization）：カテーテルを誘導して目的とする血管まで進め，病態および血行動態を考慮して，病変部の血流を遮断する治療手技である．肝細胞癌に対する肝動脈化学塞栓療法では，塞栓物質として，ゼラチンやエタノールなどが用いられる．脳動脈瘤や動静脈奇形では，マイクロカテーテルを誘導して塞栓物質やコイルを留置し，血流を遮断することによって血管の破裂を防ぐ．この方法は，動脈性出血の止血や薬剤分布を調節するための血流改変を目的にして行われるこ

- **血管形成術とステント留置術**（angioplasty and stenting）：冠動脈，頸動脈，頭蓋内血管，四肢末梢血管の高度の狭窄に対して，経皮的にバルーンを挿入して血管を拡張させる血管形成術あるいは狭窄部にステント（stent；管腔構造物の内腔におく細いカテーテル）を留置するステント留置術は，臓器血流を改善する治療法として汎用されている．ステント留置術は，動脈瘤の治療にも用いられている．

8 - 放射線治療

放射線治療（radiotherapy）は，悪性腫瘍が主な対象である．正常組織に対する損傷が最小限になるように癌組織に限局して放射線の照射を行い，悪性腫瘍を根絶させることを目標とする治療法である（池田・他 1983）．

① 外部照射法（external radiation）

放射線を体外から病巣に向けて照射する方法である．深在性腫瘍の放射線治療は，ほとんど高エネルギーX線治療（high energy X-ray therapy）で行われる．高エネルギーX線は皮膚より数cmの深さにエネルギーのピークをもつため，皮膚に対する影響は軽微である．ライナックは，高エネルギーX線の他に，高エネルギー電子線も発生できる．この高エネルギー電子線は，表在性腫瘍の治療に用いられる．

② 密封小線源治療（therapy with sealed radioactive sources）

癌病巣を根治するに足る線量を与えると同時に，周囲の健康な組織に対しては影響を最小限にとどめる方法である．舌や皮膚の悪性腫瘍に用いられる．その他に，子宮頸癌では子宮腔内に管状の線源を入れて照射する．

③ 非密封放射性同位元素（radioisotope：RI）を用いる治療法

甲状腺癌や甲状腺機能亢進症に対して，放射性ヨードを経口投与する方法が代表的である．この方法では，甲状腺に放射線が集まることから，治療効果が発揮される．本法では，基本的な放射線からの防護法，RIの保管や廃棄処理に関する十分な管理が必要である．

9 - 遺伝子治療

遺伝子療法（gene therapy）は，細胞に何らかの遺伝子操作を施して治療を行うものである．ある特定の遺伝子に異常がある場合には，その働きを補うために正常遺伝子が用いられる．欠陥のある細胞に遺伝子を入れることもあれば，まったく関係のない細胞に遺伝子を導入することもある（小澤 1999）．本来，肝臓でつくられる血液凝固因子を遺伝子操作によって筋細胞でつくらせるのは，後者の例である．細胞内に遺伝子を導入するために，それ自身が増殖能を持ち，他のDNA断片と人工的につなぎ合わされて細胞内で自律的に増殖するDNA分子を利用する（ベクター，vector）．アデノウイルスベクターを使用する方法の他に，非ウイルスベクター（プラスミドDNA，リボソーム）を用いる方法がある．現在，重症複合型免疫不全症（ADA欠損症，細胞内にデオキシアデノシン5'-三リン酸が蓄積して，リンパ球の分化増殖が抑制されて生じる免疫不全症）などの遺伝性疾患，悪性腫瘍，末梢血管障害などを対象として，試験的治療が行われている．また，癌細胞にヘルペスウイルスのチミジンキナーゼ遺伝子を導入した後，抗ウイルス薬を投与して癌細胞を破壊するような新しい角度からの癌に対する治療法の開発も模索されている．この場合には，ヒトが元来もっていない遺伝子が用いられる．

10 - 再生医療

生体内には血液系幹細胞，神経系幹細胞，間葉系幹細胞など，いろいろな幹細胞（stem cell）がある．再生医療（regenerative therapy）は，幹細胞を利用して，機能不全に陥った組織や臓器の機能の再生を図る方法である（清水 2003）．自己の幹細胞を体外に取り出して増殖させ，組織や臓器を再構築して埋め込む方法と，幹細胞を生体内で増殖させて組織や臓器を再構築させる方法とがある．その際に，幹細胞と細胞増殖成長因子を適

切に組み合わせることによって，目的とする細胞に分化を誘導し，増殖させて自己組織や臓器の欠損部を正常化する．

現在，自己の間葉系幹細胞，iPS細胞由来細胞を用いた臨床応用が検証されている．2018年骨髄由来間葉系幹細胞が脊髄損傷へ保険適用となり，脳梗塞に対する治験も開始された（下堂園　2019）．

一方，iPS細胞の加齢黄斑変性症，パーキンソン病，心不全への臨床応用が検証されている．

11−外科

外科（surgery）は，身体の外創傷や内部諸器官の疾病を手術的手段によって治療する医療の分科である．手術手技の内容は，創傷などの病変修復（repair of wounds），病巣のある胆嚢や子宮，虫垂などを切除する病変の除去（extirpative surgery），整形外科や形成外科で行われるような組織や器官の再建（reconstructive surgery），閉塞性動脈硬化症に対する交感神経節切除のような生理的修正（physiologic surgery），臓器移植や人工関節，人工弁などを置換する方法（replacement surgery）に大別できる（Welch　1968）．次に各外科の分野を概説する．

① 一般外科（general surgery）

外科の亜専門領域を細分化しないで，比較的広い領域について外科治療を行うもの．

② 脳神経外科（brain surgery）

脳，脊髄および末梢神経の全神経系とともに，神経系に影響を及ぼす頭蓋骨や脊椎などの腫瘍，血管障害，奇形あるいは外傷，その他に三叉神経痛やてんかんなどの機能障害を対象とする．観血的手術に加えて，各種放射線治療や血管外科などの低侵襲的治療法も重要な治療手段である．

③ 眼科（ophtalmology）

視覚障害の主な原因は，白内障，緑内障，糖尿病網膜症，加齢黄斑変性であり，水晶体，房水流出路や虹彩，および硝子体や網膜に対する手術的処置が必要となることが多い．また，屈折異常，複視や眼瞼下垂に対しては眼筋や眼瞼挙筋などの手術が行われる．外傷や腫瘍については，すべての眼内組織と眼窩が治療の対象となる．

④ 耳鼻咽喉科（otorhinolaryngology）

耳科，鼻科，咽喉科が合体した専門領域であり，気管・食道科や音声学が含まれる．脳外科，口腔外科，眼科などの協力により行われる頭頸部再建外科（reconstructive surgery of the head and neck）では，頭蓋や顔面や顎を含んだ範囲を対象とする．

⑤ 口腔外科（oral surgery）

口腔を構成する口唇，頬，軟口蓋，舌，口底，上・下顎骨，歯の硬い組織部，顎関節，唾液腺などの組織および器官の変形や疾患に対して観血的療法を行う外科である．

⑥ 胸部外科（thoracic surgery）

胸腔と胸腔内器官の奇形や疾患を治療する外科の専門領域であって，大動脈瘤などもその対象とする．

⑦ 循環器外科（cardiovascular surgery）

心臓，大動脈，静脈における先天性疾患，動脈硬化性疾患などを対象とする．内科の治療手段との選択が重要であるが，急性動脈閉塞症や大動脈瘤破裂では，緊急手術が必要となることが多い．少数ながら，心臓移植も実施されている．

⑧ 消化器外科（gastrointestinal surgery）

食道，胃，腸管，肝，胆道，膵などに生じた疾患を対象とする外科である．

⑨ 産婦人科（obstetric gynecology）

婦人科領域で手術が必要となる主な疾患には，外陰，膣，子宮，卵管，卵巣などの癌，筋腫，ポリープ，肉腫などの腫瘍や外傷がある．不正性器出血に対する子宮内膜の手術や性同一性障害に対する性器形成術が行われることがある．

不妊については，内視鏡手術，人工授精，体外受精などが行われている．流産，子宮外妊娠，絨毛性疾患などに対する外科的治療や帝王切開が必要となることが多い．

⑩ 泌尿器科（urology）

腎，尿路，副腎，膀胱，前立腺，精巣（睾丸），陰茎などの疾患を対象とする外科である．

⑪ 整形外科（orthopedic surgery）

骨，関節，靱帯，筋肉，腱など，姿勢の保持と

身体運動にかかわる器官の疾患や外傷を対象とする外科である．

⑫ 麻酔科（anesthesiology）

手術などにおいて，薬物および物理的手段を用いて患者の神経系，その他の複数の器官系の機能を可逆的に調節する．患者の肉体的苦痛や精神的苦痛を除き，手術的侵襲などに対する患者の反応を管理調節する専門領域である．

⑬ 形成外科（plastic surgery）

身体表面あるいはそれに近い組織や器官の変形，醜形，欠損を機能的および形状的に正常に近く再建することを目的としている外科である．

⑭ 小児外科（pediatric surgery）

新生児を含んだ小児における疾患を外科的に治療する専門領域である．先天異常と悪性腫瘍が主な対象であり，術前から術中，術後にかけての輸液や呼吸の管理，易感染性に対して，特に配慮が必要である．

⑮ 美容整形外科（cosmetic surgery）

外科的手法によって，体表面の醜形を，より美的な状態に改善する外科療法であり，形成外科の一分野となっている．

⑯ 手の外科（hand surgery）

手の創傷，骨折・脱臼，後天性変形，先天奇形，腫瘍，感染などに対して，整形外科，形成外科，神経外科，循環外科，微小外科，リハビリテーションなどの基本的原則を総合して治療する分野である．

12-臓器移植

機能が消失して回復する見込みがない臓器不全の治療を目的として臓器移植（transplantation）が行われる．臓器は死体から摘出される場合と（東間　2005），血縁者から提供されるもの（生体移植）とがある（土肥・他　1995）．いずれの場合も，患者と臓器提供者間の組織適合試験が行われ，それが一致するものでは生着率は高い．一卵性双生児間の移植以外では，ほとんどの患者に対して，移植後に免疫抑制療法（immuno-suppressive therapy）を行う必要がある．

① 腎移植（renal transplantation）

腎機能が消失して回復する見込みがない慢性腎不全の治療には，人工透析療法と腎移植とがある．腎の提供者は血縁者が大部分であり，死体より取り出される場合を死体腎移植という．

② 肝臓移植（liver transplantation）

肝硬変や小児の胆道閉鎖症などの進行性あるいは不可逆性肝疾患の肝機能不全末期に，その肝臓を摘出し，健全な肝臓を移植することによって，末期的な肝疾患およびそれに起因する合併症を治療する方法である．生体肝移植が多く行われている．

③ 膵移植（pancreatic transplantation）

インスリン治療を必要とする1型糖尿病の患者に行われる．全膵移植，膵体尾部の部分移植および十二指腸とともに全膵を移植する膵十二指腸移植とがある．糖尿病性腎症による腎不全例においては，膵腎同時移植が行われることがある．また，内分泌機能だけを目的とした膵ラ島移植がある．

④ 心臓移植（heart transplantation）

冠動脈疾患，拡張型心筋症，弁膜疾患などの重症心疾患で，心臓移植以外に回復の見込みのない患者が適応となる．手術死亡率は10％以下，5年生存率は80％となっている．

⑤ 心肺同時移植（heart-lung transplantation）

心疾患のために肺高血圧症を合併した患者，原発性肺高血圧症，慢性閉塞性肺疾患の末期の患者において，心臓と肺を同時に移植する治療法であり，アメリカを中心に普及している．手術で被移植者（recipient）の両側横隔膜神経，迷走神経，反回神経に損傷を加えないことが重要である．

⑥ 肺移植（lung transplantation）

肺線維症や肺気腫などの慢性進行性，非可逆性肺疾患の治療手段である．臓器の長時間保存の困難性が問題となる．

⑦ 小腸移植（small bowel transplantation）

小腸機能障害の患者に対して他人の小腸を移植する同種移植は，施行数がきわめて少ない．患者自身の小腸を身体の別の部位に移植する自家移植は，咽頭や頸部，食道の癌などの切除後，再建を

目的として行われる．

⑧ 造血幹細胞移植

造血幹細胞移植は，白血病，悪性リンパ腫などの腫瘍性疾患，造血障害性疾患，先天性免疫不全症などの患者に行われている（坂巻 2005）．前処置として，強力な放射線療法や化学療法を行って，残存腫瘍細胞を根絶させておく．その後，正常な造血幹細胞を輸注し，造血能力を回復させる方法である．造血幹細胞移植には，他者の骨髄や末梢血，新生児の臍帯血の3種類が用いられている．

13- 人工臓器

人工臓器（artificial organ）は，機能が低下したり，不治に陥った生体臓器の一時的あるいは半永久的な代替を目標にして開発された人工の組織，器官や骨格である（小柳 1995）．循環器系（人工心臓，人工血管，人工弁，人工血液，人工心臓ペースメーカー），代謝系（人工腎臓，人工肝臓，人工膵臓），呼吸器系（人工肺，人工気管），感覚器系（人工の視覚，人工水晶体，人工角膜，眼内レンズ，人工中耳，人工内耳，人工触覚），骨関節系（人工骨，人工骨頭，人工関節，人工腱，人工歯根），消化器系（人工腸管，人工食道），人工子宮，人工皮膚など，多くの種類のものが研究開発されて，いくつかは日常の臨床に使用されている．

① 機械的人工呼吸法（mechanical artificial respiration）

低酸素血症に対する酸素化の改善，高二酸化炭素血症に対する肺胞換気量の改善，あるいは努力呼吸に対する呼吸仕事量の軽減を目的に行われる．重症患者では気管挿管下で行われ，軽中度の患者では鼻マスクや顔マスクを用いた非侵襲的人工呼吸が行われるのが基本である．換気モードとしては，ボリュームコントロール換気，プレッシャーサポート換気，プレッシャーコントロール換気，間欠的強制換気，持続的陽圧換気などがある．

② 人工心臓ペースメーカー（cardiac pacemaker）

極端な除脈や頻脈，房室ブロックなどの心臓の刺激伝達異常に対して，電気的刺激を心臓に加える装置である．基本的には，電池と電極リードと刺激発生装置で構成されている．電池は5～8年で交換する．ペースメーカーには，刺激発生装置を体外に置く一時的ペースメーカーと，皮下に植え込む永久的ペースメーカーとがある．

③ 植え込み型除細動器（implantable cardioverter defibrillator：ICD）

持続性心室頻脈や心室細動，非持続性心室頻脈，原因不明の失神の既往がある患者などに植え込まれ，致死的不整脈発生時に除細動を行って，整脈に戻す装置である．

④ 人工心臓（artificial heart）

人工心臓は心臓の代替機能を有する人工臓器であり，機能の低下した心臓の拍出量を補助する補助人工心臓（assist heart）と，心臓の拍出機能を100％代行する完全人工心臓（total artificial heart）とがある．体外式と体内埋め込み式とがあり，血液ポンプ，駆動装置，計測・制御装置とエネルギー源によって構成されている．心臓手術後の補助人工心臓，心移植へのつなぎとしての補助人工心臓，あるいは完全人工心臓が利用されている．

⑤ 人工弁（prosthetic valve, artificial valve）

心臓弁膜症の治療のために植え込まれる．人工弁には，機械弁と生体弁とがある．機械弁は，金属や合成材料でつくられて，耐久性に優れているが，抗凝固療法を生涯にわたって続ける必要がある．生体弁の耐久性は10～15年であるが，抗凝固療法は一時的ですむことが多い．

⑥ 人工血管（artificial blood vessel）

高分子材料を素材としてつくられた代用血管であり，血管病変部の再建に用いる．材料としては，ポリエステル（ダクロン），テフロンが用いられている．いろいろな口径のものがあり，半恒久的に生体内で使用できる．

⑦ 人工膵島（artificial endocrine pancreas）

糖尿病性昏睡の治療や重症糖尿病患者の手術時に，必要なインスリンを持続投与することによって血糖制御を行うものである．血糖値の持続測定用センサー，インスリン注入量を算定するコン

ピューター，その情報に基づいてインスリンを注入するポンプとインスリン貯蔵部位から構成される．糖尿病患者における外科手術中の血糖管理や糖尿病性昏睡の治療などに使用される．

⑧ 人工関節（artificial joint）

股関節あるいは膝関節の変形性関節症（arthrosis deformans）や関節リウマチに対して人工股関節置換術（hip replacement）や人工膝関節置換術（knee replacement）が行われる．人工関節の材料としては，関節の凹側には超高分子量ポリエチレン，凸側にはチタン合金やアルミナセラミックスなどが用いられている．人工関節を骨に固定するために骨セメントを利用することもある．術後の機能改善は，10年ほどは維持されるが，ソケットの位置の移動（migration），ステムの沈み（sinking）やソケットの周囲の緩みが生じてくる．最近，骨セメントと骨との間の緩みを解決するため，骨との一次結合を目的としたセメントレス人工関節（cementless artificial joint）が作製されている．

⑨ 人工靱帯（synthetic ligament）

前十字靱帯の再建には患者の腸脛靱帯などの自家筋膜や自家腱が利用されるが，それに代わるものとしてポリエステル，ポリテトラフルオロエチレン，ポリプロピレンなどの素材が用いられている．人工靱帯には，術直後から靱帯として関節運動の支持機能をもつprosthesis型のものと，再建時には靱帯として働き，人工素材を足場として滑膜を起源とする自家組織が誘導されて靱帯様膠原線維化するScaffold型とがある．

⑨ 人工皮膚（artificial skin）

熱傷あるいは外傷による皮膚欠損で，一般状態が不良である場合や，移植皮片の採取部が限定される場合に，体液喪失防止，感染予防，肉芽および表皮形成の促進を目的として使用される．

⑩ 人工内耳（cochlear implant）

人工内耳は，音声を電気パルスに変換し，その電気パルスによって蝸牛神経を刺激して言語音の持続，強度，高さ，母音部の基本周波数などの情報を患者に送り込む．人工内耳の構造は，音声を分析し，刺激電気パルスの頻度や強度を設定するスピーチプロセッサー，電極を通じて蝸牛神経を刺激するレシーバースティミュレーター，およびスピーチプロセッサーの作動方式を制御する特性テストプログラム作製システムで構成されている．患者は，言語聴覚士から訓練を受けることによって，これらの情報から言語理解が可能となる．

14-ストーマ

腸内容や尿の排泄孔（ストーマ，stoma）として，結腸人工肛門，回腸人工肛門，尿管皮膚瘻などが造設される．腸管の手術後には人工肛門の造設，膀胱腫瘍の手術では尿路変更が必要とされることがある．人工肛門（colostomy）の造設と尿路変更（urinary diversion）が同時に必要な場合もある．

消化器ストーマとして，小腸では回腸瘻，大腸では上行結腸，横行結腸，下行結腸，S状結腸などに造設される．ストーマの周囲の皮膚を保護するために皮膚保護剤を貼る．ストーマ部分に装着し，ストーマからの排泄物を採取して貯留する用具をパウチ（pouch）と呼ぶ．皮膚保護剤と装着具が一体となっているパウチもあり，ワンピースタイプ（one-piece type）と呼ばれている．

尿路ストーマには，腎瘻，尿管皮膚瘻などのように尿路へのカテーテル挿入が必要なものと，腸管を利用する無カテーテルのものとがある．蓄尿の方法には，カテーテルから直接蓄尿バッグに接続する方法とパウチを装着して尿を集める方法とがある．尿路パウチにもワンピースのものとツーピースのものとがある．消化管の一部を利用して尿の貯蓄嚢をつくり，数時間ごとに貯蓄嚢へカテーテルを挿入して排尿するコック式回腸膀胱では，膀胱に対する自己導尿に準じた間欠的自己導尿法（intermittent self catheterization）を行うことができる．

適切な装具の選択と局所管理，合併症の予防などによって日常生活上の制限を最小限にとどめ，社会復帰を促すことが必要である．その際には，食生活の指導も大切である．

自己管理指導では，パウチの交換や局所の清潔法について指導する．食物や水分の摂取について

表 2-41　免疫抑制剤の副作用

アルキル化薬（シクロスポリン）	間質の浮腫，足背の浮腫，腎機能低下，高血圧，振戦，性機能低下，肝疾患
プリン拮抗薬（アザチオプロリン）	白血球減少症，汎血球減少症
副腎皮質ホルモン（プレドニゾロン）	浮腫，高血圧，皮膚の脆弱，クッシング症候群，筋症，大腿あるいは上腕骨頭無菌性壊死
モノクローナル抗リンパ球抗体（OKT3）	発熱，肺浮腫，一過性腎機能障害，脳炎様症状

(O'Young et al. 2002, 一部改変)

は，尿路瘻の患者では，尿量が1日1,000 ml以上になるように水分摂取量を調節する．排液の多い小腸人工肛門の患者では，脱水に留意させる．腸瘻の患者の食事には，消化されない繊維質の野菜や，水分を含んで膨らみやすい豆類などは避けるように指導する．

なお，周囲の人びととの関係，性生活や仕事上の問題などの精神的な問題を抱えることがあるため，十分な相談と指導を行う．

〔付〕 臓器移植後の医学的リハビリテーション

（1）移植医療における医学的リハビリテーションの必要性

疾患の終末期の患者への治療法として，移植手術は広く受け入れられるようになってきている．わが国において，特に頻度の高い移植医療には，造血幹細胞（hematopoietic stem cell；骨髄などに存在する自己保存能と分化能を有する細胞）と実質器官（solid organ）としての腎臓，角膜などの2系統がある．臓器の入手方法，移植成績の向上を図るための組織適合試験（histocompatibility test, HLAタイピング；臓器移植において臓器提供者と被移植者の抗原遺伝子の違いによる免疫的反応が生じるか否かを調べる試験）が確立されるとともに，手術手技，抗免疫療法（immunosuppressive therapy），感染予防対策の向上などがその背景にある．また，学際的アプローチによるリハビリテーション・プログラムの実施によって，移植後の身体機能回復，QOLの向上，心理社会的機能の支援が促進されうる（O'Young et al. 2002）．

（2）移植後の医学的リハビリテーションの概要とリハビリテーション・チームの構成

リハビリテーション治療計画は，術前の身体機能の評価（アセスメント）とともに，医学的，社会経済的および心理判定の結果に基づいて作成する．術前に機能的状態（functional state）を調べておき，拘縮や褥瘡の防止のような，安静時における身体機能の維持および二次的障害の予防を目的にリハビリテーションを行う．機能的状態の回復には，移動（ambulation）の開始時期が重要であり，移動は可能な限り早期に開始する．

リハビリテーション・チームは，リハビリテーション医，理学療法士，作業療法士，ケースワーカー，看護師，臨床薬剤師，管理栄養士，外科医，内科医などで構成されるのが理想的である．心理社会的問題あるいは精神的ストレスがリハビリテーションに大きな影響を及ぼす．その問題の処理には，ケースワーカーや臨床心理士が重要な役割を果たす．術後のリハビリテーションを進めるには，その過程に適切な助言を与えることのできるリハビリテーション医がこのような学際的医療チームを統率することとなる．

（3）主な免疫抑制剤の副作用

表2-41に知っておくべき，主な免疫抑制剤の副作用を掲げておく．

（4）医学的リハビリテーションの効果

関節拘縮（contracture），筋萎縮（muscle atrophy），骨粗鬆症（osteoporosis），起立性低血圧（orthostatic hypotension），消化管機能や膀胱機能の低下などの廃用症候群（disuse syndrome），褥瘡（bed sore, becubitus），深部静脈血栓（deep vein thrombosis），肺梗塞（pulmonary embolism）などの重症合併症の予防に努める．廃用症候群などが明らかな場合には，関節可動域の改善，骨塩密度

の増加，筋力の改善と静脈のうっ滞の減少を目的とした回復的リハビリテーションを進め，使用薬剤による副作用への対応を行う．さらに，身体活動の回復，QOLの向上，心理社会的機能の支援を行う．

(5) 主な臓器移植における医学的リハビリテーション

① 心臓移植 (cardiac transplantation)

心臓移植後の廃用症候群以外の主な合併症には，移植心の機能障害，高血圧，神経筋萎縮，栄養障害，代謝性脳症 (metabolic encephalopathy)，脳血管疾患，中枢神経感染症，てんかん，神経症 (neurosis) などがある．シクロスポリン関連高血圧，ステロイドによる骨粗鬆症に伴う骨折にも留意が必要である (O'Young et al. 2002)．また，2週間の臥床によって心拍出量 (cardiac output) は15%減少する．身体活動の低下は，起立性低血圧や著明な酸素摂取量 (oxygen consumption) や最大酸素摂取量 (maximal oxygen consumption) の低下をもたらす．さらに，移植後肺高血圧の問題点として，既存の肺高血圧 (pulmonary hypertension；僧帽弁狭窄症などで肺血管系の圧が高まった状態であり，徐々に心不全状態が進展する) に移植された右室が対応できないことがあげられる．肺高血圧には，慢性の左室心不全を合併しているため，カルシウム拮抗薬 (calcium antagonist；Caイオンの細胞内への流入を阻害する薬剤であり，不整脈，狭心症，高血圧などの治療に用いられる) などの使用が必要となる．移植された心臓は除神経されているため，冠動脈硬化が進行しても狭心痛はないことに留意しておく必要がある．

集中治療実施中に，ベッドサイドにおける低強度の運動を処方する．運動療法は手術後1か月以内に開始すべきである．その効果として，筋力強化，酸素摂取量の増加，身体活動性の向上や骨塩密度の増加などがある．多くの場合，移植拒絶反応 (graft rejection) が生じても，医学的リハビリテーションの介入を中止する必要はない．しかし，新しい不整脈，低血圧や発熱があれば，治療の変更が必要となる．心肺フィットネスは，傾斜台を用いた訓練によって改善できる．起立性低血圧への耐性の増加の他に，抗重力筋を強化することができる．その他の起立性低血圧を減少させる方法には，軽い運動，水分や塩分の摂取，下肢挙上，腹部バインダー，リクライニングバッグ，圧迫ストッキング，さらにエフェドリンやフェニールエフェドリンのような薬剤の使用がある．

わが国における心臓移植後患者のリハビリテーション・プログラムに関するガイドラインとして，国立循環器病センターで実施されているものがある (斉藤 2002)．

② 肺移植 (lung transplantation)

肺移植の適応となる疾患は，末期的肺疾患，先天性疾患，慢性閉塞性肺疾患 (chronic obstructive pulmonary disease：COPD)，肺高血圧，嚢胞性線維症 (cystic fibrosis；肺線維症のうちで嚢胞を形成してくるものであり，特発性間質性肺炎やアスベスト肺などにみられる)，α_1-アンチトリプシン欠乏症 (α_1-antitrypsin deficiency；常染色体優性遺伝の先天性疾患であり，COPDが高頻度に発症する)，サルコイドーシス (sarcoidosis；肺門リンパ節腫脹，両眼のぶどう膜炎，結節性紅斑などを伴う疾患であり，原因は不明) などである．肺移植前のリハビリテーションにおいて，換気，喀痰，有酸素運動，柔軟性と筋力を向上させる運動を行う．継続的な訓練よりも，間欠的に訓練することによって，末期的肺疾患患者への負担を軽減できる．横隔膜呼吸 (diaphragm breathing) と部分呼吸 (segmental breathing) は肺容量とガス交換を増加させる．目標心拍数 (target heart rate) を運動強度を測るのに適用する．その他に，呼吸困難の

[*30] フラッター：頂点に孔のあいた逆さ円錐の受け皿に載った28gの金属球を呼気時に吹き上げ，浮き上がった金属球がその重みでまた円錐部に落ちるという浮沈を繰り返す構造のもので，気道内に陽圧と振動を加え，排痰の促進を図るもの．

ある患者を監視（monitor）するときには，自覚的運動強度指数（rating of perceived exertion：RPE, ボルグ指数），Visual Analogue Scale（VAS）などが用いられる．VAS は 100 mm の直線を患者に示し，呼吸困難の程度をその直線上の位置で示すものである．

肺移植術後の対策としては，移植によって肺は脱神経化されて咳嗽反射（cough reflex）が冒されるため，肺理学療法によって気道の分泌物を効果的に除去する必要がある．横隔膜の機能不全も問題となる．

気道挿管，人工呼吸（artificial respiration），免疫抑制剤（immunosuppressive agent）の使用，疼痛，活動制限などによって医学的リハビリテーションは複雑となる．患者は抜管後にフラッター[*30]の使用や繰り返しの強い呼吸を行う．術後第 1 日に関節可動域による訓練プログラムを開始する．集中治療室を出るときには，ベッドから椅子への移動や歩行レベルに回復する．胸郭や上肢の運動訓練は胸郭の運動性を向上させる．トレッドミルやエルゴメーターを用いることによって心肺持久性（cardiopulmonary endurance）を向上させる．退院するときには階段昇降レベルに達していなければならない．これが回復の指標である．進行した肺疾患では，この程度の運動も困難なことがある（O'Young et al. 2002）．

③ 腎移植（renal transplantation）

わが国において最も多く行われている臓器移植である．移植術後の合併症には，出血，感染，拒絶反応などがある．また，移植腎に腎炎や糖尿病性変化など，原疾患が再発することもある．移植後の運動は運動能を改善させ，筋萎縮や体重増加などのステロイドによる合併症の予防と改善に有効である．筋萎縮，貧血，循環不全や倦怠感は医学的リハビリテーションの支障となりうる（O'Young et al. 2002）．

④ 肝臓移植（hepatic transplantation）

移植後に感染症，移植片（graft）の機能不全，肝動脈や門脈の血栓症，拒絶反応，さらに，原疾患が肝炎であれば，その再発などの問題がある（土肥・他 1995, O'Young et al. 2002）．

⑤ 骨髄移植（bone marrow transplantation）

骨髄移植は，造血幹細胞移植の適応ガイドラインも作成されて，一般的治療法として定着している．骨髄移植に合併する慢性移植片対宿主病（chronic graft-versus-host disease：CGVHD；免疫能が低いために移植片を拒絶できない宿主にリンパ球が移植された場合，そのリンパ球が宿主の組織抗原に対して移植免疫反応を起こした状態）は免疫系の疾患であり，HLA（human lymphocyte antigens）が一致する兄弟からの骨髄を移植した場合の 100 日生存者では 40％程度に生じている．CGVHD は骨髄移植の主要な合併症であるが，関節拘縮や軟部組織の強直や硬結をもたらす．関節拘縮がある場合には，重度の筋骨格系の機能障害に進展する恐れがある．

（6）臓器移植におけるリハビリテーションと障害モデル

臓器不全の患者における臓器移植およびリハビリテーションによる介入が及ぼす効果は，障害モデルによって説明される．末期の臓器不全の患者では，その臓器に重度の機能障害（臓器の欠如あるいは臓器の機能低下）が存在する．患者は社会生活上の役割遂行の制約や隔離（孤独）を経験し，社会生活への完全参加が困難になる．臓器移植を受けるまで，包括的ケア・チームは患者の能力に相応した行動の指導や代償手段によって，臓器の機能を最大限にし，役割遂行の維持を支援することを通して，完全参加の実現を目指している．

臓器移植そのものは，多くの機能障害を取り除く．機能的制限や活動制限の軽減，社会的役割の再獲得を目標とするリハビリテーションによって，社会参加も容易になる．地域生活への復帰と職業リハビリテーションは，完全な社会参加という理念の達成を支援している（O'Young et al. 2002）．

第3章

障害モデルと機能志向的アプローチの基礎理論

1. 構造と機能　　*140*
2. 人間活動の構造と機能　　*144*
3. 障害の構造　　*148*
4. 障害構造モデルの応用　　*150*
5. 医学的リハビリテーションにおける対応　　*159*

1. 構造と機能

　医学（medicine）は疾病の診断，治療および健康保持の科学技術と定義される（Miller et al. 1987）．医学がこれらの目的を達成するための方法は，病理志向的アプローチ（pathology-oriented approach）と機能志向的アプローチ（function-oriented approach）とに大別される．医学的リハビリテーションは，個人の全人的な機能の回復を目指して，機能志向的アプローチの立場をとっている．

　機能志向的アプローチというとき，機能（function）という言葉は多義的であって，多次元的に使われている．そのため，中立的で唯一の定義を行うのが困難である．以前から，障害（disability）について多数の定義が提案されているが，個人の機能をどのように定義するのかの相違を反映して，障害の定義についても一義的な合意は得られていない．たとえば，世界保健機関（WHO 1980）の国際障害分類（ICIDH）では，障害は疾病の諸帰結として，〔疾病/変調（disease/disorder）：機能障害（impairment）→能力低下（disability）→社会的不利（handicap）〕という直線的な因果連鎖であるとして理解された．一方，Fougeyrollas et al.（2001）が主張してきた障害創出過程（disability creation process），あるいはPope et al.（1991）の障害過程（disabling process）からみれば，ICIDHが定義したような障害は，個体要因を取り上げたものにすぎない．そこでは，個体要因以外に，危険因子や環境要因がともに作用しつつ，生活習慣を形成するものの総体が障害であると理解されている．人間の機能は社会的なものであるが，ICIDHは障害を主として個人の生物学的特性に起因する個体要因に限定していた．その後，WHO（2001）は，これらの批判を統合して，国際生活機能分類（ICF）を提案している．

　このような経過が示しているように，障害の定義をひとつに限定して理解することは困難であろう．多様な障害の定義を生み出す原因となっている，人間の機能の多様性をできるだけ区別してとらえ，医学的リハビリテーションにおける機能志向的アプローチの特性を理解することが大切である．

1　事象の記述レベル

1 - 記述レベルとは

　ひとつの事象を理解するには，その事象を記述することが出発点となる．同一の事象であっても，観察者の関心に対応して，いろいろな記述の仕方がありうる．これを記述レベル（descriptive level）と呼んでいる（Lyman et al. 1969）．一連の記述レベルの例を図3-1に示す．ここでは，素粒子から宇宙に至るまで，事象の記述レベルが，ミクロからマクロへという視点で秩序づけられている．これは階層的秩序の概念であり，構造と機能の両者に見いだされる（フォン・ベルタランフィ 1973）．

　有機体としての人間の活動の一部を取り上げて，記述を試みよう．医学的リハビリテーションにおける日常生活活動（activities of daily living：

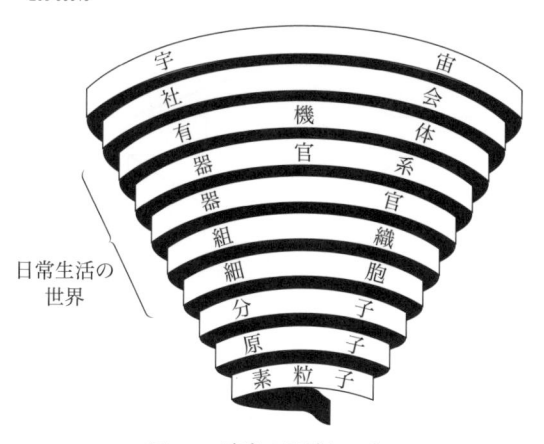

図 3-1　事象の記述レベル
(Lyman et al. 1969)

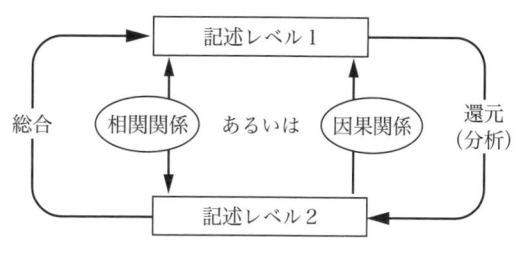

図 3-2　記述レベルの相違と相互関係

ADL）は，個人の日常生活レベルの記述とされる．一方，人間の活動は特定の個人に限定しては十分に理解できないとする立場では，活動を家族や地域社会，あるいは国家のなかで果たす機能のレベルで記述しようと試みる．これを記述レベルを上げる，あるいは1段階下のレベルの記述を総合する（synthesize）という．

他方，人間活動を，活動を遂行できる個人の生物的機能（能力）のレベルで理解する立場がある．たとえば，呼吸循環器系の正常な機能が身体活動の遂行に不可欠であるとして，心疾患による身体運動を伴う活動の制限を，器官系の機能不全のレベルでとらえる．これを記述のレベルを下げる，深くする，あるいは分析する（analyze）という．記述を1段階下のレベルに還元するともいう（図3-2）．

記述レベルは観察者が設定するものであり，ある記述レベルの単位は何かについて明示しておくことは，その他の記述レベルとの相違を見分けるのに役立つ．

2 - 因果関係と還元主義

事象をひとつのレベルで記述することは，その他の記述レベルとの区別，および連関を意識して行われなければならない．伝統的な科学では，事象のひとつの記述レベルと1段階別の記述レベルとの間には，因果的な連関（因果関係，cause-effect relationship, causality）があると想定している．図3-1に掲げた記述レベルの相違も，ミクロからマクロへの因果連関という関心から区別されている．

たとえば，関節運動の遂行が困難の範囲と程度とを記述した上で，その原因として筋収縮の異常を考える．関心を向ける事象の記述レベルが1段階下げられ，同時に2つの記述レベルが因果連関として理解される．ある事象の原因を，より下位の記述レベルに求めることを還元主義（reductionism）と呼んでいる．筋収縮という記述レベルは，さらに筋組織，筋細胞のレベルに還元して理解されなければならない．こうして，近代科学は際限のない専門分化を生み出している．2つの記述レベルの関連を因果関係として理解するとき，この関係をメカニズム（機構，mechanism）という．筋収縮のメカニズムをアクチンとミオシンとの間の滑走として理解する．臨床医学でも，疾病という事象を，病理と発現との間の因果関係とみなしている．

3 - 相関関係

事象の異なる記述レベルの関係を理解する仕方は，還元主義だけではない．人間的な事象は複雑であり，多方面に及んでいるが，それらに対応して，事象の記述レベルも上下の方向あるいはミクロからマクロへと直線的な因果関係に並べることができるとは限らない．図3-1の記述レベルをみるとき，特に有機体と社会との関係については，このことが当てはまる．さらに，有機体と社会についても，ひとつの記述レベル自体が多数の視点から記述される必要がある．このことを，事象の

記述レベルが多次元（multidimension）であるという．

有機体としての人間は社会の構成要素であるが，個人が社会の性格を定めるとは限らない．反対に，社会が人間の在り方に大きな影響を与えている．このように，記述レベル間の関係も因果関係があるのかどうかは容易に定められないため，ひとつの記述レベルを下位の記述レベル（原因）との関連で理解することも困難である．因果関係に代えて，事象の記述レベルの間には相関（correlation）の関係，あるいは相互作用（interaction）があると仮定する（図3-2）．記述レベルを区別して，多様な相関関係を仮定することが，人間的事象の記述と理解の出発点になる．リハビリテーション医学における機能志向的アプローチの課題も，ここにある．

2 システム論的アプローチ

1 - システムの構成要素

人間的事象の多次元性およびそれらの相互作用を分類し，秩序づける試みを一般的な意味でシステム論（systems theory）という（図3-3）．システム（あるいはサブシステム）は複数の要素の集合であり，各要素は相互作用を通してシステムの振る舞いを決めている．多くのシステムは，複数のサブシステムから構成され，各サブシステムはそれぞれの要素から構成されている．システムの振る舞いは構成要素に依存しているが，要素に還元することによって理解することはできない．システムの理解では，全体が部分に優先する．

システム論はシステム工学として発展してきた．そこでは，どれほど複雑であっても，要素間の物理的な因果関係が仮定されている．入力が出力に変換される過程は，因果関係の総和として理解される．システム工学の観点を人間的あるいは社会的な事象の理解に拡張しようとするのが，システム論的アプローチである．部分に依存しながらも，全体が部分の挙動を規制する．そして，全

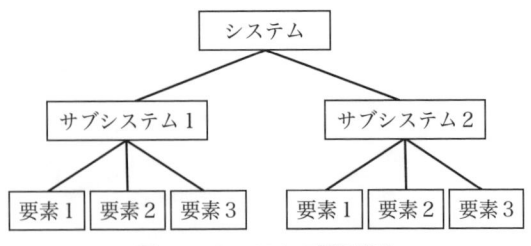

図3-3 システムの階層構造

体としてのシステムの振る舞いも，構成要素の性質と機能に制約されながら，出現する．

2 - システムの構造

人間的事象をシステムとして理解する観点では，その構成要素あるいはサブシステムが散在するのではなく，相互作用を行いながら，ひとつの秩序を形成しているとみなしている．階層的秩序では，下位に位置する階層あるいはその構成要素に対して，上位の階層が部分に対する全体とみなされる．この全体は，さらに上位にある階層の部分として，位置づけられる．ひとつの階層の振る舞いは，下位の階層にある要素に制約されるが，その要素の挙動は上位の階層の振る舞いに従属している．上位の階層の振る舞いは，下位の階層から因果的に決定されるとは限らない．反対に，上位階層の変化が下位階層の構成や挙動を再編成することもある．

階層的秩序で代表されるようなシステムの構成要素の関係を，システムの構造という．

人間的事象の多次元に及ぶ記述を構造化することが，システム論的な理解の出発点になる．人間的事象に特定の構造があるとみなすとき，これを事象のモデルと呼ぶ．障害のモデルとは，このようなことを意味している．

3 - システムの機能

システムの構造として，2つの構成要素（あるいはサブシステム），AとBとに相互関係がある場合，BのAに対する関係の仕方をBの機能（function）という．両者の関係を機能的関係と呼んでいる．ここで機能とは，BのAに対する働き，

振る舞い，役割を意味している．

基本的立位肢位（立位姿勢）で肘関節を屈曲させて仕事を行う（例：手掌の荷重を持ち上げる）ことを，システムとして考える．肘屈曲という関節運動は，いろいろな運動学的変数によって記述できる．それらの変数に影響する要素として肘関節屈筋群の筋力が想定されるとき，筋力の機能は肘関節を屈曲させることであるという．さらに，その筋力を産出するのは筋収縮の機能である．ここでは，システムの構造は因果的連関構造となっている．筋力の産出には筋収縮という物質的基盤もあるが，この基盤を捨象して筋力の役割だけに注目するとき，肘屈曲運動との関係は，機能的な関係である．機能解剖学における骨格筋の機能とは，この意味での理解である．

手で荷物が持ち上げられないという，日常的な動作に機能的制限があるとする．この機能的制限には，肘関節運動に関係する機能障害（機能不全）の関与が疑われるが，肘屈筋群の筋力低下のためか，肘関節の可動域制限のためか，さらには認知機能の問題があるのかもしれない．これらの原因を特定できないとき，あるいは特定できても不問にするとき，動作と関節運動との関係が機能的と呼ばれる．この場合の肘関節運動の機能（役割）は，荷物を持ち上げることであったからである．

4 - 機能の概念の多様性

通常，機能という概念は，多義的に使用されている．

（1）実用主義

事象間あるいはひとつの事象のシステム構成要素の間に，物質的基盤のある因果連関が現在の知識では解明できていないとき，便宜的に両者の関係を機能的という．意志作用（volition）は脳の特定部位の活動の結果であるかもしれないが，因果関係が不明である現状では，意志の機能を行為の遂行とみなしている．

（2）機能主義

事象あるいはシステムの構成要素間の関係は，本来，機能的関係であるとみなす．この場合，人間的事象を脳の現象に還元する視点は，むしろ積極的に回避される．システムの構造と機能とは，同じことになる．

（3）実体論に対する現象論

事象の物質的基盤（実体）が不明であっても，その現象としての機能は記述することができて，意味があると主張する．分子運動論という実体論を欠いていても，熱という現象を記述できる熱力学は，積極的な意味がある．筋の収縮機構が不明の段階でも，筋の機能解剖学には積極的な意味がある．

（4）ハードウエアに対するソフトウエア

コンピュータでは，ハードウエアに対してソフトウエアが計算機能を果たすように，人間の機能は身体構造とは独立して記述することができて，関係づけることができる．

5 - 機能志向的アプローチの意味

医学的リハビリテーションを機能志向的アプローチとして特徴づけるとき，そこにはこれらの多義的な機能の概念が混在している点に注意が必要である．機能的な関係を重視しているとしても，やがては医科学の進歩が身体的機構として，これらを実体化することを期待して，現在の姿を理想の手前の段階にとどまっているとする医学モデルに近い立場がある．他方，障害の社会モデルに現れているように，医学的な因果系列から障害という現象を積極的に切り離すべきとする障害学（disability studies）もある．

いろいろな障害モデルにみられるように，機能の概念を狭く一義的に確定することはできない．そのような状況の下で，リハビリテーション医学の機能主義とは，障害のシステム論的な構造を解明し，その構造に即して各記述レベルにおける機能の改善と維持とを志向することになるだろう．留意すべき点は，機能にアプローチしながらも，機能を現象論から実体論へ，機能的連関から因果的関係へと読み替える道筋を，常に意識しておくことである．リハビリテーションが医学的リハビリテーションと呼ばれる所以である．

2. 人間活動の構造と機能

1 システムとしての人間活動——活動と機能

　動物は，目的を実現するために，環境に対して働きかける行動（behavior）を起こす．環境には，物理的な外界だけでなく，その他の種あるいは同一種の別の個体，その集団も含まれている．多くの行動は，身体運動によって行われる．環境への働きかけは，逆に環境からの反作用を受ける．すなわち，行動と環境とは相互作用を行い，行動は環境の制約条件の下で遂行されている．

　人間は，その他の動物にはみられない高度な身体的および精神的な行動を示す．これを人間活動（human activity）という．活動には，単に動作（motion）だけでなく，作業（work）や余暇活動（leisure activity），政治活動（politics）など，個人的あるいは社会的な価値を追求する行為（action）までが含まれる．

　個人をひとつのシステムとしてみるとき，そのシステムの機能が個人の活動である．システムは要素（あるいはサブシステム）から構成されている．諸要素間の関係で構成されるシステムには，構造がある．個人を生物個体とみれば，個体は器官系をサブシステムとしたシステムである．各サブシステムは，個体の活動に対して，それぞれの機能を果たしている．また，個人を社会的存在とみれば，個人はひとりの人格として，社会というシステムの構成要素になる．個人は社会に対して，活動を通して，その機能（役割）を果たしている．

　人間活動の機能は，記述レベルをどこに設定するかに対応して意味が異なり，機能という言葉が多義的になる．ヘルスケア領域では，
・疾病に冒された器官や器官系の機能（例：心臓の機能）
・患者の個人レベルの活動（例：社会的機能）
という2つの意味で使われている．同じ機能という用語であるが，これらを区別することが重要である．医学的リハビリテーションにおける機能志向的アプローチでは，包括的に②の個人機能を重視する．この場合，患者の機能遂行のレベルが機能的状態（functional status）と呼ばれる．

2 機能の階層構造

1 - 個人形成のLawtonモデル

　個人の機能という表現は，個々の活動（例：食事動作）の遂行を指すとともに，一層包括的な活動遂行（例：創作作業）の能力の意味にも使われている．個々の機能は，その遂行状態（performance）を尺度として，かなりの程度まで定量的に測定することができる．しかし，固有の人格をもつ人間としての機能の遂行状態は，個々の課題の遂行状態あるいはそれらの寄せ集めでは理解できない．すなわち，本質的な個人の機能は，ひとつのシステムとして理解されるべきものである．そのようなシステムの機能は，特定の尺度を用いて測定するのには，あまりにも複雑であり，一応は

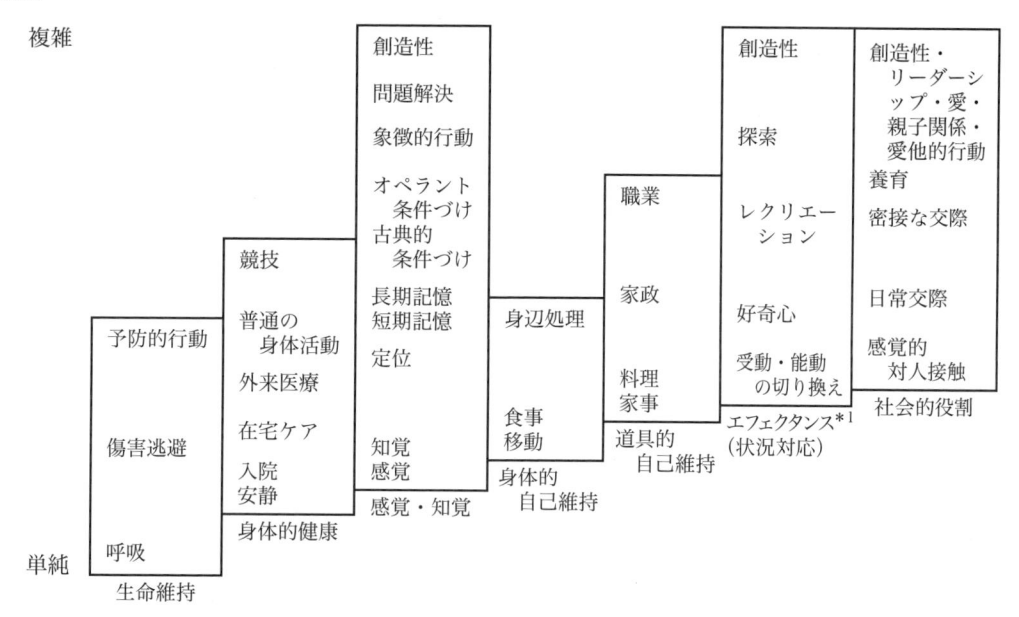

図 3-4 個人形成の Lawton モデル

(Lawton 1977)

機能という概念によって想定できるものとしている．この場合，機能とは，抽象的な構成概念（construct）である．身体的機能，精神的機能あるいは社会的機能と呼ばれているように，人間の機能は，単一の構成概念では，とらえ尽すことはできない．

機能が相互に独立した概念から構成されていることを前提とする場合，それぞれの構成概念を機能の次元（dimension）と呼んでいる．したがって，人間の機能は多次元的な概念である．機能概念の抽象性のために，機能という言葉の理解が難しいこと，また用語の使用が混乱していることに注意が必要である．

ヘルスケア領域でも，機能の概念を理解するため，機能の諸概念を分類して，秩序づける試みがなされてきた．たとえば，Lawton（1977）は「個人形成の要素」として，カテゴリー別に単純から複雑な行動への変化を，ひとつのモデルとして示している（図 3-4）．横軸は，左側から右側に移行するにつれて，機能が次第に社会化する過程である．縦軸は，下方から上方に向かって，活動の各概念の構成を単純なものから複雑なものへの変化として表している．乳幼児期からの発達は，横軸および縦軸の 2 方向への活動の質的拡大である．老化や中枢神経疾患は個人に機能的状態の低下をもたらし，それはまず縦軸方向の下方へ向かう変化としてとらえられる．

個人の機能的状態を右側，上方へと向けて拡大していくのがリハビリテーションの過程である．この図式は，人間活動の諸機能の関係を表した階層モデル（hierarchical model）の例である．たとえば，身体的自己維持の機能に比べて，道具的自己維持の機能は一段と高い階層に属する機能であるとされている．また，身体的自己維持のうちで，身辺処理は移動よりも高い階層の能力を必要とする．

[*1] エフェクタンス（effectance）：個体が環境と効果的に相互交渉するなかから自己効力感を得て，自己の潜在能力を実現していくことをいう．White（1959）の効力動機（effectance motive）に由来する用語である．ここでは，動機づけから探索・探究へ発散していく諸活動を指す．

2 - 運動-動作-行為の階層構造

人間の運動行動を，運動（movement），動作（motion）および行為（action）に区別してみるのも，階層モデルの例である．

身体運動は，姿勢（体位と構え）が時間的に連続して変化したものであり，身体軸と重力との関係（体位），身体運動の方向，身体部位の相対的な位置関係（構え）の変化としてとらえられる．これらは関節運動を中心とした体節の物理的運動でもある．

動作は，個人が具体的な課題を実現するために行う身体活動である（長崎 2004）．それは運動によって構成され，体節運動の協調性のある組み合わせによって実現される．日常の身体活動は，動作の時間的および空間的な連鎖で成り立っている．連鎖を構成する要素を基本動作という．テーブル上のコップをとる動作は，[コップへ手を伸ばす（reach）―コップをつかむ（grasp）]の基本動作で構成されている．reachのときの手先の運動軌跡の多くは直線を描くが，別の仕方でも可能である．同一の基本動作が異なる身体運動で遂行することもできるわけである．動作は構成要素の運動に還元して理解できるが，それでは個人が課題をなし遂げたという動作の意味が欠けているため，運動の組み合わせだけでは動作とはいえない．運動に機能障害があれば，動作の遂行が制限（機能的制限）されるが，福祉用具の使用によって動作の遂行が可能となることもある．脊髄損傷による対麻痺で歩行不能となっても，車いすの使用によって移動の機能は代償できる．

動作に対して，多くの社会的意味づけが与えられている状況では，身体運動は行為として解釈される．行為は社会的環境で行われ，運動自体には欠けていた社会的意味（価値）が付与される．スポーツは，動作の連鎖から成り立っているが，個々の基本動作あるいはその集合に還元すれば，余暇活動という意味は失われてしまう．反対に，あるスポーツ活動に参加できないこと（参加制約）を，そのスポーツを可能にする諸動作に必要とされる身体運動の機能障害に還元して理解できることもある．余暇活動に参加できないため，引きこもりがちになり，健康関連体力（health-related physical fitness）の低下や廃用症候群（disuse syndrome）を生じることもある．しかし，動作に困難（機能障害）があっても，福祉用具あるいは人的支援があれば，社会的な活動に参加できることもある．

身体運動が不能であれば，動作は成立せず，動作が不成立であれば，行為もできない．運動，動作および行為には，このような階層的秩序がある．人間の社会的活動は，行為の集合から成り立っている．人間活動の障害を記述するとき，記述のレベルの相違には注意が必要である．記述レベルの階層的な関係を仮定して，人間活動を構造化する．

3 - 階層間の因果的関係

階層は，異なる概念間の関係をとらえるためのモデルである．階層構造は，何らかの規則や法則に基づいて一義的に定まるものではなく，モデルの関心に依存している．個人形成のLawtonモデル（図3-4）の諸活動のうち，右側および上方が階層レベルは上位であるとするのは，人間活動の発達過程に関するひとつの見方を反映している．同じ階層に属する機能は，相互に独立した複数の機能に区分される．より上位階層に属している機能は，下位階層の機能の制約の下にある．しかし，上位階層の機能低下は，必ずしも下位階層の機能低下の原因とはならない．また，下位階層に機能低下があっても，福祉用具の利用や環境の整備，社会的支援などによって，上位階層の機能が支障なく遂行できる場合もある．逆に，上位階層の機能低下が下位階層の機能低下を引き起こすこともある．引きこもりによって，身体運動の機会が著しく減少し，体力は低下する．

異なる階層間の諸機能には相関が想定されるが，それらは物理的な因果関係ではない．因果関係が認められるとしても，1:1の関係ではなく，ある確率の下に生じる統計的な因果関係である．人間の諸機能という複雑な現象のうちに，この統計的因果関係を見いだすことが，機能向上を目指

す医学的リハビリテーションにとっては重要である．機能的制限の原因を下位階層の機能低下に検出し，後者の機能向上を目標としたアプローチを通して，前者の改善を実現しようとするのが，医学的リハビリテーションの技術的特徴である．さらに下位の階層には，細胞レベルの病理にアプローチする疾病概念（disease concept）と医学モデルが控えている．

3. 障害の構造

1 障害構造モデル

　人間の活動は，心身の複雑な機能を動員することで遂行されている．機能は多様であって，それぞれが全体として階層構造を形成し，この構造の構成要素となって，その他の諸機能と関係している．医学的リハビリテーションにおいて，患者や障害者，高齢者の機能的状態を測定し，評価（assessment，アセスメント）する場合にも，低下した機能レベルを階層ごとに包括的にとらえることが不可欠である．便宜的な尺度を用いて対象者の活動遂行を測定しても，それだけでは機能的状態の評価（アセスメント）[*2]とはならない．ときには，誤った障害像を与えてしまうことになる．

1 - 障害像の共通言語

　対象者の包括的な障害像を，その障害構造と呼んでいる．障害構造は，その障害をもたらした疾病，外傷あるいは老化に依存して異なっている．しかし，健康あるいは活動の機能的な見方に基づいて，一般的な障害構造を仮定し，それによって個別の障害構造を具体化するという手続きが重要である．WHOのICIDH，その改訂版としてのICFは，このための共通言語となることを意図したものであった．特定の障害についての構造モデルは，これらの一般モデル（現在はIOMモデルやICF）との関連を明示するものであることが望ましい．

　ICFの分類モデルは，人の健康（health）のすべての側面と，健康に関連する安寧（well-being）の構成要素のいくつかを扱うものであり，それらを健康状況（health state）と健康関連状況（health-related state）として記述する．ICFは，すべての人びとを対象とした分類であり，それ自体は障害モデルではない．その基本は，健康状態にかかわる機能的モデルである．

　医学的リハビリテーションをはじめとして，ヘルスケアの各領域は，ICFを補完する形で，それぞれの領域に応じた独自のモデルを構築することが推奨されている．ICFよりも前に提案されていたIOMモデルも，そのような独自のモデルとなっている．

　ICFは，障害の各次元（機能障害，活動制限と参加制約，および個人因子と環境因子）の間の因果的な関係を否定あるいは回避している．医療技術のひとつとしての医学的リハビリテーションには，この因果関係の成り立つ範囲および程度を明示した障害の構造モデルが必要とされる．

[*2] assessmentおよびevaluationは，いずれも評価と訳されている．しかし，医学的リハビリテーションにおけるそれらの用法は異なっている（第5章参照）．本書では誤用を避けるため，assessmentには「評価（アセスメント）」，evaluationには「評価」を用いている．

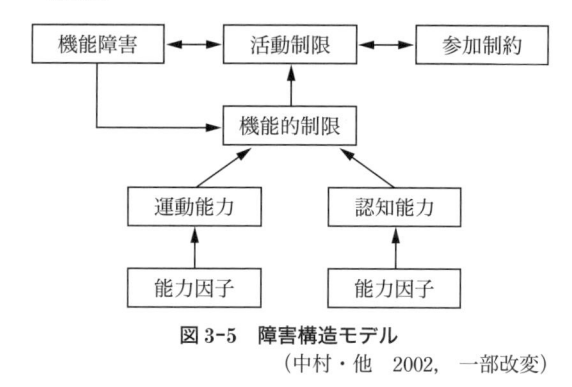

図3-5　障害構造モデル
（中村・他　2002，一部改変）

2 - 障害構造モデルとは

医学的リハビリテーションでは，ICFの活動制限が障害の中核に位置する概念となる．それを前提として，障害の一般モデルの概念枠組みを構築する（図3-5）．機能障害，活動制限および参加制約とそれらの相互作用（両方向の矢印）は，ICFの定義に従っている．なお，個人および環境の両因子は省略している．ICFの分類モデルに加えて，ここでは機能的制限（functional limitation）を介した活動制限に対する因果的関係を一方向の矢印で明示してある．機能的制限は，一方では機能障害から，他方では運動および認知の能力低下から因果的な影響を受けると仮定している．疾病あるいは外傷による機能障害，それから生じる諸能力の低下が個人の機能を制限し，そのために活動も制限される．この階層的な因果連関を障害構造モデルは明示している．廃用症候群の発生など，活動制限が心身の機能障害，さらに機能的制限を増悪することもある．図3-5では省略しているが，この因果関係は階層構造からみて，逆方法にも向いている点に注意する必要がある．

ここに示した障害構造は，概念の階層モデルになっているが，概念は操作的にも定義されていなければならない．操作的定義に従って各概念を測定し，それらの概念の相互関係を検討し，障害の全体像を実証することができる．このようにして，疾病や外傷の特性に応じた障害構造を具体化して，それに従って構造の各階層とその相互関係とを見極めることが障害の評価（アセスメント）となる．

機能は，可能な限り，その実体的な基盤との関連を明らかにすべきである．しかし，機能的制限（例：脳卒中患者の歩行障害）のひとつを取り上げても，その原因としての中枢神経系の機序を特定できない現状では，機能の連関構造を用いて，障害にアプローチするというのが障害構造モデルである．

4. 障害構造モデルの応用

ここでは，障害構造モデルが仮定する概念およびその操作的定義について，留意点を掲げておく．例として，脳卒中後遺障害の構造分析を取り上げる．

1 機能的制限

1 – 概念とその操作的定義

機能的制限とは，日常生活における基本的な身体的および精神的課題を遂行する機能が制限されている状態をいう．これは器官あるいは器官系の機能ではなく，個人レベルでの機能の低下である．身体的機能としては，歩くこと，食事をすることなどの動作の制限を包括的にとらえる．精神的機能では，知覚や短期記憶，発話などの基本となる認知機能の制限を包含する（Verbrugge et al. 1994）．

機能的制限は，それ自体を直接測定することができない構成概念（潜在変数）であり，この機能を測定し，評価（アセスメント）する条件設定および尺度を常に一組のものとして理解しなければならない．日常生活のいろいろな環境のなかで動作や行為を観察するのではなく，あらかじめ設定された環境と条件の下で，標準的な尺度を用いて課題のパフォーマンス（task performance）を測定する．介助なしで，対象者自身が課題を行う．認知機能についても，同じである．ひとつの機能は，しばしば複数の尺度（テストバッテリー，test battery）を用いて測定される．調査表による聞き取りなども行われるが，パフォーマンス測定が望ましい．

2 – 機能的制限と日常生活活動

機能的制限は，以前から医学的リハビリテーションが患者の機能的状態を評価（アセスメント）するために実施してきた諸テストの概念的枠組みのひとつである．しかし，次の点で活動制限の次元に属する機能とは相違している．ICFの分類モデルにおける活動は，基本的な日常生活活動（activities of daily living：ADL）だけでなく，日常生活における，より高次の身体的および精神的な活動を包含している．そして，活動制限は，その各階層におけるパフォーマンスの制限を含んでいる．活動（制限）の評価（アセスメント）は，個人がおかれた環境における活動の実態のことであり，活動遂行の能力とは別のことである．ICFの主張では，この定義によって，以前からADLに関して問題にされてきた「できる」「行っている」の不毛な対立は解消される．

機能的制限は，活動を構成する基本的な動作や行為のレベルにおける制限であり，標準化された条件下のパフォーマンスの測定によって判定される．これらは活動制限のサブシステムに該当している．他方，機能的制限は，制限をもたらす能力の低下を，そのサブシステムとしている．たとえば，整容（grooming）は，化粧するという対人的な活動のために不可欠である．他方，整容は「手

を伸ばす（reach）」や「握る（grasp）」などの基本動作の連鎖で組み立てられている．このような動作のパフォーマンスを一定の条件下で測定する．これが機能的制限の次元である．整容というADLは，一方では化粧をするという上位レベルの活動であり，他方では上肢の基本動作の組み合わせという下位レベルの活動を通して可能になる課題である．これらは整容の2つの見方を示すのではない．活動制限と機能的制限との評価（アセスメント）における整容は，それぞれ別個の行動をとらえていることを意味しているのである．

3 - 機能的制限と活動制限の因果的関係

機能的制限は，ADLが行われる物理的および社会的環境と個人とをつなぐ共通領域（interface）の機能不全を意味している．個人の機能的制限は，そのADLに制限をもたらすことがある．逆に，日常生活における活動性の低下は，機能的制限を増悪させるかもしれない．

機能的制限と活動制限との関係は，単なる相互作用（相関関係）ではなく，そこに統計的な因果を認めることができる．そのときになって，医学的リハビリテーションにおける機能的制限へのアプローチが活動性の向上に連なることを予測できる．図3-5において，機能的制限から活動制限に向かう矢印は，そのような因果関係を意味している．

4 - 脳卒中片麻痺患者における上肢の機能的制限

脳卒中片麻痺患者の機能的制限のひとつの尺度として，脳卒中上肢機能検査（manual function test：MFT）というテストバッテリーがある（中村・他 1991）．標準化された条件下で実施する上肢の挙上，つかみ，ペグボードなどの課題で構成されている．各課題のパフォーマンス・スコアから算出されるのがMFT得点である．図3-6は，患者の麻痺側上肢について，MFTが下位尺度によって測定される一次元連続体であり，上肢の機能的制限という概念を評価（アセスメント）して

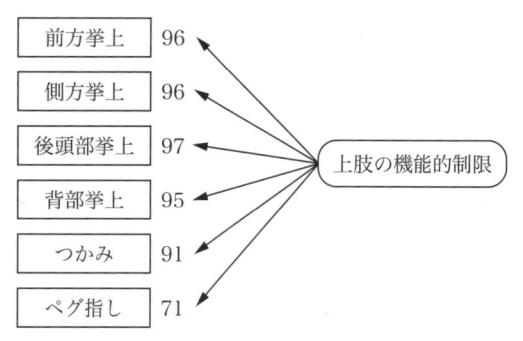

図3-6 脳卒中片麻痺患者の上肢の機能的制限（麻痺側）
N＝451，GFI＝0.97，AGFI＝0.90，係数は×100
（長崎 2000，一部改変）

前方挙上 96
側方挙上 96
後頭部挙上 97
背部挙上 95
つかみ 91
ペグ指し 71
→ 上肢の機能的制限

いることを示している（長崎 2000）．ここで，矢印と数字は，この検査における各動作の上肢動作に対する寄与の程度を表している．このような分析結果から，下位項目の成績を加算して総合得点を算出することが妥当であること，MFTが上肢の機能的制限のひとつの指標であることが明らかになる．ここでは脳卒中患者の機能的制限は，複数の基本動作の制限から構成され，これらを包括的にとらえるためにテストバッテリー（MFT）が使用されている．

MFTには含まれていない複雑な動作，たとえば更衣や書字の成績との相関を検討することによって，上肢の機能的制限を，さらに構造的に明らかにすることができる．また，上肢の機能的制限が整容や食事などのADLを制限する程度について，MFT得点とADLとの相関関係から推測することができる．

患者のADLの制限を基本動作の成績に還元して検査することは，医学的リハビリテーションでは，しばしば行われている．この場合，検査尺度として選択した動作が上肢あるいは下肢の運動機能の指標になっているかどうか，障害の構造と比べ合わせて確かめることが必要である．

2 機能的制限の能力モデル

次に機能的制限の下位構造に属する心身機能を

取り上げる．

1-能力モデル

機能的制限は，課題のパフォーマンスのための心身の包括的能力の指標である．個人の機能的制限は，この制限をもたらす能力の低下のレベルに還元して評価（アセスメント）することができる．機能的制限は課題のパフォーマンスとして操作的に定義されたが，能力（ability）はそれに必要な資源（resource, capability）を指す構成概念である．ここで能力は，運動能力と認知能力とに大別され，それぞれが独立した複数の因子から構成されていると仮定されている．

通常は，基礎的な運動能力は心肺フィットネス（持久性），筋力，筋持久力，柔軟性，バランスや移動などの諸機能で構成されている．認知能力では，気分や感情（情動），知能，言語，視空間認知，記憶，構成などの諸機能が検査される．

2-能力の諸因子

能力は，多次元的な性格を有しているため，運動能力にしても，認知能力にしても，課題遂行にそれらの構成因子が単独で寄与するということはない．そのため，複数の因子をまとめて評価（アセスメント）できるテストバッテリーが使用されている．運動能力および認知能力は，操作的には，そのようなテストバッテリーによって測定できると仮定する．テストバッテリーの結果から得られる各因子の重みから，全般的能力に対する，それぞれの寄与率を求める．

機能的制限が心身の包括的能力の指標であるのなら，それは運動能力や認知能力，これらを構成する諸因子から，因果的な影響を受けるはずである．すなわち，テストバッテリーによる評価（アセスメント）として与えられる能力の低下のレベルは，動作や行為のパフォーマンスと相関があると想定される．この相関関係は，同じ構造に属する機能の単なる相互作用を示すのではなく，階層的な因果連関とみなされるべきである．

3-脳卒中片麻痺患者の運動能力

脳卒中片麻痺患者の運動能力を，その諸因子から構成した例を図3-7に掲げる．ここでは，臨床的に測定された筋力，関節可動域（柔軟性），バランスおよび換気機能の成績が，単一の運動能力を構成する程度を示している．楕円で囲んだ患側筋力は，上肢と下肢の筋力（徒手筋力検査データの平均）として測定されると仮定している．その他の能力因子も，それぞれの測定手段で測られたものとする．その上で，6つの能力因子が運動能力を構成する程度は，それぞれに引かれた矢印と数字で示されている．筋力と関節可動域については，麻痺側だけでなく，非麻痺側からの寄与も無視できない．このモデルでは，心肺フィットネスの影響は取り上げていない．代わりに，換気機能が記されているが，運動能力に対する寄与は小さい．

ここに掲げたモデルでは，筋力低下などが機能障害の指標ではなく，運動能力の因子として取り上げられている．その上で，これらの能力因子が運動能力を介して，機能的制限に与える影響が評価（アセスメント）される．機能的制限としては，歩行のような個々の動作のパフォーマンス，脳卒中上肢機能検査や運動年齢検査（Johnson et al. 1951）のようなテストバッテリーの成績を指標として，これに対する運動能力からの因果関係を調べることができる．

4-因果モデル

障害構造モデルに沿って，活動制限はその要因を機能的制限へ，さらに機能的制限をもたらす能力の低下とその因子へと因果系列をたどる．すなわち，活動制限をそのサブシステム，さらに構成要素へと還元して説明する．逆に，能力の低下が機能的制限を，機能的制限が活動制限をもたらす範囲および程度を追求することができる．これが総合という思考過程である．ICFが定義する活動制限には，その他の機能との因果連鎖が欠けているが，リハビリテーション医学は，人間機能の生物学的なレベルにおいて，活動制限に至る因果系

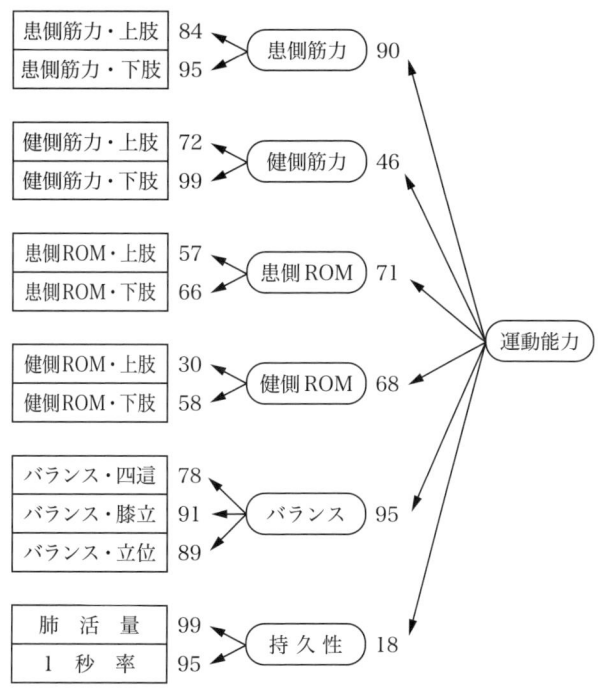

```
患側筋力・上肢  84 ─┐
患側筋力・下肢  95 ─┤─(患側筋力) 90 ─┐
健側筋力・上肢  72 ─┐                │
健側筋力・下肢  99 ─┤─(健側筋力) 46 ─┤
患側ROM・上肢   57 ─┐                │
患側ROM・下肢   66 ─┤─(患側ROM) 71 ──┤── (運動能力)
健側ROM・上肢   30 ─┐                │
健側ROM・下肢   58 ─┤─(健側ROM) 68 ──┤
バランス・四這  78 ─┐                │
バランス・膝立  91 ─┤─(バランス) 95 ─┤
バランス・立位  89 ─┘                │
肺 活 量      99 ─┐                │
1 秒 率       95 ─┤─(持久性) 18 ───┘
```

図3-7 脳卒中片麻痺患者の運動能力とその構成因子
(N=370, GFI=0.92, AGFI=0.87, 係数は×100)

(長崎 2000, 一部改変)

列の存在を明示しなければならない．障害構造モデル（図3-5）は，能力因子から活動制限に至る垂直方向の矢印によって，この関係を示している．これは障害の因果的モデルのひとつである．このモデルの諸概念には，その操作的定義が与えられている．障害構造モデルは，障害の包括的な評価（アセスメント）のためのモデルでもある．

3 機能障害と機能的制限

1-機能障害とは

障害構造モデルでは，機能障害と活動制限との関係が問題になる．ICFでは，機能障害は心身機能および身体構造における機能不全として定義されている．ここでいう機能は，器官（系）の機能である．機能障害は，症状（symptom）と徴候（sign）を含めて，生理学的および解剖学的異常の有無あるいはそれらの重症度によって判定され，医学モデルにおける病理や病態生理に基づく発現と同じである．ただし，医学モデルでは，症状や徴候は病理の局在や重症度の指標である．それに対して障害構造モデルでは，機能障害は機能的状態との関連で取り上げられる．

症状や徴候は，その他の機能障害が患者の日常生活に及ぼす影響の程度やその変化の判定には有効でない．たとえば，膝関節炎にみられる関節可動域制限や大腿四頭筋の筋力低下，運動時痛の変動は局所炎症の指標としては有用であるが，それによって患者の機能的状態を判断することは，必ずしも可能ではない．そのため，医学的リハビリテーションでは，症状や徴候を病理診断のために取り上げるのではなく，すべての症状と徴候を含めた機能障害を考慮した上で，それらの中から機能的状態に結びつくもの，その他の異常を機能障害として特定する．たとえば，膝関節に炎症反応として関節液が貯留していれば，これを炎症の徴候とみなすだけでなく，炎症や関節液貯留が反射

的に大腿四頭筋の活動を抑制して，筋力低下や筋萎縮をもたらすかどうかに注目する．

2 - 機能障害と機能的制限

ICIDHのモデルにある機能障害と能力低下の関係は，因果関係として理解されてきた．他方，ICFは，能力低下を活動制限に置き換えるとともに，機能障害と活動制限とが因果的に関係するという見方を否定している．機能障害があるために避けることができない個人的悲劇として，障害をとらえてはならないという社会的な理由からである．同時に，これは医学的リハビリテーションとしての理由でもある．機能障害を医学モデルでとらえる限り，そのままでは直ちに能力の低下の原因ではないこと，生体側に活動制限に対する原因があるとしたら，それは機能的制限を介して作用するということである．以前から，筋力低下や関節可動域制限，バランス保持機能の低下などは機能障害を判定するものとされてきた．しかし，医学的リハビリテーションでは，機能障害は機能的制限をもたらす運動あるいは認知の能力因子としても評価（アセスメント）すべきものである．

障害構造モデル（図3-5）では，ICFと同じように，機能障害と活動制限との間に直接的な因果関係があるとはみなしていない．患者の医学的情報に基づいて，機能的制限をもたらすかもしれない解剖学的および生理学的異常を機能障害としてとらえ，両者の因果関係を検討する．機能的制限がその能力因子に依存するものとしてとらえられる限り，機能障害の重みは二義的なものになるだろう．

3 - 脳卒中患者の機能障害と機能的制限

脳卒中患者の機能的制限は，運動機能および認

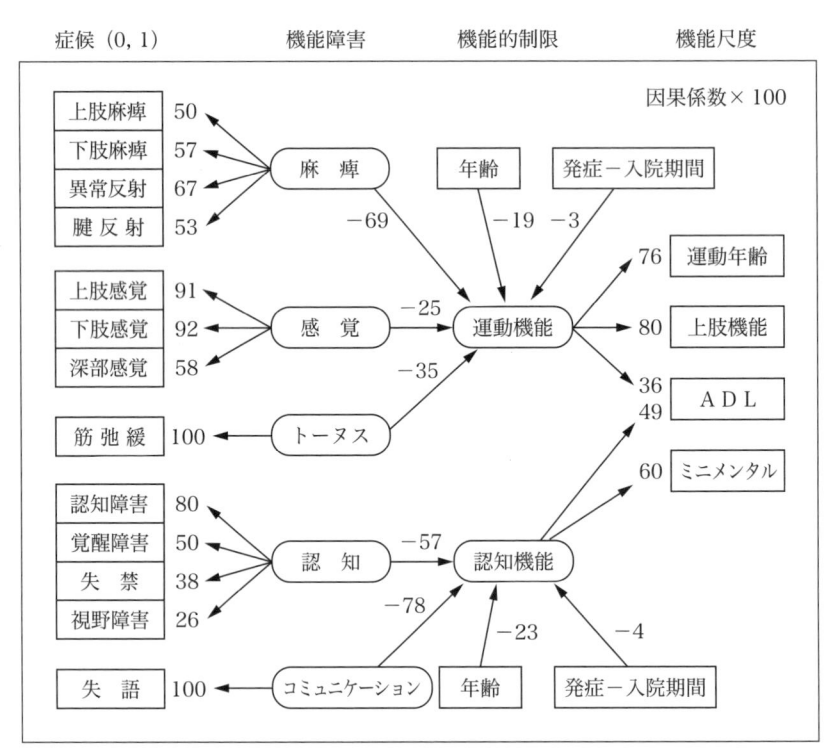

図3-8 脳卒中片麻痺患者の機能的制限（運動および認知機能）に対する機能障害の因果的影響
N＝366，GFI＝0.85，R^2：運動機能＝0.73，認知機能＝0.99

（長崎　2000，一部改変）

知機能という独立のサブシステムから構成されているという仮定する(図3-8).運動機能は,運動年齢検査(MOA),脳卒中上肢機能検査(MFT)および病棟におけるADLによって測定される.同じように,認知機能を測定する尺度は,ADLおよびミニメンタル・ステート検査(MMS)とする(長崎 2000).

ここでは,ADLは活動制限ではなく,起居移動などの6種類の基本的動作によるテストバッテリーとして扱っている.図3-8は,各検査によって,それぞれの機能的制限が測定される度合いを矢印と数字で示している.

他方,脳卒中患者の神経学的症候の統計的分析によって,その機能障害は5種の因子から構成されることがわかる.症候はその有無で評定され,重症度は考慮されていない[*3].図3-8は,このように定義された機能障害と機能的制限との因果モデルおよびその分析結果である.ここでは,患者の年齢および発症から入院までの期間の影響が,背景因子として考慮に入れられている.太線の矢印は,麻痺などが機能的制限の原因となっていることを示し,数字はその因果係数である.たとえば,運動麻痺の存在は,運動機能に負の影響を及ぼし,その寄与率は因果係数(-0.69)の自乗値である.全体として,このモデルでは,運動および認知の機能的制限は,機能障害と背景因子から,それぞれ73%および99%が決定されている.この数字は測定尺度に依存している点に注意が必要である.

4 統計的説明

1-障害は多次元,多変量的な現象

医学的リハビリテーションでは,患者の活動制限の原因を医学に即して説明し,それにアプローチすることが必要とされる.これまでに脳卒中の障害構造を例題として記したように,この場合の因果関係は物理学におけるような決定論的因果関係ではなく,1:1の関係でもあり得ない.関係は統計的な因果関係である.

統計的な説明が必要とされる理由は,次の2つである.

- 機能あるいは障害は複雑な現象であって,ひとつの機能であっても多次元,多変量にわたる検討が必要となる.機能は階層に分かれているため,機能の階層間の関係も多次元,多変量の間の関係として分析しなければならない.
- 機能間の因果関係は,統計的な性格を有している.ひとつの機能のレベルに影響する要因は多様であり,それぞれが特定の確率で因果に寄与することを分析しなければならない.

障害は複雑な現象であり,医学的リハビリテーションの臨床データとして,多種多様な結果が集められる.これらから相関が強いもの同士を集めて解釈し,それと他の変数集団との関係を調べる手段が多変量統計解析である.そのうち,主成分分析や(探索的)因子分析は,多数のデータの構造を発見する手法として利用される.それ自体は因果的な関係については,何も示さない.それに対して,確認的因子分析(共分散構造分析)は,あらかじめ潜在変数間の因果関係のモデルを構築し,モデルのデータ適合度を調べる手法である.脳卒中片麻痺患者の障害構造の分析は,その例示である.分析は統計的であり,利用した手法は共分散構造分析である.モデルのデータ適合度(GFI)は,このモデルが与えられたデータ集団から説明できる割合を示している.その他に,測定値間の因果モデルとして,パス解析の手法も利用できる.

[*3] 図3-8では機能的制限に対する機能障害の影響が検討されているが,同じように図3-7のような運動能力因子とその他の認知能力因子を用いて,機能的制限の能力モデルを作成することができる.2つのモデルは障害構造モデルとして同等であるが,後者の能力モデルのほうが医学的リハビリテーションに即したものとなるだろう.

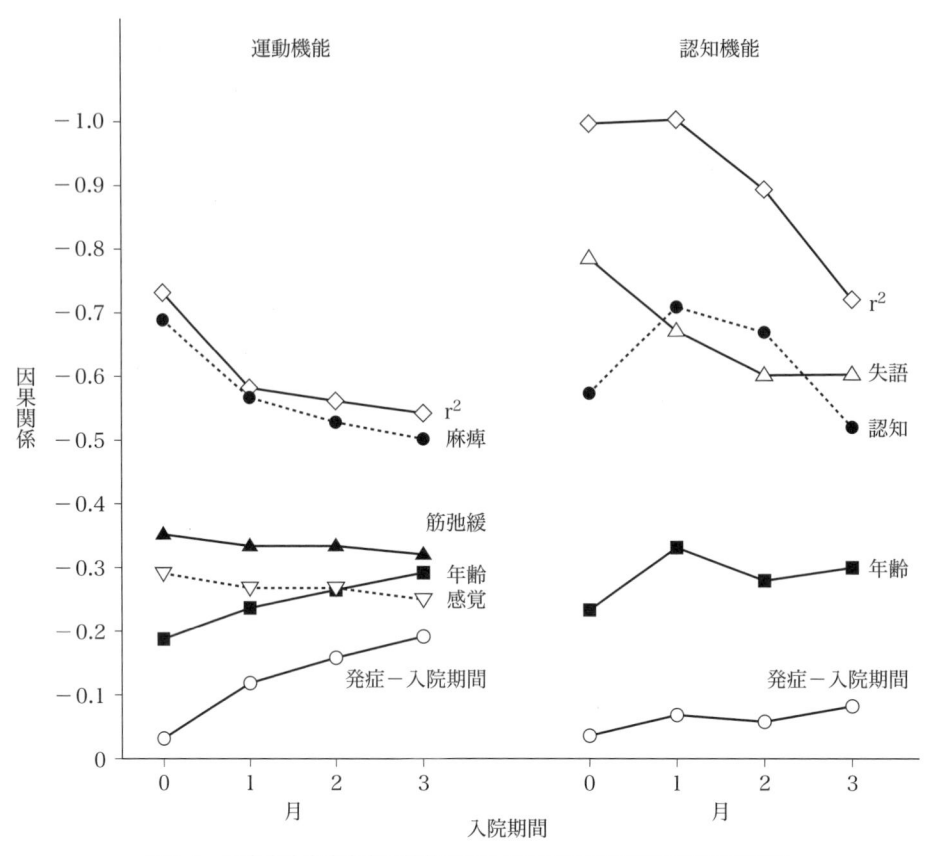

図 3-9　脳卒中片麻痺患者の機能的制限に対する機能障害の因果的影響
図 3-8 のモデルを同一患者群につき入院 3 か月後まで評価（アセスメント）した．機能障害の影響およびモデルの説明力は入院期間とともに低下する．

(長崎　2000，一部改変)

2 - 因果モデルについての注意点

　ここで示した障害構造モデルは，脳卒中患者のデータによる例示のように，統計的に検証することができる．因果関係の性格について，2 つの点に注意する．

- 医学的リハビリテーションに即して，このモデルは生体側の因果連関に限定して活動制限を説明している．ここでは，活動に対する社会的制約は考慮されていない．この欠陥は，次の特徴として現れている．すなわち，機能障害や能力因子から機能的制限へ，さらに機能的制限から活動制限へと因果系列をたどるにつれて，因果係数は系統的に低下する．それだけ，活動制限は個体の能力以外の要因に規定されている．

- 心身の能力モデルによる障害の説明力は，障害の時間経過とともに系統的に低下する．脳卒中片麻痺患者の機能障害と機能的制限との因果モデル（図 3-8）では，入院時の麻痺の程度などが機能的制限に及ぼす因果係数は，入院後の時間経過につれて低下し，同時にモデル自体の決定係数も低下する．これと対照的に，発症から入院までの期間と年齢による因果係数が時間とともに増大する（図 3-9）．

5　障害の見方

1 - 基本的日常生活活動を観察する

　基本的日常生活活動（basic activities of daily living：BADL）の尺度に含まれるような，患者の活動（動作と行為）を観察する．病棟，家庭あるいは地域社会における普段の環境において，観察を実施する．観察に当たっては，患者の性別や年齢に即して，動作や行為のパフォーマンスおよび行動パターン（動作では運動パターン）の両者について行う．通常，観察者は行動パターンの異常には敏感に気づくため，基準的な行動パターンからの逸脱は容易に直感することができる．

BADLに異常が観察されるのなら，そこから2方向に向かう検討の流れが始まる．

2－基本的日常生活活動の評価（アセスメント）から，より高次の活動の評価（アセスメント）へ

次に向かう検討の流れのひとつは，BADLから高次の活動へ向かう．BADLに加えて，拡大日常生活活動（extended ADL：EADL）あるいは道具的日常生活活動（instrumental ADL：IADL）の行動パターンを検討するため，各種の尺度を利用する．これらは日常的な諸活動の項目で構成されているが，そのスコアとともに，特異的に機能低下のある項目にも注目しておく．さらに，知的活動や社会的役割の遂行状況，余暇活動への参加など，より高次の階層に属する活動項目についての検討を実施する．高次の活動については，パフォーマンスの尺度ではなく，調査票（check list）を用いたアンケート形式の調査が主流になる．

この種の活動制限についての調査は，活動の階層を区別して，それぞれの評価（アセスメント）と階層間の関係を明らかにするために実施される．疫学的調査法など，社会調査の方法および分析手法が参考になる．

また，活動制限の評価（アセスメント）は，その原因となる生体側の要因を分析するときの目的変数にもなる．

3－機能的制限を評価（アセスメント）する

患者のBADLの異常を観察したら，もうひとつの流れ，すなわち障害構造モデルに沿って，異常の原因を探究する流れが始まる．BADLの諸動作は，基本動作の時間的，空間的な連鎖で構成されているとして，その連鎖のどこに異常があるのかを観察する．たとえば，歩行はできるが，ドアを開けて，部屋に入ることができない患者がいたとする．この活動は，［ドアのノブに手を伸ばす→ノブを握る→ノブを回す→ドアを押す→歩いて部屋に入る］という一連の基本動作で遂行される．これらの基本動作のどこに異常があるのかを観察する．そして，問題となる動作のパフォーマンスの低下あるいは動作パターンの異常を，特定の条件（例：標準化した課題）の下で測定し，評価（アセスメント）する．これが患者の機能的制限の評価（アセスメント）になる．脳卒中上肢機能検査や運動年齢検査のように，関連する動作で構成されたテストバッテリーを利用することができる．

評価（アセスメント）の対象となる課題あるいは動作は，BADLに含まれる動作と重複することもあるが，両者は別の行動を観察していることに注意する．たとえば，屋内外での歩行が自立か否かと10m歩行テストとでは，評価（アセスメント）の次元が相違している．

各種のテストバッテリーによって得られた運動機能あるいは認知機能の成績は，一方では，活動制限の原因を検討するのに利用できる．この場合，機能的制限の評価（アセスメント）が必要最小限のものとして，包括的であることが条件となる．他方，機能的制限の評価（アセスメント）は，さらに要素的な能力について分析を進めるための出発点になる．能力の評価（アセスメント）では，関連する能力因子をすべて包含することが重要である．

4－機能障害を列挙する

患者の診断過程から得られた医学的情報（特に理学的所見）を，すべて列挙する．そこから，患者の機能的制限の原因と疑われる項目を選び出す．これらが機能障害の候補一覧表となる．一覧表のうちに数量化できるものがあって，それが複数の患者のデータから得られるときには，それら

と機能的制限のデータ（例：MFT得点）との単純相関を計算すれば，機能障害として重要な候補の見当がつく．重回帰分析（あるいは目的変数が複数あるときは正準相関分析）を使用すれば，従属変数の偏回帰係数の大きさから，目的変数に対するそれらの寄与の重みが明らかになる．

5 - 機能的制限を能力から評価（アセスメント）する

機能障害に比べて，機能的制限の原因を能力の低下に求めることは，より論理的な推論になる．医学的リハビリテーションでは，運動能力であれば筋力低下や関節可動域など，失語症であれば標準失語症検査の下位項目など，これらの要素的能力の検査が多くの場面で実施されている．ただし，これらが機能的制限をもたらす能力の因子であるという，階層的な位置づけを忘れてはならない．同時に，能力が多次元的であることを考慮して，複数の過不足のない検査項目を備えておくことも必要である．たとえば，心肺フィットネスの詳細な検査が必要がどうかは，患者の状態像やヘルスケア専門職の関心に依存する．

機能的制限と能力因子との因果関係を推論するためには，前項「(4) 機能障害を列挙する」と同じ手法を利用するとよい．

6 - 背景因子を考慮する

機能的制限の原因を推論することに問題を絞ってみても，機能の背景因子の考慮は必要である．機能の異常は，患者の年齢および性別を考慮して，検討されるべきである．また，脳卒中片麻痺患者のように，発症から検査までの期間も評価（アセスメント）の全体に大きく影響する．

一般に，活動制限を機能的制限から説明する場合，障害構造モデルの説明力は大きいとはいえない．リハビリテーションの経過とともに説明力が低下することに注意が必要である．ここでは，個人的あるいは社会的要因の影響を十分に考慮に入れる必要があろう．

7 - 因果系列を逆行する

医学的リハビリテーションにおける機能の評価（アセスメント）は，治療の目標を絞るために実施されている．活動制限から機能的制限へ，さらに機能障害や能力の低下へと進んだ因果的分析は，逆にして，機能障害から機能的制限，活動制限へと向かって総合される．総合の過程は，個々の患者ごとに実施される推論過程であり，障害構造モデルを導きとして行われる．

また，それぞれの疾病ごとに関連するデータを収集して，その障害構造を具体的に確定することが研究の課題になる．それを具体的な参照枠にして，因果系列の順行と逆行（分析と総合）の推論過程を繰り返して循環しながら，個々の患者の障害像を一層確かなものにする．

5. 医学的リハビリテーションにおける対応

1 障害モデルと機能志向的アプローチ

　障害モデルに基づいた医学的リハビリテーションは，[病理-（機能障害）-機能的制限-活動制限-参加制約]の各カテゴリーに対して，機能志向的アプローチを試みる（**表3-1**）．機能障害あるいは機能的制限には諸技能（skills），活動制限には課題遂行の諸条件，参加制約には役割遂行の面から個人の機能的状態を把握して，対応している（Granger et al. 1984）．
　いずれのカテゴリーに重点をおいてアプローチするのかは，機能的制限のある患者や障害者の生育歴，病歴と臨床所見，解決を必要とする医学的問題および機能的制限を同定することから始まる．さらに家族状況や地域社会における生活，職業問題も考慮しなければならないこともある．

2 機能回復神経学

　過去1世紀にわたり，動物実験や臨床観察を通して，脳損傷後の機能回復について，主として行動の変化に関する報告が数多くなされている．その後，神経生物学の進歩により，中枢神経系の損

表3-1　障害モデルと機能指向的アプローチ

器官レベル	個人レベル	社会レベル
病理	行動	役割
条件		
解剖学的，生理学的，知的，感情的欠損	物理的・社会的環境下における課題遂行欠損	社会的規範や政策に影響される環境面の欠損
用語		
機能障害 （器官機能異常）	能力低下/活動制限 （課題遂行困難）	社会的不利/参加制約 （不利益）
制限		
技能面	課題遂行	役割遂行
分析		
特殊診断的記載	パフォーマンス記載	役割記載
能力と活動の機能評価（アセスメント）		
介入		
医学的，機能回復治療	補装具，身体的および態度による障壁の軽減	支援的サービス 役割変更
機能の改善，維持のためには長期にわたり，すべてが必要		

（Granger et al. 1984，一部改変）

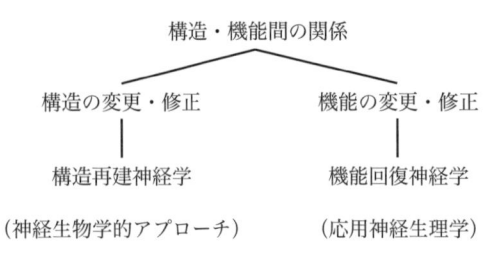

```
        構造・機能間の関係
         ┌──────┴──────┐
     構造の変更・修正      機能の変更・修正
         │              │
     構造再建神経学        機能回復神経学

   （神経生物学的アプローチ）    （応用神経生理学）
```

図3-10　神経学領域における機能回復神経学の位置づけ
（Dimitrijevic 1985）

傷後に生じる新たなシナプス形成，損傷された軸索の成長，損傷ニューロンあるいは近隣のニューロンからの発芽（sprouting）とシナプス形成，さらに関連する物質の理解が進み，神経可塑性（neural plasticity）の本態が明らかにされるようになった（Finger et al. 1988, Waxman 1988）．1980年代には，世界神経学会の神経疾患リハビリテーションの研究集団が機能回復神経学（restorative neurology）を誕生させている（Dimitrijevic 1985, Höök et al. 1988, 中村 1989）．機能回復神経学は，神経系の機能障害を改善する積極的な手段であり，神経系の異常な制御の根底にある機序および臨床的に見過ごされている残存機能を選択的に調整する手段を探求している（Dimitrijevic 1985）．神経系の解剖学的構造の復元を意図する構造再建神経学（reconstructive neurology）と，目的遂行機能の回復を意図する機能回復神経学とは区別されている（図3-10）．

他方，1980年代以降の認知神経心理学（cognitive neuropsychology）の発展につれて，脳損傷患者のリハビリテーションでは，高次脳機能がかかわる認知機能やパーソナリティの異常に対する神経心理学的アプローチが進められ，新たな機能回復モデルも提唱されている（スロン 1995, プリガターノ 2002）．

1－中枢神経系の構造と機能

機能回復神経学は，神経生物学の知見を応用している．その原理を理解するには，構造・機能連関という枠組みを用いたシステムのとらえ方および階層性の概念が役立つ．人間の行動レベルから中枢神経系の活動を支えている分子構造のレベルまでが問題となるからである．最近の神経生物学は，「行動は機能単位の階層構造によって成り立ち，機能単位はそれが媒介する行動の文脈を通して理解される．神経経路は複雑ではあるが，行動を効率的に行うようにできている．これは階層のレベルを下げても成り立つ」と仮定している．このような仮定は，その他の構造に異常がない場合には，シナプスにおける薬理的作用を通して，中枢神経系の機能障害を軽減し，行動面での異常や機能的制限を軽減するという臨床治療のモデルとも整合性を示している．

ここでは，機能（function）という言葉は，使われ方によって意味する内容が使命的（missionary）と構造的（structural）とに分けられる．行動は，それが果たす生物的な意味の側面（使命的）およびその行動を成り立たせる身体条件（構造的）によってとらえられる．たとえば，横隔膜の使命的機能は胸郭を構成する部分として呼吸運動にかかわることであり，構造的機能は横紋筋として筋収縮を行うことである．

Luria（1966）は，機能は2通りに定義されると記している．ひとつは，ある器官あるいは組織によって遂行される活動である．もうひとつは，有機体の複雑な適応能力である．後者は，ひとつあるいは複数の機能システムの存在を意味している．機能システムは，結合が複雑であり，絶えず変化する布置（constellation）であって，神経系の種々のレベルに位置づけられ，課題が不変であっても，適応的な課題の遂行に当たって，変化が生じるものである．

Shephard（1988）は，「本を読む」行動と中枢神経系の活動との関連を巧みに示している．本を見ている個人を観察して，それが読書と認識されるのは，手で支えている本，姿勢や視線の動きなどの行動観察から判断される．途中で，書かれている内容を聞きただすことで，行動が読書であったことが確認できる．本の文字は眼を通して脳へ送られ，感覚と知覚に置き換えられ，次いで認知や理解の過程へと移される．それに従って，文字を

追う眼球運動が観察される．この行動を理解するのに，感覚から知覚，理解，眼球運動までの中枢過程を神経線維の結合（回路と中枢）によって区分し，①網膜から後頭葉へ，②理解のために後頭葉から側頭葉と前頭葉に情報を伝達する中枢結合，③そこから眼球運動を制御する下行性運動回路，とする．こうして，感覚，中枢および運動の3サブシステムが区分される．読書という行動に関与する中枢神経の機能は，これらのサブシステムが結合された構造によって支えられている．個々のサブシステムがどのように働くのかを理解するには，各中枢の構造を分析の対象にする．軸索や樹状突起によるニューロン間の結合様式，それらの複合した局所回路が取り上げられる．さらにニューロン，微小回路とシナプス，細胞膜，膜の分子構造へと，構造・機能連関の分析が進められる．これらの知見を前提として，中枢神経損傷後の機能回復モデルが構築されている．

2-脳損傷後の機能回復モデル

神経学（neurology）における診断と治療の原則は，医学モデルおよび神経系の機能に関する理論的概念に基づいている．しかし，中枢神経損傷後の医学的リハビリテーションには，確立した理論がない（Illis 1994）．脳卒中患者の一部は臨床的にかなり機能が回復するが，別の患者はあまり回復しない．このような臨床観察を十分に説明する理論もない（Weller 1994）．脳卒中による中枢神経系の病変は急速に進行するが，それに続く組織の修復過程は比較的緩徐であり，固定的状態（急性期後）へと連続的に推移している．臨床的には，特に脳卒中後の初期3か月間，患者の行動はかなり変化をみせる（Andrew et al. 1981, Wade et al. 1987）．また発症後6か月以降にはあまり変化がない（Skilbeck et al. 1983）．多くの神経科学的説明が行動や認知機能の変化の根底にあるが，その詳細は明らかでない．このような脳の病理学的変化の過程と機能障害との関連，それらを連続的な事象として理解することで，リハビリテーション技術の開発が可能となるはずである．

中枢神経系の局所損傷後に，神経回路は新たな機能的平衡状態へと移行する．それは，個々のニューロンおよびニューロン間に作用する生物学的規則に従って，決定されているらしい．

機能回復における中枢神経系の構造の再生あるいは再組織化，それに関連した神経調節物質や環境要因の役割などが検討されている．その中心に中枢神経系の可塑性（plasticity）がある．可塑性とは，工学領域の用語であり，弾力性（elasticity）と脆弱性（brittleness）との中間を表している．弾力性は，衝撃が加わった後，それが除かれると復元する性質である．他方，脆弱性は衝撃で破壊されてしまう．可塑性は，破壊はされないが，衝撃によって変形が生じること，すなわち経験によって変化することである（Devor 1994）．そうであれば，肯定的な変化が生じて，否定的な変化は抑制されるような学習過程が重視されることになる．

（1）薬理学的モデル

脳損傷後の機能障害は，①損傷部位ニューロンの破壊，②損傷部位の周囲および損傷部位と線維結合で連なる領域の生理的機能の低下，によって生じる．

生理的機能の低下は，神経ショック（neuronal shock），局所の浮腫や循環障害，機能解離（diaschisis；損傷部位から離れた領域に損傷部位が正常であったときに作用していた活性化入力の喪失）などがその要因となる．脳のある部位の細胞群が破壊されて特定の機能（例：言語）が失われたとする．その症状は，必ずしも言語中枢の破壊によるのではない．言語中枢と連結していた脳の別の部位が破壊されたことによって，言語中枢の興奮レベルを設定するのに必要な入力が欠けて，言語機能が埋もれたのである．これが1914年にMonakowが提唱した機能解離であり，それ自身は破壊されていない神経機能の機能低下（depression），機能障害（impairment）である．入力が回復して言語中枢の機能低下が消失すれば，言語機能は回復する．機能障害が機能解離による

と判定されれば，その領域の興奮性を高める，あるいは抑制を除去するという方法が治療にも利用できる．

1年前に新皮質を除去され，その後は立ち直り反射や踏み直り反射が消失していたネコにアンフェタミンを投与すると，20分以内に正常な反射が再現する．刺激薬物の効果がなくなると，反射も消失する（Held 1993, Sutton et al. 1994）．この現象は，皮質損傷による機能解離で説明されている．新皮質除去によって，反射に必要なエングラム（engram；一時的興奮から生じた神経系の持続的構造変化であって，記憶の生理学的基盤と仮定される）の想起（エングラムへの接近）ができなくなる．薬物によるシステムの興奮性上昇が，エングラムへの効果的接近を可能にしたと説明する．ネコの前頭葉損傷による片麻痺の回復も，アンフェタミンによって促進される（Hovda et al. 1984）．アンフェタミンは青斑核のノルアドレナリン・ニューロンへの作用を通して機能回復を促進すると推定され，カテコールアミン系（特にα-ノルアドレナリン受容器）の関与が重視されている（Sutton et al. 1994）．

中枢神経系の覚醒レベルに影響する薬物が機能回復に関与することは，臨床的にも知られている[*4]．Davis et al.（1987）は，発症後10日以内で運動障害が安定した脳卒中患者8人を2群に分け，アンフェタミン10mgあるいは偽薬（placebo）を1回投与し，その後に45分間の理学療法を施行した．運動機能はフーゲルマイヤー尺度を用い，前夜と当日朝，翌朝に評定している．その結果，アンフェタミン投与群でスコアの有意な改善が得られている．

中枢覚醒レベルの上昇に使用可能な薬物に酒石酸プロチレリン（甲状腺刺激ホルモン放出ホルモン，thyrotropin releasing hormone：TRH）がある．TRHは，ノルエピネフリン系を介して中枢賦活を もたらすと推定されている（Takahashi et al. 1986）．臨床では，外傷性脳損傷による意識障害の改善を目的に使用されている．医学的リハビリテーションを受けている脳卒中患者にTRH 2 mg/日を10日間投与すると，非投与の患者と比べて，入院期間の短縮および社会成熟度検査による社会的技能の有意な向上が認められている（千田・他 1987）．歩行機能との関連では，脳卒中患者7人にTRH 7 mg投与前後の10 m最大歩行速度，下肢筋力およびバランス安定性を測定した結果，投与後にバランス安定性は向上し，麻痺側筋力と歩行速度は改善するが，非麻痺側筋力には有意な変化がない（Nakamura et al. 1990a）．これらの結果は，機能解離が一過性に改善したこと，それは中枢覚醒レベル上昇が得られている状態であり，そのような条件下で訓練を実施することが機能回復を促進すると仮定されている．

他方，Goldstein et al.（1990）は，脳卒中患者58人のフーゲルマイヤー尺度とバーセル指数を用いて，入院48時間以内，5日後，30日後に機能的状態を評定し，動物実験から仮定される機能回復に有害とされる薬物の影響を検討している．患者を発症前あるいは入院中に降圧薬（クロニジン，プラゾシン）や抗精神病薬（クロルプロマジン，ハロペリドール，プロクロルペラジン），抗不安薬（ベンゾジアゼピン），抗てんかん薬（フェニトイン）などの投与群と非投与群とに分けると，入院時の機能的状態は両群とも類似しているが，投与群のスコアは5日後，30日後には非投与群よりも低くなっている．これらの薬物は機能回復を遅延させている．

（2）神経回路レベルのモデル

中枢神経系にある程度の機能局在を仮定した場合の機能回復の機序について，Goldberger（1980）は5つのモデルを提唱している（**図3-11**）．

[*4] 外傷性脳損傷患者に，覚醒・注意障害に対する薬物療法として，メチルフェニデート（興奮・覚醒薬）やアマンタジン（ドーパミン作動薬），アミトリプチリン（三環系抗うつ薬）が投与されることもある．

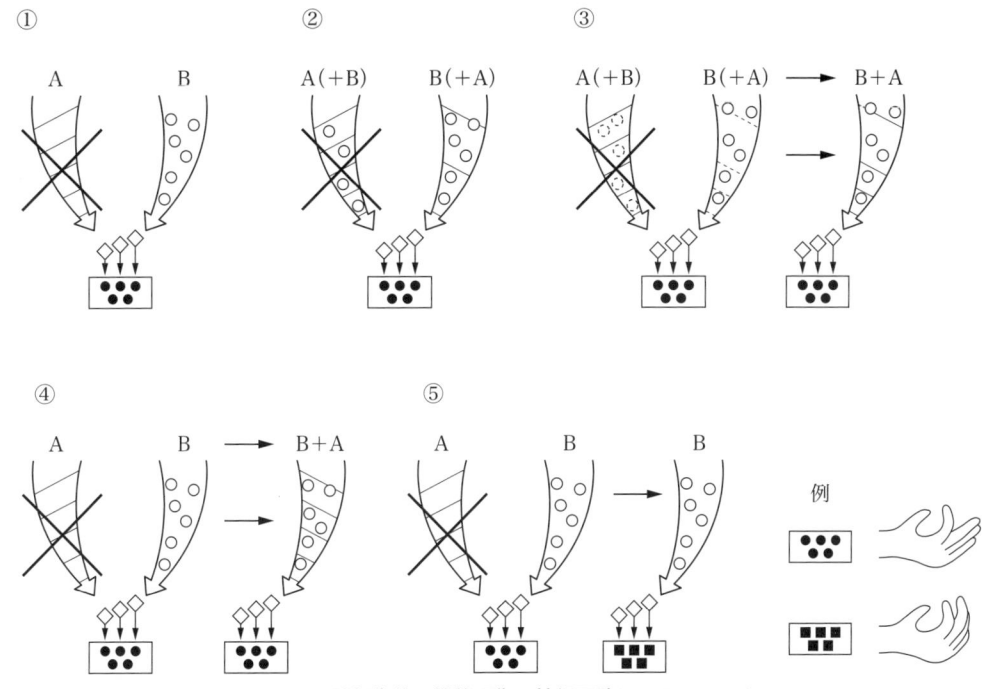

図 3-11 脳損傷後の機能回復―神経回路レベルのモデル

Aシステム（斜線）とBシステム（白丸）は，それぞれ異なる機能を持つ．
①機能局在のモデルではAシステムが破壊されるとA機能は失われる．
②BシステムはAシステムと同じ機能をもっていた（重複）．
③BシステムにはA機能が潜在していた（代理機能）．
④Bシステムの性質が変化した（機能再編成）．
⑤個体は以前とは別の運動によって目的を達成する（行動代理）．
例：黒丸の運動が黒四角の運動に代わっている．

(Goldberger 1980，一部改変)

①Aシステム（斜線）とBシステム（白丸）は，異なる機能に関与すると仮定する．厳密な機能局在があるとすれば，Aシステムの破壊によってA機能は失われる．
②各システムには機能が重複して存在する（redundancy），すなわちAシステムとBシステムは，いずれもA・Bの機能を遂行できるとすれば，脳損傷があっても機能は失われない．同じ機能を制御できる別の領域あるいは回路が残存する（sparing）．
③代理機能（vicarious function）では，Bシステムに以前から潜在的に存在したA機能が，Aシステムの破壊後に顕在化する．
④機能再編成（functional reorganization）では，Bシステムが新たにA機能を遂行できるようになる．
⑤行動代理（behavioral substitution）は，ある動作を以前とは異なる運動で行うことである．サルは，小さな木の実を母指と示指による摘む動作で取り上げる．錐体路が破壊されると，手指の分離運動は不能になり，母指と残りの4指による握り動作を利用するようになる．この場合には，機能障害は残存しているが，木の実を取り上げる動作を別の運動によって再獲得（回復）する．これは学習の結果である．

（3）ニューロンとシナプスにおける変化のモデル

機能回復に関与する中枢神経系の諸経路の変化についても，Goldberger（1980）は5つのモデル

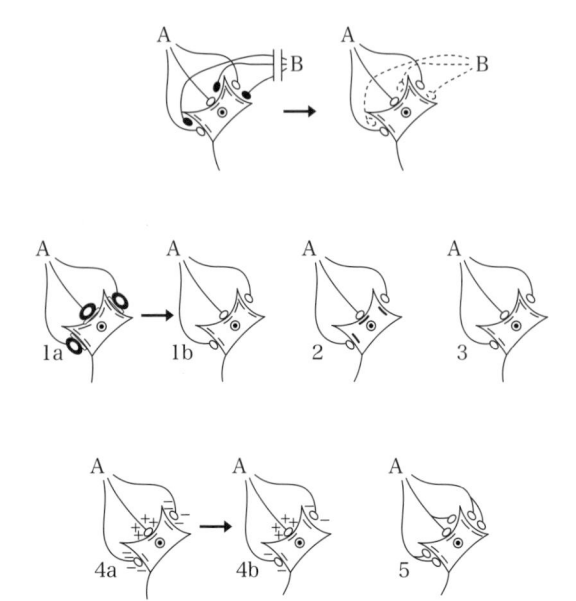

図3-12 脳損傷後の機能回復—シナプス・レベルのモデル

AシステムとBシステムは，ひとつのニューロンに入力を送っている．Bシステムが破壊され，それに属するシナプスは変性する．同時に以下の変化が生じる．
1a：残存するシナプスにも一過性の変化が生じる．
1b：残存するシナプスの機能が正常に戻る．
2：残存するシナプスに脱神経過敏性が生じる．
3：以前には機能していなかったシナプスが活動するようになる．
4：Aシステムに属する抑制シナプス（4a）の機能が低下する（4b）．
5：Aシステムに側枝発芽が生じる．

(Goldberger 1980，一部改変)

を掲げている（**図3-12**）．AシステムとBシステムからの入力があるニューロンを仮定する．Bシステムが破壊されると，そのシナプスは変性する．その後の変化には，複数のモデルが掲げられている．ここで（　）内は，図3-12の当該番号を参照するとよい．

①残存するAシステムのシナプスにも一時的な変化（1a）が生じる．それは後に回復（1b）する．これは機能解離でも起こる現象であろう．
②神経筋シナプスにおける脱神経と同じように，ニューロンに脱神経過敏性（denervation hypersensitivity）（2）が生じる．軸索損傷後にシナプスあるいはシナプス後要素の感度の上昇が中枢神経系にもある．
③Bシステムの破壊以前には情報伝達の機能を果たしていなかったシナプスが働きだす現象（3）がある（unmasking）．これには脱神経過敏性が関与し，神経可塑性に構造変化を伴う必然性はない．動物実験では，中枢神経系ニューロンは正常の入力を失うと，正常動物では反応しないような新たな入力にも反応を示すようになる．たとえば，上肢切断によって，皮質感覚野の上肢に対応していた領域が顔面からの入力に反応するようになり，幻肢との関連も検討されている（ラマチャンドラン・他　1999）．このような変化は早期に起こり，数日から2週くらいで完成する．
④Aシステムの入力にあった正常の抑制機能（4a）が低下（4b）する．これはシナプス結合の効力（efficacy）の変化によるもので，シナプス調整（synaptic modulation）とも呼ばれている．このようなシナプス調整は，そのシナプスを含む神経回路の用・不用によっても起こる．
⑤ニューロンは細胞体が生存する限り，その原形質から再生が起こる．失われた軸索に置き換わるのが再生発芽（regenerative sprouting）である．軸索が損傷されたニューロンの残存軸索の断端から生じるのは，代償発芽（compensatory sprouting）である．しかし，失われたシナプスが新たに形成されるのは，多くの場合，側枝発芽（collateral sprouting，反応性発芽，reactive sprouting）によるもの（5）である．これは損傷を受けた軸索の近傍にある正常ニューロンの軸索からの発芽であり，損傷後4～5日で生じる．側枝発芽が空いているシナプスを埋めて新たなシナプスを形成する．シナプス後ニューロンへの入力は増し，シナプス経由の変性（transsynaptic degeneration）を防止する．再生発芽と側枝発芽は，いずれも同じ標的シナプスに向かうが，多くの再生発芽の経路は長く，経路の短い側枝発芽がシナプスを形成することになる．側枝発芽によるシナプス形成は異常結合であり，機能回復からみて，すべてが好ましいわけではない．

（4）神経心理学的リハビリテーションのモデル

プリガターノ（2002）は，自己の臨床経験，脳の可塑性と行動についての現在の概念（Kolb 1995），回復の諸理論（Stein 1999）に基づいて，脳損傷後の変化あるいは回復について，4つのモデルを掲げている（図3-13）．ここでは，数学的視点から機能（function，関数）が定義されている．関数は，ある与えられた集合に属する要素と別の集合の要素とが正確に対になるという対応（correspondence）あるいは関係（relationship）である．ひとつの集合は，数や幾何学的配置，名称，神経回路であったりする．関数は，関係の法則（関数規則）である．

① 自然回復モデル：自然回復は，時間を要することもあるが，入力，関数規則および出力には変化がない．脳損傷は，一時的には関数規則に影響を与えるが，機能の完全回復では，その影響は消失する．

② 代償モデル：代償行動によって，機能回復が得られることもある．左後頭葉の脳梗塞によって右視野欠損となった患者が，固視する中心点を変えるように頭部を傾けて，視野欠損を代償する行動を身につける．ここでは中枢神経系への入力は変更されている．このような代償は自然回復ではない．回復の印象を与えている多くの行動は，実際には代償行動である（Gazzaniga 1978）．

③ 再訓練/回復モデル：神経心理検査によって，特定の高次脳機能障害を決定し，関数規則のどのような変数に変更が加えられているのかを決定する．変数が同定できれば，それが再編成されるように訓練する．

④ 適応モデル：脳損傷によって，変更の加わった関数規則が環境から与えられる入力を処理できない．そのため，環境は患者に向かう入力を変化させる．たとえば，ゆっくりと話しかける，繰り返す．チェックリストや略図を利用する．しかし，どのような部分的回復が得られても，個人の生存および生活における適応には不十分である．多くの便宜（accommodation）が必要と

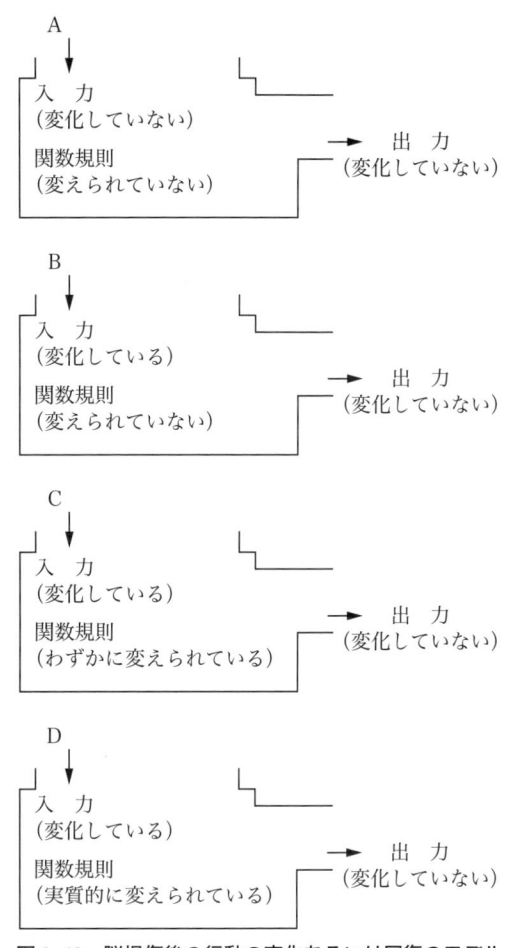

図3-13 脳損傷後の行動の変化あるいは回復のモデル
A：自然回復モデル，B：自然に起こる代償モデル，C：再訓練/回復モデル，D：適応モデル

（プリガターノ 2002）

されるが，その個人が普通に機能することはない．環境と患者との両者は継続的に変化していくため，監視と調整がつねに必要とされる．

（5）認知リハビリテーションの包括的モデル

Harmon et al.（2002）は，「脳損傷後の認知障害に対する認知矯正プログラム（cognitive remediation program）が本質的に患者の知的機能（intellectual function）を改善するという証拠は得られていない．その主たる役割は患者に適応戦略（adaptive strategy）や代償技法（compensatory technique）を教えることにある．脳損傷患者は，ひとつの課

題から別の課題へとパフォーマンスを般化することが困難であるため，これらの技法は課題特異的および場特異的であるときに最も効果的である」と記している．ここから，病院や外来で患者が療法を受けるのではなく，患者のいるところに療法を届けるという発想が生まれる．これに対応するものに，自立生活のカウンセラーや職場における職場適応援助者（ジョブコーチ）がある．

Wilson（2002）は認知リハビリテーション（cognitive rehabilitation）に影響を与えてきた複数のモデルを取り上げ，ひとつの包括的モデルへの総合を提案している．1980年代，認知リハビリテーションは，患者が受け取った情報を処理して利用する能力の改善を試みる治療的過程であった（Sohlberg et al. 1989）．その後，Ben-Yishay et al.（1990）は，認知リハビリテーションを，日常場面における生活機能を改善するため，問題解決能力の欠陥を緩和することと定義した．認知リハビリテーションは，患者の実生活における機能的問題に焦点を合わせるべきであって，認知障害に加えて，気分あるいは行動面の問題にも対応することになる．すなわち，認知障害だけに対応するのではなく，個人のかかえる諸問題をまとめ，それらを介入の対象とするようになった．包括的アプローチでは，認知的，社会的，情動的および身体機能の問題に同時にかかわる．Wilson（2002）が掲げているプログラムは，

- 自分に何が起こったのかについての意識性（気づき，awareness）を強化する，
- 起こったことを受容して，理解することを強化する，
- 認知的問題を軽減する戦略あるいは訓練を提供する，
- 代償技能を育成する，
- 職業カウンセリングを提供する，

ことで構成されている．一連の原理に基づいて，プリガターノ（2002）はこれらの詳細を紹介している．

3 3通りのアプローチ

医学的リハビリテーションの主要な目的のひとつは，患者や障害者の生活機能の向上および維持にある．そのための介入手段として用いられる理学療法や作業療法では，生体力学的アプローチ（biomechanical approach），発達的アプローチ（developmental approach），リハビリテーション的アプローチ（rehabilitation approach）の3通りがある．ここでアプローチとは，人間の行動や技能を解釈するための理論（theory）と実際に人間行動や技能を操作する実践（practice）とを結びつける一連の体系を意味している（Levy 1993）．医学的リハビリテーションの過程では，いずれかのアプローチに基づいて機能的状態の評価（アセスメント）を行い，合理的な介入戦略を設定している．

各アプローチには，[固有の理論的根拠—現象の見方—問題点—解決方法—目標]が含まれている．そこでは，ある理論的根拠に従って現象の見方が決定されている．たとえば，発達的アプローチは，発達原理に従った技術体系で構成されている（中村 2004）．また，身体の器官あるいは器官システムのレベル，身体部位のレベル，個人全体のレベルのいずれで現象をとらえるかの設定も重要である．現象の見方を定めることによって，問題や解決方法を具体的な指標や手段を用いて検討する．たとえば，個人全体の行動レベルをみるのであれば，日常生活や社会生活における機能的状態を測定とする．それらの結果に基づいて，治療計画を立て，各療法の短期あるいは長期目標が設定される．リハビリテーション的アプローチは，代償機能や福祉用具なども利用して機能的状態の自立を目指し，技術的には折衷主義となる．

1 - 生体力学的アプローチ

運動学（kinematics）および運動力学（kinetics）によって身体運動を分析し，機能的状態との関連を検討する．生体力学的アプローチの前提を掲げる（Dutton 1993）．

- 目標のある身体活動を利用して，筋力，可動域，運動協調性あるいは持久性の低下を改善できる．
- 筋力，可動域，運動協調性および持久性の再獲得によって機能的状態が改善される．
- 身体機能の改善のためには，まず安静にして，その後に次第に運動器に負荷を加えなければならない．
- このアプローチは，中枢神経系に異常がない場合に適している．

　介入の対象は，筋力や可動域，運動協調性，持久性などであり，理学療法や作業療法，手術，補装具，薬物療法によって身体運動の改善や代償手段の獲得を図ることにより，機能的状態の向上を目指す．主として末梢運動器の機能障害が対象となる．

2 – 発達的アプローチ

　人間行動を発達原理に基づいて評価（アセスメント）し，介入する．発達原理の主な点を掲げる．
- 通常は，人間は一定の順序に従った発達過程を示す．
- 個人の身体，感覚，知覚，認知，社会，情動の各領域が結びつき，個人全体の発達に影響している．
- 過度なストレスは，個体を発達初期の適応レベルへと退行させる．

　実際には，発達の順序が必ずしも一定しないという事実，身体的な機能障害による退行は，疾病によって相違する．発達および退行の順序を固定的と解釈するのではなく，個人の身体的特性や環境が発達の順序に影響を与えていることを考慮に入れておく．

　発達的視点に基づいて，知覚や運動，認知，情動，日常生活の行動様式，社会的役割などの現象が分析される．身体運動あるいは動作であれば，背臥位から座位，座位から立位，立位から歩行の順序で可能となる．社会的役割であれば，乳幼児は食べる，移動するなどの自己維持が中心であり，学齢期までにセルフケアや学業などが加わる．成人になれば，職業や家庭の維持などが役割となる．

　解決方法は，現在の発達レベルよりも上位に位置する次の段階の能力を獲得を促すことである．動作では，臥位から座位が可能であれば，座位から立位へが目標となる．発達的アプローチでは，個人全体の発達レベルの向上を目標とする．普通児は，6歳でセルフケアなどの身体的独立と将来の経済的自立に必要な心身機能の基礎をもっているとみなしている．

3 – リハビリテーション的アプローチ

　社会的自立の実現を重視するアプローチであり，自立を阻害する因子の除去，障害の軽減を図る．社会的自立を目指すための原理を掲げる（Dutton 1993）．
- 人間は，代償行動によって自立を再獲得できる．
- 自立の動機づけは，人生の価値，将来の役割，目的と関連している．
- 自立の動機づけは，環境要因とは切り離せない．
- 最小限の認知技能および情動面の安定が自立のために必要となる．
- 臨床的な推論は，目的志向的アプローチをとるべきである．

　リハビリテーション的アプローチの目標は，代償手段を用いて患者や障害者の残存機能を最大限に発揮させ，可能な限りの自立を獲得させることである．そのためには，将来の役割や必要性から求められる技能（能力）が定まり，その環境に合わせて技能を獲得していく．このような問題設定の仕方が目的志向的となっている．

　自立の能力を目指すには，現象としては，自己維持，労働，余暇の3領域が検討の対象となる．解決方法としては，必要な要素的動作の訓練，福祉用具の利用，環境調整，適応方法や安全についての教育などがある．リハビリテーション的アプローチは，訓練による身体機能の改善が困難であるとき，自立度を高めるのに必要なアプローチといえる．

4 環境圧と機能レベル

人間の活動は，環境への働きかけであると同時に，常に環境からの影響を受けている（Lawton 1977）．個人と環境との対応関係を図3-14に示す．個人の能力（機能的状態）と環境から個人に対して加わる圧力（環境圧）との間に平衡状態が成り立っている場合，それは個人にとって適応レベルにあると解釈される．個人の活動は，身体的にも精神的にも，円滑に遂行されている状態である．このような個体と環境との関係は，病理過程のない器官系や器官，組織や細胞においても，それぞれの環境との間で成り立っている．心肺フィットネス（持久性），筋力や筋持久力などの訓練では，この原理が利用されている．

ある環境の下で，遂行すべき課題が個人にとってやや困難なものであれば，環境は個人にとって新たな刺激となり，個人は自己の能力を最大限に発揮し，パフォーマンスのレベルを高めて対応する．この場合，個人の活動能力には正の効果がもたらされ，能力は次第に向上して，新しい上位の適応レベルに達する．適正な環境圧は，個人の能力（可能性）を展開させるものとなる．ただし，環境圧が強すぎると，活動を制限するだけでなく，個人にとってはストレスとなり，不適応行動の原因となる．患者は，疲労感を訴えたり，食欲不振，不眠などを訴える．リハビリテーションに対する動機づけも失われる．環境圧が低すぎると，これも不適応行動の原因となり，能力は次第に低下し，環境は個人の活動性に負の効果をもつことになる．患者の自立への意欲は減退し，依存傾向が強くなることもある．

個人の機能的状態の低下，機能障害による機能的制限あるいは活動制限がある場合にも，その機能的状態のレベルに合わせて，個人の能力を最大限に発揮して，最高のパフォーマンスとなるように適正な環境圧を調整するのがよい．

機能障害や機能的制限の回復，改善を目的とする回復的リハビリテーションでは，環境圧が個体

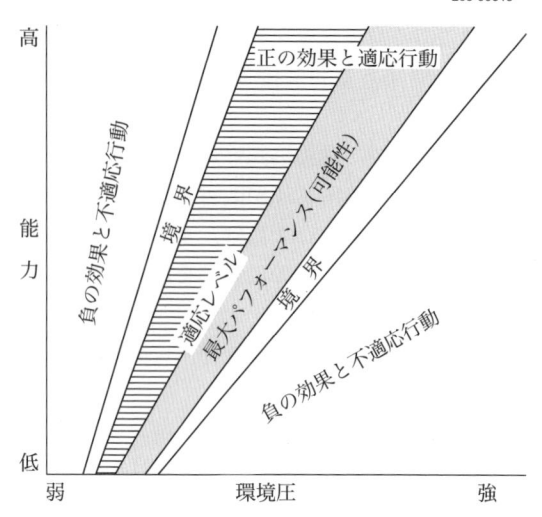

図3-14 個人と環境の関係（Lawton 1977）

のパフォーマンスに対して正の効果を示すように，その個人にとってやや強いものに設定する．他方，維持的リハビリテーションでは，個人のパフォーマンス・レベルを維持することが目的であり，個人の能力と環境圧とが平衡状態にあるように調節する．

回復的リハビリテーションから維持的リハビリテーションに移行した個人が不適応行動を示すとしたら，個人の能力に応じた適正な環境圧が設定されていないことであり，再調整が必要となる．入院生活から在宅生活に戻った患者では，家屋や地域などの住環境，特に物理的な環境圧が強すぎないか，患者と家族の保健行動，地域社会の保健と医療，福祉サービスなど，包括的な視点から調整するのがよい．

5 病理過程と医学的リハビリテーション

医学的リハビリテーションの目的は，病理過程および機能障害の状態に応じて相違している．①疾病や損傷の病理過程は可逆的か，非可逆的（慢性進行性）か，②機能障害の範囲は局所か，全身か，によって，治療目的や専門職によるチーム・アプローチの計画が異なる（表3-2）．

病理過程が可逆的であれば，廃用症候群の予防

表3-2 病理過程と機能障害の範囲に基づいた分類とリハビリテーション

	障害範囲	病理過程	傷病例	治療目的	専門職とチーム・アプローチ
I群	局所	可逆的	捻挫, 腱鞘炎など	疼痛・腫脹の除去 可動域拡大, 筋力強化	理学療法中心
II群	局所	可逆的	骨折など	医学的治療・管理	少数の専門職のチーム・アプローチ
III群	局所 全身	非可逆的	切断, 脊損 脳卒中など	局所症状への対応 能力低下への対応 環境・社会的対応	複数の専門職のチーム・アプローチ
IV群	全身	非可逆的 (進行性)	慢性進行性疾患 (筋ジストロフィー, 多発性硬化症など)	最適能力の維持 環境・社会的対応	複数の専門職のチーム・アプローチ

(Partridge 1980, 一部改変)

と回復期の短縮が主な目標となる．ただし，病理過程の修復に安静および時間を要する場合，あるいは機能的障害が残存する場合は，回復期リハビリテーションにチーム・アプローチによるリハビリテーションを必要とすることもある．

脊髄損傷などによる継続的な機能的制限がある場合は，入院リハビリテーションから退院後の地域社会の生活への適応，長期にわたる健康管理などのヘルスケアを含めた維持的リハビリテーションのための包括的リハビリテーションが必要となる．

慢性進行性疾患による機能的障害に対しては，維持的(予防的)リハビリテーションによって，できるだけ自立を保つこと，生活の質(QOL)の保証に努める．

このような医学的リハビリテーションにおける対応策は，英語の頭文字をとって，SPREADという標語で表されている(Hunt 1980)．
・S (specific)：疾病に対応した特定の治療を行う．
・P (prevention)：二次的障害，合併症を予防する．
・RE (reeducation)：自立を目的とした訓練を行う．再学習の過程である．
・AD (adaptation)：機能的制限があっても，福祉用具の利用などを通して活動制限を防止し，環境に適用するように努める．さらに社会的環境の調整により，できるだけ役割を遂行する．

6 慢性疾患の治療戦略

医学的リハビリテーションの領域では，慢性疾患による機能障害，さらに機能的制限を有する患者が増加している．慢性疾患の患者に対しては，6種類の治療戦略が提案されている(DeLisa 1988, Hays et al. 1994)．それらの目的は，病理過程を修復，反転させることではなく，機能的制限を除去することであり，次のような戦略が掲げられている．

1-付加的機能的制限の予防あるいは矯正

慢性疾患および機能的制限のある患者の重要な初期治療は，機能的制限を増悪させる二次的な合併症を予防することである．慢性疾患の病理に基づいた指導は，合併症や機能障害を予防する戦略として，リハビリテーション・チームの手引きとなる．
・心疾患の患者に，うっ血性心不全を予防するため，血管拡張薬を投与
・一過性脳虚血発作の患者に，脳梗塞を予防するため，抗凝固薬を投与
・不全麻痺のある肢に，軟部組織の拘縮を予防するため，他動的関節運動を実施
・臥床に伴う筋力低下を予防するため，漸増抵抗運動を実施
・尿路感染や腎障害を予防するため，神経因性膀胱の適切な管理

- 褥瘡を予防するため，感覚麻痺のある身体表面に加わる圧を周期的に除去

2 – 病理に冒されていない器官系の機能を高める

機能的制限をもたらす機能障害は，必ずしも系統だったものではない．機能的制限は，現在の疾病によって冒されていない器官系の機能を高めること，あるいは失われた機能を補助するような仕方で冒されていない器官系を用いることによって改善できる．

- 脳卒中片麻痺患者の非麻痺側の筋力強化，脊髄損傷対麻痺患者の上肢の筋力強化
- 上肢の皮膚感覚喪失者に，視覚フィードバックによって，手機能を調整する適応訓練
- 視覚障害者に，移動性を改善するため，聴覚や触覚を利用する適応訓練

3 – 疾病に冒された器官系の機能を改善する

機能的障害に関係のある欠損を治療することで，機能の改善を図る．機能障害が自然経過で次第に改善する可能性のあるとき，この戦略が最も成功する．身体の治癒能力によって改善が始まり，適切な介入によって，それが増強される．

- 心筋梗塞後の患者に，呼吸循環器系の機能改善のため，次第に運動量を増加するコンディショニング
- 長期臥床で生じた筋萎縮による筋力低下に対して，筋力強化を図る漸増抵抗運動
- 構音障害の患者に，語の明瞭度を改善するため，発話の速さを遅くさせる訓練
- 脳損傷患者の記憶障害に対して，視覚的手掛かりの利用法を訓練

4 – 機能を向上させるための適応装置（福祉用具）の利用

医学的リハビリテーションで急速に成長している領域である．コンピュータ支援技術や電子回路の小型化により，機能的制限に対する新技術が展開されている．ただし，すべての適応装置が複雑な電子式と思うのは誤りである．単純なアプローチでも，機能的制限のある患者にとっては，大きな便益となることも多い．

- 立位バランスを改善するための靴の調整
- 日常生活における手機能を拡張するための機械的装置（例：長い靴べら，リーチャー，長柄のスプーン）
- 移動のエネルギー消費の軽減やバランスの安定性などの改善のため，松葉杖や下肢装具の使用
- 歩行不能の場合，移動のための車いすの使用
- 下腿切断者に下肢装具を装着して歩行訓練
- 脊髄損傷による対麻痺者に身体障害者用自動車の運転訓練

5 – 社会的および職業的環境の調整

機能的制限が活動制限となるか否かは，環境条件とも関係している．環境条件がバリア（barrier）となり，活動制限や参加制約を生み出すこともある．家庭や職場の環境に適応できれば，機能的制限の改善も起こりうる．多くの場合，環境調整は退院前になされなければならない．ヘルスケア専門職や家族からの支援は，患者の機能的状態に大いに影響する．ヘルスケア・チーム，家族および患者の間に共同作業の関係を確立することが大切である．

- 階段昇降が困難あるいは不能の患者のため，1階の住居を周旋
- 車いすによるアクセスが容易であるように，玄関や浴室の出入り口を改造
- 住居内における安全性や移動性を向上させるため，手すりなどを設置
- 身体的ニーズ，家事ニーズに対して，ホームヘルプ・サービスの提供
- 車いすの使用が予想される被用者のため，仕事場を改造
- 積極的な行動を強化し，不要な依存を防止するため，患者や障害者の変化に適応するように，家族を教育訓練

6 - 患者のパフォーマンスを改善する心理学的技法および患者教育

行動管理（behavior management）の諸原則は，機能回復に役立つことがある．
・記憶に問題のある患者に対して，ADLの技能を訓練するのに，反復法を利用
・言語障害（感覚失語など）の患者に対して，デモンストレーション（パントマイム）を利用した適応戦略
・パフォーマンスを改善し，異常行動を減らすため，思慮分別のあるオペラント条件づけ（行動療法）
・似たような機能的制限の患者に対する集団療法

第4章
医学的リハビリテーションの展開

1. 医学的リハビリテーションの諸相　*174*
2. 医学的リハビリテーションの管理とチーム・アプローチ　*183*
3. リハビリテーションにおける医の倫理　*195*

1. 医学的リハビリテーションの諸相

1 予防的, 回復的および維持的リハビリテーション

医学的リハビリテーションは, 患者や障害者の機能的状態 (身体的, 知的, 情動的, 社会的) あるいは障害の諸相 (機能制限, 機能的制限, 活動制限, 参加制約) に照準を合わせて対応している. ここでは疾病ではなく, 機能的状態あるいは障害が対象である. 疾病の治療や管理と並行して, リハビリテーションが実施される.

医学的リハビリテーションにおける介入の目的は, 患者あるいは障害者の疾病や損傷の症状と徴候, 機能的状態, 発症からの時間経過, 疾病や損傷の帰結および機能的状態の予後予測に基づいて, 予防 (prevention), 回復 (restoration) および維持 (maintenance) に分けられる (Hirschberg et al. 1976, Perry 1983). 介入の目的を理解しておくことは, 障害のいずれの相に重点をおいて実施するか, 優先順位を設定するのに重要である.

1 - 予防的リハビリテーション

予防的リハビリテーションでは, 合併症の発生予防が中心になる. 疾病や損傷に起因する機能障害を最小限にとどめると同時に, 安静臥床による関節拘縮や筋力低下, その他の二次的機能障害の発生予防に努める. 主として発症直後の急性期ケアに対応するものであり, 多くは集中治療室 (intensive care unit: ICU), 内科や外科, 整形外科, 脳外科の病室で実施される. このレベルの介入は, 可能な限り現状の身体的機能を維持することであり, 維持的リハビリテーションと呼ばれることもある.

2 - 回復的リハビリテーション

回復的リハビリテーションは, 急性期の臨床徴候が安定したら速やかに開始される. その目標は, 疾病や損傷後の患者の機能的状態の回復, 病理過程により低下した器官系の機能の回復あるいは代償を促進すること, それに要する期間を短縮することである.

- 短期間の機能訓練:下腿骨折の患者に, 入院中に一時的ではあるが, 松葉杖歩行や車いす操作を訓練する. 回復期における活動制限の防止に対処する. 訓練は2〜3日で終了し, 病棟内でも実施される.

- 限定的な機能的制限のリハビリテーション:関節リウマチ患者に日常生活活動 (ADL) の自立のため, あるいは手の手術 (hand surgery) 後の機能改善のため, 外来患者として, 補装具や日常生活用具の使用法などを含めて訓練する. 視覚障害者の歩行や日常生活技法 (techniques of daily living) の訓練, 小児聴覚障害の指導と訓練, 後天性感音障害者の補聴器装用後の指導と訓練なども含まれる.

- 集中的な入院リハビリテーション:脳卒中や外傷性脳損傷, 脊髄損傷などの患者は, リハビリテーション病院やリハビリテーションセンターに入院して, 機能回復のための集中的なリハビ

リテーションを受ける．慢性疾患患者では，かつてリハビリテーションにより最適の機能的状態を獲得していたものが，心身機能の誤用や廃用あるいは肺炎などの併発により，機能的状態が低下したときにも必要となる．患者の病状が安定したら，直ちに回復期リハビリテーション病棟などで実施される．

3−維持的リハビリテーション

患者が到達可能な最適の機能的状態に達した後，その機能レベルを維持すること，あるいは病理過程の進行や加齢，二次的健康問題（secondary health condition）による機能的状態の悪化を防止するための介入であり，患者や障害者の健康状態の維持を主要な目的としている．対象者は広範囲にわたり，高齢者の機能的状態の維持のための身体運動から，最重度障害者の臥床状態における毎日の規則的な体位交換までが含まれる．個人の心身機能からみて，最適な機能的状態の維持が目標であり，理学療法や作業療法などによる介入の頻度は低くなる．定期的な機能評価（functional assessment）により，廃用による機能レベルの低下を認めれば，回復的リハビリテーションへと移行して，治療的介入の頻度を高くする．

2 疾病,機能障害の自然経過とリハビリテーション

いろいろな疾病や損傷の機能的予後は，自然経過（natural history）によって，7型に分類されている（図4-1）．
①急激に発症して，そのまま死に至る，あるいは最重度の機能障害となる型：外傷性脳損傷による植物状態，高位頸髄損傷による呼吸麻痺．
②急激に増悪する経過をたどり，その後は再発も軽快もなく，著しい機能障害を残して症状固定となる型：脊髄損傷．
③急激に発症して，その後は次第に回復するが，ある段階で症状は固定し，機能障害が残存する型：脳卒中．
④急激に発症するが，次第に回復し，多くは最終

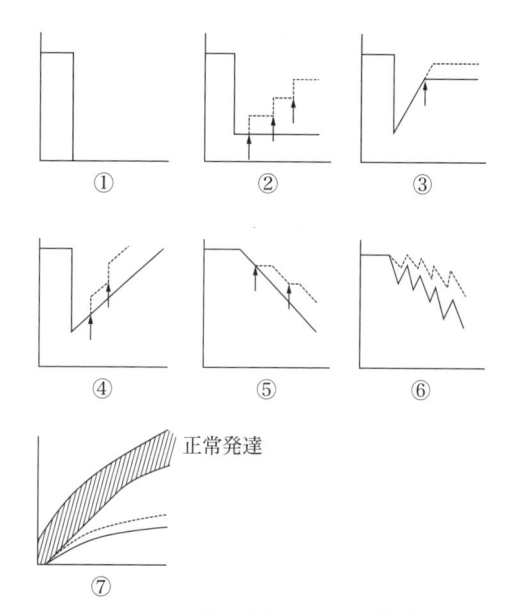

図4-1 先天異常，疾病，外傷の機能的予後
実線の経過がリハビリテーションにより破線のような経過となる．横軸は年齢，縦軸は各種の機能レベルを示す．

的に治癒する型：ギラン・バレー症候群．
⑤経過が慢性進行性であり，回復期がなく，次第に悪化する型：脊髄小脳変性症，パーキンソン病，筋萎縮性側索硬化症．
⑥症状あるいは機能障害の進行と軽快を繰り返し，多くは全経過を通して，次第に悪化する型：多発性硬化症．
⑦周産期の異常により，心身機能の発達が遅れる型：脳性麻痺，知的障害．

発作型疾病①〜④では，急性期の疾病治療の過程に生じる二次的障害を予防するため，発症と同時に予防的リハビリテーションを開始する．病状が安定したら，直ちに回復的リハビリテーションを実施する．患者が最適の機能的状態に達したら，維持的リハビリテーションへと移行する．たとえば，脳卒中患者に対する医学的リハビリテーションでは，発症直後の安静臥床時には，できるだけ良肢位を保ち，体位交換や他動運動によって，拘縮や褥瘡などの廃用症候群の発生を予防する．感覚障害や運動麻痺などの神経学的症候の自然回復は，比較的早期に固定した状態になる．しかし，

訓練によって機能的制限は減少する．座位バランスや立位バランスの安定性，歩行や階段昇降などの運動機能の改善は続く．居宅および地域社会の生活を通して，ADLも自立し，家庭や社会における役割も果たせるようになる．

慢性進行型疾病⑤⑥では，機能的状態の維持が主な目標となり，二次性健康問題の発生予防に努める．筋萎縮性側索硬化症は，慢性進行性疾病の典型例である．発症から数年以内に呼吸筋麻痺のため，人工呼吸器を必要とする状態になることもあり，肺炎などの感染症を併発して死に至る危険率（risk）は高くなる．日常生活が自立して，運動や動作の能力が比較的残存している時期から，将来を予測し，早めに自助具や装具，車いす，その他の日常生活用具を利用し，機能的状態の維持，特に日常生活や意思疎通に必要な機能の維持に努める．治療計画の調整あるいは合併症の治療目的で入院する場合には，状況に応じて回復的リハビリテーションを実施する．

周産期障害による疾病⑦では，新生児期には脳病理を進行させる要因を除去し，機能障害を最小限にとどめることが最優先となる．その後は，自然の発達を待つのではなく，異常発達の抑制および正常発達の促進と，二次性健康問題の発生予防とに努める．

3 神経心理学的リハビリテーションの臨床指針

近年，脳卒中や外傷性脳損傷をはじめとして，中枢神経系の疾病や損傷による高次脳機能障害を有する人びとのリハビリテーションが社会的な問題となっている．地域社会への再統合には，長期間を必要として，多くの困難を伴っているからである．

機能障害が中等度あるいは重度の脳卒中あるいは外傷性脳損傷，脳低酸素症，脳腫瘍などの患者の一部は，認知障害やパーソナリティの変化という問題を抱えている．特に自己意識性（self-awareness）の変容（高次脳機能障害によって生じた自分の障害を自分自身で知覚あるいは経験すること

ができない状態），社会生活への適応困難などが取り上げられている（プリガターノ・他 1996）．それには，既存の医学的リハビリテーションの枠組みを超えたアプローチが求められている．

それらに対して神経心理学的リハビリテーション（neuropsychological rehabilitation）や認知リハビリテーション（cognitive rehabilitation）の指針が示されている（プリガターノ 2002）．認知リハビリテーションとは，脳損傷後における部分的回復の要因となる過程を促通し，悪化の要因となるような過程を回避することによって，高次脳機能の回復を援助するような教育活動と定義されている．認知リハビリテーションあるいは認知再訓練（cognitive retraining）は，いろいろな脳損傷に関連した変化の機序を理解するという背景と対比しながら，認知機能の回復をすることを目指している（Geschwind 1985）．失われた高次脳機能を回復するのではなく，患者が残存機能を最大限に用いるように教育する（Ben-Yishay et al. 1990）．そのための代償技法（compensatory technique）は，脳損傷の数年後にも，認知機能の悪化を回避するのに利用される（プリガターノ 2002）．

ただし，高次脳機能障害に対して，予防的，回復的および維持的リハビリテーションという枠組みが適合するかどうかは定かでない．

1 - 急性期

入院治療を要する中等度，重度の脳卒中あるいは外傷性脳損傷の急性期（acute phase）は，発症後の数週間から2～3か月間であり，医学的リハビリテーションは患者の身体機能を改善し，失見当識を軽減し，中枢神経系の機能回復の助けとなる環境を備えることに焦点を合わせている．患者の発話や言語理解，見当識，視空間認知，記憶，感情，それに自己の状態についての認識（意識性）が確認されれば，効果的なリハビリテーション活動が実施できる（Prigatano et al. 1999）．この時期に，患者がいろいろな課題をどの程度までは遂行できるかを予測しておくことは，入院リハビリテーションの目標設定に役立つ（中村・他

1997b). 患者に基本的な身体活動をどのように行うのかを指導し，そして患者が現実的，実際的に情報を処理するのを援助しながら，基本的な身体機能の改善に焦点を絞る．この時期には，患者に疲労感や挫折感を抱かせないよう注意し，機能回復の自然経過を促すことに努める．

2 - 中間期

中間期（intermediate phase）は，患者が退院して外来治療へ移行した時期であり，発症から3～12月後まで続く．患者の体力向上，安全と日常生活の自立の問題について，正しい判断を身につけるように援助する．理学療法と作業療法が多くの患者にとって基本となるが，言語療法といろいろな形態の認知療法によって，高次脳機能の回復に努める．同時に，認知リハビリテーションへの参加あるいはメモ帳の利用など，代償技法がどれほど有用であるのかを示すことが，この時期には大切である．

3 - 急性期後

急性期後（postacute phase）は中間期に続くもので，外傷性脳損傷患者では無期限に続くこともある．患者あるいは障害者がいろいろな機能障害に対して代償するのを援助し，自己の適応を破壊するような情動（感情）および動機づけの異常に対処できるように指導する．いろいろなリハビリテーション課題に携わるようにサービスが提供され，外来リハビリテーション，通所リハビリテーション，デイケア，デイサービスあるいは小規模作業所などが利用されている．特化したリハビリテーション・プログラムは十分に開発されていないが，心理療法，認知治療教育，家族教育などが重要とされている．患者あるいは障害者が永続的喪失を十分に認識し，自己の長所と弱点について学習し（意識できるようになること），それによって自己の人生への支配力を得て，人生の意味を確立することが焦点となる（プリガターノ 2002）．

4 ケアの連続性

重度の身体障害あるいは認知障害を残す脊髄損傷や外傷性脳損傷の生存者を対象として，損傷を受けた場所から地域社会における生活の長期フォローアップに至るまで，治療や処置に関連する複数の施設間の連携によるケア・システムがどこでも利用できるよう，ケアの連続性（care continuum）が保てることを求めて，複数のモデルが提唱されている（Burke 1987, Uomoto et al. 1989, Pope et al. 1991）．脳卒中後の障害者でも，同じような問題がある．

ここでは脊髄損傷を取り上げて，発症から社会生活の継続までのケアの連続性を例示する．このようなシステムは，急性期における心理的不安などの問題を緩和し，長期的には障害の影響を最小限にするのに役立っている．

ケアの連続性において連携するアプローチは，4つの基本的要素から成り立っている（Pope et al. 1991）．

・救急医療サービス（急性期内科的/外科的ケア）：現場における被害者の脊髄損傷の迅速な発見および応急処置後，直ちに中枢神経系損傷に対応する救急救命センターへ搬送する．
・急性期（医学的）リハビリテーション：集中治療病棟や整形外科病棟で開始される．その後，たとえば，脊髄損傷患者と家族のケアを専門とする統合された機能を有するリハビリテーションセンター（病院）のように，包括的入院リハビリテーション・ケアを実施している施設（病棟）へ移行する．
・心理社会的および職業リハビリテーション・サービス：脊髄損傷者の自立生活および地域社会への再統合の準備を行うことを目指したサービスを提供する．急性期リハビリテーション入院中に開始されるが，サービスの多くはリハビリテーション病院の外来あるいはリハビリテーションセンター（身体障害者社会参加支援施設）や地域利用施設から提供されている．就労年齢

であれば，同時に職業リハビリテーション・サービスを受ける．
・生涯にわたる包括的フォローアップ：これには定期的な医学的，社会的，職業的フォローアップが含まれる．

ケア・システムの各段階で必要とされるサービスの質や量は，損傷の性質や重症度によって異なっているが，共通事項も多い．

1 - 救急医療

脊髄損傷者の救急救命医療と急性期ケアでは，脊髄への第2の損傷（second injury）の予防が重要である．外傷による脊髄挫傷部位（一次損傷，primary injury）には，出血や浮腫，脊髄周囲組織の損傷などによる低酸素状態が伴い，脊髄の損傷部位は拡大する（二次損傷，secondary injury）．他方，事故現場における救出作業中，病院への搬送中あるいは病院内で，脊椎を十分に固定していなかったため，脊髄に第2の損傷を与え，それまでは不全麻痺であった状態が完全麻痺になることもある．現場における処置として，特に頸椎損傷を疑う場合は，脊椎の安定性を確保することが大切とされる．病院では，脊椎安定性の確保，二次的合併症としての深部静脈血栓症や関節拘縮，尿路感染症や褥瘡を予防する処置がなされる．脊髄損傷では，軽症を含めて，約半数の患者が頭部損傷を合併している（Davidoff et al. 1988）．これらの合併症により，機能障害および機能的制限は重度化する．

2 - 医学的（急性期）リハビリテーション

急性期には，身体の機能低下を最小限にして，また筋力低下や可動域制限や尿・便失禁の予防，不適切な訓練法や用具の提供によって生じる機能障害や機能的制限（能力低下）を防止することから開始する．この段階で復職や自立生活のための正確な評価と予測，その可能性に向けての準備は，脊髄損傷患者が経験する失望感やうつ状態を軽減するのに役立つ．医学的リハビリテーションの主要な目標は，身体的機能については身辺処理（セルフケア）と移動の自立であり，これらの能力と神経学的欠損との関連が検討されている（Welch et al. 1986, Yarkony et al. 1988）．不全麻痺では筋力強化によって，機能障害があっても，機能的制限（能力低下）の軽減は可能であることが実証されている．体力（フィットネス）の向上も重視される．訓練過程では，教育的プログラムの有用性が指摘されている．日常生活における身辺処理や移動を支援する教育プログラムは，急性期に開始され，生涯にわたり継続される．

3 - 心理社会的および職業リハビリテーションと生涯にわたるフォローアップ

医学的リハビリテーションの段階から，心理社会的リハビリテーションは，脊髄損傷患者の自己像（self image）の変化，自尊心の崩壊の危機，将来への不安などについて，患者と家族のカウンセリングを通して支援を行う．患者の機能的状態の回復には，発症後1年あるいはそれ以上の期間を必要とする．この間に，リハビリテーションの焦点は，医学的介入と身体的機能回復から次第にADLに必要な技能の獲得，心理社会的適応および職業の調整へと移っていく．究極的目標は地域社会への統合であり，学齢期の児童であれば学校へ戻ること，成人では仕事に戻ることが再統合への重要な要素となる．改めて就労という目標を達成するには，職業リハビリテーション・サービスが重要である．これらのサービス提供にあたっては，患者の属性や機能的制限を考慮するだけでなく，本人が参加すべき地域社会や職場の環境にも注意を払っておく必要がある．その他，地域社会に戻れば，障害者自立支援法による地域生活支援事業サービスなどを利用して，心身機能の維持や向上を図ることもできる．それと並行して，定期的な医学的，社会的，心理的，職業的フォローアップが望まれるが，現状ではそれらすべてが単一のケア・システムとしては提供されていない．

4 - ケアの連続性への障壁

Burke（1987）は，外傷性脳損傷患者に対する

諸サービスの統合と調整の必要性を指摘し，ケアの連続性を保証する柔軟性のあるシステムを求めている．しかし，Uomoto et al.（1989）が指摘するように，アメリカ合衆国では患者がシステム内を移行することを妨げるいくつかの要因がある．わが国も，例外ではない．

・費用：外傷性脳損傷，脳血管疾患あるいは脊髄損傷のリハビリテーションは長期間を要し，その間の患者や家族の経済的負担は大きい．
・乏しい知識基盤：家族や友人，ヘルスケア専門職および行政機関職員は，中枢神経損傷の帰結を十分には理解していないことが多い．そのため，患者や障害者に対する適切なサービスは何かについて，知識が乏しく混乱が生じている．
・機能障害の特徴：特に脳損傷の場合，身体機能だけでなく，認知や情動，行動，対人関係，職業に困難な問題を生じる．脊髄損傷でも，特に上位頸髄損傷では四肢麻痺による機能的制限は著しい．継続的な呼吸管理が必要な場合もある．
・利用可能性：脳血管疾患あるいは脊髄損傷の患者に対するサービスの連続性は，急性期治療から障害者自立支援施設に至るまで，都市部では諸サービス施設が比較的整備されている．しかし，農村部においては諸サービスの利用可能性（accessibility），アクセスは著しく制限されている．

5 リハビリテーション・サービス提供の場

医学的リハビリテーションは，わが国では医療法で規定する病院，診療所，介護老人保健施設，その他の医療を提供する施設（医療提供施設）[*1]，医療を受ける者の居宅などにおいて，医療提供施設の機能に応じ効率的に提供されている．

リハビリテーションは，それについての知識のある人びとがいれば，どこでも可能である（Hirschberg et al. 1976）．場（place）あるいは施設（institute）の決定の多くは，患者の健康問題とリハビリテーションの必要度に依存している．

重度の脳損傷や呼吸機能障害があれば，患者は集中治療病棟に入院し，救命と生命維持を目的とした治療が行われている．一部の特定機能病院では，この段階でリハビリテーションが開始されている．二次的障害の発生予防を中心とした介入であり，看護師あるいは理学療法士によって，体位交換や他動的可動域訓練も実施される．危機的状態を脱すれば，患者は一般病床に移行し，疾病治療と並行して，回復的リハビリテーションが開始される．

他方，軽度の片麻痺を伴った脳梗塞患者であれば，神経学的徴候の進行が停止し，意識障害もなく，48時間以上経過したら，一般病床において，ベッド上で座位訓練が開始される．その後の医学的リハビリテーションは，患者の医学的管理の必要性や機能的状態に応じて，一般病床あるいは回復期リハビリテーション病床を利用する，在宅生活で通所リハビリテーションや訪問リハビリテーションを利用するなどから選択される．残存する機能障害や機能的制限が中等度あるいは重度であれば，入院リハビリテーションによって，機能的状態の改善を得た後，在宅生活や地域社会の活動に復帰する．その後は，通院による疾病管理とともに，機能的状態に対応した維持的リハビリテーションが実施される．

現在，先進国では2つの横並びのリハビリテーション・サービスが必要とされている（Barnes et

[*1] 病院の病床には，患者の病態にふさわしい医療を提供できるよう，以下の区分がなされている．①精神病床：精神疾患を有するものを入院させる，②感染症病床：「感染症の予防及び感染症の患者に対する医療に関する法律」で定める一類感染症，二類感染症および新感染症の患者を入院させる，③結核病床：結核の患者を入院させる，④療養病床：主として長期にわたり療養を必要とする患者を入院させる，⑤一般病床：前各号に掲げる病床以外のもの．
療養病床は，医療保険適応療養病床と介護保険適応療養病床（指定介護療養型医療施設）との2つに区分される．医療保険適応療養病床に回復期リハビリテーション病床，特殊疾患療養病床などがある．

al. 2000)．大部分のリハビリテーションは，家庭あるいは個人の居住地域で行われるべきである．この場合，基本的な必要条件は，利用可能な地域リハビリテーション・チームの存在である．他方，患者あるいは障害者の10％前後は，高度の専門職サービスを備えた施設を必要とする．ヨーロッパでは，専門職による地域リハビリテーションセンターのネットワークの始まりがみられ，密接な連携を展開している．わが国では，一部地域にその萌芽が認められる．地域レベルで求められているサービスの範囲は，専門職の多様性，施設などの利用可能性に依存し，地域によって相違すると想定されている．

1 - 入院リハビリテーション

入院リハビリテーション・サービスは，①特定機能病院や多くの診療科を有する大規模病院，②リハビリテーション専門病院（多くは回復期リハビリテーション病床を保有）あるいは収容施設（病床）を有する診療所，③リハビリテーションセンター病院，などで提供されている．

・複数診療科を備えた病院では，中央診療部門として位置づけられたリハビリテーション部から各診療科の入院患者にサービスが提供されている．リハビリテーション科が独自の病棟や専用ベッドを有することもある．リハビリテーション部は医師によって管理され，そこには看護師や理学療法士，作業療法士，言語聴覚士，医療ソーシャルワーカーなどが配置されている．入院患者に提供されるサービスは，疾病あるいは損傷の急性期から回復期まで，いろいろな病態と機能障害，機能的制限に対応している．外来診療や維持的リハビリテーションにかかわることもある．

・リハビリテーション専門病院の多くは，回復期リハビリテーション病床を中心にして，脳卒中や骨折，その他の外傷後遺症に対する回復的リハビリテーションを実施している．高齢者やパーキンソン病患者が，肺炎などによる長期臥床後の心身機能の回復のためのリハビリテーション，すなわち回復期ケアにも利用される．

・リハビリテーションセンター病院は，外来および入院によるリハビリテーション・サービスを提供している．それと並行して，すべての身体障害者のリハビリテーションや健康管理に対応する．さらに，併設されている身体障害者社会参加支援施設では，生活訓練や職能訓練サービスが提供され，自立生活や就労に必要な支援が行われている．障害児には，児童福祉法に規定する障害児施設などが対応する．

2 - 在宅ケア

リハビリテーションの目標は自立生活と社会活動への参加であり，それには家庭（home）においてサービスを実施するのが理想とされている．患者や障害者を受け入れる愛情と十分な気遣いのある家族がいて，身体運動やADLなどの訓練プログラムの実施に利用できる空間や便宜があれば，家庭環境は通常の生活への連続性を確保するためにも最適である．機能的状態の回復を主とした訓練には，通所（通院）リハビリテーションや訪問リハビリテーションで対応できる．患者が家族からの敵意や過度の気遣いに直面する危険性のあることが，家族との面談や家庭訪問で明らかであれば，その家庭はリハビリテーションの場には適さない．生活環境の心理的な雰囲気が重視されるからである（Hirschberg et al. 1976）．

近年の医療技術，医療器械の開発進歩によって，多くの患者の在宅医療が可能になっている．在宅自己注射，在宅自己腹膜灌流や在宅酸素療法のように，患者への指導によって，患者自身がその技術を習得して自己管理する在宅療養と，ヘルスケア専門職が患者宅を訪問して行う医療とがある．後者には，患者からの要請に応じて行う往診，計画的で定期的な訪問診療，訪問看護，訪問リハビリテーション，訪問薬剤管理，訪問栄養食事指導などがある．リハビリテーションに特化した病院あるいは診療所の外来では，機能障害や機能的制限の基底にある疾病の特殊問題を熟知した専門職を配置した場もあり，専門職による学際的チーム

が情報提供やカウンセリング，ケースワークのサービスを提供し，在宅ケアを支えている．

3 - 障害者総合支援法による障害福祉サービス

わが国では，平成23（2011）年改正障害者基本法ですべての国民が，障害の有無にかかわらず，相互に人格と個性を尊重し合いながら共生する社会を実現することがうたわれた．障害者の定義に身体障害，知的障害，精神障害（発達障害を含む），その他心身の障害がある者（障害者総合支援法の定める対象疾患）が加わった．平成24（2012）年制定の障害者総合支援法は，障害者及び障害児が基本的人権を享有する個人としての尊厳にふさわしい日常生活または社会生活を営むことができるよう，必要な障害福祉サービスに係る給付，地域生活支援事業その他の支援を総合的に行うことを目的とした．そこに掲げられている諸サービスのうち，リハビリテーションに関連しているものを掲げる．

・療養介護：医療を要する障害者であって，常時介護を要するものとして厚生労働省令で定めるものにつき，主として昼間において，病院，その他の厚生労働省令で定める施設において行われる機能訓練，療養上の管理，看護，医学的管理の下における介護および日常生活上の世話の供与をいう．療養介護医療とは，療養介護のうち医療にかかわるものをいう．
・自立訓練：障害者につき，自立した日常生活または社会生活を営むことができるよう，厚生労働省令で定める期間にわたり，身体機能または生活能力の向上のために必要な訓練，その他の厚生労働省令で定める便宜を供与することをいう．
・就労移行支援：就労を希望する障害者につき，厚生労働省令で定める期間にわたり，生産活動，その他の活動の機会の提供を通じて，就労に必要な知識および能力の向上のために必要な訓練，その他の厚生労働省令で定める便宜を供与することをいう．
・就労継続支援：通常の事業所に雇用されていることが困難な障害者につき，就労の機会を提供するとともに，生産活動，その他の活動の機会の提供を通じて，その知識および能力の向上のために必要な訓練，その他の厚生労働省令で定める便宜を供与することをいう．
・共同生活援助：地域において共同生活を営むのに支障のない障害者につき，主として夜間において，共同生活を営むべき住居において，相談，その他の日常生活の援助を行うことをいう．
・自立支援医療：障害者などにつき，その心身の障害の状態の軽減を図り，自立した日常生活または社会生活を営むために必要な医療であって政令で定めるものをいう．
・補装具：障害者などの身体機能を補完し，または代替し，かつ，長期間にわたり継続して使用されるもの，その他の厚生労働省令で定める基準に該当するものとして，義肢，装具，車いす，その他の厚生労働大臣が定めるものをいう．
・移動支援事業：障害者などが円滑に外出することができるよう，障害者などの移動を支援する事業をいう．
・地域活動支援センター：障害者などを通わせ，創作的活動または生産活動の機会の提供，社会との交流の促進，その他の厚生労働省令で定める便宜を供与する施設をいう．
・福祉ホーム：現に住居を求めている障害者につき，低額な料金で，居室，その他の設備を利用させるとともに，日常生活に必要な便宜を供与する施設をいう．

4 - 地域社会への再統合のための社会的支援

慢性疾患の患者あるいは障害者に対する社会的支援の概念は広がりが大きく，定義は不十分である．支援は多次元の変項（variable）であるが，患者や障害者が身体的，精神的および社会的に健康状態を改善するように，積極的な影響を与える要因のひとつである（Uomoto et al. 1994）．

疾病あるいは機能的制限の発生によって，支援

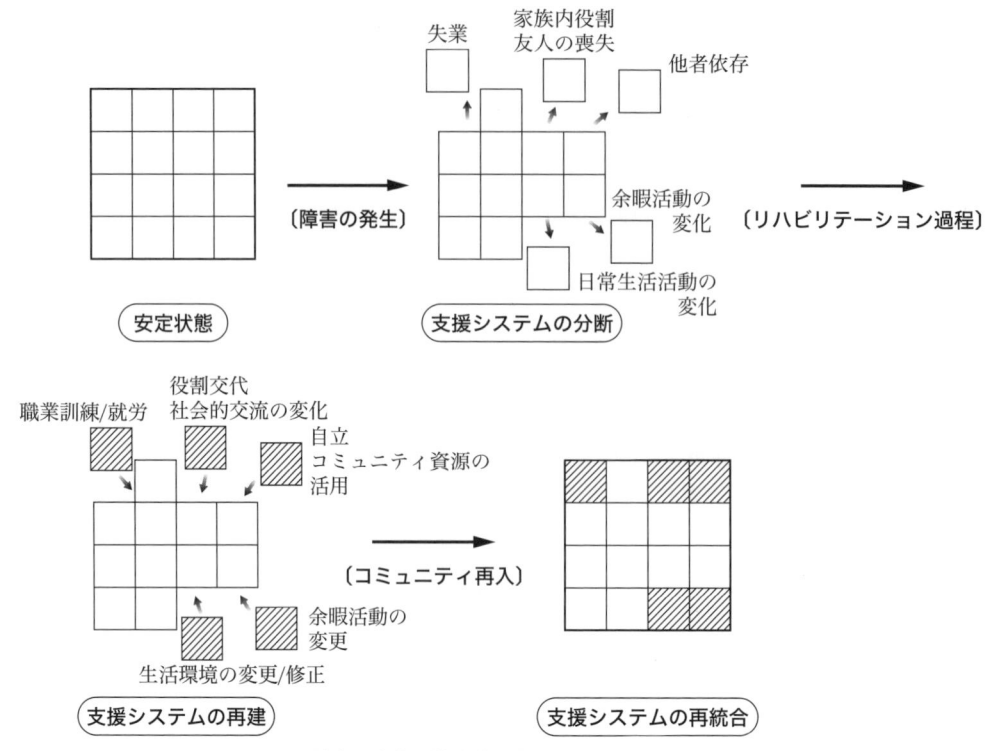

図 4-2　障害発生後の社会的変化とリハビリテーション過程

(Uomoto et al. 1994, 改変)

システムは大きく変化する．リハビリテーション過程では，それらの支援システムを再構成する必要がある（図 4-2）．健康な人びとは，比較的安定した状態で日常生活を送っている．成人は，職業上の課題，日常生活や余暇活動では自立し，多様な対人関係を維持している．それらは，個人の支援システムによって維持されている．疾病や機能的制限は，それまでの個人の支援システムを分断してしまう．失業や家族内役割の変化，友人の喪失，他者への依存，余暇活動に変化が生じる．発症前には，これらの支援システムが個別に安定した生活を支え，健康な心身機能の維持に役立っていたのである．リハビリテーション過程では，新たな支援システムの構築に努める．支援システムは，発症前と必ずしも同一ではない．急性期あるいは回復期リハビリテーション病棟から退院する前に，患者はカウンセリングを受けて，地域社会への再入に備えることが必要である．分断された支援システムを再構築するには，年月を要する．これには，家族および地域社会のネットワークを取り込んだ専門職チームによる共同作業が必要である．

2. 医学的リハビリテーションの管理とチーム・アプローチ

1 リハビリテーション管理の概要

医学的リハビリテーションは，以下の過程 (process) に従って進められている (O'Young et al. 2002).

- 第1相：疾病や損傷の診断と治療だけでなく，それによる機能障害や機能的制限の診断および評価（アセスメント），患者あるいは障害者の生活歴，家庭環境や社会経済的環境についての情報を収集し，目標を立て，その目標を実現するための計画，具体的なプログラムを作成する（評価と立案計画）．
- 第2相：それに基づいて基礎疾患や合併症の治療を行い，同時に二次的障害の発生予防に努める（疾病治療と予防的リハビリテーション）．
- 第3相：心身機能の向上，自立を目指した訓練を実施する．再度の検査・測定と評価によって，計画やプログラムの継続あるいは修正を行い，訓練を継続する（訓練）．
- 第4相：自然回復や訓練によって心身機能の向上が十分に得られない場合，補装具や日常生活用具を利用して代償機能の獲得を図る（課題遂行機能の再獲得）．
- 第5相：家屋内の段差の解消，手すりの設置などの生活環境の調整，さらに地域社会の支援サービスを利用して，日常生活の自立と社会参加の促進に努める（環境調整）．

このような過程を実施するには，機能障害や機能的制限だけでなく，日常生活の制限，社会参加の制約など，いろいろな問題への対応を迫られる．

これらの諸問題を解決するため，医学的リハビリテーションでは，医師，理学療法士，作業療法士，看護師，言語聴覚士，義肢装具士，臨床心理士，ケースワーカー，その他の専門職がかかわっている．

患者あるいは障害者のために，多くの専門職を共通の目標に向けて行動させる過程を管理 (management) と呼んでいる．医学的リハビリテーションは，チーム・アプローチ (team approach) を基本とするため，患者あるいは障害者への医学的リハビリテーションの介入では，管理が重要となっている．管理の内容は，過程 (process) および構造 (structure) に分けることができる．

管理の過程には，

- いろいろな情報を収集して，予測した目標 (goal) を達成するための治療計画を立てる（計画；planning），
- 治療によって生じた実際の結果について評価 (evaluation) を実施し，必要であれば治療内容に修正を加え，定められた目標へ向ける（制御；control），

が含まれている（図4-3）．

管理の構造は，リハビリテーション過程を円滑に進めるための規則 (rule) や方法 (step) である．患者あるいは障害者に対して，必要とされる諸専門職を適正に選択してチーム (team) を構成し，リハビリテーション過程における業務の分担

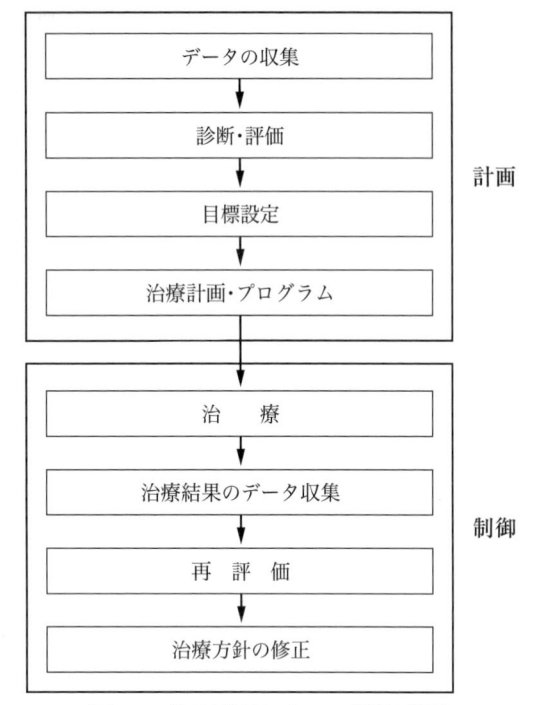

図4-3 リハビリテーション過程の管理

（計画）
データの収集 → 診断・評価 → 目標設定 → 治療計画・プログラム

（制御）
治療 → 治療結果のデータ収集 → 再評価 → 治療方針の修正

を明確にし，チームの治療行為を目標に向けて監督および指導するシステムをつくること，およびチーム内の意思疎通をよくするため，会議や会合，指示や報告の規則を定めることである．さらに，専門職の訓練や教育に従事することもある．

医学的リハビリテーションでは，各専門職同士のチーム会合（team meeting），チーム全体によるケース会議（case conference）によって相互の意見交換や意思決定が行われ，処方箋，指示箋や口答指示を通じて日常業務が進められている．

2 問題志向型診療記録

疾病の診断や治療には，問題志向型診療記録（problem oriented medical records：POMR）が広く導入されている（Weed 1986）．医学的リハビリテーションでも，POMR に基づいた問題志向型システム（problem oriented system：POS）が診断，治療に利用されている．

POMR は，データベース（data base），問題一覧表（problem list），初期計画（initial plan），経過記録（progress notes），退院時要約（discharge summary）の5つで構成されている（**表4-1**）．

① データベース：主訴，現病歴，家族歴，生活歴などの情報，理学的所見，臨床検査データ，画像診断などに加えて，機能障害，機能的制限や活動制限，参加制約にかかわる情報を収集する．
② 問題一覧表：収集したデータに基づいて，問題点を抽出する．複数の問題点で構成される問題一覧表から，解決を優先すべき問題点を明らかにする．
③ 初期計画：問題点を解決するための計画を立て

表4-1 問題志向型診療記録（例：脳卒中）

1．データベース
　病歴
　診察所見
　各部門の評価
　検査結果

2．問題一覧表
　4/18　#1．高血圧
　　　　#2．左片麻痺・座位不能
　　　　#3．ADL 介助
　4/21　#4．尿失禁→神経因性膀胱
　　　　#5．右膝変形性関節症，ROM 制限

3．初期計画
#4．尿失禁
　1）検査方針
　　（1）1日尿量，回数，失禁回数を記録する
　　（2）残尿量を調べる
　　（3）一般尿検査，尿細菌検査を行う
　　（4）膀胱内圧曲線を測定する
　2）治療方針
　　（1）日中3時間ごとに排尿を促す
　　（2）検査結果によって，副交感神経刺激薬または抑制薬を使用

4．経過記録
#4．尿失禁
　（1）検査の結果，蓄尿障害が著しい
　（2）尿失禁は改善してきている
　　自覚的には尿意を訴える，夜間尿失禁あるも日中なし．排尿回数9回/日
　（3）副交感神経抑制薬を継続する

POMR は，データベース，問題一覧表，初期計画，経過記録に分けて記録されている．問題一覧表はデータベースから抽出されたものであり，問題ごとに番号をふるとよい．これら4つの記録が繰り返される．

る．ケース会議における検討を通して立案される．

④経過記録：これにはSOAPが利用され，定期的なケース会議の資料となる．
・S（subjective）：患者の主観的な訴えを記載する．
・O（objective）：臨床所見，機能的状態の測定値などを記載する．
・A（assessment）：得られたデータの評価（アセスメント）を実施し，その結果を記載する．
・P（plan）：評価に基づいて，初期計画の継続あるいは変更を具体的に記載する．

　医学的リハビリテーションでは，いずれの問題点が全体的な制約要因となっているのかを検討することが重要である．ある問題点の解決が別の複数の問題解決に結びつくこともある．また，ひとつの問題点が解決しても，それが別の問題解決には結びつかないこともある．全体の問題を解決するためには，鍵となる問題点を優先する．たとえば，脳卒中患者において，運動時の不整脈の出現，片麻痺，歩行障害が問題点である場合，片麻痺や歩行障害の改善は，不整脈を改善させない．むしろ，歩行訓練は不整脈を誘発するかもしれない．他方，運動時の不整脈に対して不整脈治療薬を投与し，不整脈を除去することは，片麻痺や歩行障害の訓練を保証することになる．このような場合，不整脈が優先順位の高い問題点となる．問題点の優先順位をつけるときには，手段-目標分析を利用する．不整脈治療薬を手段として運動時の不整脈治療を目標にすると，不整脈が解決されれば運動に耐える心機能が片麻痺や歩行障害の改善という目標の手段になる．

3 チーム・アプローチ

1 - チーム・アプローチと患者中心のリハビリテーション

　患者あるいは障害者の諸問題を解決するため，多くの専門職種によって構成されるチームによるアプローチが行われている．チーム・アプローチに関与する専門職には，
・共通する価値観を抱き，
・必要とされる機能を備え，
・問題解決に適合したアプローチのモデルを理解している，
ことが求められる．

　医学的リハビリテーションでは，患者や障害者が問題の解決法を選択する権利があることを理解して，相互の人間関係を構築し，治療を進めることが必要である．このような患者中心の価値観に基づいて，チームの機能や構成員，利用するアプローチが検討される．

（1）患者，障害者の全人的理解

　人間は過去の経験を参考にして，自由意志によって，人生における諸事態に対する決定を行っている．リハビリテーションを求めている患者あるいは障害者は，他者とは異なる自己であり，いろいろな場面において独自の価値観，判断を行う主体である．疾病，機能障害や機能的制限への反応，リハビリテーションの帰結に対する期待が患者ごとに相違していることを，専門職は理解しなければならない．

　病（illness）は，患者自身が不快，苦痛と感じている体験である．疾病（disease）は，症状と徴候，病理学的異常としてとらえる医学モデルの概念であり，病因や病理，治療法が問題となる（中村　1983a，O'Young et al. 2002）．

　病は患者の主観的体験であり，同じ疾病に罹患している人びとであっても，体験は相違している可能性がある．以前に苦しんだことのある疾病には強い恐怖心を抱く．近親者の病死は，現在の自己の疾病への主観的感情に強い影響を与える．医学モデルに従う疾病だけでなく，病に留意することが大切であり，生物心理社会モデル（biopsychosocial model）による全人的理解に努める必要がある．Engel（1979）は，病気（sickness）の決定因を理解して，合理的な治療と健康管理を行うのに，医学モデルは患者と彼/彼女が生活している社会

的環境および病気の破壊的な働きに対抗するための社会システム（医師の役割とヘルスケア・システム）を考慮に入れなければならないとして，生物心理社会モデルを提唱した．個人を生物的，心理的，社会的存在の3側面でとらえ，それらの相互作用，およびそれぞれの環境との相互作用を取り上げる．この視点は，行動医学（behavior medicine）やリハビリテーション医学には不可欠である．たとえば，医師には，患者の訴えが病理変化による身体的異常か，社会的ストレスへの心理的反応かを見分ける責任がある．訴えが生活上の問題に由来するのなら，それを支援する適切な制度や機関を紹介すべきである．医師に必要とされる知識と技能には，生物的，心理的，社会的領域が含まれる（Stoudemire 1998）．人びとが医師に求めているのは，人生の多様な問題に対して，場合によっては方向づけをしてくれることである（中村 1983a, b）．

（2）医学的リハビリテーションへの患者の参加

同じような機能障害であっても，その意味づけは患者ごとに相違している．これは生活の質（QOL）にも関連した問題である（Pain et al. 1998；Brown et al. 2003）．脳卒中片麻痺となった女性が普通に歩けないことよりも，編み物ができないことを嘆くかもしれない．別の女性は編み物よりも，歩く姿を嘆くかもしれない．医学的リハビリテーションでは，患者の価値観，これまでの生活習慣や生活様式，これからの生活設計などを考慮して，治療が行われる．その過程には，患者や家族も積極的に加わる必要があろう．各専門職は，それぞれの立場から情報を提供し，患者のニーズを把握して，患者や家族との情報交換に努める．リハビリテーション計画の策定には，患者の状態像，対応するチームの技術や関心，社会的背景，倫理観など，ヘルスケア担当側の検討事項と患者や家族の要望とを調和させることが望まれている．

2－リハビリテーション・チームの諸条件

リハビリテーション・チームが円滑に機能するための諸条件を掲げる．

（1）意思決定の手順

目標や治療計画は，どのような過程によって決定されるのかを明確にする．医学的リハビリテーションでは，チーム構成員によるケース会議，一部の担当者によるチーム会合などで決定される．

（2）適切な専門職の配置

患者中心のリハビリテーションを実施するには，必要とされる専門職が適切な人数だけ参加していなければならない．各専門職は，それぞれの専門領域の知識や技術とともに，組織の理念や目的，他の専門領域についての知識，チームが選択することのある諸アプローチなど，医学的リハビリテーションが進行する過程に必要な知識を身につけていなければならない．

（3）明確な目標をもった計画

計画とは，将来を予測して目標達成の手順を決定する働きである．達成すべき目標は，明確に定義され，測定可能なものとする．たとえば，ある脳卒中患者のADLについて，4週後の目標はバーセル指数≧80とする．また，高齢者の屋外歩行自立という目標は，休まずに50 yard（45.7 m）は歩行できることと定義する（Mahoney et al. 1965）．

（4）科学的根拠のある制御

ここでいう制御とは，目標達成のために治療を行い，検査・測定で判明した目標からの逸脱を評価し，方針を変更する過程である．この過程では，単なる経験に依存したものではなく，脳卒中機能回復評価システム（recovery evaluating system：RES）のような科学的根拠に基づいた評価を採用しなければならない（中村・他 1991a；1997b）．

（5）意思疎通の規則

意思疎通の規則を定めておくことが大切である．会議や会合などにおける意思疎通，処方箋や指示箋，連絡表などの文書による連絡，患者を前

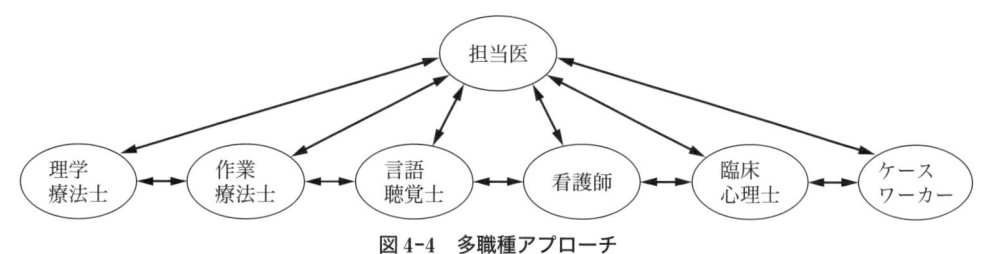

図4-4 多職種アプローチ
垂直方向のコミュニケーションが水平方向のコミュニケーションより強い．
(King et al. 2005，一部改変)

3-チーム・アプローチの諸形態

医学的リハビリテーションにおける代表的なチーム・アプローチには，多職種アプローチ(multidisciplinary approach)，学際的アプローチ(interdisciplinary approach)，専門領域横断的アプローチ(transdisciplinary approach)があり，チームの機能に応じて使い分けられている．

(1) 多職種アプローチ

ひとりの患者を担当する複数の専門職が会議や文書などによって連携し，共通の目標を目指すアプローチである．このアプローチは担当医と専門職との間の垂直方向の意思伝達を特徴として，専門職間の水平方向の意思伝達は不十分であることが多い(図4-4)．ケース会議は担当医の方針に沿って効率的に運営される．担当医が方針を提案し，各専門職のそれぞれの領域にかかわる意見によって修正が加えられる．このアプローチには，担当医を中心として，チームの意思統一が行える利点がある．しかし，会議において複数領域にかかわる情報が提示されても，ある領域の問題解決の方法を決定し，治療計画に反映させるのは，担当医の指示を受けた領域の専門職である．適切な治療方針をチーム全体で作成するという視点が軽視されている．実際には，人命にかかわる救急救命処置に対応するようなチームであり，医師を中心にして敏速な意思決定と連携行動を要する状況に適している．医学的リハビリテーションでは，心臓リハビリテーションや呼吸器リハビリテーションなどで用いられることがある．

(2) 学際的アプローチ

医師を含めて，専門職間における水平方向の意思伝達の促進を目指したアプローチである．患者あるいは障害者もチームの一員として扱われる(図4-5)．チーム全体で意思決定を行い，それぞれが責任をとることを特徴としている．チーム員が協調して包括的な治療計画を立てるという利点はあるが，時間がかかる，問題解決の責任所在が不明確になるという問題が指摘されている．医学的リハビリテーションでは，はじめに担当医が治療の遅れが生じないように，広い意味での治療方針(例：ADL訓練)を指示しておく．その後，各専門職はそれぞれの立場で評価を行い，ケース会議での検討によって，チームに共通する詳細な目標および治療計画が作成される．チームの共通目標と方針に従って，各専門職の個別目標と方針が定まる．ただし，このアプローチは，緊急事態には対応できない．リハビリテーション専門病院など，複数の専門職種がいる施設で採用されている．

(3) 専門領域横断的アプローチ

このアプローチは，脊髄損傷や脳卒中，外傷性脳損傷による認知機能障害がある患者など，長期ケアと複数専門職の対応を必要とする場合に採用される．各専門職は相互の教育訓練を通して，各専門領域の責任を重複して果たせるように企図されている．専門職は自己の専門領域を超えて，知識や技術を身につけることが望まれている．同時に責任領域の重複によって，問題解決に柔軟性が

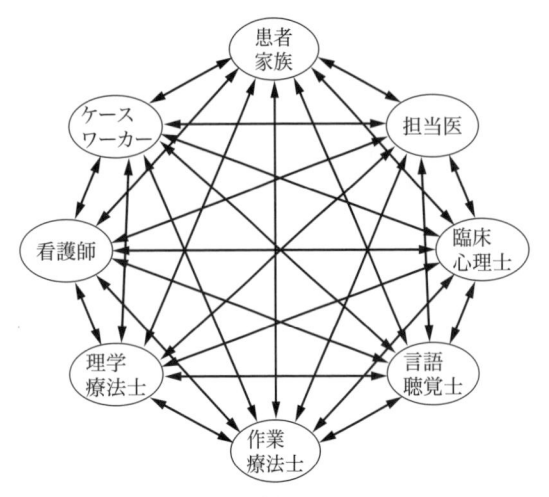

図4-5 学際的アプローチ
水平方向のコミュニケーションのほうが垂直方向のコミュニケーションより強い.患者や家族もチームに含まれる.
(King et al. 2005, 一部改変)

もたらされ,専門職間の密接な相互依存が生まれてくる.理学療法士も作業療法を理解し,必要に応じて作業療法のサービス提供ができることを意味している(Manley 2000).機能診では,はじめに担当医が診断および簡単な心身機能の検査を行い,専門職はそれを観察する.その後,専門職は関連する領域,その他の領域について質問や意見を述べる.そうすることによって患者にとっては,同じ質問や検査を反復して受けることがなくなる.

4 会議の諸相

1 — 会議の目的と形態

医学的リハビリテーションでは,チームとしての意思決定の過程は,
①担当医が単独で決定する,
②医師集団が決定する,
③チーム構成員が会議を開いて決定する,
に分けられる.①では決定が敏速に行われ,決定の責任や意思が明確である.②は医学的リハビリテーション過程の全体にかかわる医学的問題であ

り,十分に吟味して方針を決定しなければならない場合である.チーム・アプローチを進めるためには,③が重要である.チーム構成員によるケース会議および一部の構成員によるチーム会合がある.

(1) ケース会議

ケース会議(case conference)で実施することは,
・ひとりの患者あるいは障害者についての総合的な検討によって,チームの目標を確定して,治療計画を策定すること
・各専門職の個別目標および治療方針の策定と確認
である.初回の検討では,患者の疾病診断と機能的状態の評価を正確に行うことが重視される.一定期間後の検討では,機能的状態の改善度から治療内容を検討して,必要であれば訓練プログラムに修正を加える.

(2) チーム会合

ケース会議においてリハビリテーションにかかわる基本的方針は決定されるが,チーム会合(team meeting)はそれを実行する上での専門職間の調整,情報交換が必要なときに随時実施される.担当者だけであり,比較的短時間で終了する.
・患者にうつ状態が認められるとき,肝機能障害の出現,その他の臨床所見に変化があるとき,患者に関する新たな情報の入手など,ケース会議時には予期しなかった事態が発生したとき
・担当専門職の間で訓練の進行状況などの情報交換
・退院前,家屋改造の具体的検討などの詳細な技術的問題
などは,チーム会合における検討が望ましい.

2 — 組織の構造および会議の性質

医学的リハビリテーションにおける組織形態には,ライン組織(line organization),スタッフ組織(staff organization)および機能的組織(functional

表4-2 ライン組織，スタッフ組織および機能的組織の比較

ライン組織	利点	1. 単純性が維持される 2. 職権の区分が明確である 3. 迅速な行動を促進する
	欠点	1. 計画において専門職を無視する 2. 一部の中心人物を酷使する 3. 一部の中心人物に依存する
スタッフ組織	利点	1. 専門職は専門的助言ができる 2. 管理者は細かな分析を行わなくともよい 3. 若手の専門職に訓練の機会を与える
	欠点	1. 機能が明快でないと，組織は混乱する 2. 助言を実施に移す専門職の権限が減少する 3. 組織の中心化が起こりやすい
機能的組織	利点	1. 管理者は個々の意思決定から解放される 2. 専門職の知識を応用する枠組を提供する 3. 専門職への管理者の圧力を軽減する
	欠点	1. 人間関係を複雑にする 2. 専門職の権威を限定して協調を困難にする 3. 組織の中心化が起こりやすい

(Massie 1979，一部改変)

organization)がある(**表4-2**)．

ライン組織では，上司が部下に対して権限をもち，管理の階層構造に基づき，専門家であるか否かにかかわりなく，上司から部下に指示が与えられる．官僚組織や軍隊組織が代表例である．担当医からの処方や指示，リハビリテーション部門管理者からの日常業務の指示などは，ライン組織による上位下達である．

手術室における医師と看護師との分業化された共同作業は，スタッフ組織とみなせる．スタッフ組織の特徴は，その専門性からの勧告を提起できるが，具体的行動を指示する権限がないことである．ケース会議はスタッフ組織，同時に機能的組織として位置づけられる．医学的リハビリテーションでは，多くの専門職が共同作業を行うため，それぞれの能力を生かすには，スタッフ組織が有用である．スタッフ組織は，実質的な権限はもたないのが原則であるが，医学的リハビリテーションでは，ケース会議の構成員が会議の決定を行う各専門職であり，この場における意思決定はライン組織への指示として，大きな拘束力をもっている．機能的組織は，特定領域について専門的検討を加え，その問題についてはラインと関係なく，必要な対処を行うことができる組織である．このような組織の会議では，次の事項が重視される．

・各専門職が専門領域についての目標，治療方針について明言して，その達成に責任をもつ．
・他の専門職の領域における検査の内容や意味，選択した治療法の概略について，共通の議論に必要な程度の知識と理解力を有する．
・相互の専門職として協力し，治療目標に沿って可能な機能分担を検討する．

3 – 目標の階層構造

患者の医学的リハビリテーション過程の時間経過および順序を視点に入れた目標は，同時にチームの構成あるいは目標の階層性も考慮して作成されなければならない．

チーム全体の目標（上位目標）は各専門職に共通したものであり，入院リハビリテーションであれば，現職復帰，居宅でのADLの自立，ADLの介助量の軽減などのいずれを目指すのか，入院期間や通院期間はどの程度かが設定される．各専門職の目標（下位目標）は，上位目標に従って，各専門職が目指すものである．理学療法士であれば，歩行（移動）の自立，座位保持の自立などの目標

が掲げられる．下位目標は，上位目標と矛盾しないこと，他の専門職の目標と整合性があることも重要である．チーム全体の目標と各専門職の目標との調整は，通常はケース会議で行われる．会議は次のように進行する．

① 各専門職が患者の評価（アセスメント）結果を示し，治療目標および治療方法を提示する．たとえば，主婦であった脳卒中片麻痺患者に対して，作業療法士が炊事の自立を目標として立てる（各専門職の提案）．
② 会議の参加者が各専門職の報告に質問，意見を述べる．たとえば，理学療法士は車いす移動の自立が目標であり，作業療法士の炊事自立の提案について，環境調整の必要性を告げる（討論）．
③ これらの情報からチームの共通目標を，車いすを使用して，ADL および家事が自立することにして，はじめは ADL の自立を中間目標として設定する（チームに共通目標と治療方針の設定）．

4 - アプローチの共有

チームは，治療のためのアプローチを共有することが重要である．医学的リハビリテーションにおけるアプローチは，人間の行動や技能を解釈する理論（theory）および実際にそれらを操作する実践（practice）を結びつける一連の体系である（Levy 1993）．たとえば，発達的アプローチ（developmental approach）では，発達の原則に従って，機能的制限（能力低下）を発達上の退行としてとらえ，退行している発達レベルから人間発達の順序に沿った課題遂行能力の向上を目指す．リハビリテーション的アプローチでは，機能的制限（能力低下）の改善がない場合でも，自立を目標にして，補装具，自助具，その他の日常生活用具の使用，家屋改造などを行う．チームのアプローチを理解しておくことによって，会議では，

・治療の枠組みを相互に了解できて，集中した討論ができる，
・治療方針を修正するとき，アプローチの変更としてチームに徹底しやすい，

・その原則に基づいて，チームとして新たな手技の試みや工夫が容易になる，

などの利点がある．

5 リハビリテーション計画の策定

医学的リハビリテーションでは，はじめに疾病や損傷，機能的状態，生活活動，家族関係，生活環境などのデータを収集し，医学的診断および機能的状態の評価を実施している．そこから生活機能（functioning）にかかわる諸問題を取り出し，諸問題の解決に至る目標，治療計画などが検討される．医学的リハビリテーションの経過中にも情報を収集し，治療効果を評価して，治療方針やプログラムを修正することもある．

1 - 諸問題の分析

通常，問題は複数であり，必要度に応じて，優先順位を決定する．そのためには，どの問題が全体的な制約要因となっているのかを検討する．ひとつの問題を解決することが，複数の別の問題解決に連なることもある．問題の優先順位を決定するときには，手段-目標分析（means and end analysis）を利用する．

問題を整理するとき，直接介入して改善できる問題と，改善は困難であって制約要因になる問題とを区別することが必要である．前者では，いろいろな治療法とそれによる便益とが検討される．後者では，最終的な帰結としての機能的状態が，制約要因のため，どの程度低い状態になるかを検討する．長年の生活習慣，経過の長い既往歴などによる機能的制限を改善するのは，かなり困難である．

2 - 目標の設定

患者に関する客観的データ，各専門職の意見，患者や家族の希望に基づいて，何が可能であろうか（might），何ができるか（can），何が行いたいのか（want），何が行われるべきか（should）の検討を通して，目標が設定される．目標は，患者の

状況や施設機能を考慮に入れた現実的なものでなければならない．患者の機能あるいは専門職の願望だけでなく，施設における従来の治療成績を分析して，実現可能な目標を立てる．目標は，チームの構成員にとって，共通の理解が得られるように努める．たとえば，ある患者の居宅内自立という目標は，理学療法士にとっては車いす移動であり，作業療法士にとっては自立歩行であったりする．移動という概念を，車いす移動，杖歩行，独歩など，具体的な動作や活動で表して，意思統一を図る．

情報が不十分あるいは不確定要因がある場合には，最終目標（長期目標，long-term goal）とは別に中間目標（短期目標，short-term goal）を設定する．目標が複数になることもあるが，最終目標以外はすべて中間目標であり，ひとつの中間目標が達成されれば，それが次の上位目標の手段となる（**図4-6**）．不確定要素があるときには，悲観的目標（pessimistic goal），現実的目標（realistic goal），楽観的目標（optimistic goal）の3種類の目標を立てることもある．悲観的目標は最悪でも実現可能な目標であり，楽観的目標はリハビリテーション過程が理想的に進行した場合の目標である[*2]．このような目標を立てた場合，これら3種類の目標のうち，どれが実現しても対応可能な次の方策を，あらかじめ検討しておくことが必要である．

短期目標の設定において重要な判断基準は，SMARTと表現される（Barnes et al. 2000）．
　S（specific）：特定の目標を立てる．
　M（measurable）：測定することができる．
　A（achievable）：達成することができる．
　R（relevant）：当面の問題に関係している．
　T（time-limited）：制限時間がある．

3 - 計画立案

目標を実現するための手順や方法を決定する過程が，計画（plan）やプログラム（program）の立

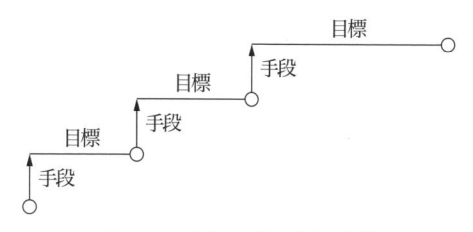

図4-6 手段と目標の階層構造

案である．計画とプログラムは，類似した概念であり，いずれも目標達成のための治療内容と手順を意味している．計画は目標を実現するための方策の大枠を決定することであり，プログラムはその詳細な予定である．計画は「何を（what）」という目標，プログラムは「どのようにして（how to）」という方法に重点をおいている．

図4-7は，問題解決のための手段-目標分析の方法である．Ⅰではいろいろな問題について，それぞれに現状と目標との差を求め，差を排除するような個別の下位目標を立てる．次にⅡでは，その手段を求める．その手段を適用する条件が不十分であれば，さらに下位目標を立てる．このレベルは，Ⅰと同じであり，その問題についてⅡを実施する．このような階層構造を利用して，具体的な計画の立案が行われる．たとえば，心筋梗塞によって体力が著しく低下した患者に対して，ADLの再獲得，家庭生活の自立を長期目標としたとき，心肺フィットネスの向上が中間目標となる．心肺フィットネス向上という計画（目標）を立て，運動療法を処方（プログラム）する．

具体的なプログラム作成には，矢線図（arrow diagram）によるネットワーク表示を利用する（**図4-8**）．はじめに目標達成のための複数プログラムを分け，相互関係が明らかになるように記載する．矢線による活動（activity）と丸印による結果（event）とを区別しておく．活動は全体の過程のある部分を達成するためのプログラムであり，一定の時間を必要とする．結果は活動の開始と終了

[*2] 目標達成に必要な期間を予測するときは，$t_e = t_o + 4t_m + t_p / 6$ の計算式を利用する．ただし，t_e（期待値），t_o（楽観値），t_m（すべてが順調に進行したときの最短時間値），t_p（悲観値）である．

Ⅰ. 目標：現在の状況を目標と一致させる

```
現在の状態を目標と照合し ──検出された差──→ 下位目標：差を排除する ──成功──
て最も重要な差を見つける                          する        ──失敗──
        │
     差なし
        │
      成功
```

Ⅱ. 目標：差を排除する

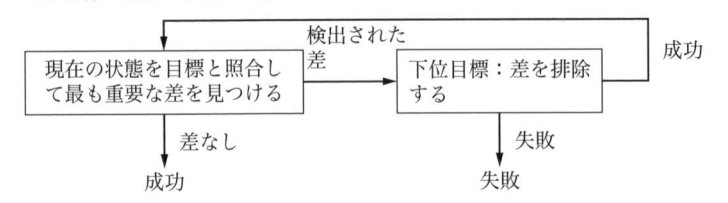

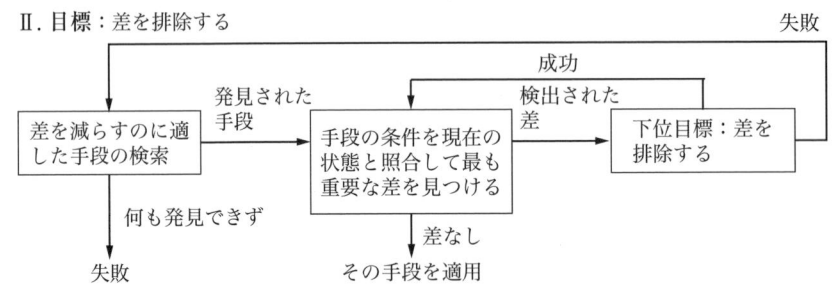

```
差を減らすのに適 ──発見された手段──→ 手段の条件を現在の ──検出された差──→ 下位目標：差を ──成功──
した手段の検索                        状態と照合して最も                    排除する       ──失敗──
        │                             重要な差を見つける
    何も発見できず                          │
        │                              差なし
       失敗                                │
                                      その手段を適用
```

図 4-7　手段-目標分析による問題解決の方法

（アンダーソン　1982，一部改変）

Ⅰ. 矢線図　　Ⅱ. 流れ図　　Ⅲ. 矢線図（例）

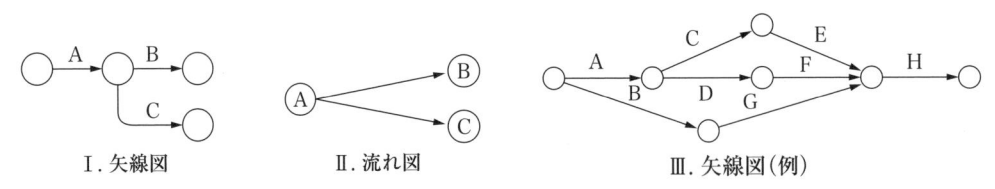

図 4-8　矢線図と流れ図

Ⅰ. 矢線図では，矢線は活動（activity）を，丸印（event）は活動の開始あるいは終了の時点を表している．
Ⅱ. 流れ図では，丸印が活動を，矢線は次の活動との関係を表している．
ⅠとⅡは，同じ作業過程を表示したものである．
Ⅲ. 矢線図（例）

を示す特定の時点あるいは里程標であり，検査測定および評価（アセスメント）がそれに該当する．ここで目標が達成されていなければ，次の活動（矢線）には進めない．このような表示から，ある結果に達するには，どのプログラムが必要か，いずれの結果が達成されていないと次のプログラムが開始できないかなど，時間的関係が明らかになる．このネットワーク表示の各プログラムに要する時間を予測すると，複数の経路のうちで最も時間（あるいは費用）を要する経路が明らかになる．この経路の所要時間が全過程に要す期間を規定する．

例題として，脳卒中片麻痺患者の医学的リハビリテーション計画を掲げる（図4-9）．ただし，これは流れ図（flow diagram）であり，四角内は活動，矢線は次の活動との関係を表している．起居動作については，活動は臥床状態，座位，立位，それから歩行の順序とする．上肢機能の訓練は，起居動作と同時並行して実施できるため，別の経路として把握機能の獲得を活動として取り上げる．ADLは，座位がとれれば健側上肢と車いすの使用で可能となるため，活動（座位）が完了したら別の経路として，（車いすでのADL自立）活動を開始する．上肢機能，ADL，起居移動動作のすべてが改善すると，病棟内ADL自立となり，さらに家庭でのADL自立が実現する．このようなネットワーク表示によって，病棟内ADLの自立は，起居動作，上肢機能（健側），車いす移動が完了しないと実現できないことが明らかになる．こ

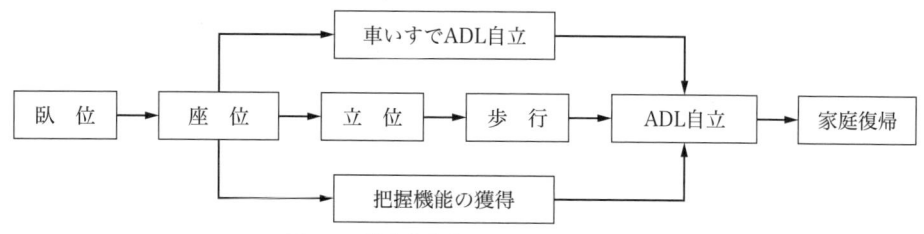

図4-9 脳卒中患者のネットワーク表示

の3経路のうち，最も時間を要するのが起居動作であるとすれば，その所要時間が全過程にかかる時間である．

4－制御

制御は現状を測定し，それをあらかじめ設定された目標へ向ける過程である．医学的リハビリテーションでは，ケース会議の評価（アセスメント），治療方針の変更などが，この過程に含まれる．制御では，4つの側面が重視される．

① 設定された目標は何かである．将来の予測を含んだ目標は，現在の実際に生じている結果に判断を加える基準になる．訓練によって，車いす移動ができるようになっても，設定されていた目標が歩行機能の獲得であるのなら，医学的リハビリテーションの過程が予定よりも遅れていると判断される．目標が車いす移動であれば，それは予定と一致したことになる．

② 実際の治療的介入の測定である．この測定には，設定された目標と比較できるような形式であって，できるだけ定量的なデータを利用する．治療的介入の測定は，その目的に応じて，必要とされる頻度および精度は異なっている．精度の高い測定は，その費用を考慮すれば，繰り返して行うことは困難である．歩行に要する酸素消費量を厳密に測定することが必要なこともあるが，歩行機能の変化を頻繁に検討することが望まれるときには，生理的コスト指数（physiological cost index：PCI）[*3]を測定すれば，補装具の適用や治療薬剤の選択などを吟味するのに役立つこともある（MacGregor 1979, Steven et al. 1983）．

③ 設定された目標と実際の結果との比較である．これによって，これまでの治療的介入のどこに問題があったのかを明らかにするだけでなく，これから生じる問題の予測と対処方法を検討する資料となる．

④ 設定された目標と実際の結果との差を少なくするため，方針を修正することである．差がない場合には，これまでの方針を継続するという決定もありうる．

6 処方と指示

1－医学的リハビリテーションにおける指示

医学的リハビリテーションは，多くの専門職が参加して実施される．専門職間の意見調整，指示の伝達など，意思疎通機能がチームの活動に影響を及ぼす．相互の意見を調整したり，共通の目標や治療方針を設定するのは，スタッフ組織の重要な役割であり，主としてケース会議で決定されている．原則的に，会議における決定は，ライン組織への助言として位置づけられる．

医業における医師の業務独占は，医師法第17条に規定されている．医業にかかわるライン組織

[*3] PCIは，被験者にとっては普通の速さで，3分間歩行（速さ：m/min）を行わせ，その前後に心拍数（bts/min）を測定し，{(3分間歩行直後の心拍数－安静時心拍数)÷3分間歩行速度}の式から求める．心拍数を基準にしてエネルギー消費を考慮した歩行能力の指標として使用される．

は，医師を頂点としている．医師は，ライン組織を通して，処方や指示によって業務の指令を伝えている．

2 - 指示の内容

医学的リハビリテーションにおける治療の方法や期間などに関する事項を指定した言明を，通常は処方あるいは指示と呼んでいる．それを記述した文書を処方箋，指示箋という．処方とは，①処置する方法，②医師が患者の病気に応じて指示する薬の配合法である．処方箋とは，医師が患者に与える薬物の種類，量，服用法などを記した書類であり，それによって薬剤師が調製している（新村 1991）．しかし，医師法施行規則第21条では，処方箋は治療上薬剤を投与する場合に交付するものであり，「患者の氏名，年齢，薬名，分量，用法，用量，発行の年月日，使用期間及び病院若しくは診療所の名称及び所在地又は医師の住所を記載し，記名押印又は署名しなければならない」とされている．法律では，処方は薬剤の調剤についての言明である．

理学療法士及び作業療法士法では，理学療法士と作業療法士は，医師の指示で業務を行うことが明記されている．医学的リハビリテーションで行う治療についての言明は，法的には指示であり，処方とは区別されている．

医師は，患者の診断，病態生理，機能的状態，帰結を十分に理解していることを前提にして，指示を行う．ただし，医学的リハビリテーションはチーム・アプローチによって進められている．医学的リハビリテーションにおいて，医師が指示を行うときには，専門職からの情報や判断を参考にして進めなければならない．医師は，各専門職の意見のうち，どれを採用すべきかを全体的視点から選択して，指示内容を決定する．

各専門職への指示には，
・指示文書による，
・口答で指示の説明を加える，
・患者の観察，診察や処置などを実際に行って示す，

などの種類がある．治療的介入の危険性，意思伝達の難易度，各専門職の知識と経験などによって，いずれの指示がよいかを判断する．指示箋などの文書による指示は記録が残るため，最も重要な指示形態である．

指示内容に含まれる事項は，医学的診断，機能制限や機能的制限の内容，評価の内容，治療あるいはリハビリテーションの目標，治療期間と頻度，注意事項などである．目標は，最終目標（長期目標）が未定であれば，中間目標（短期目標）を提示しておく．治療目的や方針は，医師が示すべきである．治療期間や頻度については，専門職と検討を加えることも多い．

3. リハビリテーションにおける医の倫理

1 倫理と道徳

　東洋でも，西洋でも，倫理（ethic）とは，共同体の中で生きていく上で，その一員として守らなければならない道筋であった．倫理と道徳（moral）は，それぞれギリシャ語の ethos とラテン語の mores に由来して，習俗（習慣や風俗）を意味していた．しかし，現代社会における，これらの言葉の使用法は，倫理と道徳との意味の相違を示唆している．
　道徳は，ある社会生活で，その成員の社会に対する行為，あるいは成員相互間の行為の善悪を判断する基準として，一般に承認されている規範の総体である．法律のような外面的強制力を伴うものではなく，個人の内面的な原理であり，現在では自然や文化財や技術品など，事物に対する人間のあるべき態度も含まれている（新村　1991）．他方，倫理は人間の行為や社会関係を支配する道徳について，その起源，発達，本質および意味を研究する学問である（西尾・他　1986）．平易に言えば，道徳は特定の行動が正しいのか，あるいは誤っているのかという行為に関連した言葉である．他方，倫理は価値の均衡を計る学問であって，個人あるいは法制定などによって，その価値が正しい，望ましい，あるいは相当するのいずれであると考えられるかの学問である（Haas et al. 1993）．現代の用法では，道徳は個々の行為が正しいか否かの記述，倫理は価値に関する理論的に熟考した記述といえる．人間は，ある判断が道徳的に正しいかどうか熟慮するとき，いずれの判断が正当化されるのかを考察している．そのためには，判断や熟慮の背後にある原理を明らかにしなければならない．その過程は，①具体的な判断と行動，②規則，③原理，④倫理理論，によって表される．判断は具体的行為についての結論であり，それは道徳規則から正当化され，道徳規則は原理によって，原理は最終的に倫理理論によって弁護される（ビーチャム・他　1997）．
　主要な倫理理論には，カントに代表される義務論[*4(次頁)]，ベンサムやミルの功利主義[*5(次頁)]などがある．しかし，現在の理論のうちで，あらゆる道徳的衝突を適切に解決できるというものはない（ビーチャム・他　1997）．
　この問題について，坂本（1986）は，「倫理や道徳の本性に関する理解は，さまざまな形のものがあった．ひとつの典型的方向は，何らかの絶対者の存在を措定し，それの属性や命法（宗教一般における神，プラトンの哲人王，カントの実践理性など）として倫理を解釈した…．我々の歴史的体験は，この種の絶対者の存在の夢想を打ち砕いた…．現在，倫理とは，事実として，本能的欲求とその後天的拡大とみられる個体の行動に対し，社会というひとつのシステムが成り立つ場合の諸目的に適合するように，個体の行動を抑制し，また促進するよう機能する一種の社会調整技術である…」，「生命倫理とは，一般に生命に関する倫理的状況を哲学的に考察しようとする領域であ

り…, 社会的, 倫理的問題は, 絶対的理性主義を廃棄し, 倫理の相対性と世俗性とを確認すべきである…」と述べている. また, 加藤（1997）は「現代の社会倫理は, エゴイズムの否定を目指しているのではなくて, 最大の幸福が達成されるようにエゴイズムを制限しようとする. その制限もなるべく少ないようにしようとする」と記している.

2 医の倫理

医の倫理（medical ethics）は生命倫理（bioethics）に含まれているが, 特に医療に関連する倫理問題を扱う領域である. 生命倫理は, ギリシャ語の生命（bios）と倫理（ethike）からつくられた概念であり, 生命科学やヘルスケアの道徳的次元（道徳的な見方, 判断, 行為と政策）を, 学際的に多様な倫理学的方法を用いて, 体系的に研究する（Reich 1995）.

医療において生じる道徳的問題は, その特殊性および具体性のため, 法律上の問題となることもある. そのため, 哲学として展開された倫理にかかわる抽象的議論と個別の道徳的問題とを結びつける二次的原理が求められている（Ladd 1978）. 功利性の原理は一般論であり, そのまま医療の具体的場面に適用することはできないからである. 安楽死や脳死などは, 道徳問題というよりも, 法律問題とされている（法律尊重主義, legalism）. 道徳的な振る舞いを, それは規則に従う問題であるとして, 道徳的関係を規則によって決定される義務や権利から成り立つと主張する倫理的立場である. 法律に訴えることを倫理思想の主要な手立てとする傾向があり, それが公正な言語として機能するようになった. 医師-患者関係にかかわる多くの問題が, 次第に行政規則によって方向が明示されるようになっている.

1 - 歴史的変遷

医療における医師-患者関係のあり方についての倫理綱領に当たるもの, すなわち医の倫理には, 古くは古代ギリシャのヒポクラテス宣誓, 1809年の Thomas Percival による医療倫理（medical ethics）がある. これらは患者に対して温情主義（パターナリズム, paternalism）の立場にあり, 仁恵（beneficence）や無危害（prinum non nocere；何はともあれ, 危害を加えるべからず）の原則に基づいていた. これらは専門職にかかわる特殊な道徳綱領であり, 20世紀前半までは, 全米医師連盟の医療倫理の原則も同様であった. しかし, 1957年になると, 全米医師連盟は Percival の考え方を退ける（星 1987）.

その後, 第二次世界大戦中のナチ（ヒトラーの国家社会主義）支配下における大虐殺や人体実験

---

*[4]（前頁） カント（1976）は, 道徳の原理を提示する格律は, ①普遍性を本旨とする形式, ②実質すなわち目的, ③前記の方式で, すべての格律を余さず規定すること, を含むとして, 「それ自身を同時に普遍的法則たらしめ得るような格律に従って行為せよ」とした. 私たちの意思が善であることを欲するならば, 行為の格律は, 必ず道徳的法則に向かわなければならない. そのときの傾向や欲望を満たす条件を一切拒否して, 断固として命令する定言的命法は, 「君の格律がすべての人に妥当する普遍的法則となることを欲するような確率に従って行為せよ」である.

*[5]（前頁） ミル（1967）は, 「功利あるいは最大幸福原理を道徳の基礎として受入れる信条は, 行為は幸福の促進に役立つのに比例して正しく, 幸福に反することを生み出すのに比例して悪であると主張する. 幸福とは, 快楽と, 苦痛の欠如とを意味し, 不幸とは, 苦痛と快楽の喪失とを意味する…」と記している. 功利主義は, 行為功利主義と規則功利主義とに分けられる. 前者は功利主義の原理を個々の行為に直接に適用するもので, 行為の決定が一般的な範例に従って決定されるのではなく, 状況に応じて個人が適切に判断することである. 後者は個々の行為ではなく, 行為の種類に適用するもので, どの行為に最大の効用があるのかではなく, どの規則に最大の効用があるのかを問題にする（岡田 1987）.［具体的判断と行為—（行為規則）—功利の原理］の図式において, 行為功利主義は（行為規則）を跳び越えて, 直接的に功利の原理に訴えて正当化する. 規則功利主義は行為に関する具体的判断を「盗むなかれ」などの（行為規則）に訴えて正当化し, その規則は功利の原理によってさらに正当化される（ビーチャム・他 1997）.

に対する反省から，1964年に世界医師会が「ヘルシンキ宣言；人間を対象とする生物学研究に携わる医師への勧告」を採択し，医学実験における被験者は，十分な情報を得て，医師に対して自由意思による同意を与えること（告知に基づく同意，informed consent）として示された（ビーチャム・他 1997）．

1973年，全米病院協会が公表した「患者の権利章典（Patient's Bill of Rights）」では，医師は患者を意思決定過程に組み入れること，患者が権威ある決定を下す権利を認めるように要請され，古典的な仁恵に基づく医療は終焉を迎えた．同時に，医療における倫理的問題への関心が急速に高まってきた．一時期，医療現場の倫理的規範の確立を目指す規範主義的生命倫理が流行したが，臨床医療倫理や比較文化的生命倫理の問題もあり，論争は続いている．現在，医の倫理の主要テーマは，
・医療現場の人間関係を個人の自律に基づく近代市民社会に近づけること
・人間の生死と医療にかかわる合理的な考え方を示すこと
・健康政策や治療方針に関して明確な指針を与えること
である（森岡・他 1997）．

平成10（1998）年，わが国の医療法でも「告知に基づく同意」が努力規定として明文化された．専門職の倫理綱領は一般的な倫理とは区別すべきであるが，それは一般的な原則や規則によって正当化されていることが必要である．なお，専門職が備えるべき特徴は，
・技術を支える体系的理論に基盤があり，知的訓練を必要とする
・患者への専門的権威を保持する
・一連の権力と特権を社会が承認している
・他者へのサービスという規制的倫理綱領をもつ
・価値や規範，象徴（専門的文化）などの属性を共有する
である．表4-3に，日本医師会の「医の倫理綱領」を掲げておく．

2-医の倫理の4原則

現在，医の倫理に対する包括的な枠組みとして，自律尊重，仁恵，無危害，正義の4つの原理が掲げられている（ビーチャム・他 1997；Hope 2004）．

①患者の自律を尊重する（respect for patient autonomy）

自律（文字どおりには，自己の規則に従うこと）とは，自由に，独立して思考し，決定するという基盤に立って，考えて決定する能力である．患者の自律を尊重することは，専門職や家族に，患者が自己の決定に至るのを支援し（例：重要な情報を提供すること），その決定を尊重し，それに従うこと（患者の決定は間違っていると専門職が信じているときでも）を求める．自律尊重は，告知に基づく同意に代表されている．患者には情報が十分に提供され，患者は理解し，自発的に同意すること，および同意を保証する患者の能力が問われる．

②仁恵（beneficence）：患者にとって最高のことを奨励（the promotion of what is best for the patient）

この原則は，他者に対して善を行うことの道徳的重要性を強調する．特に医療においては，患者に対して善を行うこと，害悪や危害を予防および除去することである．この原則に従うことは，患者に最高のものを実施することである．しかし，患者にとっての最高は何かを判断するのは誰かという問題がある．この原則では，関連する専門職による客観的評価が，患者の最重要事項として定めたことと解釈されている．患者自身の視点は，患者の自律尊重の原則に含まれている．

③無危害（non-maleficence）：危害を避ける（avoiding harm）

この原則は，仁恵の反対，すなわち硬貨（coin）の裏面である．患者に危害や危害を加えるべきでないということである．この原則には，仁恵の原則に加えるべき何かがあるわけではない．無危害原則を保持する主な理由は，自明のことであるが，

表 4-3 日本医師会の「医の倫理綱領（および注釈）」

医学および医療は，病める人の治療はもとより，人びとの健康の維持もしくは増進を図るもので，医師は責任の重大性を認識し，人類愛を基にすべての人に奉仕するものである． ［注釈から］ 1．医療の目的 2．医療は人類愛に基づく行為である 3．医の倫理の変遷
1．医師は生涯学習の精神を保ち，つねに医学の知識と技術の習得に努めるとともに，その進歩・発展に尽くす． ［注釈から］ ・どのように立派な人格を有し，人類愛に満ちていても，確かな医学的知識と技術がなければ医師として失格である． ・医師はつねに学習に励み，生涯にわたり自己研鑽に努め，医療の進歩に後れをとらないようにし，また，自分の習得した知識や技術を他の医師とくに後輩の医師に教えることも大切である．
2．医師はこの職業の尊厳と責任を自覚し，教養を深め，人格を高めるように心掛ける． ［注釈から］ ・この医師に対する患者の信頼は，医学的知識や技術だけでなく，誠実さ，礼節，品性，清潔さ，謙虚さなどいくつかの美徳に支えられた医師の高潔な人格によるところが大きい．
3．医師は医療を受ける人びとの人格を尊重し，やさしい心で接するとともに，医療内容についてよく説明し，信頼を得るように努める． ［注釈から］ 1．医療を受ける人びとの人格の尊重——インフォームドコンセントの必要性 2．医療を受ける人びとの人権，自己決定権の尊重 3．情報の開示と医師の守秘義務 4．医師の応招義務 5．患者に心やさしく接すること
4．医師は互いに尊敬し，医療関係者と協力して医療に尽くす． ［注釈から］ 1．医師相互間の問題 　(1) 医師は互いに尊敬し，協力を惜しまない． 　(2) 主治医は診療上一切の責任をもち，他の医師は主治医の立場を尊重する． 　(3) いたずらに他の医師や，以前に患者を診療していた医師を誹謗することは慎むべきである． 　(4) 医師相互間の交流や医師団体の活動を通じて，相互に学習し，倫理の向上に努めるべきである． 2．医師とその他の医療関係職との関係 3．他の分野との関係
5．医師は医療の公共性を重んじ，医療を通じて社会の発展に尽くすとともに，法規範の遵守および法秩序の形成に努める． ［注釈から］ 1．公衆衛生ならびに地域医療に対する協力 2．健全な社会保障制度への協力 3．社会に対する医療情報の提供 4．国際協力 5．法令の遵守
6．医師は医業にあたって営利を目的としない．

（日本医師会，2000 年 4 月 1 日）

誰にも危害を加えない義務があると，一般に考えられているからである．他方，仁恵の義務は，限られた少数者に対してだけである．

④正義（justice）

　正義は公正（fair）を意味する．功利主義，自由主義，平等主義などの立場による相違はあるが，どのような手続きが社会的公正であるのかが問われる．正義の原則には，4つのものがある．

・分配の正義（distributive justice）：第1に，同じような状況にある患者は，通常は同レベルのヘルスケアを利用できるべきである．第2に，一群の患者に利用可能であるべきヘルスケアのレ

ベルを決定するとき，その資源を他の患者たちに利用したときの効果を考慮しなければならない．すなわち，限られた資源（時間，金銭，救急ベッドなど）を公正に分配するように努力しなければならない．ヘルスケア資源分配の優先順位，費用効果や費用便益などが，医療制度の問題として取り上げられている．
- 法の尊重（respect of the law）：ある種の行為が法律に合致している，あるいは反しているという事実は，道徳に関連している．多くの人びとは，状況によっては，法律に違反する道徳的権利があるだろうという見解をとるが，法律が合理的な民主的過程によって制定されたのなら，それらは道徳的な強制力を有する．
- 権利（rights）：権利の種類や身分については，多くの議論がなされている．原理主義的な考えでは，個人に権利があるのなら，その者に特定の利益を得る権利がある（保障条項）．たとえ全体としての社会的財が減少しても，その人の権利は尊重される．
- 応報の正義（retributive justice）：応報的正義は，罪に対する罰則の適用に関係している．医療では，この問題は精神障害者が罪を犯したときに取り上げられる．

かつては医の倫理であった温情主義（paternalism）は仁恵に属し，これは自律尊重と衝突する．脳卒中患者の急性期ケアには温情主義の立場をとり，慢性期ケアや医学的リハビリテーションでは自律尊重を中心とした医師-患者関係へと移行する．どの原則を採用するかは，状況に依存することになる．

3-医師-患者関係の諸モデル

医療行為は，患者の疾病あるいは外傷を診断，治療する過程である．そこでは医師と患者との相互関係が成立している．医の倫理の焦点のひとつは，この相互関係をめぐって検討されてきた．

古くは，Szasz et al.（1957）による医師-患者関係の基本モデルがある．ここでは，人間関係は，両者の自律性の程度を基準として，3段階に区分されている．
- 能動性-受動性モデル：救急患者などに典型例がみられる人間関係であり，医師が能動的，患者は受動的である．医師は状況に対して絶対的支配の立場にあり，医師と患者とは同等の人間関係にはない．親と幼児との関係に似ている．
- 指導-協力モデル：患者には協力の用意があり，医師も患者も能動的であるが，両者の力には差があり，親と青年期の子との関係に似ている．医師は患者を同等視するには至っていない．
- 相互参加モデル：医師と患者の関係は等価であり，両者は相互に独立している．患者は自己管理を望み，医師はそれを支援する状況である．

現実の医療場面では，状況に応じて成り立っているモデルは変化する．救急処置あるいは急性期ケアでは，能動性-受動性モデルや指導-協力モデルが成り立っているが，慢性疾患の治療あるいは医学的リハビリテーションでは相互参加モデルが推奨される．相互参加モデルでは，患者自身の生活体験が合意にとって不可欠であり，患者にとって最良のことは，状況に応じて決定されるからである．

Veatch（1972）は，科学技術革命の時期とされる20世紀後半における医の倫理の問題を，4種類のモデルで検討している．背景にあるのは，ヘルスケアは人権であるという道徳的規範であり，好ましい医師-患者関係は契約/信頼モデルである．
- 技術者モデル：医師は，技術者であって，事実を患者に提供するだけであり，それに基づく判断を患者に委ねて，医師は道徳的判断を放棄している．
- 聖職者モデル：医師は，道徳的助言を行う聖職者のように振る舞い，患者は自己の道徳的判断を放棄している．
- 仲間モデル：医師と患者は，ひとつの共通目標に向かう仲間とされるが，実際上の両者間の関心の相違が考慮されていない．
- 契約/信頼モデル：医療行為における意思決定権は，医師と患者の両者にある．それぞれが相手の価値判断の権威を認め，両者間に相違があ

れば，それは広く社会的な討論によって調停されるべきものとなる．

4 - リハビリテーションにおける医の倫理と教育モデル

「告知に基づく同意」や「事実の告知」などの原則にかかわる道徳的なジレンマ（板ばさみ）は，急性期医療において，注意深く検討されたが，慢性疾患やリハビリテーションにとっての本質的なジレンマには，あまり注意が払われてこなかった．アメリカ合衆国では，1984〜1985年に「リハビリテーション医学の倫理的ジレンマ」などの学会議論が始まり，1988年には学術誌に一連の報告が掲載されるようになった（Herbison 1988）．わが国では，1989年の第26回日本リハビリテーション医学会総会シンポジウム「リハビリテーション医療とエシックス」が問題を取り上げている（中村 1990b）．**表 4-4** は，Haas（1993）が掲げたリハビリテーション医学における倫理的問題である．

医師-患者関係については，能動性-受動性モデルは急性期ケアあるいはクリティカル・ケア（critical care）のような危機志向的，時間限定的なケアに適用される．治療は特定の病理や外傷の治癒，あるいは病理の反転に向けられている．第一目標は救命であり，患者は比較的受け身である．医師は温情主義の立場であり，患者の自律は消極的である（Scofield 1993）．他方，リハビリテーションでは，焦点は疾病の治癒ではなく，ケアであり，対象は病理ではなく，患者全体である．治療は危機志向によって動機づけられているわけではない．リハビリテーションの視線は，患者が生活に必要とすることにも注がれている．生命を維持するだけでなく，機能障害の枠内で達成することができる「生活の質（quality of life：QOL）」を最大限にすることである．

患者が急性期医療からリハビリテーション医療へと移行するにつれて，医師-患者関係も変化する．すなわち，指導-協力モデルの期間を経て，相互参加モデルへと推移する．これは，患者が自律する程度に応じて，連続的に変化する過程であ

表 4-4　リハビリテーション医学における倫理的諸問題

1. 歴史的展開
    1) 宗教的影響
    2) 非宗教的影響
    3) 最近の傾向
    4) リハビリテーションでは何が問題か
    5) 倫理の原則：仁恵，自立，正義
2. 患者ケアに関連したリハビリテーションの問題点
    1) リハビリテーション領域におけるゴール設定
        - 医学的ニーズとリハビリテーション的ニーズの均衡
        - 治療の実践
    2) 患者の選択
        - 医学的要因
        - 非医学的要因
        - 価値
        - 勧告
    3) 医師-患者関係
        - 契約モデル
        - 教育モデル/勧告
    4) 各患者のゴール設定
        - 現状の実践上の問題
        - 誰のゴールなのか
        - 勧告
    5) 専門職とチームの問題
        - チームのモラル問題
        - 葛藤と忠誠
        - 勧告
    6) 治療の終了
        - 誰の価値か
        - 勧告
    7) 家族員の義務と権利
        - 義務
        - 義務の制限
        - 勧告
3. 政策の問題
    1) 資源の配分
        - ヘルスケアの費用
        - 制限されているアクセス
        - 正義の原則
    2) マネージド・ケア
    3) 専門職の責任
        - 研究
        - 専門職の基準
    4) 公共政策
        - 予防の努力
        - HIV感染
    5) 教育学的問題
        - 訓練プログラム
        - 生涯教育
4. 結論

(Haas 1998，改変)

る（Scofield 1993）．結局，リハビリテーションは，患者の自律を最大限にするための共同作業となる（Komrad 1983）．この過程における医師‐患者関係は，教育モデルとしてとらえられている（Anderson 1978, 1989；Caplan 1988）．

教育モデル（educational model）とは，個人に健康状態のためになるような行動や態度の変化をもたらすように，情報の統合と理解とを達成するように，患者および家族に専門職が関与する過程である．リハビリテーションは，意思決定の教育モデルに頼っているのである（Anderson 1978；Caplan 1988）．リハビリテーションの多くは，失われた技能の再学習，新たな技能の獲得，そして機能障害がもたらす機能的制限を抱えて，日々の生活にどのように適応するかを学習する過程である（Anderson 1989）．

Scofield（1993）は，どのような種類の教育かという問題を取り上げ，告知に基づく同意の機能を重視している．理解することが同意に先行するのであれば，教育が理解に先行するのが道理である．告知に基づく同意は，医師の考えを患者と家族に明白に伝えることであり，それによって，患者と家族が求め，理解し，最も適切と思える治療に関する結論に達するはずである．患者について学ぶ最善の方法は，患者と語り，聞くことである．患者の病前パーソナリティを理解することによって，患者が失われたものに対処し，機能障害をもって人生に適応し，失われた機能を代償する方法を探究し，今後の人生を送ることできるようになるのを支援できる．感情移入を伴って，患者の視点から世界を見て，感じて，経験し，理解することが必要である．

なお，慢性進行性疾患の患者では，できる限り患者の自律を尊重し，最終段階に至るまで，患者に対して誠実で忠実な医師‐患者関係を保持する盟約モデルを最善とする立場がある．契約モデルは，法的義務を前提とした当事者間の自由意思による同意に基づいた，個人的，最小限定主義的（関係における最小限の道徳に限定），外面的（当事者の人格よりも外面的行動を重視），法律主義的（法的強制力に焦点を絞る）である．それに反して，盟約モデルは固く誓った約束に基づき，徳行を信頼する（ビーチャム・他 1997）．

医療保険制度の浸透につれて，マクロ・レベルでは専門職と患者との関係は契約モデルで扱われる方向になる．これに対して現場のミクロ・レベルでは，義務や人格的特徴を重視し，誠実や信頼を考慮する盟約モデルが重視される．

第2部
機能評価

第5章

評価とは

1. 評価とアセスメント　*206*
2. 機能的状態とは　*212*
3. プログラム管理および帰結評価　*215*

1. 評価とアセスメント

1 評価とは

評価（evaluation）とは，活動の適切性，有効性および影響を，その目的という観点から，ある規準に従って，できるだけ系統的かつ客観的に判断しようと試みる過程である．

リハビリテーション・サービスについての評価には，構造評価，過程評価，結果評価など，いくつかの種類がある（ラスト 1987）．構造評価では，リハビリテーションを実施する施設，機器，人員配置などが治療目的あるいは目標達成にとって適切，有効であるかどうかを，多くの資料に基づいて判断する．たとえば，リハビリテーション・システムの管理では，新たに導入した訓練機器の効果について，導入前後に同じような特徴を有する患者群の機能改善度を比較することで検討する．過程評価は，各専門職およびリハビリテーション・チームによる診断，測定，治療計画や介入手段に関するものである．理学療法や作業療法による機能改善度を治療開始前と4週後で比較する．また，それを治療前の予測値と比較する．こうしてチームの治療計画，治療行為が評価される．結果評価では，患者や障害者の機能的状態の特徴とリハビリテーションの中間点あるいは終了時の機能的状態に焦点を当てた評価である．このような評価は，リハビリテーション・システムが有効に，効率的に機能しているか否かを個々の患者の治療成績（測定データ）に基づいて客観的に判断するのに役立っている．

評価（evaluation）の基本的な構成要素は，次の5つである（Miller et al. 1987）．

- 評価（appraisal）の主題（subject）について，その媒介変数（parameters）を確認する．
- 媒介変数のうちの論点（topic）に特有の基準を明らかにする．
- データを集める．
- 規準（criteria）に従って，データを判断する．
- 評価された過程（process），状態（status），行動（behavior）あるいは活動（activity）を改善するため，評価（assessment，アセスメント）の結果を使用する．

2 アセスメントとは

評価と類似の用語にアセスメントがある[*1]．日本語では，いずれも評価と訳されているため，リハビリテーション領域では，しばしばアセスメン

[*1] assessment および evaluation には，いずれも「評価」という訳語が当てられている．しかし，本章で記したように，両者の意味することは相違している．理解を容易にするため，本書では evaluation を「評価」，assessment を「評価（アセスメント）」と表記している．それは，わが国におけるリハビリテーション医学の現状に追従したためである．本書を通して，前後の文脈から，「評価」が evaluation であるか，assessment であるかに関して，適切な判断が必要とされる．

トと評価が混同され，評価（evaluation）の意味が十分に理解されていない．アセスメントはデータの収集と分析を主な内容としている．ある規準を用いて対象（構造，過程，結果など）の価値，効果などの判断を行う過程は含まれていない．患者の機能的制限（能力低下）を同定して，できる限り数量化するということに重きがおかれている．評価（アセスメント）の目的は，次の5項目である（Hewer 1982）．

- ある時点における患者や障害者の健康状態あるいは機能的状態を客観的に記述する．
- 継続的な評価（アセスメント）により，患者の状態像の変化を見いだす．
- 将来の行動（例：退院，治療法の変更）の基礎資料を提供する．
- 医師および諸専門職の教育に資する．
- 研究に利用する．

医学的リハビリテーションでは，看護過程（nursing process）に類似して，

- 患者あるいは障害者の健康状態や機能的状態についてのデータ収集
- データの分析（analysis）および総合（synthesis）
- 臨床判断（clinical judgement）の作成

となる（Miller et al. 1987）．

評価（アセスメント）は，ジグソーパズルにたとえれば，パズルを完成するのに必要なピースが揃っているかを確かめ，組み合わせを検討する作業であろう．医学的リハビリテーションの過程では，はじめに患者の医学的情報および機能的状態についてのデータを収集して分析し，臨床診断と機能障害，機能的制限などを確定する．この段階がアセスメントに該当する．

一方，治療計画に従って，一定期間の治療を行った後に再びデータを収集し，治療前のデータと比較して，治療効果を判定する．目標の達成度を判定し，機能的状態の改善を促進した要因，阻害した要因を確定し，これまでの治療方針を継続するあるいは修正するという判断の基礎とする．これが評価に相当する．

Kirshner et al.（1985）は，健康状態や機能的状態を測定する検査の性格や内容は，アセスメントの目的に応じて異なるとして，その目的を判別（discrimination），予測（prediction），評価（evaluation）の3つに分類している．

（1）判別

判別とは，外的基準や至的基準がないときに，個人や集団を，ある特性によって弁別することである．その例として，学習能力のアセスメントに利用されている知能検査がある．また，脳卒中片麻痺患者を，右麻痺，左麻痺および両麻痺に分けること，日常生活活動（activities of daily living：ADL）検査で，ADLが自立しているものと要介助のものとを弁別することなども判別である．

（2）予測

予測とは，あらかじめ定義したカテゴリー（例：疾病の有無，重症度，生死など）に人びとを分類することである．このとき，至適基準は存在するが，それが現存する（concurrent）こともあれば，将来判明する（prospective）こともある．すなわち，別の検査結果あるいは予後（帰結）を予測することが目的である．通常，行われている臨床検査の多くは，前者に該当している．心電図による心疾患の存否と重症度の予測では，冠状動脈造影や心カテーテルの所見あるいは病理解剖などが至適基準となる．詳細な神経心理学的検査の代わりに，スクリーニング検査を行うのもこの例である．

このような予測的検査の精度は，至適基準との関連性で判断される．予測的な検査を実施するのは，病理解剖のように至適基準を得ることが不可能であったり，危険や侵襲性が強かったり，費用や時間がかかることに根ざしている．

予測的検査の有用性は，精度に加えて安全性や費用などにも依存している．医学的リハビリテーション領域では，たとえば，脳卒中片麻痺患者の10m最大歩行速度の測定結果から，家庭生活を介助なしで送れるか，どの程度の距離の外出は可能かなどを予測するとき，外的規準となるのは，多

くの患者の詳細な在宅生活の記録である（佐直・他　1991）．予測尺度のカテゴリーは，10 m 最大歩行速度であり，60 m/分以上の患者は，単身者でも家庭生活は自立と予測される．

家庭生活の行動観察を実際に行えば，予測尺度を利用しないでも，自立か要介助かを判別することはできる．これは外的規準が現存する場合である．脳卒中機能回復評価システム（Recovery Evaluating System : RES）は，脳卒中患者の入院時所見や評価（アセスメント）のデータから，4～12週後の機能的状態を予測するものである（中村・他　1997b）．このように，ある時点における測定結果に基づいて，将来の機能的状態を予測する場合，外的規準は将来の実際の機能的状態である．

（3）評価

評価とは，個人や集団における，ある特性の経時的変化を測定するものであり，特に治療効果を定量化するときに使われている．ただし，臨床における尺度の多くは，評価の目的を特定しないで用いることもできる．たとえば，肝機能検査では，肝機能が正常か異常かを判別したり，ある患者が将来肝硬変になる可能性を予測することができる．また，治療によって肝機能が改善したかどうかの評価を行うことも可能である．

医学的リハビリテーションの関心事である健康状態，機能的状態，標準的なADL あるいは生活の質（quality of life : QOL）などの抽象概念は，評価（アセスメント）の目的によって，測定の性格や内容が異なっている．たとえば，外出時の交通手段の利用や家事などを含む道具的日常生活活動（instrumental ADL : IADL）の評価（アセスメント）は，自立して地域社会における生活が可能かどうかの判別に役立つ．しかし，脳卒中急性期の訓練効果を評価するためには，食事や更衣，移動など，その時期の変化を敏感に反映するADL 尺度による評価（アセスメント）が実施される．

3　測定とは

評価（アセスメント）は，測定（measurement）に基づいて行われる．測定とは，規則に従って，対象や事象に数値や名称を割り当てることである（Stevens　1951）．対象あるいは事象の示す属性や性質を変数（variable）という．具体的には，はかりや物差しのような計器を利用する．測定の対象が体重であれば，体重計を用いる．ある患者の体重が58 kg，別の患者は72 kg というように割り振ることである．脳卒中患者に左片麻痺，右片麻痺などのカテゴリー名を割り当てることも測定に含まれる．

変数には，身長のように物差しを当てて直接測定できるものと，エネルギーや知能，運動技能などのように直接測定はできないものとがある．これらの抽象的概念は，経験する事象を理論的に説明するために導入されたものであり，構成概念（construct）と呼ばれている．構成概念は，具体的な測定領域，測定尺度，測定方法などが操作的に定義され，検証可能なものでなければ，科学にとって有用とはいえない．ALD の評価（アセスメント）に利用されているバーセル指数（Barthel index : BI）や機能的自立度評価法（functional independence measure : FIM）などが，操作的定義に基づいて作成されている．医学的リハビリテーションでは，個人の機能や能力などについて，多くの構成概念を使用しているが，それらの概念自体を直接測定しているのではないことに注意しておくべきである．

4　尺度とその水準

測定に用いる物差しを尺度（scale）という．尺度には4つの水準がある（**表5-1**）．

1 - 名義尺度（nominal scale）

名義尺度では，数値は単に分類を意味する符号であり，単位はクラスやカテゴリーである．カテ

表 5-1　測定尺度の 4 水準

尺度の水準	数値の意味	可能な統計的操作
名義尺度（nominal scale）	数値は単に分類のための符号を表す	度数，頻度 最頻値 属性相関（分割表）
順序尺度（ordinal scale）	数値は順位を表す	中央値 パーセンタイル 順位相関
間隔尺度（interval scale）	数値は等間隔（距離）で加法性が成り立つ	算術平均 標準偏差 積率相関係数
比例尺度（ratio scale）	間隔尺度の性質に加えて絶対 0 点をもつ	幾何平均 変動係数

ゴリー間に順位はなく，定量的な意味はない．患者を診断名によって分類し，それぞれの診断名に該当する人数を数えて，頻度や最頻度を求めることはできる．特殊な例として，性別（男女）のようにカテゴリーが 2 つしかない 2 値変数では，それぞれのカテゴリーに 0 と 1 を与えて，ダミー変数として使用することができる．

2 - 順序尺度（ordinal scale）

順序尺度では，数値は大小，優劣など，何らかの規準に従った序列を表す．しかし，序列の間隔は等しくない．たとえば，機能障害の程度について，軽度に 1，中等度に 2，重度に 3 を割り当てても，数値間の等間隔性は保証されていないため，厳密にいえば，四則計算はできない．医学的リハビリテーションで使用されている評定尺度（rating scale）は，この水準のものが多い．順序尺度を間隔尺度の水準に高めることを尺度の線形化という．この手続きには，累積評定法（Likert 尺度）や最適尺度法（西里　1975），Rasch の分析モデル（McArthur et al. 1991；Silverstein et al. 1992）などがある．

3 - 間隔尺度（interval scale）

間隔尺度では，数値の等間隔性は保証されているが，絶対 0 点（原点）がない．摂氏や華氏の温度は間隔尺度である．10℃と 20℃との差は 10 であり，100℃と 110℃との差に等しい．この尺度で は，加減算までが可能であり，平均値や標準偏差を求めることができる．しかし，乗除算は制限される．摂氏温度の 0℃は任意の 0 点であり，温度の性質がなくなる絶対 0 度（0 K）とは異なる．20℃は 10℃の 2 倍ということはできない．絶対温度では，それぞれ 293K，283K であり，実際の比率は 1.035 になる．

4 - 比例尺度（ratio scale）

比例尺度は，尺度の等間隔性および絶対温度や長さのように絶対 0 点をもち，最も高い水準の尺度である．この尺度では，10 m は 5 m の 2 倍，5 m は 10 m の 1/2 というように，乗除算もできる．幾何平均が利用できるのは，この尺度だけである．

5　信頼性と妥当性

尺度は，任意に作成することができるが，十分な信頼性（reliability）および妥当性（validity）があることを必要とする．測定あるいは評価（アセスメント）における操作的定義は，次の要件を満たしていることが必要である．

・訓練を受けた者が理解して，利用できる普遍性をもつ．
・健全な理論的仮説に基づいている．
　前者は信頼性，後者は妥当性に関連している．

1 - 信頼性

信頼性とは，測定結果の正確さの程度を表す概念である．測定値の変動全体と対象とする変数そのものの変動（真の変動）との比で定義され，これを信頼性係数（reliability coefficient）という．理論的には，測定値に占める真値の割合が信頼性となるが，実際に得られるのは測定値だけであり，そこから誤差の大きさを推定している．真の変動以外に，測定値に変動をもたらす要因として，種々の測定条件がある．測定条件のうちで測定値に影響を与える要因には，測定機器の精度，対象の特性，検者の技能などがある．対象の特性とは，筋力検査のときに正しい肢位がとれない患者，指示をよく理解できない患者などという特徴のことである．この場合，測定条件がばらつく可能性は高い．本来の筋力以外の要因が測定値に反映することになる．信頼性には，次のものがある．

- 検者内信頼性（intra-rater reliability）：同一検者が時期を変えて（時間をおいて），同じ対象を反復測定したときの一貫性である．2回の測定値間の相関係数が高いほど，信頼性があるとみなす．
- 検者間信頼性（inter-rater reliability）：複数の検者が同一対象を測定したときの一貫性である．2つの測定値間の相関係数によって検討される．
- 内部一貫性（internal consistency）：尺度を構成する項目に注目して，多くの項目に共通する成分を真値とみなし，項目間の内的整合性から信頼性を推定する．Cronbachのアルファ係数やKR-20（2値変数の場合）が信頼性係数として用いられる．折半法（split-half method；項目を2群に分ける）によって，相関係数を求めることもある．たとえば，移動能力を10m最大歩行速度，3分間自由歩行速度，100m走行で検査するとき，3項目はいずれも下肢筋力，立位バランス安定性などの共通要素から影響を受けるとする．3項目の測定値の変動に内部一貫性があれば，信頼性があるといえる．

なお，検者内信頼性と検者間信頼性を求めるものを再検査法（test-repetition method），内部一貫性を求めるものを並行テスト法（parallel form of reliability）と呼んでいる．

2 - 妥当性

妥当性とは，尺度による測定が目標とする概念を実際に測定している程度である．たとえば，特定のADL検査法がどの程度まで個人の日常生活活動を測定しているのかに関する検討である．どれほど信頼性が高い尺度であっても，妥当性を欠いては意味がない．妥当性には，次のものがある．

- 構成概念妥当性（construct validity）：抽象的な構成概念が実際の検査によって，どの程度まで確かに測定されているのかである．たとえば，日常生活活動の構成概念を「人びとが習慣的に，かつ普遍的に行う活動であって，セルフケア（self-care，身辺処理）と移動（ambulation）を測定領域として検査できる」と定義することが妥当かどうかという問題である．構成概念は，直接検査することができない．研究者は，多くの研究報告や自己の体験に基づいて，取り上げた構成概念に関する仮説を立て，その仮説と実際に操作する尺度とは，どの程度の整合性があるのかを検討する．ただし，ADLやIADLなどについては，その妥当性検証に生活時間調査法や活動状況調査法も利用されている（中村 1983a, b；佐直 1991）．
- 内容妥当性（content validity）：尺度を構成する項目や課題が推論しようとしている領域をどの程度まで表しているのか，内容に片寄りや不足はないかどうかを吟味することである．構成概念妥当性と同じように，理論的に検討される．たとえば，日常生活活動の構成概念をセルフケアと移動としたとき，測定尺度がそれらすべての要素を含んでいるかどうか，さらに整容を歯磨きで代表させることが妥当か否かなどを検討する．この妥当性も直接検査するものではなく，多くの研究報告に基づいて検討される．
- 基準関連妥当性（criterion-related validity）：検

査結果が，同一被験者に行われた別の独立した基準や検査結果と，どの程度まで関連するかによって示される．構成概念妥当性や内容的妥当性が文献的，理論的に検討されるのに対して，基準関連妥当性は特定のデータ分析によって決定される．測定の妥当性を分析するときに，最も重要な側面である．たとえば，徒手筋力検査の妥当性について，筋力計（dynamometer）による測定を外的基準として検討する．基準関連妥当性には，次のものがある．

・判別的妥当性（discriminative validity）：別の明確な基準によって分類された対象を，測定値からどれだけ正確に判別できるのかである．たとえば，認知症の有無についての臨床診断を外的基準として，新たに作成したスクリーニング検査の判別効率を検討することなどである．

・併存的妥当性（concurrent validity）：新たに作成された尺度と確立している標準的尺度との両方を同時に測定して，両者の相関の程度から判断する．たとえば，ミニメンタルステート（MMS）と改訂長谷川式簡易知能評価スケール（HDS-R）のデータを用い，MMSを外的基準としてHDS-RをMMSのスクリーニング検査としての妥当性を検討する（Hosokawa et al. 1994）．

・予測的妥当性（predictive validity）：現在，測定したものが将来のものを予測できるかどうかに関する妥当性である．たとえば，入院時の機能的状態の測定値から退院時の帰結を予測するとき，どの程度の予測ができるかを検討する．

2. 機能的状態とは

ここでいう機能（function）は，働き，作用あるいは活動ができる能力などを表している．人間に対しては，細胞，組織，器官，個人，社会に至るまで，各レベルに対応して使用されている．ヘルスケア領域では，
- 疾病あるいは外傷に冒された器官，器官系の機能的状態
- 個人の機能的状態

の2つに分けられる．

医学的リハビリテーションにおける機能的状態は，まず個人レベルの働きあるいは活動を主な対象とする．さらに，個人の機能的状態を制限している器官あるいは器官系の機能的状態および外部の物理的・社会的環境の要因を検討する．

1 健康の概念と機能的状態

1947年，世界保健機関は，その憲章の前文で「健康とは，完全な肉体的，精神的及び社会的福祉の状態であり，単に疾病又は病弱の存在しないことではない」と定義している（Caplan et al. 1981）．しかし，この概念に対する操作的定義には，広く合意の得られているものはない．

ヘルスケア領域では，測定可能な概念として，
- 身体徴候（physical sign）
- 症状（symptom）あるいは個人の主観的な感じ（feeling）
- 機能的状態（functional status）

が利用されている（Jette 1985）．症状と徴候によって，疾病の診断が行われるが，これは医学モデルに属している．また，個人的な感じは，客観的に測定して，アセスメントを行うことが困難である．そのため，個人の健康状態（health state）を知る目的にも，機能的状態の測定によるアセスメントが必要になる．

2 機能的状態の諸側面

プライマリー・ケア（primary care）や医学的リハビリテーションでは，医学モデルに加えて，障害モデル（disablement model）が用いられている（Granger et al. 1984；Pope et al. 1991）．障害モデルでは，機能障害には技能（skill），機能的制限（能力低下）には行動記載（behavioral description, 課題遂行, task performance），障害（不利益）には役割（role）が用いられている（第1章表1-13参照）．

医学的リハビリテーションの過程では，患者あるいは障害者の機能的状態を把握するのに，4つの側面に分けて検討している．すなわち，
- 身体的機能：歩行（移動），身体動作などの感覚運動系の活動
- 知的機能：認知，記憶のような精神的活動
- 感情的機能：不安や満足のような感情や情動の活動
- 社会的機能：社会的義務，責任，役割を遂行する活動

である．

3 機能評価の諸相

機能評価（functional assessment）とは，個人の諸能力と，それらを制限している要因とを評価することである．日常生活，余暇活動，職業への従事，社会的交流などの生活機能（functioning）に必要な遂行能力が取り上げられる．それらは次のような方法，手段によって測定され，評価（アセスメント）が行われている．

1 - 生理的測定（physiological measure）

各種の生理的測定法がある．健康関連体力（health-related physical fitness）は，心肺フィットネス（cardio-pulmonary fitness，持久性，endurance），筋力（muscle strength），筋持久力（muscular endurance），身体組成（body composition）および柔軟性（flexibility）で構成されている．呼吸循環器系の機能は，トレッドミルや自転車エルゴメーターを用いた運動負荷テストによって，最大酸素摂取量や心拍数を指標として評価（アセスメント）を行う．筋力は，最大筋力（maximum muscle strength）および筋持久力（muscular endurance）に分けられる．最大筋力の測定には，握力計，その他の筋力計（dynamometer）が利用される．筋持久力の測定は，最大筋力による持続的収縮や反復運動において筋疲労に至る時間を取り上げる．前者には筋力計など，後者には手指タッピングや自転車エルゴメーターなどが利用される．身体組成には，体格指数（body mass index：BMI）や皮下脂肪測定計（adipometer）を用いる．柔軟性の評価（アセスメント）は，体幹や四肢の主な関節の可動域測定によって行われる．

2 - パフォーマンス測定（performance measure）

標準化した各種テストを用いて，課題の遂行レベルを測定する．検者間の誤差が避けられる利点がある．しかし，複雑な感覚運動機能を多くの単純な要素に分解して測定しているため，各種のテスト・バッテリーを必要とする．

3 - 評定尺度（rating scale）

リハビリテーション領域では，多く利用されている方法である．代表例にADLの諸尺度がある．これらの評定尺度による測定結果は，検者の技能レベルによって影響される．具体的な動作に必要とされる個々の運動についての情報は得られないが，包括的な機能的状態を把握するのに役立っている．

4 - 自己申告法（self-report measure）

質問紙法や面接によって情報を得る方法である．臨床観察によって，結果を補強することもある．患者あるいは障害者の構え，非協力，知的機能の低下などによって，情報に片寄りが生じることもある．ただし，郵送や電話による情報収集も可能であり，経済的な方法として，しばしば利用されている．

4 ベッドサイドにおける機能的状態の検査

機能的状態の検査は，客観的な神経系および筋骨格系の検査結果を機能的制限と関連づける過程である（Stolov et al. 1994）．これはADLの技能についての評価（アセスメント）であり，機能障害の改善はなくとも，治療的介入による活動制限の軽減を図るための出発点ともなる．検査では，移動，移乗，食事，更衣および個人的清潔について，これまでの経過と患者が申告した技能レベルを確認することである．

姿勢バランスや移乗，移動は，誰にとっても基本的な動作である（中村 2004）．

・座位バランス（sitting balance）：患者は，ベッド上で両下肢を伸ばし，両手を大腿前面に置いた長座位となる．検者は，肩甲帯を前後左右に軽く押して，患者が転倒を防止するように上肢の保護伸展反応（protective extension of arm；上肢を伸ばしてベッド上に手掌をつく）が起こるかどうかを調べる．同じ操作を背もたれのな

い椅子を用いて行う．

- **移乗**（transfer）：移乗とは，ある場所から別の場所へ身体を移すことであり，寝返り（背臥位から腹臥位へなど），臥位から座位へ，座位から立位へ，ベッドから車いすへなどの動作を分析する．
- **立位バランス**（standing balance）：はじめは肩甲帯あるいは骨盤帯を支えて立位とする．立位バランスが安定していれば，肩甲帯あるいは骨盤帯を前後左右へ軽く押して，患者が片足を踏み出すかどうかを調べる．
- **食事の技能**（eating skills）：食事時間に観察するのがよい．患者はどのようにして食べ物を口に運ぶのかを観察する．
- **更衣の技能**（dressing skills）：手指の細かな動作，上肢や下肢の可動域，脊柱の柔軟性に注意する．ボタンの操作，衣服の着脱は模擬テストによって判定できる．
- **個人的清潔の技能**（personal hygiene skills）：個人的清潔には，歯磨き，髪の手入れ，髭剃り，入浴やシャワー，陰部ケア，尿便禁制と後始末などが含まれる．更衣に必要な上肢の筋力と可動域は個人的清潔にも必要とされる．顔面，陰部や背部のケアに必要な動作は，模擬動作で検査できる．検者は詳細な動作分析を行うとよい．
- **移動**（ambulation）：衣類は最小限として，主要な関節と背部が観察できるとよい．患者は，履き慣れた靴あるいは素足で歩き，検者は前後左右から観察する．痛みを含めて，異常所見は歩行周期と関係づけて，次の点に注意して記載する．

- 観察と記載は，系統的に行う．
- 歩行周期では，左右の対称性および恒常性に注意する．
- 姿勢，特に体幹の異常に注目する．歩行時，矢状面および前額面における大きな動揺に注意する．
- 上肢の振りの対称性をチェックする．
- 骨盤傾斜は，前後左右に分けて，チェックしておく．
- 歩隔は，普通，狭い，広いに分けて記載する．
- 左右の踵接地，爪先離地の運動を確認する．
- 遊脚相における股関節と膝関節の運動をチェックする．
- 歩行不能の患者では，車いす操作の技能をチェックする．

3. プログラム管理および帰結評価

1 医学的リハビリテーションの帰結

1-予後と帰結

　疾病（disease）は固定したものではない．一定期間後の病理や容態は現在とは異なり，軽快，増悪あるいは不変のいずれかの経過をたどる．疾病の経過を前もって告げること，疾病の結果を予測することを予後（prognosis）という．prognosisは，ギリシャ語のpro（前，before）とgignosko（知る，know）に由来し，予測に力点が置かれ，ある時点における状態だけでなく，経過全体に視点が向けられている．予後には，疾病予後（prognosis of disease）および機能的予後（functional prognosis）がある．疾病予後は，検査結果や画像診断，術後5年生存率のような疾病にかかわる術語である．機能的予後は，筋力，認知機能，ADLなどである．医学的リハビリテーションではADLが重視される．疾病予後が不良であれば，多くの場合，機能的状態も悪化していく．しかし，脳性麻痺のように，病理過程の進行は停止しても，成長につれて機能的状態が変化するものもある．

　他方，帰結（outcome）は，予測因子（predictor）との関連で用いられる術語である（Friedland 1998）．予測因子は，時間的には帰結に先行して，その帰結に影響を及ぼした要因である．危険因子（risk factor）や治療的介入（therapeutic intervention），検査結果などである．帰結は，現在の予測因子に影響された，将来のある時点における結果である．治療的介入に対する死亡率やQOLの改善度，ある検査結果が陽性者と陰性者での一定期間後の疾病発現率，危険因子の存在に対する発病率や死亡率などである．帰結は，ある時点における到達レベルに関することである．

　治療的介入の前後値の差分を利得（gain）と呼んでいる．帰結によって介入後の状態が判明し，利得によって介入の効果の程度が明らかになる．

　予測因子は，必ずしも帰結に先行するというわけではない．脳卒中患者のある集団において，半側空間無視とADLとの関連を検討するとき，半側空間無視が予測因子であり，ADLが帰結となる．両者間に時間差はない．

　帰結は，主観的帰結（subjective outcome）および客観的帰結（objective outcome）に分けられる．患者が訴える痛み，生活満足度などが主観的帰結である．臨床的には重要な指標であるが，測定方法，信頼性や妥当性の問題，帰結に個人差があるなどの問題が指摘されている．現在は，科学的根拠に基づく医療（evidence based medicine：EBM）が強調され，客観的帰結が重視されている．

　帰結には，疾病帰結（disease outcome）と機能的帰結（functional outcome）とがある．疾病帰結は，疾病の状況にかかわる結果であり，変数には諸検査の結果，有病率や死亡率が含まれる．機能的帰結は，個人が外界に働きかける機能にかかわる帰結であり，変数は筋力やADL，活動調査の結果などである．医学的リハビリテーションで帰結

を取り上げるときには，先行する治療的介入（予測因子）によって生じた，ある時点における疾病状態，機能的状態の変化（帰結）に注目することが多い．医学的リハビリテーションでは，機能的帰結が最大の関心事である．

2 - 機能的利得とリハビリテーションの効率

入院リハビリテーションでは，入院時から退院時までの間に，どれだけの機能的利得（functional gain）が得られたか，その効率はどうかが問われる．Heinemann et al.（1987）は次の3つの指標を提示している．

- リハビリテーション利得（rehabilitation gain：RG）
- リハビリテーションによって達成された潜在能力（achieved rehabilitation potential：ARP）
- リハビリテーション利得の効率指数（efficiency of rehabilitation gains index：ERGI）

次にバーセル指数（BI）を用いて例示しておく．

$$RG(BI) = 退院時BI - 入院時BI$$
$$ARP(BI) = (退院時BI - 入院時BI) \times 100/(100 - 入院時BI)$$
$$ERGI = RG(BI)/入院期間$$

RGは，治療的介入による機能的利得を表している．ARPは，従属変数（BI）が尺度の上限（BI＝100）までの余裕に比例して増加するという考えから，導入された指標である．ERGIは，瞬間変化率に相当している．

3 - 帰結の有用性

医学的リハビリテーションにおいて，帰結データが利用されるのは次のような場合である．

（1）治療的介入の評価

いろいろな治療法やプログラムの効果を帰結データによって検討する．これにより，主観的な判断，治療者の先入観などを排除して，より正確で客観的な治療法やプログラムの評価が可能になる．

（2）目標管理

これまでの帰結データの蓄積を参考にして，ある帰結の測定値を目標と定めて管理を行う．

明確で測定可能な目標が設定されるため，管理の効率を高めることができる．

（3）リハビリテーション医学研究

大量の帰結データを用いて治療的介入の効果と機序，医学的リハビリテーションにかかわるシステムの有用性などの研究に用いる．

4 - 帰結の変数

障害モデルには，［機能障害―機能的制限（能力低下/活動制限）―障害（社会的不利/参加制約）］の3つのカテゴリーが導入されている．しかし，機能的制限（活動制限）が必ずしも機能障害の結果に従属するわけでなく，障害（参加制約）も機能障害や機能的制限から直接的に予測できるわけではない（Pope et al. 1991）．活動制限あるいは参加制約に関連する物理的および社会的環境，また個体要因を考慮すれば，3つのカテゴリーは帰結を分類する基礎となる．それによって，複雑な障害過程（disablement process）の帰結を検討する際に対象とすべき測定領域が確定する．機能障害は症状や徴候などに基づいて分析され，機能的制限は課題遂行や活動制限によって測定される．障害（参加制約）は，日常生活における役割や社会経済活動，余暇活動などの調査から判定する．活動状況調査や社会的役割，さらに生活時間構造などを通して測定される（中村　2006）．

（1）機能障害

機能障害についての帰結には，症状と徴候，身体的機能や知的機能や情動的機能の異常が含まれる．理学的所見，神経学的所見，身体測定，健康関連体力（フィットネス），知的機能検査などが用いられる．徒手筋力検査と神経学的診察から，麻痺が明らかになり，関節可動域検査によって拘縮や強直が判明する．機能障害には，視覚障害，聴覚障害，運動障害，感覚障害，知的機能障害など

表5-2 研究デザイン

	選択の目安	具体的方法	前向き・後向き
実験的研究	介入・曝露を制御可能な場合	実験群（介入）と対照群（偽薬群）で帰結変数の比較．無作為化対照試験，二重盲検法などを用いる	前向き
コホート研究	ある期間観察可能な場合	曝露群と非曝露群で一定期間後に帰結変数の比較	前向き
ケースコントロール研究	帰結により対象を分けられる場合	疾患群と非疾患群（帰結変数）で過去の事象（予知変数：たとえば危険因子）への曝露状況の比較	後向き
横断的研究	予知因子と帰結を同時に比較する時	予知変数の有無と帰結変数の同時点における比較	なし

(森實 2002)

がある．リハビリテーション・チームが初期に機能障害の改善を目標としているときには，機能障害についての帰結が重要になる．

(2) 機能的制限と活動制限

機能的制限と活動制限についての帰結では，各種の標準化された課題遂行検査の成績，質問紙や観察法によるADLの判定などを利用する．ADLでは，移動とセルフケアの自立が取り上げられる．依存度（dependence）と課題遂行の質（quality of performance）に注意する（Frey 1988）．依存度は，たとえば自立，部分介助，全面介助などで評定される．ただし，同程度の依存度であっても，課題遂行の質には，患者の訴える痛みや不安，安全性などに相違がある．課題遂行の質では，成功とみなせる範囲内で課題を遂行する能力を判定する．二足歩行が可能であっても，歩みが遅く，ふらついて転倒の危険性があれば，外出には適さない．地域社会の生活環境を考慮し，環境調整を図ることで活動制限の軽減を図るときには，課題遂行の質も考慮しなければならない．

(3) 参加制約

役割遂行あるいは余暇活動の制約には，活動状況調査や役割調査，さらに生活時間行動などを通して評価（アセスメント）が実施できる（中村 1983a, 2006）．移動と身辺処理，家族内役割行動，地域社会活動，職業活動，余暇活動などについて，以前と比較するのもよい．また，QOLを検討することもある．しかし，広く合意の得られた参加制約に関する帰結を測定する尺度は，まだ確立していない．

5 - 帰結についての研究

帰結についての研究は，ある対象集団が特定の予測因子を有するとき，それがどのような帰結をもたらすのか，両者の因果関係を明らかにすることである．研究のデザインには，記述的研究および分析的研究がある．

記述的研究は，対照のない研究である．出現頻度の分析，改善の有無などについての情報は得られるが，治療的介入の有効性，疾病の原因を知ることは，原則的にできない．医学的リハビリテーションでは，症例報告やプログラム評価がこれに相当する．

分析的研究は，対照のある研究であり，介入の有効性を明らかにすることができる．これには実験的研究（experimental study），コホート研究（cohort study），ケースコントロール研究（case control study），横断的研究（cross-sectional study）などがある（表5-2）．

実験的研究は，治療的介入などの予測因子が研

究者の統制下にあり，二重盲検法（double blind test）や無作為化対照試験（randomized controlled trial：RCT）の形態で行われる．予測変数を有する群（実験群）と有しない群（対照群）に分け，帰結変数の比較を行う．実薬投与群と偽薬投与群とで薬効検定を行うのは，この例である．対象者も検者（研究者）も予測変数の有無を知らされていないのが二重盲検法である．両群の予測因子以外の背景因子を同等にするために無作為（random）にするのがRCTである．

　コホート研究は，あらかじめ設定した集団（cohort）の健康状態が一定期間にわたって，どのような変化を示すのかを検討する方法である．現在の要因（予測変数）の有無を調査して，一定期間後に疾病の発生状況などの帰結変数を比較し，予測変数と帰結変数との関係を検討する．たとえば，現時点における片麻痺患者集団の調査において，痙縮の強弱（予測変数）を区分し，一定期間後まで経過観察を続け，2群の歩行速度の低下率を比較する．

　ケースコントロール研究は，ある帰結変数を有する群（実験群）および性別や年齢などを一致させた帰結変数を有しない群（対照群）において，過去に予測変数に曝露された割合を比較する．たとえば，性別と年齢が対応している在宅脳卒中患者の機能低下群と機能維持群（機能低下の有無が帰結変数）とで退院時BI（予測変数）を調査し，両群のBIの平均値を比較する．

　コホート研究が前向き（prospective study）であるのに対して，ケースコントロール研究は後向き研究（retrospective study）である．前者では，まず予測変数を確定し，対象の変化を時間軸に沿って追跡し，帰結変数を測定する．後者では，過去に生じた予測変数と帰結変数との関係について時間軸をさかのぼって検討する．前向き研究では，予測変数が帰結変数よりも先行していることが確認できるため，信頼性は高い．

　横断的研究は，ある一時点における集団の予測変数と帰結変数とを同時に測定して，分析するものであり，経過観察は行わない．

6 - 帰結にかかわる用語

　近年，医療倫理学あるいは医療経済学とも関連して，帰結にかかわる用語が医学的リハビリテーション領域でも広く用いられるようになってきた．それらの一部を掲げる（ビーチャム・他 1997；Sperry et al. 1996）．

・帰結（outcome）：治療後のある時点での効果を意味する．直接的帰結，治療終了時帰結，フォローアップのような長期帰結に分けられる．

・臨床的帰結（clinical outcome）：疾病や変調が示す症候を記述する．

・機能的帰結（functional outcome）：日常生活や仕事，余暇などの社会的活動における患者の機能レベルを記述する．

・帰結評価（outcome evaluation）：治療経過よりも帰結に焦点を当てて評価する．

・帰結管理（outcome management）：経験から学ぶことを可能にするような監視データを利用する．通常，帰結管理は提供されるサービスの管理過程および臨床過程の改善をもたらす．

・帰結測定（outcome measurement）：特定の時間間隔で臨床的および機能的帰結を測定する．尺度は，症状，機能的状態，QOL，患者の満足度などの変化を測定するものである．

・帰結監視（outcome monitoring）：治療を一定期間行った後，事前に予測された帰結と対比することであり，これによって治療法の変更，治療的介入の比較，変化をもたらした事項などを検討する．典型的には，治療チームにデータを提示し，治療計画や過程を調整する資料とする．

・過程（process）：治療開始時と終了時との間に生じる出来事である．

・過程評価（process evaluation）：治療開始時と終了時との間で治療が焦点を当てた諸変数を用いて治療を評価する．費用便益分析（cost-benefit analysis）：同じ測定単位（円やドルのような金銭概念）で表した治療費用と便益との分析である．

・費用効果分析（cost-effectiveness analysis）：

症状の軽減，寿命の延長，QOLのような非金銭的概念で表された便益や帰結の分析である．

2 プログラム管理

1 - プログラム評価とは

プログラム評価（program evaluation）とは，治療やケアの帰結を測定する体系的方法であり，臨床における帰結の情報を利用して治療内容を検討するためのアプローチである．ここで帰結とは，治療的介入を行うことによって変化した，ある時点における機能的状態を意味している．医学的リハビリテーションで作成されるプログラムとは，目標を達成するための治療や訓練の内容および手順を示すものである．脳卒中，外傷性脳損傷，脊髄損傷，パーキンソン病などの疾病に対するプログラム，認知障害，パーソナリティ障害，嚥下障害や失語などの機能障害や機能的制限に対するプログラム，さらに就労に向けた準備のプログラムである（図5-1，表5-3）．

プログラムを評価して，よりよい治療成績をもたらすように内容や手順に修正を加えることは，医療安全対策や院内感染予防対策などと並んで，治療やケア，その他のヘルスケア・サービスの質を改善するための取り組みの一部である．

帰結の検討とは，ひとつの対象集団が予測因子（predictor）にさらされたとき，どのような帰結が生じるのかについて，その因果関係を明らかにすることである（表5-4）．予測因子とは，帰結に影響を与える因子であり，医学的リハビリテーションでは治療的介入のことである．しかし，対象集団にかかわるすべてを検討することは不可能であり，しかも予測因子および帰結は数量化して検証しなければならない．予測因子や帰結という用語は概念であり，それらについての操作的定義，すなわち具体的な対象領域，測定尺度，測定方法などを定めなければならない．対象集団から標本抽出（sampling）を行って被験者（subject）を限定し，予測因子と帰結の操作的定義による予測変数（predictor variable），帰結変数（outcome variable）を決定しておく．その上で，被験者ごとの予測変数と帰結変数との関係を分析する．

被験者を限定していることにより，標本抽出における誤差が問題になる．具体的な予測変数および帰結変数の決定に伴って，本来の予測因子や帰結の構成概念とその内容を十分に反映しているかなど，信頼性と妥当性の問題がつきまとう（千田 2004）．

2 - プログラム評価の要素

プログラム評価には，プログラムの目的，構造，目標，測定方法，帰結データの利用などの要素が関連する．

プログラムの目的とは，その組織が対象とする疾病，機能障害あるいは機能的制限，および提供されるサービス内容などのプログラムの使命についての基本的な言明である．たとえば，脳卒中急性期後の患者あるいは関節リウマチの慢性期増悪の患者に対する回復的リハビリテーションの実施，肢体不自由児の療育である．

プログラムの構造は治療の枠組みに関することであり，それには施設の種類，参加基準，対象患者，サービス内容などが含まれている．これには，ケアの連続性に関与する諸サービスのレベル（図5-1），週間スケジュールとして組まれているプログラム（表5-3），さらに特定の機能障害に対するプログラムのレベルがある．たとえば，半側空間無視の入院患者に対するプログラムには探索課題を含めた作業療法，病棟におけるADLの技能改善の援助方法などで構成される．

プログラムの目標は，リハビリテーションの目的からみた到達点に関するものである．目標については，予測される到達点（予測値）を具体的な用語で表現する．セルフケア，屋外歩行可能などである．一定期間後，目標が達成されたか否かは，評価（アセスメント）によって決定される．入院患者では，通常は入院時評価（アセスメント）による予測値と一定期間後の評価（アセスメント）による実測値との比較で行われる．実測値が予測

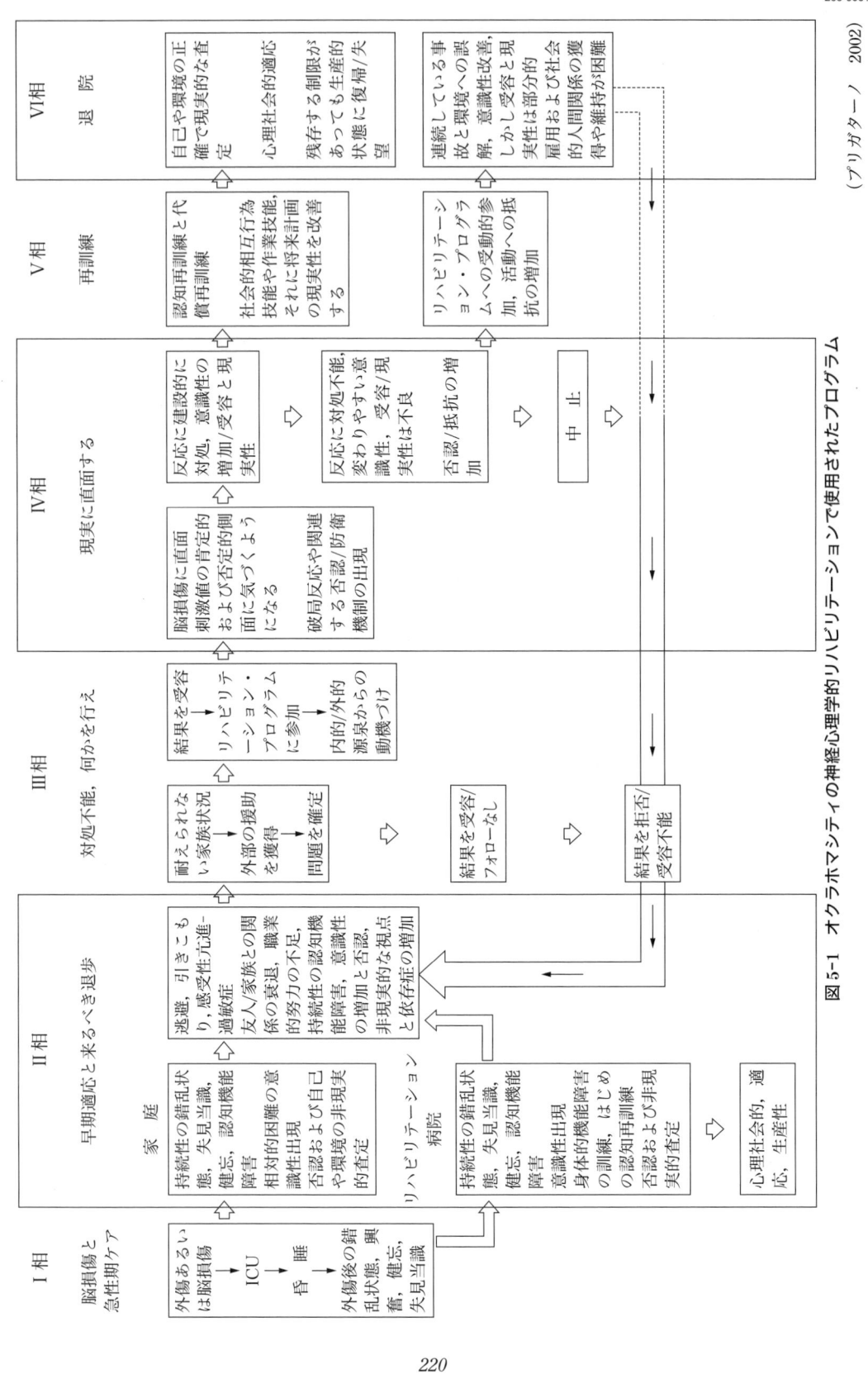

図5-1 オクラホマシティの神経心理学的リハビリテーションで使用されたプログラム

(プリガターノ　2002)

表 5-3 典型的な週間作業参加再登録プログラム

	月曜日	火曜日	水曜日	木曜日	金曜日
08:15～08:55	認知再訓練	認知再訓練	認知再訓練	認知再訓練	ワーク・トライアル(自由選択)
09:00～09:40	個別諸療法	個別諸療法	個別諸療法	個別諸療法	
09:40～09:50	休憩	休憩	休憩	休憩	
09:50～10:25	個別/集団	個別/集団	個別/集団	個別/集団	
10:30～11:10	認知集団	認知集団	認知集団	認知集団	
11:15～11:45	集団心理療法	集団心理療法	集団心理療法	集団心理療法	
11:45～12:00	環境療法	環境療法	環境療法	環境療法	
12:00～01:00	ランチ	ランチ	ランチ	ランチ	
01:00～05:00	ワーク・トライアル	ワーク・トライアル	ワーク・トライアル	ワーク・トライアル	ワーク・トライアル(自由選択)
01:45～02:45		親族集団			
03:30～04:30	スタッフ・ミーティング	スタッフ・ミーティング	スタッフ・ミーティング	スタッフ・ミーティング	
05:00～06:00		親族集団			

ワーク・トライアルの第1週は1日当たり2時間の仕事を行う。2週目には，処理できるのなら，3～4時間に延長する。3週目には，監督者と患者のニーズに応じて，目標は週4日，1日当たり3～4時間の仕事である(一般に，3～6か月間，あまり監督を要しない活動が指定される)．

(プリガターノ 2002)

表 5-4 予測因子，帰結およびその変数

研究的問題	研究デザイン
対象母集団 (target population) [包含基準；1年以上経過した慢性脳卒中患者] [除外基準；脳血管性認知症]	被験者 (subjects) [時間的特性；03.1.1-12.31 の間に発症] [地理的特性；当院入院患者] [背景因子；年齢(65歳以上)]
予測因子 (predictor；危険因子，介入，診断テスト，予後因子) [継続的訓練の有無]	予測変数 (predictor variables；予測因子の操作的定義で規定) [訓練の回数/週]
帰結 (outcome；予知因子に影響されるもの) [1年後の機能的状態]	帰結変数 (outcome variables；帰結の操作的定義で規定) [1年後のバーセル指数粗点]

表左は研究対象，予測因子，帰結の概念的定義を示し，表右は操作的定義を示す，予測因子，帰結は変数と表現する．[ ]は慢性脳卒中患者の訓練回数と機能的状態の関係を分析する場合を例に追加したものである．表右の予測変数と帰結変数の関係を分析して，表左の予測因子，帰結の関係を推論する．

(Friedland 1998, 一部改変)

値に達しない場合，プログラム自体の検討も必要となる．また，あらかじめ定めた目標値がどれだけ達成されたのかを検討することもある．たとえば，自宅退院率を70%とする目標に対して，実際には何%であったかなどによって，プログラム自体を評価する．

プログラム評価では，プログラムの目的や構造を考慮に入れて，目標がどの程度まで実現したのかを帰結のデータによって決定する(図5-2)．

患者の健康状態あるいは機能的状態の評価(アセスメント)については，利用する尺度，測定する専門職種や時期を取り上げる．ADLであれば，BI，機能的自立度評価法(FIM)のいずれを用いるのか，看護師，作業療法士などのうち誰が測定するのか，何週間に1回，評価(アセスメント)を行うかである．これらの検討を通して，評価(アセスメント)システムが具体化される．

以前は，治療後の機能的状態について治療前に行う予測は，経験的に定められることが多かった．近年，大量の帰結に関するデータを利用して，精度の高い予測値を得ることが可能になっている．

データベース(data-base)に患者の個人特性，入院時の機能的状態，帰結についての情報などが収

入院時情報	過程	帰結
・入院時の機能/障害 　身辺処理,移動,直腸膀胱管理,コミュニケーション・認知機能など ・人口統計情報（年齢,性,人種） ・紹介元 ・主診断/合併症診断など ・主機能障害 　急性期病院の機能,既往歴,発症日など	・治療の種類と量 ・主要検査・測定,主要サービス/介入 ・治療目標,経過中の測定 ・合併症/問題 ・費用/努力の指標（変化,入院期間）	・退院時の機能/障害 　身辺処理,移動,直腸膀胱管理,コミュニケーション・認知機能など 　経過観察 ・退院先（地域生活,病院,施設） ・職業状況 ・その他の活動（家事,地域参加,合併症予防）

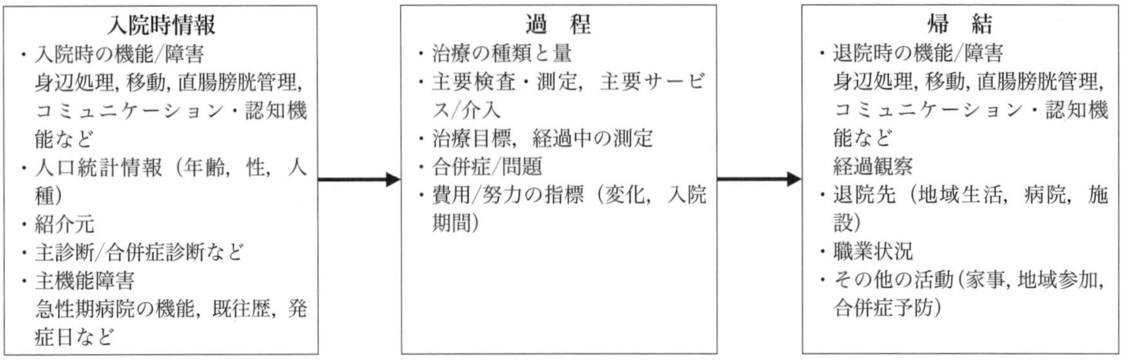

図5-2　プログラム評価の枠組み（入院リハビリテーション）

患者状況および過程の情報や帰結情報をもとに，機能/障害に関する変数を退院時と入院時とを比較したり，退院時帰結が予測の何%かなどを分析し，プログラムの目的，構造，ゴール/目標などを評価する．

(Johnston et al.　2005)

集され，帰結に関する研究が展開されたためである（中村・他　1997b）．

このようなプログラム評価を実施することによって，以下の有用性が生じる（Granger et al. 2000）．

・あるプログラムが，あらかじめ設定された基準の範囲内で機能していることを確認する．
・プログラムの目標を患者のニーズと結びつける指針とする．
・研究の目的のために，体系的に帰結に関するデータの収集を促進する．
・費用対効果を評価するための有用な情報を提供する．
・情報提供に基づく意思決定を援助することを計画する．
・目標となるデータを示し，市場における努力を支える．
・地域の人びとによるリハビリテーション・プログラムの理解および受け入れを促進する．

3－プログラム評価に基づく治療方法の改善

（1）プログラムの改良

プログラム評価では，治療開始後のある時点における帰結の評価（アセスメント）を実施し，その期間の治療戦略と所要時間を分析して，初期目標がどれだけ達成されているのかを検討する．この分析を通して，プログラムの改良を進めることがプログラム評価の最も重要な役割である．この評価は，初期に立てた目標と実際の帰結との比較検討によって行われる．

プログラムに含まれていた治療戦略が，個々の患者のいろいろな問題への対策を取り込んでいたか，治療手技は患者にとって最も適切であったか，帰結および治療に費やされた資源や費用からみて，効率的な治療戦略であったかなどが検討される．

このようなプログラム評価を通して帰結を管理するためには，次のような技術が必要とされる（Johnston et al.　2005）．

・専門職が患者の評価（アセスメント）を行い，適切な治療を選択するための治療指針を用いる．
・専門職が患者の健康状態，機能的状態，安寧についての指標，治療効果に関連する指標による評価（アセスメント）を日常的，体系的に実施する．
・入院時情報（重症度，その他），過程や帰結の情報を科学的に分析できるデータベースで結合させる．
・関係者に有用な形式でデータを分析して，普及させる．

(2) 帰結の予測

医学的リハビリテーションの最終的な帰結を予測することは，適切な目標設定と治療計画を立てる上で不可欠である．帰結の予測によって，患者や家族の指導も早期に開始できて，退院後の受け入れを円滑に進めることが可能となる．

従来，帰結の予測に関連した研究は，患者の機能的帰結に影響を及ぼす要因を明らかにすることが中心であった．たとえば，脳卒中の機能的帰結に負効果を示す要因として，再発，年齢，失禁，視空間失認などがあり，ひとつの要因による正確な予測は困難とされている（Jongbloed 1986）．

その後，多変量解析の手法によって，関連する複数の要因を用いて，個々の患者の機能的予後がかなりの精度で予測できるようになっている（中村・他 1991a）．患者の特性と治療の種類および器官との関係が明らかになるにつれて，臨床における有用性は増大している．

(3) 比較検討

異なる複数の治療法を比較して優劣を定める，一定間隔で同じ医療機関におけるリハビリテーション機能の改善を比較して検討する，複数の医療機関の機能を検討する，医療機関内における各部門の効率を検討するなど，医学的リハビリテーションの効果および効率について，多くの検討が求められている．それらは帰結の評価（アセスメント）と評価によって実施される．図5-3に発症3か月以内の患者群と発症後1年以上経過した患者群における入院リハビリテーションの帰結を掲げる．機能的状態はBIで表している．同じプログラムで治療された結果，発症3か月以内の患者群で機能的利得は高い．ただし，発症後1年以上経過した患者群でも機能的状態の改善は得られている（千田 2004）．入院時，入院中および退院時の評価（アセスメント）を通して，各部門の進行状況や目標達成度を比較検討することは，チームが共通目標に向かって作業するために不可欠な活動である．

部門間の比較あるいは情報伝達を目的とした評

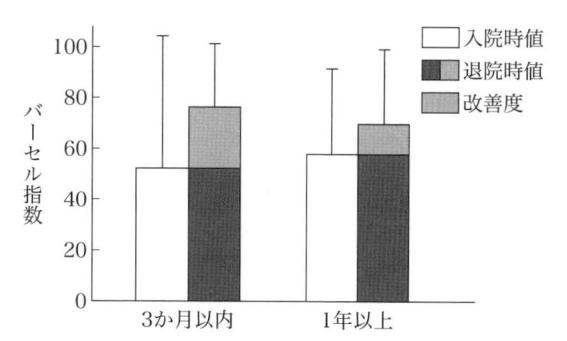

図5-3 発症後1年以上経過の慢性脳卒中患者へのリハビリテーション効果
バーセル指数の退院時測定値から入院時測定値を差し引き，その差を改善度としている．発症後3か月以内患者で改善度が高いが，1年以上患者でも改善が得られる．
（千田 2004）

価（アセスメント）のデータは，医学的情報および機能的状態を包含するデータベースに保存するとよい（Nakamura et al. 1990b）．また，各部門が相互に関連性のない尺度を用いていると，比較検討は不可能となり，チームとしての統合ができないこともある．発達的アプローチあるいはリハビリテーション的アプローチなど，チーム全体としてのアプローチと整合性のある尺度の使用が必要とされる．発達的アプローチであれば，知的能力には精神年齢（mental age），運動能力には運動年齢（motor age），さらに社会生活については社会生活年齢（social age）を用いて表す．チーム・アプローチには，帰結をひとつの体系で評価することが欠かせない．

(4) 機能的帰結の予測システム

医学的リハビリテーションにおける機能的帰結の検討の意義は，脳卒中機能回復評価システム（RES）に詳細が示されている（中村・他 1991a, 1997b）．RESは，医学的リハビリテーションの介入によってもたらされる，脳卒中患者の機能的帰結を定量的に予測することを目的としたデータベースである．

脳卒中は特定の症候や機能障害をもたらす．そこで患者の機能的制限や活動制限には，特定の症候や機能障害と因果的な連鎖があると想定して，

表 5-5 症例

　SS　　74歳（発症時），男性，医師．
　診断名　　脳梗塞（脳幹部）
　障害名　　右片麻痺，構音障害
　合併症　　高血圧，糖尿病
　現病歴　　1994年12月4日右下肢脱力で発症，構音障害も出現し，3時間後には歩行不能となった．救急車で某病院入院し，MRIで脳幹部梗塞と診断された．意識は清明であった．抗血小板薬を投与されたが，2週後のCAGで内頚動脈-眼動脈分岐部に未破裂動脈瘤が見つかり，中止された．リハビリテーションは1週後から開始．左手で経口摂取可能で，歩行訓練を開始した段階で，1995年1月19日当院に転入院した．
　入院時現症　　身長170cm，体重63kg，血圧102/53mmHg，脈拍68/分整．心肺腹部に異常所見なし．神経学的には構音障害，右不全片麻痺（ブルンストローム・ステージは上肢5，手指5，下肢5），右半身の軽度の表在・深部感覚鈍麻と軽度の体幹失調を認めた．
　検査所見　　心電図，胸部X線では異常なし．1,600kcalの食事療法だけで，空腹時血糖102mg/dlと糖尿病もコントロール良好であった．
　入院時評価　　体幹下肢運動機能は，MAO26，10m最大歩行速度19.8m/分．上肢機能はMFS右69，左94であった．病棟では，食事が自立し，排泄，更衣，整容は部分介助，入浴は全介助でBI40であった．知的機能は，言語性IQ103，動作性IQ110，全検査IQ110，HDS-R27であった．
　治療計画とゴール設定　　RESの予後予測では，3か月後にはMOA38，MFS85で屋外歩行が自立し，右上肢機能もある程度実用化可能となることが見込まれたが，BI79とADLの完全自立は困難と予測された．屋外歩行の自立と，ADLの向上を目標とし，プラスチック製AFOを装着しての歩行訓練，右上肢機能回復訓練，構音障害に対する指折り法による発声訓練を開始した．
　経　過　　入院後1か月間の機能回復は予測を上回り，特にADLは入浴を除いて自立し，BIは40から90へと向上した．
　最終評価　　MOA41.5，10m最大歩行速度は66.8m/分となり，屋外歩行も実用的となった．MFSは84まで回復し，箸の使用，書字も可能となった．ADLは入浴も自立し，階段昇降に監視を要する以外自立し，BI95となった．構音障害も，指折りをしなくても会話速度の調整ができるようになり，実用的なレベルまで回復した．
　帰　結　　発症から4.5か月，入院から3か月で自宅へ退院となった．
　小　括　　回復が予測を上回った症例である．入院当初のBIが低かった原因として，覚醒度の低下があったこと，前医ではADL訓練がほとんど行われず，家人の付き添いが続いたため本人の依存度が高かったことがあげられる．覚醒レベルの改善と運動失調の減少，入院時のBI低下をもたらした個体側の要因と推定される．

(中村・他　1997b，一部改変)

RESには神経症候をはじめとする機能障害，機能的状態（能力低下）および個人評価（アセスメント）データが収録される．機能的状態（能力低下）については，ミニメンタル・ステート（鳴子版）あるいは改訂長谷川式簡易知能評価スケール（HDS-R），上肢機能検査（MFS），体幹下肢運動年齢検査（MOA）およびバーセル指数（BI）が使用されている．RESは入院時評価（アセスメント）のデータを用いて，4週，8週および12週後の機能的状態の予測値を85％以上の精度で出力する（中村・他　1997b）．RESでは，諸評価（アセスメント）が体系化され，各専門職の担当領域が明確であり，機能的状態（能力低下）の帰結を予測するだけでなく，プログラム修正，さらに患者と家族の指導，地域社会への再入に必要とされる支援の準備にも利用される．症例[*2]を掲げておく（表5-5，図5-4，5）．

(5) 医学的リハビリテーションの治療研究

目標を達成するためのプログラムは包括的リハビリテーションに不可欠であり，プログラム評価は今後の進歩にとって重要である．

特定の疾病に対する治療研究では，無作為化対照研究（RCT）が利用されるが，複数の治療技術の時間的順序を規定するような包括的リハビリテーションのプログラム全体に対して対照群を設

[*2] ここでは，簡易版コンピュータソフト「RES-4」（酒井医療株式会社）を使用している．

IDNo. 94268603
氏名　SS

入力項目	データ	麻痺側	右
		意識障害	覚醒している
発症日	1994年12月04日	視野障害	無
初回検査日	1995年02月01日	眼球運動障害	無
発症から初回検査までの期間	59	眼振	無
年齢	74	失語	無
性別	男	痙縮	無
脳外科手術	無	腱反射亢進	有
昏睡	無	病的反射	有
脳卒中発作回数	1	運動麻痺	有
脳出血	無	感覚障害	有
脳梗塞	有	運動失調	有
くも膜下出血	無	不随意運動	無
膀胱直腸障害	無	高血圧	無
認知障害	無	心疾患	無
糖尿病	有	関節拘縮	無

12週後の予測値　□ 初期値　■ 予測値

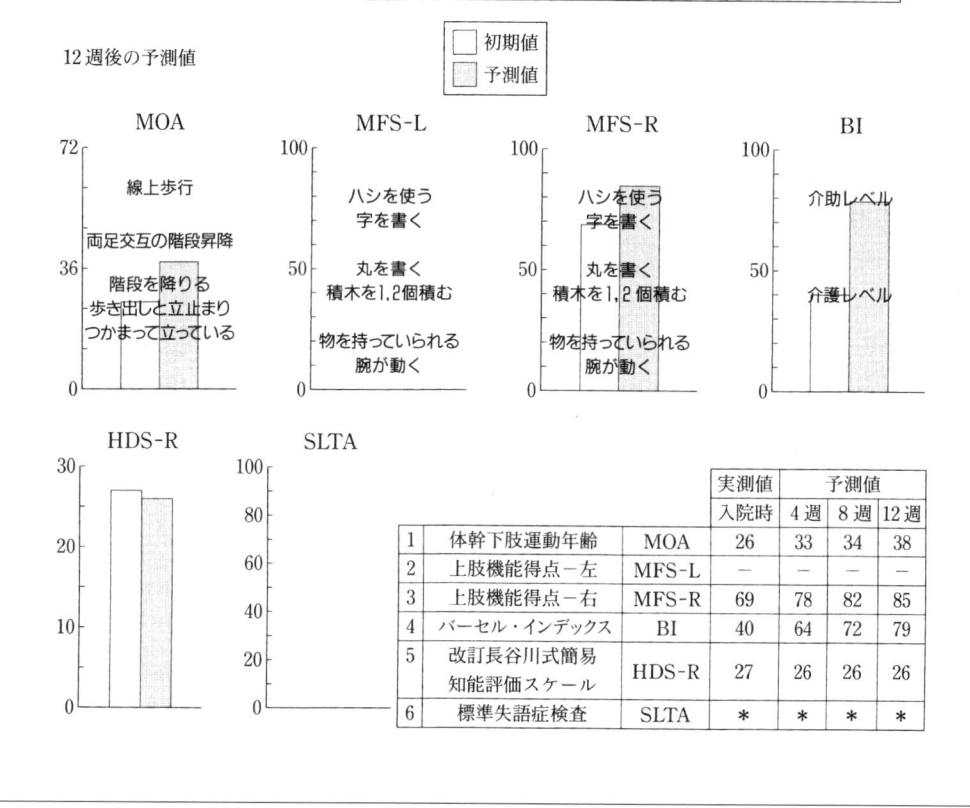

MOA / MFS-L / MFS-R / BI / HDS-R / SLTA

			実測値	予測値		
			入院時	4週	8週	12週
1	体幹下肢運動年齢	MOA	26	33	34	38
2	上肢機能得点－左	MFS-L	－	－	－	－
3	上肢機能得点－右	MFS-R	69	78	82	85
4	バーセル・インデックス	BI	40	64	72	79
5	改訂長谷川式簡易知能評価スケール	HDS-R	27	26	26	26
6	標準失語症検査	SLTA	*	*	*	*

図 5-4　入院時の評価

（中村・他　1997b）

IDNo. 94268603
氏名 SS

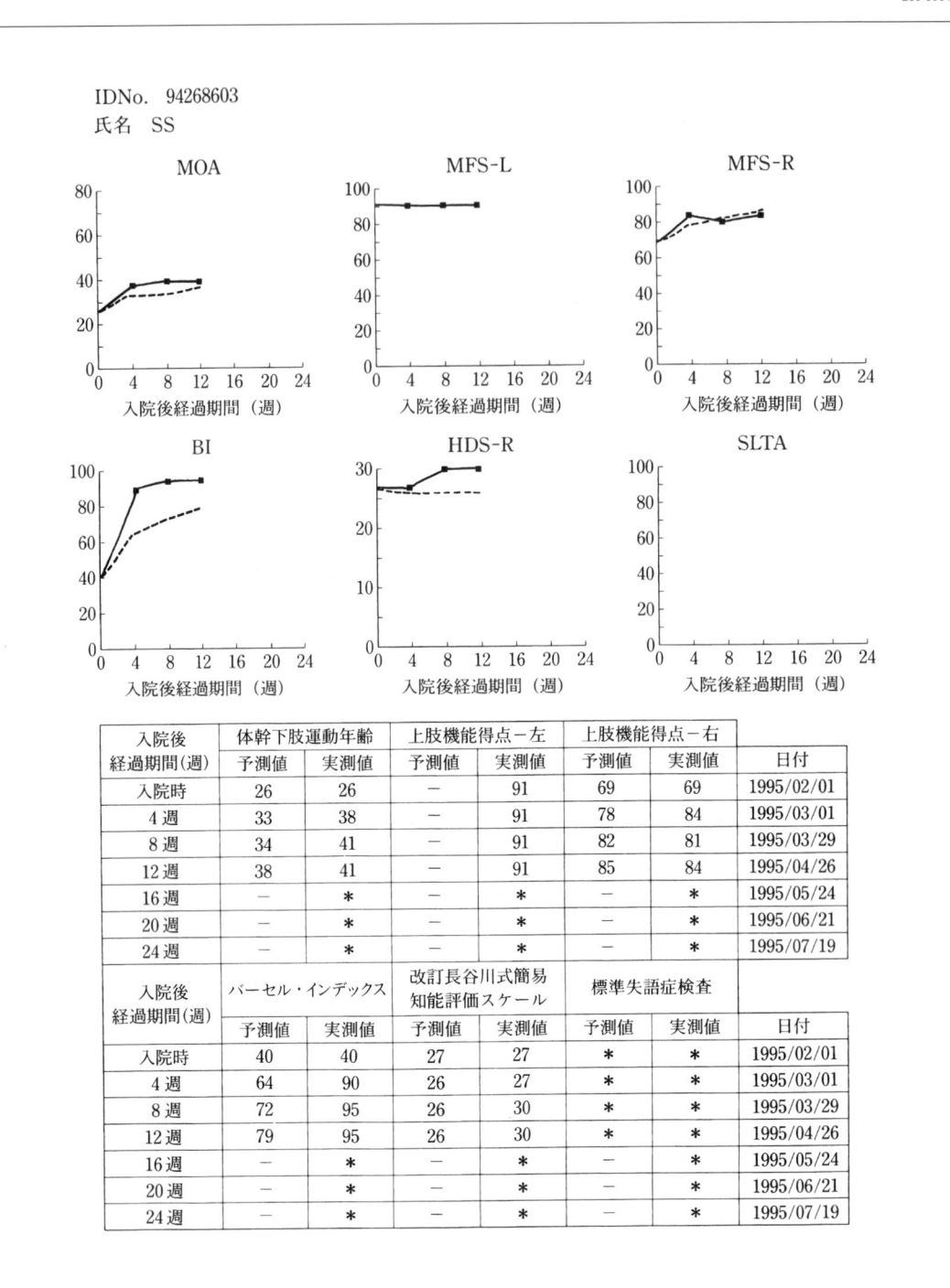

MOA / MFS-L / MFS-R / BI / HDS-R / SLTA グラフ

入院後経過期間(週)	体幹下肢運動年齢		上肢機能得点－左		上肢機能得点－右		日付
	予測値	実測値	予測値	実測値	予測値	実測値	
入院時	26	26	－	91	69	69	1995/02/01
4 週	33	38	－	91	78	84	1995/03/01
8 週	34	41	－	91	82	81	1995/03/29
12 週	38	41	－	91	85	84	1995/04/26
16 週	－	＊	－	＊	－	＊	1995/05/24
20 週	－	＊	－	＊	－	＊	1995/06/21
24 週	－	＊	－	＊	－	＊	1995/07/19

入院後経過期間(週)	バーセル・インデックス		改訂長谷川式簡易知能評価スケール		標準失語症検査		
	予測値	実測値	予測値	実測値	予測値	実測値	日付
入院時	40	40	27	27	＊	＊	1995/02/01
4 週	64	90	26	27	＊	＊	1995/03/01
8 週	72	95	26	30	＊	＊	1995/03/29
12 週	79	95	26	30	＊	＊	1995/04/26
16 週	－	＊	－	＊	－	＊	1995/05/24
20 週	－	＊	－	＊	－	＊	1995/06/21
24 週	－	＊	－	＊	－	＊	1995/07/19

図 5-5 最終報告

(中村・他 1997b)

けることは，倫理面からも，社会的了解でも困難であろう．そのため，プログラムの効果を検討する場合には，同じ診断と機能障害を有する同時期の患者群（cohort；統計因子を共有する集団）に対して，患者の機能的帰結と患者が受けた治療内容とを関連づけた分析が主流になる．RCTではないため，効果を分析することには困難が伴い，分析的研究には馴染まない（森實 2002）．むしろ，プログラムに使用されている特定の治療技術を，それぞれRCTによって検討し，それらの総合として包括的リハビリテーションの効果を分析する手法がよい．結果の解釈には注意が必要であるが，臨床には役立つ．

第6章

各種の検査と測定法

1. 関節可動域 *230*

2. 筋力と筋持久力 *235*

3. 心肺フィットネス *240*

4. 動作と目標達成機能 *246*

5. 心理検査 *259*

6. 日常生活活動 *266*

7. 活動調査 *278*

8. 生活の質 *288*

1. 関節可動域

関節は，相対する2個あるいはそれ以上の骨を連結している構造体である．連結の様式には，線維性連結（fibrous joint），軟骨性連結（cartilaginous joint）および滑膜性連結（synovial joint）の3種類がある．狭義の関節は滑膜性連結であり，可動性，支持性および固定性を備えている．

関節の角度や運動域を客観的に測定する方法には，測角法（goniometry）と関節可動域測定（measurement of joint motion, range of motion test：ROM test）とがある．関節可動域の測定は，関節機能の基本的検査のひとつである．測定すべき関節について，あらかじめ定義された基本肢位から，いろいろな運動方向で得られる最大角度を測定する．

関節可動域測定の臨床的意義は，
・関節運動の阻害因子の検討
・機能障害の評価（assessment）
・治療法の選択にかかわる資料
・治療効果の判定
・作業能力の評価（assessment）
などである．

関節可動域測定には，関節角度計（goniometer）を利用する（図6-1）．測定には，静的状態の場合と，動的状態にある運動時の三次元空間の場合とがあり，いろいろな測定機器および方法がある．徒手で測定するのは静的状態の関節角度であり，金属やプラスチックの角度計が使用されている．動的状態では，角度変化を電気量に変換して記録する電気角度計が有用である．三次元動作解析システムによる計測も行われる．X線写真上での角度計測（機能撮影）やX線映画撮影法（シネラジオグラフ，cineradiograph）が利用されることもある．

1 可動域と関節可動域

身体部位の最大可動範囲を可動域あるいは関節可動域（range of motion：ROM）という．ただし，頸椎の動きに代表されるように，ROM測定は必ずしも個々の関節運動を測定しているわけではない．

ROMは，関節を構成する骨の関節面の形態および関節を取り囲む関節包や靱帯や筋群による運動制限によって決定され，年齢や性別，体格，遺伝的素因などによる個人差がある．また，測定時の姿勢によっても変動する．測定法の統一を図るため，1995年に日本整形外科学会と日本リハビリテーション医学会による「関節可動域表示ならびに測定法」が制定されている．関節可動域表示では，正常値は定めず参考可動域が記されている．関節疾患や外傷によってROMに制限が生じた場合などは，参考可動域だけでなく，健側のROMと比較して，ROM制限の程度を判定する．

ROMには，自動運動によるものと他動運動によるものとがあり，単にROMというときは他動運動によるものをいう．他動的可動域（passive ROM）は，被験者は筋を完全に弛緩させた状態で，検者が関節を動かしたときのROMである．自動

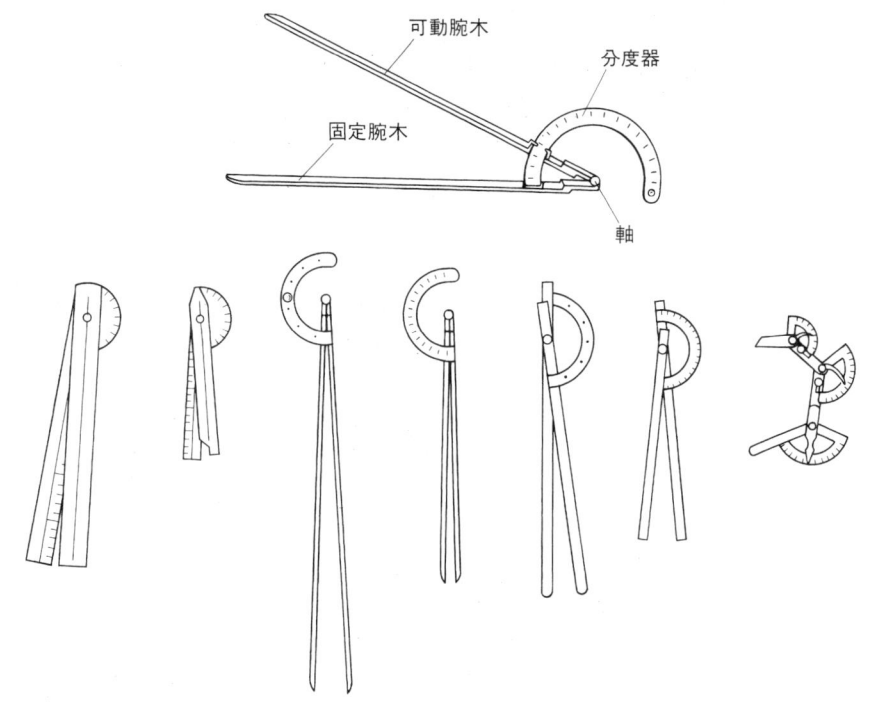

図 6-1　各種角度計

的可動域（active ROM）は，被験者が随意的に関節運動を行ったときの ROM である．前者は骨関節系の解剖学的な構造を反映し，後者は主として神経筋系の生理学的な機能を表している．他動的 ROM は，自動的 ROM よりも，わずかに大きい．他動的 ROM が制限されているときには，関節面の不適合，関節液の貯留，関節包や靱帯，筋の拘縮などを鑑別しておく．同時に，関節の不安定性にも注意しておく．自動的 ROM が他動的 ROM よりも，かなり小さいときには，筋力低下や痛みの有無，詐病の可能性に注意する．

2　関節可動域の測定と表示

1 - 測定

付録 2 に関節可動域の表示と測定法を掲げる．関節可動域測定および筋力テストの結果をまとめて記入することも行われている（**表 6-1**）．

関節可動域表示では，一部の関節の運動を除いて，解剖学的肢位を 0° として開始肢位にする．特別な肢位を開始肢位にするときは，具体的に記載しておく．測定は，角度計の固定腕木を近位体節軸に，可動腕木を遠位体節軸に重ね，角度計の軸を関節軸と合わせて行う．他動的 ROM の測定では，関節の近位体節を固定して，遠位体節を動かす．検者は遠位体節をゆっくりと，それ以上の動きは不可能と抵抗（最終域感，end-feel）を感じるまで動かす．

測定の誤差を最小にするための留意点として，次の事項がある（Nicol　1989）．

・患者の体位を一定にする（測定する関節によって異なる）．
・測定する関節の基本軸となる体節を固定して，動かないようにする．
・運動面と角度計とを一致させる．
・骨などの目標となる点（解剖学的指標，anatomical landmark）を正確に定める．
・他動的 ROM 測定時に検者が加える外力を適正に保つ（痙縮筋では運動の速さが遅いほうがよ

表6-1a　MMT・ROM（上肢）

患者氏名　_____　　検査年月日　_____

診断名　　_____　　検査者　　　_____　　　　（Dr　PT　OT）

右（R）		検査項目			正常ROM（参考）	左（L）	
ROM（A）	筋力					筋力	ROM（A）
（　　）		肩甲骨	屈	曲（内転）	～20		（　　）
（　　）			伸	展（外転）	～20		（　　）
（　　）			挙	上	～20		（　　）
（　　）			下	制	～10		（　　）
（　　）		肩	屈	曲	～180		（　　）
（　　）			伸	展	～50		（　　）
（　　）			外	転	～180		（　　）
（　　）			水平屈曲（内転）		～135		（　　）
（　　）			水平伸展（外転）		～30		（　　）
（　　）			外	旋	～90		（　　）
（　　）			内	旋	～90		（　　）
（　　）		肘	屈	曲	～145		（　　）
（　　）			伸	展	～5		（　　）
（　　）		前腕	回	外	～90		（　　）
（　　）			回	内	～90		（　　）
（　　）		手	掌	屈	～90		（　　）
（　　）			背	屈	～70		（　　）
（　　）			橈	屈	～25		（　　）
（　　）			尺	屈	～55		（　　）
II III IV V （　　）	II III IV V	指	MP 屈 曲		～90	II III IV V	II III IV V （　　）
（　　）			PIP 屈 曲 ※伸展は備考に		～100		（　　）
（　　）			DIP 屈 曲 ※伸展は備考に		～80		（　　）
（　　）			MP 伸 展		～45		（　　）
（　　）			外	転	～20		（　　）
（　　）			内	転			（　　）
（　　）			小 指 外 転				（　　）
（　　）			小 指 対 立		(cm)		（　　）
（　　）		母指	MP 屈 曲		～60		（　　）
（　　）			IP 屈 曲		～80		（　　）
（　　）			MP 伸 展		～10		（　　）
（　　）			IP 伸 展		～10		（　　）
（　　）			外	転			（　　）
（　　）			母 指 内 転				（　　）
（　　）			母 指 対 立		(cm)		（　　）

備考　握力　右　　kg　左　　kg
　　　ピンチ力　右　　kg（　　）　左　　kg（　　）

国立身体障害者リハビリテーションセンター病院

表 6-1b　MMT・ROM（下肢）

患者氏名 _____　　検査年月日 _____
診断名 _____　　検査者 _____ （Dr PT OT）

右（R）		検査項目			正常ROM（参考）	左（L）	
ROM（A）	筋力					筋力	ROM（A）
（　　）		頸	前屈		～60		（　　）
（　　）			後屈		～70		（　　）
（　　）		体	伸展	（上部）	～15		（　　）
（　　）				（下部）			（　　）
（　　）		幹	屈曲		～45		（　　）
（　　）			回旋		～30		（　　）
			骨盤のひき上げ				
（　　）		股	屈曲	（膝屈曲）	～120		（　　）
（　　）				（SLR）	～90		（　　）
（　　）			伸展	（膝伸展）	～15		（　　）
（　　）				（膝屈曲）			（　　）
（　　）			外転		～45		（　　）
（　　）			内転		～20		（　　）
（　　）			外旋		～45		（　　）
（　　）			内旋		～45		（　　）
			屈曲、外転、外旋				
			屈曲位外転				
（　　）		膝	屈曲		～130		（　　）
（　　）			伸展	（股屈曲）	～0		（　　）
（　　）				（股伸展）			（　　）
（　　）		足	背屈	（膝伸展）			（　　）
（　　）				（膝屈曲）	～20		（　　）
（　　）			底屈	（膝伸展）	～20		（　　）
（　　）				（膝屈曲）	～45		（　　）
（　　）			内反		～45		（　　）
（　　）			外反		～40		（　　）
（　　）		母趾	屈曲		～40		（　　）
（　　）			伸展				（　　）
（　　）		足趾	屈曲				（　　）
（　　）			伸展				（　　）

備考：
脚長：長：右　　cm　　左　　cm　　脚長差：　　cm
クローヌス：　膝　＋，－
　　　　　　　足　＋，－

国立身体障害者リハビリテーションセンター病院

1. 関節可動域

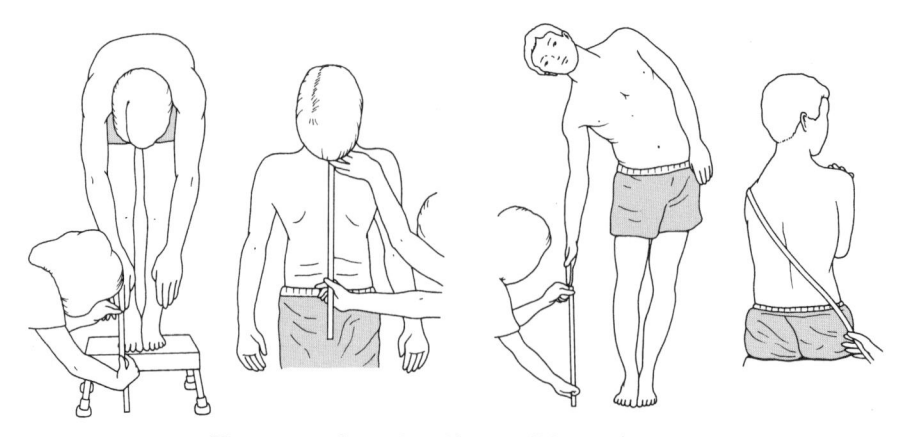

図 6-2 テープ・メジャー法による体幹の可動域測定
(Frost et al. 1982)

い).
・最終肢位における解剖学的指標の位置を確認する.

その他の注意事項を掲げておく.
・角度計の軸と関節の軸はできるだけ一致させる.
・関節をまたぐ2関節筋（多関節筋）があるときは，その影響を考慮しておく．たとえば，膝関節のROMは，股関節の肢位によって変化する（2関節筋；大腿直筋とハムストリングス）．
・加える力には注意して，患者に痛みや不快感を与えない．

なお，ROM測定の検者内誤差はおよそ10%である（Nicholas et al. 2002）．

2 - 表示

付録2や表6-1の数値は参考角度であり，常に左右を測定し，比較する．

ROMの表示をマイナス（−）で表すこともできる．たとえば，膝関節のROMが屈曲位20°から90°までのときには，次のように表示する．
・ROMは20°〜90°．
・屈曲は90°まで，伸展は屈曲位20°まで，あるいは−20°まで．

股関節には規定のROMのほかに，分回し運動，屈曲位内転や屈曲位外転を記載することもある．

足部の長軸方向の回旋運動として，回外と回内，底屈と背屈，外転と内転があるが，これらの運動は合成されて，外がえし（eversion），内がえし（inversion）として表示されている．ただし，足部変形は外反，内反と呼んでいる．

3 - 特殊な測定法

頸部や体幹の可動域の測定は，関節角度計では正確な測定が困難であるため，基準とする点からの距離を測定するテープ・メジャー法（tape measure method）が利用されている（図6-2）．体幹の測定では，股関節を含む体幹前屈の可動性（mobility）は，患者に両足を接触させて膝を伸展した立位姿勢から最大前屈させ，下垂した両上肢の中指の指先から床までの距離を計測する．後屈は，立位姿勢から最大の後屈をさせて，第7頸椎棘突起から上後腸骨棘レベルまでの距離を計測する．側屈は，最大に側屈したときに，中指の先端から床までの距離を計測する．体幹の右回旋では，患者は座位で左手を右肩に置いた姿勢で右側へ最大に回旋させ，そのときの左肩峰から右大腿骨大転子までの距離を計測する．頸部の側屈では，耳垂端と肩峰との距離を計測する．脊柱の前後運動では，測定する部位の棘突起間の距離を計測する方法もある．

その他の特殊な計測法もある．

2. 筋力と筋持久力

1 筋収縮と筋力

　筋の収縮によって生じる力を張力という．その強さは，筋収縮に参加する運動単位（motor unit；1本の運動神経とその支配を受ける複数の筋線維で構成される）の数，運動神経の発射頻度，各運動単位の活動タイミングの一致によって決められる．骨格筋が発生する張力は，関節のトルク（torque, 単位：N・m, kg・m）として計測される．

　仕事は力と距離との積で表され，単位時間に遂行される仕事を筋パワー（muscle power）と呼んでいる．筋の横断面積単位当たりの生じる張力を絶対筋力として表すこともあり，この筋力はおよそ4～8 kg/cm^{2}である．

　筋力は，瞬発力として発揮される筋収縮の強さと，どれだけ長く一定の筋収縮を続けられるかに分けられる．通常は，前者を筋力（muscle strength）として扱って，後者を筋持久力（muscular endurance）と呼んでいる．

　筋収縮の相違による筋力には，筋長は変わらないで収縮する力（等尺性筋力, isometric strength），筋長が変わって張力は変わらないで生じる力（等張性筋力, isotonic strength），および一定の角速度で関節運動が生じているときの力である等運動性筋力（isokinetic strength）がある．また，筋収縮の様態として，筋の起始部と停止部とが近づきながら収縮するときの求心性筋力（concentric strength），および筋の起始部と停止部とが遠ざかりながら収縮するときの遠心性筋力（eccentric strength）がある．筋長が同じであれば，遠心性筋力が最も強く，求心性筋力が最も弱い（**図6-3**）．

　臨床における筋力のテストに利用されているのは，主要な関節運動に関与する筋群の最大収縮時の筋力であり，瞬発力に近い．代表的なテストには，徒手筋力テスト（manual muscle testing：MMT）がある．その他に，器機を利用して，握力やつまみ力，背筋力，腹筋力，脚力などの粗大筋力を測定する方法もある．

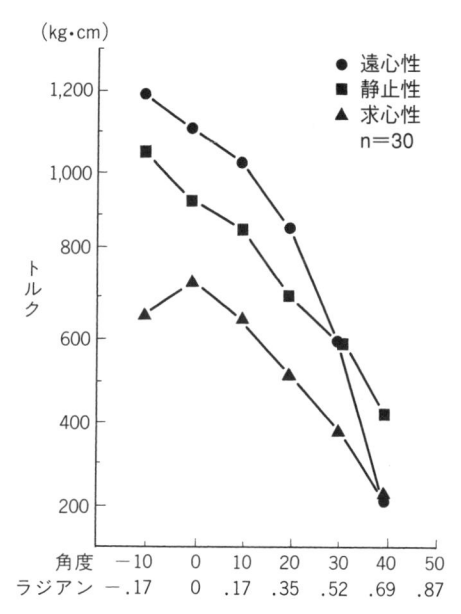

図6-3　股外転筋の張力変化（トルク）
10°（0.17 rad）の間隔で測定．
（Olson et al. 1972）

表 6-2 徒手筋力テストにおける筋力の表示法と判定基準

表　示　法				判　定　基　準
5	N	Normal	正常	最大抵抗を与えても，なおそれ及び重力に抗して完全に運動できる
4	G	Good*	優	若干の抵抗を与えても，なおそれ及び重力に抗して完全に運動できる
3	F	Fair*	良	重力に抗してなら，完全に運動できる
2	P	Poor*	可	重力を除外すれば，完全に運動できる
1	T	Trace*	不可	筋のわずかな収縮は明らかにあるが，関節は動かない
0	0	Zero*	ゼロ	筋の収縮がまったく認められない

S または SS：Spasm 痙攣（スパズム）または強い痙攣
C または CC：Contracture 拘縮または強い拘縮
＊筋の痙攣（スパズム）あるいは拘縮が運動の範囲を制限することがある．それによって運動が不完全である場合には段階づけの後に S, SS, C, CC を付記し疑問符をつけておくべきである．

Committee on After Effects, National Foundation for Infantile Paralyis, Inc.（1946）

（Daniels et al. 1972, 一部改変）

筋持久力のテストには，一定の筋力の持続時間，リズム運動の再現性の検討などが用いられている．ただし，臨床では，あまり利用されていない．

筋力測定の目的は，
・疾病診断の補助手段：筋力低下の程度，性質（筋力，筋持久力），異常を示す筋の分布様式を通して，病変部位と機能障害の程度を推定する，
・運動機能の評価（アセスメント，assessment）：運動機能の評価（アセスメント）には，ROM や運動協調性，感覚テストとともに不可欠である，
・治療方針決定の資料：疾病診断や病態生理に基づいて，筋力低下によって失われた運動機能を代償する訓練法，装具や機能再建手術の適応を検討するための情報となる，
・臨床経過観察の指標：疾病の自然経過や予後，治療の効果判定の情報となる，
などである．

2 徒手筋力テスト

徒手筋力テスト（MMT）は，個々の筋あるいは筋群の力をできるだけ選択的に測定し，評価（アセスメント）を行うための方法である．

1 - 表示法と判定基準

このテストは，Lovett が考案した抗重力検査法（antigravity test；筋の短縮によって，重力に抗して身体部位を動かせるか否かを判定する）から始まった．1912 年には，Lovett と Wright による 6 段階（Zero, Trace, Poor, Fair, Good, Normal）の尺度が公表された．1938 年に，Kendall 夫妻のパーセント尺度（Trace＝10％, Poor＝25％, Fair＝50％, Good＝75％, Normal＝100％）が現れている．また，オックスフォード分類（Oxford classification）は，0―5 の 6 段階を利用している（表 6-2）．その後，Daniels et al.（1972），Kendall et al.（1971）などによって改良が加えられ，複数の変法がある．表示法と測定手技については，ダニエルス法を利用することが多い（ヒスロップ・他　1996）．

MMT では，求心性収縮における筋力の段階づけ（grading）を行う．筋力 3 が機能的制限の評価（アセスメント）の鍵となる．これは重力に抗して可動域全体にわたって遠位の身体部位を動かすことができる筋力である．さらに，筋力 3 の判定は客観的であり，検者の加える力とは関連性がない．患者は，身体部位の運動を重力場で行い，その部位を動かすことができる．可動域が全可動域全体ではないが，50％以上のときには 3－，50％未満であれば 2＋と表示する．筋力 3 未満であれば，その身体部位を使うためには，外部からの支援が必要となる．また，十分な自動運動が行われないため，拘縮も生じやすい．重力に抗しては動かせないが，水平面上の運動のように，重力を除けば ROM 全体にわたって動くときには筋力 2，ROM 全体ではないときには ROM 50％を基準にして

2−あるいは1＋として表示する．筋力4と5については，判定に主観が入りやすいため，検者間に不一致が生じることがある．被験者の年齢や性別によって，検者間に期待値や加える抵抗に相違があるからである．なお，筋力低下に拘縮や痙縮が伴っているときには，動作時の筋力を予測するための有用性は低くなる（Erickson et al. 1993）．

2−測定法

MMTにおける筋力とは，重力や抵抗に対して筋や筋群が発揮する最大トルクである．姿勢や肢位と運動方向，身体の固定部位を定めて，特定の筋や筋群の筋力を測定する．たとえば，膝関節を屈曲位にして股関節伸展の筋力を測定すれば，2関節筋であるハムストリングスは短縮位におかれて股関節伸展への作用は弱くなり，大殿筋による股関節伸展の力が選択的に測定できる．

測定にさいしては，筋力に影響する諸要因を考慮に入れておく．年齢，性別，痛みの有無，疲労，動機の程度やテストに対する不安などである．

テストは次の手順で進める（Hopkins et al. 1978）．
①MMTの前に，他動的ROMを調べる．
②患者には，テストする筋（関節運動）が重力に抗した運動となるような姿勢や肢位をとらせる．
③検査する関節よりも近位の関節を固定して代償運動を防止する．
④患者に自動的運動を指示して観察する．
⑤運動中に目的とする筋あるいは筋群に触れて，その収縮を確認する．
⑥自動的運動と逆方向に検査者の徒手による抵抗を加える（抵抗の加え方には，関節運動の終わりに近づいたら加える遮断法，および運動の始まりから終わりまで全ROMにわたって加える方法があるが，通常は遮断法を用いる）．
⑦筋力を決定する．
⑧信頼性と正確さを高めるため，テストを反復する．
⑨患者名と病名，日付，検査者名，結果を用紙に記入する（表6-1参照）．
である．

3 筋持久力

筋持久力（muscular endurance）は，筋疲労を測定することで検討される．最大努力で筋収縮を反復したときの筋力低下の割合を指標としたテストが多い．神経筋疾患の主要な症状のひとつに易疲労性（fatigue failure）があり，機能的制限や活動制限の大きな要因となっている．これは筋持久力として，静的検査（static test）あるいは動的検査（dynamic test）によって，測定が行われている．

静的検査では，患者に最大随意収縮（maximum voluntary contraction：MVC）あるいはその60〜80％で収縮を持続させ，その筋力が維持できなくなるまでの時間を計測する．たとえば，マーチン・ビゴリメータ（Martin Vigorimeter）を用いて，最大握力を計測し，その60〜80％の握力でバルブを握り締めていられる時間を計測する．

動的検査では，一定頻度で運動課題を反復し，その低下率を求める．たとえば，ビゴリメータを3秒握り，2秒休息することを10回繰り返し，次式で疲労指数（Fatigue Index：FI）を求める．

$$FI = (F_{1,2} - F_{9,10}) \times 100 / F_{1,2}$$

ただし，$F_{1,2} = F_1 + F_2$；$F_{9,10} = F_9 + F_{10}$, である．

健常者が肩関節90°外転位で上肢を外転する課題では，FI＝6.1％である（Nicklin et al. 1987）．若年成人がスメドレー式握力計で握力を測定する課題では，男性がFI＝25.2％，女性がFI＝24.2％である（中村・他 2004）．その他に，①一定量の負荷を加えた自転車エルゴメーターのペダルをできるだけ速く回転させ，回転数が低下するまでの時間の計測，②およそ0.5 Hzの頻度でしゃがみと立ち上がりを反復させ，それが不能になるまでの回数，③反復してビゴリメータのバルブを握り締め，圧力の減衰を測定するハンドグリップ検査，などを利用するとよい．

4 機器による筋力測定

臨床に用いられている筋力の測定機器には，手筋力計（hand dynamometer），手持筋力計（hand-held dynamometer），等運動性筋力計（isokinetic dynamometer）などがある．

機器による測定では，定量的な筋力が得られ，生体力学的な変数として利用することもできる．たとえば，健常男性の上腕二頭筋のMMTと筋力計による測定値との比較では，筋力5は250N以上，筋力3は5—10Nとなり，最大筋力の2%程度である（Van der Ploeg et al. 1984）．

なお，測定時における患者の疲労や慣れを考慮すれば，通常は3回の測定値の平均を求める方法が信頼性は高い．最大収縮の持続時間は5秒以内として，各測定の感覚は30秒以上とする．経過を追って筋力を測定するときには，2週に1回の測定が妥当である．

1 - 手筋力計

手筋力計には，握力計やつまみ計（pinch-meter）があり，いずれも静的検査法である．わが国では，スメドレー式握力計が普及しているが，手機能との関連を検討するには，マーチン・ビゴリメータがよい．これは直径3，4，5 cmの3種のバルブ（ゴム球）を手の大きさに合わせて用い，バルブを介して空気圧を記録する機器である．握力が著しく低下している患者でも使用できる．

握力検査（grip strength test）は，日常診療における使用頻度が高い．手機能の客観的な測定には，検査法を標準化する必要があろう．Mathiowetz et al.（1985）は，手の筋力測定の注意事項として，
・標準化した肢位と患者に対する指示の与え方を守ること，
・3試行の平均値を用いること，
・データは，性別および年齢層別の基準値と比較して，解釈すること，
・握力計やつまみ計は定期的に校正を行うこと，
を掲げている．ただし，テストの標準化について

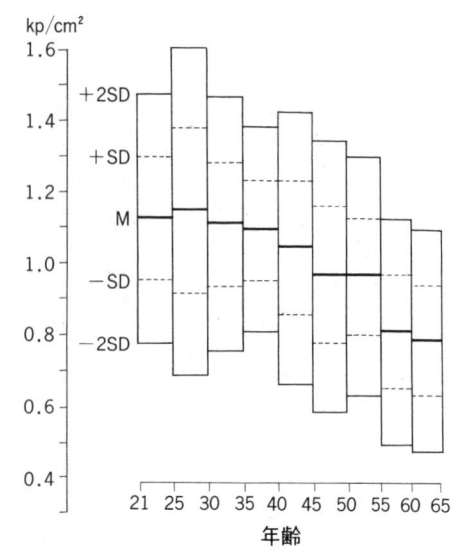

図6-4 健常男性の利き手の握力
マーチン・ビゴリメータによって測定されたデータ．表示は1 cm^{2}当たりのキロポンド（1 kp/cm^2＝98.1 kPa）である．各年齢層とも25例の平均．

（Thorngren et al. 1979）

大方の合意を得たものはない（中村・他 2002a）．等尺性収縮による最大筋力は20〜30歳代で大きく，その後は次第に減少する（図6-4）．その変化は上肢よりも下肢の筋群で著しい．

2 - 手持筋力計

手持筋力計は，プレート面を四肢に当て，それを患者が押すときの圧力を計測する機器である（図6-5）．検査結果は，関節運動時のモーメント（Nm）として算出するため，関節の回転軸からプレート面までの距離を計測しておく．測定法には，メイク・テスト（make test）とブレーク・テスト（break test）とがある．前者では，検者が手持筋力計を保持して固定し，患者がプレート面を押す．後者では，患者に一定の肢位を保持するように指示し，検者がプレート面を押しつける．いずれも患者は等尺性収縮を行うことになるが，前者は求心性収縮に類似し，後者は遠心性収縮に類似する．手持筋力計はかなり普及してきたが，測定可能な筋の制限があり，検者間の測定誤差も大きく，使用には熟練を要する．

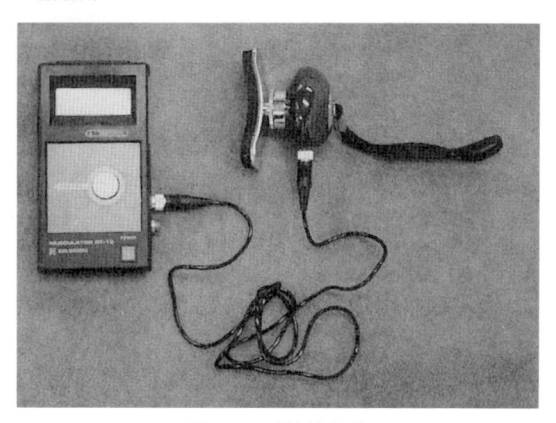

図6-5 手持筋力計

3-等速性筋力計

等速性筋力計は，肢節の運動速度（関節の角速度）が一定となるように機械的に操作して，全ROMにわたり，筋を最大随意収縮させたときの筋力を測定する機器である．患者自身が随意的に等運動性収縮を行うことはできない．測定には，Cybex®やKin-Com®などの機器を利用する．等速性運動は求心性収縮によって行われる．一部の機器は，遠心性収縮の筋力測定にも利用できる．関節運動の角速度は可変である．なお，いずれの機器も測定誤差は5〜10％である（Markhede et al. 1980 ; Nistor et al. 1982 ; McGarvey et al. 1984）．

3. 心肺フィットネス

体力（physical fitness）とは，個人が余暇活動を楽しみ，また予測不能の事態にも十分に対応できるエネルギーを残して，日常生活上の課題を遂行する能力である．その基本となるのは，呼吸循環器系の働きと筋群へのエネルギー供給，柔軟性，筋力（瞬発力と持久力），全身運動時の運動技能（motor skill）である．このうち呼吸循環器系にかかわる体力を心肺フィットネス（cardio-pulmonary fitness），CRフィットネス（cardio-respiratory fitness）あるいはフィットネス（fitness）と呼んでいる．

身体運動は筋活動によって行われ，エネルギー源はアデノシン三リン酸（adenosine triphosphate：ATP）である．分解されたATPの再合成には，クレアチンリン酸（creatine phosphate：CP）が使われる．ATPとCPは，どちらも筋細胞にある程度は貯蔵され，筋活動のはじめには，これらのATPとCPがエネルギー源として利用される．これは無酸素性過程であり，筋細胞内のATPとCPが消費されても，新たなエネルギーの供給がなければ，筋活動の継続は不可能となる．筋活動の継続には，酸素を利用した有酸素性過程によるエネルギー供給が不可欠である．有酸素性過程では，体内に貯蔵された糖質や脂質を，体外から取り込まれた酸素を利用して，二酸化炭素と水に分解するときに発生するエネルギーをATPやCPの再合成に利用している．呼吸循環器系は，筋群に酸素を送り，二酸化炭素を回収する．運動時の呼吸循環動態は，筋群の持続的な活動に直接的な影響を与えている．

1 運動時の循環機能の変化

身体運動時には，筋への血流を増加させるために心拍出量（cardiac output）が増大する．心拍出量は心拍数（heart rate）と1回拍出量（stroke volume）の積で表され，運動の強度によって，それぞれの増加の程度が異なっている（図6-6）．

動的運動の初期（最大酸素摂取量の40％程度の運動まで）には，心拍数の増大に加えて，運動時の筋収縮による筋ポンプ作用（ミルキング作用，milking）によって静脈還流量が増加するため，左心室の拡張終期容量は増加し，1回拍出量も増える．病的な肥大心では，拡張終期容量の増加が制限され，1回拍出量の増加は少なくなる．運動中期以降は，左室拡張終期容量の増加は一定値に達する．1回拍出量の増加は少なくなり，その後の心拍出量は主に心拍数の増加に依存する．この現象によって，運動強度（exercise intensity）を最大心拍数で表現することが可能となっている．加齢に伴う最大心拍出量の低下は，最大心拍数の低下によるところが大きい．最大運動時には，左室拡張終期容量は減少傾向を示すが，左室収縮終期容量を減少させて1回拍出量を維持している．虚血性心疾患では，運動強度が増加すると，虚血閾値を超えたところから，1回拍出量が減少し，心拍出量を維持することができない．

静的運動では，筋力の増加につれて筋からの還

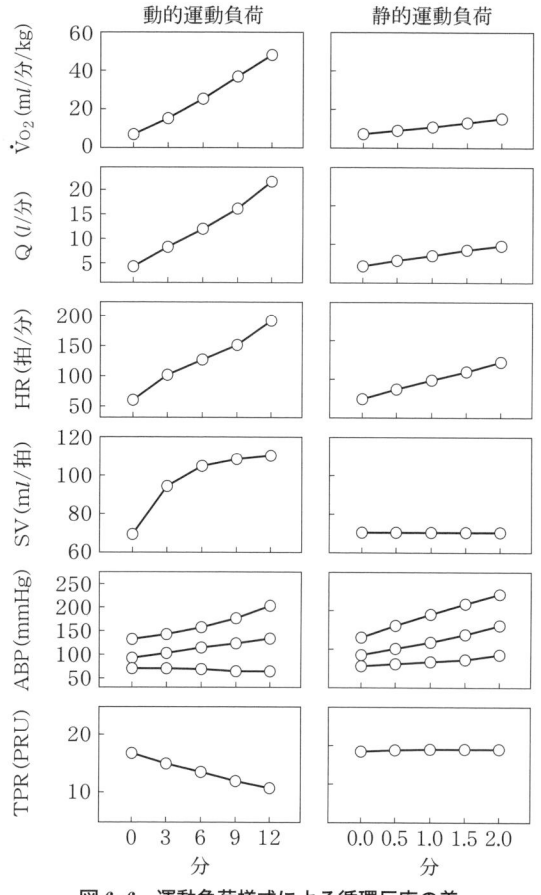

図6-6 運動負荷様式による循環反応の差
$\dot{V}O_2$：酸素摂取量，Q：心拍出量，HR：心拍数，SV：1回拍出量，ABP：動脈血圧（収縮期血圧，平均血圧，拡張期血圧の順に表示），TPR：総末梢血管抵抗．運動強度は時間とともに増加している．

(Mitchell et al. 1994)

流量が低下するため，血流を保つように平均動脈血圧が上昇する．心拍数は増加するが，1回拍出量はあまり変化しないため，心拍出量には動的運動ほどの増加はない．

2 運動時の呼吸機能の変化

健常者では，運動強度の増加に伴って，1回換気量（tidal volume）と呼吸数（respiration rate）が増し，肺胞換気は増加する．安静時の1回換気量を500 ml，呼吸数を12/分とすると，分時換気量は6,000 ml/分になる．運動時には1回換気量2,000 ml，呼吸数40/分となり，分時換気量は80,000 ml/分になる．運動による筋の酸素消費量の増加に伴って，はじめのうち換気量は直線的に増加する．運動強度が低いときには，1回換気量の増大が起こる．運動強度が増すと，1回換気量の増大は限界となり，それ以降は呼吸数の増加によって換気量が増大する．中等度以上の運動強度になると，それまで直線的に上昇していた酸素消費量と換気量との関係が変わり，換気量の増加が酸素消費量を上回るようになる．この部分を換気性閾値（ventilatory threshold：VT）と呼んでいる．筋における代謝産物である乳酸の産生が過剰となり，これ以上の運動では，乳酸産生による代謝性アシドーシスを代償するようにCO_2の排出を増やすため，換気量が増大する．比較的軽い運動では，酸素摂取量が増加しても，血中乳酸値は比較的一定値を保っている．さらに運動を続けると，血中乳酸値が上昇する．これは，激しい運動のために組織の酸素欠乏が起こり，ピルビン酸がTCA回路では十分に分解されず，乳酸の産生が過剰になるためである．このときの運動強度を無酸素性代謝閾値（anaerobic threshold：AT）という．運動中の血中乳酸濃度変化からATを求めた場合を乳酸性閾値（lactate threshold：LT），呼気ガス分析から求めた場合を換気性閾値（VT）という．指標をめぐっては意見の不一致があり，ATを血中乳酸蓄積の始まり（onset of blood lactate accumulation：OBLA）と呼ぶこともある（図6-7）．ATには個人差があり，医学的リハビリテーションにおける運動強度の指標，心肺フィットネスに対する訓練効果の指標として，よく使われる．

3 最大酸素摂取量

運動時のエネルギー代謝に関する標準的な評価（アセスメント）の方法は，酸素消費量の測定である．通常，体重（kg）および時間（min）当たりに摂取された酸素量（ml O_2/min/kg）で表す．これ以上は運動を継続できなくなるまで運動負荷が増大したときの酸素摂取量の最大値を最大酸素摂

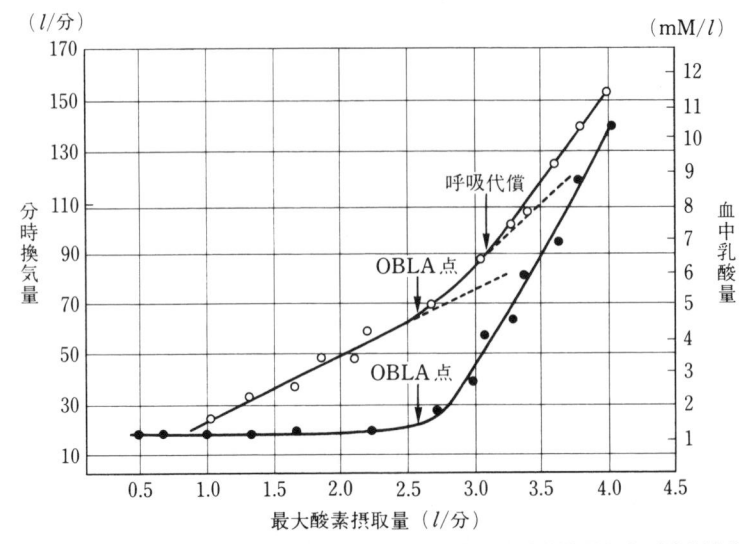

図 6-7 漸増運動負荷時の最大酸素摂取量と呼吸量,血中乳酸量および酸素消費量の関係

●は血中乳酸量,○は分時換気量,破線は最大下運動負荷による分時換気量と最大酸素摂取量の間の推定される直線関係を示す.OBLA は血中乳酸値,分時換気量が急激に上昇する点を示す.呼吸代償は無酸素性運動における pH 低下に対抗するために,さらに換気量が増加する点を示す.

(McArdle et al. 1991,一部改変)

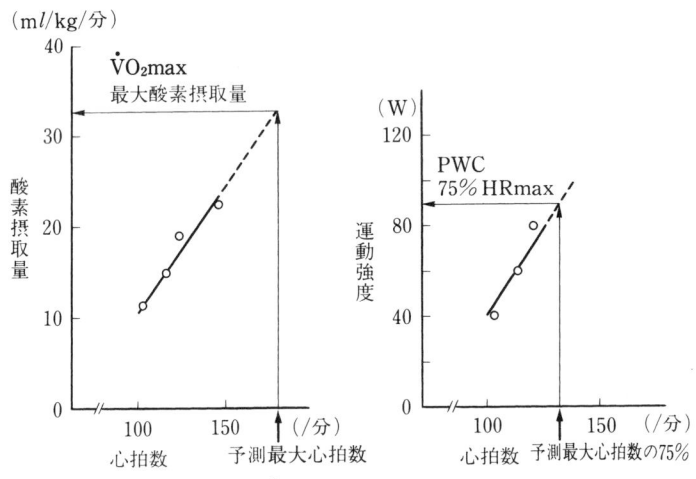

図 6-8 $\dot{V}O_2max$ と PWC の求め方

最大酸素摂取量($\dot{V}O_2max$)はいくつかの運動強度の最大下運動を行って,心拍数と酸素摂取量との関係を一次回帰直線で表し,予測最大心拍数における酸素摂取量を計算式によって求めて最大酸素摂取量とする.

身体作業能力(PWC)$_{75\% HR max}$ は同様の方法で運動を負荷し,その際の心拍数(/分)と運動強度(watt)との関係を一次回帰直線で表し,予測最大心拍数の 75%の心拍数に対応する仕事量(watt)を計算式によって求めて PWC $_{75\% HR max}$ とする.なお PWC$_{170}$ は同じ計算式から心拍数が 170/分と仮定した場合の仕事量を求める.

(中村・他 2003)

表6-3 年齢別予測最大心拍数の推定式

発表者	対象人数と対象特性	回帰式
Bruce	2,091人の無症候男性	y=210−0.662×年齢
Cooper	2,535人の無症候男性	y=217−0.845×年齢
Ellestad	2,583人の無症候男性	y=197−0.556×年齢
Froelicher	1,317人の無症候男性	y=207−0.64×年齢

注：いずれもトレッドミルによるものである．
　わが国の健常者の検討では，男性 y=207−0.761×年齢（208人）女性 y=197−0.631×年齢（296人）である．

(沢井　1993)

表6-4 トレッドミル負荷による酸素摂取量の推定式（ACSMによる）

トレッドミル歩行（50〜100 m/分）
　　　　　　　［水平成分］　　　　　　［垂直成分］　　　　　　　　　［安静成分］
$\dot{V}O_2$ (ml/kg/分)＝速度 (m/分)×0.1＋傾斜 (%/100)×速度 (m/分)×1.8　　+3.5
トレッドミル走行（134 m/分以上）
　　　　　　　［水平成分］　　　　　　［垂直成分］　　　　　　　　　［安静成分］
$\dot{V}O_2$ (ml/kg/分)＝速度 (m/分)×0.2＋傾斜 (%/100)×速度 (m/分)×1.8×0.5　+3.5

注：単位体重当たりの酸素摂取量は，速度と傾斜により決まる．

取量 (maximal oxygen uptake：$\dot{V}O_2$max) という．呼吸循環器系の能力（運動耐容能, exercise capacity）であり，有酸素性運動持久性の指標となる．漸増運動負荷法によって，低い運動強度から一定の時間間隔で運動強度を増加し，それ以上の継続が不能となるまで運動を続ける．一定の時間間隔で呼気の酸素濃度と空気中の酸素濃度との差，およびそのときの換気量を測定し，単位時間当たりの酸素摂取量を求め，その最大値を$\dot{V}O_2$maxとする（開放式測定法）．実際には，最大強度までの運動を負荷することは不可能なことが多い．そのため，複数の運動強度における心拍数と酸素摂取量との関係を一次回帰式で表し，年齢別予測最大心拍数における酸素摂取量を求める（図6-8）．最大動的運動時に到達しうる心拍数を最大心拍数という．最大心拍数は加齢とともに低下するため，年齢別予測最大心拍数を推定式によって求めることもある（表6-3）．わが国では，ブラックバーン法［(220−年齢)］によって推定することも多い．ただし，個人差の大きいことを考慮する必要があり，心疾患の患者や高齢者では，低く見積もって，［(200あるいは180)−年齢］を用いる．なお，詳細な呼気分析が実施できないときは，各種負荷法で得られた最大仕事率から推定することができる（表6-4）．

4　身体作業能力

身体作業能力（physical working capacity：PWC）は，ある定められた心拍数における運動強度を単位時間当たりの仕事量（仕事率；watt）で表した指標である（Holmgren et al. 1957）．最大酸素摂取量と同じ検査法を用いて，漸増運動負荷法によって求める．心拍数が170/分あるいは最大心拍数の75％における負荷量を指標として，PWC_{170}，$PWC_{75\% HR max}$と表記する．最大心拍数の75％という運動強度は個人の無酸素性作業閾値（AT）にも一致する．この条件では，長時間にわたる運動が可能である．

5 運動処方

フィットネス向上のための訓練プログラムを処方するときには，個人の心肺フィットネス，運動耐容能に基づいた適切な運動強度を設定する必要がある．運動処方の目的は，心拍数，代謝当量（代謝率，metabolic equivalent：MET），自覚的運動強度（rating of perceived exertion：RPE）などを用いて，患者や障害者のフィットネス向上あるいは維持に適した運動を処方することである．

通常，運動強度は最大運動耐容能の40〜85%の範囲で処方される．しかし，運動耐容能の低い人，患者や障害者では，かなり低い運動強度から始める（日本循環器学会・運動に関する診療基準委員会 1991；アメリカスポーツ医学会 2001）．運動強度の設定には，いくつかの方法がある．

（1）心拍数による運動処方

心拍数と運動強度との間には直線的な関係がある．目標とする運動強度を心拍数によって処方するとき，この心拍数を目標心拍数（target heart rate）あるいはトレーニング心拍数（training heart rate：HRTR）という．通常，運動負荷試験によって得られた最大心拍数（peak heart rate）の65〜80%の負荷強度を用いる．適切な運動負荷試験が実施できない場合は，Karvonen の式を用いてもよい．

　　目標心拍数＝（最大心拍数－安静時心拍数）×
　　　　　　　　k＋安静時心拍数

　k：0.5〜0.7

一律に

　　心拍数＝110〜120（k＝0.6 前後の HR）

を用いることもある．100%を最大強度，40〜60%を中等度，20%を軽度として，目標とする運動強度 k を乗じて，その値に安静時心拍数を加え，目標心拍数を求めることもある（糖尿病治療研究会 1984）．その他に，最大心拍数を

　　｛（200±20）－年齢（歳）｝

として，それの65〜80%とする簡便法もある．

（2）無酸素性代謝閾値（AT）による運動処方

漸増運動負荷によって AT を求め，AT の80〜100%の心拍数を運動強度とする．

（3）酸素摂取量による処方

運動負荷試験によって到達しうる最も高い運動強度で計算される最大酸素摂取量を求め，それの50〜70%の酸素摂取量を運動強度とする．安静椅子座位と比べて，作業や運動には何倍のエネルギーを消費するのかを定めたものをメット（MET，metabolic equivalent：複数はメッツ，METS）という．1 MET は約 3.5 ml/kg/min の酸素消費に相当し，運動強度の基準値となっている．トレッドミル（歩行速度と床面の傾斜角）や自転車エルゴメータ（ペダルの回転数や負荷抵抗）による運動では，運動強度の設定が容易である．種々の活動における METS 概算を付録3に掲げる．MET で表示された運動強度による処方では，環境要因による多少の変動に注意すべきである．風雪，寒暑，湿度，高地，障害物，衣服による身体運動の制限，背荷物の重さなどが主な要因である．そのような状況では，心拍数や主観的運動度を利用する．

（4）自覚的運動強度による運動処方

自覚的運動強度（RPE）とは，運動の身体的負荷度を自覚的に判断する方法であり，負荷度（カテゴリー）を6点から20点の15点尺度（point scale）によって数量化する（Borg 1985）．RPE は最大心拍数や最大酸素摂取量で示される運動強度と高い相関があり，その10倍の値は運動時の心拍数とほぼ一致する．RPE は身体の部分的な運動や短時間の運動には適応されず，全身運動で一定の時間を継続したときの自覚的な感じを数量化するのに用いる．持久性トレーニングの運動強度を定めるのに利用する．12〜13点は心拍数表示の約60%に相当し，16点では約85%となる．

（5）心電図による処方

負荷心電図 ST 下降（0.1mV）出現域以下の運動強度を決定する．

6 医学的リハビリテーションにおける運動負荷試験

肢体不自由のある患者では，通常の運動負荷試験は実施できない．循環器系疾患の患者や高齢患者では，フィットネス向上のため，運動療法を必要とするが，運動処方が困難なことも多い．特に脳卒中患者の医学的リハビリテーション開始にあたっては，呼吸循環機能の評価（アセスメント）が重要である．脳卒中患者では心疾患の合併は多く，虚血性心疾患が32～62％，不整脈が40～70％，心疾患全体では約75％に達している（Roth 1993）．高齢者では，陳旧性肺結核や慢性閉塞性肺疾患などによる呼吸機能障害あるいは潜在的な呼吸機能低下もある．医学的リハビリテーションでは，事前の入念なメディカルチェックが必要である．既往症や自覚症状の聞き取り，心電図，胸部X線検査，採血による血液生化学的検査，動脈血液ガス分析あるいは酸素飽和度分析，スパイロメーターによる呼吸機能検査，心臓超音波による心臓機能の判定，24時間ホルター監視（Holter monitoring）による不整脈のチェック，運動負荷による虚血性心疾患のチェックと運動耐容能の評価（アセスメント）を実施する．

脳卒中患者における運動負荷は，疾病の特殊性から健常者あるいは心疾患患者の場合とはやや異なる．その目的は，医学的リハビリテーションにおける運動負荷を前提として，

① 合併症として呼吸循環器系に明らかな器質的異常がある場合，あるいは潜在的な器質的異常の存在が予想される場合に，どの程度の運動強度が許容されるかを決定すること，

② 心肺フィットネスの低下がある場合，これを改善するための運動処方の目安を決定すること，およびその効果を判定すること，

である．

運動負荷法は，歩行が可能な患者では，トレッドミル負荷試験が理想的であるが，安全性の問題などで適応は限定される．歩行可能であっても屋内自立歩行レベル以上でないと，転倒の危険性や十分な負荷とならない可能性があり，実用的ではない．運動負荷には，患者の機能障害の部位や程度により，床面の移動（寝返り，起き上がり），椅子座位姿勢における体幹前後屈，椅子座位あるいは床座位からの立ち上がり，上肢用エルゴメーター負荷試験などが利用できる．通常の測定項目は，血圧，心拍数，心電図記録である．最大酸素摂取量，身体的作業能力（エルゴメーター負荷の場合），無酸素性閾値（AT）などを利用することもある．

・ベッド上座位：急性期には脳血管の自動調節能が低下していることも多く，座位訓練で起立性低血圧を生じることがある．はじめは心電図と血圧を連続的に監視し，30 mmHg以上の血圧低下があれば，訓練を中止する．

・起立台（standing table）での起立負荷訓練：回復期のはじめには，起立台を用いた負荷を試みる．安静仰臥位での血圧と脈拍を測定した後，起立台を用いて60～80°の傾斜角度として，1分ごとに血圧と脈拍を測定する．30 mmHg以上の血圧低下があれば，訓練を中止する．

4. 動作と目標達成機能

1 モトスコピーとモトメトリー

　動作（motion）や目標達成機能（パフォーマンス，performance）の分析には，いろいろな機器が利用されている．臨床では，肉眼による観察と記録という方法が多く用いられている．観察，測定および記録には，それら方法に精通して，十分な技能を有する検者が必要である．しかしながら，観察者間の誤差も避けられない．患者の経過記録や治療効果の判定には，臨床的な印象に頼らず，何らかの測定および記録が必要である（Aptekar et al. 1976a, b）．

　医学的リハビリテーションにおける運動機能の測定および評価（アセスメント）には，各種のモトスコピー（motoscopy）やモトメトリー（motometry）が用いられている．身体運動を見たまま記載することをモトスコピーという（**図6-9**）．一定条件下で生じる反射あるいは動作の運動パターンを記録して，それに解釈を加える．整形外科，神経内科，発達診断学や医学的リハビリテーションの領域で広く用いられている．代表的なものにMilani et al.（1967）の発達チャート（developmental chart）がある．一方，ある課題を遂行するのに要

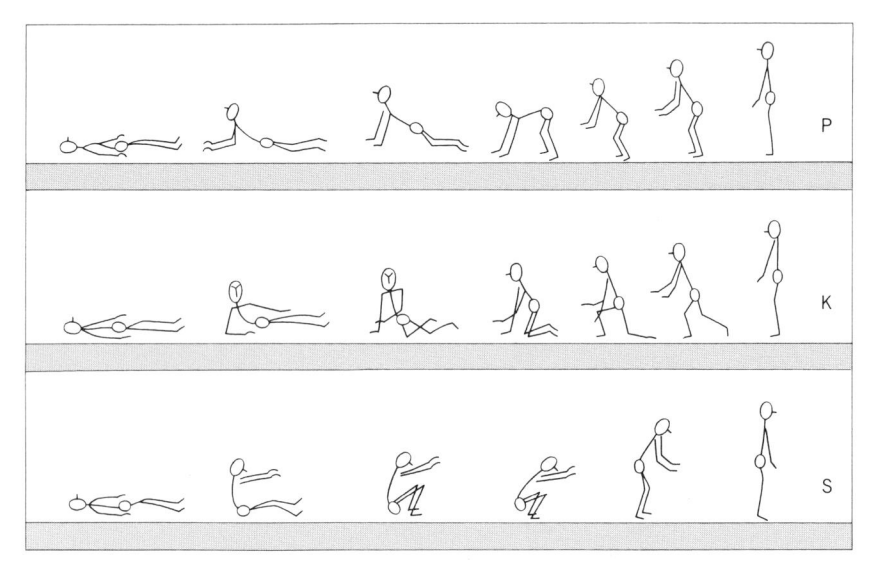

図6-9　背臥位から立位になる動作に用いられる3通りの運動パターン
　　Pは1歳，Kは3歳，Sは6歳になれば可能である．

（中村　1983a, b）

表 6-5a　運動年齢テスト―体幹・下肢

月数	検査項目	装具(−)	装具(+)
4月	おすわり（よりかかって）	2	2
	首がすわる	2	2
7月	おすわり（よりかかりなしで1分間）	3	3
10月	寝返り（両側に）	1	1
	つかまって立っている（30秒）	1	1
	はいはい（いざりばいでも可，1分間に1.8m以上）	1	1
12月	四つばい，上・下肢左右交互に（15秒間に1.8m以上）	1	1
	つかまって立ちあがり，そのままつかまって立ち姿勢	1	1
15月	歩き出し（6歩あるいて）立ちどまる	3	3
18月	かけあし（15m）	1	1
	階段昇降（どんな方法でもよい）	1	1
	肘かけ椅子にこしかける	1	1
21月	階段を歩いておりる（バランスだけをささえてやる）	1.5	1.5
	階段を歩いてのぼる（両手または片手，手すり）	1.5	1.5
24月	走る（15m，ころばないで）	1.5	1.5
	階段を歩いておりる（両手または片手，手すり）	1.5	1.5
30月	両足同時，その場でジャンプ	6	6
36月	両足交互に階段昇降（介助なし，6段）	3	3
	15cmの台より飛びおり，両足そろえてバランス保つ	3	3
42月	片足立ち（2秒間）片方できればよい	6	6
48月	走り幅跳び（30cm）	3	3
	その場幅跳び（15cm）	3	3
54月	片足跳び（前方に4回）片方できればよい	6	6
60月	交互に片足跳び（スキップ）（3m）	2	2
	片足立ち（8秒間）片方できればよい	2	2
	2.5cm幅の線上歩行（3m）	2	2
72月	30cmの台より飛びおり	6	6
	目を閉じて片足立ちそのまま他足と交代する	6	6
	合　計		
	検査者名		

（次頁につづく）

した時間を計測したり，一定時間内あるいは1回当たりどれだけの量の課題が遂行されたかを計測するのがモトメトリーである．10m距離の最大歩行速度のように，モトメトリーには多くの標準化された検査法がある．しかし，年少者や精神障害のある者では，協力が得られずに利用できないこともある．モトメトリーは定量的データに基づき，比較的軽度の運動機能障害，機能的制限を検出できるため，臨床における利用度は高い（中村・他 2002a）．運動年齢テスト（Johnson et al. 1951）の

ようにテスト項目によってモトスコピーを用いたり，モトメトリーを用いたりすることもある（**表6-5a，b**）．

各種テストの尺度構成には，

①正常発達を基準として，年齢（月齢）によって一種の間隔尺度として表示するもの（例：運動年齢検査），さらに目標達成機能（パフォーマンス）の基準値あるいは正常範囲を定めて比較する発達尺度（例：運動指数）

②疾病の進行につれて変化する運動機能を段階別

表 6-5b　運動年齢テスト―上肢

月数	検査項目	装具(−)	装具(+)
4月	がらがら握り	4	4
7月	2.5 cm サイコロ握り	1	1
	2.5 cm サイコロ握り，母指も使って	1	1
	2.5 cm サイコロ握り，他手移しかえ	1	1
10月	0.6 cm ビーズを母指と他の一指で正しくつまみあげる	3	3
12月	ビーズをつまんで5cm径のビンに入れる	1	1
	3.7 cm サイコロ積み（2個）	1	1
18月	3.7 cm サイコロ積み（3個）	6	6
21月	3.7 cm サイコロ積み（5個）	3	3
24月	3.7 cm サイコロ積み（6個）	1	1
	ページめくり（6ページ中の4ページ）	1	1
	1.2 cm のビーズ通し	1	1
30月	3.7 cm サイコロ積み（8個）	3	3
	クレヨンを握って書く	3	3
36月	3.7 cm サイコロ積み（9個）	3	3
	ビーズをビンの中に（10個，30秒）	3	3
48月	ビーズをビンの中に（10個，25秒）	3	3
	電気運筆（輪）	3	3
	3ボタン電気回路（よい手，9回，10秒）	1.5	1.5
	3ボタン電気回路（わるい手，8回，10秒）	1.5	1.5
	釘45本立て（180秒）	3	3
60月	電気運筆（四角）	6	6
	ビーズをピンの中に（10個，20秒）	6	6
	小　計		
66月	糸まき（20秒）	0.6	0.6
	釘45本立て（140秒）	0.7	0.7
	釘5本立て（ピンセットで，60秒）	0.7	0.7
	3ボタン電気回路（よい手，10回，10秒）	0.7	0.7
	3ボタン電気回路（わるい手，9回，10秒）	0.7	0.7
	水平2ボタン電気回路（6回，10秒）	0.7	0.7
	垂直2ボタン電気回路（6回，10秒）	0.7	0.7
	ハンドル回し（よい手，55秒）	0.6	0.6
	ハンドル回し（わるい手，60秒）	0.6	0.6
72月	電気運筆（星）	0.6	0.6
	糸まき（15秒）	0.6	0.6
	釘5本立て（ピンセットで，35秒）	0.6	0.6
	釘45本立て（130秒）	0.6	0.6
	3ボタン電気回路（よい手，11回，10秒）	0.6	0.6
	3ボタン電気回路（わるい手，10回，10秒）	0.6	0.6
	水平2ボタン電気回路（8回，10秒）	0.6	0.6
	垂直2ボタン電気回路（7回，10秒）	0.6	0.6
	ハンドル回し（よい手，50秒）	0.6	0.6
	ハンドル回し（わるい手，55秒）	0.6	0.6
	合　計		
	検査者名		

可能な項目のスコアの合計を月齢で表す．　　　　　　　　　　（Johnson et al. 1951）

図 6-10 発達チャート

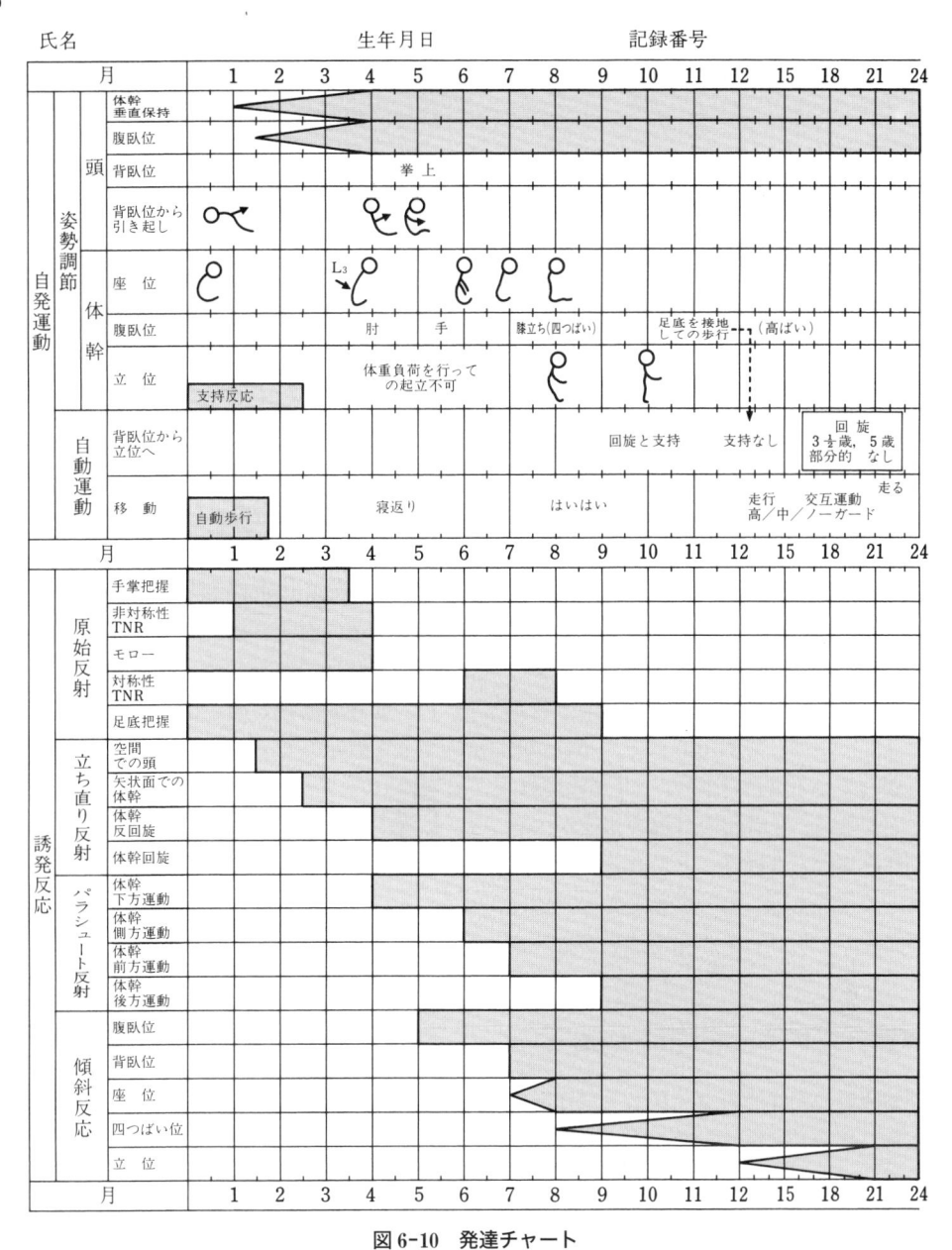

(Milani et al. 1967)

に分ける順序尺度（例：パーキンソニズムにおける重症度分類）
③疾病の回復過程に伴う変化を表示する順序尺度（例：脳卒中におけるブルンストローム回復段階）
④MKS（m, kg, sec）あるいは CGS（cm, g, sec）単位を利用した比例尺度（例：10 m 最大歩行速度）

などがある．

日常診療において，よく利用されているテストを掲げる．いろいろな目標達成機能（パフォーマンス）のテストがどのような原理や原則，前提か

ら構成されているのか，その目的は何かを理解しておくことが重要である．

2 運動発達テスト

1 - 発達チャート (developmental chart)

運動発達のテストは，発達の遅れ，脳性麻痺や知的障害の診断，治療や訓練過程における変化の検出に利用されている．発達チャート（図6-10）は，新生児期からの自発運動と誘発反応の変容を図式化したものであり，適用は新生児から生後24か月までである．姿勢調節と自発的運動行動（自動運動）の変容は，月齢を対応させて設定した複数の理想型（ideal type）を基準にして，それらと照合される．患児の運動発達を，該当する基準月齢で表し，実際の暦月齢と対比することによって，発達の遅れが明らかになる．姿勢調節と自動運動と誘発反応とが同じ月齢であって，それが暦月齢よりも遅れている場合は，単なる発達の遅れ，知的障害などを疑う．3者間の月齢の相違が大きければ，脳性麻痺などを疑うことになる．治療では，誘発反応の促通を通して，自発運動の発達に努める神経発達的アプローチや発達的アプローチに利用されている．

2 - 運動年齢テスト (motor age test)

小児の運動機能や動作能力を，ビネー式知能検査（知能指数）に準じて比較できるように，スコア（運動年齢，motor age：MA）や指数によって表示して，脳性麻痺などの運動障害の評価（assessment）に利用しようと試みたものに，Johnson et al.（1951）の運動年齢テスト（motor age test）がある（表6-5a, b）．健常児は，6歳で身体的独立，将来の社会経済的独立に必要な運動機能を備えると仮定して，テスト項目は出生から6歳（72か月）までの健常児を標準にしてつくられている．テストには，モトスコピーとモトメトリーが併用されている．各テスト項目の得点を加算したスコアを月齢で表して，これを運動年齢（MA）と呼ぶ．暦年齢で運動年齢を除して運動指数（motor quotient）を得る．動作時の身体運動は問題としないで，課題遂行の可否だけを取り上げている．

3 - 日本版デンバー式発達スクリーニング検査・増補版

このスクリーニング検査では，微細運動―適応や粗大運動の項目における課題遂行の可否が判定基準となり，月齢に従って項目が配列されている（図6-11）．これも適応範囲は1か月から6歳である．「個人―社会」と「言語」も検査には取り上げられているが，身体運動に直接関連している領域は「微細運動―適応」および「粗大運動」である．なお，検査の領域区分は，ゲゼル発達診断学と同じである（Knobloch et al. 1974）．基本的には，人間発達に対する社会文化的要因の影響を無視しているわけではないが，発達は生物学的に規定され，成長や成熟と同じように，機能は年齢に依存すると仮定した立場である．

3 疾病に特異的なテスト

1 - ブルンストロームの回復段階と12段階片麻痺グレード総合判定

Twitchell（1951）は，多くの脳卒中片麻痺患者の運動機能の回復過程を観察して，そこに規則性のあることを明らかにした．その後，Brunnstrom（1970）は，脳卒中患者の運動麻痺の回復過程を，痙縮の有無，連合反応の消長，随意性の再獲得という3種の指標によって，6段階に区分し，それに対応した理学療法を神経生理学的アプローチ（neurophysiological approach）と命名している（表6-6）．患者の麻痺側上下肢の機能回復段階を次の段階へと進めるためのアプローチである．ここでは，共同運動パターン（synergy pattern）としての集合運動（mass movement）を指標としたモトスコピーが多く利用されている．上田・他（1977, 1985）は，ブルンストローム回復段階の問題点（各テストの可否およびステージの基準が不明確

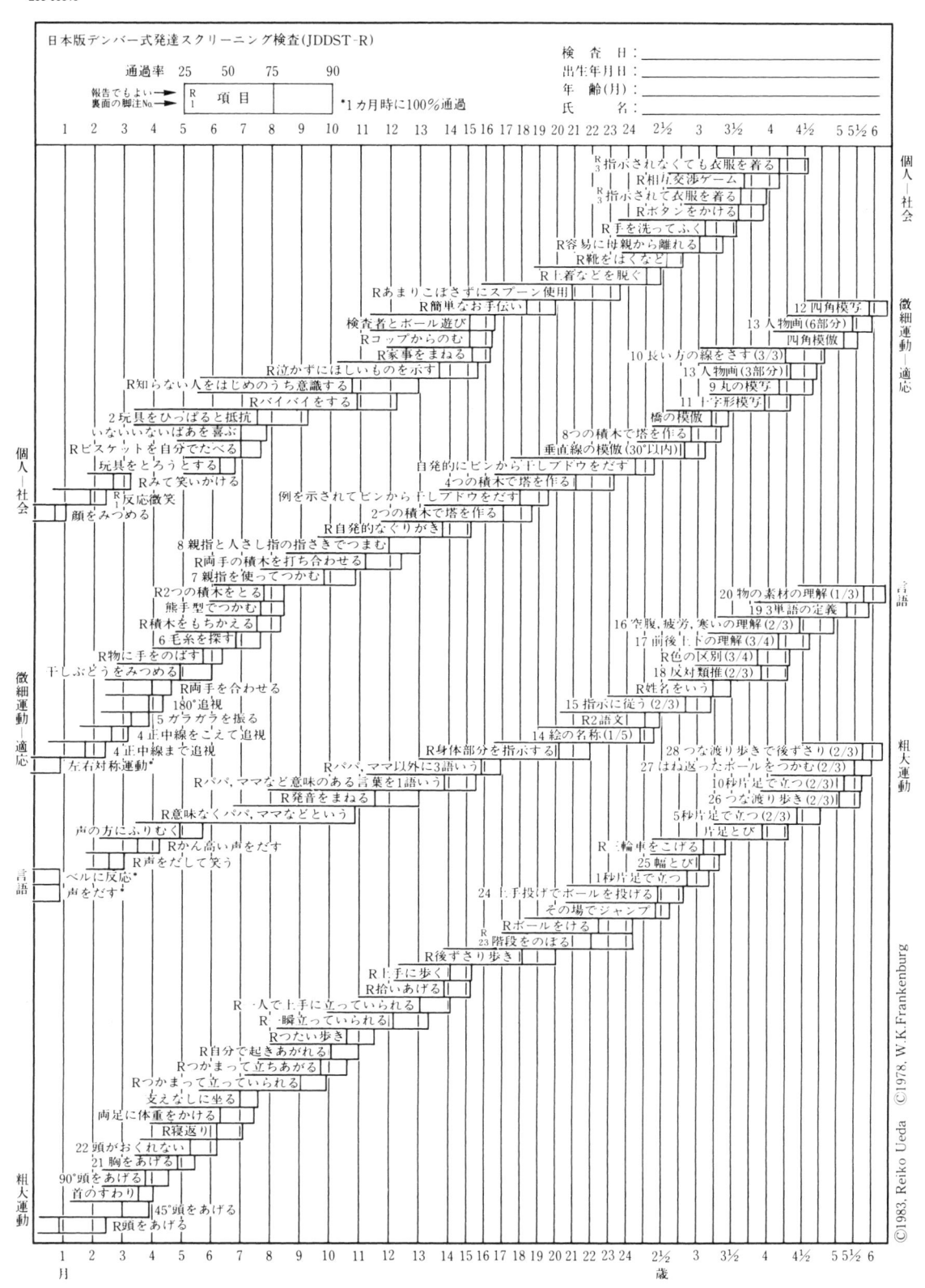

図6-11 日本版デンバー式発達スクリーニング検査-R (JDDST-R)

(上田礼子 1983)

表6-6 ブルンストロームの回復段階

ステージ1	随意運動なし．筋は弛緩
ステージ2	随意的あるいは連合反応として共同運動またはその要素が発現する．関節運動は要しない．軽度痙縮の出現
ステージ3	共同運動が随意的に可能で，明らかな関節運動が起こる．痙縮は顕著
ステージ4	共同運動から分離した運動が可能となる．痙縮は減少傾向
ステージ5	共同運動から独立した運動が可能となる．痙縮は減少．複雑な運動パターンの組合せが努力によって可能になる（ステージ4との区分が困難なこともある）
ステージ6	協調性のある分離運動が可能になる．ほぼ正常に近い状態であり，痙縮は他動的に明らかでない程度．運動の検査により健側との差は認められる

(Brunnstrom 1970，一部改変)

表6-7 12段階片麻痺グレード総合判定

片麻痺回復グレード	片麻痺機能テスト結果		参考（ステージ）
	サブテスト No.	判定	
0	1（連合反応）	不十分（2, 3, 4も不十分）	I
1	1（連合反応）	十分	II-1
2	2（随意収縮）	十分	II-2
3	3, 4（共同運動）	一方不可能・他方不十分	III-1
4		両方とも不十分または一方不可能・他方十分	II-2
5		一方十分・他方不十分	III-3
6		両方ともに十分	III-4
7	5, 6, 7（ステージIVのテスト）	1つが十分	IV-1
8		2つ以上が十分	VI-2
9	8, 9, 10（ステージVのテスト）	1つが十分	V-1
10		2つが十分	V-2
11		3つが十分	V-3
12	11（スピードテスト）	ステージVのテストが3つとも十分でかつスピードテストが十分	VI

(上田 1981)

である）を修正して，片麻痺機能テスト（Hemiplegia Function Test）を考案している．これには12段階片麻痺グレード総合判定（上下肢・手指）があり，上下肢ではブルンストロームのステージとの対応も考慮されている（表6-7）．このテストで利用されているパフォーマンス検査では，モトスコピーとモトメトリーとが併用されている．

2 - 腕機能検査と上肢機能検査

脳卒中片麻痺の上肢については，腕機能テスト（Arm Function Test）や上肢機能検査（Manual Function Test：MFT）がパフォーマンス測定を基本としたものとして利用できる．いずれも麻痺側上肢の機能回復を判定し，同時に予後予測にも利用できるテストとして開発されている．

腕機能テストは，上肢の運動機能にかかわる2つの系（大脳皮質と皮質下の構造）による支配，上肢の近位と遠位との機能回復の相違を前提として，他動運動と筋緊張，疼痛，腕と体幹の運動（クランク円盤回し），手機能などについて，合計24項目のサブテストから構成されている（DeSouza et al. 1980）．その後，このテストは単

表 6-8　脳卒中上肢機能検査（MFT-2）

氏名　　　　　　　　　　　　　　　　　　　　　　　　　　　年　月　日（検査者　　　　　）

検査項目		右	左	MFT 実施上の注意
上肢の前方挙上（FE）	1．45°未満			〔用意する物〕 　角度計，軟式野球ボール，鉛筆，コイン，毛糸針，立方体（木製，一辺5cm）8個，ボード（幅10cm，長さ55cm，厚さ5mm），ペグボード検査器具，ストップウォッチ（タイマー）
	2．45°－90°未満			
	3．90°－135°未満			
	4．135°以上			
上肢の側方挙上（LE）	1．45°未満			〔FE, LE, PO, PD〕 1．検査姿勢は椅子座位とする． 2．FE, LE はできるだけ肘を伸ばして腕を上げるように指示する． 3．FE は肩関節屈曲，LE は肩関節外転の角度を測定する（肘の軽度屈曲はゆるす）． 4．PO, PD は手部の到達部位により決める．PO-4 は MP が後頭結節を越えて，PD-4 は MP が脊柱を越えて，掌が後頭部，背部にぴったりつく．
	2．45°－90°未満			
	3．90°－135°未満			
	4．135°以上			
手掌を後頭部へ（PO）	1．少し動く			
	2．手が胸部より高く上がる			
	3．手が頭部に届く			
	4．手掌がぴったりつく			
手掌を背部へ（PD）	1．少し動く			〔GR, PI, CC, PP〕 1．検査姿勢は椅子座位，前腕が楽にのる高さ（肘屈曲90°程度）の机に向かう． 2．GR のボールは軟式野球ボールを使用． 3．GR-1 はつかむことは不可だが，持たせて手掌を下に向け，腕を持ち上げても落ちなければよい． 4．GR-2 は GR-1 ができたあと，随意的にはなすことができる． 5．GR-3, PI-1, PI-2, PI-3 は机上の各物品をつかみ，またはつまみあげる．腕の挙上が不十分なときは検査者が前腕を軽く支えて行ってもよい． 6．CC はボード手前の立方体を1個つかみ，ボードの向こうへ順次運ぶ課題で，5秒間の個数を測定する．立方体8個を横1列に並べて置く．被験者はヨーイの合図で手を机上にのせて待つ．運んでいる途中に制限時間となったとき，それは個数にいれない．各手3回実施する（最高値を用いる）． 7．PP はペグボード検査器具を使用．ボード上端の皿からペグを1本とり，手前の孔に順次立てる課題で，30秒間の本数を測定する．右手は右側の，左手は左側のペグ皿のペグを使い，各手3回実施する（最高値を用いる）．
	2．同側殿部に届く			
	3．指，手背が脊柱に届く			
	4．手掌がぴったりつく			
つかみ（GR）	1．ボールを握っている			
	2．ボールをはなす			
	3．ボールをつかみあげる			
つまみ（PI）	1．鉛筆をつまみあげる			
	2．コインをつまみあげる			
	3．毛糸針をつまみあげる			
立方体運び（CC）	1．5秒以内に1－2個			
	2．5秒以内に3－4個			
	3．5秒以内に5－6個			
	4．5秒以内に7－8個			
ペグボード（PP）	1．30秒以内に1－3本			〔スコア〕 1．各検査項目毎に不可は0，可は1と記入する． 2．全検査項目の合計得点（スコア）を求める． 3．MFS は 32 点を 100 として用いるため，合計得点を 3.125 倍した値とする．
	2．30秒以内に4－6本			
	3．30秒以内に7－9本			
	4．30秒以内に10－12本			
	5．30秒以内に13－15本			
	6．30秒以内に16本以上			
合計得点（32点満点）				
MFS（％）				

脳卒中上肢機能検査（森山・他 1990）のスコア化を一部改変したテストである．このスコア化を用いることにより，ガットマンの尺度解析 (scale analysis) による再現性係数 (coefficient of reproducibility) は 0.941, 尺度化係数 (coefficient of scalability) は 0.875 となる．順序尺度としての一次元性，階層性は保証されている．

純化が図られ，フレンチャイ上肢テスト (Frenchay Arm Test) となっている (Wade et al. 1983 ; Heller et al. 1987)．

上肢機能検査は片麻痺患者の神経学的回復期に開始される作業療法において，上肢運動機能の継時的変化を測定するテストである．結果は，上肢

表6-9 パーキンソニズムの重症度分類

ステージⅠ：	症状は片側に限定，機能障害はないかあってもわずか
ステージⅡ：	症状は両側性あるいは体幹，バランスの機能障害はない
ステージⅢ：	立ち直り反射の障害．バランスの不安定性は，患者が立位で方向を変えるとき，あるいは両足をそろえた閉眼立位で押されてバランスがくずれたとき，明らかになる．機能的には，ある程度は活動が制限されるが，職業によっては仕事は継続できる．日常生活は自立，機能障害は軽度ないし中等度
ステージⅣ：	重度の機能障害．患者はひとりで立ち，歩けるが，日常生活活動では無能の状態にある
ステージⅤ：	介助なしでは，ベッド上あるいは車椅子生活になる

わが国では重症度の言葉が用いられているが，本来は機能障害の程度を示す順序尺度である．
(Hoehn et al. 1967)

表6-10 筋ジストロフィーの機能障害度（厚生省研究班ステージ分類）

ステージⅠ	階段昇降可能	歩行可能
	a．手の介助なし	
	b．手の膝押え	
ステージⅡ	階段昇降可能	歩行可能
	a．片手手すり	
	b．片手手すり，ひざ手	
	c．両手手すり	
ステージⅢ	椅子から起立可能	歩行可能
ステージⅣ	歩行可能	歩行可能
	a．独歩で5m以上	
	b．ひとりでは歩けないが，物につかまれば歩ける（5m以上）	
	ⅰ）歩行器	
	ⅱ）手すり	
	ⅲ）手びき	
ステージⅤ	四つばい	歩行不可能
ステージⅥ	いざり，ずり	歩行不可能
ステージⅦ	座位保持可能	歩行不可能
ステージⅧ	座位保持不可能	歩行不可能

機能スコア（manual function score：MFS）として算出されている．検査項目は，1関節運動（肩），2関節運動（肩と肘），手動作および手指動作のサブテストで構成され，それぞれの機能回復も測定できる．パフォーマンス測定に基づいているが，内容はモトスコピーとモトメトリーとを併用している（表6-8）．尺度としての一次元性が満たされ，そのスコアは間隔尺度に近いものとして用いられている（森山・他 1994）．

3 - その他

多くの慢性神経筋疾患では，進行につれて運動機能が低下する場合が多い．基本的には，発達尺度に準じたものであり，運動あるいは動作課題が容易か困難か順序に従って，尺度が構成されている．

たとえば，定性的に運動遂行能力，パフォーマンスの可否によって，患者の運動機能を段階分けしたものにパーキンソニズムの重症度分類がある（表6-9）．主として体幹・下肢の運動・動作能力を指標として，運動能力の低下は疾患の重症度を反映すると仮定して，5ステージに区分している．

筋ジストロフィーの機能障害度（厚生省研究班ステージ）では，歩行から四つばい，いざり・ずりなどの移動様式の変化，それに座位保持を加えて8ステージの区分を行っている（表6-10）．

4 パフォーマンス測定

パフォーマンス測定は，やや煩雑ではあっても，患者の機能のわずかな変化も検出できる利点がある．

1 - 起居動作

発達的アプローチ（developmental approach）による理学療法が基準としている起居動作について，それを構成する要素的動作および動作の連合をモトスコピーによって分析し，動作パターンを発達段階（年齢）で表す．同時に所要時間の計測を行うこともある．起居動作の運動パターンの理想型（図6-12）を定めた上でパフォーマンスの所要時間を計測する検査法である（中村 1986）．所要時間の測定を利用して，モトメトリーとしても利用できるが，主な利用法はモトスコピーである．

患者氏名＿＿＿＿＿＿＿＿＿＿　　　　　測定日　　年　月　日
測定者＿＿＿＿＿＿＿＿＿＿

1. 背臥位からの立ち上がり

	1	2	3	4	5	平均値
所要時間（秒）						

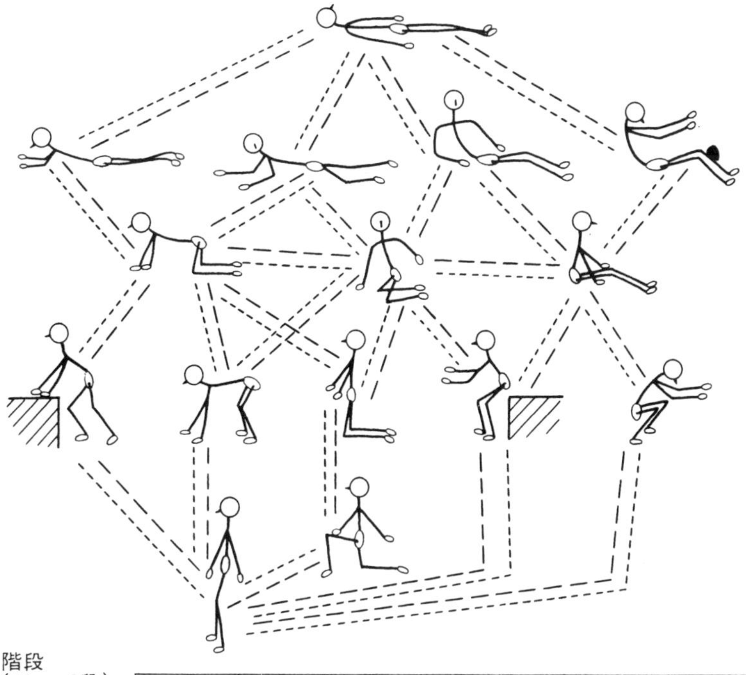

2. 階段（16cm 3段）

	1	2	3	4	5	平均値
昇り所要時間(秒)						

手すり（＋，－）　補助具（　　　　　）　交互．1段ずつ
動作パターン：

	1	2	3	4	5	平均値
降り所要時間(秒)						

手すり（＋，－）　補助具（　　　　　）　交互．1段ずつ
動作パターン：

3. 片足立ち保持

	1	2	3	4	5	平均値
左足支持（秒）						
右足支持（秒）						
閉眼左足支持(秒)						
閉眼右足支持(秒)						

図6-12　起居・移動動作の検査

（中村　2000）

4. 動作と目標達成機能

階段昇降の動作パターンや片脚立ちなどの検査も併用され，患者の能力レベルの判定だけでなく，理学療法において用いる動作の選定に役立っている．

2 - 10 m 歩行テスト[*1]

代表的な検査に距離 10 m の歩行速度の測定がある．これは 10 m の距離をできるだけ速く，あるいは好みの速さ（自然歩行）で歩いたときの所要時間と歩数とを計測するものであり，機能的制限の程度，治療効果の判定などに利用されている（Nakamura et al. 1985a；1988a, b；1992a）．検査法の標準化がなされていて，自然歩行あるいは最大速度歩行の基準値も得られている（中村・他 2002a）．

3 - 立って歩け時間計測[*1]

はじめに，高齢者のバランス保持能力を測定する目的で，「立って歩け」検査（"Get-up and Go" test）として開発されたものである（Mathias et al. 1986）．被験者は肘掛けと背当てのある椅子に座り，合図に従って立ち上がり，一瞬静止してから壁に向かって 3 m 歩き，向きを変えて椅子まで戻り，向きを変えて椅子に座る課題である．検者は，運動の不安定性などを観察して，正常から重度異常まで 5 段階に分ける．Podsiadlo et al. (1991) は，この検査の信頼性を高める目的でストップウオッチによる時間計測を導入し，「立って歩け時間計測（timed "Up & Go test：TUG）」と命名している．Morris et al. (2001) は，椅子のサイズや歩行路の標準化を行っている．また，Wall et al. (2000) は，基本動作（立ち上がり，歩行，方向変換，座り）の時間計測を提案して，それを「拡大立って歩け時間計測（Expanded Timed Get-up-and-Go：ETGUG）」と呼んでいる．

4 - リバーミード移動性指標（Rivermead Mobility Index：RMI）

近年，［ベッド上の寝返り］から［走行］に至るまで，重心移動を伴う身体の動きを移動性（mobility）として，その仕方は問わずに，他者からの支援の要否という観点から，高齢者や障害者の機能評価に利用されるようになった尺度である（付録4）．

5 - 機能的歩行分類（Functional Ambulation Categories：FAC）

二分脊椎児の移動性評価に用いられていた Hoffer (1973) の分類（Hoffer's classification）を，小児から老人まで，多様な要因による歩行障害の分類に用いるよう，Holden et al. (1986) が改良したものである（付録4）．機能面だけでなく，外見も正常を加えた分類に，サグント機能的歩行分類（Functional Ambulation Categories of Sagunto：FACS）がある（Viosca et al. 2005）．

6 - ジェブセン手機能テスト

ジェブセン手機能テスト（Jebsen Hand Function Test）は，手機能の改善を目的とした手術や装具，理学療法，作業療法，薬物療法などの効果判定用に開発されたものである（図6-13）．手動作

[*1] 運動障害のある患者の歩行能力を評価（アセスメント）する主な方法として，10 メートル歩行テスト（10 meter walking test：10 MWT），6 分歩行テスト（6 minute walk test：6 MWT），立って歩け時間計測（Timed Up & Go test：TUG）が臨床および研究に利用されている．10 MWT は，短距離の歩行機能を評価（アセスメント）する検査であり，体幹・下肢の能力低下や協調運動障害などよるパフォーマンス低下を反映する．脳卒中やパーキンソン病，脊髄小脳変性症，脊髄損傷など，中枢神経系の機能障害に適用されている．6 MWT は，患者が 6 分間で歩いた距離を測定するもので，主として呼吸循環器系の機能，心肺持久性（運動耐容能）を評価（アセスメント）する検査である．心臓リハビリテーションあるいは呼吸リハビリテーションにおける，経過観察や訓練効果の判定に用いられている．TUG は転倒の危険性がある高齢者を判別することを目的として開発されたもので，バランス不安定性の臨床的検査法である．脊髄損傷者を対象とした妥当性と信頼性の研究では，これら 3 種の検査法は，walking index for spinal cord injury（Dituno et al. 2001）を基準とした妥当性，検者間および検者内の信頼性が確認されている（van Hedel et al. 2005）．

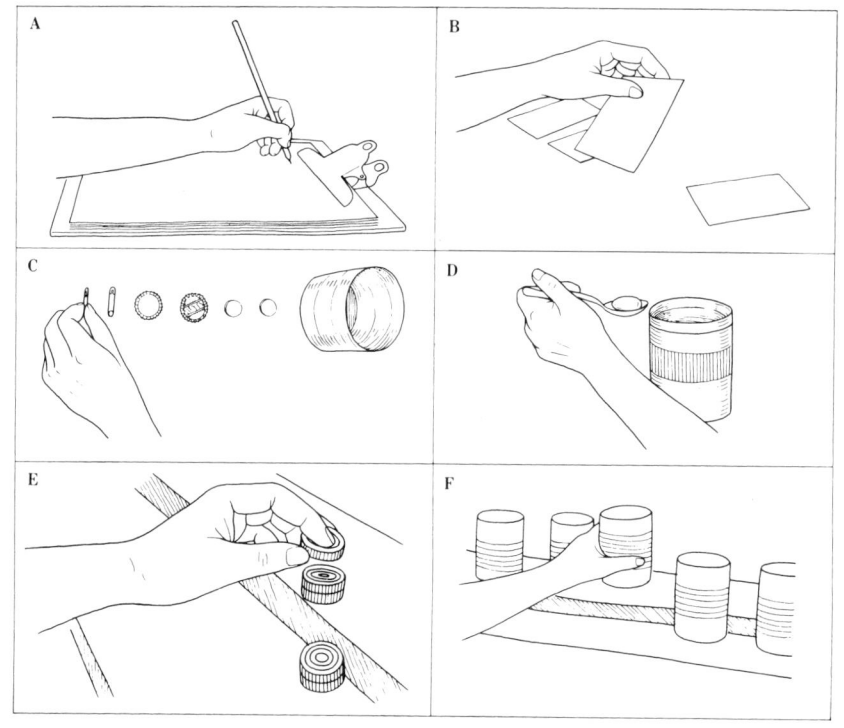

図 6-13 ジェブセン手機能検査の模式図
A. 書字．B. カードめくり（ページめくりの真似）．C. 日常の小物をつまみ上げる．
D. 食事の真似．E. チェッカーの積み重ね．F. 大きな物を動かす（軽・重）．
(Jebsen et al. 1969, 一部改変)

のうち，運ぶ，手を伸ばす，つかむ，定置する，離す，回す，押すの7種の基本要素が含まれている．このテストは，

・標準化された課題を用いて測定を行い，正常値と比較する，
・日常生活活動において通常使われる手の動作を広く評価（assessment）する，
・検査した手の動作の諸カテゴリーにおける能力を記録する，
・短時間で容易に検査ができる，
・簡単に利用できる装置を用いる，

ことを主張している（Jebsen et al. 1969）．実用的に標準化がされたものであるが，測定されている時間の次元が真の手機能の指標となるか否かは，検討を要する事項である（Jette 1985）．テストには方法・時間測定（Methods Time Measurement：MTM）に含まれている手動作の8基本動作（Karger et al. 1966）のうち，「運ぶ，手を伸ばす（リーチ），つかむ，定置する，離す，回す，押す」の7基本動作が含まれている（Chyatte et al. 1972）．

7 – 上肢機能検査

わが国で開発されたものとして簡易上肢機能検査（Simple Test for Evaluating Hand Function：STEF）がある（金子 1994）．この検査は上肢の動作能力，とくに動きの速さを客観的，簡単に短時間にとらえ，治療や訓練の効果を判定するのに利用される（**図 6-14**）．大きさ，形，重さや素材の異なる10種類の対象物を操作する時間を測定し，スコアを求める．基準点は3―90歳の健常児（者）から得られた資料に基づいて算出している．

氏名 B.M.　年齢 66 ⑲ 女　病名・障害名 Lt. hemi　検査日　　　検査者

NO.	検査方法（右）	検手	制限時間	所要時間	得点 ー ル										時間外個数	差の指標
					10	9	8	7	6	5	4	3	2	1		
検査1（大球）		右	30	8.5	5.9	7.7	9.5	11.3	13.1	14.9	16.7	18.5	20.3	30.0		1.2
		左	30	12.9	6.5	8.6	10.7	12.8	14.9	17.0	19.1	21.2	23.3	30.0		1.4
検査2（中球）		右	30	8.7	5.3	7.1	8.9	10.7	12.5	14.3	16.1	17.9	19.7	30.0		1.2
		左	30	13.2	5.6	7.4	9.2	11.0	12.8	14.6	16.4	18.2	20.0	30.0		1.2
検査3（大直方）		右	40	13.9	8.7	11.4	14.1	16.8	19.5	22.2	24.9	27.6	30.3	40.0		1.8
		左	40	22.0	9.5	12.5	15.5	18.5	21.5	24.5	27.5	30.5	33.5	40.0		2.0
検査4（中立方）		右	30	15.5	8.3	10.7	13.1	15.9	17.9	20.3	22.7	25.1	27.5	30.0		1.6
		左	30	20.7	8.7	11.1	13.5	15.9	18.3	20.7	23.1	25.5	27.9	30.0		1.6
検査5（木円板）		右	30	10.9	6.3	8.4	10.5	12.6	14.7	16.8	18.9	21.0	23.1	30.0		1.4
		左	30	14.8	7.0	9.4	11.8	14.2	16.6	19.0	21.4	23.8	26.2	30.0		1.6
検査6（小立方）		右	30	14.4	7.2	9.3	11.4	13.5	15.6	17.7	19.8	21.9	24.0	30.0		1.4
		左	30	17.7	7.7	9.8	11.9	14.0	16.1	18.3	20.3	22.4	24.5	30.0		1.4
検査7（布）		右	30	8.6	6.1	8.2	10.3	12.4	14.5	16.6	18.7	20.8	22.9	30.0		1.6
		左	30	18.5	6.8	9.2	11.6	14.0	16.4	18.8	21.2	23.6	26.0	30.0		2.2
検査8（金円板）		右	60	44.1	10.2	13.5	16.8	20.1	23.4	26.7	30.0	33.3	36.6	60.0		2.8
		左	60		11.7	15.9	20.1	24.3	28.5	32.7	36.9	41.1	45.3	60.0		3.4
検査9（小球）		右	60	22.3	12.4	17.5	22.6	27.7	32.8	37.9	43.0	48.1	53.2	60.0		3.6
		左	60	53.2	13.1	18.5	23.9	29.3	34.7	40.1	45.5	50.9	56.3	60.0		3.6
検査10（ピン）		右	70	24.0	15.4	21.1	26.8	32.5	38.2	43.9	49.6	55.3	61.0	70.0		3.8
		左	70		16.5	22.2	27.9	33.6	39.3	45.0	50.7	56.4	62.1	70.0	△	3.8

得　点	右	左
10×		
9×		
8×6	48	
7×3	21	
6×1	6	6×2　12
5×		5×5　25
4×		
3×		
2×		2×2　4
1×		
計	75	計　41

年齢階級別得点

年齢階級	正　常　域		
	最高	平均	最低
3	85	57	28
4	93	71	49
5	100	85	71
6	100	91	78
7	100	95	90
8	100	97	90
9	100	98	94
10 ～ 13	100	99	95
11 ～ 19	100	99	96
20 ～ 29	100	100	98
30 ～ 39	100	100	99
40 ～ 49	100	100	98
50 ～ 59	100	99	96
60 ～ 69	100	98	92
70 ～ 79	100	96	88
80以上	100	90	75
	100	83	66

（金子　1994）

観察事項　左の動作時に肩外転傾向が著しい。
検査4は母指と第2・3指での指腹つまみであるが
検査9、10は側腹つまみ。

図6-14　簡易上肢機能検査

5. 心理検査

　心理検査(psychological test)の用途は，スクリーニング，診断の補助，治療計画の立案，治療効果あるいは変化の評価など，多方面にわたっている．検査者は，目的に合わせた検査を適切に選択できるように，種々のテストについて熟知しておくことが必要である．

　心理検査の実施にあたって，検査者が心がける点は次の通りである．

　① 患者に関する情報（現病歴，生育歴，教育，職業，家族など）を収集する

　患者の背景について知ることは，テストの結果について的確な判断を行う助けとなる．患者に直接尋ねることだけでなく，家族などから情報を得ておくようにする．

　② 患者との間に信頼関係（rapport）を築き，テストへの協力を求める

　テストは，患者に不安や緊張感を与えるものである．したがって，テストを始める前に患者とよく話し，テストの意味やその効果（医学的リハビリテーションにどのように貢献するか）を説明しながら，患者の協力が必要であることを理解してもらう．もし，患者が拒否的であれば，テストは控えなければならないが，その場合は面接の機会を継続する．

　③ テスト場面では，患者が最大限の力を発揮できるように配慮する

　テストの過程では，ちょっとした心遣いのある会話が患者の気持ちを解きほぐす．検査者は，患者が緊張を解く雰囲気をつくるだけでなく，疲労などにも配慮しなければならない．

　④ 患者の行動をよく観察する

　限られた時間を有効に使って，容姿や外観，表情や気分，態度，課題遂行中の反応などを観察する．

　心理検査には，知能，発達，人格など，いくつかのカテゴリーがあり，同じカテゴリーでも，実施が比較的容易なものもあれば，難しいものもある．一般に，前者はスクリーニングに，後者は診断の補助に適している．現在，わが国で使用されている代表的な心理検査を**表 6-11** に掲げる．この分類は診療報酬の区分に従ったもので，「その他の心理検査」には多種多様なものがあり，備考欄に主な標的となる心理機能（あるいはその機能障害）を記した．表 6-11 に掲げていないテストでも保険医療機関における診療報酬の適用になるものもあり，また表 6-11 に掲げた著名なテストでも適用外とされるものもある．なお，外国で出版されたテストで正当な日本語版がない場合，自由に翻訳使用することは著作権（版権）を侵害することになるので注意が必要である．

1 知能検査

　知能（intelligence）とは，新しい場面で目的に合った行動をとることができる問題解決能力，あるいは知的適応能力である．知能はウェクスラー式やビネー式の個別式知能検査によって測定する．ウェクスラー式は言語性（Verbal）と動作性

表 6-11 代表的な心理検査

分類(カテゴリー)	検査名	対象年齢	診療報酬区分(注)	備考
知能検査	レーヴン色彩マトリックス検査	45歳以上	①	非言語性検査
	コース立方体組み合わせテスト	6歳～成人	①	非言語性検査
	DAM グッドイナフ人物画知能検査	3～10歳	①	人物像描画から知能を推定
	田中ビネー知能検査V	2歳～成人	②	
	WPPSI 知能診断検査	3歳10か月～7歳1か月	②	
	WISC-III 知能検査	5～16歳11か月	②	
	WAIS-R 成人知能検査	16～74歳	②	2005年12月で絶版
	WAIS-III 成人知能検査	WAIS-Rより年齢幅を拡大	②	2006年6月発行
発達検査	遠城寺式乳幼児分析的発達検査	0～4歳7か月	①	
	デンバー式発達スクリーニング	0～6歳	①	
	津守式乳幼児精神発達検査	0～7歳	①	
	フロスティッグ視知覚発達検査	4～7歳11か月	①	
	S-M 社会生活能力検査	乳幼児～中学生	―	
	新版K式発達検査	0～14歳	②	精神発達の諸側面を評価
人格検査	YG 矢田部ギルフォード性格検査	小学2年生～成人	③	質問紙法
	新版TEG 東大式エゴグラム	15歳～成人	③	質問紙法
	MPI モーズレイ性格検査	16歳～成人	③	質問紙法
	MMPI	15歳～成人	④	質問紙法
	EPPS 性格検査	高校生～成人	④	質問紙法
	16-PF 人格検査	高校生～成人	④	質問紙法
	SCT 文章完成法	小学1年生～成人	④	投影法
	HTP 描画テスト	幼児～成人	④	投影法
	バウム・テスト	幼児～成人	④	投影法
	P-F スタディ	4歳～成人	④	投影法
	ロールシャッハ・テスト	幼児～成人	⑤	投影法
	TAT 絵画統覚検査(早大版)	小学4年生～成人	⑤	投影法
その他の心理検査	CMI 健康調査表	14歳～成人	⑥	心身両面の自覚症状
	GHQ 精神健康調査票	12歳～成人	⑥	神経症スクリーニング
	WHO QOL-26	18歳～成人(高齢者まで)	⑥	主観的QOL, 満足度
	SF-36 健康調査票	成人?	―	健康関連QOL
	POMS	15歳～成人	⑥	気分(mood)
	MAS 不安尺度	16歳以上	⑥	不安
	CAS 不安測定検査	中学生～成人	⑥	不安
	STAI 状態・特性不安検査	中学生～成人	⑥	不安
	SDS うつ性自己評価尺度	青年以上	⑥	うつ
	BDI-II ベック抑うつ質問票	13歳以上	⑥	うつ
	CES-D うつ病(抑うつ状態)自己評価尺度	15歳以上	⑥	うつ
	HDRS ハミルトンうつ病症状評価尺度	成人	⑥	うつ
	IES-R 改訂版出来事インパクト尺度	小学生以上?	⑥	PTSDスクリーニング
	MMSE ミニ・メンタル・ステート	成人	―	認知症スクリーニング
	HDS-R 長谷川式簡易知能評価スケール	成人	⑥	認知症スクリーニング
	MEDE 多面的初期痴呆判定検査	成人	⑥	認知症スクリーニング
	BGT ベンダー・ゲシュタルト・テスト	5歳～成人	⑥	視覚認知
	ベントン視覚記銘検査	8歳～成人	⑦	視覚記憶
	三宅式記銘力検査	成人	⑦	言語記憶
	WMS-R ウェクスラー記憶検査	16歳～74歳11か月	⑧	国際標準の総合的記憶検査
	日本版RBMT リバーミード行動記憶検査	成人	―	記憶障害重症度評価
	内田クレペリン精神検査	幼児～成人	⑦	性格行動特性
	精研式 CLAC II & III	幼児～13歳	II⑦, III⑧	自閉症の診断と行動療法
	標準高次視知覚検査	成人	―	失認
	標準高次動作性検査	成人	―	失行
	日本版BIT 行動性無視検査	成人	―	半側空間無視
	日本版BADS 遂行機能障害の行動評価	成人	―	遂行機能障害
	WCST ウィスコンシン・カード分類検査	6～89歳	⑦	英語版(PAR社)
	K-ABC 心理教育アセスメントバッテリー	2歳6か月～12歳11か月	⑧	認知能力
	SLTA 標準失語症検査	成人	⑧	失語症鑑別診断
	WAB 失語症検査	成人	⑧	失語症鑑別診断
	老研版失語症鑑別診断検査	成人	⑧	失語症鑑別診断
	CADL 実用的コミュニケーション能力検査	成人	―	コミュニケーションADL
	ITPA 言語学習能力診断検査	3歳～9歳11か月	⑧	言語発達, LD

(注) 診療報酬適用上の区分

	操作が容易なもの(80点)	操作が複雑なもの(280点)	操作と処理が極めて複雑なもの(450点)
D-283 発達及び知能検査	①	②	
D-284 人格検査	③	④	⑤
D-285 その他の心理検査	⑥	⑦	⑧

"―"は適用されていないことを表す. なお, 平成18年4月1日より,「臨床心理・神経心理検査は, 医師が自ら, 又は医師の指示により他の従事者が自施設において検査及び結果処理を行い, かつその結果に基づき医師が自ら結果を分析した場合にのみ算定する」と改訂された(下線部が付け加えられた).

(Performance) の2つの尺度をもち，言語性 IQ (Verbal Intelligence Quotient：VIQ)，動作性 IQ (Performance Intelligence Quotient：PIQ) および全検査 IQ (Full-Scale Intelligence Quotient：FSIQ) が算出できる．また，下位検査プロフィールによって，知的能力を構造的にとらえる点に特徴がある．ここで用いられる IQ は偏差 IQ である．一方，ビネー式は，テストによって測定される知的能力の発達の程度を精神年齢（Mental Age：MA）という概念で表し，これと生活年齢あるいは暦年齢（Chronological Age：CA）との比から単一の IQ を算出する．すなわち，IQ＝(MA/CA)×100 として表される．高齢者を含む成人を対象に知能検査を行う場合，ビネー式ではなくウェクスラー式の WAIS-Ⅲ（Wechsler Adult Intelligence Scale-Third Edition）成人知能検査[*2]を用いるべきである．子どもを対象とする場合は，どちらの方式でもよいが，ウェクスラー式は検査によって得られる情報量は多いが，検査の所要時間が長く，ビネー式（田中ビネー）はその逆であるという点を勘案して決める．ウェクスラー式の場合，就学前は WPPSI（Wechsler Preschool and Primary Scale of Intelligence），就学後から16歳までは WISC-Ⅲ（Wechsler Intelligence Scale for Children-Third Edition）を用いる．

個別式知能検査ほどの包括性はないが，非言語性課題に特化したレーヴン色彩マトリックス検査（Raven's Coloured Progressive Matrices）や集団式の知能検査も利用できる．また，認知症などの知的機能低下のスクリーニング検査（screening test）として，Folstein et al.（1975）のミニ・メンタル・ステート検査（Mini-Mental State Examination：MMSE）や改訂長谷川式簡易知能評価スケール（Hasegawa Dementia Scale-Revised：HDS-R）がよく用いられる．

ミニメンタル・ステート（MMS）の下位項目は見当識，記銘，注意・計算，想起，呼称，復唱，聴覚的理解，視覚的理解，書字，図形模写である．しかし，Dick et al（1984）が指摘するように視空間機能をみる課題に乏しい．失語症患者は得点しにくい反面，半側空間無視のある患者でも高得点をとったりする．表6-12 はこの点を考慮したMMSの修正鳴子版（MMS-NE）である（中村・他 1991a）．

2 発達検査

主に乳幼児を対象とする発達検査は，Gesell の成熟（maturation）という視点から，発達の遅れをスクリーニングする目的をもつものが多い．課題や項目が，可能となる年齢（標準年齢）の順に並べられ，どこまでできるかによって，発達年齢（Developmental Age：DA）や発達指数（Developmental Quotient：DQ）が算出される．ビネー式知能検査も，この意味では発達検査であり，これに最も近い立場をとるのが新版 K 式発達検査である．同じ視点の遠城寺式乳幼児分析的発達検査は，器具を用いることなしに，簡便に実施することができる．津守式乳幼児精神発達検査や日本版デンバー式発達スクリーニング検査は，運動，言語，生活習慣，社会性などの領域別の検査内容で構成され，各領域ごとに発達の様子を調べるものであり，DA や DQ の算出はしない．

社会生活能力（social competence）は，以前は社会成熟度（social maturity）と呼ばれていた．ま

[*2] WAIS-Ⅲ成人知能検査：WAIS は，米国の心理学者 Wechsler, D. が開発し，世界中で広く用いられている成人用個別式知能検査で，その日本語改訂版（WAIS-R）は1990年に発行され，さらに，2006年に3訂版（WAIS-Ⅲ）となった．改訂を重ねることで，時代に合わなくなった問題が修正され，高齢化社会に対応するために適用年齢が大幅に延長された．また，3つの新たな下位検査（文字と数，行列推理，記号探し）を加えて，それぞれ7つの言語性下位検査（単語，類似，算数，数唱，知識，理解，文字と数）と動作性下位検査（絵画完成，符号，積木模様，行列推理，絵画配列，記号探し，組み合わせ）で構成され，合計14の下位検査プロフィールから知能の特徴を読み取るとともに，言語性IQ，動作性IQと全検査IQを算出する．さらに，4つの群指数（言語理解，知覚統合，作動記憶，処理速度）の採用によって，より多面的な診断や解釈を可能にした．

表6-12 ミニメンタル・ステート鳴子版（MMS-NE）

患者＿＿＿＿＿＿
検者＿＿＿＿＿＿
日付＿＿＿＿＿＿
回数　1　2　3　4　5

NO	項目	質問内容	得点
1.	見当識	「今日は何年何月何日ですか？」 「この病院は何という病院でどこにありますか？」	／3 ／2
2.	記銘	「これから物の名前を3つ言いますから，よく聞いて下さい．―りんご，自動車，帽子―さて，何々を言いましたか？」 （注）3回を限度として正答を得るまで続ける．初回で全部できたら，3点，2回目は1点，3回目は0点	／3
3.	注意，暗算	「100から7ずつ引いて下さい」 93，86，79，72，65（減算5回目まで）	／5
4.	想起	「さきほどあげた3つの物の名前を想い出していってみて下さい」	／3
5.	呼称	（時計を示して）「これは何ですか？」（鉛筆でも同様に）	／2
6.	復唱	「これから言う文章を覚えて，あとで復唱して下さい」 　「もしも」や「しかし」や「そして」が多すぎる．	／1
7.	聴覚的理解	「これから言う通りのことをして下さい．(紙を取り出す)この紙を取って2つに折り，床に落して下さい」	／3
8.	視覚的理解	（文を示して）「これを声に出して読んで，それから書いてある通りにして下さい」	／2
9.	書字	「あなたの名前を書いて下さい」（見本なし）	／1
10.	図形模写	「この図形をまねして描いて下さい」	／2
11.	視覚認知	a．「これと同じものはどれですか？」 b．「この模様がかくれている絵はどれですか？」 c．「折って立方体を作った時，黒いところが隣り合わないのはどれですか？」	／3

計／30

8　目を閉じて下さい

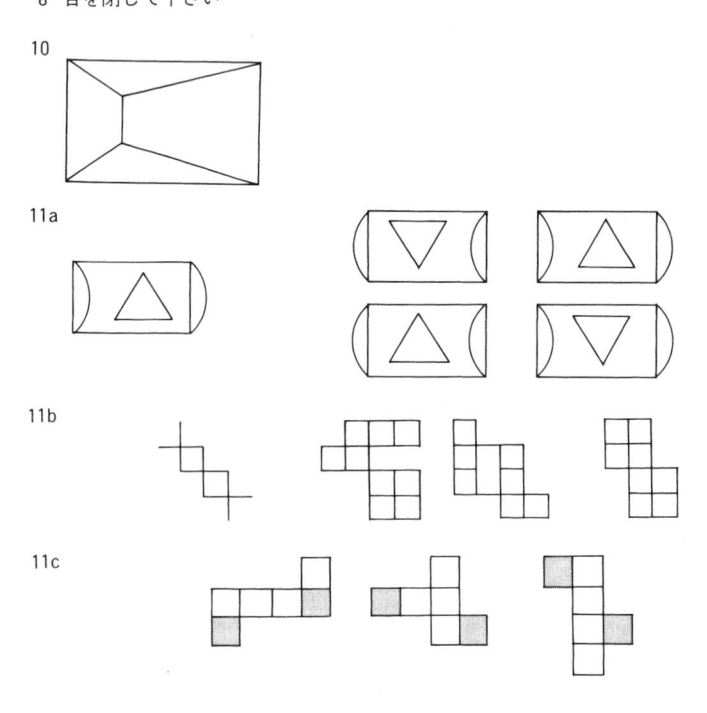

10

11a

11b

11c

（中村・他　1991a）

た，別の文脈では適応技能（adaptive skill）あるいは適応行動（adaptive behavior）とも呼ばれている．前者の例が新版S-M社会生活能力検査で，後者の例がABS適応行動尺度（絶版）である．これらはいずれも発達検査として分類されるより，行動・社会性に関するテストとして別に分類されることが多い（松原 2002）．

3 パーソナリティ検査

パーソナリティ（人格，personality）および性格（character）は，いずれも個人の心理的あるいは行動的傾向を特徴づける概念であり，特に使用上の区別はない[*3]．この検査は，一般に性格検査と呼ばれることが多いが，ここでは表6-11にしたがって人格検査（personality test，性格テスト，性格検査）とする．

人格検査は，質問紙法と投影法に大別される．質問紙法は，性格を表現する言葉の因子分析的研究によって発展したものであり，共通因子（特性）上の得点プロフィールから個人の特徴をとらえようとする．数量的，客観的であるが，被験者の態度などによる影響を受けやすく，性格の表面的な部分を測定しているという批判もある．また，実施にあたっては，被験者に十分な言語理解能力を要求するので，幼児や，言語理解に機能障害のある，知的機能が著しく低下した者には適さない．

質問紙法には，多特性を総合的に測定するものと，単一特性に焦点を絞ったものとがある．前者にはMMPI（Minnesota Multiphasic Personality Inventory）[*4]，16PF（Sixteen Personality Factor Questionnaire）[*5]，YG（矢田部ギルフォード性格検査）[*6]，MPI（Maudsley Personality Inventory）[*7]などがあり，後者にはSTAI（State-Trait Anxiety Inventory）[*8]，MAS（Manifest Anxiety Scale）[*9]，SDS（Zung Self-rating Depression Scale）[*10]，CES-D（Center for Epidemiological Studies-Depression Scale）[*11]などがある．GHQ（General Health Questionnaire）[*12]やCMI（Cornel Medical Index）[*13]（次項）は神経症傾向のスクリーニング・

[*3] 性格は個人が刺激や環境に反応する様式であり，素質的要因に重点がおかれた概念である．一方，人格は個人が社会的相互関係を通して学習した様式であり，後天的要因に重点がおかれている．その場合，性格は人格の下位概念として位置づけられるが，両者は同義語として使用されることが多い（杉田 1984）．

[*4] 国際的に利用度・研究論文数が最も多い性格検査で，妥当性尺度4と臨床尺度10の合計550項目からなり，性格の総合的査定と「精神医学的診断印象」を得ることができる．他に多くの追加尺度（MASなど）を有する．

[*5] A・Bの2形式（平行検査）があり，それぞれ187項目からなる．性格特性として16個の一次因子と4個の二次因子からなるプロフィールを描くことができる．

[*6] 12尺度120項目からなる．実施，採点，結果の解釈ともに比較的容易である．プロフィールだけでなく，性格類型を判定できる．ただし，虚構性（L）尺度等を欠くため，回答のゆがみをチェックできない．

[*7] Eysenckの初期の性格理論に基づく検査で，内向性―外向性（E），神経症的傾向（N），虚構性（L）の3尺度80項目からなる．Eysenckの性格検査は，その後，EPI，EPQ，EPQ-Rと改訂されており，現在でもこの検査を用いているのはわが国だけである．

[*8] 状況に応じて変化する「状態不安」（20項目）と，性格としての「特性不安」（20項目）を分けて測定する．YGと同様にL尺度などを欠く．

[*9] MMPIから抽出された精神・身体的慢性不安反応（「特性不安」に相当する）50項目とL尺度15項目の合計65項目からなるスクリーニング検査．

[*10] Zungによって考案された20項目からなる抑うつ性尺度の日本語版である．性格傾向ではなく「うつ状態」の判定を目的としている．

[*11] 近年，医療領域でよく用いられるようになった．うつ病（抑うつ状態）のスクリーニング検査であり，NIMH原版に準拠した20項目からなる．

[*12] WHOに準拠してつくられた，神経症の発見や症状把握のための60項目からなるスクリーニング検査で，2つの短縮版（30および28項目）もある．

テストであり，人格検査ではないとも言えるが，MMPI では神経症傾向も性格特性のひとつと考えている．これらの検査は，表 6-11 では「人格検査」ではなく，「その他の心理検査」に分類されている．やや性質の異なるテストとして東大式エゴグラム (Tokyo University Egogram：TEG)*14 がある．これは，交流分析における 3 つの自我状態を，60 項目の質問に対する回答から推定し，性格の類型化を行うものであり，人格検査に分類されている．

ロールシャッハ・テスト (The Rorschach technique)*15 に代表される投影法 (projective technique) は，多義的な刺激の知覚や意味づけの過程に，いわゆる深層心理が投影されるという立場に立つ．質問紙法が質問に対する答えを「はい」か「いいえ」などの選択肢のなかから選ぶ形式 (closed format) であるのに対して，投影法は回答形式に制限がなく (open ended format)，質問に対する被験者の自由な反応が得られる．投影法では，被験者は性格を調べられているという実感に乏しく，防衛的態度などによる修飾を免れやすい．一方，結果の整理や解釈には，精神分析学的理論に関する知識と多くの事例を経験することが求められ，主観的な要素も排除できないことから，非科学的であると批判されることがある．

投影法には，ロールシャッハ・テスト，TAT (Thematic Apperception Test)*16，P-F スタディ (Picture-Frustration Study)*17 などのように，視覚刺激に対する言語反応を求めるものと，バウムテスト (The Tree Test)*18 や HTP (House-Tree-Person test)*19 などのように，テーマを与えて描画させるものとがある．多くは，幼児から適用が可能であり，言語理解能力に強く依存する質問紙法とは，この点でも異なる．検査と治療の両方の目的をもつ箱庭療法も投影法に基づいている．

その他に，質問紙法でも投影法でもない人格検査として，内田クレペリン精神検査がある．表 6-11 では「その他の心理検査」に分類されている．この検査は，一連の連続加算作業の成績を通して，その仕事ぶり（作業曲線）から性格を推定するもので，作業検査法と呼ばれる．投影法に似て，被験者は性格検査という印象をもちにくい．ただし，検査の理論的基礎は確立されていない．データの蓄積による経験的な解釈が中心である．

4 その他の心理検査

その他の心理検査というカテゴリーから，ここでは神経心理検査 (neuropsychological test) を取り上げる．

---

*13(前頁) 13 の身体的自覚症状（男性 160 項目，女性 162 項目）と 6 つの精神的自覚症状（51 項目）からなる．神経症のスクリーニング検査であり，患者に心理検査としての印象を与えにくい項目構成となっている．ただし，この検査は，現在では国際的にほとんど用いられていない．
*14 交流分析による 3 つの自我状態をグラフ化して，いくつかのパターンに類型化し，対人関係のあり方などを明らかにすることを目的としたテスト．
*15 Rorschach, H. による，インクの染みのような無彩色図版 5 枚・有彩色図版 5 枚の計 10 枚からなる代表的な投影法性格検査で，実施および結果の整理・解釈にかなりの熟練を要する．採点方式も片口式や Exner 式など多くの方法がある．
*16 人物の登場する多義的な場面を描いた 30 枚の絵を見せ，空想した内容を分析リストに基づいて解釈する．かなりの熟練が必要．幼児・児童版 (CAT-H) と高齢者版 (SAT) もある．
*17 絵画欲求不満テストともいう．24 の漫画風に描かれた日常的な欲求不満場面（2 人の登場人物）を見せ，片方の人物がどう言っているかを尋ね，Aggression の型と方向を分析する．集団実施も可能．
*18 Koch, K. によってつくられ，紙に「実のなる樹木を 1 本」描かせて，その絵に投影された被験者の潜在意識あるいは心理的背景を解釈するもの．実施が容易で適用年齢も広いが，テストとしての洗練度は低い．
*19 描画テストの一種で，家 (H)，樹木 (T)，人物 (P) を自由に（できるだけ上手に）描かせ，自己像と知的水準を分析する．テストとしての圧迫感が少なく被験者とのコミュニケーションを促進するが，結果の解釈は主観的である．

神経心理検査とは，脳損傷と認知や行動の異常（神経心理学的徴候）との関係を臨床的にとらえるために用いられてきたテストの総称である．心理検査の多くは，健常者の母集団から抽出された標本をもとに標準化（standardization）されたものであるのに対して，神経心理検査は高次機能障害の評価（アセスメント）や鑑別を目的とする特殊なテストであり，健常者では天井効果を示すような問題設定となっている．したがって，各種の神経心理検査では，「標準」という名前が冠せられていても，それは患者集団を基礎とした尺度化を行ったという意味である．

神経心理検査の領域は，知的能力全般，注意，視知覚と視空間認知機能，運動や行為，記憶，言語，遂行機能（実行機能，executive function）などからなり，それぞれに多くのテストがある．全領域を包括する神経心理検査バッテリー（例：Halstead-Reitan Battery, Benton Laboratory Tests）も開発されているが，日本語版（単なる翻訳ではなく，わが国において改めて尺度化がなされたもの）がないため，そのまま使用することはできない．これに限らず，同様の理由で利用したくてもできないテストは数多くある．外国語版でも非言語性テストは利用可能だが，規準（norm）をそのまま当てはめることはできないため，限定的（多くは定性的）に使用できるにとどまる．外国語版の言語性テストを翻訳しただけで使用するのは誤りである．それには物差しとしての保証はない．一方，数は少ないが，わが国で独自に開発された神経心理検査（失語，失認，失行に関する鑑別診断検査）もある．

神経心理検査の適用に当たっては，患者の症状について，あらかじめ仮説を立て，それを検証するのに有効なテストを選択する．患者の負担を考えて，テストを厳選することも必要である．たとえば，WAIS-IIIなどは優れた神経心理検査としての面があり，これを丁寧に実施して，個々の下位検査の問題解決の過程も観察すれば，多くの情報を得ることができる．

神経心理検査の結果の解釈は慎重に行う．たとえば，あるテストが記憶を測定するテストと呼ばれているとしても，実際に記憶という機能だけを取り出して測定することは不可能である．そこで，テストが要求する他の能力（認知や言語など）を見極め，それに関する別のテスト結果を重ね合わせることによって，特異性の有無を判断しなければならない．ひとつのテストで何かが直ちに証明されると考えるのは早計である．

ここでは，最近関心の高い神経心理検査を，3つ取り上げる．

（1）ウェクスラー記憶検査（Wechsler Memory Scale-Revised，WMS-R）

国際的に使用頻度の高い，総合的記憶検査の日本語版である．情報と見当識，精神統制，図形の記憶など13の下位検査からなり，「一般的記憶」と「注意/集中力」の指標が算出できる．さらに，「一般的記憶」は，言語性記憶と視覚性記憶に細分化されて，それぞれ指標として表すことができる．

（2）日本版リバーミード行動記憶検査（Rivermead Behavioural Memory Test：RBMT）

抽象的な課題で測定する認知的記憶ではなく，日常生活場面を想定した課題から測定される，いわば機能的記憶のテストである．高次脳機能障害支援モデル事業でも採用され，記憶障害の評価（アセスメント）とリハビリテーションに応用されている．

（3）日本版遂行機能障害の行動評価（Behavioural Assessment of the Dysexecutive Syndrome，BADS）

遂行機能は実行機能とも翻訳されている．自ら目標を設定し，計画を立てて，効果的に行動する能力を指す．このテストは，さまざまな問題解決能力を，6つの下位検査プロフィールから総合的に評価（アセスメント）する．

6. 日常生活活動

　Doll（1935）は，1920年代からの知的障害児の教育体験から，知能指数が低くとも社会生活能力のある者がいるとして，ヴァインランド社会成熟尺度（Vineland Social Maturation Scale）を発表した．この尺度は，児童が自分自身の生活を処理し，やがて独立した成人となってかかわる諸活動に参加する能力の発達を検討するものであった．そこで取り上げられていた領域は，自助全般（self-help general），自己食事（self-help eating），自助更衣（self-help dressing），自己統制（self-direction），作業（occupation），意志伝達（communication），移動（locomotion），集団参加（socialization）である．この尺度の構成概念の基底にある原理には，ビネー式知能検査と同じであり，発達には順序があることを仮定している．また，児童が個人的活動において自立してくることは，社会的責任の現れとする立場も表明されている（Doll 1965）．わが国では，それに対応する尺度として，新版S-M社会生活能力検査がある（三木 1980）．

　このような背景の下に，リハビリテーション医学や老年医学における日常生活活動（activities of daily living：ADL）の研究が展開されてきた．ADLとは，人びとが朝目覚めてから夜就寝するまでに習慣的，普遍的に遂行している活動のすべてを含む概念である．障害者のための日常生活活動チェックリスト（check lists of daily life activities）は，1935年にMajorie P. Sheldonによって発表されていた（Wolf 1969）．

　医学的リハビリテーションでは，Deaverが脳性麻痺児のベッド上における寝返り，歯磨き，更衣などの機能的活動における技能の評価（assessment）に日常生活活動テスト（Activities of Daily Living Test）を利用した（Deaver et al. 1945）．Deaverは，リハビリテーションの目標として，「手を最大限の使用，使用可能な言語能力，移動の能力，普通あるいは普通に近い外観」を掲げ，ADLの自立を重視していた．その後，Deaverの協力者であったBrown（1950a, b）は，ADLの概念を拡大して，Daily Activity Inventory and Progress Recordへと発展させている．Lawton（1963）は，ADLをベッド上の活動（bed activities），車いす活動（wheel-chair activities），セルフケアおよび手による諸活動（self-care and miscellaneous hand activities），移動と昇降と旅行活動（ambulation, elevation, and travel activities）に分けている．そこで取り上げられているのは，ポリオ，脊髄損傷，脳卒中，多発性硬化症あるいは多発性関節炎による肢体不自由者であった．

　老年医学では，1950年代の8年間に及ぶ研究をまとめて，Katz et al.（1963）が日常生活活動指標（Index of ADL）を発表している．高齢者や慢性疾患の患者の治療結果と予後を研究するために開発されたものである．この指標は，生物的および心理社会的機能を反映し，患者の回復過程で自立してくる活動と児童の発達過程で自立する活動（Gesell et al. 1940；1946）との順序に著しい類似性が認められている．

ヘルスケアの目標として，個々の器官系の病態や機能障害の治療にとどまらず，個人の全体としての機能的状態が重視されるようになり，日常生活における自立度を評定する指標や尺度の重要性が増している．現在では，医学的リハビリテーションだけでなく，高齢者一般の健康状態の客観的指標として，慢性疾患の患者の治療効果を評価する手段として，また地域社会における福祉やヘルスケア・サービスの必要性を把握する手段として，その適用の範囲は広がっている（柴田・他1984）．

　医学的リハビリテーションでは，ADL尺度は患者や障害者の機能的診断に利用されている．バーセル指数（Barthel index：BI）や機能的自立度評価法（functional independence measure：FIM）などの包括的な評価（アセスメント）尺度（assessment measure）がある．ADLは，患者や障害者が示す行動様式であり，観察あるいは測定が可能である．ただし，活動の多くは課題で定義され，具体的な身体運動や環境条件などの課題の設定は定義されていない．患者が特定の条件下で自立している課題でも，環境が変われば介助を要することもある．

1 機能レベル

　ADL尺度は，個人の日常生活における生活課題の遂行状況を，観察やテストあるいは自己申告を通して，評価（アセスメント）するために利用される．課題の遂行に機能的な問題があれば，病歴や理学的所見，その他の情報を得て，以下の3要因について検討する．

①現在の機能レベルおよび必要とされる機能レベルを決定する（例：平地歩行はできるが，縁石や階段は困難…玄関の出入が不自由）．
②必要とされる援助の形態を明らかにする（例：福祉用具・補装具の使用…杖の利用）．
③制限因子を明らかにする（例：筋力低下…筋力強化訓練）．

　ADLにかかわる機能レベルは，FIMとの関連もあって，

・自立（independent）：福祉用具や介助なしにできる（許容範囲の速さ，エネルギー消費および痛み），
・修正自立（modified independence）：福祉用具を利用して自立（入手可能，安全），
・要監視（with supervision）：監視による介助に依存（安全のため他者からの示唆，最小限のタッチ），
・身体的介助（physical assistance）：課題を行うのに身体的な介助を要する，
・全介助（total dependence）：介助者の手助けがなければ，何もできない，

に分けられる．ただし，自立と修正自立とを区別しないこともある．

　機能レベルを自立と依存とに分けて，完全自立（totally independent），部分自立（partially independent），部分依存（partially dependent）および全面依存（totally dependent）とすることも多い（Kottke et al. 1990）．依存は患者あるいは障害者の側に立った見方であり，介護する側の視点では介助とも呼ばれる．部分自立と部分依存は，単に量的な問題として，要介助（with help）にまとめることもある．FIMでは，介助の程度を各段階ごとに規定し，細分化している．

　介助は，直接患者に触れて行うのか（direct assistance），口頭指示や患者に付き添って危険を監視するのか（indirect assistance, stand by assistance, supervision）に分けられる．健常者と同じような身体運動や動作で行うのか，残存する器官系や健全な器官系の代償機能によって，普通とは違った仕方や手段で行うのか，補装具や自助具，その他の福祉用具を利用するのかを区別しておく．

　機能レベルの評価（アセスメント）では，個体の機能的状態，訓練による機能改善の可能性，補装具などの福祉用具の利用，環境要因（物理空間的，社会文化的）を総合して，自立への最大の可能性（potentiality）を探索する．

2 測定方法と状況

　患者あるいは障害者の機能レベルの判定では，情報収集の方法，状況による相違に注意する．ヘルスケア専門職による評価（アセスメント）では，具体的な検査条件（テスト法）における「できること（can do）」が調査される．日常生活の介護者による判定（観察法）の多くは，患者や障害者が「行っていること（do do）」をそのまま記入する傾向にある．在宅患者への郵送法あるいは面接法では，「できると思うこと（think they can do）」を回答しているかもしれない（Barer et al. 1989）．標準化されたテスト（test battery）による評価（アセスメント）では，機能的制限が明らかになる．しかし，それは別の環境下における機能レベルを表していないこともある．そのため，機能的制限が活動制限と同じであるとはできない．

　これらの方法には，それぞれの長所と短所があり，課題遂行能力を測定する手段としての方法の優劣よりも，情報収集の方法，状況による相違のなかに解決すべき問題があると理解するのがよい（佐直・他　1976）．

　ADL の各領域には，複数の課題が含まれている．移動（ambulation）とは，場所を移ることであり，そのための具体的な動作は定義されていない．乳幼児の「はいはい」，成人の「歩行」，高齢者の「杖歩行」，さらに「車いす移動」もある．環境も室内から荒地，平地から急斜面など多様であろう．テストでは，これらの諸条件をひとつの固定している点に留意すべきである．日常生活におけるADLは，多様な条件下で遂行される課題である．

3 ADL, IADL, EADL

　Donaldson et al.（1973）は，ADL 尺度にどのような領域が含まれているかを要約している（表6-13）．ある尺度はセフルケア（self care）と移動に限定し，別の尺度は尿便禁制（continence）からコミュニケーション，家事，旅行などの広範は活動を含め，身体機能を中心にして，認知機能や社会的関係までを含めている．

　ADL 尺度は，標準日常生活活動（standard ADL）あるいは基本日常生活活動（basic ADL），道具的（手段的）日常生活活動（instrumental ADL：IADL）に大別される．両者を加えた尺度は，拡大日常生活活動（extended ADL：EADL）と呼ばれている．

　日本リハビリテーション医学会評価基準委員会（1976）は，ADL の範囲は家庭における身の回りの動作（self care）を意味し，広義の ADL と考えられる応用動作（交通機関の利用，家事動作など）は生活関連動作（activities parallel to daily living：APDL）というべきであろうと注釈している（表6-14）．APDL は IADL と同義とみなされる．

1 - 標準日常生活活動

　道具的 ADL に対して，単に ADL とも呼ばれている．その領域は，食事，更衣（衣服の着脱），整容，トイレ，洗面，入浴などのセルフケア（身の回りの処理，身辺処理），起居，移乗，移動などの身体的活動および尿便禁制の範囲に限定して扱われている．代表的な ADL 尺度には，バーセル指数（基本的日常生活活動度，Barthel Index：BI）や機能的自立度評価法（FIM），カッツ ADL 指標などがある[20]．

---

[20] 平成18年4月，厚生労働省告示（診療報酬の算定方法）により，脳血管疾患等リハビリテーション料において，一定程度以上の基本的動作能力の低下および日常生活能力の低下をきたしている患者の判定に，BI あるいは FIM が利用されることになった．なお，バーセル指数は基本的日常生活活動度と命名されている．

表 6-13 ADL 評価に関する 25 報告に使われた変数

著者(発表年)	更衣	移動	入浴	食事	移乗	トイレ	身づくろい	車いす	昇降	尿便禁制	ベッド上活動	旅行	コミュニケーション	手の活動	書字	雑多	知的活動	家事	感覚入力	身辺処理
Rinzler et al. (1951)	+	+	+	+	+	+	+		+	+			+							
Hoberman et al. (1952)	+	+	+		+	+			+	+			+	+						
Moskowitz et al. (1957)	*	+	*	*		*	*					+					+		+	+
Hoberman et al. (1958)	*	+	*	*		*	*													+
Katz et al. (1958)	+	+	+	+	+	+				+										
Mahoney et al. (1958)	+	+	+	+	+	+		+	+	+										
Carroll (1962)	+	+	+	+	+	+	+	+					+		+					
Gordon (1962)	*	+	*	*		*	*													+
Kelman et al. (1962)	+	+			+	+	+		+											
Sokolow et al. (1962)	*	+	*	*		*	*					+								+
Christopherson et al. (1963)	+	+	+	+					+				+	+	+					
Townsend (1963)	+	+						+		+			+			+	+	+	+	
Gauger et al. (1964)	+	+	+	+	+			+					+							
Dinnerstein et al. (1965)	+	+	+	+	+								+		+	+	+	+		
Hoff et al. (1965)	+	+	+	+					+	+										
Schoening et al. (1965)	+	+	+	+	+	+	+			+										
Gersten et al. (1967)	+	+	+	+	+	+	+			+		+	+	+		+				
Groomes (1967)	*	+	*	*		*	*						+			+				+
Linn (1967)	+	+	+		+				+			+		+		+	+			
New et al. (1968)	+		+	+	+				+				+		+					
Pool et al. (1968)	+	+			+	+		+	+											
Lawton et al. (1969)	+	+	+			+						+	+				+			
Sokolow et al. (1969)	+	+	+	+	+	+	+	+		+				+	+					
Scranton et al. (1970)	+	+	+	+				+	+	+					+	+				
Slater et al. (1970)	+	+	+	+	+		+	+												
All authors	25	24	23	22	18	18	17	16	12	11	9	8	8	7	7	7	5	3	3	5

1950—1970 年の間に英文によって報告されたもの.
＊:「身辺処理」を更衣, 入浴, 身づくろい, 食事, トイレとみなす.

(Donaldson et al. 1973, 一部改変)

表 6-14 ADL の分類

日常生活活動		
身の回りの世話	移動動作	その他の生活関連動作
1. 食事動作 2. 衣服着脱 3. 整容動作 4. トイレ・入浴動作	正常歩行 杖・装具付歩行 車いす 四つばい移動またはいざり コミュニケーション 　口　頭 　筆　記 自助具または医療機器	1. 家事動作 　a. 炊　事 　b. 洗　濯 　c. 掃　除 2. 育　児 3. 裁　縫 4. 家屋修繕・維持（含屋外） 5. 置　物（屋外） 　庭の手入れ（屋外） 　車の手入れ（屋外） 　その他

(矢谷 1992)

表 6-15　PULSES プロフィル

P-Physical Condition：身体状況；内臓疾患（心臓血管，胃腸，泌尿器，内分泌）と神経疾患による障害を含む
1. 医療や看護の診療や指導を 3 か月以上必要としないような医療の問題が十分安定している．
2. 医療や看護の診療や指導が 3 か月以内に必要であるが，毎週ではない．
3. 少なくとも毎週定期的な医療や看護の注意が必要であるような医療の問題が十分安定しているとはいえない．
4. 少なくとも毎日集中的な医療や看護の管理（介助のみのケアである場合は除く）をするような医療を必要としている．

U-Upper Limb Functions：上肢機能；主として上肢機能によるセルフケア活動（飲/食，衣類上/下，装具/義歯，整容，排尿・便の始末）
1. 上肢の機能障害がなく，セルフケアにおいて自立している．
2. 上肢にいくらか機能障害があるが，セルフケアにおいて自立している．
3. 上肢に機能障害があるかまたはない場合でもセルフケアにおいて介助や指導に依存している．
4. 上肢にはっきりした機能障害があり，セルフケアにおいて完全な依存である．

L-Lower Limb Functions：下肢機能；主として下肢機能による移動（移乗：椅子/トイレ/浴槽またはシャワー，歩行，階段，車いす）
1. 下肢の機能障害がなく，移動が自立している．
2. 下肢にいくらかの障害はあるが，移動が自立している；歩行補助具，装具，義肢などを必要とするが自立．または明らかな建築上あるいは環境上の障壁にもかかわらず車いすで自立．
3. 下肢に機能障害があるかまたはない場合でも移動において介助や指導に依存しているか，車いすは部分的自立．または，明らかな建築上および環境上の障壁がある．
4. 下肢にはっきりした機能障害があり，移動において完全な依存である．

S-Sensory Components：コミュニケーション（話し，聞く）と視覚
1. コミュニケーションと視覚に機能障害がなく自立している．
2. 軽度の構音障害，軽度の失語，眼鏡や補聴器使用，定例の眼のケア等のいくらかの機能障害があるがコミュニケーションと視覚が自立している．
3. コミュニケーションと視覚において，説明や指導の援助に依存している．
4. コミュニケーションと視覚において，完全な依存である．

E-Excretory Functions（bladder and bowel）：排泄機能（排尿，排便）
1. 膀胱・直腸括約筋の完全な意識的コントロールがなされている．
2. 膀胱・直腸括約筋が社会活動において緊急な対応ができるまたはカテーテル，器具，補助具等，介助なしにケアができる．
3. 括約筋のケアに介助が必要またはしばしば失敗する．
4. しばしば失禁状態で濡れて汚れている．

S-Support Factors：支援要素；知的・情緒的適応を考慮，家族単位の援助，経済力
1. 平常的役割を果たし，習慣的課題を遂行できる．
2. 平常的役割と習慣的課題遂行において幾分かの加減が必要．
3. 援助，指導，励ましやきめ細やかな配慮による公的または私的な世話による介助に依存．
4. 長期的施設ケア（慢性病院やナーシング・ホーム等）による依存．特別な評価や治療または集中的リハビリテーションのための時限的入院を除く．

P, U, L, S, E, S の機能領域を各々 4 段階とし，機能障害のない自立を 1 点，障害が強まるにつれて 1 点ずつ加点し，全介助を 4 点とした．尺度表示は全項目の総点とし，正常は 6 点で，最重要障害は 24 点となる．

(Granger et al. 1979b，一部改変)

(1) PULSES（表 6-15）

病院や施設に入院している高齢者および慢性疾患患者を対象にして，機能的自立度の評価（assessment）に用いるため Moskowitz et al.（1957）によって開発された尺度である．第二次世界大戦中に徴兵検査時の身体機能の評価（assessment）として，カナダ陸軍で開発（後に米軍でも採用）された PULHEMS を改良したものである．この経緯が示すように，PULSES は判別を目的に開発された．セルフケアと移動に限定しないで，身体医学的状況やコミュニケーション，知的および情緒的状態までも測定の範囲としている．身体機能（心血管，呼吸，その他の内臓器官），上肢機能，下肢機能，感覚機能，排泄機能，社会・

表 6-16 バーセル指数（Barthel Index）

注意：患者が基準を満たせない場合，得点は 0 とする．

	介助	自立
1．食事をすること（食物を刻んであげるとき＝介助）	5	10
2．車椅子・ベッド間の移乗を行うこと（ベッド上の起き上がりを含む）	5-10	15
3．洗面・整容を行うこと（洗顔，髪の櫛入，髭剃り，歯磨き）	0	5
4．トイレへ出入すること（衣服の着脱，拭く，水を流す）	5	10
5．自分で入浴すること	0	5
6．平坦地を歩くこと（あるいは歩行不能であれば，車椅子を駆動する）	10	15
＊ 歩行不能の場合だけ，こちらの得点	0＊	5＊
7．階段を昇降すること	5	10
8．更衣（靴紐の結び，ファスナー操作を含む）	5	10
9．便禁制	5	10
10．尿禁制	5	10

バーセル指数：評点上の教示
1．食事をすること
　10＝自立．患者は，手の届くところに誰かが食物を置いてくれれば，トレイやテーブルから食物をとって食べる．患者は，必要であれば自助具をつけて，食物を切り，塩や胡椒を用い，パンにバターをつける等を行わなければならない．これを応分の時間内に終えなければならない．
　5＝何らかの介助が必要である（上記の食物を切る等）
2．車椅子・ベッド間の移乗を行うこと
　15＝この活動のすべての相が自立．患者は車椅子に乗って安全にベッドに近づき，ブレーキを掛け，フットレストを上げ，安全にベッドに移り，横になる．ベッドの端で座位となり，安全に車椅子へ戻るのに必要ならば車椅子の位置を変え，車椅子へ戻る
　10＝この活動のいずれかの段階で，わずかの介助を要する，あるいは安全のために患者に気づかせてあげるか，監視を必要とする．
　5＝患者は介助なしに座位になれるが，ベッドから持ちあげてもらう，あるいは移乗にはかなりの介助を要する．
3．洗面・整容（トイレット）を行うこと
　5＝患者は手と顔を洗い，髪をとかし，歯を磨き，髭を剃ることができる．どのようなカミソリを使用してもよいが，引出しや戸棚から取りだし，刃を交換したり，ソケットに接続することは介助なしにできなければならない．女性は，化粧を行っていたのであれば，化粧ができなければならないが，頭髪を編んだり，髪型を作らなくてもよい．
4．トイレへ出入りすること
　10＝患者はトイレの出入り，衣類の着脱ができ，衣類を汚さず，介助なしにトイレットペーパーを使うことができる．必要なら手すり等の安定した支えを利用してもよい．トイレの代わりに便器を使用することが必要であれば，患者は便器を椅子の上に置き，空にし，きれいにすることができなければならない．
　5＝患者はバランスが悪いため，あるいは衣類の処理やトイレットペーパーの扱いに介助を要する．
5．入浴すること
　5＝患者に浴槽あるいはシャワースポンジ（簡単な沐浴，スポンジで洗い流す）のいずれかを使用できる．どの方法であっても，他人がいない条件で必要なすべての段階を自分で行わなければならない．
6．平坦地を歩くこと
　15＝患者は，少なくとも 50 ヤード（45.7 m），介助あるいは監視なしで歩くことができる．患者は装具あるいは義足をつけ，クラッチ，杖あるいは固定型歩行器を使用してもよいが，車輪型歩行器の使用は認めない．装具を使用するときは自分で締めたり，緩めたりできなければならない．立位をとることや座ることもでき，機械的器具を使う所におき，座るときには片づけることができなければならない（装具の着脱は更衣の項目にする）
　10＝患者は上記事項のいずれかに介助あるいは監視を必要とするが，わずかの介助で少なくとも 50 ヤードは歩くことができる
6 a．車椅子を駆動すること
　5＝患者が歩くことはできないが，車椅子をひとりで駆動することができる．角を曲がる，向きを変える，テーブルやベッド，トイレ等へと車椅子を操作できなければならない．少なくとも 50 ヤードは移動できなければならない．歩くことに得点を与えたなら，この項目の得点は与えない．
7．階段を昇降すること
　10＝患者は介助あるいは監視なしに安全に階段（次の階まで）の昇降ができる．必要であれば，手すりや杖，クラッチを使用すべきである．階段昇降に際して杖やクラッチを持っていられなければならない．
　5＝患者は上記項目のいずれかに介助あるいは監視を必要とする．
8．衣服を着脱すること
　10＝患者はすべての衣類を着脱し，ボタン等を掛け，靴紐を結ぶことができる（このための改造を行ってないのであれば）．この活動はコルセットや装具が処方されていれば，それらを着脱することを含む．必要であれば，ズボン吊りやローファー（靴），前開き衣類を使用してもよい．
　5＝患者は衣類を着脱し，ボタンを掛ける等に介助を要する．少なくとも半分は自分で行う．応分の時間内に終わらなければならない．
　女性は，処方された場合を除き，ブラジャーあるいはガードルの使用に関して得点をしなくてよい．
9．便禁制
　10＝患者は排便のコントロールができて，粗相することはない．必要なときは座薬や浣腸を使用できる（排便訓練を受けた脊髄損傷患者に関して）．
　5＝患者は座薬や浣腸に介助を要する，あるいは時に粗相をする．
10．尿禁制
　10＝患者は日夜，排尿のコントロールができる．集尿器と装着式集尿袋を使用している脊髄損傷患者は，それらをひとりで身につけ，きれいにし，集尿袋を空にし，日夜とも陰股部が乾いていなければならない
　5＝患者は時に粗相をする．あるいは便器の使用が間に合わない，トイレに時間内に着けない，集尿器などに介助を要する．

(Mahoney et al. 1965)

注：modified-BI では，(0, 5, 10, 15) を (0, 1, 2, 3) として合計 20 とする．

精神機能の6項目で構成され，それぞれに対して4段階の得点が与えられる．合計点では，正常が6点，最重度異常が24点である．その後，Granger et al.（1979b）によって，以下の点に留意して改良が加えられている．①得点1と2は他者の介助を必要としない機能レベル，3と4は他者の介助を必要とする機能レベル，②上肢（U）はセルフケア活動，③下肢（L）は移動活動，④二番目のSは知的・情緒的適応，家族単位の支援，経済力，支援的環境などの特殊性を評定する，⑤各項目の評点を合計して総点としている．

（2）バーセル指数（表6-16）

バーセル指数（Barthel Index：BI）は，Barthelが1955年から慢性疾患病棟で使用を開始したもので，その結果を基にして，Mahoney et al.（1965）が発表した尺度である．当初は，神経筋疾患および筋骨格系疾患の患者に対して，そのセルフケア機能の評価（アセスメント）に使われ，繰り返して測定することで治療による改善の程度を判定することが評価（アセスメント）の目的であった．治療の評価（evaluation）のために開発されたことになる．10項目で構成され，自立度（要介助度）に応じて，0，5，10，15の点数が与えられる．ただし，同じ自立という状態であっても，配点は項目によって異なっている．自立していない場合，必要となる物理的介助の時間と量に基づいて決定された基準である．項目間の配点の相違（項目の重みづけ）には経験的，恣意的な要素が含まれている．総得点は，最高が100，最低は0である．BIが60以上であれば介助量は少なくなり，逆に40以下であればかなりの介助を必要とし，20以下では全介助となる（Granger et al. 1979a）．ただし，BIが100であっても，ひとりで社会生活を営めることを意味していない（Mahoney et al. 1965）．

（3）カッツADL指標（表6-17）

カッツADL指標（Index of ADL）は股関節骨折の高齢患者を対象に開発された尺度であり，高齢障害者の機能的制限の評価（アセスメント）および治療効果の判定，すなわち判別および評価（evaluation）の尺度としてつくられている．尺度の基礎となった臨床データは，股関節骨折の高齢患者から得ていたが，その他に骨関節疾患，中枢神経疾患，ニューロパチー，呼吸器疾患の患者などのデータも利用している．6項目で構成され，それぞれ必要な介助量に応じて自立と依存に分けられる．その結果は，表6-17のようなAからGのいずれかの機能レベルに分類される．AからFの区分は，自立から依存への変化であり，ガットマン尺度による再現性係数は0.948〜0.976と高い（Katz et al. 1970）．Katz et al.（1963, 1966, 1970）の観察では，患者の機能的状態の回復は3段階を経由する．まず，食事と尿便禁制が自立し，次に移乗とトイレへ行くことが可能になり，最後に入浴と更衣が自立する．この機能再獲得（回復）の順序は，小児の運動発達（機能の獲得）に類似している．機能の獲得（回復）の順序は，その背後にある中枢神経系の階層構造を反映するものと仮定する．このADL指標は，基本的な生物的および心理的機能（primary biological and psychological function）の指標である．カッツADL指標は，BIとともに最も多く使用されている尺度のひとつである．対象も知的障害児や脳性麻痺児，脳卒中，多発性硬化症，関節リウマチ，脊髄損傷の患者にまで広がり，主に入院患者の機能的状態の変化を判定するのに利用されている．

（4）ケニー身辺処理指標（表6-18）

この尺度は1965年にケニー・リハビリテーション施設（Kenny Rehabilitation Institute）で開発されたもので，患者のセルフケア状態の数値スコア化（numerical scoring of self-care status）である（Schoening et al. 1965）．対象はリハビリテーション患者であり，病院などの保護環境下だけでなく，家庭も評価（アセスメント）の場所として想定されている．その目的は，医学的リハビリテーションの成果を予測すること，治療法の効果を比較すること，点数から必要な介護量を推定するこ

表 6-17　カッツ ADL 指数（Index of ADL）

　ADL における自立度の指標は患者が入浴，更衣，トイレへ行く，移乗，尿便禁制，食事に際して，機能的に自立しているか，依存しているかの評価に基づく指標である．自立・依存の定義を以下に記す
　A——食事，尿便禁制，移乗，トイレへ行く，更衣，入浴が自立
　B——これらの機能が，ひとつを除いて，すべて自立
　C——入浴ともうひとつを除いて，すべて自立
　D——入浴，更衣ともうひとつを除いて，自立
　E——入浴，更衣，トイレへ行くともうひとつを除いて，自立
　F——入浴，更衣，トイレへ行く，移乗ともうひとつを除いて，自立
　G——すべて依存
　その他——少なくとも 2 つは依存，ただし C, D, E, F に分類されない．
　自立とは，下記の事項を除いて，監視あるいは指示，介助なしを意味する．これは実状に基づくもので，能力（可能性）には基づかない．ある活動を患者が拒否する場合，できそうにみえても，行っていないとする
　入浴（スポンジ，シャワー，タブ）
自立：身体の一部（背中，障害部位）の入浴に介助を要する，あるいはすべてできる
依存：身体の複数部位あるいはタブの出入に介助を要する，ひとりではできない
　更衣
自立：戸棚や引出しから衣類を取り出す；下着，上着，補装具を着ける；ファスナー操作；靴紐
　　　の操作は除く
依存：ひとりでは着られない，一部が着られない
　トイレへ行く
自立：トイレへ行く；出入する；下着を整える；排泄の後始末をする；（夜間，便器の操作）
依存：便器やコモドの使用，トイレ使用に介助を要する
　移乗
自立：ひとりでベッドや椅子に出入する（機械的支持はあってもよい）
依存：ベッドや椅子の出入に介助を要する
　尿便禁制
自立：排尿，排便はひとりで可能
依存：失禁；下剤やカテーテル，便器を要する
　食事
自立：皿から口へ食物を運ぶ（肉を切ること，パンにバターをつけることなどを除く）
依存：上記に介助を要する；経管栄養

入浴，更衣，トイレ動作，移乗，尿便失禁，食事について表の基準で自立か依存かに評価する．それに基づき A—G に分類する．
(Katz et al. 1963)

とによって看護スタッフの適正な配置を図ることであった．この尺度は，判別，予測，評価のすべての側面を有している．6 カテゴリーで構成され，それぞれが複数の項目を含み，全体で 17 項目が調査対象となる．各項目には，依存度に応じて，0—4 の点数が与えられ，完全依存は 0，完全自立は 24 となる．

(5) 機能的自立度評価法（表 6-19）
　1987 年以降，米国では能力低下（disability）の重症度，リハビリテーションの治療効果を記述し，伝達する方法として，National Advisory Commit-

表 6-18　ケニー身辺処理指標

ベッド：ベッド内で動く，　　起き上がり座る	更　衣：上部体幹と上肢　　　　　　下部体幹と下肢足
移　乗：座位　　　　　立位　　　　　トイレ	身体清潔：顔，髪，上肢　　　　　　　体幹，会陰部，　　　　　　　下肢
移　動：歩行　　　　　階段　　　　　車椅子	排便計画　　　　　　　排尿計画　　食　事

上記の 6 カテゴリー，17 項目について 0＝完全依存，1＝介助量（大），2＝介助量（中），3＝介助量（小），4＝自立で点数をつけ，その合計をスコアとする．完全依存は 0，完全自立は 24 となる．
(Schoening et al. 1965)

tee が開発を進めてきた統一データ・システム (Uniform Data System：UDS) と FIM が実用に供されるようになった．FIM は，全米の多施設における研究を通して，いくつかの修正を経て，妥当性と信頼性は確認されている（道免・他 1990）．FIM は，セルフケア 8 項目，移乗 3 項目，移動 2 項目に加えて，コミュニケーション 2 項目，社会的認知 3 項目，合計 18 項目で構成されている．評定尺度は，自立と介助に大別され，自立 2 段階，介助は部分介助（3 段階）と完全介助（2 段階）に分けられている．これは介助者の負担を考慮に入れたものである．各項目の得点は最高 7 点，最低 1 点となり，18 項目による総得点は最高 126 点，最低 18 点である．FIM は BI との間に高い相関を示し，しかも変化を感知する鋭敏度の高いことが示されている（園田・他 1992）．

（6）模擬日常生活活動

多くの ADL 尺度における判定は，行動観察法や自己申告法で実施されている．測定における判定基準が標準化されている場合でも，観察者の主観的評定に依存することが多い．リハビリテーションでは，日常性を基準とした主観的判定であっても，実用的であることが多い．しかし，疾病治療，特に薬物療法の効果判定では，定量的なパフォーマンス測定が望まれることがある．1960 年代後半から，神経疾患を対象として，種々のパフォーマンス尺度が導入されるようになった（中村・他 2002a）．ADL について標準化したパフォーマンス・テストを試みたものに Potvin et al.（1972）による模擬日常生活活動（simulated activities of daily living：SADL）がある（表 6-20）．このテストでは，課題のパフォーマンスはすべてストップウオッチによって計測される．たとえば，上着のボタンをできるだけ速く掛けたり，はずしたりするのに要する時間を測定し，健常者から得られた基準データと比較する．このような課題のパフォーマンスには，患者の反応時間，運動の速さや協調性，安定性，手指操作などの能力（因子，factor）が関係する．そのため，神経疾患患者を対

表 6-19 機能的自立度評価法

レベル		介助の有無
	7 完全自立（時間，安全性含めて） 6 修正自立（補助具使用）	介助者なし
	部分介助 5 監視 4 最小介助（患者自身で 75％以上） 3 中等度介助（50％以上） 完全介助 2 最大介助（25％以上） 1 全介助（25％未満）	介助者あり

　　　　　　　　　　　　　入院時　退院時　フォローアップ時

セルフケア
A．食事　　　　箸　スプーンなど
B．整容
C．清拭
D．更衣（上半身）
E．更衣（下半身）
F．トイレ動作

排泄コントロール
G．排尿コントロール
H．排便コントロール

移　乗
I．ベッド，椅子，車椅子
J．トイレ
K．浴槽，シャワー　　浴槽　シャワー

移　動
L．歩行，車椅子　　歩行　車椅子
M．階段

コミュニケーション
N．理解　　　聴覚　視覚
O．表出　　　音声　非音声

社会的認知
P．社会的交流
Q．問題解決
R．記憶

合　計

注意：空欄は残さないこと，リスクのために検査不能の場合はレベル 1 とする．

（千野　1991）

象とした場合，SADL 検査の結果が改善しても，それが筋力あるいは反応時間，運動協調性，そのほか，どのような能力（因子）が改善したのかを判定することはできない．単に，基準値に近づいたかどうかの判定にとどまる．患者が代償運動を学習して成績が向上することもある．経験的に治

表6-20 模擬日常生活活動（SADL）に用いられているテスト課題

両足立ち，開眼	電話のダイアルを回す
片足立ち，開眼	ネクタイを結ぶ
両足立ち，閉眼	安全ピンを操作する
片足立ち，閉眼	コインをつまみ上げる
継ぎ足歩行（支持あり）	針に糸を通す
継ぎ足歩行（支持なし）	バンドエイドのカバーをとる
シャツを着る	歯磨粉のチューブを絞る
見えるところのボタンを3個止める	ナイフで切る
衣服のファスナーを操作する	フォークを使う
手袋をする	

(Potvin et al. 1972)

表6-21 道具的日常生活活動尺度

1. あなたは遠くへ出かけることができますか．
 ・ひとりでできる（バス・タクシーを利用，または自分で車を運転して旅行できる）……………………………………………………1
 ・介助が必要（旅行のとき付添ってくれる人が必要）
  またはまったく外出できない…………………………………………0
2. あなたは食料品や衣類の買物ができますか．
 ・ひとりでできる（必要なものすべてを自分で買える）………………1
 ・介助が必要（どんな買物に行くにも付添ってくれる人が必要）
  またはまったくできない………………………………………………0
3. あなたは自分の食事の支度ができますか．
 ・ひとりでできる（すべてを自分で考え調理できる）…………………1
 ・介助が必要（ある物はできるがすべてを自分で調理できない）
  またはまったくできない………………………………………………0
4. あなたは家事ができますか．
 ・ひとりでできる（床を洗うなど）………………………………………1
 ・介助が必要（軽い家事はできるが重い家事は手助けが必要）
  またはまったくできない………………………………………………0
5. あなたは自分の金銭の管理ができますか．
 ・ひとりでできる（小切手の作成，請求書の支払いなど）……………1
 ・介助が必要（日常の金銭は管理できるが，小切手帳の管理や
  請求書の支払いは手助けが必要），またはまったくできない………0

(Fillenbaum 1985, 一部改変)

療効果を判定するのには役立つが，治療にかかわる理論あるいはモデルとの対応はない．その上，検査は煩雑であって時間を要するなど，批判が加えられている（Munsat 1989）．

2-道具的日常生活活動

ADLが完全自立であっても，ひとりで社会生活を営めることを意味しない．地域社会における独立した生活活動の自立性を測定する尺度が道具的日常生活活動（instrumental activities of daily living：IADL）である．

Lawton et al.（1969）のIADLは，電話，買物，食事の支度，家事，洗濯，外出時の交通手段，医薬品の服用，金銭出納の8項目から構成されている．ただし，男女の性別による役割を考慮して，食事の支度，家事，洗濯の3項目は男性には使用しないこととされた．Fillenbaum（1985）は，さらに検討を進め，身体面に限定したADL項目と重複しない5項目（外出，食料品や衣類の買物，自分の食事の支度，家事，自分の金銭の管理）に

表 6-22　老研式活動能力指標

毎日の生活についてうかがいます．以下の質問のそれぞれについて，「はい」「いいえ」のいずれかに○をつけて，お答えください．質問が多くなっていますが，ごめんどうでも全部の質問にお答えください．

(1)　バスや電車を使ってひとりで外出できますか…………1．はい　　2．いいえ
(2)　日用品の買物ができますか………………………………1．はい　　2．いいえ
(3)　自分で食事の用意ができますか…………………………1．はい　　2．いいえ
(4)　請求書の支払いができますか……………………………1．はい　　2．いいえ
(5)　銀行預金・郵便貯金の出し入れが自分でできますか…1．はい　　2．いいえ
(6)　年金などの書類が書けますか……………………………1．はい　　2．いいえ
(7)　新聞を読んでいますか……………………………………1．はい　　2．いいえ
(8)　本や雑誌を読んでいますか………………………………1．はい　　2．いいえ
(9)　健康についての記事や番組に関心がありますか………1．はい　　2．いいえ
(10)　友だちの家を訪ねることがありますか…………………1．はい　　2．いいえ
(11)　家族や友だちの相談にのることがありますか…………1．はい　　2．いいえ
(12)　病人を見舞うことができますか…………………………1．はい　　2．いいえ
(13)　若い人に自分から話しかけることがありますか………1．はい　　2．いいえ

(古谷野・他　1987)

表 6-23　ADL 尺度に用いられている活動

1．標準 ADL 尺度に含まれる活動	2．拡大尺度に含まれる追加活動	
尿便禁制（尿便失禁なし）	外出	自動車の運転
飲水	道路横断	雇用
食事	自動車の乗降	趣味
移乗：ベッドから椅子/床から椅子	公共輸送手段の利用	読書
手を洗う	温かい飲物を運ぶ	電話の使用
身づくろい	食器洗い	手紙を書く
歩行：屋内/屋外（補装具あり・なし）	衣類洗濯	
着衣/脱衣	家事	
トイレ	庭仕事	
階段昇降	お金の管理	
入浴	買物	
温かい飲物/スナックを作る	社交	

(Barer et al. 1989)

よる IADL 尺度を開発している（**表 6-21**）．これらの項目には階層的な関係があり，最も困難な活動は家事であり，次に遠方への外出，買物，食事の支度，金銭の管理である．Koyano et al.(1988)は，7 項目（遠方への外出，電話，湯を沸かす，買物，食事の支度，請求書の支払い，預貯金の管理）を取り上げている．食事の支度を除いて，そのほかのすべての項目で男性の自立度が女性よりも高くなっている．

わが国では，高齢者の活動能力を測定する尺度として，老研式活動能力指標（TMIG Index of Competence）が広く利用されている（**表 6-22**）．Lawton（1972）の体系に従って，回答すべき項目には，道具的自立（instrumental self maintenance；項目 (1)～(5)），知的能動性（effectance；項目 (6)～(9)），社会的役割（social role；項目 (10)～(13)）が含まれている．この指標の合計得点について，性別や年代別の基準値が示されていて，在宅老人の活動能力の目安となる（古谷野・他　1987）．

3 - 拡大日常生活活動

在宅障害者や高齢者では，ADL 尺度は天井効果を示すとともに，満点が必ずしも自立生活の可能性を意味しないという欠陥がある．退院後の患者

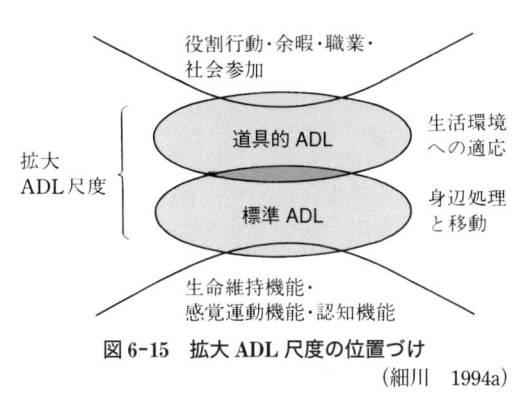

図6-15 拡大ADL尺度の位置づけ
（細川　1994a）

や高齢者の生活活動の評価（アセスメント）に供することを目的として，拡大日常生活活動（extended activities of daily living：EADL）が開発されている．EADLという用語は，必ずしも一般的なものではなく，IADLとほぼ同じ内容で用いる立場（Nouri et al.　1987；Barer et al.　1989，**表6-23**），セルフケアに限定したADLとIADLとの統合尺度を採用する立場（Spector et al.　1987；Sonn et al.　1991；細川　1994）がある（**図6-15**）．後者のEADLは，ADLにIADLを加えて，一次元の階層性尺度として構成したものである．

細川（1944）と細川・他（1994a, b）は，BI（便禁制，尿禁制を除いた8項目）と老研式活動能力指標の道具的自立（バスや電車で外出，預貯金の出し入れ，食事の用意，日用品の買物の4項目）から12項目のEADL尺度を作成し，それが高齢者の健康状態，在宅脳卒中患者の機能的状態を鋭敏に反映する尺度であることを明らかにしている．

連合王国では，Holbrook et al.（1983）によるフレンチャイ活動指標（Frenchay Activities Index：FAI）の使用頻度が高い（**付録5**）．

4 –改訂ランキン尺度

改訂ランキン尺度（Modified Rankin Scale）は，脳卒中後の機能的欠損について包括的で信頼性のある尺度として，van Swieten et al.（1988）によって開発されたものである．理論的には，機能的欠損の尺度には，筋力の定量的測定から生活の質まで，身体部分に特化した計測から包括的な尺度まであり，次の4段階に分けられるという．①筋力や腱反射の定量的測定，②複数のパフォーマンス検査で構成される上肢動作の検査法，③歩行，食事や入浴など，複数の活動で構成される日常生活活動の尺度，④自立を測定するものであり，欠損に対する精神的および身体的適応を考慮に入れた尺度．改訂ランキン尺度は，このうちの④に属している．なお，van Swieten et al.（1988）は，これをmodified Rankin handicap scale とも記している．

段階	説明
0	症状はまったくない
1	症状はあるが，能力低下はない：通常の義務や活動は遂行できる
2	軽度能力低下：以前の活動のすべてを行うことはできないが，自分のことは介助なしにできる
3	中等度能力低下：一部に援助が必要であるが，介助なしに歩ける
4	重度能力低下：介助なしには歩けない．身体的ニーズを満たすのに援助を必要とする
5	最重度能力低下：寝たきり，失禁，常時看護ケアと監視を要する

注：ランキン尺度には段階0がなく，段階1は「有意な能力低下はなく，通常の義務はすべて遂行できる」，段階2は「軽度能力低下：以前の活動の一部は遂行できない」となっている（Rankin 1957）．

7. 活動調査

活動調査とは，患者あるいは障害者が多様な生活環境の下で行動している現実の生活状況をとらえるためのもので，生活時間調査や活動状況調査などがある．これらの調査は，観察法（observational method）あるいは自己申告法（diary method）によって実施される．調査の目的は，主として健常者との比較を通して，日常生活における活動制限や参加制約，その基底にある機能的制限およびそれらの経時的変化を把握することにある．単に健常者の平均的な生活形態との比較にとどまらず，日常の生活活動のパターンやそれらの特性としての質的な比較も必要である．

場所	寝室	〃	洗面所	〃	台所	〃	居間	〃		
行動	寝ている	起きて服に着がえる	洗面歯磨き（トイレ）	〃	朝食の支度・炊事	〃 — 炊事	〃 — 配膳	朝食		
相手								主人		
	午前6時		30分		7時		30分		8時	

図 6-16 生活時間調査票
（島村・他 1975）

1 生活時間調査

生活時間は，個人が1日に行っている種々の生活活動を時間量分布で表したものである．データは観察法や自己申告法によって得られる（図6-16）．生活時間調査票（図6-16）に記された行動を，表6-24 の行為分類に従って区分し，発生頻度を百分率で示したものを各行為項目の時間量とする．

生活時間は，個人の年齢や職業，さらには曜日や季節などの要因によって変化するが，主な要因は年齢である．図6-17は，生活時間の年齢による変化である．基本的生活時間量は，幼児期以降に年齢が高くなるにつれて減少し，40〜50歳代を境に，それ以降は次第に増加する．一方，社会的生活時間量は，基本的生活時間量と逆の増減を示している．

健常者の生活時間は，「余暇＋労働」の全体に対する割合および「労働/余暇」比から5型に分類される（中村 1983a，b）．

余暇＋労働＜20%……Ⅰ型
余暇＋労働≧20%であって
労働/余暇≦0.404……Ⅱ型
労働/余暇：0.405—0.954……Ⅲ型
労働/余暇：0.955—1.404……Ⅳ型
労働/余暇≧1.405……Ⅴ型

Ⅰ型は0歳児，Ⅱ型は就学前の幼児，Ⅲ型は70歳以上の高齢者，Ⅳ型は60歳代の成人，Ⅴ型は就学後の児童から50歳代までの成人の生活時間に相当する（図6-17）．年齢による相違は，睡眠，

表 6-24 生活時間調査に用いる行為分類

項　目		記　載　例
1．基本的生活	a．睡　　眠	寝ている，睡眠中，起床
	b．食　　事	食事をとる，おやつ，お茶
	c．身辺処理・他	洗面・歯磨き，排泄
2．社会的生活	a．余　　暇	テレビをみる，会話，盆栽手入れ
	b．労働・学業	炊事，洗濯，帳簿つけ
3．移　　動		電車に乗る，タクシーを待つ，歩いている
4．医　　療		薬を飲む，診察，腰の運動
5．ぼんやり・その他		休息，ぼんやりしている，横になる

24時間の間に行われる行為を，観察法（10分ごとに対象者の行為を直接面接により記録する）あるいは自己申告法（15分ごとに行っていた行為を本人が記載する，連続3日間行う）により記録し，この表に基づいて8項目に分類し，その発生頻度を％で示したものを生活時間とする．

(中村　1983a, b)

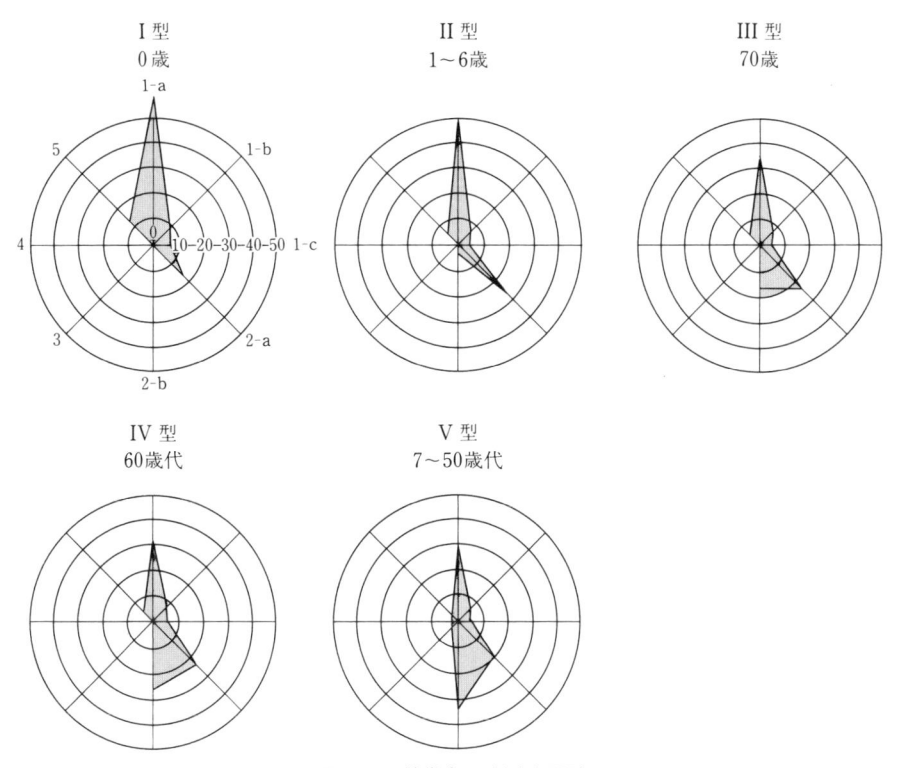

図 6-17　健常者の生活時間型
1-a：睡眠，1-b：食事，1-c：身辺処理・その他，2-a：余暇，2-b：労働（学業），3：移動，4：医療，5：ぼんやり・その他．

(中村　1983a, b)

余暇，労働（学業）の時間量に現れている．社会的時間を労働（学業）と余暇に分けると，0～6歳まではほとんどが余暇時間だけで，7～50歳までは労働時間が余暇時間よりも多く，60歳代では両者がほぼ等しく，70歳代以降では余暇時間量が多くなる．このような型は，人間活動の社会文化的側面を反映したものであり，個人の心身機能や生活環境によって変化する．

図 6-18　神経疾患患者の生活時間型の年齢別分布

△：脳性麻痺，○：パーキンソン病，□：スモン
白印は病院・施設に入院・入所者，黒印は在宅者，アミ部分は健常者の分布を示す．

（中村　1983b）

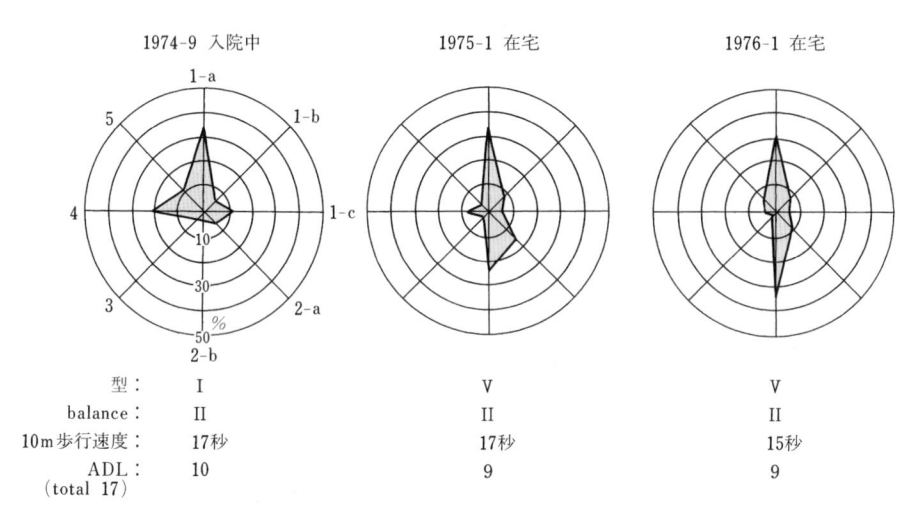

図 6-19　33歳，主婦，スモン患者の入院中と在宅時の生活時間プロフィール．
型：生活時間型，Ⅰは乳児型，Ⅴは成人型．balance：バランス反応テスト，Ⅰ〜Ⅳまであり，Ⅳは正常，Ⅱはかなり障害あり．10m歩行速度，ADL にあまり変化のないことに注意．

（中村　1983b）

　患者あるいは障害者では，生活時間は健常者のパターンから逸脱する．中枢神経障害の患者や障害児（者）の生活時間は，医療の増加および社会的生活の減少となっている．図 6-18 に年齢層別に患者や障害児（者）の生活時間型を掲げる．各年齢層とも，1〜6歳を除いて，健常児（者）と同型の児（者）は少ない．この現象は，生活活動の変化を通して観察される児童の発達遅延，成人の早期老化として説明される．

　具体例を掲げる（中村　1983a, b）．

① 症例 1

　スモン（痙性麻痺）に罹患した女性の入院治療中および在宅時の生活時間を図 6-19 に示す．入院中の 1974 年 9 月には，高圧酸素療法などの治

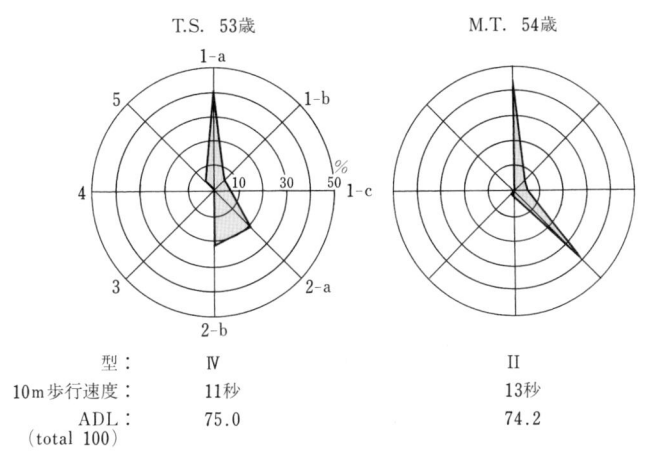

```
                T.S. 53歳                M.T. 54歳
                  1-a                      
        型：         Ⅳ                    Ⅱ
   10m歩行速度：    11秒                  13秒
        ADL：      75.0                  74.2
       (total 100)
```

図6-20　パーキンソン病2例の生活時間プロフィール
（中村　1983a, b）

療に多くの時間が費やされ，社会的生活は極度に少なく，生活時間は乳児型である．退院後の1975年1月には家事に従事して成人型となっている．さらに，1年後の1976年1月には労働時間が増加している．この間，歩行速度やADLスコアの変化はわずかである．患者の体幹・下肢の運動能力は3歳児レベルであり，家庭では普通の生活を送っている．入院中の乳児型生活時間は病院という生活環境がもたらしたものである．

② 症例2, 3

図6-20は，パーキンソン病で退職した50歳代の男性2名の生活時間を掲げる．

・T.S.：家族は勤務している妻と息子．1日は，起床後に朝食の支度に始まり，昼間は掃除やストーブの給油，布団干し，洗濯物の取り込み，買物を行って1日の24%は家事に，テレビや新聞，雑談に20%，ぼんやりと休息に4%弱，睡眠と食事と身辺処理などの基本的生活に54%を費やし，60歳代の健常者と同じ生活である．老化の傾向はあるが，労働の内容からみても，妻と役割を逆転して，巧みに適応している．

・M.T.：家族は妻と勤めている娘，大学生の息子．1日の58%が基本的生活，40%がテレビや新聞，散歩である．午前，午後とも居間でテレビを見るか，寝室で横になり，70歳以上の高齢者と同じ生活である．

歩行速度やADLスコアは同程度の在宅患者であっても，一方は家族内で健常者と同じように活動的な役割を果たし，他方はまったくの病人として生活している．機能障害や機能的制限よりも，家庭環境が生活時間の差異を生じさせている．

2 活動状況調査

生活時間調査は，活動状況についてかなり詳細な情報が得られ，多方面から問題をとらえることを可能にする方法である．しかし，日常診療で利用するには，その手続きが煩雑で処理に時間を要するため，それほど実用に供されていない．活動状況調査は，簡単で短時間に処理できる方法である．これは，個人の日常生活におけるいろいろな活動について，その種類と頻度とを把握するためのものである．ただし，標準化された方法はない．

表6-25は，Szalai（1972）が生活時間の国際比較に用いた活動項目を利用して作成した自己申告用の調査表である．活動項目は，仕事，家庭の仕事，子どもの世話，買物，私的生活，市民参加，娯楽，趣味などの75項目である．過去の一定期間を振り返って，各項目にその遂行頻度を5段階のいずれであるかを記す．

健常者372名を対象とした調査から，遂行頻度の高い活動および低い活動を表6-26に示す．遂

表 6-25 活動状況調査表

記入年月日　　年　月　日

活動状況について
あなたは、これからお尋ねする事柄について、指定された調査期間にどのくらいの頻度で行ったことがありますか。それぞれの項目につき、0〜4のいずれかの欄に必ず○印を記入してください。

		4 ほぼ毎日行う	3 週に一〜数回	2 月に一〜数回	1 年に一〜数回	0 行ったことがない
仕事						
01	正規の仕事(職場は住居と離れ、通勤している)					
02	正規の仕事(職場は住居内または住居と接したところにある)					
03	残業					
04	出張					
05	副業					
06	職場で食事をする					
家庭の仕事						
07	食事の仕度					
08	食事の後片づけ					
09	家のなかの掃除					
10	家の外の掃除					
11	洗濯、アイロンかけ					
12	衣類の縫い					
13	その他の修繕					
14	庭仕事、動物の世話					
15	冷暖房器具の手入れ					
16	領収書、通帳、家計費などの管理					
子供の世話						
17	赤ん坊の世話(1歳未満)					
18	子供の世話(1〜6歳)					
19	宿題の手伝い(学童)					
20	子供にお話を聞かせる					
21	屋内遊びの相手をする					
22	屋外遊びの相手をする					
23	子供を医者に連れて行く					
24	子供連れの旅行					
買物						
25	日用品の買物					
26	衣服、耐久消費物などの買物					
27	床屋、美容院					
28	医者にかかる					
29	役場、役所					
30	クリーニング、電気修理などの依頼					
私的生活						
31	毎日行う身のまわりのこと(洗面、着がえ、入浴など)					
32	家庭での医療(服薬、創の手当てなど)					
33	病人や老人の世話(職業として行うもの以外)					
34	家庭で食事をする					
35	外食					
36	昼寝					
37	学校教育を受ける					

		4 ほぼ毎日行う	3 週に一〜数回	2 月に一〜数回	1 年に一〜数回	0 行ったことがない
成人教育と職業訓練						
38	研修、講習会(稽古ごとも含める)					
39	文化的講演会					
40	政治講演会					
41	家庭での勉強					
42	専門雑誌などを読む					
市民参加						
43	政党、組合などの集会に出席					
44	政党、組合、その他の社会組織の役員としての活動					
45	市民活動、ボランティア					
46	宗教団体に属する					
47	宗教上の集まりに参加する					
48	各種の会合(町内会、PTAなど)					
49	親族会(法事なども含める)					
娯楽						
50	スポーツ見物に行く					
51	サーカス、ダンスホール、ナイトクラブ、ショーなど					
52	映画を見に行く					
53	芝居、演芸、音楽会などに行く					
54	博物館、美術展、その他の展示会					
55	友人との交際(訪問したり、訪問を受けたりする)					
56	パーティ、宴会					
57	喫茶店、バー、飲み屋					
能動的趣味						
58	スポーツをする					
59	遠足、ハイキング、狩猟、釣り					
60	散歩					
61	趣味(コレクション、模型づくりなど)					
62	手芸、洋裁、和裁など					
63	創作活動(彫刻、絵、陶芸、文芸など)					
64	楽器演奏、歌唱					
65	室内ゲーム(大人同士)					
66	旅行					
受動的趣味						
67	ラジオを聴く					
68	テレビを見る					
69	レコードを鑑賞する					
70	読書					
71	雑誌、週刊誌					
72	新聞を読む					
73	会話(電話を含む)					
74	手紙を書く(私信)					
75	考えごと、ゆったりとくつろぐ					

(中村　1983b)

表 6-26　健常者の活動状況調査

調査対象：北海道から九州までの健康成人　372 名.

	男	女
人　数	140 名	232 名
年　齢	41 歳（18〜75）	42 歳（19〜78）
有職者	95%	59%
既婚者	86%	72%

郵送によるアンケート調査
発送数：550 人
回収率：78%（430 名）
有効率：86%（372 名）

高頻度の日常活動（項目）

順位	男		順位	女	
1	新聞を読む	(3.91)	1	毎日行う身のまわりのこと	(3.98)
2	家庭で食事をする	(3.83)	2	家庭で食事をする	(3.33)
3	毎日行う身のまわりのこと	(3.79)	3	食事の後片付け	(3.80)
4	テレビを見る	(3.79)	4	新聞を読む	(3.79)
5	会話（電話を含む）	(3.56)	5	テレビを見る	(3.77)
6	正規の仕事（通勤している）	(3.52)	6	食事の仕度	(3.74)
7	職場で食事をする	(3.40)	7	会話（電話を含む）	(3.72)
8	考えごと，ゆったりとくつろぐ	(3.03)	8	家の中の掃除	(3.47)
9	ラジオを聴く	(2.96)	9	洗濯，アイロンかけ	(3.30)
10	読　書	(2.66)	10	日用品の買物	(3.22)

低頻度の日常活動（項目）

順位	男		順位	女	
1	手芸，洋裁，和裁など	(0.04)	1	学校教育を受ける	(0.10)
2	宗教団体に属する	(0.14)	2	政党，組合の役員としての活動	(0.17)
3	宗教上の集まりに参加する	(0.14)	3	政治講演会	(0.18)
4	学校教育を受ける	(0.18)	4	副　業	(0.19)
5	衣類の繕い	(0.20)	5	宗教上の集まりに参加する	(0.19)
6	副　業	(0.24)	6	宗教団体に属する	(0.22)
7	政治講演会	(0.24)	7	正規の仕事（職場は住居内）	(0.24)
8	創作活動（彫刻，絵，文芸など）	(0.28)	8	ナイトクラブ，ショウなど	(0.28)
9	病人や老人の世話	(0.29)	9	政党，組合などの集会に出席	(0.31)
10	市民活動，ボランティア	(0.30)	10	市民活動，ボランティア	(0.34)

（　）内は 372 名の平均頻度
（中村　1983b）

行頻度 4〜0 をスコアとして各項目の平均頻度を算出している．男女に共通する活動は，高頻度が新聞を読む・家庭で食事をする・毎日行う身の回りのこと・テレビを見る・会話の 5 項目であり，低頻度が政治・宗教・市民活動である．男女に共通しない項目では，対象女性のおよそ 60% が有職者であるが，男性は職業生活を中心とした活動，女性は家庭生活を中心として活動に従事している．日常活動の遂行頻度は，年齢とも関連している．図 6-21 は年齢による遂行頻度の推移を模式的に表したものである．

在宅脳卒中患者の活動状況を図 6-22 に掲げる．正規の仕事は男性で頻度が高く，家庭の仕事は女性が著しく高頻度になっている．在宅脳卒中患者であっても，性別による役割行動の差異が現れている．活動状況は，疾病や機能障害の種類，機能的制限の程度だけでなく，性別，年齢，家庭内の地位（夫と妻，親と子など，相互行為の立場），環境（病院や施設，在宅）などの要因に影響されている（佐直　1989）．

① 症例

図 6-23 に脳卒中片麻痺患者 2 名の発症前，発症 1 年後および 1 年 6 か月における活動状況を掲げる．

単純増加型
10 家の外の掃除
14 庭仕事，動物の世話
49 親族会（法事なども含む）
60 散歩
など
6項目 8.0%

高齢型
28 医者にかかる
36 昼寝
46 宗教団体に属する
など
3項目 4.0%

単純減少型
1 正規の仕事
35 外食
58 スポーツをする
69 レコードを鑑賞する
71 雑誌，週刊誌
など
21項目 28.0%

青壮年型
3 残業
16 通帳，家計費などの管理
19 宿題の手伝い（学童）
67 ラジオを聴く
など
8項目 10.6%

二峰型A
17・18 赤ん坊，子どもの世話
20 子どもにお話を聞かせる
21・22 子どもの遊び相手をする
（屋内，屋外）
など
8項目 10.6%

二峰型B
9 家の中の掃除
11 洗濯，アイロンかけ
75 考えごと，ゆったりとくつろぐ
など
4項目 5.3%

不変型A
31 毎日行う身のまわりのこと
68 テレビを見る
72 新聞を読む
73 会話（電話を含む）
など
6項目 8.0%

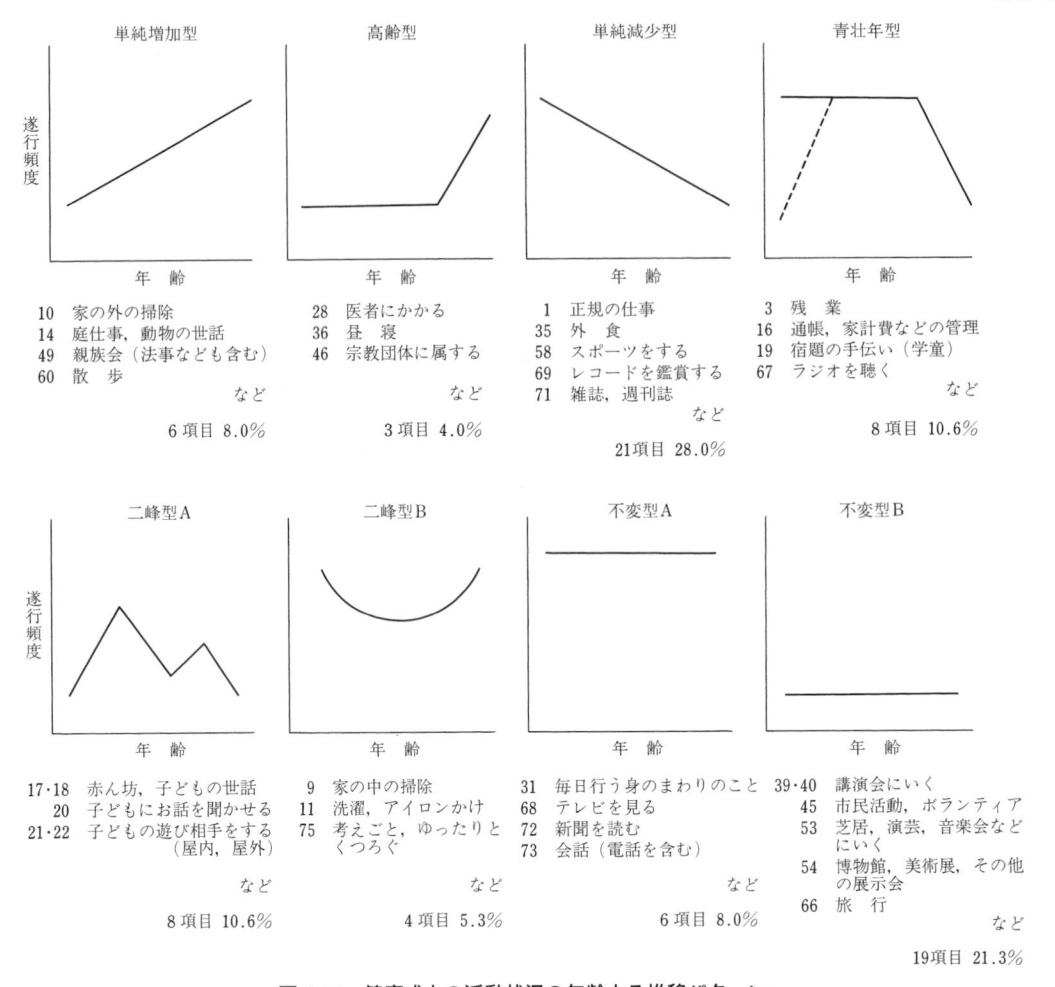

不変型B
39・40 講演会にいく
45 市民活動，ボランティア
53 芝居，演芸，音楽などにいく
54 博物館，美術展，その他の展示会
66 旅行
など
19項目 21.3%

図6-21 健康成人の活動状況の年齢よる推移パターン

(中村 1983b)

- 症例1：男性，50歳．脳出血，右片麻痺．大学教員．移動は1本杖で独歩可能である．右上肢は，本を胸に抱える程度の補助手である．退院（発症6か月後）2週後から職場復帰し，発症後1年時には正規の仕事はほぼ毎日行っていたが，残業や出張はない．1年6か月後には，残業や出張もあり，職業生活は発症前に戻っている．交際や娯楽面の活動も現れている．しかし，スポーツや旅行などの屋外活動はなく，運動障害の影響がある．
- 症例2：女性，71歳．脳梗塞，左片麻痺．病気で臥床の夫，共働きの長男夫婦，中学校3年（女）と小学校6年（男）と小学校3年（男）の孫の7人家族である．移動は1本杖歩行である．左上肢は，肩関節の運動は不能，手指はわずかに全指屈曲が可能である．今回の発症前は，夫の世話と家事全般を行い，活動性の高い生活内容であった．発症から3か月後には杖歩行が可能となり，退院した．発症後1年時（退院後9か月）には，発症前と比べて掃除と洗濯の遂行頻度は少ないが，ほぼ発症前の活動状況に戻っている．しかし，発症前にはなかった昼寝が発症後1年6か月時にも続いている．発症を契機に習慣化したようである．

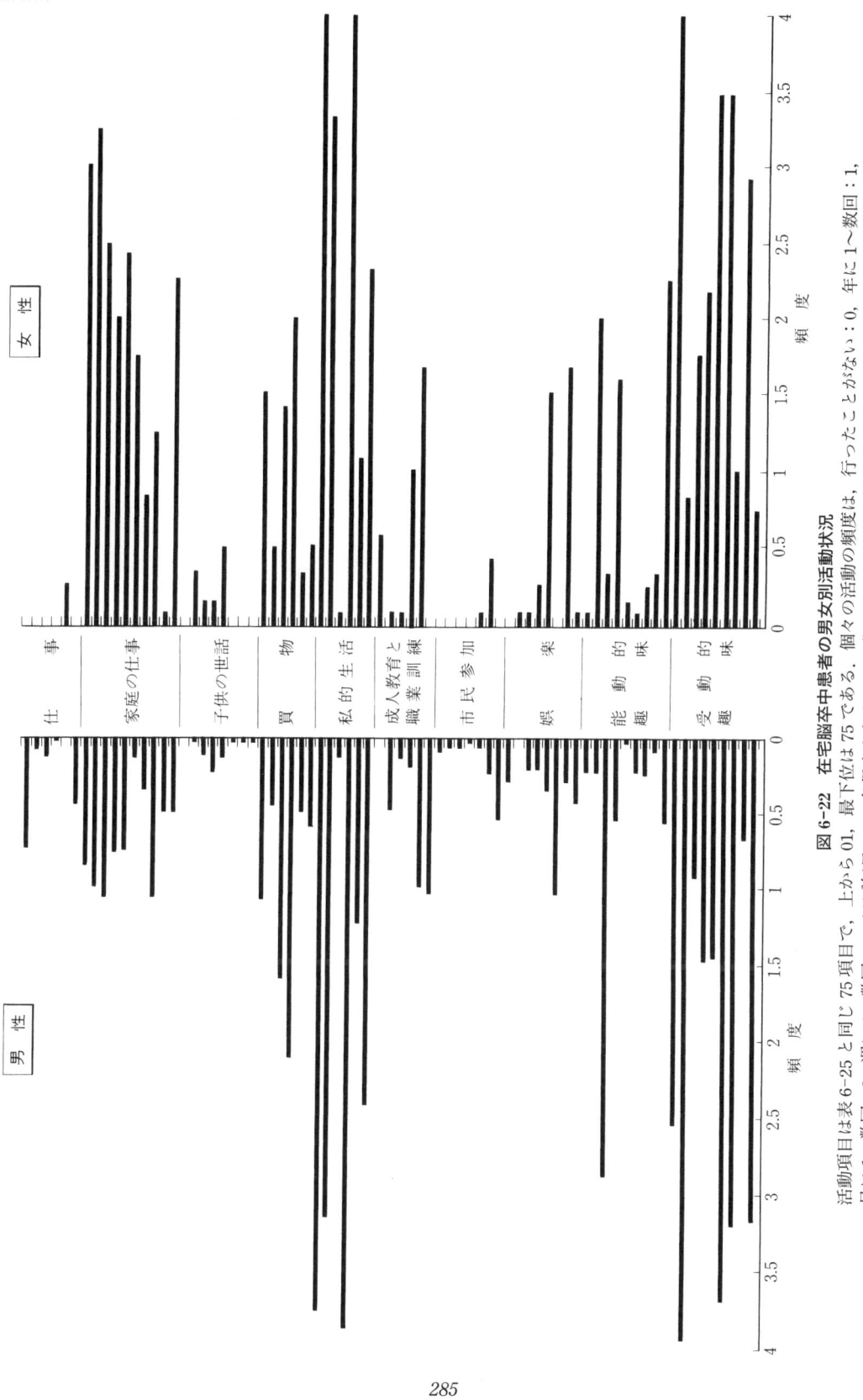

図 6-22 在宅脳卒中患者の男女別活動状況

活動項目は表 6-25 と同じ 75 項目で、上から 01、最下位は 75 である。個々の活動の頻度は、行ったことがない：0、年に 1～数回：1、月に 1～数回：2、週に 1～数回：3、ほぼ毎日：4 の各得点を与えスコア化して、平均頻度で表示した。在宅脳卒中患者では男女とも受動的趣味、私的生活の頻度が高く、子供の世話、市民参加の頻度が低く、家庭の仕事では女性が高頻度で男女差が顕著に現れている。

7. 活動調査

			健康時 ×----× 発症後1年時 ○---○ 発症後1年6ヵ月時	(症例1) 4 3 2 1 0	(症例2) 4 3 2 1 0

仕　事

01	正規の仕事（職場は住居とはなれ，通勤している）
02	正規の仕事（職場は住居内または住居と接したところにある）
03	残　業
04	出　張
05	副　業
06	職場で食事をする

家庭の仕事

07	食事の仕度
08	食事の後片付け
09	家の中の掃除
10	家の外の掃除
11	洗濯，アイロンかけ
12	衣類の繕い
13	その他の修繕
14	庭仕事，動物の世話
15	冷暖房器具の手入
16	領収書，通帳，家計費などの管理

子どもの世話

17	赤ん坊の世話（1歳未満）
18	子どもの世話（1歳～6歳）
19	宿題の手伝い（学童）
20	子どもにお話を聞かせる
21	屋内遊びの相手をする
22	屋外遊びの相手をする
23	子どもを医者につれてゆく
24	子どもづれの旅行

買　物

25	日用品の買物
26	衣類，耐久消費物などの買物
27	床屋，美容院
28	医者にかかる
29	役場，役所
30	クリーニング，電気修理などの依頼

私的生活

31	毎日行う身のまわりのこと（洗面，着がえ，入浴など）
32	家庭での医療（服薬，創の手当など）
33	病人や老人の世話（職業として行うもの以外）
34	家庭で食事をする
35	外　食
36	昼　寝

成人教育と職業訓練

37	学校教育を受ける
38	研修，講習会（稽古ごとも含める）
39	文化的講演会
40	政治講演会
41	家庭での勉強
42	専門雑誌などを読む

市民参加

43	政党，組合などの集会に出席
44	政党，組合，その他の社会組織の役員としての活動
45	市民活動，ボランティア
46	宗教団体に属する
47	宗教上の集まりに参加する
48	各種の会合（町内会，PTAなど）
49	親族会（法事なども含める）

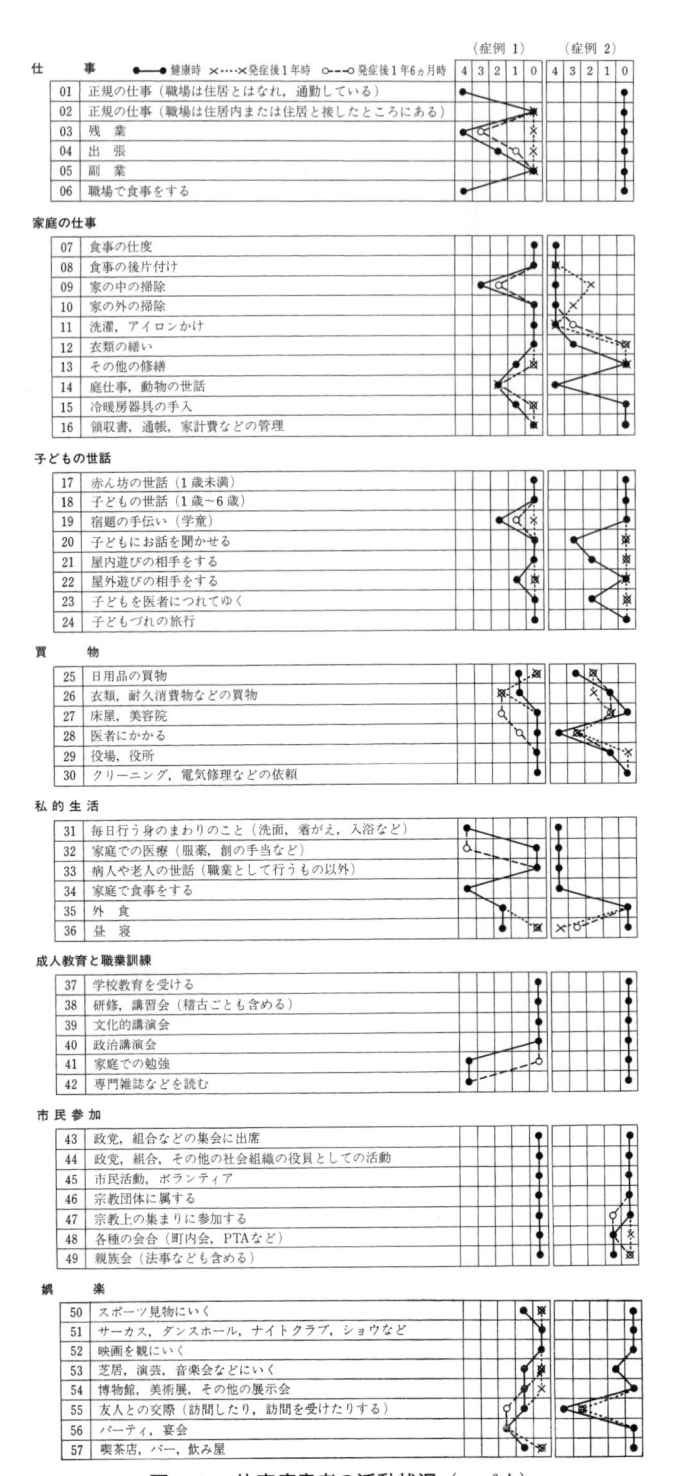

娯　楽

50	スポーツ見物にいく
51	サーカス，ダンスホール，ナイトクラブ，ショウなど
52	映画を観にいく
53	芝居，演芸，音楽会などにいく
54	博物館，美術展，その他の展示会
55	友人との交際（訪問したり，訪問を受けたりする）
56	パーティ，宴会
57	喫茶店，バー，飲み屋

図 6-23　片麻痺患者の活動状況（つづく）

能動的趣味

58	スポーツをする
59	遠足, ハイキング, 狩猟, 釣り
60	散　歩
61	趣味（コレクション, 模型づくりなど）
62	手芸, 洋裁, 和裁など
63	創作活動（彫刻, 絵, 陶芸, 文芸など）
64	楽器演奏, 歌唱
65	室内ゲーム（大人同士）
66	旅　行

受動的趣味

67	ラジオを聴く
68	テレビを見る
69	レコードを鑑賞する
70	読　書
71	雑誌, 週刊誌
72	新聞を読む
73	会話（電話を含む）
74	手紙をかく（私信）
75	考えごと, ゆったりとくつろぐ

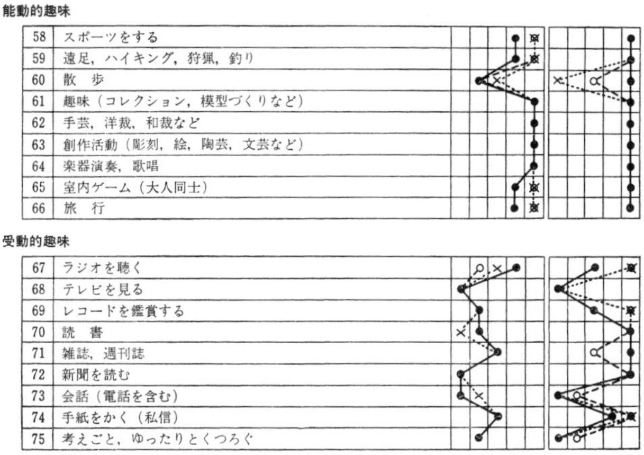

図 6-23　（つづき）

（中村　1983b）

[付] 役割遂行調査

役割（role）とは，家族や企業などの社会集団のなかで，各個人が位置している社会的地位（status, position）に対して，周囲の人びとが命令あるいは要求，期待している一定の行動様式や態度のことである．個人は，他者から寄せられている役割期待を意識して，それと自己がある特定の社会的地位を占めていることによって自己に課している行動様式，すなわち役割観念（意識）とを照し合わせて，その時々に行うべき役割行動を反映した活動を決定する．個人は，それを実行することで役割を果たしている．疾病や心身障害の社会心理的問題のひとつは，この役割遂行が不可能になることである．これも標準化された調査方法はないが，具体的活動について回答を求める方法がある（表 6-27）．

病前，病後における役割の変化は，患者の家庭内地域によって異なる．たとえば，在宅脳卒中患者で祖父の地位にある患者では，世帯主と比べて，多くの患者で他者に役割が移り，患者自身の役割遂行は減少する．さらに，配偶者である祖母の多くで家事などの役割が他者に移っている．祖母や

表 6-27　家庭内役割行動調査表

(1) 一般に家庭では掃除は誰が行うのが一番よいと思いますか

| ①わたし　②夫　③妻　④息子　⑤娘　⑥父　⑦母　⑧婿　⑨嫁　⑩その他（　　） |

(2) 現在お宅ではどなたがなさっていますか

| ①わたし　②夫　③妻　④息子　⑤娘　⑥父　⑦母　⑧婿　⑨嫁　⑩その他（　　） |

(3) ではあなたが病気になられる前はどなたがなさっていましたか

| ①わたし　②夫　③妻　④息子　⑤娘　⑥父　⑦母　⑧婿　⑨嫁　⑩その他（　　） |

食事の仕度・掃除・洗濯・買物・大工仕事・証書類の管理・近所づきあい・親戚づきあい，などについて調査する．

（中村　1983b）

主婦の地位にある患者でも役割の変化はあるが，その減少の程度は祖母で大きい．ただし，男性の祖父や世帯主ほどではない．家族の一員が発病することによって，本人と家族との間で役割の再構築が行われる（佐直　1986）．機能的制限の重度化に伴って，個人が行うべきと感じている活動が他者に移行すると，役割概念と役割遂行との間に不一致が生じる．それは役割葛藤を生み出し，心理的負担を大きくする要因となる．

8. 生活の質

1 生活の質（QOL）とは何か

1 -研究の展開

　生活の質（quality of life：QOL）は，1950年代後半から，ヨーロッパにおいて経済発展に伴う生活条件の悪化などの問題に対する巨視的な社会指標（macroscopic social indicator）として取り上げられた．その後，安楽死や治療手段の選択など，生命医学倫理（biomedical ethics）にかかわる問題で取り上げられ，微視的（microscopic）な個人レベルの価値観を反映したものへと拡大している．医学的リハビリテーションにおける帰結（outcome）の判定にも重視される事項である．人々がQOLを肯定的に語るときには，それは個人にとって意味のある生活であり，それに必要な条件が備わっていることを示している（Brown et al. 2003）．QOLは，社会学，心理学あるいは医学の領域で多くの研究がなされている．

　ヘルスケア領域では長年にわたって，死亡率，生存率，罹病期間，治療期間，復職率，合併症や副作用の発生頻度，病理学的所見，臨床検査所見，筋力，可動域，歩行速度，歩行距離などの運動機能，日常生活活動の遂行能力，職業能力などがヘルスケア・サービスの帰結を表す指標として用いられてきた．近年，若くして死に至る人々が減り，末期癌や進行性難病の一部のように，現代医療では病理過程への適切な治療手段はないが，ある期間の生存が望める疾病に冒されている患者，重症心身障害児，その他の重度障害者が増加している．これらの人々にとって，伝統的な指標が改善しても，必ずしもよいヘルスケアと言えないこともあり，個人の満足感や幸福感などの主観的な価値判断を含めて，QOLが指標として取り上げられる．多くの研究者が，それぞれの立場と経験から，QOLを構成する要素を掲げ，種々のQOL尺度が開発されている（Hughes et al. 1995）．

2 -健康関連QOLとは

　ヘルスケア・サービスにおいて，QOLの構成要素として何を取り上げるのかは，研究の背景あるいは問題意識によって相違している．QOLには，宗教，経済的状態，信条，所属する社会組織など，健康との関連性がそれほど直接的ではない領域も含まれている．医学においては，ヘルスケア・サービスに関連して影響を受けるQOLを健康関連QOL（health-related QOL：HRQOL）と呼んでいる（Guyatt et al. 1993；福原 2001）．ヘルスケア領域においては，複数の視点に共通する構成要素として，患者の立場からみた身体的状態，精神的（情緒的，知的）状態，社会的役割の遂行状況，社会的人間関係，経済的状態，自覚的健康状態，満足感などが取り上げられている．これらに，痛み，活力，睡眠，性生活，食事などが加わることもある（Fitzpatrick et al. 1992）．

　HRQOLは，治療に関する臨床試験の帰結の評価（アセスメント）だけでなく，HRQOLに対す

る特定の疾病の影響は何か，いろいろな疾病のHRQOLに対する影響にはどのような相違があるか，同じ疾病がHRQOLに与える影響は個々の患者でどのように違うのか，健常者と比べて疾病の影響の大きさはどれくらいか，疾病のどのような性質が生活に影響を与えるかなどの疾病構造の解析，保健やリハビリテーション分野の研究にも用いられている．なお，真のQOLを直接測定することはできないが，適切な尺度を用いて測定したQOLの値から，真のQOL値を推定することはできる．これは，ホルモンの値は直接測定することはできないが，ホルモンの効力を生物学的検定法（bioassay）によって測定して，ホルモンの値としているのと同じ論理である（Testa et al. 1996）．

表6-28に医学的リハビリテーションにも関連するいくつかのQOL尺度を掲げる．SF36やEQ-5Dは包括的尺度と呼ばれ，主観的にとらえられた一般的な健康度を測定している．包括的尺度には，測定領域ごとに評価（アセスメント）を行って表示するプロファイル型尺度と，健康度を0から1までの点数を用いて評価（アセスメント）を行う選好に基づく尺度とがある．癌，神経難病，脳卒中，心臓病，腎不全，呼吸不全，変形性関節症など，疾病の特異性を考慮して開発されたものが疾患特異的尺度である．

HRQOLは，疼痛の管理に関連して重要な論争点を生み出している．ヘルスケア専門職は，癌による激痛の軽減と生存期間の短縮という，対立する選択肢に直面する．これらは生物医学倫理の大きな問題となっている（Brown et al. 2003）．

2 HRQOL尺度

1-尺度の信頼性，妥当性，反応性

QOLという漠然としたものを測る物差しがQOL尺度である．尺度（measure）には，正確さが高く（信頼性，reliability），測定値が目的としているものを測っていること（妥当性，validity）が求められる．さらに，測定が疾病の重症度や改善度をとらえているか，治療によるQOLの変化を測定できるかなどが確認されていることが尺度の要件である（反応性，responsiveness）．尺度の信頼性，妥当性および反応性は，尺度の開発段階における予備テストで計量心理学的手法によって検証される（大橋・他 2001）．

2-測定目的

QOL尺度には，QOLの高低を判別するもの（discriminative instrument）と，各種の介入によるQOLの変化を検出して評価に資するもの（evaluative instrument）とがある．同じ疾病の患者群に対してHRQOLを判別尺度として用い，各種疾病の治療結果（アウトカム，outcome）を調査することができる．各種の尺度では，個々の患者の心理的，社会的状態，健康度などを明らかにすることができる．HRQOLの評価（アセスメント）は，臨床試験，医療監査，健康サービス・評価の調査研究，住民の健康度調査，患者の心理社会的問題の抽出，医療の費用対効果分析などに用いられている（Fitzpatrick et al. 1992）．慢性疾患や変性疾患における薬物療法の効果，運動療法の効果などの臨床試験には，QOLの評価（アセスメント）が欠かせないものとなっている．HRQOLの主な利用法を掲げる．

・帰結の評価（アセスメント）：臨床試験における治療結果を表すための指標
・主観的健康観の把握：健康に対する疾病の影響を表現する手段
・費用対効果分析
・健康寿命の計算
・新しい尺度開発のときの参照値
・患者と医師とのコミュニケーション手段

現代のヘルスケアでは，患者の価値観を尊重して望みに応えることが医療の質の高さを保証する条件となり，HRQOLも臨床試験の帰結指標となっている．また，HRQOL尺度を利用して，患者が主観的に感じている身体的・心理的・社会的活動状態，健康観などを知ることもできる．診療場面でHRQOLを測定し，患者と共有することは，

表 6-28 代表的な QOL 尺度の種類

尺度	領域数	項目数	下位領域
SF36[1]	8	36	身体的健康, 心の健康, 日常役割機能（身体）, 日常役割機能（精神）, 身体の痛み, 全体的健康感, 活力, 社会生活機能
EQ-5D：EuroQOL[2]	5	5	移動, 身の回りの管理, ふだんの活動, 痛み/不快感, 不安/ふさぎ込み
AIMS2：Arthritis Impact Measuring Scale 2[3]	17	66	移動, 歩行, 手指機能, 上肢機能, 身の回り, 家事, 社交, 支援, 痛み, 仕事, 精神的緊張, 気分, 健康満足度, 疾患関連度, 改善優先度, 自覚的健康度, リウマチによる障害度
WOMAC：Western Ontario and McMaster Universities Osteoarthritis Index[4]	3	24	痛み, こわばり, 日常行動の困難度
JKOM：Japanese Knee Osteoarthritis Measure 日本版変形性膝関節症機能評価表[5]	5	25	膝痛（VAS）, 痛みやこわばり, 日常生活, ふだんの活動, 健康状態
JOQOL：Japanese Osteoporosis QOL Questionnaire 日本骨代謝学会骨粗鬆症患者 QOL 評価表[6]	7	40	痛み, 家事, 娯楽・社会的活動, 姿勢・体型, 転倒・心理的要素, 家族支援・総括
RDQ：：Roland Morris Disability Questionnaire RDQ 日本語 JOA 版[7]	1	24	立つ, 歩く, 身辺処理, 仕事など腰痛による日常生活の障害度

1) 福原俊一, 鈴鴨よしみ（編）：健康関連 QOL 尺度 SF36 日本語版マニュアル（Version 1.2）. パブリックヘルスリサーチセンター, 2001.
2) 日本語版 EuroQOL（EQ-5D）：慶應義塾大学医学部医療政策・管理学教室
3) 橋本 明・他：AIMS2 改訂日本語版の作成及びその信頼性・妥当性の検討. 厚生省リウマチ調査研究事業平成 6 年度研究報告書 184-187, 1996.
4) Bellamy N, Buchanan WW, Goldsmith CH et al：Validation study of WOMAC：A health status instrument for measuring clinically important patient relevant outcomes to antirheumatic drug therapy in patients with osteoarthritis of the hip or knee. J Rheumatol 15：1833-1840, 1988.
5) Akai M, Doi T, Fujino K, et al.：An outocome measure for Japanese people with knee osteoarthritis. J Rheumatol 32：1524-1532, 2005.
6) 高橋栄明・他：骨粗鬆症患者 QOL 評価質問表 1999 年度の試用と 2000 年版の作成. 日骨代謝誌 18：83-101, 2001.
7) 日本整形外科学会 学術プロジェクト委員会（監修）：RDQ 日本語 JOA 版マニュアル.（株）日本リサーチセンター, 2003.

患者-医師間のコミュニケーションを改善することに役立っている．

3 - 代表的な HRQOL 尺度

（i）プロファイル型包括的尺度：SF36（The MOS 36-Item Short-Form Health Survey）（福原・他 2001）

1986 年からアメリカで行われた主要な慢性疾患の患者を対象とした医療帰結研究（Medical Outcome Study）において，医療保険システムの種類，医師の専門的ケアなどが患者の帰結に及ぼす影響に関する評価（アセスメント）尺度として用いられたものである．36 設問で構成され，①身体機能，②日常役割機能（身体），③日常役割機能（精神），④全体的健康感，⑤社会生活機能，⑥身体の痛み，⑦活力，⑧心の健康，の 8 領域の下位尺度で構成されている（池上・他 2001）．検査の対象となるのは 16 歳以上である．回答は，自己記入式，面接式，電話聞き取り式のいずれでも実施可能である．回答結果は，スコアリング法に従って下位尺度の素点を求め，さらに素点を 0 から 100 の範囲の下位尺度得点に変換して得られる．日本語版 SF36 は標準化され，日本人の国民標準値が求められている．骨関節疾患，循環器疾患，精神障害，

呼吸器疾患などを中心に広い範囲の臨床試験で利用されている．

(ii) 選好に基づく包括的尺度（Preference-Based measures）：EQ-5D（池田・他　2001）

　選好に基づく尺度では，完全な健康を1，死亡を0として，いろいろな健康状態を一元的にスコア化する．5項目の質問に対して3段階の評定を行う5項目法と，一端を「想像できる最も悪い健康状態」，他端を「想像できる最も良い健康状態」とした線分上に健康状態を表示する視覚アナログ法（VAS：Visual Analogue Scale）からなる．5項目法は，移動の程度，身の回りの管理，普段の活動（仕事，勉強，家事，家族，余暇活動など），痛み・不快感，不安/ふさぎ込みの5項目の質問に，それぞれ3段階の回答からひとつを選択する．結果は，それぞれの質問に選択した回答肢の組み合わせによって，段階づけされる換算表（tarrif, scoring function, value set）を用いて間隔尺度として表現される．

　脳卒中の障害状態についての効用値が報告されている（能登・他　2002）．効用値の変化は健康状態の全体としての変化を表しているが，どの次元でどの程度の変化を示しているのかは明らかにならない．その他のプロファイル型尺度，疾患特異的尺度，医学変数と同時に測定することによって，臨床に役立つ結果が得られる（矢野　2000）．

(iii) 疾患特異的尺度

・AIMS2 日本語版（Arthritis Impact Measuring scale）

　関節リウマチ患者の問題をとらえるために開発されたAIMS2は，厚生省リウマチ研究班が日本語版として全国の関節リウマチ（古典的・確定的）の患者1,643名を対象として行った調査により，信頼性が確認されている．移動能，歩行能，手指機能，上肢機能，身の回り，家事，社交，支援，痛み，仕事，精神的緊張，気分，健康満足度，疾患関連度，自覚的健康度，病気（リウマチ）による障害度の12領域にわたる66項目の設問と病状，学歴，収入などに関する13項目の問で構成されている．移動能，歩行能，手指機能，上肢機能，身の回り，家事のスコアの平均値は身体機能面QOLとして，社交，支援スコアの平均値は社会生活面QOL，痛みのスコアは痛みのQOL，仕事のスコアは仕事のQOLとして，精神的緊張，気分のスコアの平均値は精神・気分のQOLとして求められる．多施設共同調査によって，身体機能面QOLは罹病期間や学歴や年収と関連性を持ち，精神・気分のQOLは身体機能QOLと相関することが明らかにされている（橋本・他　2001）．

・WOMAC（Western Ontario McMaster universities Osteoarthritis Index）（Bellamy et al.　1988）

　Bellamy et al.（1988）によって開発された変形性股・膝関節症に特異的な自記式QOL尺度である．日本語版では過去48時間以内に経験した膝の痛み（5問），こわばり（2問），日常行動の困難度（17問）の3領域24項目の設問に対して，「痛みまたは障害はない」から「極度の痛みまたは極度に困難」までの5段階の選択肢が用意されている．変形性股関節症，変形性膝関節症の治療成績の評価（アセスメント）に用いられている．使用には，原著者の使用許可が必要である．

・日本版変形性膝関節症患者機能評価表（Japanese Knee Osteoarthritis Measure：JKOM）（Akai et al.　2005, 赤居・他　2006）

　日本整形外科学会が中心となって開発された疾患特異型QOL尺度である．わが国の生活環境において，変形性膝関節症の患者が経験している痛みやこわばり，日常生活の状態，普段の活動，健康状態を5段階で評定する25設問と，痛みの程度を評定する視覚アナログ法（VAS）で構成されている．全国の整形外科医療施設における調査によって，信頼性と妥当性が検証されている．

・日本骨代謝学会骨粗鬆症患者QOL評価質問票（JOQOL）（高橋・他　2001）

　日本骨代謝学会骨粗鬆症患者QOL評価検討委員会が作成した尺度である．痛み，日常生活活動，移動，娯楽・社会的活動，総合的健康度，姿勢・体型，転倒・心理的要素，家族支援・総括の7領域の40項目で構成されている．総点数は椎体圧

迫骨折の椎体数が多くなるほど低く，椎体骨折を有する群の社会的活動領域 QOL は無い群に比べて有意に低いことが明らかになっている（岩谷 2003）．

・腰痛特異的 QOL 尺度（Roland-Morris Disability Questionnaire：RDQ）

1983 年にイギリスで開発された腰痛症による日常生活の障害度を評定する自記式尺度である．今日，腰痛のために，立つ，歩く，座る，服を着る，仕事をするなどの生活活動が制限されているかどうかを質問する 24 項目からなる．結果は 0 から 24 点の範囲で得点化され，高得点ほど障害度が高い．日本整形外科学会が中心となり，信頼性，妥当性，反応性が検証され，基準値も示されている（福原・他 2003）．

第3部
医学的リハビリテーションのアプローチ

第 7 章

医学的リハビリテーションの諸科学技術

1. 理学療法　*296*

2. 作業療法　*311*

3. 言語聴覚障害とその治療　*323*

4. リハビリテーション看護　*339*

5. 装具、義肢、車いす、歩行補助具および自助具　*349*

6. 日常生活活動訓練と環境整備　*388*

7. 心理的アプローチとカウンセリング　*402*

1. 理学療法

1 理学療法とは

　理学療法（physical therapy, physiotherapy）[*1]とは，物理的刺激を生体に与えて正常な生理的反応を引き出し，異常な病理的反応を抑制するための治療体系である．利用される物理的刺激には，治療体操（therapeutic exercise），温熱，寒冷，光線，水，マッサージ，電気刺激などがある．

　医学的リハビリテーションにおける理学療法の主な目標は，患者あるいは障害者の運動耐容能（exercise capacity）[*2]の改善を図ることにある．運動耐容能とは，個人の遂行可能な運動能力のことであり，呼吸循環器系および神経筋骨格系の機能的状態によって規定される．これら器官系の機能改善のために，主として治療体操が利用され，理学療法士や作業療法士によって患者に対して訓練や指導が行われる．

　理学療法は，大きく能動的理学療法（active physical therapy）と受動的理学療法（passive physical therapy）に分けられる．能動的理学療法は，患者や障害者が諸活動を自ら遂行するものであり，各種の治療体操（運動療法），歩行訓練，車いす訓練などである．受動的理学療法には，温熱療法，水治療法，電気療法，マッサージなどの物理療法が含まれる．

　わが国の理学療法士及び作業療法士法では，「理学療法とは，身体に障害のある者に対し，主としてその基本的動作能力の回復を図るため，治療体操その他の運動を行なわせ，及び電気刺激，マッサージ，温熱その他の物理的手段を加えることをいう」と定義している．また，社会保険・老人保健診療報酬（1998）は，「理学療法は基本的動作能力の回復を図るために，種々の運動療法・物理療法を組み合わせて個々の症例に応じて行なうもの」と定めていた．さらに，「消炎鎮痛処置として，腰部，肩部などの運動制限の原因が疼痛であって，その疼痛による運動制限を改善する目的で次の療法を行った場合に，療法の種類，回数にかかわらず，本区分による」と定め，これに（イ）マッサージなどの手技による療法（あんま，マッサージ及び指圧による療法），（ロ）器具などによる療法（電気療法，赤外線治療，熱気浴，ホットパッ

[*1] 世界保健機関は「理学療法とは，治療的運動療法（運動療法），温熱，寒冷，光線，水，マッサージ，電気刺激などを用いる身体的治療の科学及び技術であって，治療目的は鎮痛，循環促進，障害の防止と矯正，筋力，可動性，協調性などの最大限の回復である．神経障害の程度や筋力を測定するための電気的あるいは徒手的テスト，各種機能測定テスト，関節可動域テスト，肺活量測定なども理学療法に含まれる」と定義している．
[*2] 運動耐容能の評価（アセスメント）は，自覚症状，運動負荷試験，各種の運動能力検査，日常生活活動などの検査，測定を通して実施される．

ク，超音波療法，低出力レーザーなどによる療法）を含めていた．

平成18（2006）年4月1日から適用となっている「診療報酬の算定方法（診療報酬点数表）」では，第7部リハビリテーションにおいて「基本的動作能力の回復等を目的とする理学療法……，実用的な日常生活における諸活動の実現を目的として行われるものである」とだけ記されている．

2 運動療法

運動療法*3の目的は，健康関連体力（health-related physical fitness）*4の改善，向上を図ることであり，①可動域の拡大，②筋力および筋持久力の強化，③呼吸循環器系の持久性の向上，④神経筋再教育（neuromuscular reeducation），に大別される．

身体運動が筋の収縮と外力のいずれによるのかで，身体運動は自動運動（active movement）と他動運動（passive movement）に分けられる．運動療法における他動運動（passive exercise）は，理学療法士の操作，滑車などの器具，患者の健常な身体部位の運動などによって行われる．自動運動（active exercise）は，外力に頼らずに自力で行う運動である．部分的に理学療法士や作業療法士の介助がある場合を自動介助運動（active-assistive exercise），抵抗が加えられた状態で自動運動を行う場合を抵抗運動（resistive exercise）という．これらの運動を，患者の機能障害や治療目標に合わせて選択する．

運動にかかわる筋収縮の様態には，等尺性収縮（isometric contraction），等張性収縮（isotonic contraction），等運動性収縮（isokinetic contraction）がある．等尺性収縮は，筋の発生する張力が外部抵抗と釣り合っているときの収縮であり，筋の全長には変化がない．等張性収縮では，筋張力が変化することなしに，筋は短縮（求心性収縮）あるいは伸張（遠心性収縮）する．筋張力が外部抵抗よりも大きいときには求心性収縮となり，小さいときには遠心性収縮となる．等運動性収縮は，一定の角速度で関節運動が生じる収縮であって，等速度運動を生じる機器を用いて行われる．

1 - 可動域訓練

可動域制限が関節構成組織に起因するものを強直（ankylosis），筋肉や靱帯，皮膚などの関節以外の組織に起因するものを拘縮（contracture）という．可動域訓練（range of motion exercise：ROME）は，拘縮には効果が期待されるが，強直に対する効果は少ない．

ROMEでは，患者が痛みを感じない範囲で，できるだけ可動域全域にわたって，ゆっくりと滑らかに他動運動を行う．各関節に5〜10回の他動運動を実施して，これを1日に2〜3回，間隔をおいて繰り返す．脊髄損傷や脳卒中などで臥床状態にある患者には，健肢の可動域を維持することも重要である．患肢だけでなく，健肢を含めて，少なくとも上肢では肩・肘・手関節，下肢では股・膝・足関節のROMEを実施する．痛みの強い部位には，ROMEの前にホットパック，パラフィン浴，極超短波，アイスマッサージなどを用いて，痛みの軽減を図っておく（図7-1）．

可動域訓練に利用される運動は，他動運動（passive movement），自動介助運動（active-assistive

---

*3 ここでいう「運動療法」はtherapeutic exerciseの訳語であり，理学療法士及び作業療法士法でいう「治療体操」と同義である．exerciseには，「①（身体の）運動，②訓練，練習，体操（運動），練習問題，③（精神などを）働かすこと，使用」などの意味がある．しかし，実際にはactive exercise（自動運動），isometric exercise（等尺性訓練），breathing exercise（呼吸運動，呼吸訓練），endurance training（持久性訓練），gait training（歩行訓練）などの使われ方がされている．そうであれば，therapeutic exerciseを治療的訓練，治療的運動と訳してもよいことになろう．
*4 健康関連体力とは，呼吸循環器系の持久性（cardiorespiratory endurance, 心肺フィットネス, cardiopulmonary fitness），筋力と筋持久力（muscle strength and muscular endurance），体組成（body composition），柔軟性（flexibility）を指す．

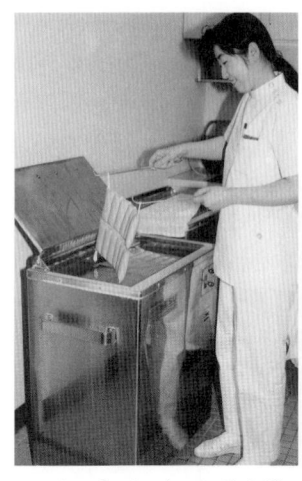

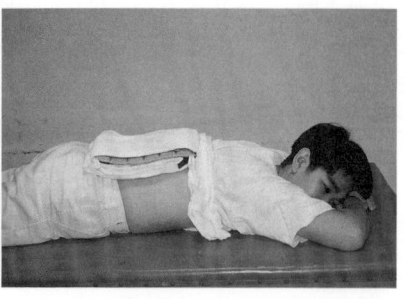

a．ホットパック：シリカゲルが封入されたパックをハイドロコレーター（80〜90℃）に入れて温め（左），これをタオルで包み，患部に当てる（右）．

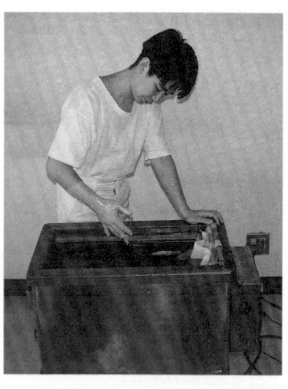

b．パラフィン浴：52〜56℃のパラフィン浴槽に手などを6〜8回出し入れして被膜を作る．その後20分程度，タオルなどで包み保温する．

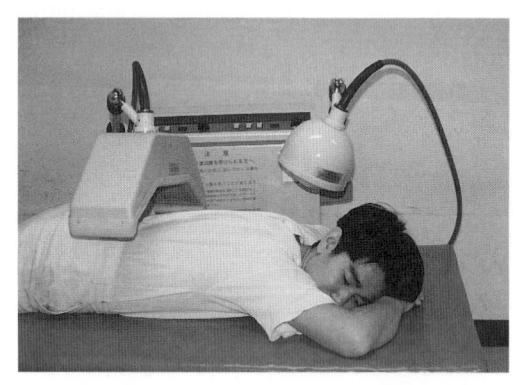

c．極超短波：マグネトロンが発生した極超短波（周波数，2,450 MHz，波長122 mm）を局所に照射する．

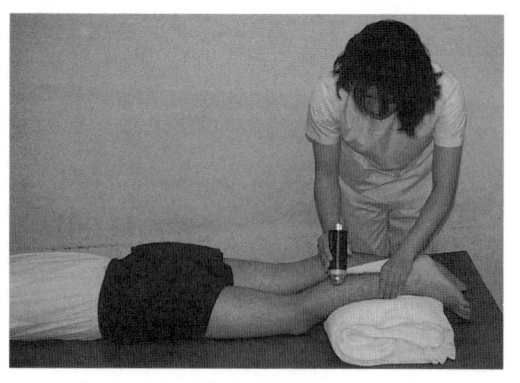

d．アイスマッサージ：アプリケーター・クリッカーに氷片（塩を混ぜると，より低温が得られる）を入れて使用する．直接ピンセットで氷片をつまんでマッサージを行う手技もある．

図7-1 疼痛軽減を目的とした各種の物理療法手段

movement），自動運動（active movement），ストレッチング（stretching）などである．ストレッチングは，可動域が拡大するように，関節周囲軟部組織を伸張する運動である（図7-2）．麻痺によって筋力低下があるときは，他動運動から始める．筋力の改善に従って，自動介助運動，自動運動へと移行する．骨折後の固定あるいは関節炎などで可動域に制限が生じた場合には，運動の順序は逆になり，自動運動から始めて，自動介助運動，他動運動と進める．

2 - 筋力強化

筋力強化訓練（muscle strengthening exercise）には，等尺性収縮，等張性収縮，等運動性収縮が用いられる．呼吸循環器系機能（心肺フィットネス，cardio-pulmonary fitness，持久性，endurance）の向上には，等張性収縮が適している．

等張性訓練（isotonic exercise）では，低速度で高負荷の運動は筋力強化に利用され，高速度で低負荷の運動は筋持久力（muscular endurance）の向上に効果がある．関節疾患の患者で関節痛や運動

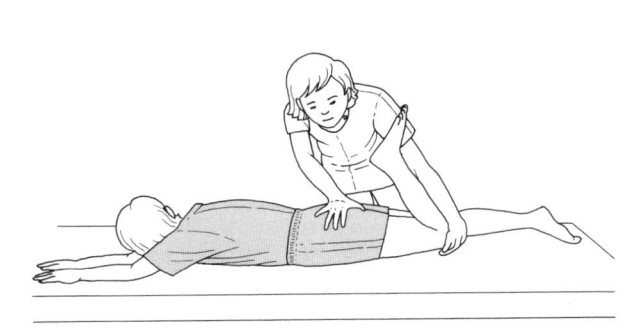

b. 他動的：腹臥位で理学療法士が，股関節の屈曲と膝伸展を防ぎながら大腿四頭筋を伸展する．

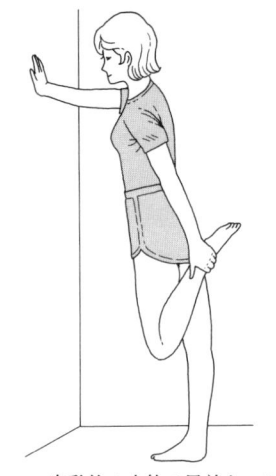

a. 自動的：立位で足首をつかみ，大腿四頭筋を伸展する．

図7-2　大腿四頭筋のストレッチング

による関節破壊の恐れがある場合には，等尺性訓練（isometric exercise）が適応となる．ただし，等尺性訓練は血圧を上昇させるため，循環器疾患のある患者では，注意を要する．

(1) 等張性訓練：漸増抵抗運動，漸減抵抗運動および漸増頻度訓練

漸増抵抗運動（progressive resistance exercise）は，DeLorme（1945）が提唱した等張性収縮を用いた筋力強化訓練である．毎週，はじめに患者の訓練すべき筋ごとに 10 repetition maximum（10RM）を設定する．10RM とは，患者がやっと10回，運動を繰り返すことができる負荷量である．重錘などを利用し，それを持ち上げる運動を反復して，8〜10回目には筋に震えが現れる程度とする．訓練は，10RM の50％，75％および100％の負荷量で，それぞれ10回ずつ，合計30回を1セットとする．訓練は，週に4回以上実施する．はじめの20回は，ウォームアップとして位置づけられている．1週ごとに10RM の負荷量は大きくなっていく（DeLorme et al. 1948）．

一方，1週ごとに負荷量を大きくすることでは，漸増抵抗運動に類似しているが，1日の訓練では最大負荷量から始めて，10回反復後に負荷量を10％ずつ減らす訓練法もあり，オックスフォード法（Oxford technique）あるいは漸減抵抗運動（regressive resistance exercise）と呼ばれている（Zinovieff 1951）．その他に1セットの反復回数が原法とは異なる数種類の変法が報告されている．なお，de Lateur（1994）は，ウォームアップ効果および次第に強い力を発揮するために生じる疲労が長期的訓練効果をもたらすため，漸増抵抗運動が漸減抵抗運動よりもよいと主張している．

Hellebrandt et al.（1958）は，負荷量を一定にして，単位時間当たりの反復回数（rate, 割合）を増やす訓練法を提唱している．これは漸増頻度訓練（progressive rate training）と呼ばれている．頻度の設定には，メトロノームなどを利用する．

(2) 等尺性訓練

Hettinger et al.（1953）によって，等尺性収縮による筋力強化の効果が収縮持続時間や反復回数と関連していないと報告されてから，1日1回の短時間の等尺性収縮を行うことの訓練効果が強調されている．Rose et al.（1957）による短時間最大運動（brief maximal exercise）は，大腿四頭筋が負荷に抗して膝伸展位を5秒間保持できる負荷量を定め，毎日負荷量を増していくことで筋力強化効果を上げている．

一方，セッティング（setting）は短時間の等尺

性収縮を反復するものであり，関節運動は伴わない．下腿骨折などのために膝関節が伸展位でギプス固定されたとき，あるいは運動で関節痛が生じるとき，廃用性筋萎縮の予防を目的として利用される．

（3）等運動性訓練

等運動性訓練（isokinetic exercise）は，一定速度の関節運動が起こる条件の下で，その関節の運動に関与する筋群を収縮させることで行う訓練である．関節の等速運動を可能にする機器を利用して実施する．筋が求心性収縮を行う方式が多いが，遠心性収縮の条件で訓練を進めることもできる．機器の回転する桿（rod）の回転軸に関節を合わせ，四肢遠位部を桿に固定する．あらかじめ桿の角速度を設定して求心性収縮を行えば，発生したモーメントの大小にかかわりなく，一定の角速度で桿は動く．遠心性収縮でも同じである．等尺性訓練のように特定の関節角度だけで実施される訓練とは異なり，等運動性訓練では可動域全体にわたって最大張力を発揮した訓練が可能である．この訓練法は，すべての筋群に可能というわけではないこと，訓練中の血圧上昇を伴うことがある．

3 - 持久性（心肺フィットネス）向上

持久性（endurance）は，筋が疲労（筋力の低下）することなく，比較的長く持続的あるいは反復して収縮できる程度，および連続する全身運動を支える心肺機能の程度を指す．前者は筋持久力（muscular endurance）である．後者を循環呼吸器系フィットネス（心肺フィットネス）と呼ぶこともある．心肺フィットネスは，運動や動作が最適となるような呼吸循環器系の機能的状態を示し，多くは日常生活における規則正しい身体運動によって維持することができる．心肺フィットネスの指標には，最大酸素摂取量（maximal oxygen uptake：$\dot{V}O_2$max）や身体作業能力（physical working capacity：PWC）が利用される．

訓練に利用する運動は，大筋群によって行われる律動的なものが適している．代表的な運動に，ジョギング，水泳，サイクリング，縄跳び，ボール蹴り，自転車エルゴメーターなどがある．はじめに，健康診断（medical check，メディカルチェック）と心機能について運動負荷試験を実施しておく．心臓に異常がなければ，運動強度を最大心拍数｛(220－年齢)拍/分｝の70〜80％，あるいは最大酸素摂取量の60〜70％を目標として，1日に20〜50分の身体運動を行う．ウォームアップ（warm-up）として軽い全身運動を10分程度行って，続けて指定した運動強度で15〜30分運動課題を実施する．その後，5〜7分クールダウン（cool-down）に軽い体操を行う．頻度は週3回以上とする．4〜6週後，運動負荷試験に基づいて運動強度を上げる．

4 - 神経生理学的アプローチ

脳性麻痺や脳卒中などの中枢神経系の機能障害に対する多くの理学療法は，19世紀後半から1950年代までの進化論，発達心理学，神経生理学あるいは臨床神経学の理論に基づいた技術体系として提唱されてきた．次に掲げる諸アプローチは，個々の手技では対立するものではないが，理論や原理では相容れないものであった．これらは神経生理学的アプローチ（neurophysiological approach）としてまとめられている．

（1）神経筋反射療法

神経筋反射療法（neuromuscular reflex therapy）は，Fay（1955）が脳性麻痺児の訓練法として掲げた理論である．脊椎動物の系統発生には，魚類，両棲類，爬虫類，新生児の運動パターンにはかなりの類似性があり，個体発生には系統発生の発展段階が現れていると仮定する．同側上下肢の同一パターンは両棲類，交差パターンは爬虫類であり，人類の歩行と類似する．脳性麻痺児では，正常な随意運動は不能であっても，反射パターンが現れる．そのような残存パターンを治療に利用しようという療法である．たとえば，移動訓練は，同側性腹ばい移動，交差性腹ばい移動，四つばい移動，歩行の順に行われる．療法士は，系統発生と個体

発生を理解し,好ましい運動パターンをつくり,不良のパターンを破壊する.反射パターンによる運動も利用して,目的を遂行しようとするプラグマティックな理論といえる(Page 1967).

(2) 神経発達的アプローチ

神経発達的アプローチ(neurodevelopmental approach)は,Bobath 夫妻によって推奨された手技である(Bobath 1966, 1970, 1971;Bobath et al. 1972).19世紀,John Huhlings Jackson が提案した中枢神経系の階層構造と解放現象の理論(Taylor 1958)を応用して,脳性麻痺や脳卒中の姿勢緊張異常の抑制,正常な運動パターンや姿勢制御機能の促通を試みる.手技の要点は,中枢神経系の下位レベルで統合されている反射機能を抑制し,上位レベルの機能を促通することである.はじめ,異常な反射の出現を抑える反射抑制肢位(reflex inhibiting posture:RIP)を強調したが,その後は動的運動を重視して反射抑制パターン(reflex inhibiting patterns:PIPs)と改称している.

(3) 神経生理学的アプローチ

脳卒中患者に対する理学療法として Brunnstrom(1970)が提唱し,神経生理学的アプローチ(neurophysiological approach)と名づけた手技である.原理は,Twitchell(1951)が臨床観察に基づいて記した脳卒中片麻痺患者の麻痺の回復過程に従って変化していく共同運動パターン(synergy)に着目し,反射や連合反応の出現,共同運動パターンから分離運動へと回復段階を追って治療を進めることである.根底には,Sherrington(1947)が提唱した,協調運動は反射の統合から生じるとする仮定がある(Perry 1967).

(4) 固有受容性神経筋促通法

固有受容性神経筋促通法(proprioceptive neuromuscular facilitation:PNF)[*5]は,Kabat によって考案され,その後に Knott と Voss が発展させた手技である(Kabat 1952, 1965;Knott et al. 1968;Voss 1967).PNFは筋力強化や運動協調性の改善に利用される.理論的には,種々の中枢神経機構を通じて,運動ニューロンの興奮性を高めることを意図している.具体的な手技には,次のようなものがある.

・最大抵抗(maximal resistance):抵抗を加えることで,随意収縮における筋の反応を増加させる.可動域のすべてに及んで抵抗運動を実施する.
・筋伸張(stretch):筋長を伸ばした位置で抵抗運動を実施する.集合運動として参加する筋群は増加し,拮抗筋からの抑制は低下する.
・集合運動パターン(mass movement patterns):四肢全体の抵抗に対する集合運動が筋力回復に有効である.基本的な運動パターンは,対角・らせん方向の集合運動である.また,寝返りのようなマット訓練や体操でも,集合運動パターンを重視する.
・反射(reflexes):伸張反射だけでなく,姿勢反射や立ち直り反射利用する.
・拮抗筋の転換(reversal of antagonists):人間の動作では,主動筋に先行して拮抗筋の活動がある.rhythmic stabilization, quick reversal, slow reversal などの手技がある.神経生理学的には,脊髄レベルにおける逐次感応を仮定している.

(5) 感覚運動アプローチ

感覚運動アプローチ(sensory-motor approach)は,脳性麻痺などの運動発達遅滞に対して,Rood が提唱した手法である.アイシング(icing;氷片による皮膚刺激で筋活動を促通する)やブラッシング(brushing;皮膚を軽く摩擦して,皮下の筋活動を促通する),荷重による刺激などを利用する.運動性(mobility)と支持性(stability),支持性を伴う運動性(mobility on stability)に注目して,

---

[*5] proprioceptive facilitation, proprioceptive neuromuscular facilitation, neuromuscular facilitation, facilitation technique などの名称もある.Kabat は,主に proprioceptive facilitation を用いていた.

個体発生的な運動パターンについて，逃避背臥位 (withdrawal-supine)，寝返り，反り返り位 (pivot prone)，両肘立ち位 (on elbows)，四つばい，立位，歩行へと，体幹から四肢へと活動を拡大する (Stockmeyer 1967; Harris 1978).

（6）現状

中枢神経系の機能障害に対する諸手技は，1940年代から芽生え，1950年代になって，当時に神経生理学で体系化されていた反射階層理論を根拠としていた．1980年以降，手技には変化はないが，その理論的説明には，生体力学，神経科学や認知科学が導入され，システム理論や運動学習による新たな解釈が試みられている（Giuliani 1991; Horak 1991). 反射階層理論とシステム理論とに共通しているのは，発達の原理である（中村 2004). 姿勢と運動の制御は，頭部から体幹，四肢の近位から遠位へと及ぶ．姿勢の変化は，臥位から座位，四つばい位，立位へと展開する．身体運動は，緩徐な運動から急速な運動へ，フィードバック制御からフィードフォワード制御に移行し，予測的運動制御が獲得される．次に具体的な訓練目標を掲げる．

- 随意運動および協調運動の獲得：他動運動，自動介助運動，自動運動，抵抗運動とともに，体性感覚や視覚への刺激，口答指示を利用して，運動麻痺に対して種々の機能的な運動パターンを促通し，随意運動の回復を図る．協調運動障害に対して，動筋と拮抗筋，求心性収縮と遠心性収縮，近位筋と遠位筋などの協調性の改善を試みる．
- 姿勢調節能力の獲得：座位から立位まで，基本姿勢における姿勢保持，リーチ動作時の姿勢バランス保持など通して，姿勢調整能力の改善を図る．
- 諸基本姿勢間の変換能力の獲得：背臥位から立位まで，複数の基本姿勢間を移行する動作の自動介助運動，ハンドリングによる訓練によって姿勢変換能力の向上を図る．
- 起居動作および移動機能の獲得：基本的姿勢や姿勢変換および移動機能を多様な物理的環境下で訓練し，適応能力の向上を図る．
- 日常生活活動における適応能力の獲得：起居移動動作を日常的な物理的・社会的環境における応用動作として獲得し，適応能力の向上を図る．

5 - 運動協調性の獲得

運動協調性の獲得は，理学療法士や作業療法士の操作によって行われる姿勢制御にかかわるバランス反応（balancing reaction）などの自動的反応（automatic reaction）の誘発，あるいは動作における患者（児）の意識的な運動パターンの制御を通して行われる．この過程も理学療法士や作業療法士によって実施される他動運動から自動介助運動，自動運動へと移行する訓練である．利用される自動反応や動作の運動パターンは，運動発達の順序に従っている．背臥位から立位になる動作では，①背臥位から腹臥位，四つばい位，高ばい位，立位へと移行する1歳児レベルの動作，②背臥位から片肘立ち位，横座り位，膝立ち位，片膝立ち位から立位になる3歳児レベル，③背臥位から一気に上半身を起こし，蹲踞の姿勢から立位になる6歳児レベル，の順に動作は困難になる（図6-9）．この変化は発達的であり，神経生理学的には体幹の伸筋群による抗重力運動から屈筋群による抗重力運動への移行であり，生体力学的には動作中の姿勢バランスの安定性という視点で，支持基底の広い四つばい位（バランスは安定）の使用から，両足底だけで構成される狭い支持基底（バランスは不安定）の蹲踞の姿勢への移行である．また，緩徐な運動から速い運動への変化でもある．歩行訓練における松葉杖使用の4点歩行からT字杖を使った3点歩行，2足歩行への移行にも共通した変化がある（中村 1977a). 協調性のある身体運動は，それに関与する共同筋（動筋と拮抗筋），固定筋などが，一定の順序と適切な配分で活動することによって生じる．その運動制御には，固有受容感覚や皮膚感覚，視覚などの感覚機能，筋力や筋持久力も大切であるが，特に中枢神経系による感覚情報の統合と運動制御が重要となる．療法士

の操作によって，固有受容感覚を介したフィードバックを強化する，あるいは視覚による代償機能を利用して運動学習の効率を高める．繰り返しの訓練が大切であり，患者（児）の理解や協力も必要である．

運動協調性獲得へのアプローチの基本は，次の3事項に要約される（Joynt et al. 1993；中村・他 2003）．

・目標とする運動あるいは動作そのものを獲得する．たとえば，歩行を目標とするときには，歩行自体を訓練する．下肢装具や杖が必要であれば，それを用いて繰り返し練習する．
・目標とする運動あるいは動作を，いくつかの要素に分けて，それぞれを訓練して，その後に本来の運動あるいは動作に統合する．たとえば，歩行の動作を学習する場合，はじめに重心の移動，踏み直しなどの要素を個別に訓練する．
・目標とする運動あるいは動作の構成要素ではない運動を訓練する．歩行の場合，股関節伸筋群，膝関節伸筋群の筋力強化訓練を行ったり，臥位や座位で異常運動の抑制を行うことなどがこれに該当する．

3 物理療法

物理療法（physical therapy, physical modalities）は，温熱，寒冷，水，電気などの物理的手段による治療法であり，その歴史は古い．医学的リハビリテーションでは，運動療法（kinesitherapy, therapeutic exercise）の補助手段として使用されることが多い．

1 - 温熱療法（heat therapy, thermotherapy）

温熱を治療に利用するものの総称である．ホットパック[*6]，パラフィン浴[*7]，温浴[*8]，赤外線[*9]，超短波[*10]や極超短波[*11(306頁)]や超音波[*12(306頁)]のジアテルミー（diathermy；組織の間で熱が発生するもの），熱気浴[*13(306頁)]などによって，局所あるいは全身を温める治療法である．温熱療法は，運動療法とともに，医学的リハビリテーションにおいて，使用頻度が高い．

期待される作用あるいは効果は，鎮痛，末梢血管の拡張，軟部組織の伸張性増大，痙縮の軽減，発汗の促進，炎症反応過程の促進などである．熱の発生源から人体組織への熱エネルギーの伝わり方によって伝導，対流，輻射，転換の区別，また身体の温める部位によって全身と局所，表在熱と

[*6] ホットパック（hot pack）：温パック，温罨法ともいう．通常は，熱容量の大きなシリカゲルを袋状のカンバスに封入し，ハイドロコレーター（hydrocollator；80〜90℃に加熱した温水のステンレス製容器）に入れて加熱する．加熱・加湿したものをタオルで包み，患部に当てる，湿性の表在熱による温熱療法である（図7-1a）．治療時間は15〜30分である．ハイドロコレーターパック（hydrocollator pack）ともいう．熱湯につけて絞った厚手の布を利用することもある．
[*7] パラフィン浴（paraffin bath）：融点43〜45℃の固形パラフィンと流動パラフィンを，およそ100：3の割合に混合し，52〜56℃に保ったパラフィン浴槽（容器）に入れて流体パラフィンとする．その中に手や足を数10秒浸した後，容器から出してパラフィンを凝固させ，再び手や足をパラフィンに浸す．その操作を6〜8回反復する（図7-1b）．その後，手や足に凝固したパラフィン被膜をつけたまま，タオルで包んで保温する．四肢の遠位部以外には，刷毛で塗布する．
[*8] 温浴（warm bath, hot tub bath）：水治療法に分類されることもあり，全身浴と部分浴とがある．水温によって，微温浴（30〜35℃），不感温浴（35〜38℃），温浴（38〜40℃），熱浴（41℃以上）に分けることがある．
[*9] 赤外線（infrared ray）：波長0.75〜12μmの不可視光線であり，波長によって近赤外線（0.75〜1.5μm），中赤外線（1.5〜3.0μm），遠赤外線（3.0〜6.0μm）に分けられる．赤外線療法（infrared therapy）では，主に近赤外線による熱作用を利用する．
[*10] 超短波療法（ultra-short wave diathermy）：10〜100 MHz（波長30〜3 m）の高周波による深部温熱療法であるが，現在はほとんど使用されていない．

表 7-1 温熱療法

温熱療法の種類	伝導加熱療法					水治温熱	
手段	ホットパック	温湿布	パラフィン	熱風浴	熱気浴	部分浴	全身浴
身体への加熱様式	伝導	伝導	伝導	伝導	伝導	伝導	伝導
湿・乾の区分	湿	湿	湿	乾	乾	湿	湿
全身・局所の区分	局所	局所	全身・局所	局所	全身	局所	全身
作用と適応	鎮痛 攣縮鎮静 末梢循環促進 慢性炎症消炎 新陳代謝促進 捻挫 リウマチのこわばりの改善	鎮痛 攣縮鎮静 末梢循環促進 慢性炎症消炎 新陳代謝促進 捻挫 皮膚清潔	鎮痛 攣縮鎮静 末梢循環促進 慢性炎症消炎 新陳代謝促進 捻挫 リウマチのこわばりの改善 乾燥皮膚の保全	鎮痛 攣縮鎮静 末梢循環促進 慢性炎症消炎 新陳代謝促進 捻挫 傷口の乾燥 手の外傷	鎮痛 攣縮鎮静 末梢循環促進 新陳代謝促進 リウマチのこわばりの改善	鎮痛 攣縮鎮痛 末梢循環促進 慢性炎症消炎 新陳代謝促進 捻挫 リウマチのこわばりの改善 皮膚清潔	鎮痛 攣縮鎮痛 末梢循環促進 慢性炎症消炎 新陳代謝促進 捻挫 リウマチのこわばりの改善 皮膚清潔
禁忌と危険	感覚脱出 阻血組織 開放創 皮膚疾患 感染症 潰瘍	開放創 皮膚疾患 感染症 潰瘍	感覚脱出 阻血組織 開放創 皮膚疾患 感染症 潰瘍 アレルギー性皮疹	感覚脱出 阻血組織	感覚脱出 阻血組織 全身消耗状態 感染症 心疾患 腎疾患 高血圧 結核	阻血組織 開放創 皮膚疾患 感染症 極度の低血圧	阻血組織 開放創 皮膚疾患 感染症 極度の低血圧 全身消耗状態 心疾患 腎疾患 高血圧 結核
注意	熱傷 感染症悪化 脱水症	熱傷 感染症悪化	熱傷 感染症悪化 脱水症 全身の場合は皮膚呼吸障害やうつ熱 こぼすと床が滑りやすい	熱傷 感染症悪化 脱水症	熱傷 感染症悪化 脱水症 脳貧血	熱傷 感染症悪化 脳貧血	熱傷 感染症悪化 脳貧血 脱水症
備考		用いる湯に酢や消毒薬，殺菌剤を入れると感染症に対応できる．	はけ塗布や被膜パック，粘土の代わりに運動抵抗の可塑性材として用いる．		頭部冷却を用いる．	渦流浴・気泡浴を併用する場合もある．水中で運動を併用することもある．熱傷や潰瘍などには薬浴を用いる．	渦流浴・気泡浴を併用する場合もある．水中で運動を併用することもある．熱傷や潰瘍などには薬浴を用いる．頭部冷却を併用する．

療法		光線温熱療法		エネルギー転換法	
圧注	交替浴	赤外線照射	超短波	極超短波	超音波
伝導	伝導	輻射	転換	転換	転換
湿	湿	乾	乾	乾	乾
局所	全身・局所	全身・局所	局所	局所	局所
鎮痛 攣縮鎮静 末梢循環促進 慢性炎症消炎 新陳代謝促進 捻挫 リウマチのこわばりの改善 皮膚清潔 マッサージ効果	鎮痛 攣縮鎮静 末梢循環促進 慢性炎症消炎 新陳代謝促進 捻挫 リウマチのこわばりの改善 皮膚清潔	鎮痛 攣縮鎮静 末梢循環促進 慢性炎症消炎 傷部乾燥 新陳代謝促進 リウマチのこわばりの改善 皮膚清潔	鎮痛 攣縮鎮静 末梢循環促進 新陳代謝促進 慢性炎症消炎 捻挫等外傷慢性期 骨盤内部慢性炎症	鎮痛 攣縮鎮静 末梢循環促進 新陳代謝促進 慢性炎症消炎 捻挫等外傷慢性期	鎮痛 攣縮鎮静 末梢循環促進 新陳代謝促進 慢性炎症消炎 捻挫等外傷慢性期
阻血組織 開放創 皮膚疾患 感染症 極度の低血圧 全身消耗状態 心疾患 腎疾患 高血圧 結核	阻血組織 開放創 皮膚疾患 感染症 極度の低血圧 全身消耗状態 心疾患 腎疾患 高血圧 結核	感覚脱出 阻血組織 眼球 男性性器 全身消耗状態 感染症 心疾患 腎疾患 高血圧 結核 極度の低血圧 精神不安定患者 乳幼児	感覚脱出 阻血組織・血栓症 出血傾向 眼球・脳 金属挿入・装着 放射線療法中患者 ペースメーカ等 悪性腫瘍 結核 妊婦・胎児 精神不安定患者 乳幼児	感覚脱出 阻血組織・血栓症 出血傾向 眼球・脳 男性性器 金属挿入・装着 放射線療法中患者 ペースメーカ等 悪性腫瘍 結核 妊婦・胎児 精神不安定患者 乳幼児	阻血組織・血栓症 出血傾向 眼球・脳 内分泌器官 金属挿入・装着 放射線療法中患者 ペースメーカ等 悪性腫瘍 結核 妊婦・胎児 精神不安定患者 乳幼児 椎弓切除術後脊柱 骨・軟部の感染症
熱傷 感染症悪化 脳貧血 脱水症 弱い皮膚	熱傷 感染症悪化 脳貧血 脱水症	熱傷 過剰照射 脱水症 感染症悪化 感電ショック	熱傷 過剰照射 ホット・スポット 感染症悪化 感電ショック	熱傷 過剰照射 ホット・スポット 感染症悪化 感電ショック	熱傷 過剰照射 ホット・スポット 感染症悪化 感電ショック
蒸気・温水を用いる．水中で用いる場合もある．	冷水を灌水する場合もある．	日光浴・人工太陽光も温熱効果は赤外線と同じである．	無着衣にすること．電極配置には対面法，共面法，接触法，交差法，ケーブル法，平面コイル法，グリッド配置法，パッド・コイル，並列コンデンサー法がある．	妊娠については禁忌か否か？危険は回避した方がよい．湿布や湿気があると火傷しやすい．	妊娠については禁忌か否か？危険は回避した方がよい．空中でヘッドを用いない．皮膚とヘッドがいつもよい接触状態を保つように．水中ではキャビテーションを取り除くこと．

深部熱，熱の性質によって乾熱と湿熱に分けられる．

表 7-1 に各種の温熱療法の適用，禁忌，注意事項を掲げる．

2 - 寒冷療法 (cryotherapy, cold therapy)

寒冷を局所あるいは全身に適用する治療法である．氷冷，冷湿布，冷浴，アイスマッサージ[*14]，アイスパック[*15]などの伝導冷却法，アルコールや液化ガスなどの気化熱を利用した蒸発冷却法，扇風機のような空気の流れ（基本的には気化熱）を用いる対流冷却法がある．

作用と効果は，急速な冷却による血管収縮，新陳代謝抑制による外傷直後の止血および組織損傷の拡大抑制と鎮痛，体幹や四肢の冷却による痙縮や攣縮の抑制，身体運動や炎症時の過熱の制御である．冷却後の二次的血管拡張への効果は，温熱効果に準じている．局所の氷マッサージによる反射性筋活動を誘発する刺激にも利用される．

適応と禁忌を表 7-2 に掲げておく．その他に，心臓疾患や呼吸器疾患の患者，衰弱者，寒冷耐能試験で異常がある場合，寒冷蕁麻疹（cold urticaria；冷刺激が接触した皮膚に生じたり，全身が冷えて汎発性に生じる）が出る患者にも禁忌となる．なお，心臓部に当てることは避ける．

表 7-2 寒冷療法

適応	禁忌
筋骨格の外傷（急性期）	虚血
浮腫	寒冷に耐性がない
出血	レイノー現象
疼痛	寒冷昇圧試験で強陽性
筋攣縮	寒冷アレルギー
痙縮	無感覚
局所，全身性の代謝活動の抑制	

（Basford 1988，一部改変）

3 - 水治療法 (hydrotherapy)

水を使った治療法であり，温熱や浮力や水圧による非特異的作用と，温泉や鉱泉を利用したものとがある．後者では，含有成分による特異的作用が強調される．渦流浴[*16]，気泡浴[*17]，圧注[*18]，交代浴[*19]，運動浴[*20（次頁）]などが主なものである．鉱泥浴[*21（次頁）]もあるが，あまり利用されていない．中心になるのは運動浴である．

- [*11（303頁）] 極超短波療法（microwave therapy）：300〜3,000 MHz（波長 1〜0.1 m）の電磁波を用いた深部温熱療法である（図 7-1c）．通常は 2,450 MHz（波長 122 mm）を利用する．マグネトロン（magnetron；円筒形の陽極とその軸に陰極を配置し，全体に磁界をかけて．マイクロ波の発振に用いる特殊な二極電磁真空管）が発生した極超短波を局所に照射する．深部組織の発熱に利用する．
- [*12（303頁）] 超音波療法（ultrasound therapy）：超音波は 20,500 Hz の振動であり，主な作用は深部への温熱と機械的振動である．
- [*13（303頁）] 熱気療法（hot-air therapy）：温熱（乾燥）療法に熱せられた空気を使用する療法の総称である．熱気を局所に吹きつける熱気圧注，熱気箱（heat cradle；内側に白熱灯や赤外線ランプなどを配置した箱）による全身あるいは部分の熱気浴などがある．
- [*14] アイスマッサージ（ice massage）：直接，患部を皮膚の上から氷片を用いてマッサージする寒冷療法である．アプリケーターを使用したり，ピンセットでつまんだ氷片を軽く皮膚に押しつけて，円を描くようにする（図 7-1d）．筋痙縮や局所疼痛の軽減に用いる．反射運動を誘発するときにも利用される．
- [*15] アイスパック（ice pack）：氷結したパックをタオルで包み，局所に当てる．
- [*16] 渦流浴（whirlpool bath）：全身あるいは四肢の一部を浴槽やタンクに浸し，タンク中を流動する温水による温熱作用，機械的作用，洗浄作用などを治療に利用する．
- [*17] 気泡浴（bubble bath）：浴槽内に小気泡を噴出させるもので，渦流浴の一種である．
- [*18] 圧注（douche）：水，温水，蒸気などを圧力を加えて，ホースの先端から噴出させ，皮膚表面に機械的，温度の刺激を加える方法である．圧力，圧注量，温度などを治療目的に応じて変える．たとえば，交代圧注（alternate douche）では，温水（38〜50℃）と冷水（13〜22℃）を交互に 2〜3 m 離れて腰背部に加える．
- [*19] 交代浴（alternate bath）：対比浴（contrast bath）とも呼ばれ，主に手足の部分浴に用いられる．温浴から始まり，温浴で終わるようにして，温浴と冷浴とを交互に数分間ずつ，4〜5 回実施する．温度は，温浴は 37〜47℃，冷浴は 5〜15℃とする．局所血流の増加を目的として利用することが多い．

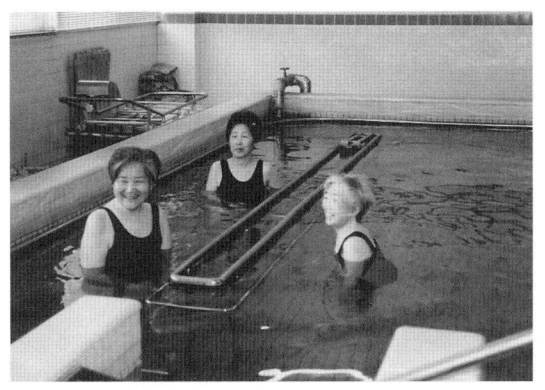

図7-3 プール (pool)
プールでは，水による浮力と運動に対する抵抗を利用して運動療法ができる．水深によって免荷の程度を調節することもできる

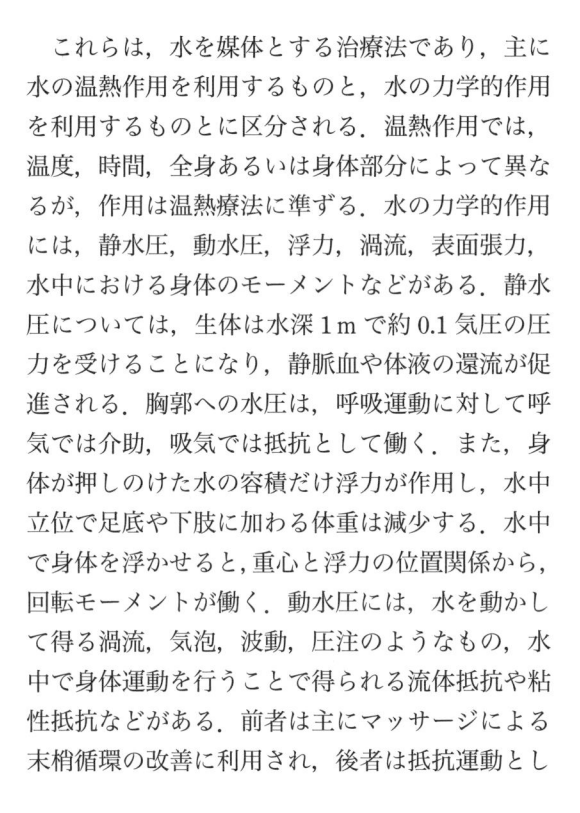

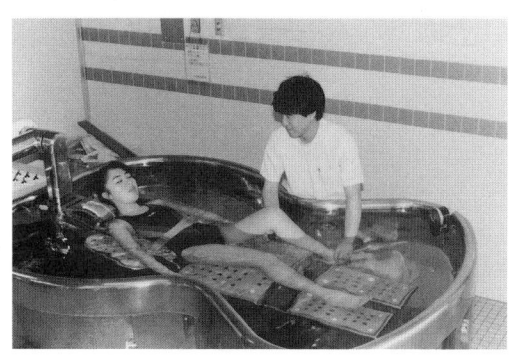

図7-4 ハバードタンク浴 (Hubbard tank bath)
全身に加熱を与えつつ，水中運動療法 (underwater exercise) ができる．

　これらは，水を媒体とする治療法であり，主に水の温熱作用を利用するものと，水の力学的作用を利用するものとに区分される．温熱作用では，温度，時間，全身あるいは身体部分によって異なるが，作用は温熱療法に準ずる．水の力学的作用には，静水圧，動水圧，浮力，渦流，表面張力，水中における身体のモーメントなどがある．静水圧については，生体は水深1mで約0.1気圧の圧力を受けることになり，静脈血や体液の還流が促進される．胸郭への水圧は，呼吸運動に対して呼気では介助，吸気では抵抗として働く．また，身体が押しのけた水の容積だけ浮力が作用し，水中立位で足底や下肢に加わる体重は減少する．水中で身体を浮かせると，重心と浮力の位置関係から，回転モーメントが働く．動水圧には，水を動かして得る渦流，気泡，波動，圧注のようなもの，水中で身体運動を行うことで得られる流体抵抗や粘性抵抗などがある．前者は主にマッサージによる末梢循環の改善に利用され，後者は抵抗運動として筋持久力の改善，運動耐容能(心肺フィットネス)の改善に利用される．ただし，これらの作用には治療に利用できることだけではなく，患者の不安や血圧上昇のように注意を要する点もある．運動浴には，身体部分だけに適した部分浴，全身に用いる全身浴，背臥位での浴中運動が可能なハバードタンク浴がある．

　個別用の浴は，感染症，熱傷，褥瘡，開放瘡がある場合でも利用できる．薬浴の併用も可能である．プール運動浴は，複数の患者が同時に利用できる．運動は全身的であり，これを水中運動療法と呼び，筋力低下の改善だけでなく，健康管理や体力向上に積極的に利用される．

　水治療法では，水や器械，器具，設備の衛生面，安全面の管理，運用および患者や理学療法士のリスクと健康面の管理，運用に配慮が必要である．

4 - 光線療法 (actinotherapy, phototherapy)

　日光，紫外線，赤外線，レーザー光線などを利

---

*20(前頁) 運動浴 (underwater exercise)：水中運動あるいは水中体操 (hydrokinesitherapy) とも呼ばれ，水中で行われる治療的体操である．温水プール(図7-3)やハバードタンク(図7-4)など，各種のタンクを用い，水の浮力や抵抗を利用して，免荷歩行訓練や抵抗運動を行う．温熱の効果もある．

*21(前頁) 鉱泥浴 (peloid therapy)：ペロイドは温泉地などで得られる医療に用いる粒子の細かい泥土である．それに浴槽中で湯水や蒸気を加えて粥汁状にして，入浴に使用する，あるいは全身や身体部位に塗布(鉱泥パック)する．各種のペロイドがある．温熱の透過性が優れ，効果が長時間に及ぶ．温熱療法として利用される方法であって，泥土療法 (pelo-therapy) ともいう．現在，鉱泥の入手が困難である．

用した治療法である．日光療法（helio-therapy）は，太陽光線中の紫外線や赤外線の人体に対する作用を利用するものである．紫外線療法（ultraviolet therapy）は，殺菌，創傷治癒を促進する作用があり，褥瘡や皮膚潰瘍などの治療に利用される．ビタミンD代謝促進作用を利用して，くる病の治療にも利用されていた．赤外線療法（infrared therapy）は，主に近赤外線による熱作用を利用する温熱療法である．レーザー光線には，赤外線から紫外線領域まで，各波長のものがある．赤外線を除いて，医学的リハビリテーションではほとんど使用していない．

5 - 電気療法（electrotherapy）

電気刺激の臨床応用には，麻酔，筋力強化のような治療への試み，および機能的電気刺激がある（Basford 1990）．実施に際しては，刺激波形，周波数，強度，手技を適切に選択しなければならない．刺激波形には，低周波の矩形波，断続高周波などがある．

（1）電気麻酔（electrical analgesia）

経皮的電気神経刺激（transcutaneous electrical nerve stimulation：TENS）という術語は，ほとんど電気麻酔と同義語として使われている．TENSの適用，効果判定には主観的，経験的な面もあるが，幻肢痛，関節リウマチ，腰痛，月経困難などに対して，整形外科や婦人科領域で用いられることがある．ゲートコントロールセオリー（gate control theory），中枢神経系エンドルフィンの関与が作用機序として提唱されているが，明らかになっていない．

刺激電極には表面電極が用いられ，疼痛部や支配神経幹上の装着される．刺激装置には定電流方式と定電圧方式とがあり，火傷の危険は後者が少ない．刺激電流は矩形波で，電圧は1〜10vである．刺激の部位よりも末梢部の鎮痛効果を期待するときは高頻度矩形波電流（30〜100 Hz），広い部位の疼痛閾値の上昇には低頻度矩形電流（0.2〜10 Hz）を用いることが多い（加納・他1988）．

（2）筋刺激（muscle stimulation）

電気刺激によって生じる筋収縮は，随意的な筋収縮とは異なり，刺激電極に近い筋線維の収縮に限定されている．このことは微妙な運動制御や筋持久力にとって問題である．電気刺激で治療される筋の状態は，正常筋，不動・損傷筋，脱神経筋，上位運動ニューロン損傷筋の4つである．

・正常筋：スポーツの訓練において，電気刺激は運動訓練以上に筋力を増加させることはできない．また，併用によっても運動訓練単独よりも速やかに筋力が向上するわけでもない．

・不動・損傷筋：電気刺激は，固定された（不動）筋の等尺性筋力を維持できる．固定が解除されれば，刺激筋と非刺激筋との筋力差は短期間で消失する．損傷筋では，疼痛，腫脹，可動域制限などによって回復が遅れるため，電気刺激は訓練初期の段階には随意運動の補助として役立つ．

・脱神経筋：長年にわたる臨床利用があるが，その効果は疑問視されている．研究者によって，刺激強度，周波数，手技も異なっている．人間は，強力の高頻度刺激には耐えられないことも問題である．むしろ，電気刺激の利点は，筋の再教育を促進することである．

・上位運動ニューロン損傷筋：電気刺激は，廃用性萎縮筋の筋力強化，痙縮の抑制などに試みられている（川村1988）．機能的電気刺激（functional electrical stimulation：FES）は，神経・筋の電気刺激によって，機能的な運動を生じる．

（3）特殊な利用法

イオン浸透療法（iontophoresis）は，直流電流を用いて，皮膚から薬物のイオンを組織内に導入する手法である．かつては筋肉痛，関節疾患にも試用されたが，現在では手掌屋足底の発汗過多（hyperhidrosis）など，一部に利用されているに過ぎない．

6 - 機械力学的療法（mechanotherapy）

マッサージ（massage）は，皮膚の上から皮下組織や筋に手で機械的な刺激を加えることで，局

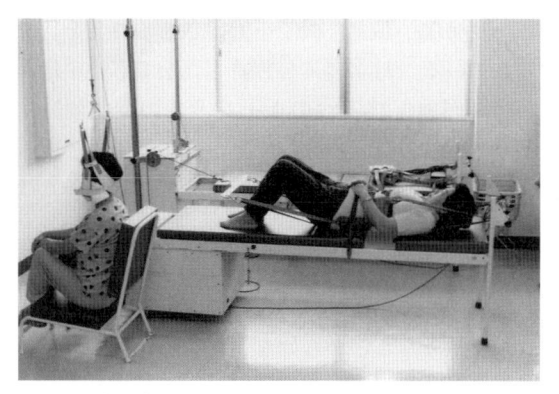

図7-5 牽引療法（traction）
主に頸椎介達牽引（左）と腰椎介達牽引（右）が利用されている．局所の筋攣縮や疼痛を軽減させる．持続牽引と間欠牽引（牽引と休止を交互に反復）がある．

所血行の改善，筋疲労の回復促進，痙縮の抑制，外傷後の瘢痕癒着の剥離や柔軟化などを図る治療法である．各種の手技がある．軽擦法（stroking）は手掌で軽く皮膚を擦る手法であり，皮下の筋群の収縮を容易にする．揉捏法（kneading）は手指で筋を掴んでもむ技法で，血流の改善を図る．叩打法（percussion）は，軽く握った手で呼気相に合わせて胸壁を叩打する技法であり，喀痰ドレナージに用いられる．鞭打ち法（flagellation）は手指で皮膚を叩く技法である．

牽引（traction）は，徒手，器機，重錘，自分の体重などを利用して行われている（図7-5）．機器を利用すると，持続的な牽引と休止とを一定の時間間隔で繰り返す間欠牽引が可能である．筋攣縮（muscle spasm；不随意に生じた有痛性の持続的筋収縮）の治療に利用されている．なお，持続牽引は，骨折の整復や固定の保持にも用いられる．

4 その他

1 - バイオフィードバック療法

バイオフィードバック（biofeedback）は，非生理的なフィードバックを用いて随意的に生理現象を制御する治療法のひとつであり，随意運動，および消化管運動，心拍リズム，血圧，皮膚温などの自律神経系の調整に用いられる．利用される機器には，筋電計，脳波計，角度計，平衡計，心電計，血圧計，温度計などがある（千野1983a）．

現在，医学的リハビリテーションで利用されているのは，筋電図によるものである．筋電計は電極を介して筋活動を検出し，それを増幅して，オシロスコープ上の活動電位あるいはスピーカからの音で提示するのに利用する．活動電位の原波形には，積分，周波数分析など各種の処理が行われ，自動的にグラフや数字をモニター画面に表示することもできる．筋電図バイオフィードバック（EMG-biofeedback）は，検出した筋活動（収縮と弛緩）を各種の表示で患者に知らせ，筋活動の随意的制御に資するように指示して行う．次の目的に応用されている（明石1983）．

- 麻痺筋に対する促通：末梢神経損傷後やニューロパチー，脳血管疾患後の中枢性運動麻痺によって随意運動が妨げられている筋を賦活する．
- 筋の再教育：特に腱移行術には，筋の元来の作用を矯正しなければならないことがある．このような場合，本法は有効である．
- 筋緊張の抑制：臨床上，対象として多いのは痙性斜頸であり，不随意な筋活動を抑制するのに利用する．
- 筋力強化：骨関節疾患や手術直後には，疼痛のために関節を動かすことが困難であっても，廃用性筋萎縮を予防することが必要であり，等尺性筋収縮訓練に使用する．
- 運動技能の改善：顔面神経麻痺で左右表情筋の共同運動の回復，小脳性あるいは感覚性運動失調に対する協調運動の訓練に利用する．
- 介在（仲介：mediation）：偏頭痛の治療に前頭筋の筋緊張を取り上げて，前頭筋を随意的に弛緩させると，頭痛も軽快する．

2 - 機能的電気刺激

機能的電気刺激（functional electrical stimulation：FES）とは，失われた生体の機能を制御するために，筋，神経筋接合部，神経などに電気刺激

を加えて筋収縮をもたらす方法である．心臓ペースメーカー[*22]，上位頸髄損傷による呼吸麻痺に対する横隔膜ペーシング[*23]，尿失禁に対する外尿道括約筋への電気刺激，麻痺筋の筋収縮を促すための電気刺激など，多くの領域で機能獲得のために利用されている．理学療法では，動作獲得の目的で，麻痺筋へのFESが試みられている．

麻痺筋へのFES装置には，刺激装置，制御装置，フィードバック装置が含まれる．刺激装置は電気刺激器と電極で構成され，刺激電極には表面電極や埋め込み電極がある．制御装置は，ジョイスティック，ボタンスイッチ，筋電信号などによって電気刺激を制御するものであり，コンピュータ・プログラムによる複雑な制御を行うものもある．フィードバック装置は，関節角度計などによって運動の結果についての情報を知るものである．これらの装置によって，麻痺筋群に電気刺激を加え，日常生活の自立，動作の一部の代償，介護の軽減などを目指す．麻痺筋へのFESは，脊髄損傷などによる上位運動ニューロン障害であって，下位運動ニューロンが電気刺激に反応する患者に実施される．関節拘縮や廃用性筋萎縮による筋力低下がある患者では，あらかじめその治療を行っておく．

上肢への使用は手指動作を対象としたものが多く，「つかむ，放す」機能を獲得させることを目標としている．対立装具を装着した上で，中手指節関節の屈曲をひとつのチャンネルの電気刺激によって行う方法，複数のチャンネルを用いて複雑な握りを行う方法などが開発されている．多くは頸髄損傷患者を対象としている．

下肢への適用は，Liberson et al. (1961) が片麻痺患者の麻痺性尖足の腓骨神経を刺激して歩容の改善を試みたことから始まっている．その後，脊髄損傷患者の両側大腿四頭筋に2チャンネルの電気刺激を加えて立位を促進する方法も報告されている．現在は，脊髄損傷患者の歩行機能の自立のため，多チャンネル，埋め込み電極，閉ループ制御，複数センサーなどの特性を有し，コンピュータ・プログラムで制御される複雑なシステムも開発されている．また，表面電極による浅層の神経・筋への刺激と下肢装具を併用したハイブリッドFESが実用化に向けて研究が進められている（Weber 1993）．

FESを適用する際には，運動療法，作業療法は不可欠であり，補装具，自助具の併用も必要となる．上肢の筋力強化，体幹の安定性の向上，麻痺筋群の廃用性萎縮の改善などを事前に行っておくことが必要である．機能的電気刺激（FES）の前に治療的電気刺激（TES）を実施することもある．

[*22] 心臓ペースメーカー (cardiac pacemaker)：主に徐脈性不整脈の治療に利用され，体外型（一時的ペーシング法；緊急治療用で，静脈から心臓内に電極を挿入し，体外の刺激装置でペーシングを行う）と，植込み型（恒久的ペーシング法；長期の治療用で，刺激装置本体も体内に植込む）とがある．適応は，房室ブロック，洞不全症候群，頻拍症などである．

[*23] 横隔膜ペーシング (diaphragm pacing)：横隔膜神経あるいは横隔膜の筋に電気刺激を加えて，周期的に横隔膜の収縮をもたらし，人工的な呼吸運動を起こす方法である．高位頸髄損傷による呼吸麻痺などに適応される．

2. 作業療法

1 作業療法とは

作業療法（occupational therapy）とは，身体機能あるいは精神機能が冒されたことによってもたらされた機能的制限およびその影響を最小限にするための治療技術であり，患者あるいは障害者にとって，有意義な生活を送るのに必要な課題（task）や役割（role）を遂行する能力の維持および向上を基本的な目標としている．作業（occupation）[*24]に従事することを通して，患者あるいは障害者は自己の興味や必要性や限界を探索し，併せて知覚運動技能や認知技能の向上を図ることができる．また，作業は幅広い人間関係や社会的態度，年齢と性別，地位に見合った役割の習得にも役立っている．このような積極的意義とは別に，心身活動を維持する，不安や苦痛を和らげるといった支援的（supportive）な意味もある．

かつて，Rusk（1964）は「リハビリテーション医学では，個人の身体的（physical），社会的（social），職業的（vocational）および精神的（spiritual）なニーズ（needs）との関係で，全人（whole individual）が強調される．これらの個人の基本的ニーズは，日常生活活動（ADL），仕事（work），レクリエーション（recreation）を通して表される．作業療法（occupational therapy）は，これらの建設的な活動（constructive activity）を治療の媒体として利用する．時間を費やすだけのために課す学習活動（busy work），役立たない無駄な仕事（boondoggle）あるいは時間つぶしの余暇（idle pastime）が患者の昼間の時間帯を占めているかもしれない．しかし，目的や意図のない活動（activity）は，作業療法ではない．また，治療処置とみなすこともできない……」と記していた．

作業療法は，治療目標の達成という観点から，次のように区分されている．

・支援的（supportive，気晴らし的，diversional，精神医学的，psychiatric）：特定の治療効果を目標とはしないで，心身に刺激を与えて全般的な心理的効果を期待する．
・機能的（functional，身体的，physical，動的，kinetic）：冒されている機能の改善を目的とする．運動機能の回復や改善を目的とする場合は，動的作業療法あるいは身体的作業療法と呼ばれ

[*24] 作業療法の中心的概念は「作業」であるが，それに代えて「活動（activity）」を用いることも多い．作業療法という用語は Beschäftigungstherapie に由来する．beschäftigen（独）あるいは occupy（英）には，「占拠する」「従事させる」などの意味がある．他方，active には，「活動的な」「積極的な」などの意味がある．作業は外面的，活動は内面的な事象に重点をおいている．その他に，work therapy（仕事療法）や ergotherapy という言葉も用いられていた．erg- は「仕事」と訳されるが，ergonomics（人間工学；人間の能力に作業環境や機械などを適合させる研究）あるいは human ergology（人類動態学；人間が活動している状態や時間とともに変化していく形態の研究）など，人間活動を中心にすえて作業をとらえる観点である．

る．機能的作業療法は，運動機能に加えて，高次脳機能障害なども対象とする．
- 職業的（vocational，職業前，prevocational，職場適応，work adjustment）：特定の職業の訓練ではなく，職業に従事するために必要な一般的な能力の向上を図る．

この時期，Willard et al. (1947) は「作業療法は，疾病あるいは損傷から回復するように患者を援助するため，医学的に処方され，専門職によって指導される精神的（mental）あるいは身体的（physical）な活動である」と定義していた．その後，Neistadt et al. (1998) は「作業療法は人びとに対して，機能障害，活動制限あるいは参加制約，またはそれらの危険性（risk）があるにもかかわらず，『彼/彼女らにとって重要な日々の活動』を行うことを可能にすること」と記していた．

わが国の理学療法士及び作業療法士法では，「作業療法とは，身体又は精神に障害のある者に対し，主としてその応用的動作能力又は社会的適応能力の回復を図るため，手芸，工作その他の作業を行なわせることをいう」[*25]と定義している．

1985年，日本作業療法士協会は，「作業療法とは，身体又は精神に障害のある者，またはそれが予測される者に対し，その主体的な活動の獲得を図るため，諸機能の回復，維持及び開発を促す作業活動を用いて治療・指導・援助を行うこと」と定めている（日本作業療法士協会 2006）．

2 歴史

1－欧米における作業療法

作業療法の歴史をさかのぼると，その源泉は古代ギリシャ時代にも認められる．西洋医学の祖Hippocratesは，精神と身体との相互関係を重要視し，精神を病む人びとに身体を使う作業，楽しい作業を処方した．Galenは健康の保持に役立つ活動として，舞踊，水泳，綱引き，狩猟などのスポーツや農園作業をあげ，精神の病にはレクリエーションや作業を処方し，仕事をするということは，自然の最も優れた医師であり，それは人間の幸福に不可欠のものであると提唱した．作業が人びとの活動性を高め，生活秩序をつくることに効果があるという考え方は，作業療法の起源を示す言葉として知られている．

18世紀末，ヨーロッパでは啓蒙主義の影響もあり，作業の治療的価値を見いだして積極的に行われた仕事療法（work therapy），道徳療法（moral treatment）が人道主義的医療（humanitarian medicine）として発展した．1798年，フランスのPinelはBicetre収容施設で狂気（insane）の人びとを鎖から解放し，身体の運動と手作業を処方して心身の回復を図った．精神錯乱（l'alienation mentale）の人びとが作業を行うことで，心身の健康を回復することに価値を認めていたのである（Clendening 1960）．道徳療法の大切さは，ヨーロッパ全体に引き継がれ，作業療法の活用は回復期の結核患者にも広げられた．

アメリカにおいては，第一次世界大戦による戦傷者を対象に作業が用いられるようになった．次いで第二次世界大戦を契機として医学的リハビリテーションが確立し，その一端を担う作業療法も急速に進歩，発展した．副子や自助具の製作，セルフケア（self-care），家事，屋外活動などの指導，職業復帰への訓練が行われるようになった．

1980年以降，先進国では人口の高齢化，疾病構造の変化に伴い，医学的リハビリテーションの対象者の質的多様化と量的増加が生じて，作業療法も変革が迫られている．新たに，作業療法の諸モデルがカナダとアメリカを中心に論じられている．これらは各種の障害モデルとも重複していることが多い．

[*25] この法律で作業療法士とは，厚生労働大臣の免許を受けて，作業療法士の名称を用いて，医師の指示の下に，作業療法を行うことを業とする者をいう．

2 – 日本における作業療法

わが国の作業療法も，その萌芽は精神科領域にある．1901年，ヨーロッパから帰国した呉秀三が，わが国の公立精神病院内に裁縫室を設け，患者が病院で用いる寝具や病衣を縫う作業を開始している．呉は，1916年に刊行された『日本内科全書』巻2第3冊「精神療法」において，移導療法（Ablenkungstherapie；叡智的療法の一にして，病人の観念思想が病のために常規を逸せるをば他に移導するによりて正道に復せしむるを目的とす）のひとつとして，作業療法（Beschäftigungstherapie）を取り上げている（秋元・他　1991）[*26]．

身体障害に対する作業療法に対応するものには，第二次世界大戦前に肢体不自由児療育で行われていた上肢の応用動作訓練，日常生活動作訓練の指導がある．第二次大戦後，アメリカから改めて医学的リハビリテーションの概念が導入され，肢体不自由者の能力向上にとって作業療法の果たす役割の重要性も認められた．身体障害者更生施設や労災病院では，肢体不自由者の社会復帰を目指したプログラムとして，職業訓練とは別に機能改善を主目的とした作業療法が始まる．

近年，高齢障害者の増加に伴い，作業療法の実践の場が地域や居宅へと広がっている．また，精神障害と運動障害だけでなく，認知症，内部障害，視覚障害，さらに重複障害などへの対応も求められている．

3 作業の意味

古代ギリシャ時代から，作業（活動）が心身の健康回復に有効な手段として利用されていた．ヨーロッパにおける，18世紀末からの狂気の人びとに対する健康回復のための身体活動は，精神医学の治療手段として，その後の作業療法となる．第一次世界大戦後半，さらに第二次世界大戦中には傷病兵の回復期ケアに理学療法とともに作業療法が医療に取り込まれ，心身機能の回復を促進することに役立った．その後，作業療法は医学とのつながりを強め，治療手段としての作業（occupation as means）の活用方法が多様化し，効果の検証などに焦点が当てられるようになる．一方，作業習慣の獲得という目的（occupation as ends）あるいは作業経験から得られる自己の興味や有能感，自尊心，満足感などを重視する立場もみられる．

作業（occupation）という言葉は，何らかの仕事（生産活動）や肉体的労作という心象を与える．しかし，活動（activity）という言葉は，身体的活動だけでなく，精神的活動にも適用され，その活用範囲が拡大する傾向にある．作業療法で取り扱う作業（活動）の範囲も拡大している．現在，確立した定義ではないが，人間が生活で目的を持って行うすべての営みを作業（活動）として扱っている．

作業療法では，作業の分類を一般的な作業（見かけ上の意味による区分）の集まりとした分類と，作業の主観的性質に注目した（個人的意味）分類とが用いられる（カナダ作業療法士協会　2000）．前者は，作業を「自己維持作業あるいはセルフケア（生きるための作業）」「生産活動（働く，学ぶための作業）」「余暇活動（遊ぶ，楽しむ作業）」の3つに分類している．アメリカ作業療法士協会は，国際生活機能分類（ICF）を視野に入れて，作業遂行区分をADL，IADL，教育，遊び，余暇活動，社会参加に分けている（AOTA　2002）．作業に対する個人的意味を重視する立場では，「生産

[*26] 呉秀三がヨーロッパに滞留した時期（1898〜1901）は，ドイツでも精神病院の無拘束開放主義と作業療法がようやく定着しつつあった時代であった．呉は「ここで作業と称するはただ，身体諸器官の生理的活動をいうにはあらずして，明瞭なる目的をもって意識の命ずるところによりて精神的に活動することをいうなり」と論じている．Rusk（1964）の主張とも通じる見解である．この論文について，秋元・他（1991）は「今日言うところの医学的リハビリテーションとしての作業療法を論述したわが国最初の古典文献である」と記している．

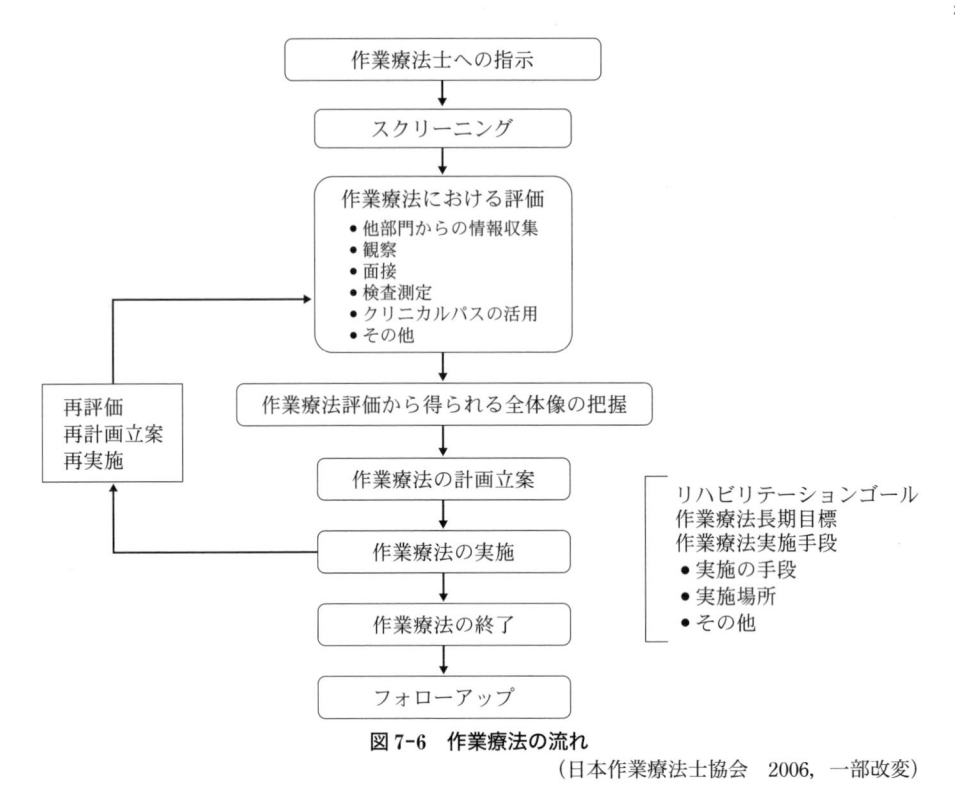

```
         ┌─────────────────────┐
         │  作業療法士への指示   │
         └──────────┬──────────┘
                    ↓
         ┌─────────────────────┐
         │    スクリーニング    │
         └──────────┬──────────┘
                    ↓
         ┌─────────────────────┐
         │  作業療法における評価 │
         │ ●他部門からの情報収集 │
         │ ●観察                │
         │ ●面接                │
         │ ●検査測定            │
         │ ●クリニカルパスの活用 │
         │ ●その他              │
         └──────────┬──────────┘
                    ↓
  ┌──────────┐  ┌─────────────────────┐
  │ 再評価   │  │作業療法評価から得られる│
  │ 再計画立案│  │   全体像の把握       │
  │ 再実施   │  └──────────┬──────────┘
  └────↑─────┘             ↓
       │     ┌─────────────────────┐
       │     │   作業療法の計画立案  │     リハビリテーションゴール
       │     └──────────┬──────────┘     作業療法長期目標
       │                ↓                作業療法実施手段
       │     ┌─────────────────────┐     ●実施の手段
       └─────│    作業療法の実施    │     ●実施場所
             └──────────┬──────────┘     ●その他
                        ↓
             ┌─────────────────────┐
             │    作業療法の終了    │
             └──────────┬──────────┘
                        ↓
             ┌─────────────────────┐
             │    フォローアップ    │
             └─────────────────────┘
```

図7-6 作業療法の流れ
（日本作業療法士協会 2006，一部改変）

的」「楽しみ」「休息」に分類している（Pierce 2003）．

作業の意味づけについて，作業療法では，人−作業−環境の関連性から健康への影響に焦点を当てた理論が提唱されている．個人の価値観，信念，動機といった主観的諸相を考慮し，個人にとって意味ある活動を提供するための実践過程を取り上げる立場（カナダ作業療法士協会 2000），あるいは人間を機械論のように閉鎖的・還元的な構造としてとらえるのではなく，有機的開放システムとしてとらえ，人間が環境と交互作用（環境によって動機づけられ，環境を活用する），作業を通じて自己の内部構造を維持，さらに発展させる開放システムとしてとらえる立場もある（Kielhofner 2002）．

作業療法では，作業への参加が有機的な人間関係の実践であり，医学的リハビリテーションの目標達成の媒介でもある．そのため，人間の身体構造と機能を理解し，作業の要素と特性，環境とのかかわり，個人にとっての意味を熟考し，意味ある作業を提供するための知識と技術を探求することが必要である．

4 作業療法の過程

作業療法の基本的な視点は，対象者を患者あるいは障害者として固定的にとらえるのではなく，生活者（生活する主体）としてとらえて，治療，援助や支援を行うことに向けられている．現在，作業療法士が単独でその業務を行うことはほとんどなく，保健・医療・福祉の専門職と連携して，対象者や家族への治療，指導および援助を行っている．チームアプローチにあっては，根拠のある作業療法であること，対象者への説明と同意が求められている．

図7-6に基本的な作業療法の過程を示す．

（1）作業療法士への指示

作業療法士の対象者との出会いは，医師からの指示によって始まる．ただし，老人保健法で規定する保健事業の対象者は，機能訓練を希望して医師の判定を受けた者であり，医師からの指示ではない．

（2）スクリーニング

はじめは，対象者が作業療法の対象となるか否かの選抜（screening）である．対象者の基本的能力および応用的能力の概要を把握すること，ケース会議などのための情報を得ること，対象者との信頼関係を形成することに留意する．

（3）評価

作業療法における評価（アセスメント）は，対象者の医学的，心理社会的情報の収集，作業療法士による面接，観察，検査と測定を通して行う．このとき，対象者の生活における活動の実施状況と，これに関連する要因という視点からの検討も重要である．対象者の生活歴，生活様式や価値観，困難な問題に遭遇したときの解決の仕方（対処技能），家庭や職場での役割，興味や関心，余暇の過ごし方，さらに心理社会的および文化的行動面の情報が重要になる．

面接や検査測定で得た結果から，対象者の全体像を把握する．対象者の背景因子（環境因子および個人因子）を最大限に考慮することでとらえ，作業療法の目標設定と方針の指針とする．その際，対象者の治療や援助すべき問題点を明らかにするだけでなく，利点も明確にしておく．

（4）計画立案

対象者にかかわる医学的リハビリテーションの目標に従って，作業療法における長期目標あるいは短期目標を設定する．短期目標は短期間に達成可能な具体的な目標であり，一定期間ごとに更新される．長期目標は作業療法終了時に達成可能な具体的目標である．目標到達のための実施手順，介入計画を明示する．

医学的リハビリテーションの目標が，
・機能障害の軽減を通して機能的状態の改善を図る，
・新たな代償機能による技能獲得を目指す，
・補装具あるいは福祉用具を利用する，
・物理的および社会的環境の変更を試みる，
のいずれであるかにより，介入計画の内容は異なる．

基礎的アプローチ（bottom-up approach）は，患者の器官系の機能障害に焦点を当て，その生理的機能の回復や改善を目指している．器官系の生理的機能の正常化を図ることによって，対象者の機能的状態の回復がもたらされることを期待する．これに対して包括的アプローチ（top-down approach）は，役割遂行の実現を第一義ととらえ，対象者の日常生活における支障を取り上げる．新たな生活様式の獲得を促すとともに，代償手段があれば早期から導入する．さらに，環境調整も初期から行う．

（5）実施

実施過程では，段階的な準備された一連の課題（作業）を通して，評価と治療が一体となって進行する．ひとつの課題は何層にも分かれた階層構造で成り立っている．各レベルごとに目標をもち，それに必要な運動，感覚・知覚，認知の技能も異なっている．対象者の課題遂行を分析することにより，どのレベルの技能が低下しているか，どのような治療を行うべきかを把握することも可能になる．

作業療法の実施を通して，個体の課題遂行の状態を観察して，定期的に，あるいは対象者の課題遂行における行動様式の変化に応じて，随時，再評価や介入プログラムの再検討を加え，現実的な作業療法を進める．

（6）終了と追跡調査

作業療法は，
・長期目標が達成された，
・再発や合併症により病状が悪化し，作業療法の

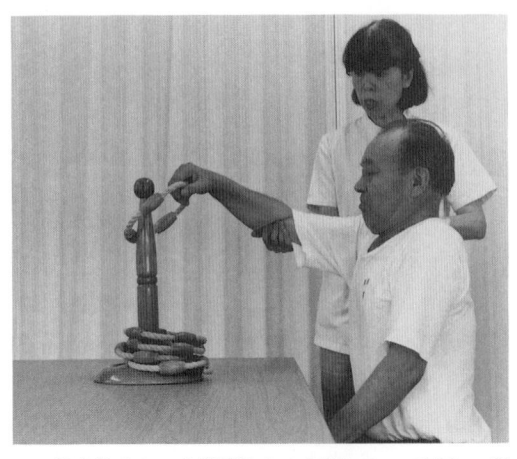

a. 机上輪入れ：作業療法士の介助によって正しい運動パターンを促している．

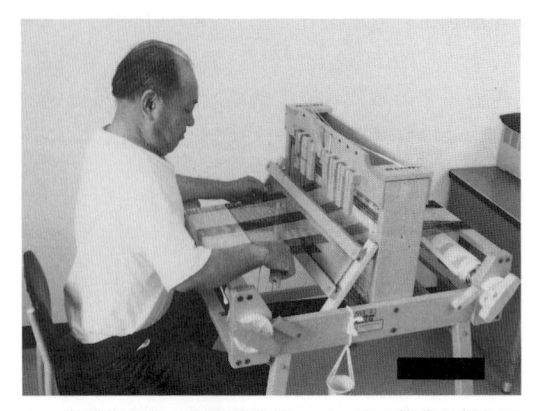

b. 機織り作業：麻痺側を使って一連の操作を繰り返し，上肢と手の動作を，より一層確実にする．

図7-7　運動機能回復を目的とした作業（右片麻痺）

継続が困難となった，
・対象者から終了の希望があった，
・医師の指示があった，
などで終了となる．

　作業療法の観点からの追跡調査（follow-up）は，医師からの指示によって実施される．対象者の機能的状態，生活状況，環境，発達年齢などの変化によって，再度の作業療法が必要となる場合もある．

5 作業療法の種類

　作業療法は，大きくは対象とする障害別に身体障害と精神障害とに分けられている．さらに，発達期，成人期および老年期などの分類もある．保健・医療・福祉の諸制度との関連から，作業療法が実施される場所，提供の仕方などの区分もある．ここでは基本となる障害別の作業療法について概要を掲げる．

1-身体障害

（1）運動動作能力の回復および改善

　作業（活動）を治療手段として，心肺持久性（フィットネス）の改善，筋力と筋持久力の強化，運動協調性の向上，可動域の拡大など，身体機能の回復を目的とした作業療法が行われる（図7-7）．機能的障害と機能的制限を，運動生理学，運動学や運動力学，あるいは動作・時間研究の観点からとらえたアプローチとなる．

　作業療法士は，課題とする作業の特性を知っていることが必要である．作業を対象者の問題点と対応させるために，選択した作業課題は治療目的に適した運動あるいは動作を含んでいるのか，動作の反復は十分であるか，課題の段階づけは可能か，作業時の姿勢や肢位，道具の配置はどのようにするかなどを通して，治療場面の条件設定を行う．

（2）認知機能の向上

　認知機能が冒されている対象者に，作業（活動）を手段として認知機能の回復を図る．はじめに，対象者の課題遂行を検査・測定することによって，対象者の技能レベルを明らかにする．治療では，患者にとって難しすぎないものであって，遂行できるような課題を用いる．その後，課題遂行の状況を観察しながら，次第に複雑な課題へと移行して，学習を促す（図7-8）．課題の複雑さは作業過程の要素数，処理すべき情報の種類や量の多少，注意の集中度などに依存する．作業要素や処理すべき情報量の少ない，対象者にとって慣れ親

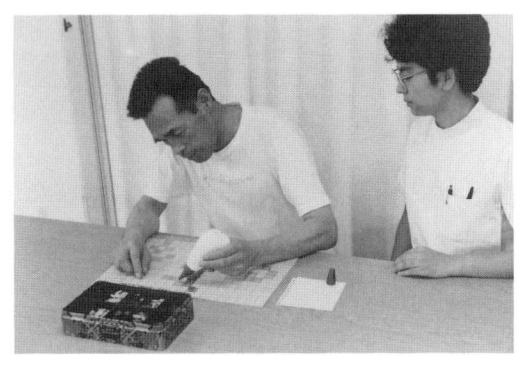

a．タイル細工：色を塗った方眼模様の下絵に合わせて，丸タイルを貼りつけている．下絵を複雑にしたり，タイルを形に合わせて切断するなどの変化を加えるとよい．

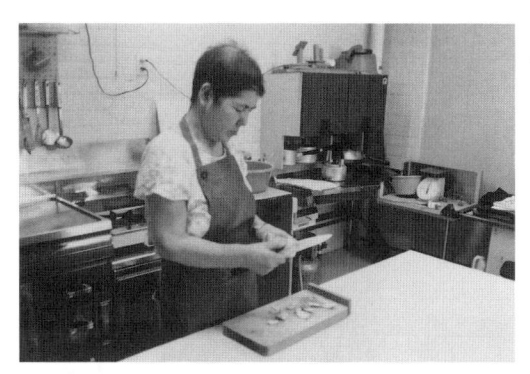

b．炊事：部分的実施から全体へ，あるいは献立によって調理作業を簡単から複雑へと変化させて，遂行能力を高める．

図 7-8　認知機能の向上を目的とした作業

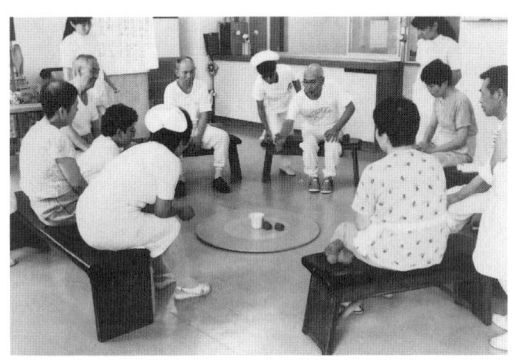

図 7-9　グループ作業
ゲームで技を競ったり，ROM 訓練やリズム運動を一緒に行う．グループへの参加を楽しみとして，入院生活や訓練への適応が促され，また気分転換にも役立つ．

しみのあるものは，容易な課題となる．利用する作業（活動）は，その対象者が生活していくのに役立つ技能を促すものがよい．

（3）支援的手段

支援的作業療法の目的は，心理的なものと身体的なものとに分けられる．心理的には，身体機能に集中している意識を転換させることで，対象者の不安や悩みの軽減を図り，疾病治療や入院生活への適応に役立つように援助する（**図 7-9**）．身体的には，ほどよい疲労によって睡眠を助け，いらだちに対するはけ口を与える．さらに，廃用症候群の予防，体力の維持や向上を図ることにも利用

される．

（4）日常生活活動

日常生活活動（ADL）の自立を目的に行うプログラムである．ADL 評価は，チェックリストによる質問紙法，ADL が日常的に行われている場面あるいは標準化された検査場面における観察や測定によって実施する．これらの評価を通して，特にセルフケアの自立を妨げている要因を把握し，訓練指導の目標と方針を決定する．

訓練プログラムには，2 方向からの対応がある（**図 7-10**）．ひとつは，対象者が日常的環境で諸活動を最高に遂行できるように練習する方法である．目的は，セルフケアの各項目を自力で行えるように，対象者の技能を高めることである．他方は，対象者の能力に応じて，セルフケアが効果的に遂行できるように，日常生活環境を調整する方法である．対象者の能力でも，できるだけ自力で行えるように家屋改造や福祉用具の利用を計画し，援助する．玄関，浴室，便所などに手すりを取り付ける，床の段差を取り除く，昇降機を備える，車いすやベッドを使うなどである．

（5）自助具と上肢装具

ADL 領域で用いられる自助具，補装具や福祉用具の主な目的は，機能の代償あるいは補助であり，

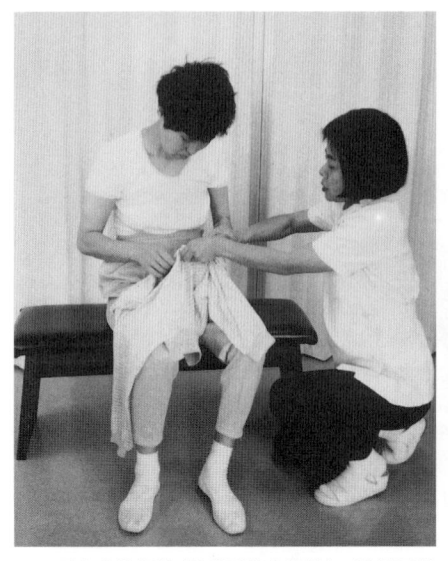

a．更衣動作訓練（髄膜腫摘出術後）：遂行困難な部分を練習し，一連の動作を通してできるようにする．

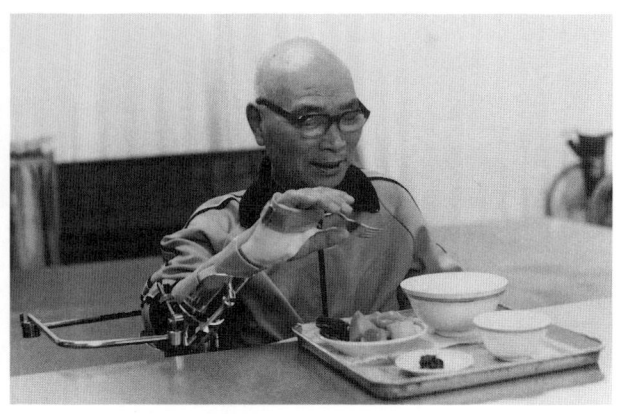

b．食事動作訓練（頸髄損傷）：BFO，長対立装具，万能カフを使用して食事が可能になる．

図 7-10　ADL 訓練

残存能力で活動の拡大を図ることである（図 7-11）．

- 手のリーチ機能：肩や肘関節に高度の可動域制限がある場合，リーチャー，長柄のスプーンや櫛などを利用して，手としての働きが身体の各部分，床や壁や窓などの離れた空間にも届く（reach）ようにする．筋力低下による機能的制限あるいは活動制限に対して，サスペンションスリングやスプリングバランサーを利用することも含まれる．
- 手の把持機能：筋力低下や手指関節の可動域制限によって，把握（grasp, grip）に支障がある場合には，万能カフ，ホルダーやループ付きの道具，太柄の道具などを利用する．
- 両手機能：本来，両手で行っていた動作を片手で行うために，物や道具を固定する自助具の利用や方法の工夫である．滑り止めマット，フードガード，台に固定した爪切り，水道の蛇口を利用してのタオル絞りなどである．
- 体幹・下肢機能：座位保持のためのバックレスト，歩行補助つえ，歩行器，車いすの類である．

（6）職業関連活動

就労の可能性にかかわる対象者の職業的潜在能力へのアプローチである．身体的能力，手の技能，作業耐久性，作業習慣，動機づけ，興味，対人関係処理能力などの評価と訓練である．複数の検査方法がある．障害者用の職業能力テスト（workability test）は職業適性を調べる評価（アセスメント）法の総称であり，身体障害者用タワー法（testing, orientation and work evaluation in rehabilitation：TOWER），知的障害者あるいは精神障害者を対象としたマカロン・ダイアル作業評価法（Mccarron-Dial work evaluation）などがある．また，作業見本法（work sample test；実際に各種の職業や作業の見本を行わせて，所要時間や技能から職業能力を評価（アセスメント）する方法），場面設定法なども利用される．その他，障害者就職レディネスチェックリスト（就労に関する個人の全般的な準備状態をチェックする方法）もある．

特に，職業前作業療法として，いずれの職場においても求められるような人間関係の形成，社会的技能の向上を目的に実施される．

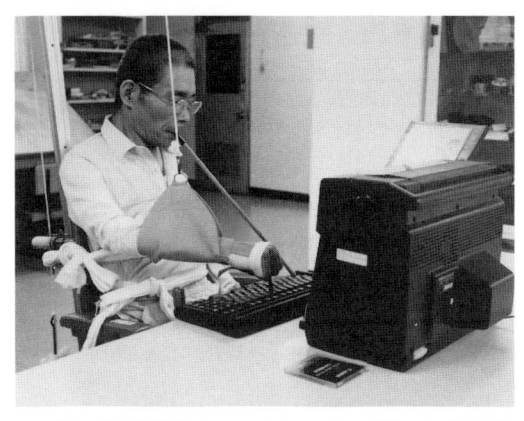

a．短い棒を固定したカックアップスプリント（手関節背屈装具），サスペンションスリング，マウススティックを使ってワープロを操作している．

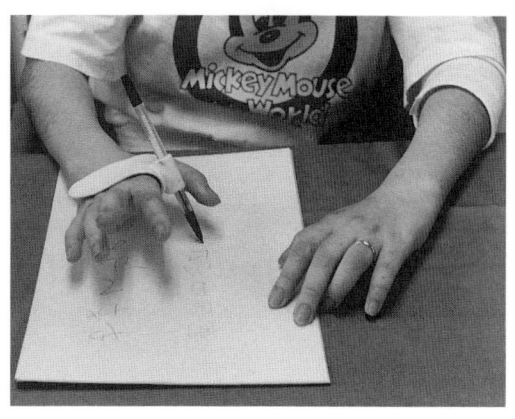

b．握りを補足した自助具，ペンホルダーを使っての書字を行う．

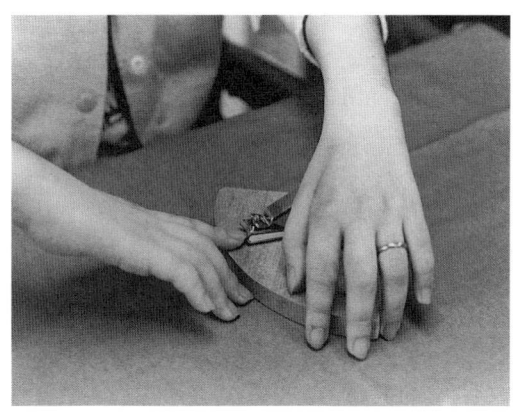

c．爪切りを扇形の台に固定，腕の力で押して使う．

図7-11　自助具，上肢装具（頸髄損傷）

2 - 精神障害

精神障害者のリハビリテーションは，精神保健福祉施策の一環として，医療機関，精神保健福祉センターや保健所，さらに社会復帰のための生活訓練施設，その他の福祉施設で提供される種々のサービスで構成されている．

（1）精神病院などの医療機関

精神障害者に対しては，薬物療法が登場するよりも前から，病院内でリハビリテーションが行われていた．作業療法，レクリエーション療法，生活指導がその主な内容である．作業（活動）には，手芸，革細工，陶芸などの創造的作業，ゲーム，スポーツ，音楽などのレクリエーション活動，あるいは印刷，園芸などの職業的作業がある．作業（活動）を通して，望ましい身体的機能，精神的機能や人間関係の改善や向上を目的として行われる（吉川　1985）．

- 精神的には，症状の安定を促し，興味や関心を呼び起こし，注意を喚起し，深く思考するような態度を養うものであって，自発性と創造性を育成する．
- 身体的には，集中して作業を行うことにより，健康関連体力（health-related physical fitness）の向上を促し，心身の調和に向かわせる．

- 社会的には，作業（活動）の遂行によって，これにかかわる人びととの対人的な接触を通じて，協調性，協同あるいは連帯を身につけ，さらに強め，社会のなかで自ら生きる力を養っていく．
- 職業的には，自己の職業適性を判断して，職業選択を誤らないようにする．職業的作業に対して援助を行い，経済的基盤を生み出すようにする．

（2）生活技能訓練

生活技能訓練（社会生活技能訓練，social skills training：SST）は，主として精神障害者（統合失調症）を対象として開発された治療法の体系である．社会生活技能（social skills）は，道具的技能（身体的，物理的，経済的欲求を充足するような具体的目標を獲得するために行われる社会的交渉）と，対人的情緒的技能（愛，結婚生活，友情など，その対人関係をつくり維持すること自体が目的となる社会的交渉）とに分けられている．SSTは，認知的行動療法と社会学習理論を主な理論的基盤としている（大橋・他 1996）．わが国の医療保険制度における社会保険診療には「精神科専門療法：入院生活技能訓練療法」があり，「入院中の精神疾患を有する患者に対して，行動療法に裏づけられた一定の治療計画に基づき，観察学習，ロールプレイ等の手法により，服薬習慣，再発徴候への対処技能，着衣や金銭管理等の基本生活技能，対人関係保持能力及び作業能力等の獲得をもたらすことにより，病状の改善と社会生活機能の回復を図る治療法をいう」と定められている．

SSTには，
- 対人状況における患者の技能の不足な点と過剰な点を評価すること
- ある特定の技能についての学習の方法を提供すること
- 社会的場面を模したなかでの作業療法士による技能のモデリングが行われること
- 患者に対して練習しているある技能に焦点を当てた教示が行われること

表7-3 生活技能訓練セッションの流れ
（基本訓練モデル）

1. はじめの挨拶
2. 新しい参加者を紹介する
3. 生活技能訓練の目的と決まりを確認し合う
4. 宿題の報告を聞く
5. 練習課題を明確にする
6. ロールプレイで技能を練習する
   ① 場面をつくる（誰を相手に，いつ，どこで，何をして，相手はどう反応して，結果はどうだったのか）
   ② 練習の際の相手を選び，本人と相手の言葉と態度を具体的にする
   ③ 予行練習（トライラン）をする
   ④ 正のフィードバックを与える
   ⑤ 改善点を提示する
   ⑥ モデル行動を示す（モデリング）
   ⑦ 再演する
      促し（プロンプティング）：よいやり方を促す
      コーチング：よいやり方を指導し教授する
      行動形成（シェービング）：一歩一歩練習する
   （次の人に進み，上記の4から繰り返す）
7. まとめ
8. 終わりの挨拶（次回の予告）

（安西 1994）

- ある技能についての患者による実技リハーサルが行われること
- 作業療法士やグループのメンバーから患者に対して正のフィードバックと矯正的なフィードバックが与えられること
- リハーサルとフィードバックを繰り返すこと
- 般化を促すための宿題が与えられること

が含まれている（池淵・他 1991）．

SSTセッションの流れの例を**表7-3**に示す．SSTの対象は，最初の統合失調症の入院患者やデイケア利用者から，次第に社会復帰施設の利用者や就労支援を必要とする障害者職業センター利用者までも含まれるようになっている（前田 2005）．

（3）精神科通所リハビリテーション（デイケア）

精神科通所リハビリテーションは医療機関，精神保健福祉センターや保健所などで実施され，デイケアと呼ばれている．

デイケアは，社会復帰の手立てとして有効活用されている．デイケアを通して精神障害者は，
・かなりの精神障害をもっていても適切なサポートを受けることで，地域社会のなかでそれなりの生活を営むことができる
・地域社会のなかで生活し，適切な社会的刺激を受けることで，日常生活能力を伸ばすことができる

デイケアは，
・周囲に気兼ねなく安心して過ごせる場
・人と出会い別れるという対人関係の交流の場
・日常生活改善の体験の場
・デイケアプログラムの体験から楽しみや生活意欲を引き出していく場
・社会資源の情報収集と活用の仕方を学ぶ場
として提供されている（山根　2003）．

3－発達障害

わが国の小児に対する作業療法のひとつは，歴史的には肢体不自由児施設における療育のなかで，脳性麻痺児に対する上肢機能やセルフケア技能の発達を目的として発展してきた．今日でも基本的には変わりないが，作業療法の対象は拡大されてきている．その理由として，脳性麻痺児の障害像の変化があり，知的障害や情緒障害などを伴った重複障害に対する対処が迫られてきたこと，これまで比較的学校教育に任されていた知的障害や自閉症，学習障害などの行動面に問題のある学齢期の児童も対象になっていることがあげられる．また，障害の重複化および重度化によって，社会的自立は一層厳しい現状であり，職業的，教育的，社会的リハビリテーションへの連携が重要となっている（佐藤　1999）．

（1）障害児の発達促進

障害児に対する治療的アプローチである．発達期にある児童の作業療法は，新生児期から青年期に至るまで，年齢に応じた発達課題を考慮した治療目標の設定，障害発生（急性期）から回復期および自立期に至る過程を通して，それぞれの時期における目標設定を行って実施する．児童の機能的状態の評価（アセスメント）は，日常の自然な遊びや生活を観察して，そこから問題点をとらえることが必要である．作業療法による援助内容は，感覚運動や知覚認知機能の発達を促し，ADLや教科学習にかかわる基礎能力の向上を目標とした訓練指導，生活環境の整備，自助具や補装具の工夫と適応訓練などである．

（2）家族と地域への支援

障害児の両親や家庭および地域，学校教育への対応である．発達期にあることから，障害児には成人とは異なるニーズがある．母子関係，家族関係，そして地域社会との関係である．幼児期から青年期では，対象児の生活の場である地域社会，特に保育士や学校教師との関係，近隣の友人関係，児童会館などの状況を把握して，アプローチすることが大切となる．また，親の会などのグループがあると，そのなかで家族は同じ体験を共有する仲間から多くを学び，癒され，励まされる．

（3）他の専門職および関連機関との連携と協議

療育チームの効果的な連携のために，作業療法士自身も他の専門職や地域の関連機関について理解すると同時に，他の専門職に対して作業療法の専門的知識を指導する，あるいは相談にのり，間接的に対象児の訓練や指導を支援する．地域サービスの拡充に伴って，その必要性が増大している．福祉および教育施設との連携における相談指導の役割である．特別支援教育制度に基づいて，学習障害（learning disability：LD）や注意欠陥多動障害（attention-deficit hyperactivity disorder：ADHD）などの発達障害児のための支援システムの構築には，通常学級や心身障害児学級へのかかわりも期待されている．

4－老年期障害

（1）高齢障害者への作業療法

高齢障害者への作業療法の主な援助は，
・機能的状態の維持や改善

- ADLの維持や向上
- 興味や関心や趣味活動の促進
- 自助具や福祉用具の紹介と適応
- 住宅の改修助言や指導
- 介護指導と家族支援
- 社会参加および自助グループ活動の支援

などである（古川　2001）．

　老人保健の保健事業には，作業療法士が関与するべき領域もあり，虚弱高齢者などの心身機能の維持回復を図り，日常生活の自立を助けるための訓練にかかわることも多くなっている．介護予防の支援活動として，①寝たきりの予防，②健康面の自己管理，③閉じこもりからの脱却，④交流の場の設定，⑤移動手段の確保，⑥生活環境の整備，⑦役割をもち社会参加，などがある．

（2）認知症高齢者への作業療法

　人口の高齢化が進むにつれて認知症高齢者も増加し，65歳以上の在宅高齢者における認知症の有病率は4～6%の範囲であるが，2000年の調査データで7.3%との報告もある（浦上・他 2006）．

　認知症高齢者への作業療法は，日常生活のなかで残された能力を維持し，発揮することによって，少しでも充実した人生を送ることができるように援助することを目的としている．実施する活動は，対象者が安心して取り組めるもの，自信がもてるようなもの，自分の価値が実感できるようなものがよい．具体的には，

- 散歩や軽い体操，ゲームなど適度な運動を実施する，
- 季節を感じる年中行事を取り入れる，
- これまでに親しんできた手作業を楽しむ，
- 生活のなかでできそうな役割を担う，

などを状態に応じて行う．その他に，家族への援助も重要であり，介護する家族のストレスや孤立を予防するための助言，家族の会の集まり，互いに話せる場の設定などの支援である（守口 1999）．

3. 言語聴覚障害とその治療

1 言語の神経機構—中枢過程と末梢過程

話し言葉によるコミュニケーション（communication）は，次のように実現される．はじめに，話し手の側に伝えるべき意味内容を考える思考過程がある．それが符号化され，言語という形にされる表象過程が，次に続く．これは主として大脳言語野の機能であるが，抽象的な言語を具体的な音響現象にするためには，さらに中枢神経から末梢神経を経て，効果器である発声発語器官に伝えられる必要がある．これらの器官は，中枢からの複雑な運動制御によって言語音を産出する．

聞き手の側では，放出された言語音に応じて感覚器の興奮が起こり，それが聴覚伝導路を経て大脳へ伝えられる．大脳の一定領域による言語処理（解読）が行われ，意味内容の理解へと進む．

話し言葉には，話し手が産出した自分の言葉を自分の感覚器で受け止めるフィードバックの回路がある．こういった経路のどの部分に損傷を受けるかによって，さまざまなコミュニケーション障害が生じる．ここでは，発声発語器官の運動制御に関連した異常である構音障害（dysarthria）[*27]と符号化や解読といった言語の中枢過程である表象機能に損傷を生じたことによる失語（aphasia），そして音声言語のフィードバック回路や聴覚伝導路に起因する聴覚障害（hearing impairment）を取り上げる．

2 構音障害

1-定義

構音障害（dysarthria）とは，発話に関与する筋群の筋力低下あるいは麻痺，運動の速さの低下，協調運動障害，感覚障害などによって生じる運動性構音障害の1群である．脳血管疾患，脳腫瘍，変性疾患，外傷性脳損傷などが，主な原因である．

[*27] 構音障害（dysarthria）：Darley et al.（1975）はその著書"Motor Speech Disorders"において dysarthria とは，発声発語器官の筋制御不全を原因として，発話の実行に関与する基本的運動過程のいずれかの過程が障害された，一連の発話障害（speech disorders）を総称したものと記している．わが国では当初これに対して麻痺性構音障害という訳語を与えた．経過のなかで，協調運動障害や不随意運動をも含む概念として，運動障害性構音障害と改められたが，発語失行（apraxia of speech）まで含めた概念である運動性構音障害（motor speech disorders）との混同が生じた．発話の障害（speech disorder）と構音の障害（articulation disorder）に対する定義や訳語の混乱が依然としてあるからである．いまだに研究者によって用いられる用語が異なる．近年，そういった誤った定義や訳語を解消しようと dysarthria の読みをそのまま用いてディサースリアとする立場が主流であるが，医学界の用語は構音障害（古い文献では構語障害という用語もあり）が圧倒的である．本書ではリハビリテーション医学用語集（2002年度版）に準じ，構音障害（dysarthria）とする．

表 7-4 構音障害（dysarthria）の分類

型	損傷部位	神経運動学的基盤
痙性麻痺性構音障害	両側上位運動ニューロン	痙性
弛緩性麻痺性構音障害	下位運動ニューロン	筋力低下（weakness）
一側性上位運動ニューロン障害性構音障害	一側上位運動ニューロン	筋力低下（weakness）あるいは協調運動不全
失調性構音障害	小脳（小脳路）	協調運動不全
運動低下性構音障害	基底核制御回路（錐体外路）	強剛あるいは運動範囲の減少
運動過多性構音障害	基底核制御回路（錐体外路）	不随意運動
混合性構音障害	多系統	多系統

Duffyの分類はDarley et al.（1975）の分類に準拠したもので，新しく一側性上位運動ニューロン障害性構音障害が付加されている．

（Duffy 1995）

不正確な構音，開鼻声，声質の異常，プロソディ（prosody，韻律；強勢や抑揚の型）の異常などを特徴とする．構音障害の特徴は損傷された神経系の部位を反映し，症候のまとまりは特定の病巣部位や疾病に関連している（Darley et al. 1975）．

2 - 分類

言語音産生の過程には，神経系の多くの部分がかかわり，病変部位あるいはシステムによって，表7-4のように分けられる（Duffy 1995）．

（1）痙性麻痺性構音障害，弛緩性麻痺性構音障害および一側性上位運動ニューロン障害性構音障害

麻痺性構音障害（paralytic dysarthria）は，口唇や舌や軟口蓋などを支配する運動神経麻痺によって生じる構音の異常である．脳血管疾患，脳腫瘍，変性疾患など，上位あるいは下位運動ニューロンの機能障害をもたらす疾病によって生じる．延髄から出る脳神経核のレベルでの病変は，球麻痺（bulbar palsy）の要因となり，弛緩性麻痺性構音障害（flaccid dysarthria）を生じる．両側性の核上性麻痺では，偽性球麻痺（pseudobulbar palsy）が生じ，痙性麻痺性構音障害（spastic dysarthria）を形成する．構音にかかわる筋群の多くは両側性の支配を受けているため，従来は一側性の機能障害が無視されがちであったが，臨床場面では片麻痺に伴う一側性上位運動ニューロン障害性構音障害（unilateral upper motor neuron dysarthria）が認められることも少なくない．

呼吸，発声，共鳴，構音，そして韻律の異常を生じるが，一側性麻痺では一般に症候は軽く，両側性麻痺は重篤な症候を示すことが多い．話し方の特徴としては，不明瞭な鼻に抜けた抑揚のないゆっくりした話し方となる．ざらざらした力のない声など，声の問題を伴うことも多い．

（2）失調性構音障害

失調性構音障害（ataxic dysarthria）は，構音筋の協調運動障害による構音の異常であり，小脳の梗塞や出血，脊髄小脳変性症などで生じる．構音運動における力の配分，タイミング，運動の範囲や方向，速さなどに異常がある．一般に発話は緩慢で，途切れ途切れ（scanning），ときに爆発的（explosive）であって，動揺性のある話し方となり，音や音節の持続時間が不規則に崩れる．また，構音の誤りが不規則に生じる，声の大きさが変動するなどの症状が認められる．

（3）運動低下性構音障害

運動低下性構音障害（hypokinetic dysarthria）は，運動低下（hypokinesia）に由来する構音の異常である．運動の速さの低下，運動範囲の制限，無動あるいは寡動，強剛などの特徴が構音に影響し，

声の高低や強弱の変化がなくなり，単調な話し方となる．有効な声帯振動が得られないために気息性あるいは粗糙性の発声となったり，筋緊張亢進のために声が翻転したり，話しの開始に戸惑いや音の繰り返しがある．短く区切れた発話の連発は，十分な呼気流が得られないためと考えられる．構音の反復運動（oral diadochokinesis）では，加速されたり，音の交代のない継続音になったりする．発話全体の印象は，失調性構音障害と同じように，リズムや抑揚などの韻律の異常が前面に出ている．錐体外路系疾患に起因する．

（4）その他

舞踏病（chorea），ジストニー（dystonia）など，不随意運動を主症候とする疾病では，構音に関与する筋群の不随意運動によって，さまざまな構音の異常が生じる．声の大きさやピッチの調節が不良であり，突然に声が大きくなったり，音程が上がったりする．ゆっくりした，ねじるような動きをするアテトーシス（athetosis）では，しぼり出すような努力性の不正確な構音となる．いずれも運動過多性構音障害（hyperkinetic dysarthria）と呼ばれ，錐体外路系疾患によるものである．混合性構音障害（mixed dysarthria）は，複数の神経系統を冒す疾病で生じる．筋萎縮性側索硬化症（amyotrophic lateral sclerosis），ウィルソン病（Wilson disease），多発性硬化症（multiple sclerosis）などの構音障害では，疾病の進行に応じて，痙性麻痺性，弛緩性麻痺性，失調性，運動低下性など，さまざまな特徴を示す．

3 失語

1-定義

失語（aphasia）とは，大脳の優位半球（一般に左半球）の言語野の損傷により，音声言語や文字言語の理解と表出が後天的に冒された状態をいう．脳血管疾患，外傷性脳損傷，脳腫瘍などがその主な原因であり，脳血管疾患の3.9％が失語を

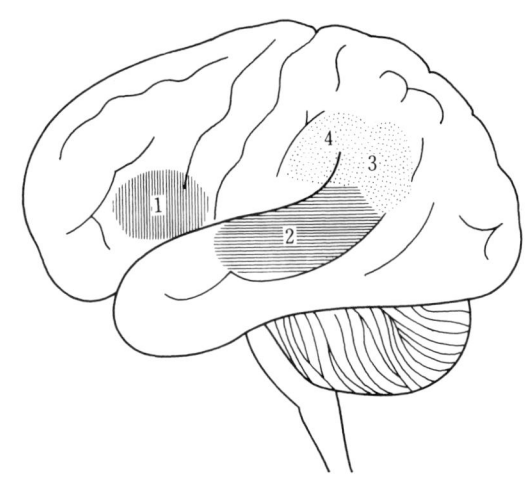

図7-12 言語野と関連領域
1：ブローカ野（ブロードマンの44野）
2：ウェルニッケ野（ブロードマンの22野）
3：角回
4：縁上回

示す（朝倉・他 1998）．言語野（speech area）は，単一の部位ではなく，いくつかの重要な部位から構成され，各々が言語機能に独自の役割を果たしている（図7-12）．したがって，損傷部位によって，さまざまな言語症候が現れる．しかし，これらの言語野は孤立したものではなく，連絡線維によってネットワークを形成し，通常は統一された，ひとつの機能として働いている．

2-分類

失語の分類には種々のものがあるが，ここでは古典分類を基準としたボストン学派のものを用い，症候については竹内・他（1995）を参考にする．

（1）ブローカ失語（Broca's aphasia），運動性失語（motor aphasia）
①聴覚的理解は比較的良好である．
②自発話は非流暢で努力性，プロソディ（韻律）の異常がある．
③喚語困難[*28(次頁)]，錯語[*29(次頁)]がある．
④呼称では，初頭音のヒント効果がある．
⑤構音は拙劣で，音の歪みや置換がある．
⑥語と語のつながりが悪くなって，失文法[*30(次頁)]

的であり，しばしば名詞の羅列となる．
⑦書字は，漢字が仮名よりもよい．

　ブローカ失語は，非流暢で発話量が少なく，プロソディの異常とともに，全体としてぎこちない，つかえがちな努力性の話し方となる．責任病巣はブローカ野（第3前頭回弁蓋部，ブロードマンの44野）とされているが，実際にはこの部位を中心に第3前頭回，島の前半部および周辺の皮質や皮質下領域を含む，広範囲の病変によってブローカ失語が生じる．

（2）ウェルニッケ失語（Wernicke's aphasia），感覚性失語（sensory aphasia）

①聴覚的理解は重度に冒される．
②発話は流暢であるが，音韻性および意味性錯語（phonological paraphasia, semantic paraphasia）*29 が著明であり，語新作*31，ジャーゴン*32も認められる．
③呼称では初頭音のヒント効果がない．

　ウェルニッケ失語は，発語量の割には，情報は少ないのが特徴である．責任病巣はウェルニッケ野（第1側頭回後半部，ブロードマンの22野）を含む皮質および皮質下領域とされる．ウェルニッケ失語の場合，運動障害はないか，あっても軽度のことが多い．

（3）伝導失語（conduction aphasia）

①聴覚的理解は良好である．
②自発話は音韻性錯語が頻繁に現れ，目標音に近づけようと自己修正を積極的に繰り返す（段階的接近，conduite d'approche）．
③音韻性錯語は，復唱において著明である．復唱が選択的に冒されるといわれている．
④抑揚や構音は正常である．
⑤書字は，仮名が悪い．

　理解がよく，発話は流暢であるが，音韻性錯語と自己修正が目立つタイプである．縁状回とその皮質下領域（ブローカ野とウェルニッケ野をつなぐ連絡線維がある）の病変によって生じ，離断症候群*33のひとつとされている．

---

*28（前頁） 喚語困難（word finding difficulty）：ことばが思い出せない，あるいは思い出しにくい状態であり，どのタイプの失語にも，多かれ少なかれ認められる．困難の程度はその語が出現する条件や語自体の性質（頻度，具体性，描画可能性，操作可能性，カテゴリーなど）に依存するといわれる．

*29（前頁） 錯語（paraphasia）：いわゆる言い間違いで，他の語に置き換わったり，語の一部の音が他の音に入れ替わったり，順序が違ったりする状態である．以下のように分けられる．
　①音韻性錯語あるいは音素性錯語または字性錯語（phonological paraphasia/phonemic paraphasia/literal paraphasia）：置換，転置，脱落，付加による語音上の変化．「バナナ」の代わりに「バマナ」と言ったり，「靴下」の代わりに「つくした」と言ったりする．
　②意味性錯語または語性錯語（semantic paraphasia/verbal paraphasia）：言いたい語とは別の語が出てくる．目標語と意味的に近い語が出てくることが多いが（「りんご」のことを「みかん」，「レンジ」のことを「こんろ」と言う），かなり離れていることもある．音が似た語へ変化する（「太鼓をたたく」を「お蚕をたたく」と言う）こともある．

*30（前頁） 失文法（agrammatism）：文において，内容語は比較的保たれるが，その語の語形変化や助詞や助動詞などの機能語が脱落したり貧困化する状態をいう．「お菓子，よい…たくさん…食べたい…どうぞ？（よろしかったら，たくさんお菓子を召し上がって下さい，と言いたかった）」

*31 語新作（neologism）：語音または意味の上で標準言語には出現しない語である．「かたつむり」のことを「カテリメリ」と言ったり，「虫よろい家」と言ったりすること．

*32 ジャーゴン（jargon）：錯語が頻繁に現れる了解不能な発話である．無意味音の羅列となる新造語ジャーゴンや語性錯語が多出し，結果として何を言わんとしているのかわからなくなる意味性ジャーゴンなどがある．

*33 離断症候群（disconnection syndrome）：Geschwindの提唱する理論である．脳梁切断によって右手で触ったものの名は言えるが，左手で触ったものの名が言えないという現象が起こる．これは半球間の離断によって左手で触った情報が左半球の言語野に達しないためと説明できる．これが半球内の離断にも適応できると主張し，伝導性失語をブローカ野とウェルニッケ野を結ぶ連絡線維の離断と説明する．また，逆にこの連絡線維と2つの言語野だけ保たれていて，周辺が破壊され，復唱と無意味な暗誦だけが可能な場合を言語野孤立症候群として発表している．

（4）超皮質性失語（transcortical aphasia）

復唱はきわだってよいのが特徴である．単語の理解などは比較的よいが，自発話が減少し，発話開始の困難と努力性を示す超皮質性運動失語（transcortical motor aphasia）と，理解面での機能障害が著明で，反響言語（echolalia）が特徴的な超皮質性感覚失語（transcortical sensory aphasia）とがある．ブローカ野を残して，その周辺領域に病変のあるのが前者である．後者では，ウェルニッケ野を残して，その後方に病巣が広がっている．

（5）失名詞失語（anomic aphasia），名辞性失語（nominal aphasia），健忘失語（amnesic aphasia）

①理解は比較的良好である．
②自発話は流暢であり，構音は滑らかで，プロソディ（韻律）の異常もない．
③喚語困難が著明であって，特に名詞の想起が困難である．
④錯語は目立たないが，迂回表現や指示語の多用がある．
⑤書字は比較的保たれているが，漢字の低下，仮名の誤りがある．

失名詞失語は，総体的に軽度の失語症候のうちでは，名詞の喚語困難が目立つ．言おうとする語の用途や関連語などは比較的流暢に出てくるが，肝心の名詞の想起ができない．角回の病変ともされているが，非局在的失語症候と考えるのが妥当である．

（6）全失語（total aphasia, global aphasia）

①最も重度の失語である．
②理解は単語レベルでも困難であり，復唱，音読，書字いずれも不可能に近い．
③自発話はまったくないか数語に限られている（残語，residual speech，再帰性発話，recurrent word）．

全失語には，すべての言語様式にわたって重度の機能障害がある．シルビウス溝の周辺の広範な病巣に起因する．

3－その他の失語と関連症候

（1）皮質下性失語（subcortical aphasia）

被殻や内包を中心とした領域あるいは視床領域の病変で生じる．被殻失語（putaminal aphasia）や視床失語（thalamic aphasia）は，これに含まれる．その臨床像は，一様ではない．ブローカ失語に類似した症候を示したり，復唱がよく，表出と理解がさまざまな程度に冒される超皮質性失語症候を示したり，語漏[*34]や首尾一貫しない発話がみられることもある．注意と短期記憶の機能障害を伴うこともある．

（2）小児の後天性失語（childhood acquired aphasia）

小児の後天性失語の発現と症候は，大脳の一側化（lateralization）と密接に関連している．通常，一側化が完成した（5〜6歳）後に損傷を被った場合は，成人の失語と同じような症候を示す．年齢が低いほど，非特異的な症候となる．1〜2歳では，言語活動の全般的低下が主であり，無言（mutism）を示す場合も少なくない．聴覚的理解や構音の問題が指摘されるようになるのは3〜4歳であり，次第に錯語や韻律の異常，ジャーゴンなどが加わるようになる．文字言語の異常は，読み書きの習慣がついてから後（6歳以降）になる．言語以外の知的機能低下を伴うことが多い．

（3）失読失書（alexia with agraphia）

失書を伴う失読では，内言語障害[*35]があること

[*34] 語漏（logorrhea）：語漏は「言葉漏れ」，「病的多弁症」とも呼ばれる．流暢ではあるが，しばしば言葉の意味内容が脱落する．典型的には躁病や軽躁状態の患者で観察される．
[*35] 内言語（inner speech）：内言語とは，言語そのもの language のことである．話し言葉（speech；外に出てくる言葉，すなわち外言語）に対応して用いられる．

も多く，軽度の理解障害，喚語困難，錯語などの失語症候を示すことから，失語として扱う場合もある．角回あるいは角回に隣接した縁上回の一部が責任病巣とされる．

（4）発語失行（apraxia of speech）

ブローカ失語に合併して現れる特異な構音および韻律の異常をいう．まれに単独で出現することもある．構音動作の開始，音の選択や移行が円滑に行われないため，全体としてぎごちない，外国人が日本語を話しているような，たどたどしい話し方となる．発声発語にかかわる筋群には，原則として，麻痺や筋力低下，運動失調，不随意運動などはない．発話時の構音動作や運動プログラミング（motor programming）に異常があると仮定されている．

（5）純粋語聾（pure word deafness）

聴覚機能にはまったく異常がないにもかかわらず，話しことばの理解ができない状態である．自発語，自発書字や音読は，正常か，それに近い．両側側頭頭頂葉領域の病変に起因する．

（6）純粋失読（pure alexia, alexia without agraphia, pure word blindness）

読みの機能障害は失語には一般的なことであるが，これだけが特異的に冒されたのが純粋失読である．極端な場合は，自分が書いたものも読めないが，指で文字をたどると読むことができる（Schreibendes Lesen）．自発語，聴覚的理解，自発書字，書き取りなどは冒されていない．

4 聴覚障害

1 - 定義

聴覚障害（hearing impairment, hearing loss）とは，聴覚伝導路がいずれかの段階で破綻したため，耳が遠くなったり，聴こえなくなった状態をいう．難聴とは，聴覚の部分的機能損失をいう．聴覚が完全に失われるか，それに近い状態（85～90 dB以上）の場合は，聾という（Anderson et al. 2002）．日本では聴覚障害者が 305,000 人，聴覚障害児は 14,700 人いると推定されている（厚生労働省資料 2001）．

2 - 分類

聴覚伝導路のどの部位で冒されているかによって，難聴は次のように分類される．

（1）伝音性難聴（conductive hearing loss）

人間には，空気の軽い振動である音を，内耳の重いリンパ液の振動に効率的に変える巧妙な伝達機構が備わっている．その伝達機構に機能障害があるため，音を聞くのが困難となっている状態を伝音性難聴という．先天性外耳道閉鎖，慢性中耳炎の後遺症による鼓膜穿孔，滲出性中耳炎，耳硬化症などの外耳あるいは中耳の疾病に起因する．聴力図[*36]では，気導と骨導とに差があり，骨導聴力は冒されていないのが特徴である．高度の難聴を引き起こすことはなく，補聴器による効果が得られやすい．

（2）感音性難聴（sensorineural hearing loss）

感音性難聴は，内耳の蝸牛から聴神経（第Ⅷ神経）を経て，脳の聴覚中枢までの間で生じる難聴をいう．聴力図では，気導と骨導とに差はないの

[*36] 聴力図（audiogram）：聴力図は周波数（気導は 125～8,000 Hz，骨導は 250～4,000 Hz）ごとに聴力レベルをプロットした図で，気道（聴力）は折れ線グラフ（右耳は実線，左耳は破線）で，骨導（聴力）は記号（右耳を［，左耳を］で記入）で表される．

が特徴である．軽度の難聴から最重度の聾までがある．感染，外傷，薬物，変性疾患，腫瘍などが原因となる．

（3）混合性難聴（combined hearing loss）

混合性難聴は，伝音性難聴と感音性難聴とが合併しているもので，両方の特徴を示す．聴力図では，気導と骨導とに差があり，骨導も冒されている．

（4）中枢性難聴（central auditory loss）

中枢性難聴は，脳の聴覚中枢が適切に機能しないときに生じる．十分な大きさの音は中枢に届いているはずでも，特に雑音の多い環境では，理解力が低下する．腫瘍や頭部外傷などが原因となる．

5 言語聴覚障害の検査

1 - 構音障害の検査

（1）発声発語器官の検査

口頭指示あるいは模倣によって，顔面や口唇，舌，軟口蓋などの基本的運動や構音に関連した動作を行わせる．器官の動きの対称性や筋力，運動範囲，協調性，不随意運動の有無などを調べる．呼吸や声の異常，摂食や嚥下の機能についても評価（アセスメント）を行う．

（2）話し言葉の検査

復唱，音読あるいは自由会話のなかで母音や子音が正しく言えるか，共鳴はどうか，そのときの発話の速さ，リズム，抑揚などはどうかについて分析し，記載する．話し言葉の特徴を整理するには，福迫・他（1984）による評価表が便利である（表7-5）．

また，発声発語器官や話し言葉だけではなく，医学的情報や身体機能，社会的参加，環境因子まで含めた総合的な評価（アセスメント）ができる標準ディサースリア検査（西尾 2004）も作成されている．

2 - 失語の検査

失語検査は目的と用途から次のように分けられる．

（1）スクリーニング・テスト

言語機能を短時間に大まかに調べて，失語の有無や重症度を判定する．シュール-笹沼失語症簡易検査，失語症簡易検査（養育院版）などがある．種々のベッドサイド失語症検査もある．

（2）鑑別診断検査

聴く，話す，読む，書くなどに分けて，言語機能を詳細に調べ，得点やプロフィールから失語の重症度やタイプを明らかにする．これは言語治療計画の指針となる．その後の経過を追うことによって，回復レベルの予測などの詳細な情報が得られる．SLTA（standard language test of aphasia, 標準失語症検査，図7-13a, b），WAB失語症検査，老研版失語症鑑別診断検査などがある．認知神経心理学的な枠組みのなかで，日本語の特性を考慮して作成されたSALA失語症検査（藤林・他 2004）も，このなかに入れてよい．また，これらの失語症検査には，ほとんど反応できない重度の失語症患者を対象とする重度失語症検査（竹内・他 1997）もある．

（3）特殊検査

言語の聴覚的理解や呼称，復唱など，特定の言語機能に限定して，その内容を詳しく調べるもの，失語以外の言語障害との鑑別を目的とするものなどがある．失語症補助テスト，トークン・テスト，100語呼称検査，失語症構文検査，失語症語彙検査，環境音認知検査，発語器官失行検査，標準読書力診断検査，標準高次動作性検査などがある．その他にも私的な検査が数多く存在する．

（4）日常コミュニケーション能力の検査

テスト場面の言語機能ではなく，実際の場面での身振りや描画など，非言語的側面をも含めたコ

表7-5 構音障害（dysarthria）評価表

患者名 ＿＿＿＿＿＿＿＿＿＿ 歳 男・女 　評価年月日 ＿＿＿＿＿＿＿＿＿＿

評価資料（文・繰り返し音）＿＿＿＿＿＿＿＿＿＿ 　評 価 者 ＿＿＿＿＿＿＿＿＿＿

注意：
1) 各項目の評価に当っては，正常の場合を"0"，最も重症の場合を"4"とする．ただし，明瞭度は正常の場合を"1"，最も不明瞭な場合を"5"とする．
2) さらに，各患者の年齢，性に留意して評価すること．
3) 音声資料は，評価項目の各カテゴリー，すなわち声質，声の高さ・大きさ，話す速さ，話し方，共鳴・構音，全体，について少くとも1回以上聞き，評価を行う．つまり，1人の音声資料を少くとも6回聞くことが望ましい．

		項　目	異常の程度 （0：正常，±4：最も異常）	備　考
声質	1	粗糙性	0　　2　　4	
	2	気息性		
	3	無力性		
	4	努力性		
声の高さ・大きさ	5	高さの程度	−4　−2　0　2　4 低　　　　　　　　高	
	6	声の翻転		
	7	大きさの程度	小　　　　　　　　大	テープの場合，評価不要
	8	だんだん小さくなる		
	9	大きさの変動		
	10	声のふるえ		
話す速さ	11	速さの程度	−4　−2　0　2　4 遅　　　　　　　　速	
	12	だんだん速(遅)くなる	遅　　　　　　　　速	
	13	速さの変動		
話し方	14	音・音節がバラバラに聞こえる	0　　2　　4	
	15	音・音節の持続時間が不規則にくずれる		
	16	不自然に発話がとぎれる		
	17	抑揚に乏しい		
	18	繰り返しがある		
共鳴・構音	19	開鼻声	0　　2　　4	
	20	鼻漏れによる子音の歪み		
	21	母音の誤り		
	22	子音の誤り		
	23	構音の誤りが不規則に起こる		
全体評価	24	異常度	0　　2　　4	
	25	明瞭度	1　　3　　5	

（福迫・他　1984）

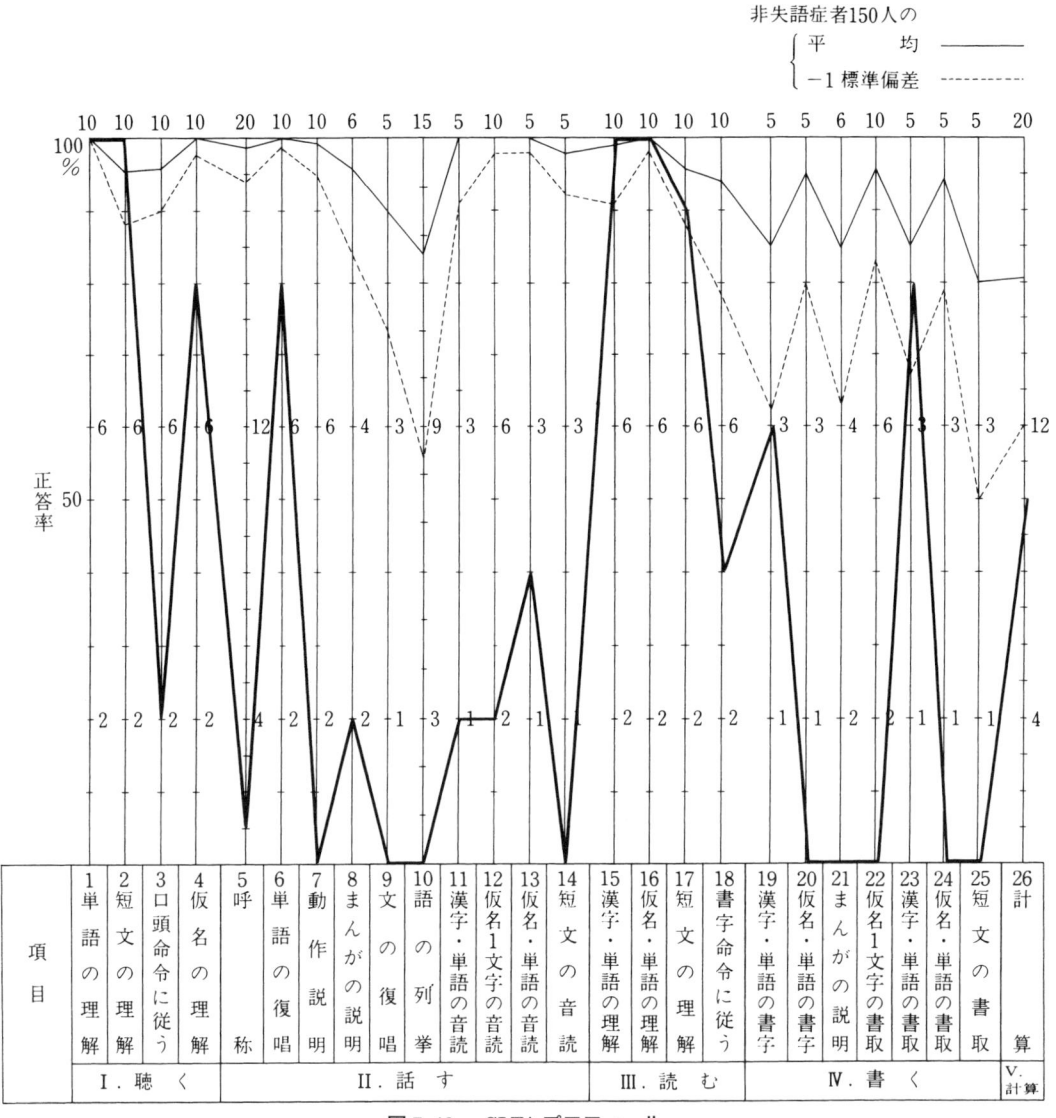

図 7-13a　SLTA プロフィール
症例：ブローカ失語，43歳，男性
くも膜下出血，発症から5か月

ミュニケーション能力を調べるものであり，自然な状況下で実施できるように工夫されている．実用コミュニケーション能力検査（CADL 検査，綿森・他　1990）がある．

3 - 聴覚障害の検査

臨床上簡単に行える検査としては，囁き声やカチカチという時計の音，音叉などがある．正確な閾値を求めるには，標準純音聴力検査（125～8,000 Hz の純音の気導閾値と，250～4,000 Hz の骨導閾値とが求められる）や語音聴力検査がある．検査の条件づけが難しい場合や反応がない場合は，聴性脳幹反応を用いた検査がある．

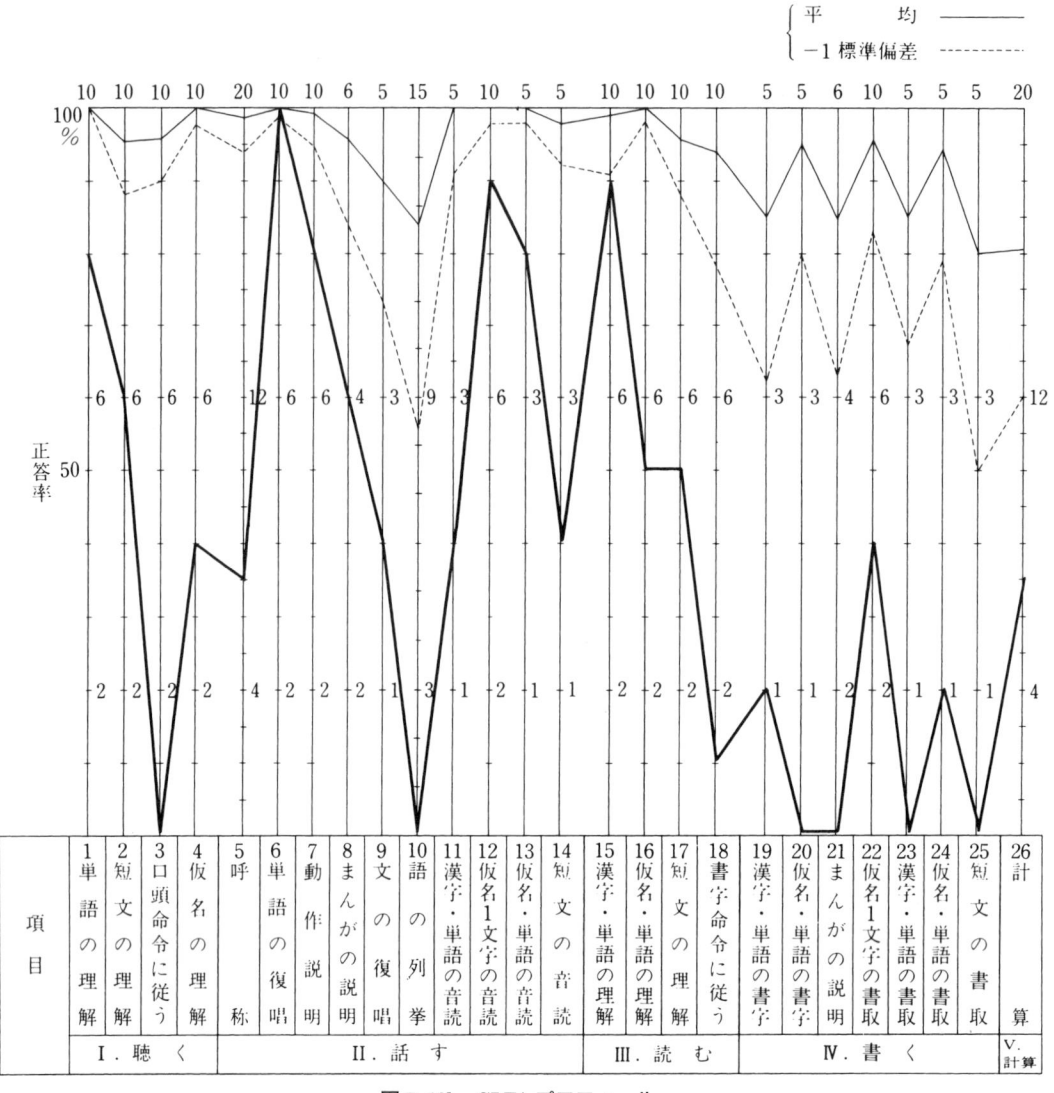

図 7-13b　SLTA プロフィール
症例：ウェルニッケ失語，57歳，男性
脳梗塞，発症から 1.5 か月

6 治療

1 - 構音障害の治療

構音障害の治療は，次の 3 つの側面から行われる（図 7-14）．
①発声発語器官の運動障害に対する直接的アプローチ
②声や構音方法，プロソディなど，話し言葉の諸側面に対するアプローチ
③代償手段の活用

機能障害の種類や重症度，発症からの期間や年齢，要求される水準などに応じて，それぞれの比重や内容，形態などが変化する．

```
┌─────────────┐  ┌─────────────┐  ┌─────────────┐
│ 発声発語器官へ │  │ 話し「言葉」へ │  │ 代償手段の活用 │
│ のアプローチ  │  │ のアプローチ  │  │             │
│             │  │ 呼吸,発声,共鳴│  │             │
│             │  │ 構音,プロソディ│  │             │
└──────┬──────┘  └──────┬──────┘  └──────┬──────┘
       │                │                │
       ▼                ▼                ▼
    ┌─────────────────────────────────────────┐
    │  実用的な発話およびコミュニケーション      │
    └─────────────────────────────────────────┘
```

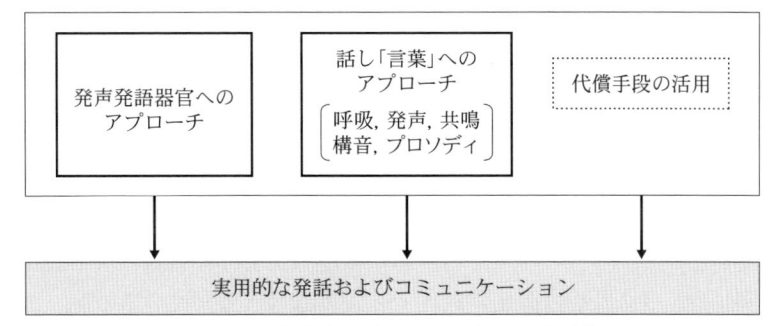

図 7-14　構音障害（dysarthria）の治療活動

(1) 発声発語器官の運動訓練

発声発語器官の運動機能の改善がその目的である．まず，異常な姿勢緊張や運動パターンを抑制して，頭頸部の安定を確保する．次に顔面や口唇，舌などの発声発語にかかわる器官の個別的な運動を促進し，反復連続する複合的な運動へと進む．機能障害の性質や重症度に即したプログラムを施行する．リラクセーション（relaxation），発声発語にかかわる部分の規則的連打（tapping），振動刺激（vibration），伸張（elongation），氷冷（icing）などは，物理的刺激によって，筋緊張を高めたり弱めたりしながら，運動を促通し，協調を図る技法である．パタカラ®（口唇筋力の訓練機器）やバイトブロック（bite block）などの器具を用いて，口唇の閉鎖を強化したり，下顎を固定して口唇の閉鎖や舌の運動を訓練することもある．失調性構音障害のような協調運動の異常には，運動の範囲や方向，速さ，力の配分，タイミングなどの制御を主とした訓練を行う．

(2) 話し言葉の訓練

これは呼吸から発声，共鳴，構音，そして実用的な発話へと導く過程である（笹沼　1975；柴田　1991；福迫・他　1984；伊藤・他　2002）．

①呼吸：発話時の呼吸パターンは安静時と異なり流動的である．一般に，吸気相は急速に行われ，呼気相はまとめて発話する語の長さに応じて自在に変化する．このような呼吸パターンを獲得するため，呼吸運動の拡大，急速な吸気，吸気の保持，呼気の持続延長の訓練を行う．胸郭の圧迫や振動刺激，抵抗運動，ストローで吹くブローイング（blowing）訓練，メトロノームを用いた呼出訓練などがある．

②発声：発声は，声帯が呼気にタイミングを合わせて発声位をとることによって行われる．このとき，緊張状態や対称性などによって，声の高さや強さ，性質などが規定される．治療活動は，発声位の会得，発声持続の延長，声量の増大，声域の拡大などについて行う．胸郭の圧迫や振動刺激，リラクセーションなどの技法を用いたり，リズムに合わせて声を出したり，楽器を用いて音程を取る．

③共鳴：語音は，鼻腔共鳴を用いる鼻音と口腔過程だけでつくられる非鼻音とに分けられる．こうした共鳴腔の変換を担うのが鼻咽腔閉鎖機能であり，軟口蓋の挙上や咽頭後壁の収縮である．治療は，鼻咽腔閉鎖運動の誘発促進，鼻音と非鼻音とのすばやい切り換えに関して行われる．舌圧子を用いた介助運動や氷刺激，吹く練習，ものを強く押したり引いたりしながら声を出すプッシング・プリング訓練（pushing exercise, pulling exercise）などを行う．

④構音：構音の担い手は，喉頭より上の諸器官である．喉頭から口腔や鼻腔の開口端までの通路を声道という．口唇や舌などを用いて声道を狭めたり，一時的に閉鎖したりして，さまざまな言語音をつくる．こうした一連の過程が構音である．治療活動は，個々の言語音に対する構え

方，基本的な結合の仕方，単語や文などの連続構音を指導することである．個々の言語音の構えと操作では，実際に触れたり図解したりして，よく理解してもらい，新しい運動感覚を学習する．次に種々の音の基本的な結合の仕方を指導して，単語や句，文や物語など，より複雑で長い発話へと進めていく．

⑤プロソディ：言葉には，リズムやアクセント，抑揚など，音楽的側面がある．これが加わると，機械のような話し方ではなく，滑らかで表情豊かなコミュニケーションが可能となる．訓練はさまざまなパターンを対比させながら実施する．声の高低や強弱，表情などについては，ビジピッチ®などの音響表示機器を活用する．リズムや速さは，メトロノームを用いてもよい．抑揚や感情表現は，場面を想定した会話をしたり，寸劇を演じてみるとよい．

（3）代償手段の獲得と活用

実用的な発話が達成できない場合，あるいは発話以外の手段を併用したほうがコミュニケーション効率が格段に上がる場合には，発話に代わる手段の獲得や活用を指導する．書字が容易に行える場合は，メモ帳やホワイトボード（white board；携帯に便利な小型のものや磁石式のものがある）を活用する．運動麻痺が重度の場合は，簡単な身振りや五十音表の指差し，コミュニケーションボードの指差しなどを試行する．市販のワープロや電子手帳でもよいが，多くのキーを操作しなければならないため，身体機能に合わせて選択する．上下肢や頭頸部に重度の運動障害がある場合は，視線でコミュニケートする透明文字盤や，わずかな身体の動きで操作可能な意思伝達装置（伝の心®，パソパルマルチ®など）などの利用を考慮する．音声出力が可能なコミュニケーションエイド（トーキングエイド®など）[37]もある．

補助具を用いることによって，発話が改善することもある．軟口蓋の挙上を助けるパラタルリフト（palatal lift prothesis：PLP）などである．

2 - 失語の治療

近年，CTやMRIなどによる画像診断の発展はめざましいが，言語システムの構造やその崩壊がどのようになっているのか，また治療的アプローチによって言語システムに何が起こっているのかについては，まだ説明はできていない．しかし，言語システムについての仮説を立て，こうすればよくなるといった訓練が実施され，成果を上げてきたのは事実である．その基底にある仮説および言語聴覚士が臨床で用いている治療法のいくつかを説明する（竹内　2003）．また，失語の重症度に沿った治療活動を例示する（中村　1996；中村　2000）．

（1）言語システムおよび治療・回復過程についてのモデル

①促通（facilitation）：失語は，言語処理機構が崩壊・消失しているのではなく，その機能が抑制されているか，あるいは情報処理要素へのアクセス障害であるとするモデルである．治療的アプローチは，残存機能に適切な刺激を与えて，抑制された機能の促通を試みる．伝統的刺激法や遮断除去法などはこの立場である．

②機能再編成（reorganization）：冒された言語処理機構は，通常の刺激では回復しないという仮説が基底にある．したがって，それを再構築しようという立場である．Luriaの機能内再編成法，機能間再編成法やプログラム学習法（Holland　1970）などがあげられる．

③代償的方法（compensation）：言語機能の不足分を補うため，代償的手段を用いるものである．PACE訓練，トータル・コミュニケーション・

---

[37] コミュニケーションエイド（communication aid）：話せない，書けないなどのためにコミュニケーションが困難になっている人を援助するさまざまな器具，装置あるいは技術を指す．五十音表や絵カードなどのローテクからトーキングエイド®，パソパルマルチ®などのハイテクまである．

アプローチなどがある．
④認知神経心理学的手法：認知神経心理学では，言語を情報処理の流れとして，言語処理モデルを構築している．このモデルに従って言語機能を詳細に評価し，冒されている経路を明らかにした上で，そこへアプローチする，あるいは迂回路へのアプローチを探求する手法である．最近，注目されている手法であるが，これは言語システムにかかわるモデルであり，固有の治療的アプローチがあるわけではない．モデルに従って，種々の訓練法が導入される．

（2）失語の治療法
①伝統的刺激法（stimulation approach）：Wepmanによって提唱され，Schuellによって集大成された方法である．Wepmanは，回復にかかわる重要な因子として，動機づけ（motivation），刺激（stimulation），促通（facilitation）を掲げ，これらが相互に作用しながら，回復が進むと仮定している．Schuellは，この刺激-促通の考え方を推し進めて，特に聴覚刺激の重要性を強調している．①強力な聴覚刺激，②適切な刺激，③複数の刺激，④刺激の反復，⑤何らかの反応を引き出す，⑥矯正よりも刺激を，はSchuellの失語症治療の6原則である．
②遮断除去法（deblocking）：Weigleによって提唱された方法である．遮断されていない能力の高い言語様式を刺激し，次に遮断された言語様式での反応を行わせると，遮断が除去されて，正反応が生じるというものである．たとえば，呼称ができないとき，残された機能であるその語の模写や音読，復唱などを行った後に呼称を試みると，できるようになることがある．前刺激で促通された（遮断が除去された）と解釈することができる．
③機能再編成法（reorganization）：Luriaによって提唱された方法である．失語を通常の直接刺激では回復不能な機能障害とみなす．そこで通常の言語使用とは異なった方法を用いて，機能の再統合を図ることを試みる．機能内再編成（intra-systemic reorganization）と機能間再編成（inter-systemic reorganization）とがある．よく用いられるのは後者であり，言語システム以外の外的手段を利用して，機能の再編成を図る方法である．たとえば，語彙を正しい順序で配列して文にできない場合，主語-述語-目的語といった枠組みを作り，それに当てはめていく仕方によって，文レベルの言語使用を可能にするマッピングセラピー，および仮名文字の獲得のために漢字単語をキーワードにする方法などがある．
④PACE（Promoting Aphasics' Communicative Effectiveness）：Davis et al.（1989）が提唱した方法であり，新しい情報を発語やジェスチャー，描画など，多様な手段を用いて，言語聴覚士と患者とが同等の役割で伝え合う，伝達内容重視の実用的コミュニケーション促進法である．実際には，机の真中に積み重ねられた絵カードを患者と言語聴覚士が交互に1枚ずつ取り，それが何であるのかを，さまざまな方法で相手に伝え，当ててもらうという手続きで行う．
⑤AAC（Augmentative and Alternative Communication）：AACは拡大・代替コミュニケーションと呼ばれている．ASHA（American Speech-Language-Hearing Association）の定義では，表出面に重度障害がある個人の機能障害（impairment），機能的制限（functional limitation，能力障害，disability）を一時的に，あるいは恒久的に保障しようとする臨床的実践である（Hux et al. 1994；河内・他 2003）．ジェスチャーや描画，コミュニケーションボードや会話ノート，ファイル，実物，写真，地図など，あらゆるものが代替手段となりうる．AACは，回復不能の言語機能を補う実用的なコミュニケーション技能を促進し，修得するコミュニケーション方法である．

（3）失語の治療活動
失語の治療活動は，言語機能回復に向けたアプローチが中心となるが，タイプや重症度，言語背

```
        さまざまな手法
        ● 刺激法              家族への指導
        ● 遮断除去法           環境調整
        ● 機能再編成法
        ● PACE
        ● AAC
```

┌───┐
│ （重度）   （中等度）   （軽度）   │
│ 簡単な言語情報の操作 操作可能な言語情報の拡大 厳密な言語情報の操作 │
└───┘

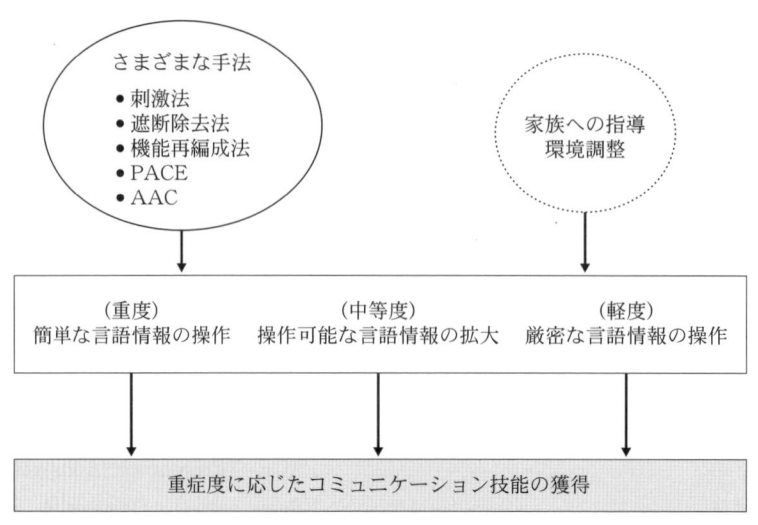

┌───┐
│   重症度に応じたコミュニケーション技能の獲得   │
└───┘

図7-15　失語の治療活動

景だけでなく，全身状態や患者のニーズ，社会背景，言語聴覚士のいる施設の種類，入院あるいは外来などによっても影響を受ける．ここでは回復期リハビリテーション（疾患別リハビリテーション：脳血管疾患等）を想定して，失語の重症度に沿った治療方針およびアプローチの仕方を例示する（中村　1986）．図7-15に治療活動を掲げる．

・重度：絵や写真など，患者にとって身近であったものを活用して，コミュニケーション態度を誘発する．視線の一致，注意の集中を図って，単純な課題に取り組む．発声や表情，身振りなどで意思表示を試みる患者には，首振り，ハンドサイン，指差しなどのコミュニケーション手段を援助して，コミュニケーションパートナーへの指導も行う．同時に，簡単な言語情報の操作へのアプローチも実施する．挨拶や家族の名前，身の回りの品物の名前，日付，曜日など比較的保たれている内容を用いて働きかけるのがよい．

・中等度：理解語彙を増やし，聴覚的把持力を伸ばし，名詞や動詞や形容詞などの喚語能力を高め，種々の単純な文型による表現を練習することによって，操作可能な言語情報を豊富にする．書字は，病前の能力レベルや失語症候に応じて，

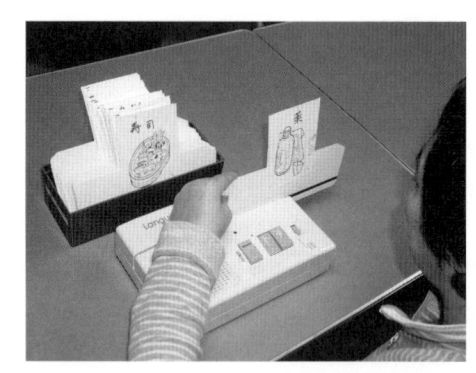

図7-16　ランゲージパルを利用した訓練

文字の種類や複雑さを決める．刺激法やプログラム学習法の導入，ランゲージパルやパソコンなどの訓練機器を活用するのもひとつの方法である（図7-16）．

　冒されている言語機能に比べ，非言語的能力が高い場合も多く，種々のAACが使える．コミュニケーションノートやファイルの利用，PACE訓練などを通じて，コミュニケーションを円滑にするための方略や手掛かりを積極的に使用できるようにすることも重要である．

　特定の言語領域や症候に対してアプローチする場合もある．ブローカ失語の非流暢で一貫性

のない特異な構音の問題に対して行う構音訓練，一定の手掛かりを利用した喚語訓練，漢字をキーワードとして仮名文字を想起する訓練，構文処理の訓練などがある．ウェルニッケ失語では，文字言語に焦点を合わせて，発話の抑制制御を図る．

・軽度：より複雑で厳密な言語情報の操作を可能にする．日常会話には，おおむね支障がなくても，指示語を多用したり，表現が冗長で肝心なところが脱落したり，理解が不十分であったりする．日記を書く，漫画の筋を説明する，ラジオを聞く，新聞を読むなどの活動を通じて，より厳密で効率的な言語情報の操作が行えるように努める．失語用のドリル（竹内 2001）も活用したい．流暢さ，仮名文字の操作，語想起，計算などに，依然として機能障害が残されている場合には，それを取り上げて，集中的な訓練によって克服する．復職が期待される場合には，仕事の内容を訓練に取り入れて実用性の向上を図る．AACの工夫が社会参加を促進させるなら，そういった援助も行う．

3－聴覚障害の訓練と援助

聴覚障害[*38]が言語獲得以前あるいは獲得期の問題なのか，あるいはそれ以降の問題なのかによってアプローチの仕方は大きく異なる．前者は言語獲得の問題が絡む．後者については，すでに音声言語が獲得されているため，リハビリテーション的アプローチとしては，代償的手法（ジェスチャー，書字，手話，読唇）や聴覚保障機器（補聴器，人工内耳）の使用が勧められる．ここでは聴覚保障機器について簡単に紹介する．

（1）補聴器

補聴器は電気的に音を拡大して耳に聞かせる小型の装置であり，難聴者が保有している聴覚機能を活用する．通常は増幅した音を気導イヤホンで出力する気導式である（骨導式もある）．箱型，耳掛け式，挿耳式（カナル型，フルカナル型）などがある．従来型の補聴器はアナログ式で手動の音量調整を行っていたが，コンピューターでプログラムされ，自動化されているデジタル式補聴器も売り出されている．難聴の程度，難聴者と家族のニーズ，操作性，経済性，審美性などに応じて選択し，音処理方法を調整する．フィッティングは，装用耳の選択，補聴器特性の設定，試聴や評価（アセスメント）や再調整などについて行われる．

（2）人工内耳

人工内耳とは，蝸牛に電極を挿入し，有毛細胞を介さずに直接聴神経を刺激する感覚代行装置であり，補聴器の装用効果の得られない重度の聴覚障害児（者）に対して，音声言語の習得や音声言語によるコミュニケーションを可能にするものである．①マイクロホン（聴覚情報の収集），②スピーチプロセッサ（情報の増幅，分析，コード化），③送信コイル（体内装置への伝送），④受信‐刺激ユニット（情報の受信と電極への送信），⑤電極アレイ（聴神経の刺激）で構成されている．①②③は体外装置であり，④と⑤は体内に埋め込まれる体内装置（人工内耳本体）である．電極は蝸牛の鼓室階に挿入される．人工内耳の効果は，活性電極の数や位置，電流伝達方法，刺激レート，音声コード化法などの要因によって左右される．現行の多チャネルシステムでは，埋め込み電極数は15～24である．

[*38] 聴覚障害（hearing impairment）は，伝音性難聴（外耳から中耳に至る伝音機構の障害），感音性難聴（内耳の感覚細胞や聴覚伝導路の障害）に大別される．前者は，鼓室形成術などによって改善されるが，中等度あるいは高度の難聴が残る場合には補聴器（hearing aid）が利用される．他方，感音難聴では，高度の場合には人工内耳（cochlear implant）が適応となる．高度難聴（severe hearing loss）とは，平均聴力レベル（500 Hz，1,000 Hz，2,000 Hzの測定値をそれぞれA, B, Cとすると$\frac{A+2B+C}{4}$）が70 dB以上の難聴である．補聴器は，45 dB程度の難聴から，言語明瞭度や日常生活を考慮して利用される．成人の人工内耳の適応基準は90 dB以上の難聴であって，補聴器の効果がなく，手術が可能な場合である（内藤 2006）．

わが国では，1998年に日本耳鼻咽喉科学会が適応基準を作成した．小児については2006年に改訂が行われ，原則として1歳6か月以上，年齢の上限は定めず，平均聴力レベルは両耳とも90 dB以上である場合とされた．18歳以上の成人では両側90 dB以上の高度難聴があり，補聴器装用による効果の少ない者である．蝸牛に電極挿入スペースがない，活動性の中耳炎，重度の知的障害，聴覚中枢の機能障害がある場合は除外される．

人工内耳の手術には，術前からの周到な準備と術後の聴覚的リハビリテーションが必須である．人工内耳の技術進歩にはめざましいものがあるが，正常な蝸牛ほど音をうまくは伝えられないため，これまで記憶されている言語音や環境音と照合して一致させる聴能訓練，聴覚的リハビリテーションが必要である．効果はさまざまで，話し手の言葉がわかる，電話の音や危険を知らせる音が聞こえる，自身の話し言葉の明瞭度が上がるなどである．

4. リハビリテーション看護

　看護（nursing）は，看護師（nurse）が専門職として行う業である．わが国の保健師助産師看護師法には「看護師とは，厚生労働大臣の免許を受けて，傷病者若しくはじょく婦に対する療養上の世話又は診療の補助を行うことを業とする者をいう」と定義されている．
　アメリカ看護協会は「看護は，現実の健康上の諸問題あるいはそれらの可能性に対して，人びとが示す反応の診断および処置」と定義し，看護の実践として，

・健康の増進と維持における評価（アセスメント），診断，計画，介入および評価（evaluation）のため，生物学（biological），身体学（physical），行動学（behavioral），心理学（psychological）と社会学（sociological）および根本原理としての看護理論などの特化した知識を必要とするような，代償のための専門的サービスの遂行
・病気，損傷あるいは虚弱のある事例の発見と管理
・最大機能（optimal function）の回復
・尊厳死の成就

を掲げている（Miller et al. 1996）．現在，看護の定義に共通しているのは，いろいろな健康状態にある個人を対象として，健康上の問題解決を援助することである．具体的には，診療の補助と日常生活の世話にかかわる身体的，精神的および社会的なケアである（上田・他　1996）．
　アメリカ看護協会は，看護過程（nursing process）の基準を次のように記している（Miller et al. 1996）．

①患者の健康状態についての情報収集は，系統的および連続的である．データは利用しやすく，伝達が容易であり，記録されている．
②看護診断は健康状態データから得られる．
③看護ケアの計画は，看護診断から得られた目標を含んでいる．
④看護ケアの計画は，優先順位および看護診断から得られた目標達成のために処方された看護アプローチあるいは諸尺度を含んでいる．
⑤看護活動は，患者が健康の増進，維持および回復に参加するように準備する．
⑥看護活動は，患者の健康状態が最大限になるように援助する．
⑦目標達成へ向けての患者の進歩あるいは進歩の欠如は，患者と看護師とによって決定される．
⑧目標達成へ向けての患者の進歩あるいは進歩の欠如は，再評価（reassessment），優先順位の調整，新たな目標設定，看護ケア計画の修正を方向づける．

　ここに示されている過程の管理は，医学的リハビリテーションにおける管理モデルと同じである．

1 リハビリテーション看護の役割

　リハビリテーション看護（rehabilitation nursing）は，患者が心身障害を克服して，自立する全過程に対して実施される看護活動である（上田・他

1996)．また，リハビリテーション過程の促進を目指して，身体的障害あるいは精神的障害，慢性疾患や老化に伴う生活の再構築に直面した人びとに対して，可能な限りの自立と健康の回復，維持，増進によって，生活の質（QOL）が向上するように，看護師の専門的な知識と技術で行うケアでもある（野々村 2002）．リハビリテーション病棟，障害者自立支援法の対象となる療養介護施設（医療型）やその他の施設，介護保険に関連した諸施設，居宅サービスとしてリハビリテーションにおける日常生活活動（ADL）の回復や向上を図る看護活動もある．結局，医学的リハビリテーションの中心的課題である患者あるいは障害者のADLの自立への援助は，すべての基本的看護活動に含まれている．看護師には，疾病や損傷，加齢に伴う機能制限や生活様式の変更を余儀なくされる人びとに対して専門的援助ができるように，関連する熟達した技能が求められている．

看護師は，リハビリテーション・チームのメンバーとして，1人の患者あるいは障害者のリハビリテーションに参加する．

近年，医学的リハビリテーションとのかかわりで，看護業務が提供される場は，病院と診療所だけでなく，指定訪問看護ステーション，介護保険施設等（介護老人保健施設，指定介護老人福祉施設，居宅サービス事業所，居宅介護支援事業所），老人福祉施設，児童福祉施設，身体障害者社会参加支援施設，精神障害者社会復帰施設，保健所あるいは市町村へと広がっている．リハビリテーションが実施される場によって，看護の視点，強調されるべき点は相違しているが，以前はリハビリテーション病院（病棟）における看護が基本とされてきた（Wing et al. 1981）．

入院患者に対するチーム・アプローチでは，ケース会議において，各専門職からの情報に基づいて，リハビリテーションの長期目標あるいは短期目標，治療方針が決定される．一定期間後に機能的状態などを検討し，これまでの治療方針とアプローチを評価して，必要であれば，目標や治療方針の修正を行っている．その際，看護師は，患者の発症から社会復帰などのリハビリテーション・プログラムの全過程を的確に把握して看護計画を立て，医学的リハビリテーションの目標達成に努める．

リハビリテーション病院などにおける専門性の高いリハビリテーション看護の具体的業務として，

・機能障害によってADLの自立が困難な患者に対するADL自立に向けた教育的支援
・失語症など，コミュニケーションが困難である患者に対するコミュニケーション機能の改善に向けた看護
・失認や失行，注意障害などにより，日常生活における事故の危険性が高い患者に対する安全で活動的な生活を保障する看護
・生命に対する危険あるいは社会参加を制約するような，神経因性膀胱や神経因性直腸障害の患者に対する排泄自立の看護
・窒息や誤嚥のような危険性の高い摂食・嚥下障害がある患者の看護
・心理社会的適応にかかわる看護

などがある（落合 2003）．

1 - リハビリテーション病院（病棟）

現在，病院における入院患者に対する看護体制には，受け持ち方式，機能別（業務別）方式，チームナーシング方式，プライマリーナーシング方式，それらの併用あるいは変形した方式がある（**表7-6**）．いずれの方式が実施されているかは，病院（病棟）の規模，人員配置，特殊性などによって，相違している．リハビリテーション看護では，1人の看護師が主体性をもって，入院時から退院時まで責任のある継続した看護ができるプライマリーナーシング方式が推奨されている．

わが国の回復期リハビリテーション病棟では，医師，看護師，理学療法士，作業療法士，言語聴覚士，その他の専門職によるチーム・アプローチが実施されている．チーム・アプローチでは，学際的アプローチがとられているが，病棟という生活の場では，意図的かつ計画的に専門領域を超え

表7-6 主たる看護方式

	受持ち方式 (case method)	機能別看護方式 (functional method)	チームナーシング (team nursing)	プライマリーナーシング (primary nursing)
内容	・1人の看護師が1人または特定の患者を受け持ち，患者の看護，処置，与薬，診療介助などすべてを行う． ・患者は1人の専任看護師に看護される．	・検温，与薬，処置，注射などの係を決めて，その日の業務を行う． ・患者は不特定の複数の看護師に看護される．	・リーダーのもとに看護師，准看護師，看護助手でチームを作り，看護にあたる． ・チームリーダーは看護の臨床能力と指導，統率能力が必要である． ・患者は不特定，複数の看護師に看護される．	・プライマリーナースは1人の患者の入院から退院まで，24時間責任をもって看護にあたる． ・プライマリーナースは自分の勤務帯以外は，同僚にゆだねる．
長所	・患者と看護師の良好な関係が保たれる． ・看護師は患者を全体的に把握でき，看護計画が立てやすい． ・継続した看護が展開できる．	・看護作業を分業化するため，時間と労力が節約できる． ・看護師を能力に応じた作業に割り当てることができる．	・看護内容を低下させないで，看護力を平均化することができる． ・チームの精神が生かされると，チームワークにより個々のメンバーの成長が得られる．	・入院から退院まで，責任をもつ看護師が決まっているので，看護が継続できる． ・看護師にとっては責任が明確になり，仕事の満足度が高くなる．
短所	・看護師の資質や能力の差が患者の看護に影響する． ・看護師数，患者数の関係で調整が必要である．	・分業化した仕事しか行わないため，患者は誰に相談してよいかわからない． ・包括的，一貫性の継続看護が難しい．	・3交替勤務のため，リーダーもメンバーも日替わりとなり，看護が継続しにくい．申し送りやカンファレンスで，継続性を図る努力が必要である．	・プライマリーナースの能力の差が看護内容に反映され，差が出る．

（古庄　1993，一部改変）

て役割を横断的に共有する専門領域横断的アプローチ[*39]も導入されている．ただし，患者の急変時には医師を中心とした学際的アプローチが実施され，状況に応じた変更も必要である（諸伏 2005）．

リハビリテーション病院（病棟）における看護師独自の役割には，次の事項がある．

・観察者としての役割：毎日の患者の全身状態の変化，生活にかかわる身体的能力や社会的技能（家族，看護師などの専門職，他の患者との人間関係）などについて，看護活動を通して観察する．

・教師としての役割：患者は，看護師同士あるいは看護師と他の患者の間の挨拶，振る舞い，公平さなどの社会的行動を観察することで，行動様式を学習している．日々の基本的な生活技能については，援助するだけでなく，患者に求められている生活活動を患者とともに行いながら，患者自身が身につけるように指導する．

・親としての役割：機能障害が重度であれば，患者の生活（および生命）の保護に責任をもって，危険を回避するように環境を整備する．治療プ

[*39] 医学的リハビリテーションにおけるアプローチには，multidisciplinary team と interdisciplinary team とがある．いずれも学際的チームと訳されるが，前者は，複数領域の専門職が結集して一人の患者に対応することであり，後者は各専門職が領域を超えて協力しあって対応するアプローチである．チーム・アプローチは，その用語が意味するように，interdisciplinary approach でなければならない．最近，transdisciplinary team（専門領域横断的チーム：学問領域を超えたチーム）とする意見が現れている．アメリカ合衆国における医療改革の結果，各専門職は自己の職域を超えて，知識や技術を身につけていることが望まれている．たとえば，理学療法士も作業療法を理解し，必要に応じて作業療法のサービス提供ができることを意味している（Manley 2000）．

ログラムの進行に合わせ，支援と励ましによって，患者自身が責任を持って行動できるように指導する．

2 - 訪問看護，訪問リハビリテーションと通所リハビリテーション

訪問看護，訪問リハビリテーション，通所リハビリテーションは，いずれも居宅要介護者が対象となり，介護保険法（居宅介護支援事業）では次の定義がされている．

- 訪問看護：主治の医師がその治療の必要の程度につき厚生労働省令で定める基準に適合していると認めたものについて，その者の居宅において看護師その他厚生労働省令で定めるものにより行われる療養上の世話又は必要な診療の補助をいう．

看護師は，療養上の世話，診療上の補助を介して，心身の健康状態の維持，改善を図り，ADL指導を行う．また，訪問看護ステーションに所属する理学療法士，作業療法士などの訪問も行われる．

- 訪問リハビリテーション：主治の医師がその治療の必要の程度につき厚生労働省令で定める基準（病状が安定期にあり，居宅において，心身の機能の維持回復および日常生活上の自立を図るため，診療に基づき実施される計画的な医学的管理下における理学療法，作業療法その他必要なリハビリテーションを要すること）に適合していると認めたものについて，その者の居宅において，その心身の機能の維持回復を図り，日常生活の自立を助けるために行われる理学療法，作業療法その他必要なリハビリテーションをいう．

- 通所リハビリテーション：主治の医師がその治療の必要の程度につき厚生労働省令で定める基準（病状が安定期にあり，心身の機能の維持回復および日常生活上の自立を図るために，診療に基づき実施される計画的な医学的管理の下における理学療法，作業療法その他必要なリハビリテーションを要すること）に適合していると認めたものについて，介護老人保健施設，病院，診療所その他の厚生労働省令で定める施設に通わせ，当該施設において，その心身の機能の維持回復を図り，日常生活の自立を助けるために行われる理学療法，作業療法その他必要なリハビリテーションをいう．

リハビリテーション・プログラムで行われていることが居宅でも継続できるようにすること，同時に生活の実態を考慮に入れた個別プログラムであることが望まれる．そのためには，要介護者の日々の居宅生活，家族関係，環境状況の把握が必要である．また，家族が新たな事態に対処できるよう，家族への支援も欠かせない．通所リハビリテーションで獲得した技能が居宅でも実行されるためには，居宅への訪問指導も必要となる．特に，家事などを行わなければならない主婦，一人暮らしの高齢者に対しては，訪問指導が不可欠である．

3 - 生活施設

生活施設とは，障害者が長期間の入所に利用する社会福祉施設の形態に対して，付された名称である．児童福祉法では，児童養護施設，知的障害児施設，盲ろうあ施設，肢体不自由児施設，重症心身障害児施設などがあげられる．障害者自立支援法の指定障害者支援施設には，生活介護，自立訓練（身体障害者に対する機能訓練と知的障害者又は精神障害者に対する生活訓練の両者がある），就労移行支援を行う施設で，いずれも施設入所支援も行う．老人福祉法では特別養護老人ホーム（介護保険法では指定介護老人福祉施設）が相当する．介護老人保健施設は，病院と在宅，病院と福祉施設の中間に位置し，中間施設と称され，医療と生活の両面を有している．

看護師は，障害児・者，要介護者の健康状態に注意して，疾病や負傷などにより心身機能が低下している者の心身機能の維持回復を図り，日常生活の自立を助けるための訓練にも参加する．

4 - 地域社会

居宅生活を送っている障害者あるいは要介護者に対して，看護師は保健の推進者，実施者および

教育者であり，関連する保健・医療・福祉の連携の調整者としての役割も期待されている．特に，リハビリテーションにかかわる社会資源[*40]が乏しく，しかも偏在している地域では，看護師，介護福祉士などの活用できる人材による超学際的アプローチが求められている．

2 リハビリテーション看護の実際

1 - 健康状態の管理

日々の医学的リハビリテーションあるいは機能訓練が支障なく進められるように，患者や障害者，要介護者の表情，顔色などの顔貌，下肢などの浮腫の有無，皮膚の状態，体温，脈拍，血圧などの身体的所見，食物や飲水の摂取，排尿や排便の状況，ストーマやカニューレ，各種のチューブ類のチェックと管理を行う．これらの事項のチェックと管理は，急性期，回復期，慢性期あるいは病院や診療所，施設，居宅を問わずに，常に実施されなければならない．

2 - 環境調整

衛生的であって，外傷などの危険性のないような住環境へ向けての整備，ADLが可能な限り自立するように家屋や家具・調度類を調整する．ベッドの高さ，床頭台の配置，車いすからベッドへの移乗を左右いずれの側から行うか，車いすが旋回できる広さの確保など，対象者の心身障害に応じた助言が求められる．歩行を含めて，移動能力を検討し，便所や洗面所に近い居室（病室）とするという配慮も重要である．

頸髄損傷者では，体温調節の異常もあり，室温の調節や管理も欠かせない．

3 - 廃用症候群の予防

廃用症候群（disuse syndrome）とは，特定の病理に基づくものではなく，器官系の使用が抑制あるいは制限されたことによって生じる種々の症状と徴候を記述するために用いられる名称である（Hirschberg et al. 1976；Halar 1994）．

疾病あるいは外傷の治療のため安静臥床を必要とするときでも，不動（immobilization）を強いられていない身体部位の運動を通して，廃用症候群の予防に努めることも大切である．また，訓練室における理学療法や作業療法を除いて，病棟では臥床を続けたり，誤った姿勢を保持したりすることも，廃用症候群の発生に結びつく．予防のためには，次の事項に注意する．

- 体位変換と除圧：体位変換（postural change）とは，急性期に褥瘡を予防する目的で，一定時間ごとに姿勢や肢位を変えることである．脊髄損傷患者には，体位変換マット，体位変換クッションを利用することもある．体位変換マットには除圧用エアマットと合体しているものが多い．背臥位や腹臥位，側臥位における良肢位保持（positioning；拘縮や褥瘡を予防するような肢位）に努める（図 7-17）．褥瘡のできやすい身体部位の周囲には小枕を当て，除圧する．皮膚の直下が骨面であったり，骨突起の部位には褥瘡が生じやすいため，特に注意が必要である．脊髄損傷患者では，夜間睡眠中にも一定時間ごとに体位変換を行う．また，車いす座位では，除圧によって褥瘡を予防できるよう，自己管理について指導しておく．

- 他動運動と自動運動：関節拘縮を予防する．不動を強いられている罹患部位を除いて，頸部と体幹，上肢は肩・肘・手関節，下肢は股・膝・足関節の他動運動や自動運動を，午前と午後に少なくとも数回は行う．

[*40] 社会資源（social resources）：福祉ニーズを充足するために活用される施設や機関，個人や集団，資金，法律，知識，技能などの総称である．

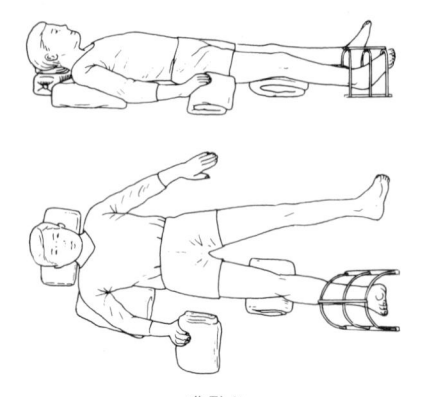

a. 背臥位

肩甲帯，上肢の屈筋優位のパターンを防止するため，肩甲帯は前方外側に引き出し，肘伸展，手背屈位とし，尺側偏位を防止する．手指は伸展，母指内転を防ぐ．体幹・骨盤帯の後方捻転，下肢の外転・外旋を防ぐ．このような肢位を保持するため必要に応じ，図のようにバスタオルなどを適宜に使用する．足部には，内反・尖足を防ぐため，足板や離被架で保護する．

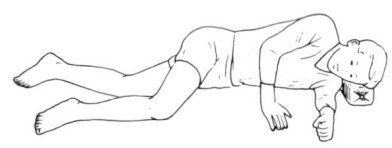

b. 側臥位

肩甲帯の後方突出を防ぐため，健側上肢を十分に前方に出す．上側の患側肢の屈曲パターンを防止する（手・手指を伸展させている）．体幹・骨盤帯は十分に前方に回旋し，上側下肢は半屈曲位，下側股関節は十分に伸展させる（患側下でも同様の配慮が必要）．

1. 痙縮および異常姿勢反射を考慮した片麻痺患者の正しいベッド肢位（良肢位）（右片麻痺例）

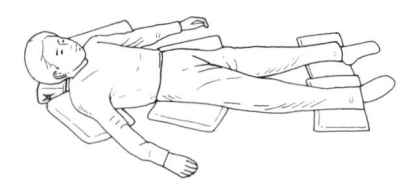

a．背臥位：肩甲骨，仙骨，踵部を除圧する．

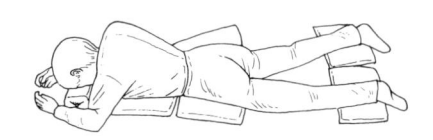

b．腹臥位：胸部位前部，腸骨陵前部，脛骨前面を除圧する．

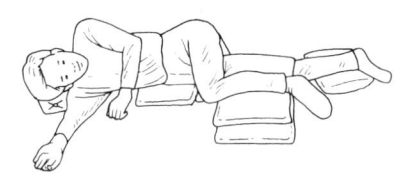

c．側臥位：大転子，外果・内果部を除圧する．

2. 小枕を使用し，褥瘡の発生予防を目的にした体位変換と姿勢肢位：各体位・肢位による褥瘡の好発部位を小枕などを用いて除圧する．

図7-17 体位変換と姿勢・肢位

4 - 起居，移乗，移動の自立

- 臥位からの起き上がり：脊髄損傷患者だけでなく，内臓疾患や脳血管疾患の患者でも，発病から長期にわたる臥床の後，急に起き上がると，しばしば起立性低血圧を生じる．座位姿勢における体幹の床面に対する角度を徐々に増し，座位保持の時間も次第に延長させる．表7-7に脳卒中患者に対する座位耐性訓練の基準を掲げる．理学療法室では，傾斜台（tilt table；台上に背臥位となった患者を臥位から直立位まで徐々に傾けることができる装置であり，手動式と電動式がある）を利用して実施する．頸髄損傷や上位胸髄損傷の患者では，起立性低血圧が持続することが多い．下肢に弾性包帯を巻き，腹帯を締めることで改善を図る．車いす使用時に起立性低血圧が生じたら，介助者は車いすのキャスターを上げ，背もたれを後方へ倒して，患者の上半身を水平にする．自律神経の機能障害が著しいシャイ・ドレーガー（Shy-Drager）症候群などの患者では，薬物療法を併用する．

- 移乗と立位保持：移乗（transfer）とは，ベッドから車いすへ，車いすから便座への乗り移りのように，ある場所から別の場所に身体を移すこ

表 7-7 座位耐性訓練の基準

座位耐性訓練の開始基準
1. 障害(意識,運動,ADL)の進行が止まっていること
2. 意識レベルが1桁であること
3. 全身状態が安定していること

座位耐性訓練の施行基準
1. 開始前,直後,5分,15分,30分後に血圧と脈拍を測定する
2. 30°,45°,60°,最高位(80°)の4段階とし,いずれも30分以上可能となったら次の段階に進む
3. 朝食・昼食時に施行し,安定したら食事ごととする
4. 最高位で30分以上可能となったら車いす座位訓練を開始する

座位耐性訓練中止の基準
1. 血圧の低下が10 mmHg以上のときは5分後の回復や自覚症状で決断,30 mmHg以上なら中止
2. 脈拍の増加が開始前の30%以上,あるいは120/分以上
3. 起立性低血圧症状(気分不良など)がみられた場合

(林田・他 1989)

とである.患者が30分以上,座位姿勢を保持できるようになったら,移乗の訓練を開始する.脳卒中片麻痺患者では,ベッド上の端座位姿勢から,まず健側下肢を支持脚として,そちらへ重心を移して立ち上がり,健側の手で車いすの肘当てを握り,身体を回旋させながら車いすに乗り移る(図7-18).立位では,はじめは麻痺側下肢の膝折れに注意して,健側上下肢で体重支持とバランス保持を行う.

・移動:移乗動作の次には,車いすの操作を訓練する.ブレーキ操作,フットプレート(foot plate)の上げ下げなどの基本訓練,走行訓練を実施する.1人で車いす移動ができるようになれば,病室内,病棟内,その他の場所への移動は自立する.歩行による移動は,理学療法室における歩行訓練の進行に併せて実施する.

5 - セルフケアの向上

セルフケア(self-care,身辺処理)は,機能的制限のある患者にとって,治療や訓練の対象であり,同時に個人が毎日行わなければならない基本的な活動でもある.病棟におけるセルフケア指導は,患者の残存能力が最大に発揮されるようにして実施する.看護師は,その他の専門職と比べて,患者と接する時間が最も多く,実際の生活活動を観察できる立場にある.

更衣や洗面整容,食事,排泄などの活動が介助なし行えるか否か,1日の生活の流れに合った活動を自ら始めるか否か,自立していない活動を的確に他者に依頼できるか,多方面からの観察と評価(アセスメント)が必要である.

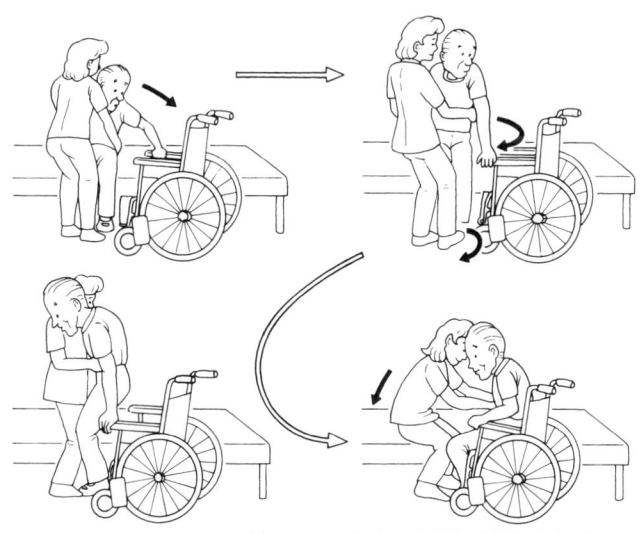

図7-18 ベッドから車いすへの移乗の介助法(右片麻痺側)
(日本医師会・厚生省老人保健課 1991,一部改変)

作業療法などの訓練によって獲得した機能について,
- 実際の生活場面でどのように生かされているのか,
- 十分に生かされていない場合,その理由は何か,
- 心身機能と物理的環境との両面から,問題点を検討して,仮説を立て,
- 作業療法士や理学療法士と協議して,新たな訓練プログラムを提案し,
- ケース会議あるいはチーム・ミーティングを経て,必要なプログラム修正の資料とする,

ことになる.

多くの訓練プログラムの進行は,チーム・ミーティングにおける各専門職との協議を通して実施される.たとえば,30分以上は座位が可能となれば,食事,洗面整容,更衣などを自分で行うように指導する.筋力低下,拘縮や変形による可動域制限には,自助具や補装具,福祉用具を利用することで,セルフケアの自立を促進することもできる.車いすへの移乗が自立すれば,洗面や排泄は所定の場所で行える.ただし,入浴は機能的制限だけでなく,温熱や静水圧の呼吸循環器機能への影響をも配慮して,介助の有無を定める（表7-8）.

6 - 自立生活へ向けて

患者あるいは障害者が自己の機能的状態を的確に把握して,状況に応じて他者に支援を依頼すべきことと自分で行えることを区別して,社会的行動が自立してできるように指導する.退院後の生活を考慮し,ベッドとその周囲,衣類の整理整頓に心掛ける.

3 排尿,排便の管理と指導

1 - 排尿障害

外傷を含めて,中枢神経系に機能障害がある患者あるいは高齢者では,排尿障害を伴うことが少なくない.排尿障害のケアでは,尿意の有無や排尿動作の可否,尿失禁あるいは排尿の時刻と尿量

表7-8 入浴と水治運動療法の許可基準

一般入浴	患者の状態	水治運動療法
ハバードタンクでの入浴（背臥位入浴）	歩行不能であってもよい.ベッド上で何かにもたれて20～30分上半身を起座させうるとき	
一般浴槽での入浴（起座位入浴）	介助されてでもよいが,起立または歩行が何とかできるとき	
	歩行できなくても,2～3時間,何かにもたれて上半身を起座させるとき	ハバードタンク内での運動（背臥位運動）
	介助されてでもよいが,歩行ができて,循環系に著明な変化のないとき,また車いすを操作できるとき	運動プール内での運動（起立位運動）

（服部一郎・他 1984,一部改変）

（自排尿,残尿）などについて,24時間の観察記録を行い,排尿障害の状況を評価（アセスメント）する.

(1) 排尿障害の臨床
①尿失禁

尿禁制（urinary continence）が意図的に調節できないため,漏らすことを尿失禁（urinary incontinence）という.

- 真性尿失禁：尿意はなく,意思にかかわりなく尿が漏れてしまう.
- 切迫性尿失禁：尿意があると,すぐに漏れてしまい,我慢できない.
- 腹圧性尿失禁：怒責,くしゃみ,せき,立ち上がり動作などによって,腹圧が加わると漏れる.
- 溢流性（奇異性）尿失禁：尿閉状態であるが,膀胱内圧が尿道抵抗に打ち勝って少量ずつ尿があふれ出て漏れる.
- 反射性尿失禁：排尿筋の反射亢進のため,尿が漏れる.
- 機能性尿失禁：起居や移動,更衣の能力低下のため,あるいは寝たきりでトイレまで行けずに漏らす,意識障害で気づかない,認知症で無関心のため漏らすなどである.

・夜尿症：睡眠中に漏らす．

②頻尿

排尿回数が普通よりも増えた状態を頻尿（pollakisuria）という．尿量が増加して生じる場合は多尿（polyuria；1日の尿量が常に2 l 以上）という．頻尿は，多くは1回の尿量が少ない．無抑制膀胱で生じることが多い．膀胱炎が原因となることもある．頻回の失禁は横溢性，反射性，腹圧性のいずれでも生じる．

③排尿困難

脳卒中や脊髄損傷の急性期には自排尿がなく，尿閉となることがある．カテーテル留置や無菌的間欠導尿が必要となる．膀胱に尿が充満しても，意識的に排尿できない，できても残尿は多い．なお，排尿困難は前立腺肥大のような下部尿路の異常でも生じることがあり，鑑別診断が必要である．

（2）排尿障害への援助と対策

排尿障害の特徴を観察して，その病態を理解し，対処する．

・飲水と排尿スケジュールを作成し，排尿を習慣づける．排尿時刻の決定には，健康時の排尿間隔も参考にする．
・残尿が 50〜100 cc 以上であれば，導尿を行う．その状態が続く場合には，間欠導尿による排尿管理が必要となる．患者あるいは家族に導尿法を指導する．
・真性失禁，夜尿症には，各種の集尿器（ビニール袋，安楽尿器，コンビーンなど）を使用する．紙おむつの使用も考慮しておく．
・溢流性，反射性あるいは腹圧性の尿失禁が少量であれば，生理用パッド，尿とりパッドなどが利用できる．尿量が多い場合には，紙おむつを利用する．
・切迫性あるいは機能性尿失禁では，時刻を見てトイレに行く，身近に設置したポータブルトイレや尿器を使用する．

2 - 排便障害

脊髄損傷では，腸管の蠕動運動の低下，腹筋の筋力低下などによって便秘が生じる．身体運動が不活発になることで，これらの機能障害は助長される．このような現象は，高齢者にも生じやすい．

入院生活では，食事や環境の変化，心理的抑制が排便障害の背景にある．ベッド上での排泄，ポータブルトイレの使用は，これまでの排便習慣とは異なるため，心理面への配慮が求められる．複数の同室患者がいる病室では，大きな問題となる．

便秘の予防には，毎日の排便の有無，便の量と性状を調べて対応する．

・繊維の多い食物（生野菜，果物など）を摂取するように心掛ける．
・コップ1杯（200〜300 cc）の飲水によって，腸管の蠕動運動を促す．
・毎朝，トイレに行き，排便の習慣をつける．
・トイレやポータブルトイレで 15〜20 分間は，腹圧を加えたり，腹部をマッサージして，自力排便を試みる．
・自然排便が望ましいが，頑固な便秘には，緩下剤，座薬，浣腸を用いたり，摘便（stool extraction；直腸内に停留する便を潤滑油を塗ったゴム手袋をはめた手指で摘出する）によって排便を促す．

4 家庭および社会への復帰

リハビリテーション過程の進行およびその成果を踏まえて，予測される目標に合わせた家庭・社会復帰への取り組みも，リハビリテーション・プログラムの早い時期から開始する．

リハビリテーション目標の達成に見通しがついた時点で，試験外泊（日中だけの家庭生活を含む）を試みるのがよい．家庭における生活活動の自立の状況，家族の支援の程度，居住環境についての患者と家族の報告，看護師，作業療法士あるいは理学療法士などの専門職の家庭訪問による調査報告を基にして，必要とされる訓練内容にかかわる修正，家族への支援指導，トイレや風呂場などの環境調整の必要性を検討する．予測される日常生活の目標は，次の4段階に大別される．

- セルフケアには介助が必要である．
- セルフケアは自立し，移動は歩行あるいは車いすを利用する．
- 居宅内で仕事も可能である．
- 用事のための外出，通勤も可能である．

退院後の生活の場は，居宅と各種施設に分けられる．どのような生活の場を選択するかは，最終的な機能的状態，家族や住宅状況などの多くの要因を考慮に入れて，患者の意思と家族などとの相談で決定する．ただし，患者自らの意思決定が第一に尊重される．

5. 義肢，装具，車いす，歩行補助具および自助具

　身体部位に器具をつけて，失われた機能を補完する，傷病を治療する，あるいは変形を矯正する技術には，長い歴史がある．古くはエジプト（BC 3000）で使用されていた骨折の副木，インド（BC 800〜150）における義眼や義歯，イタリア（BC 400〜300）の墓場から発見されたカプア棒義足などがある．それらの多くは，生活の知恵から生まれていた．

　現在では，科学技術の発展によって，身体の複雑な機能を把握し，それを代替する機器が数多く開発されている．そのような機器には，身体に結合して用いるもの，あるいは結合していないが，それを用いることで日常生活活動を容易にするものなどがある．心臓ペースメーカーや人工関節のように身体に埋め込む体内機器，義肢や装具のように外部に装着する体外機器がある．

　これらの機器の定義および概念は，統一されていない．準拠する法制による違いもあり，総括的な名称にも，福祉用具，福祉医療機器，リハビリテーション機器，補装具，日常生活用具などがある．国際標準機構（International Organization for Standardization：ISO）の標準化案では，Technical Aids for Disabled Persons と呼ばれている．わが国では，JIS用語が対応している．「福祉用具の研究開発及び普及の促進に関する法律」は，「福祉用具とは，心身の機能が低下し日常生活を営むのに支障のある老人又は身体障害者の日常生活の便宜を図るための用具及びこれらの者の機能訓練のための用具並びに補装具をいう」と定義している．「障害者自立支援法」は，「補装具とは，障害者等の身体機能を補完し，又は代替し，かつ，長期間にわたり継続して使用されるものその他の厚生労働省令で定める規準に該当するものとして，義肢，装具，車いすその他の厚生労働大臣が定めるものをいう」と記している．さらに，厚生労働省告示「補装具の種目，受託報酬の額等に関する規準」において「補装具の種目は，義肢，装具，座位保持装置，盲人安全つえ，義眼，眼鏡，点字器，人工喉頭，車いす，電動車いす，歩行器，頭部保護帽，収尿器，ストマ用装具及び歩行補助つえとし，…**別表**のとおりとする．…」として，その詳細を定めている[*41-1]．それらの名称は，学術用語とは必ずしも一致していない．

　なお，傷病の治療目的に使用される装具は，一部を除いて，関連する事項が診療報酬点数表「第9部処置 第1節処置料（ギプス）」（義肢装具採型法，義肢装具採寸法など）にあり，装具自体は健康保険法の「療養費」扱いとなっている．

[*41-1] 厚生労働省社会・援護局障害保健福祉部長通知「補装具費支給事務取扱指針について」（平成18年9月29日）では，補装具費支給の目的について「補装具は，身体障害者及び身体障害児「（以下）身体障害者・児」という．）の失われた身体機能を補完又は代替する用具であり，身体障害者の職業その他日常生活の能率の向上を図ることを目的として，また，身体障害児については，将来，社会人として独立自活するための素地を育成・助長すること等を目的として使用されるものであり，市町村は，必要とする身体障害者・児に対し，補装具費の支給を行うものである．……」と記されている．（p351，[*41-2]につづく）

別表　補装具の種類

(1) 義肢—殻構造義肢

	名称		型式
義手	上腕義手	装飾用	
		作業用	
		能動式	ハンド型，フック型手部
	肩義手	装飾用	
		作業用	
		能動式	普通用　ハンド型，フック型手部
			フック型手部付
			肩甲鎖骨切除用　ハンド型，フック型
	肘義手	装飾用	
		作業用	
		能動式	
	前腕義手	装飾用	長断端用　ハンド型，フック型手部
		作業用	中断端用　ハンド型，フック型手部
		能動式	短断端用　ハンド型，フック型手部
	手義手	装飾用	
		作業用	
		能動式	
	手部義手	装飾用	
		作業用	
	手指義手	装飾用	
		作業用	
義足	股義足	常用	普通
			カナディアン式
		作業用	
	大腿義足	常用	
		吸着式常用	
		作業用	
	膝義足	常用	
		作業用	
	下腿義足	常用	普通
			PTB 式
			PTS 式
			KBM 式
		作業用	
	果義足		
	足根中足義足	鋼板入り足袋型	
	足指義足		

(2) 義肢—骨格構造義肢

	名称	型式
	肩義手	装飾用
	上腕義手	装飾用
	前腕義手	装飾用
	股義足	カナディアン式
	大腿義足	差込式
		吸着式
	膝義足	常用
	下腿義足	PTB 式
		PTS 式
		KBM 式
		長断端用

(3) 装具

区分	名称
下肢装具	股装具
	先天性股脱装具
	内反足装具
	長下肢装具
	膝装具
	短下肢装具
	ツイスター
	足底装具
靴型装具	
体幹装具	頚椎装具
	胸椎装具
	腰椎装具
	仙腸装具
	側彎矯正装具
上肢装具	肩装具
	肘装具
	手背屈装具
	長対立装具
	短対立装具
	把持装具
	MP 屈曲装具及び MP 伸展装具
	指装具
	BFO

(4) 座位保持装置

(5) その他

種目	名称
盲人安全つえ	普通用
	携帯用
義眼	普通義眼
	特殊義眼
	コンタクト義眼
眼鏡	矯正眼鏡
	遮光眼鏡
	コンタクトレンズ
	弱視眼鏡
補聴器	標準型箱形
	標準耳掛形
	高度難聴用箱形
	高度難聴用耳掛形
	挿耳形（レディメイド）
	挿耳形（オーダーメイド）
	骨導型箱形
	骨導型眼鏡形
車いす[41-2]	普通型
	リクライニング式普通型
	手動リフト式普通型
	前方大車輪型
	リクライニング式前方大車輪型
	片手駆動型
	リクライニング式片手駆動型
	レバー駆動型
	手押し型
	リクライニング式手押し型

（次頁へつづく）

（前頁より）

(5) その他

種目	名称
電動車いす[*41-2]	普通型（4.5 km/H） 普通型（6 km/H） 手動兼用型 リクライニング式普通型 電動リクライニング式普通型 電動リフト式普通型
座位保持いす	（障害児に限る）
起立保持具	（障害児に限る）
歩行器	六輪型 四輪型（腰掛つき） 四輪型（腰掛なし） 三輪型 二輪型 固定型 交互型
頭部保持具	（障害児に限る）
排便補助具	（障害児に限る）
歩行補助つえ	松葉づえ カナディアン・クラッチ ロフストランド・クラッチ 多点杖 プラットホーム杖
重度障害者用 意志伝達装置	

（厚生労働省 2006年10月，改変）

[*41-2] (5) その他のうち，下表の「種目」欄に掲げる補装具の対象者は，原則として，「対象者」欄に掲げる者（児）とされている．

種目	名称	対象者
車いす	手動リフト式普通型	当該車いすを使用することにより自力乗降が可能となる者等，日常生活又は社会生活において真に必要な者．
	リクライニング式	次のいずれかに該当する障害者であること． ア　頸髄損傷者で低血圧性発作を起こしやすいため，随時に仰臥姿勢をとることにより発作を防止する必要のある者． イ　リウマチ性の障害等により四肢や体幹に著しい運動制限があって座位を長時間保持できないため，随時に仰臥姿勢をとることにより座位による生活動作を回復する必要のある者．
電動車いす	レバー駆動型全般	歩行困難な者で，かつ，片上肢機能に障害がある者． 学齢以上であって，次のいずれかに該当する障害者であること． なお，電動車いすの特殊性を特に考慮し，少なくとも小学校高学年以上を対象とすることが望ましいこと． ア　重度の下肢障害者であって，電動車いすによらなければ歩行機能を代替できない者． イ　呼吸機能障害，心臓機能障害によって歩行に著しい制限を受ける者であって，医学的所見から適応が可能な者．
	リクライニング式	次のいずれかに該当する障害者であること． ア　頸髄損傷者で低血圧性発作を起こしやすいため，随時に仰臥姿勢をとることにより発作を防止する必要のある者． イ　リウマチ性の障害等により四肢や体幹に著しい運動制限があって座位を長時間保持できないため，随時に仰臥姿勢をとることにより座位をとることによる生活動作を回復する必要のある者．
	電動リフト式普通型	手動リフト式普通型車いすの使用が困難な者で，当該車いすを使用することにより自力乗降が可能となる者等，日常生活又は社会生活において真に必要な者．

1 義肢

1 – 義肢の定義

義肢（prosthesis, limb prosthesis）[*42]は，失われた部分を置き換える人工的代用物であり，切断により四肢の一部が欠損した場合，元の手足の形態や機能を復元するために装着，使用する人工の手足である．上肢切断に用いる義手（upper extremity prosthesis）と下肢切断に用いる義足（lower extremity prosthesis）とがある．

2 – 切断と義肢

四肢の切断（amputation）に至る主な要因は，多いものから順に，①循環障害，②外傷，③悪性腫瘍，④先天異常，である．切断部位の選択には，原因，患者の年齢や生活様式，処方される義肢の種類を考慮する必要がある．①②では，健常の組織をどれだけ長く残すかが重要になり，植皮や皮弁の移植も行われる．③では，腫瘍組織の完全な除去が優先される．四肢切断術は，患者の機能的状態の向上を目指す積極的な再建手段である．

切断術後に行われる義手や義足の製作および装着訓練は，医師による適応決定と指示（処方）に従って，義肢装具士による採型，仮合わせ，適合判定を通して製作が行われ，理学療法士あるいは作業療法士による装着訓練となる．義肢の適切な適合には，良好な断端状態，義肢の操作に耐えうる筋力，関節機能，訓練に参加できる認知機能が必要になる．

小児の先天性切断（congenital amputation）は，子宮内で狭窄帯の圧迫によって生じるが，胚組織の内因性欠陥説もある．外部的要因の例として，妊娠中にサリドマイド薬剤を服用した母親から生まれた児の四肢欠損がある．いずれにしても，医学的リハビリテーションでは，肢切断として扱っている．原則的には成人と同じであるが，成長と発達という小児特有の問題がある．小児が義肢に慣れること，身体像の一部として確立することが必要である．

3 – 義肢の基本的構成

（1）ソケット

ソケット（socket）は，切断端を収納して義肢と連結し，切断端の運動の方向と力などの生体力学的情報を正確に伝達する界面（interface；相互に作用を及ぼす領域）となり，どのような義肢にも必要である．切断者ごとに断端の長さや形状が異なるため，使用者に合わせて製作する．

（2）機能部品

① 継手

義肢には，各関節の運動を代替する部品として，継手（joint）がある．継手は，取付け部位（股継手，膝継手，足継手など），運動軸（1軸，2軸，多軸），構造（蝶番，箱型など），機能（固定，遊動など）によって，分類されている．

② 手先具と足部

義肢の先端部品として，義手には手先具（terminal device；手指の形態あるいは機能を再現する部品），義足には足部（foot component；足の形態や機能を再現する部品）がある．

③ 支持部材（幹部）

四肢の骨幹部に相当する支持部品である．実用上，重要な構造分類には，殻構造と骨格構造とがある．

- 殻構造：甲殻類の肢体の構造と同じように，義肢に働く外力を殻（shell）で支え，同時に殻の外形が四肢の外観を整える構造である（外骨格構造，exoskeletal type）．作業用義手を除く義手と在来型義足の大部分は殻構造であり，ソケッ

[*42] prosthesis は，広義には「補綴」「補欠」とも訳され，身体の欠けた部分の代用に人工物を入れること，あるいは人工的補欠物（義歯，義眼，人工関節など）を意味している．ギリシャ語の語源は，pro＝to，thesis＝placing であり，"placed instead, a putting to, addition" である．

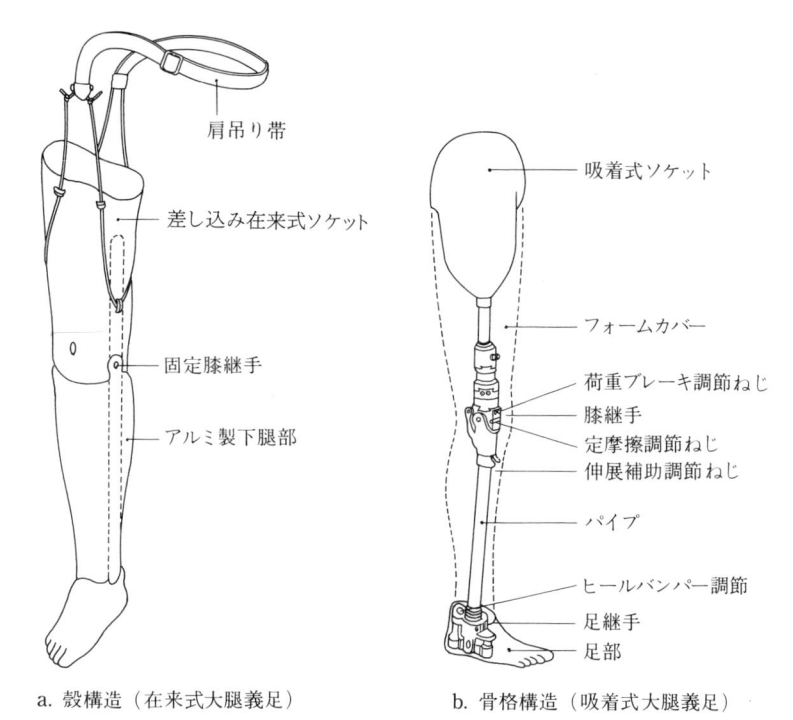

a. 殻構造（在来式大腿義足）　　b. 骨格構造（吸着式大腿義足）

図 7-19　義肢幹部の構造

トの不適合などの問題が生じると，すべてを作り直さなければならない．この義肢を殻構造義肢（外骨格義肢，exoskeletal prostheses）という（**図 7-19a**）．

・骨格構造：人体の四肢の構造と同じように，義肢の中心軸にあるパイプや支柱などで外力を支え，プラスチックフォームなどの軟性材料の形成品を被せて外観を整える構造である（内骨格構造，endoskeletal type）．これは骨格構造義肢（内骨格義肢，endoskeletal prosthesis）と呼ばれている（**図 7-19b**）．製作したソケットの大幅な変更はできないが，それ以外の構成要素部品（モジュール，module；組合せ式義肢の構成要素となる規格部品）は長さや大きさの交換が可能であり，モジュラー義肢（modular prosthesis）ともいう．

・アライメント部品：アライメント（alignment）は，生体の軸位の相対的な関係である．アライメント部品は，義肢部品相互の位置関係と，義肢と切断者の身体との位置的関係にかかわるものである．adjustable coupling は広く利用されているもので，形態は円柱状，4本の調節ねじがあって，前後左右，回旋，ソケットの傾斜など，義足部品の相互関係を調整することができる．

殻構造義足はアライメント・カップリング（alignment coupling）で調整する．骨格構造義足には，アライメント調節部品が内蔵されている．

4 - 義手

人間の手は，巧緻性を必要とされる作業を遂行する機能を備え，感覚器としての特性もあり，複雑で多様な機能を果たしている．手の機能は，肩・肘・手関節の運動によるリーチ（reach）動作によって，手先具としての手指が一定範囲内の任意の場所に到達することで成り立っている．現在の義手（upper extremity prosthesis）には，感覚器がなく，手指機能の再現は不十分である．外観および機能が本来の手と同じような義手は，まだ完成されていない．

わが国では，障害者自立支援法や児童福祉法に

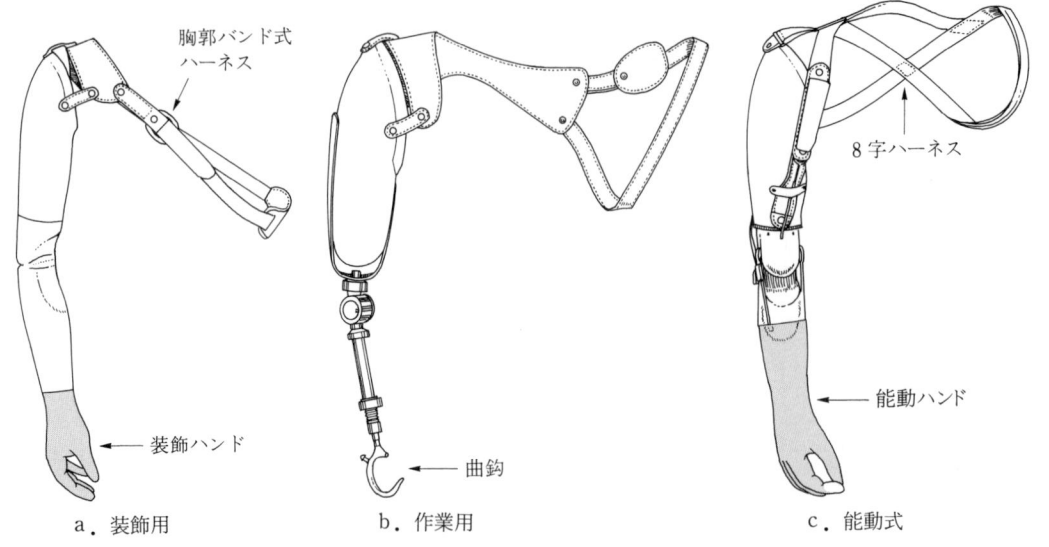

図 7-20 義手の機能による分類（上腕義手）

定められた交付基準によって，四肢の切断高位による名称と機能分類による形式の区分に基づいて，義手の処方，製作および交付が行われている．

上肢切断者は次の義手のいずれかを，用途に応じて選択する，あるいは併用する．片側上肢切断者では，装飾義手を装着する場合が多い．全般に義足に比べて装着率が低い．

(1) 義手の機能による分類

厚生労働省告示で定める「補装具の種目（別表）」では，義肢は名称と型式によって区分されている．機能と対応するのは型式であり，義手は装飾用，作業用，能動式に区分されている．

① 装飾用義手（cosmetic upper limb prosthesis, non-functional upper limb prosthesis）

外観の復元を第一義に考え，軽量化と手触りのよさを図った義手であり，機能は第二義的である（図 7-20a）．

② 作業用義手（work arm, artificial hand for work）

農耕，山林，機械作業などの労働作業に向くように頑丈に作られた義手であり，外観は第二義的である．作業目的に合わせて手先具を交換して使用する（図 7-20b）．

③ 能動義手（body-powered upper limb prosthesis）

主として肩甲（上肢）帯や体幹の運動を力源として，コントロールケーブルシステム（control cable system）を操作し，継手あるいは手先具の運動を制御する義手である（図 7-20c, 21）．コントロールケーブルシステムは，ハーネスでとらえた動きを能動部品（肘継手，手先具）に伝達するシステム全体である．ケーブルがケーブルハウジングの内腔を通って作動し，そのケーブルハウジングが関節を挟んだ 2 点で支持された走行路によって設定されているのが基本である．

④ 動力義手（externally powered prosthesis）

義手を随意的に操作するための力源を，自己の身体の動きではなく，外部の力源（電気，油圧，空圧など）に依存するものである．制御特性としての応答性や信号処理などの点で電動義手（electric upper limb prosthesis）が有利である．これは上肢断端に位置する筋群の表面電極から得られた微弱な筋電活動を増幅し，電気的処理を行って義手の継手や手先具の運動を制御するものである．現在，わが国では前腕切断用の筋電義手と上腕電動義手とが利用できるが，制御特性や機構，重量，保守などに多くの問題が残されている．

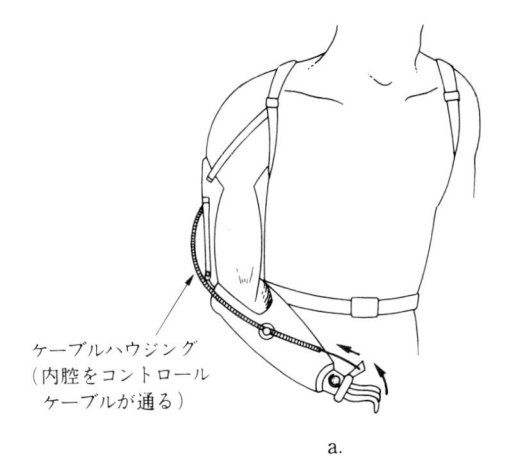

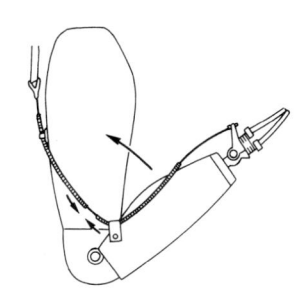

図 7-21 ハーネスと制御機構
a．前腕義手 8 字ハーネスと単式コントロールケーブルシステム：ケーブルを引くとフックが開く．
b，c．上腕義手の複式コントロールケーブルシステム：ケーブルハウジングが肘継手付近の中間で分離し，フックを開くのに要する力よりも肘屈曲に要する力のほうが小さいため，ケーブルを引くと肘継手が固定されていない場合には肘が屈曲し，肘継手が固定されている場合にはフックが開く．

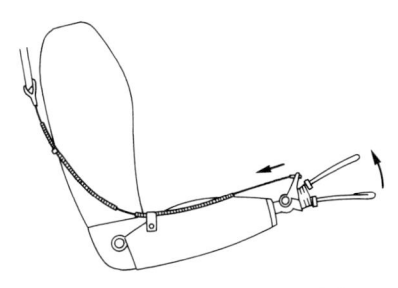

（2）義手の構成要素と構造
① ソケット
義手を懸垂して，支持する．
② 継手
肩継手，肘継手，手継手がある．
③ ハーネスと制御機構

能動義手のハーネス（harness）は，ⓐ義手を懸垂支持して断端を固定し，ⓑ上肢帯や体幹の運動をケーブルの牽引力に変換して手先具や肘継手を作動させるため，肩や胸郭につける部品である（図 7-20，21）．コントロールケーブルシステムは手先具だけを制御する単式と，肘継手と手先具の両方を制御する複式などに分けられる（図 7-21）．ハーネスの基本は前腕義手，上腕義手においては 8 字ハーネス，肩義手では胸郭バンド式ハーネスである．力源に利用される身体運動は，前腕義手，上腕義手においては肩屈曲，肩甲骨外転である．肩義手では，肩甲骨外転に加えて，肩挙上と肩下垂，健側肩外転，胸郭の拡大運動である．

・8 字ハーネス（figure eight harness）：ベルトが背部で交差して，健側腋窩にかけた腋窩ループと義手を支えるベルトが 8 字を形成している．両側上肢帯の動きを腋窩ループのベルトで伝達する．

・胸郭バンド式ハーネス（chest strap harness）：確実な懸垂および支持に適するが，上肢帯の動きをあまり利用できない．

その他：9 字ハーネス（figure nine harness）やリュックサックハーネス（ruck sack harness, double axillar loop harness）などもある．

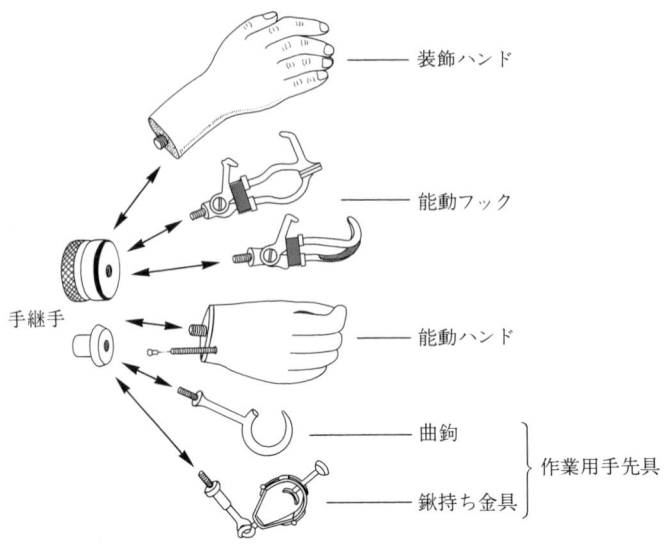

図 7-22　手継手と各種手先具
（中島　2003，一部改変）

④ 手先具

装飾用の手先具は装飾ハンド（cosmetic hand）である．最近，合成樹脂の骨格をもち，関節機能も内蔵した装飾ハンドが開発され，実用化されている（パッシブハンドV®）．対象物の形状（例：ハンドルレバー）に合わせて形を整えれば，装飾用義手でも相応の機能が得られる．

作業を目的として製作された作業用手先具（terminal device for work）には，曲鉤，手鉤，双嘴鉤，丸環，物押さえ，鎌・鍬持ち金具などがあり，目的に応じて使い分ける（図7-22）．

能動手先具には，能動フック（utility hook）や能動ハンド（utility hand, functional hand）がある．能動フックは手鉤形の2本の金属製鉤で挟む機能，能動ハンドは手指で把持機能を代償するものである．機能的には前者が優れている．コントロールケーブルを引くことにより開くもの（随意開き式，voluntary opening type）と，閉じるもの（随意閉じ型，voluntary closing type）とがある．ケーブルの操作に抗する力源には，ゴムやスプリングが用いられる．

手継手では，作業用手先具，能動手先具，装飾ハンドを自由に交換できる方式もある．

（3）義手の名称

義手は，上肢の切断高位に対応して，名称が類別されている．

① 肩義手（shoulder disarticulation prosthesis, shoulder prosthesis）

肩甲胸郭間切断，肩関節離断，短断端上腕切断に処方される．肩継手は遊動式継手で，隔板肩継手（屈曲伸展運動だけ），外転肩継手，屈曲・外転肩継手，ユニバーサル肩継手などがある．装飾用では，皮革や布製のベルトを用いることがある．能動義手は，肘屈曲位での手先具の操作が困難であり，いろいろな工夫がなされている．

② 上腕義手（transhumeral prosthesis, above-elbow prosthesis）

上腕標準端義手，上腕短断端義手がある．短断端では，全面接触の差込式ソケットが多く用いられている．自己懸垂力のある吸着式ソケットが選択されることもある．肘継手にはブロック型とヒンジ型（蝶番型）とがある．

③ 前腕義手（transradial prosthesis, below-elbow prosthesis）

切断長によって断端の機能特性が異なり，前腕回旋機能の有無が，特にソケットの形状を決める

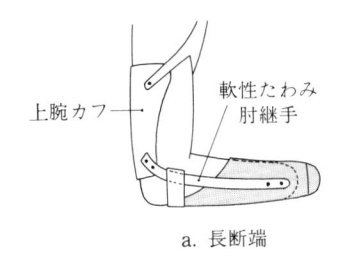

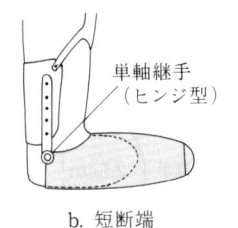

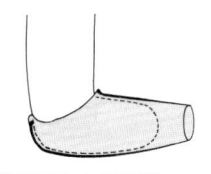

```
上腕カフ    軟性たわみ        単軸継手
            肘継手            (ヒンジ型)

   a. 長断端        b. 短断端    c. 極短断端から長断端まで可
                                 ミュンスター型ソケット
```

図 7-23 前腕切断における断端長とソケット

上で重要となる．原則的には全面接触の差込式ソケットであり，ソケット懸垂のために上腕カフと軟性たわみ肘継手とが用いられている．極短断端，短断端には顆上部支持式自己懸垂ソケット（ミュンスター型前腕ソケット，Münster type below-elbow socket；顆上部まで深くソケットに断端を納める自己懸垂型）が有用である（**図 7-23**）．

その他，切断部位に相応して肘関節離断用肘義手，手義手（wrist disarticulation prosthesis），手部義手（手根中手部切断用義手），手指義手（手指切断）などがある．

（4）義手の適合判定

義手の適合判定（checkout, fitting evaluation）は，義肢が指示（処方）に従って完成され，機能を十分に果たすかどうかを点検することである．使用者に装着させて，義手の長さ，ソケットの適合と懸垂力，可動域，コントロールケーブルシステムの効率，口元，前ボタン位置での手先具の操作などについて行う．

なお，上肢切断後，はじめは包帯による圧迫を切断端に加え，可動域の維持および筋力強化の訓練を実施する．その後，義手の処方が行われる．適合検査終了後には，義手の着脱訓練やソケットの手入れ，手先具の操作，物品の把持や離し，運びなどの単位動作から訓練を始め，次第に日常生活や職業活動に必要な機能の獲得へと移行する．

5 - 義足

義足（lower extremity prosthesis）は，下肢切断者の移動能力の確保に重要であり，義手に比べて装着頻度が高い．義足の多くは実際の歩行のために用いられているが，高齢者の両側下肢の切断では，装飾用義足がまれに処方されている．歩行を目的とする義足以外に，走行やスキーなどのスポーツ用義足も開発されている．

（1）義足の機能による分類[*43]

- 作業用義足（work foot, artificial foot for work）：特定の労働作業に適した構造や強度を有することを主目的とした義肢である．
- 常用義足（permanent lower extremity prosthesis）：日常生活における使用に適した外観を整え，義足のすべての部分が長期間の使用に耐えるように製作された義足であり，本義足ともいう．

（2）義足の構成要素と構造

① ソケット

義足を懸垂し，体重を支持する．義足のソケットは，大腿ソケットで代表されるように，差込式ソケット（plug fit type）と，吸着式ソケット（suction socket）とに大別される（図 7-19）．差込式ソケットは，在来型義足で用いられていたアルミニ

[*43] 厚生労働省告示「補装具の種目」では，型式は基本的には常用と作業用になっている．細部にわたっては，股義足の常用が「普通」と「カナディアン式」に，大腿義足が常用，吸着式常用および作業用に分けられるなど，統一されていない．

る．

単軸足部（single-axis foot）は，単軸の足継手で底屈と背屈を制御している．足背バンパ（instep bumper，前方バンパ，anterior bumper；足継手の前方に位置して，立脚中期からの足関節部の背屈を制御する部品）および踵バンパ（heel bumper，後方バンパ，posterior bumper；足継手の後方に位置して，踵接地から足底接地までが滑らかになるように，足関節の底屈を制御する部品）が，しばしば用いられている（図7-25b）．

足底背屈に内反と外反を加えた2軸足部（dual-axis foot），さらに内転と外転を加えた多軸足（universal foot）もある．2軸足は，広く開脚姿勢をとるゴルファーに利用されている（図7-25c）．最近は，足部に反発性のある材質を用い，立脚期前半で蓄えた力学的エネルギーを踏み切りの推進に利用するエネルギー蓄積型足部（energy storing prosthetic foot）も開発されている（図7-25d〜g）．

③ 膝継手

膝継手（knee joint）は，膝関節を制御することを目的とした部品であり，歩行だけでなく，日常生活上で必要とされる動作や身体運動を考慮して，適切な継手を選択することが重要である．歩行時には，下肢振り出し時の遊動と立脚相における安定した体重支持との2つの機能を果たしている．膝継手は，遊脚相にも固定したままの固定式膝継手（fixed knee joint；立脚時の膝折れを防ぐため，歩行時には膝継手をピンや掛け金で固定する継手）と遊動する（free；関節運動に制限がないこと）遊動膝とに分けられる．遊動膝には，①回転の中心がひとつの単軸膝継手（single axis knee），②上下にある2本の軸を回転の中心として屈伸する2軸膝継手（double axis knee joint；2つの曲面で構成される大腿下面に接して下腿が滑り運動を行う），③膝の屈伸時に屈曲角度に合わせて回転の中心が移動する多軸膝継手（polycentric knee joint），がある．多軸膝継手には生理膝とリンク膝がある．

正常歩行の遊脚相に加速期と減速期があるように，義足歩行における遊脚相の調節には，下腿の振り出しを助けるための膝伸展補助装置（ゴムバンド製のキックストラップ，下腿内蔵のコイルスプリングなど）と，振り出しを減速調整する機構（定摩擦膝継手，可変摩擦膝継手，流体制御膝継手）とがある．歩調を検出して抵抗を自動的に調節する装置（インテリジェント膝継手）も利用されている．立脚相の膝の固定機構には，体重負荷制御（weight-activated knee lock）の安全膝（safety knee；立脚相で義足に体重が加わると，摩擦が働いて膝屈曲位でも固定され，遊脚相には解除される機構を備えたもの）がある．

④ 股継手

股継手（hip joint）には遊動式と固定式とがある．後者は，歩行中は固定され，座るときには手で固定を外して遊動とする．ソケットが受皿式やティルティング式のものに使用された．多くは単軸で，屈伸運動だけが行われるヒンジ継手である．カナディアン式股義足では，歩行中の振り出しやすさと立脚相の安定性のために，回転軸は正常股関節よりも前下方に位置している．

（3）義足の名称

義足は下肢の切断高位に対応して名称が類別されている．

① 股義足

股義足（hip disarticulation prosthesis）では，カナディアン式股義足が広く用いられている．ソケットによる体重支持は，切断側の坐骨結節部で行われる．軽量化のため，内骨格構造として，アルミニウムやカーボングラファイト繊維が素材として用いられる．足部は，短軸足部あるいはサッチ足部である．股関節の継手は中心軸よりも前下方に取り付け，股継手と膝継手は全遊動にして，安全性が高く，普通に近い歩容が得られる．必要であれば，股関節あるいは膝関節を固定する．義足歩行は，主として矢状面内での骨盤の回転運動で行われている．なお，片側骨盤切除術（hemipelvectomy）後では，ソケット内面の形態を調整して製作する．ただし，体重支持は大部分が切除側の軟部組織で行われ，一部が仙骨や対側の坐骨結

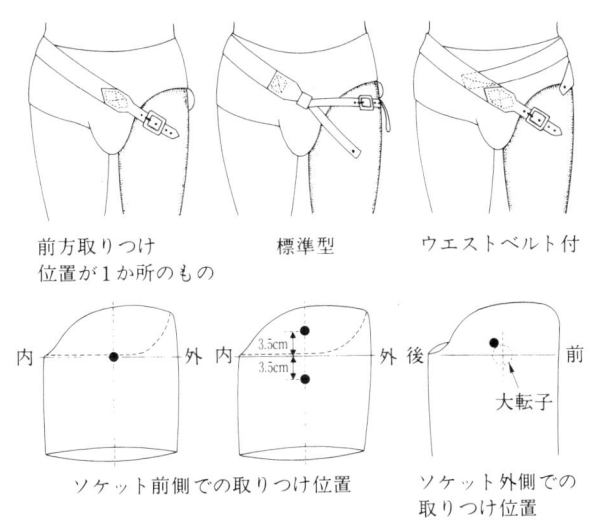

図 7-26 シレジアバンドの種類
幅の広い布または皮革帯で作られたバンドで，ソケット前面から健側の腸骨稜と大転子の間を通りソケット外側に取りつけ，ソケットの懸垂を保持する．

(澤村 1992, 一部改変)

節で支持されることになる．

② 大腿義足

代表的な大腿義足 (above-knee prosthesis) を掲げる (図 7-19)．多くの在来型大腿義足 (conventional above-knee prosthesis) は，ソケットが差込式であって，肩吊り帯 (shoulder suspension system, 図 7-19a) やシレジアバンド (Silesian bandage, 図 7-26) で懸垂する．膝継手には，固定膝を用いる．吸着式大腿義足は，吸着によって懸垂する全面接触四辺形吸着ソケットが一般に使用されている．ソケット後壁上縁の坐骨支持で坐骨結節を受け，体重を支持する．最近，内外径が狭くて前後径の広い形をした，坐骨結節と坐骨枝の一部をソケット内に入れた坐骨収納型ソケット (ischial containment socket) が普及している．代表的なものに CAT-CAM ソケット (contour-adducted, trochanteric-controlled alignment method socket：CAD-CAM socket) がある．

③ 下腿義足

代表的ないくつかの下腿義足 (below-knee prosthesis) を掲げる (図 7-27)．在来式下腿義足 (conventional below-knee prosthesis) には，差込式ソケットの両側に支柱と膝ヒンジ継手がつき，上方に大腿コルセットが取り付けられている．PTB 式下腿義足 (patellar tendon-bearing below-knee prosthesis) は，膝蓋腱部だけで体重を支持して，簡単なカフ (knee cuf) で懸垂する．体重支持の効率，断端運動の伝達にも優れている．下腿義足にも脛骨粗面と腓骨頭を除圧した二重構造ソケットが開発されている (Leonard et al. 1993)．断端や膝関節の安定性の増加を目的に，PTS 式ソケット (patellar tendon supracondylar socket：PTS socket)，KBM 式ソケット (Kondylen-Bettung Munster socket：KBM socket) が用いられる (図 7-28)．近年，全表面荷重式ソケット (total surface bearing below-knee prosthesissocket：TSB socket) も使用されるようになった．熱硬化性樹脂の外ソケットとシリコン製の内ソケットをシャトル・ロックやキャッチピンを用いて接合させるもので，3S (silicone suction socket) と ICEROSS (icelandic roll-on silicone socket) が主に使われている．PTB 式ソケット (patellar tendon bearing socket：PTB socket) は，内側に軟ソケット付き全面接触型の硬ソケットであり，体重支持には膝蓋腱部

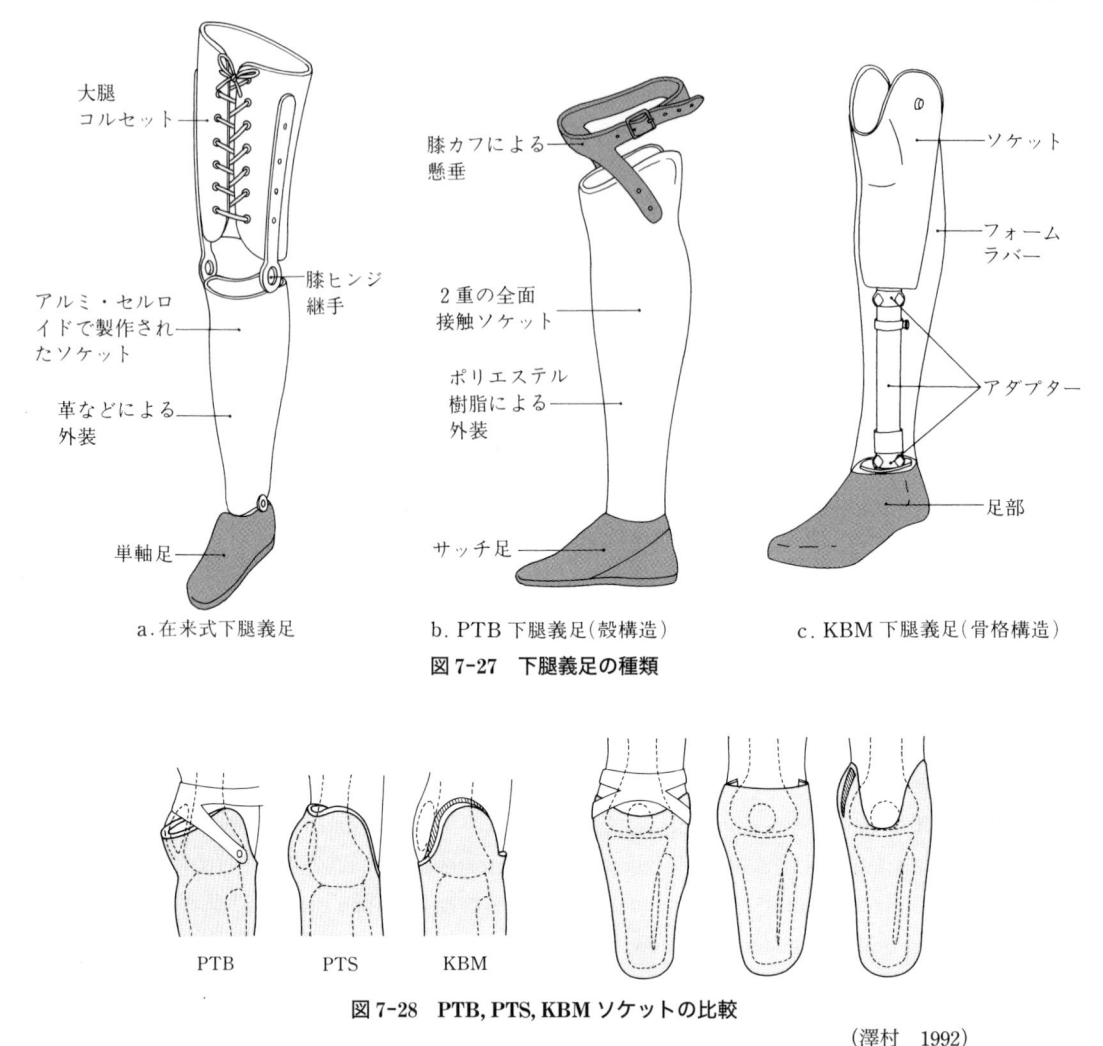

図 7-27 下腿義足の種類
a. 在来式下腿義足
b. PTB 下腿義足（殻構造）
c. KBM 下腿義足（骨格構造）

図 7-28 PTB, PTS, KBM ソケットの比較

（澤村　1992）

が重要な役割を果たしているが，それに限定されるわけではなく，ソケット全面によって支持されている．懸吊は膝カフで行う．

④ その他

サイム義足（Syme prosthesis），足根義足（足袋式），足指義足などがある．

（4）アライメント

義肢が本来の機能を発揮できるように，ソケットに対して各部品の相対的位置を定めることをアライメント（alignment）という．

・ベンチアライメント（bench alignment）：義足を水平な作業台（bench）に立たせた状態における義足のアライメントをいう．基本的な力学的法則に従って組み立てられているかをチェックする．

・静的アライメント（static alignment）：実際に義足を装着して，立位，座位などの静止した姿勢をとらせ，動きのないときのアライメントをチェックする．ソケットの適合状態，義肢の長さ，装着肢の基本的肢位（反張膝になっていないか，踵が浮いていないかなど）について，アライメントを決定することをいう．

・動的アライメント（dynamic alignment）：義足を

第 7 章　医学的リハビリテーションの諸科学技術

装着して，義足歩行時の歩容，その他の動作時の分析を行い，歩行やその他の異常の原因となるアライメントの修正を行うことをいう．異常歩行の原因には義足側に問題がある場合と，使用者側にある場合（拘縮，筋力低下，炎症などの疼痛をもたらす原因，訓練不足や悪い習慣など）とがある．

使用者の主観的な判断（評価）も含めて，適切なアライメントを最終的に決定する．

2 装具

1 - 装具の定義と名称

（1）定義

装具（orthosis, brace）は，四肢および体幹の疾病や損傷の治療，機能的制限の軽減，あるいは機能改善のための訓練を目的として使用する補助器具である．装具は基本的には生体に力を及ぼすシステムであり，伝統的な装具には1～3種の主要な機能，すなわち保護（protection），矯正（correction），支持と代償（assistance and substitution）がある（アイセン 1995）．

装具には複数の分類がある．使用部位別には，上肢装具，体幹装具，下肢装具に分類される．装具の機能によって，固定用装具と矯正用装具，静的装具あるいは動的装具などに大別される．使用目的からは，身体部位への負荷を軽減する免荷用，動きを防止する固定用，肢位を一定にする保持用，形態を修正する矯正用のものがある．その他に，主として児童の機能訓練に利用する訓練用装具や，夜間安静時に変形の進行予防や矯正のために使用する夜間装具がある．また，装具の使用あるいは支給目的から，治療用と更生用とに分けられる．治療用装具は，疾病や損傷の医学的治療が完了する前に使用する装具あるいは治療手段として使用する装具である．更生用装具は，医学的治療が終わり，機能障害が固定した後に，日常生活活動などの向上のために使用する装具である．

装具の指示（処方）にあたっては，装具による

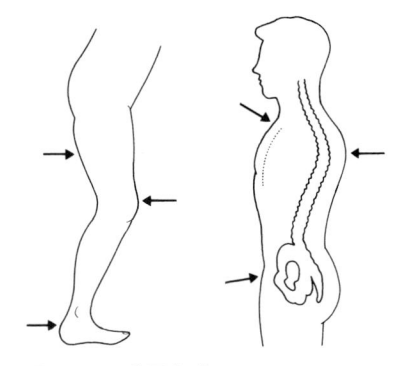

図7-29 3点固定（three point pressure principle）の原則
1点に対する力と，その点から離れた2点に対する逆向きの力の3点に働く力によって支持力を得る方法である．

表7-9 理想的な装具の条件

- 不都合な運動を抑え，正常な運動を許容する
- 適切な安定性が得られる
- 装着によってエネルギー消費が軽減する
- 圧が広く分布し安全である
- 装着感がよい
- 着脱が容易である
- 高価ではない
- 耐久性がある
- 調整可能である

（アイセン 1995）

治療や機能改善の目的を的確に把握し，装具の適応，解剖学と生理学，運動学について知っておくことが必要である．装具の3点固定の原則（three point pressure principle）が守られているか，目的が達成されているかに注意する（図7-29）．表7-9に理想的な装具の条件を掲げる．

（2）名称

装具の名称としては，厚生労働省告示「補装具の種目」に掲げられている装具の名称（別表），日本工業規格（JIS）福祉関連機器の用語，国際標準化機構（ISO），アメリカ整形外科学会（American Academy of Orthpaedic Surgeons：AAOS）による記載法などが使用されている（表7-10）．人名，地名，帰属を冠とした命名も，しばしば行われている．ISOの名称分類は，AAOSに準じている．

表 7-10a 装具の分類 (1)

上肢装具の分類			下肢装具の分類	
装具 JIS 用語（JIS T 0101-1986）	AAOS*		装具 JIS 用語（JIS T 0101-1997）	AAOS*
・機能的上肢装具	S E O		・骨盤帯付長下肢装具	H K A F O
・肩装具	S O		・骨盤帯・ツイスタ付長下肢装具	
肩外転装具			・脊椎下肢装具	L S H K A F O
肩甲骨保持装具			・骨盤帯膝装具	H K O
懸垂装具			・脊椎膝装具	L S H K O
腕つり			・股装具	H O
・BFO			股内・外転装具（蝶番式）	H K A F O
・肘装具	E O		・ペルテス病装具	H O
肘固定装具			（トロント型，三角形ソケット型，ポーゴスチック型など）	
肘装具（体外力源式）			・先天股脱装具	
・把持装具	W H O		（リーメンビューゲル型，フォンローゼン型，バチェラー型，ローレンツ型，ランゲ型など）	
把持装具（手関節駆動式）				
把持装具（つめ車式）				
把持装具（肩駆動式）				
把持装具（体外力源式）			・長下肢装具	K A F O
・手関節装具	W H O		長下肢装具（両側支柱付）	
手関節背屈装具			長下肢装具（片側支柱付）	
手関節背側支持装具			坐骨支持長下肢装具	
トーマス型懸垂装具			機能的長下肢装具（UCLA 式）	
オッペンハイマー型装具			プラスチック長下肢装具	
・長対立装具	W H O		・膝装具	K O
長対立装具（ランチョ型）			膝装具（スウェーデン式）	
長対立装具（エンゲン型）			プラスチック膝装具	
長対立装具（ベネット型）			膝装具（軟性）	
・把持装具	H O		・短下肢装具	A F O
把持装具（指駆動式）			短下肢装具（両側支柱付）	
把持装具（指駆動補助式）			短下肢装具（片側支柱付）	
・短対立装具	H O		短下肢装具（らせん状支柱付）	
（ランチョ型，エンゲン型，ベネット型）			短下肢装具（両側ばね支柱付）	
			短下肢装具（後方板ばね支柱付）	
・手関節指固定装具	H O		プラスチック短下肢装具	
（プラットフォーム型，サンドイッチ型，パンケーキ型）			短下肢装具（プラスチック靴インサート付）	
・MP 屈曲補助装具（ナックルベンダ）			PTB 短下肢装具	
・MP 伸展補助装具（逆ナックルベンダ）			・デニス・ブラウン装具	F O
			・整形靴（靴型装具）	F O
・IP 屈曲補助装具（指用小型ナックルベンダ）	H O		長靴	
			半長靴（編上靴）	
・IP 伸展補助装具（指用小型逆ナックルベンダ）			チャッカ靴	
			短靴	
・IP 伸展補助装具（コイルスプリング式）			・靴の補正	
・指固定装具			・足装具	F O
			靴インサート	
			ふまず支え	

*S：肩関節，E：肘関節，W：手関節，H：手指，O：装具

*H：股関節，K：膝関節，A：足関節，F：足部

（次頁につづく）

表 7-10b　装具の分類 (2)

体幹装具の分類

装具 JIS 用語（JIS T 0101-1997）	AAOS*
・仙腸装具	S O
・仙腸ベルト	Flexible SO
・腰仙椎装具 　腰仙椎装具（ナイト型） 　腰仙椎装具（ウィリアムス型） 　腰仙椎装具（チェアバック型） 　腰仙椎装具（軟性）	L S O
・胸腰仙椎装具 　胸腰仙椎装具（モールドジャケット式） 　胸腰仙椎装具（ジュエット型） 　胸腰仙椎装具（テーラー型） 　胸腰仙椎装具（ナイト・テーラー型） 　胸腰仙椎装具（スタインドラー型） 　胸腰仙椎装具（軟性）	T L S O
・頸椎装具 　頸椎装具（支柱付） 　頸椎装具（モールド式） 　頸椎カラー 　斜頸枕	C　　　O
・頸胸椎装具 　頸胸椎装具（ハロー式）	C T　　O
・側弯矯正装具 　側弯矯正装具（ミルウォーキー型） 　側弯矯正装具（アンダーアーム型）	C T L S O T L S O

*C：頸椎，T：胸椎，L：腰椎，S：仙椎

（加倉井・他　2000，改変）

下肢装具では股関節（hip：H），膝関節（knee：K），足関節（ankle：A）および足部（foot：F）の頭文字を連ねて，最後に装具（orthosis：O）をつけている（Ragnarsonn　1993）．

装具は，splint, brace, orthosis の訳語として用いられているが，その内容は少しずつ異なっている（Sipsk et al.　1993）．

・splint：変位した部分あるいは可動性のある部分を固定する装置
・brace：身体部位を正しい肢位に支持し，整え，保持する装置
・orthosis：身体部位を正しい肢位に支持し，整え，変形を予防または矯正し，機能を改善させる装置

2 - 装具の目的による分類

装具は，使用目的に従って，次のように分類されている．

・免荷装具：装具で体重の一部あるいは全部を支えて，装着部位による体重支持を減らすための装具である．大腿骨頸部骨折や股関節固定術後などに使用される坐骨支持装具などがある（図 7-30）．

・固定用装具：脊椎や関節の運動を制限あるいは固定する．腰痛症に対する腰仙椎軟性コルセット（ダーメンコルセット，Damenkorset；ばね芯を組み込んだ布製あるいはナイロンメッシュを素材としたコルセット）などがある．

・保持用装具：単に支えとして用いるもので，腕神経叢麻痺による肩関節脱臼の恐れがある場合，上肢外転位に支持する副子や装具などがある．

・矯正用装具：変形に対して圧迫や牽引を加えて機械的に矯正するもので，側弯症装具（ミルウォーキー型，Milwaukee brace；体幹の前後面の支柱とネックリング，骨盤帯，胸腰椎変形の凸側を抑えるパッドで構成される）などがある（図 7-31）．

・牽引用装具：牽引力を作用させて，骨折の整復や病巣の安静を図る．頭蓋輪骨盤牽引法（halo-pelvic traction；頭蓋輪を金属ピンで頭蓋に固定し，骨盤には金属ワープを金属ピンで固定して，両者を 4 本の支給で固定する）による脊椎の牽引固定などがある．

・補高用装具：脚長差を補う装具で，下肢に主に用い，靴型装具で補高する場合が多い．

・訓練用装具：機能回復訓練に利用される装具で，脳性麻痺や二分脊椎の小児の訓練に用いる立位保持装置（stabilizer；両側の下肢装具を板上に固定したもの）などがある．

・夜間装具：矯正や固定を目的に夜間安静時だけに使用する．痙性不全麻痺患者の患肢関節に対する屈曲拘縮の予防などがある．

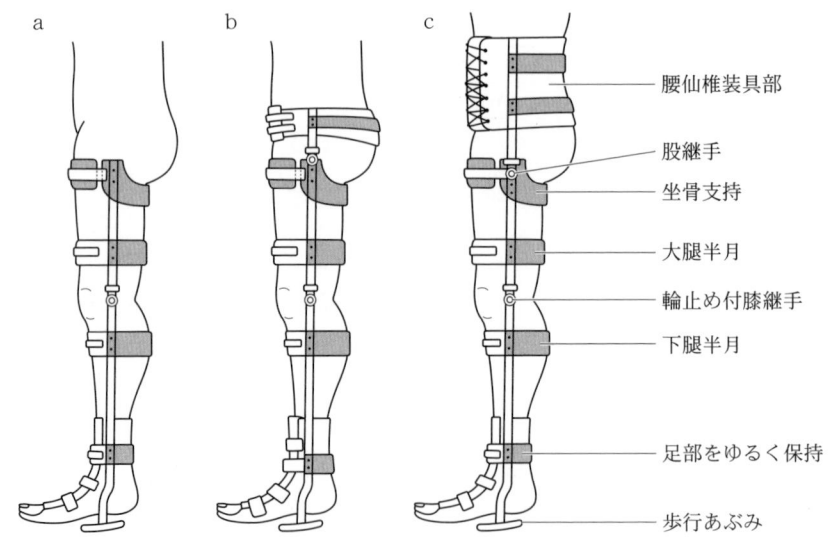

図7-30 坐骨部で支持する免荷装具
a：坐骨支持長下肢装具，b：坐骨支持骨盤帯長下肢装具，c：坐骨支持脊椎長下肢装具
（渡辺 2000）

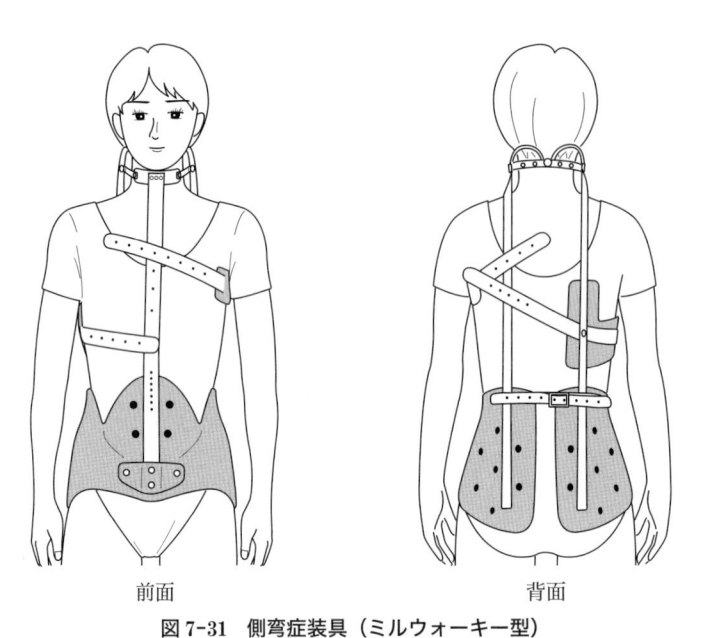

ラベル：腰仙椎装具部／股継手／坐骨支持／大腿半月／輪止め付膝継手／下腿半月／足部をゆるく保持／歩行あぶみ

図7-31 側弯症装具（ミルウォーキー型）
前面　背面
（Sipski et al 1993，改変）

3－上肢装具

上肢装具（upper extremity orthosis）には，静的装具（static orthosis），動的装具（dynamic orthosis），機能的装具（functional orthosis）がある（Ragnarsson 1993）．

静的装具は可動を抑制して，固定，保護，支持，矯正などを目的としている．神経疾患，関節疾患，骨折，関節・軟部組織損傷，熱傷，術後の管理に使用される．

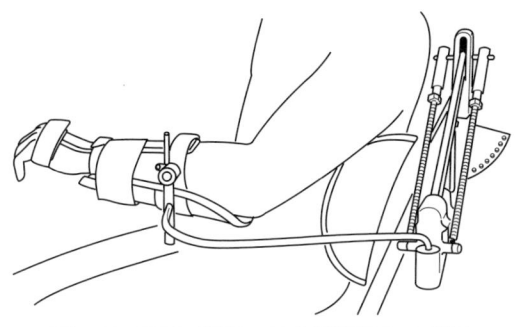

図7-32 BFO（バランス式前腕装具）の側面
（アイセン　1995，一部改変）

動的装具は関節運動を許容して，麻痺などによる筋力低下を補うため，てこ，滑車，身体の他の部位の関節運動，外部動力（ゴム，スプリング，圧縮ガス，電動など）を利用して，可動域の改善，筋の再教育訓練を行うのに使用する．

機能的上肢装具は腕神経叢損傷などの上肢単麻痺などに適応される．

代表的な上肢装具を掲げる．

（1）肩装具

肩関節の運動にかかわる筋群は，内在筋（intrinsic muscle；肩甲骨と上腕骨を結ぶ）と，外来筋（extrinsic muscle；胸郭と上腕骨を結ぶ）とに分けられる．前者の筋力低下は肩関節亜脱臼の要因となり，後者の筋力低下は上腕の運動域低下をもたらす．

① BFOとサスペンションスリング

BFO（balanced forearm orthosis，バランス式前腕装具）は，MAS（mobile arm support，可動式上腕支持装置）あるいは食事動作補助具（ball-bearing feeder，ボールベアリング式フィーダー）とも呼ばれている（図7-32，図7-10b参照）．上肢近位の筋力低下が著しい患者や障害者に，上肢を支持して可動範囲を広げ，種々の動作を可能にする機能的装具である．複数の装具がある．ヒンジ（hinge）の構造によって，可動軸の数が異なっている．これらの装具の欠点は，車いすなどへの取り付けが必要であり，立位における使用が制限されることである．BFOは次の部品で構成されている．

- 車いすブラケット（wheelchair blacket）：これによって，車いすやベッドサイドに安定して固定される．
- 近位部腕部品（proximal arm piece）：BFOの形式によって異なっている．患者が水平面だけ動かせるもの，スプリングやゴムバンドで上腕を垂直面でも動かせるもの，上腕の著しい筋力低下を補う炭酸ガス圧を力源とした装置（Engen MAS）などがある．
- 遠位部腕部品（distal arm piece）：左用および右用があり，互換性はない．
- トラフ（腕乗せ）と肘機構（trough and elbow mechanism）：トラフは軽量で，前腕後方を支持する．トラフは回旋式で固定機構もあり，前腕の内外旋と上下運動を可能にする．
- 回内・回外機構と手装具（pronation and supination mechanism and hand splint）：筋力低下が前腕や手指の筋群にもあるとき，さらに手装具などを利用する．

筋ジストロフィーや高位頸髄損傷などの患者に適用となる．腕を支えて重力の影響を排除することによって，残存する筋力を他の課題遂行に必要な動作に役立たせる．装具によって，目的とする運動の支持と介助を行い，拮抗する運動の介入を防止する．力源として，肩あるいは肘関節にMMT2レベルの筋力があれば使用可能である．実用化に条件は，①座位姿勢あるいは体幹の安定性がよく，腕が自由になること，②上肢の他動的可動域制限がなく，頸部あるいは体幹の筋力が十分にあること，③椅子や車いすが適合していること，である．

サスペンションスリング（suspension sling）は，頭上の固定位置や車いすにつけたロッド（rod）などに吊るして，前腕を支持する装具である（図7-10b参照）．脳卒中片麻痺患者の回復期における訓練，頸髄損傷患者のBFOのための訓練などに利用されている．

② 肩固定装具

肩装具（shoulder orthosis）が固定装具として適

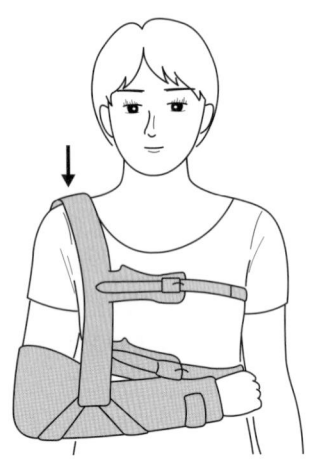

図 7-33 肩鎖関節脱臼の装具
(平沢 2004)

応となる損傷は，肩関節の手術後，腕神経叢麻痺，肩関節周囲筋断裂などである．いずれも固定や支持，安静を目的としている．肩関節の安静を保持するためには，頸部に掛けた布製吊り具（sling）で前腕を支え，上腕を内転・内旋位，肘関節 90°屈曲位として保持する．肩鎖関節脱臼では，鎖骨遠位端を押さえ，肘・前腕に掛けたストラップ（strap）で上腕を肩関節へ向けて引き寄せて固定する（図 7-33）．

肩外転装具は，通常は肩関節 70〜90°外転位，肘関節 90°屈曲位に保持するものであり，体幹装具からの支柱で固定する．形が飛行機の翼に似ているため，エアプレーンスプリント（airplane splint）ともいう．肩関節周囲の骨折などに用いられることがある．腕神経叢損傷に対する筋腱移行術（肩機能再建術）後にも肩固定装具が適用となり，術後 6 週間は外転・外旋位に固定し，その後は次第に基本肢位に戻す（長野 2000）．

脳卒中回復期における患側肩関節の麻痺性亜脱臼には，簡単な吊り具が用いられている．8 字鎖骨吊り具（figure of eight clavicular sling），腋窩部ロール付ボバース吊り具（Bobath sling with axillary roll），縦方向上腕カフ付吊り具（vertical humeral cuff sling）である（図 7-34）．肩に対する理想的な腕吊り具（arm sling）は，肩甲上腕関節で上腕を正しい位置に保持し，同時に肩甲骨を挙上して外旋位とするものである．特定の吊り具が他のものよりも優れているわけではない（アイセン 1995）．

（2）肘装具

肘装具の多くは，肘関節の伸展拘縮あるいは屈曲拘縮の改善，異常な可動域の制限などの目的で使用される．矯正にはゴムテープやピアノ線を利用するものなどがある．

（3）手関節装具，その他

手関節の主要な装具は，手関節を軽度背屈位に

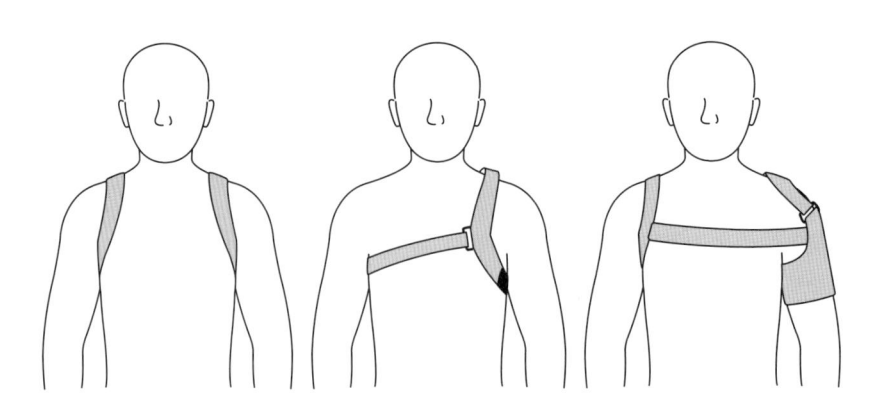

図 7-34 脳卒中患者に対する最も一般的な肩支持器具
左：8 字鎖骨吊り具，中：腋窩部ロール付ボバース吊り具，右：縦方向上腕カフ付吊り具．
(アイセン 1995，一部改変)

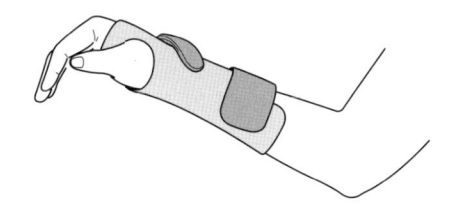

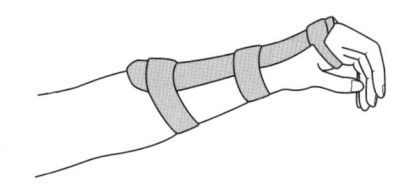

a．掌側支持 b．背側支持

図7-35　手関節装具

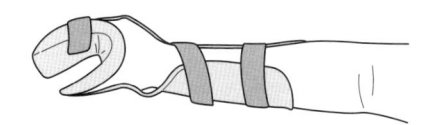

図7-36　痙縮抑制手装具

保持する静的装具であり，種々の神経疾患および手関節の炎症などに適用される．

① 手関節背屈装具と手関節指固定装具

手関節背屈装具（cock-up splint）は手関節を機能的肢位に保持する（図7-35）．多くは，手関節を伸展位に保持し，手指の屈曲を制限する（Long et al. 1986）．前腕の背面あるいは手掌面に使われるが，後者が好まれる．手関節はおよそ30°伸展位，橈尺方向には中間位，中手指節関節は35°屈曲位とする．この装具を装着していても，食事や書字などはできる．安静保持を目的とする場合には，手関節をおよそ10°伸展位とする．痙縮抑制に使用する装具は，前腕を回外・回内の中間位に保ち，さらに手指屈曲を制限する部分が備えられている（図7-36）．手関節の背屈が強すぎると，手指の屈曲を強め，拘縮の要因ともなる．

脳卒中片麻痺の患側手に対しては，①手関節と手指の屈筋群の緊張を減らし，屈曲拘縮を予防すること，②手と手関節を解剖学的中間位に保持すること，③手の浮腫を避けること，を目的として熱可塑性プラスチックの静的装具が処方されることもある（図7-37）．

動的手関節装具（dynamic wrist splint）は，機能的な把持動作を可能にする．RIC（rehabilitation institute of Chicago）式テノデーシス装具（tenodesis splint）は，C6レベル（第6頸髄で支配されている筋群の筋力3以上のこと）の頸髄損傷患者が利用することで，手関節伸展時にテノデーシス作

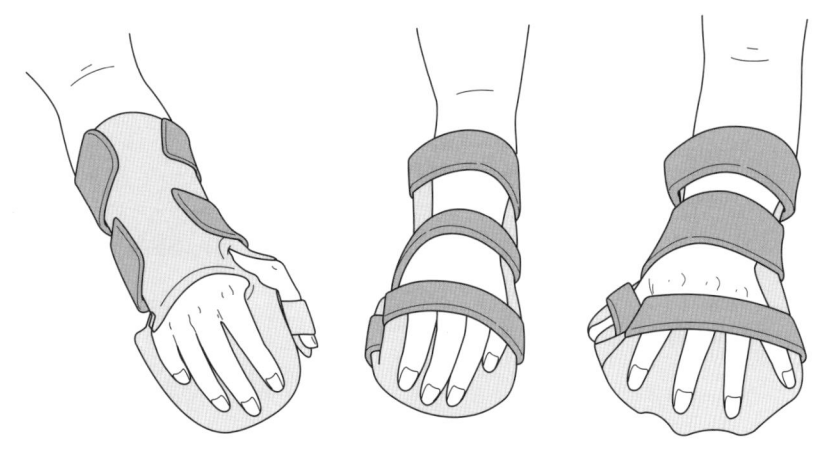

図7-37　上肢装具の3型
左：背側手関節装具，中：掌側手関節装具，右：外転装具．

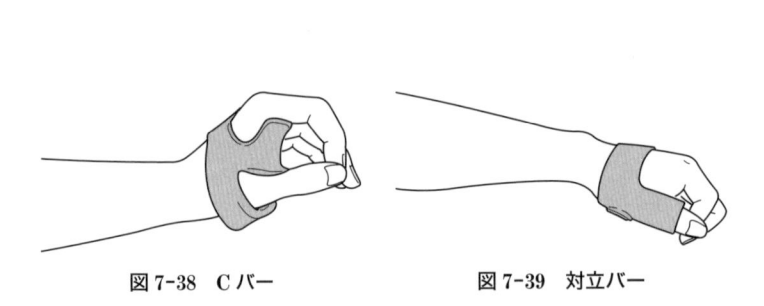

図7-38　Cバー　　　図7-39　対立バー 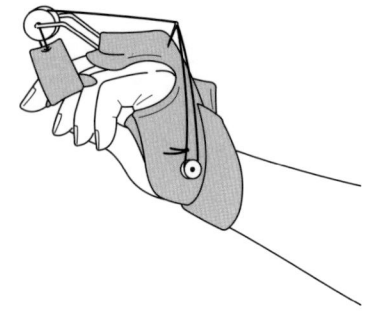　　　図7-40　動的指節間関節伸展副子付虫様筋バー

用（tenodesis effect；深指屈筋と浅屈筋が多関節筋であり，手関節背屈が手指の屈曲を促し，把握機能を強めること）によって，把持動作を可能にする．

② 対立装具

対立装具（opponens splint）は，母指を他の4指，特に示指および中指と機能的な対立位となるように保持する装具である．母指の外転と対立の筋力低下を伴う正中神経麻痺などでは，静的装具で手の機能的肢位を保持し，母指と第1中手骨との間の拘縮を予防することが重要である．母指を掌側外転位と対立位に保持する装具には複数のものがある．多くは，母指と示指の間にCバー（C bar）を渡して，母指を対立位に固定している（図7-38）．

短対立装具（short opponens splint）には前腕部がなく，手関節が自由に動かせる．母指が対立位にあるため，テノデーシス作用によって，手指の自動運動ができない場合でも，機能的な把持動作は可能になる．母指を完全に掌側外転位，対立位に固定する装具は，拘縮予防の目的で夜間に装着する（図7-39）．虫様筋バー（lumbrical bar；基節骨の背側に当てて，中手指節関節の伸展や過伸展を防止する装具の部分）や伸展装置などの多くの付属品を用いることによって，多くの用途がある（図7-40）．

長対立装具（long opponens splint）は，短対立装具に手関節を伸展位に保持する支柱を加えたものである．頸髄損傷や上腕神経叢，橈骨神経，尺骨神経あるいは正中神経などの麻痺に用いられている．

③ 把持装具

把持装具（flexor hinge splint）は，母指を対立位に固定して，手関節の背屈によるテノデーシス

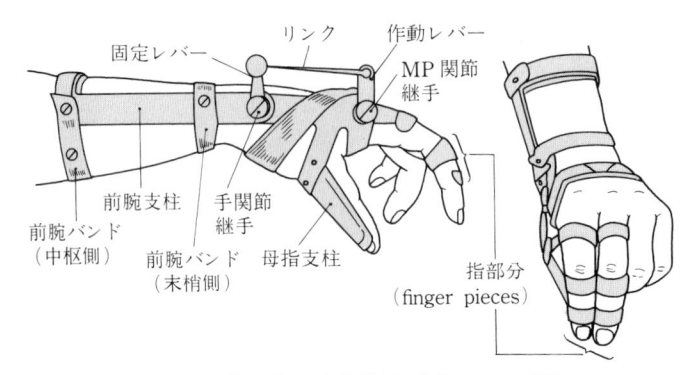

図7-41　把持装具（手関節駆動式ランチョ型）
（加倉井　1988a）

作用を機械的に増強して，示指と中指を屈曲させ，3指で把持を可能にする装具である．手関節を屈曲すると，各指の関節は伸展する（**図7-41**）．第6頸髄損傷患者のように自力で手背屈を行う装具（手関節駆動式）と，肩甲帯や背筋を力源とする肩関節駆動式や外力駆動式（炭酸ガス，バッテリー）の装具とがある（内西　1998）．

④　その他

ナックルベンダー（knukle bender，MP屈曲補助装具；中手指節関節の過伸展を抑制する装具），逆ナックルベンダー（reverse knukle bender，MP伸展補助装具；中手指節関節の屈曲拘縮を矯正する装具），指装具（指用ナックルベンダー，逆ナックルベンダー）などがある．

4-下肢装具

下肢装具（lower extremity orthosis）の目的は，変形の予防や矯正，および関節運動の制御であり，体重支持も重視される．機能回復との関係では，歩行を可能にして，歩容をできるだけ正常パターンに近づけ，それによって効率的な移動手段を獲得させることにある．

下肢装具の基本的構造は，下肢の一定範囲を覆うスラブ（slab）あるいはそれを狭くした半月（cuff）を大腿部と下腿部に置いてベルクロ®（velcro；マジックテープの商品名のひとつ）やDリングで固定して支持性を確保し，下肢前額面に沿って内外側に，金属製あるいはプラスチック製の支柱を置いて，それに関節継手を組み合わせた

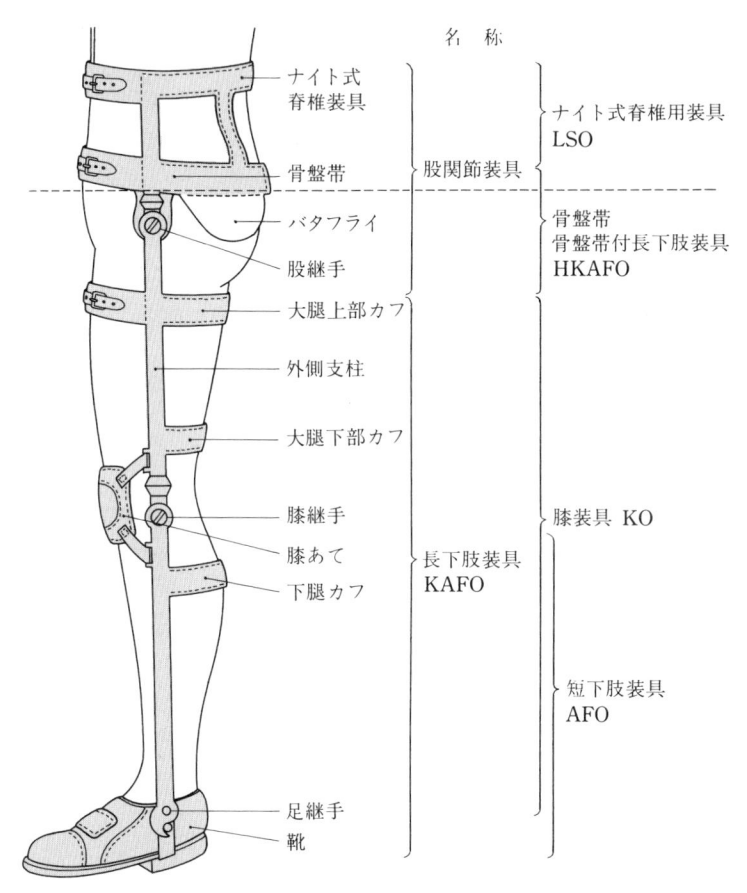

図7-42　下肢装具（腰仙脊椎装具ナイト型を含む）
（服部・他　1984，一部改変）

ものである（図7-42）．固定性を高めるときには，関節部分を継手ではなく，可動性のないスラブで覆う．

（1）靴型装具と足装具
① 靴型装具
靴型装具[*44]は足部を覆うもので，①内反・外反・扁平足などの変形の矯正に使用するもの（矯正靴，corrective shoes），②高度の病的変形を代償して疼痛のない圧力分布と，変形を目立たないように補正を行った整形靴（orthopedic shoes），に分けられる．既製の靴を用いて種々の補正を行うことを，靴の補正（shoe modification）という（加倉井 1998, 2000）．

下肢短縮などの病的状態を矯正，補正する．疼痛に対しては，除圧の工夫，アライメントを適正にして，圧力分布を補正する．補正には，靴底の内や外に，パッドやバーを貼りつける，あるいはヒールに工夫をこらす（Ragnarsson 1993）．

靴は，腰革の高さによって，次のように分類されている．

- 長靴（boots）：下腿2/3までかかるもの
- 半長靴（high quarter shoes，編上靴）：腰革が果部を覆うもの
- チャッカ靴（chukka）：腰革が果部までのもの
- 短靴（low shoes, Oxford shoes）：腰革が果部より2〜3 cm低いもの，標準的
- 超深靴（extradepth shoes）：厚い中敷などを靴内に挿入するため，とくに靴の内部が深いもの

② 足装具
足装具（foot orthosis：FO）は，足部の生理的弯曲の支持，除圧や除痛などのために用いる装具であって，靴を除いたものをいう．皮革，コルク，ゴムあるいは軟性・硬性プラスティック製である．靴インサート（shoe insert）は，靴の中に差し込んで用いる装具であり，皮革，コルク，ゴムあるいは軟性・硬性プラスティック製である．たとえば，中足痛（metatarsalgia）に対して中足骨パッド（metatarsal pad）を挿入して，中足骨頭の0.5〜0.8 cm後方から中足骨基部などを高くして支持し，中足骨頭への負荷を軽減する．足部のふまず支え（arch support，アーチサポート）は足底板の一種であり，足部のアーチを支持する装具である．扁平足や関節リウマチに適用される．

靴型装具は靴そのものを補正するのに対して，足装具は足に装着あるいは靴に挿入して使用するもので，足底挿板という．

（2）短下肢装具
短下肢装具（ankle foot orthosis：AFO, short leg brace：SLB）は，下腿近位より足底に及ぶ装具であって，足関節の動きを制御する．

内・外金属支柱付短下肢装具では，足関節の軸に対する足継手の位置に注意する．足部の内反あ

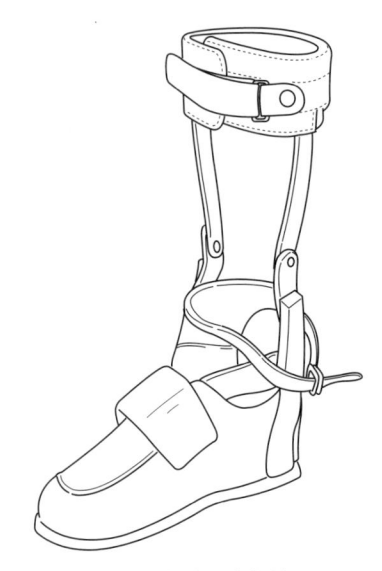

図7-43　両側金属支柱付AFO

[*44] 靴型装具は厚生労働省告示「補装具の種目」における呼称であり，欧米ではshoes, footwear modifications（Bistevins 1990；Ragnarsson 1993）の用語で総称されている．"orthopedic" shoes（整形靴）はそれらの靴のひとつである．矯正靴という用語も使われている．footwear modificationsの訳語として，補正靴（靴の補正）が使われている．

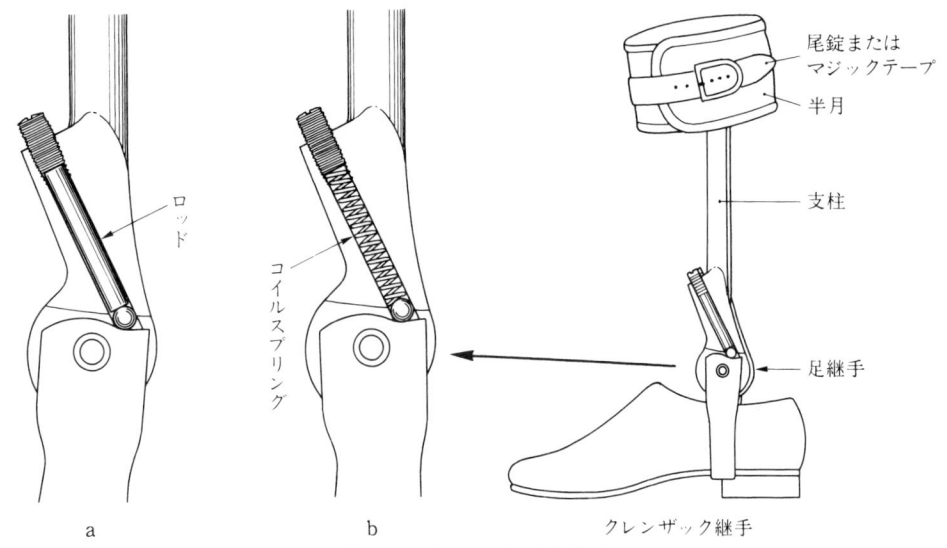

図7-44 クレンザック足継手
a. 棒（ロッド）の使用により後方制動を行う．
b. ばね（コイルスプリング）を使用して背屈を補助する．

るいは外反の矯正には，YストラップやTストラップが用いられる．ストラップ（strap）は革製の部品であり，内反足では足関節外側を覆った革帯を引いて先端を内側支柱に固定し，変形を矯正する（**図7-43**）．足継手には固定，自由可動，制限内可動，制動付き（前方制動，後方制動），クレンザック足継手（Klenzak ankle joint）によるスプリング補助（足背屈補助）などがある（**図7-44**）．これらの装具は，脳性麻痺や一部の脊髄損傷，その他の神経疾患に適用される．

プラスチックAFOは，材質や厚さ，足関節部のトリムライン（trim line）の調整によって，強度や弾性，底・背屈の可撓性を調整することができる（**図7-45**）．脳卒中片麻痺患者では，機能回復につれて，トリムラインを深することで，足関節の底・背屈を容易にできる．プラスチック足継手も開発されている．

（3）膝装具

膝装具（knee orthosis：KO）は，大腿部から下腿部に及ぶもので，膝関節の動きを制御する装具である．継手のあるものと，ないものとがある．

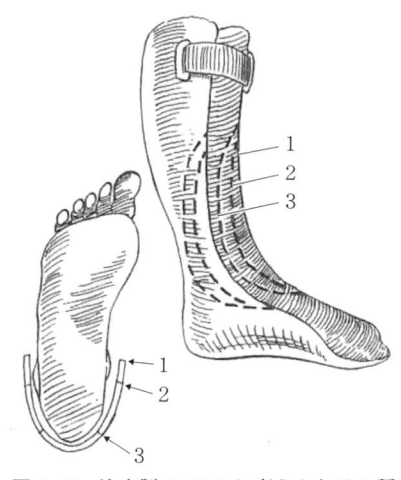

図7-45 注文製のAFOに考えられる3種のトリムライン
トリム1では足関節の安定性は最もよい．
トリム3では，足関節の可撓性は増加する．足関節の内外側方向の安定性は良好であるが，背屈に若干の補助が必要な患者に最も適した装具である．

（アイセン 1995）

膝関節の拘縮や変形の矯正あるいは病的過程の保護を目的とした安静や固定あるいは免荷のための静的装具と，歩行時の半張膝や膝蓋骨脱臼などの

cage）は，膝関節の反張を抑制して，屈曲は制限しない（図7-47）．プラスチック膝装具は，半月，支柱，継手などが一体構造になっている．外見がよく，軽量である．弾性があるため，変形矯正にも役立っている．SK膝装具（supracondylar knee orthosis），HRC膝装具（Hyogo Rehabilitation Center knee brace）など，いろいろな装具がある．

（4）長下肢装具

長下肢装具（knee ankle foot orthosis：KAFO, long leg brace：LLB）は，大腿近位部から足底に及ぶもので，膝関節と足関節の動きを制御する．

脊髄損傷，多発性硬化症，上部腰神経叢病変あるいは大腿神経病変，筋ジストロフィーなどの神経筋疾患では，大腿四頭筋の筋力低下が著しく，それを股関節伸筋群が代償できない場合，歩行中

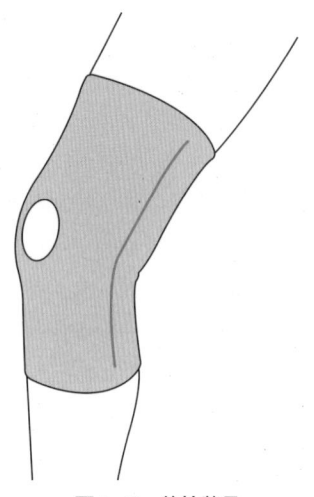

図7-46　軟性装具

変形予防や機能代償のための動的装具とがある．

最も簡単なものは，サポーターの両横に継手のついた平ばね（stay）の入った軟性装具である（図7-46）．変形や不安定性の著しい場合は，金属支柱付き硬性装具やプラスチック膝装具などが用いられる．スウェーデン式膝装具（Swedish knee

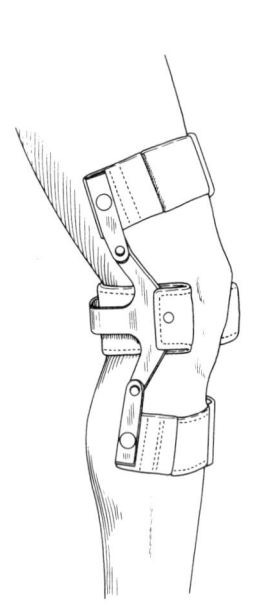

図7-47　スウェーデン式膝装具

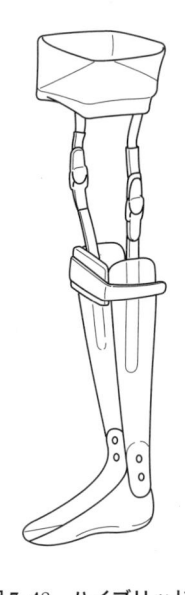

図7-48　ハイブリッド長下肢装具
（アイセン 1995，一部改変）

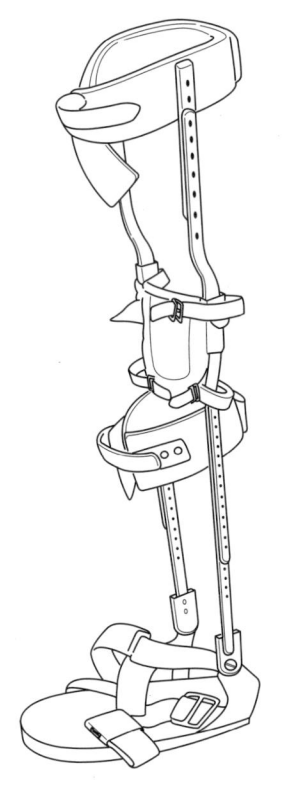

図7-49　クレイグ・スコット長下肢装具

に膝折れが生じることがある．筋力低下が中心であって，痙縮などがなければ，軽いプラスチック製長下肢装具も利用できる．ただし，これは膝が固定されている．膝部に金属製蝶番を組み合わせたハイブリッド長下肢装具もある（**図7-48**）．

脊髄損傷における下肢装具の選択は，目的と損傷レベル，損傷レベル以下の残存機能に依存する．目的は，①関節の安定性と保護，②立位訓練，③歩行訓練，④実用歩行，である．胸髄や高位腰髄の損傷では，股関節の支持と制御のために，骨盤帯付長下肢装具（hip-knee-ankle-foot orthosis：HKAFO）が必要となる．相反歩行装具（reciprocating gait orthosis：RGO）は，骨盤後面のプレートに股継手を介して左右長下肢装具を連結したものである．装具の両側股関節部はケーブルで連結され，一方が屈曲すると，他方は自動的に伸展する．腰髄3レベル以下の損傷では，患者は歩行時に下肢を交互に振り出すことができる．膝伸筋群が弱くても，大腿屈筋群が正常であれば，歩行時に膝を伸展位に固定した長下肢装具が適応となる（**図7-49**）．

膝継手には箱型継手（box joint；近位の支柱の遠位端が遠位支柱の近位端を覆う構造の継手），輪止め（ring lock），スイス型膝止め（Swiss lock）などがあり，多くは立位では固定されている（**図7-50**）．両側金属支柱付，箱型継手が多く用いられ，歩行時には膝継手を固定して，座位のときには固定を徒手で外す．

（5）その他の下肢装具

乳幼児期を中心に，治療や訓練に用いられている主な装具を掲げる．

① リーメンビューゲル（Riemenbügel，パブリック帯，Pavlik harness）

先天性股関節脱臼（congenital dislocation of hip：CDH；先天性の脱臼あるいは亜脱臼で，女児に多い）の乳児期に用いられる治療用装具である．股関節および膝関節をそれぞれ90°屈曲位とする．股関節の内転と外転，わずかの屈伸と回旋，わずかの膝の屈伸など，ある程度までは下肢の運動が可能である．軽度の股関節脱臼あるいは臼蓋形成不全（acebular dysplasia；寛骨臼の発育不全があり，臼蓋は浅く，臼蓋角が急峻となる）が適応となる．装具治療によって，多くは数か月で脱臼は整復され，臼蓋の発育も良好になる．

② デニス・ブラウン装具（Denis-Browne orthosis）

先天性内反足の治療用装具であり，新生児期からの矯正ギプスによって，ある程度まで変形矯正が行われた後，およそ生後3か月以降に使用する．装具は，足部の外転と外反の保持，および乳

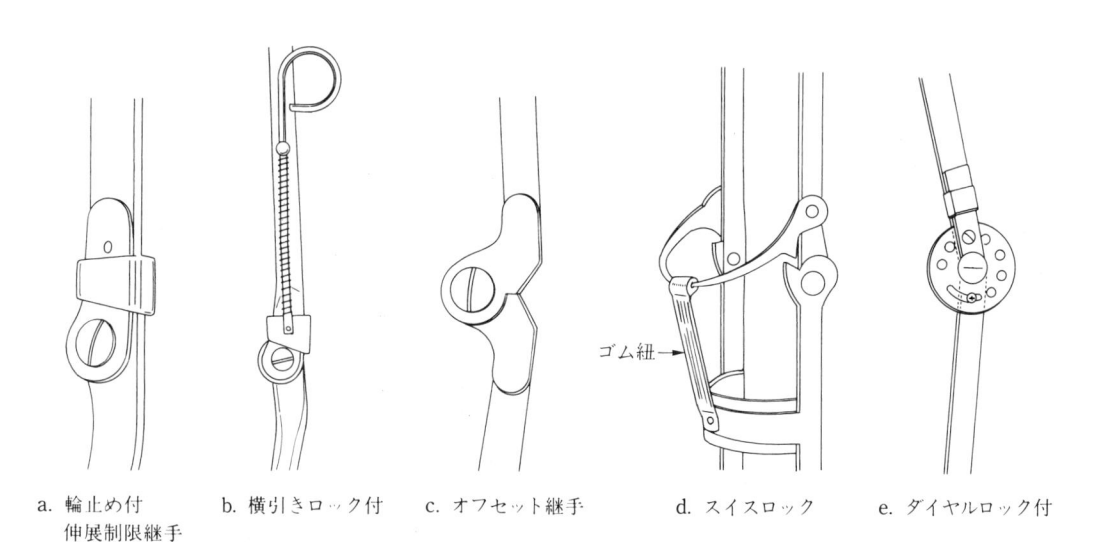

a. 輪止め付伸展制限継手　　b. 横引きロック付　　c. オフセット継手　　d. スイスロック　　e. ダイヤルロック付

（ゴム紐）

図7-50　膝継手とロック

幼児の下肢伸展運動による足部の背屈を利用した矯正を行う．

③ ツイスター（twister）

骨盤帯と靴とを鋼製ケーブル入りのコイルばねで連結して，下肢を外旋させる．主に脳性麻痺児の股関節の内旋変形の矯正に用いられた．内反足変形で，うちわ歩行（toe in gait；歩行時に爪先が踵よりも内側に位置する）を矯正するのに利用することもある．

④ スタビライザー（stabilizer，立位保持装置）

両側の下肢装具を板上に固定したもので，主として脳性麻痺児の立位姿勢の保持に利用する．装具を装着して立位姿勢になり，机上で種々の上肢の活動を行う，あるいはテレビを見るなどして，立位感覚を養い，同時に立位バランスの獲得を目指す．はじめは骨盤帯付で訓練を行い，体幹の姿勢が安定すれば，骨盤帯を除去して，長下肢装具とする．また，松葉杖訓練の導入にも利用される．

5 - 体幹装具

脊柱（spinal column）は，体幹可動性の基本軸となり，脊髄と神経根の保護，体軸方向の衝撃吸収機構となっている．各脊椎骨間の連結および可動性は同じでなく，頸椎は前後屈，側屈および回旋のすべてが可能であるが，胸椎は側屈と回旋，腰椎は前後屈と側屈が主となっている．これらのことを前提として，体幹装具は 3 点固定の原則（図 7-29）に従って，脊柱の運動を制御している．

体幹装具（spinal orthosis）は，頸椎から仙椎までの体幹部に装着する装具である．装具による脊柱の運動制御の範囲によって，頸椎装具（cervical orthosis：CO），胸腰仙椎装具（thoracolumbosacral orthosis：TLSO），腰仙椎装具（lumbosacral orthosis：LSO），仙腸装具（sacroiliac orthosis：SIO）に分けられる．脊椎疾患あるいは体幹筋の麻痺性疾患や中枢神経疾患による筋緊張異常（不随意運動を含む）に伴う機能障害，特に体幹変形に対する予防や矯正，受傷後あるいは術後の局所の安静固定，体重支持などのために用いる装具であり，治療用装具として，一定の期間を限って使われることが多い．

（1）頸椎装具

頸椎装具（cervical orthosis：CO, cervical head orthosis）は，頸部だけを固定するための体幹装具である．カラー（collar）と装具に分けられる．カラーは下顎から鎖骨よりも上部を覆うもの，装具は支柱が前胸部以下まで覆っているものである．

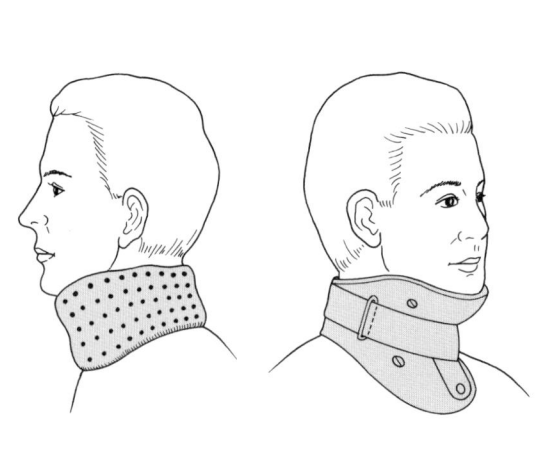

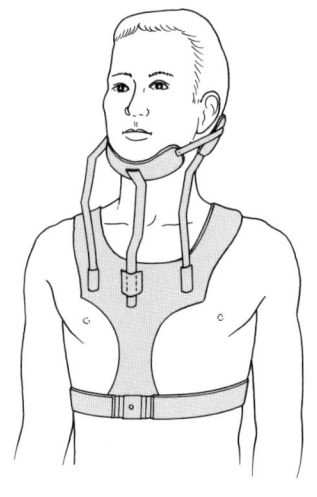

a. 頸椎カラー　　b. フィラデルフィアカラー　　c. ソミーブレース

図 7-51　頸椎装具

（Ragnarsson　1988，一部改変）

① 頸椎カラー（cervical collar）

頸椎カラーは，頸の周囲を取り巻く形状であって，固定性はあまりなく，主に前後屈を制限する目的で使用する．固定性は弱いが，着脱が容易であり，多くは既製品である（図7-51a）．ソフトカラーはスポンジで作られ，装着感はよいが，支持性は乏しい．ポリネックカラーは，カラーの高さを変えることができる．いずれも軽症の頸部挫傷などに，局所の安静保持のために用いる．

② フィラデルフィアカラー（Philadelphia collar）

頸椎カラーを下顎，前胸部および後頭部まで覆うように延長したもので，発泡スチロール板で作成され，支持性が強化されている（図7-51b）．

③ ソミーブレース（sterno-occipital-mandibular-immobilizer brace：SOMI brace）

胸骨・後頭骨・下顎骨固定用装具であり，下顎と胸骨と後頭部に支持部があり，2本の後方支柱と下顎を固定する前方支柱がストラップで連結されている（図7-51c）．前後方向の固定力は強く，装具の着脱が容易で，比較的軽量である．

④ ハロー装具（Halo orthosis）

ハロー装具は，頭蓋骨外板に数本の金属ピンでハローリング（Halo ring）を固定し，胸部のベスト（vest）との間をロッド（rod）で連結したものであり，頸椎がしっかりと固定することができる．頸椎の手術前後に用いられる．

（2）胸腰仙椎装具と腰仙椎装具

胸腰仙椎装具（thoracolumbosacral orthosis：TLSO）および腰仙椎装具（lumbosacral orthosis：LSO）は，ある方向への脊椎の運動を制御（抑制）すること，変形を矯正すること，局所の安静を保持することなどに用いられる．機械的には，体幹の後方あるいは前方に支柱を設置して，前屈あるい

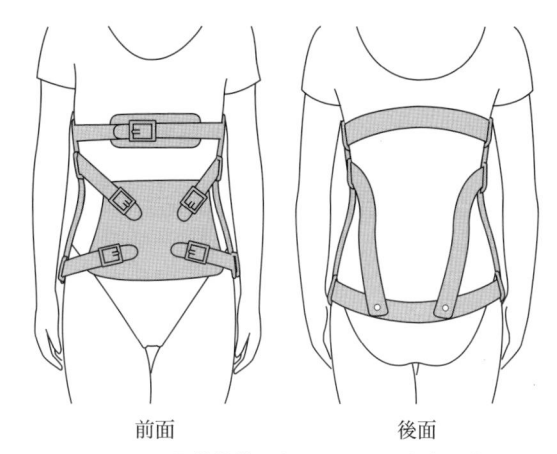

前面　　　後面

図7-52　腰仙椎装具ウイリアムス型（LSO）

は後屈の運動を制御する．また，体幹の前面あるいは後面に設けたパッド（pad）やエプロン（apron）による3点支持によって，変形の矯正を図る．

① 側弯症装具（ミルウォーキー型，Milwaukee brace）

側弯症装具（ミルウォーキー型）は，主に小児の特発性側弯症（idiopathic scoliosis；原因不明で，10歳前後に発症し，成長につれて進行する側弯）の矯正と進行予防に利用された．前方と後方の支柱，ネックリング，骨盤帯，胸椎パッドなどで構成されている．3点支持の原則に従って，側弯の突出部を押し，その上下を対側から押す．複数の改良型があり，腋窩以下のアンダーアーム装具（under arm brace）が主流になっている（南2000）[*45]．

② ウイリアムス型装具（Williams back brace）

ウイリアムス型装具は，脊柱をわずかに屈曲位になるようにして，腹部パッドで下腹部を押さえ，胸郭下部（胸椎バンド）と殿部（骨盤帯）を押さえる（図7-52）．前屈はできるが，後屈が抑制される．脊柱管狭窄症などに用いる．

[*45] 近年，手術法や整形外科領域におけるインプラント（implant；器官や組織の補綴，修復のため，体内に埋入される人工物である．人工関節や内固定材料などがある）の改良によって，脊椎側弯症に対する脊椎インスツルメンテーション（spinal instrumentation）による矯正固定術の成績が向上し，装具は省略されるようになっている（南　2000）．

バンドは後弯を矯正する（図 7-53）．

④ テーラー型装具（Taylor brace）

テーラー型装具は，腹部前面にエプロンがあり，傍脊柱に2本の支柱，両側に肩ストラップがついている（図 7-54）．胸腰椎の前屈を制限して，胸椎を伸展位に保持する．

⑤ ダーメンコルセット（Damenkorset）

ダーメンコルセットには，腹部を恥骨から剣状突起まで覆って背部は肩甲骨下角から殿部までを覆うもの，上部をそれよりも低くしたものなどがある．腰椎の運動を制限し，同時に腹圧を加えることで，姿勢を正し，腰部への負担を軽減する目的で使用される．

（3）仙腸装具

仙腸装具（sacro-iliac orthosis）は，骨盤帯を覆って仙腸関節の動きを制限するもので，経産婦に適応されることがある．

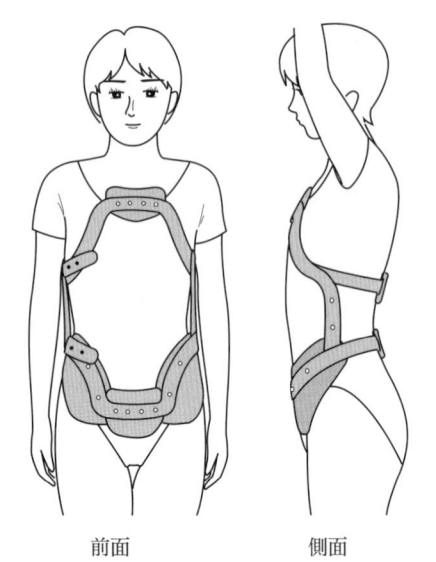

前面　　　側面
図 7-53　胸腰仙椎装具ジュエット型（TLSO）

③ ジュエット型装具（Jewett brace）

ジュエット型装具は胸骨上部と恥骨部を押さえる2つの前方のパッドと，胸腰椎部を押さえる後方バンドによって，脊柱の前屈を抑制する．後方

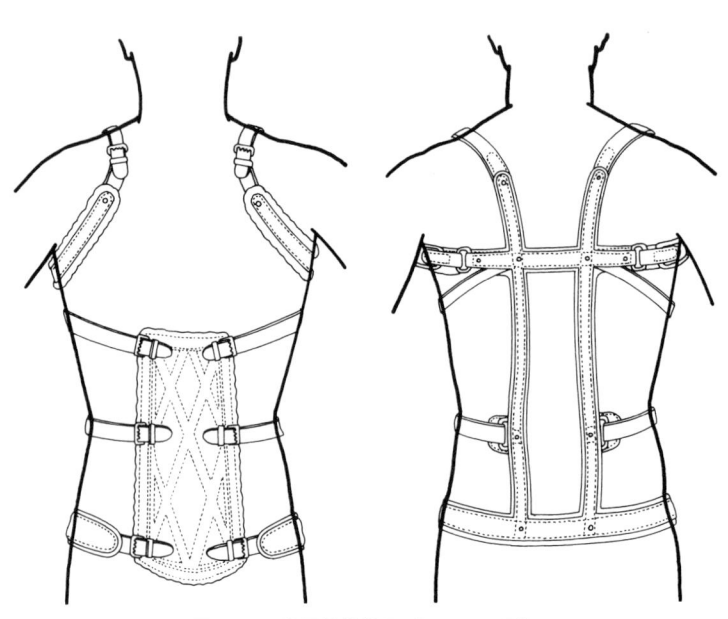

図 7-54　胸腰仙椎装具（テーラー型）
(American Academy of Orthopedic Surgeons 1952，一部改変)

3 車いす

1 - 車いすの基本的構造と部品

車いす（wheel chair）の分類には，JIS 規格による型式分類および身体障害者福祉法（現：厚生労働省告示）による分類がある（木村　1998）．

普通型（standard type）と呼ばれる基本形は，後輪は直径 20 インチ以上の大車輪であって駆動部（ハンドリム）があり，前輪は自在輪（キャスター）になっている（図 7-55）．これに座位変換型機能として，リクライニング機構，ティルト機構，シートの旋回や昇降機構，スタンドアップ機構などが組み合わされる．車いすの処方には，適切な車いすのフィッティングと座位姿勢保持の調整の 2 つが関係する．

- 大車輪（wheel）：駆動輪ともいい，20，22，24 インチが一般的である．普通の成人では 24 インチ，小柄の者は 20 インチあるいは 22 インチを利用する．四肢麻痺でハンドリム（hand rim）が握れない人には摩擦をふやすカバーやノブ（knob）をつける．
- 自在輪（キャスター，caster）：前の小さい車輪で，125，150，180，200 mm 径のいずれかである．
- 座（seat）：深さと幅は患者の体格に合わせる．
- フットプレート（足乗せ板，foot plate），下腿支え（レッグレスト，leg rest），フットレスト（foot rest）：フットプレート，下腿支えとそれを取り付けるフレームを含む構成体をフットレストという．フットレストには，支柱が動かない固定型，支柱全部が外に開くスウィング型，取り外しのできる脱着型がある．昇降型は膝伸展拘縮のあるものに用い，適当な傾斜角度がとれる．
- 肘当て（アームレスト，arm rest）：肘当ては取り外しのできる脱着型と，できない固定型とがある．肘当てがないとベッドや椅子へ移りやすい．肘当ての前部が一段低くなっているデスクタイプ（desk type arm rest）は，机やテーブルの下に車いすの前部が入り，身体が机に密着して，食事などに便利である．
- 背もたれ（バックレスト，back rest）：背中をもたせ掛けるためのものである．ファスナーがつ

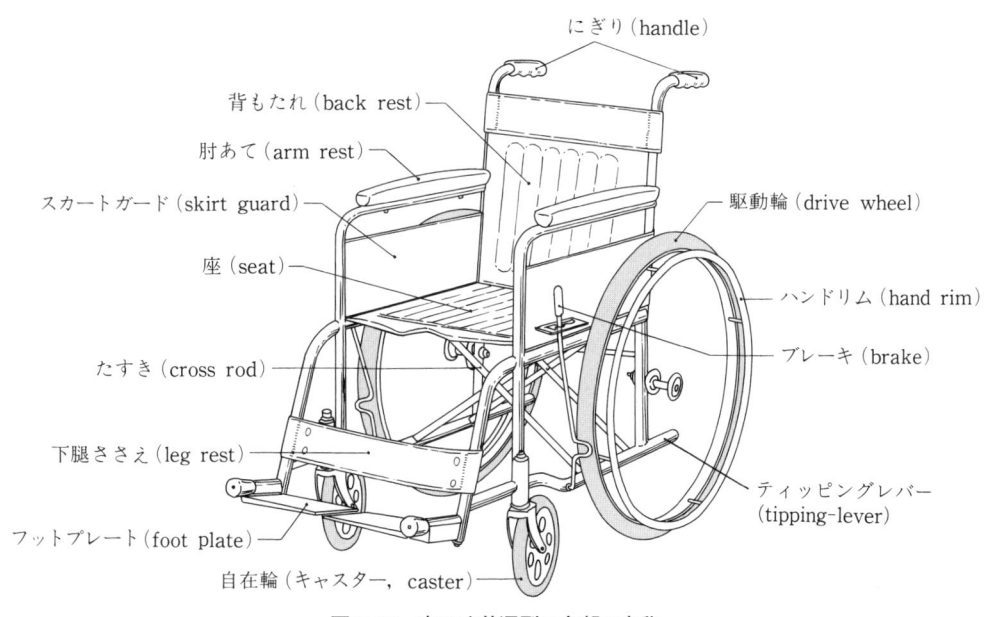

図 7-55　車いす普通型の各部の名称

にぎり（handle）
背もたれ（back rest）
肘あて（arm rest）
スカートガード（skirt guard）
座（seat）
たすき（cross rod）
下腿ささえ（leg rest）
フットプレート（foot plate）
自在輪（キャスター，caster）
駆動輪（drive wheel）
ハンドリム（hand rim）
ブレーキ（brake）
ティッピングレバー（tipping-lever）

いて，背もたれの真中が開くものでは，後方から便器に乗り移ることができる．後方に傾斜するリクライニング式もある．
・ブレーキ(brake)：ブレーキにはレバー型，トグル型，延長式や着脱式などがある．アームレスト脱着型のブレーキはトグル型のように低く取りつけ，乗り降りの際に引っかからないようにする．

2 - 車いすの種類

車いすは大別すると，①原則として使用者が自ら力源となって自走するもの，②介助者が手押しで動かすもの，③電動車いす，に分類される．また，手動車いすの指示(処方)では，
・モジュールタイプ（普通型・オーダーメイド）
・特殊タイプ（普通型リクライニング，前輪駆動式，前輪駆動式リクライニング，片手駆動式，片手駆動式リクライニング，手動チェーン式，手動チェーン式リクライニング）
・手押しタイプ
　・簡易車いす　　A：フットレスト固定，B：フットレスト調節式
　・介助用車いす　A：小車輪4個，B：固定小車輪

に分けている（加倉井　1998）．
普通型以外の代表的な車いすを以下に掲げる．
・前輪駆動式（トラベラー車，traveller type）：駆動のための大車輪が前方についている．走行が容易であり，高齢者にも適する．自在輪を支える支柱（キャスターステム）をやや後方に位置させる．
・手動チェーン式（チェーンドライブ車）：フットレストの前方に自転車の前輪をつけたもので，左手で操舵して，右手でチェーンを回転させる．平坦路の走行はよいが，小回りがきかない．

・手押し型：介助用車いすである．介助者による移動を目的として，制動装置は介助者の近くに置く．全輪を自在輪としたもの，後方の2輪を固定輪，前方を自在輪あるいはその逆のものがある．
・手動ストレッチャー（リッター，litter）：自走機能のあるストレッチャーであり，腹臥位でハンドリム付の前輪を操作して駆動する．車付きストレッチャー（wheelstretcher, gurney）ともいう．

3 - 電動車いす

推進力源がバッテリーを電源とした電動機（motor）である．車体，車輪，モーター，制御装置（コントロールボックス），バッテリー，充電器などの付属品で構成されている．手動車いすをまったく操作できないか，あるいは著しく操作が困難な障害者が電動車いす（electric wheelchair, motorized wheelchair）を利用することになる[*46]．電動車いすの機能と強度は，JIST9203-1987によって規格が定められている．最高速度は，屋内外兼用型が4.5 km/時以下，屋外用型が6.0 km/時であり，登坂力や制動性能，その他が規定されている．

代表的な電動車いすを掲げる（飛松　1998）．
・普通型電動車いす：普通型車いすに加えて，制御レバー（ジョイスティック，joy stick）とクラッチ，バッテリー，モーターがついている（図7-56）．高位頸髄損傷などでジョイスティックが利用できない場合，チンコントロール装置（chin control；顎の動きで操縦する）などを利用する．
・簡易型電動車いす：電動と手動の切り替えができるものである．
・リクライニング式普通型電動車いす：背もたれ

[*46] 障害者自立支援法における電動車いす支給基準では，対象者は①重度の歩行困難者であって，電動車いすによらなければ歩行機能を代替できない者，②呼吸器機能障害者，心臓機能障害者等で歩行による移動に著しい制限を受ける者で，医学的所見から適応が可能な者である．身体的条件として①日常生活において電動車いすの安全走行に支障がないと判断される者，②歩行者として，必要最小限の交通規則を理解している者とされ，さらに操作能力の規定もある．

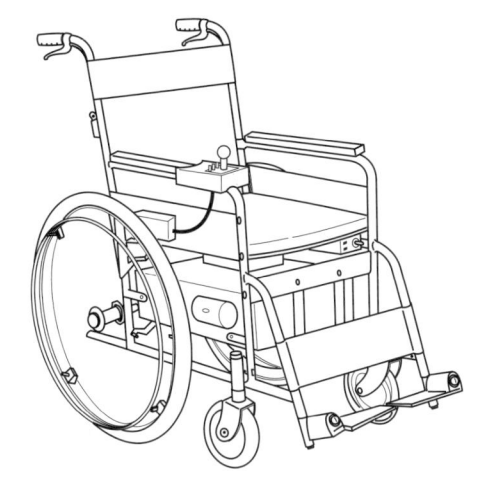

図 7-56　在来型電動車いす

の角度が可変であり，介助者が手動で行う．
・電動リクライニング式普通型電動車いす：背もたれが動力で可変もの．制御するためのコントロールスイッチがついている．
・電動リフト式普通型電動車いす：動力によって座の高さが可変となっている．
・その他：スクータ型電動車いす，補助動力付車いす，介助用車いす，スポーツ用車いすなどがある．

4 -車いすの選択

車いすの選択にあたって配慮すべき事項について，アイセン（1995）は次のように記している．

最も重要な 2 つの要素は，利用者の考え方と使用目的である．ポジショニング，耐久性や外観に加えて，利用者の車いす駆動の能力と車いすへの適合性，それと車いすの装備である．その他に，身長と体重，麻痺のレベルあるいは罹患肢の部分，疾病の予後あるいは進行の程度がある．心身機能については，体幹バランスの安定性，運動協調性，筋緊張の程度，変形や浮腫，予想される駆動方法，心肺機能あるいは持久性の低下による制限の程度，切断部位と切断後の重心位置の変化，知覚や認知の状態がある．生活面では，予想される環境への接近性，経済状況（資金/返済），予想される生活様式と付随する車いすの用途がある．

4 歩行補助具

歩行補助具（walking aid, ambulation aid）[*47]は，歩行を一層容易に，あるいは一層安全にするための補助具である．主として杖（cane），松葉杖（crutch），歩行器（walker）を指すが，介助帯（walking belt, transfer belt）[*48]や下肢装具を含めることもある．

歩くことができても，下肢の筋力低下，運動失調，感覚障害あるいはこれらの混合した機能障害によって，転倒しやすくなっている患者や障害者は，歩行には片側あるいは両側の支えに頼ることになる．歩行補助具の選択にあたっては，使用者の体重支持機能，上肢の筋力と握力，立位バランスの安定性，運動協調性などを考慮に入れておく．

1 -杖

杖（つえ，cane）は，木製あるいは金属製であって，握り（grip, handle），支柱と杖先で構成されている．片手で握りを保持して，歩行時の安定性の向上あるいは片足の加重を軽減するために用いる．ステッキ（walking cane, walking stick）とも呼ばれる弯曲型杖（C cane）は，握りの形態が C 字状で，広く用いられている（図 7-57a）．オフセット型（offset cane）は，上部の 1/3 が弯曲して，握りの中央部が支柱の軸線の延長線上に位置するようになり，上肢の力の加わり方が安定している（図 7-57d）．

[*47] aid には，①他者によって与えられる助力や援助，②障害者が特定の活動を行うことを助ける用具，という 2 つの意味がある．
[*48] 介助帯は，歩行や乗移のときに転倒を予防するため，患者の腰部あるいは胸部に巻いて，療法士や介助者が支える革製（布製）の帯紐である．

図7-57 歩行補助具

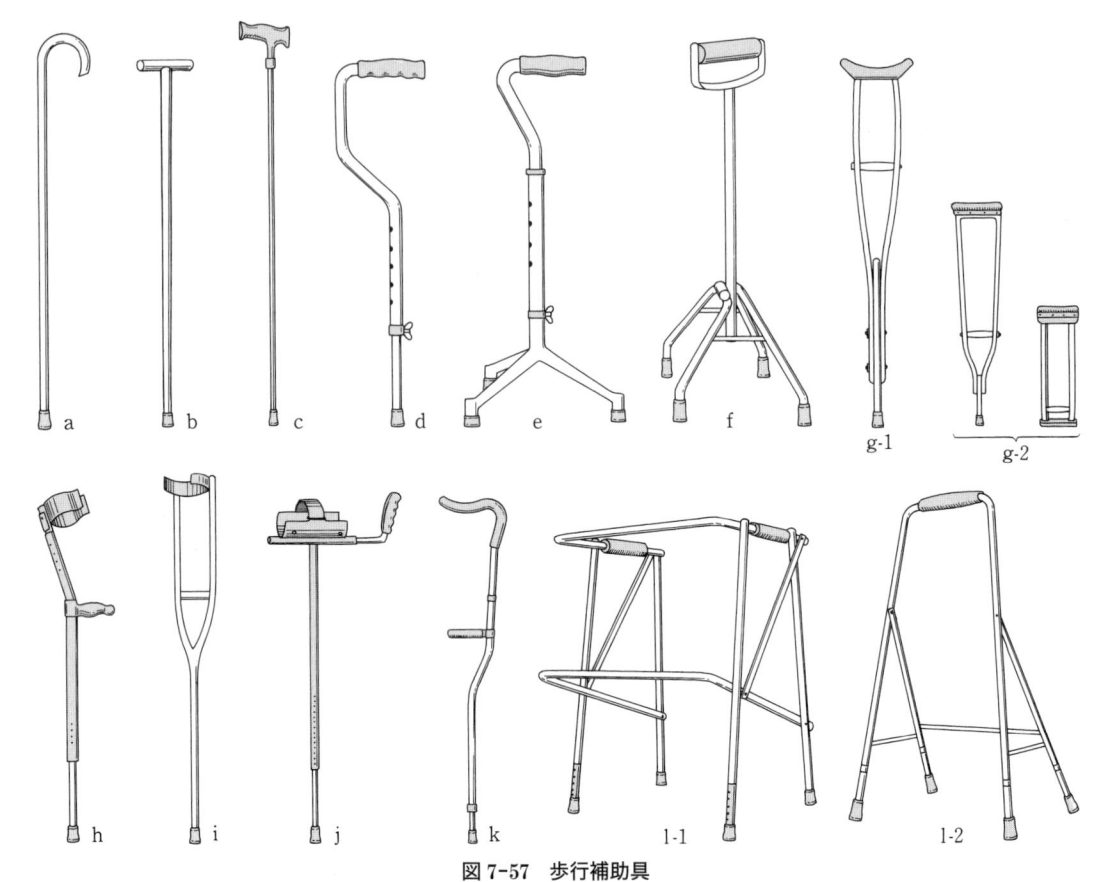

a：C型杖（C cane；crook-hand cane；crook-top cane），b：T字杖（T cane），c：機能型杖（functional grip cane），d：オフセット杖（offset cane），e：三脚杖（three-point cane；three-legged cane；tripod cane），f：四脚杖（four-point cane；four-legged cane；quadripod cane；quad cane），g-1：松葉杖（axillary crutch；full-length crutch），g-2：半松葉杖（half-crutch：mat crutch），h：ロフストランドクラッチ（Lofstrand crutch），i：カナディアンクラッチ（Canadian crutch；triceps crutch），j：プラットホーム杖（platform crutch；forearm support crutch），k：オルソクラッチ（orth-crutch），l-1：歩行器（walker；walkerette），l-2：片歩行器（hemi-walker）

普通の杖は1点支持（single-point cane）であるのに対して，複数の杖先で支える三脚杖（three-point cane, three-legged cane, tripod cane）や四脚杖（four-point cane, four-legged cane, quadripod cane）がある（図7-57e, f）．これらは多点杖と呼ばれ，支持基底が広く，荷重時の安定性が向上している．

杖は身体との接触点が1点であり，支持性は体重の20〜25％である（Kamenetz 1986）．杖は罹患していない側の上肢で保持し，両下肢とともに広い支持基底を確保する．杖の上端を，およそ大転子の高さとして，肘屈曲角度を30°以下にとどめる．多点杖は，安定性は高いが，歩行速度は遅くなる．重度の不全片麻痺などが適応となる（Varghese 1986）．

2-クラッチ

クラッチ（crutch）は，起立や歩行のときに支持となり，バランスの安定性にも役立っている．木製あるいは金属製であり，手で保持して腋窩部あるいは上腕部で身体を支える．歩行補助具としての機能は杖と同じであるが，中等度あるいは重度の歩行障害が適応となる．

（1）松葉杖（axillary crutch, full-length crutch）

松葉杖は，代表的なクラッチである（図7-57g-1）．2本の側弓，腋窩当て，握り，伸展棒（支柱）および杖先で構成されている．長さが一定の固定型と，調節できる伸縮型とがある．腋窩当てを腋窩前壁と大胸筋を介して胸壁で支え，手掌でも体重を支える．上肢に協調運動障害のある患者や障害者には，鉛などによって松葉杖の重量を増して，安定性を図ったものもある（weighted crutch）．半松葉杖（half-crutch, mat crutch）は，支柱の下部を切断したものであり，床面（マット上）における座位姿勢で用いる短い松葉杖である（図7-57〜l-2）．両下肢切断患者や対麻痺患者が，通常の松葉杖歩行の訓練を始める前に，マット上訓練に用いることがある．

松葉杖の使用を誤って，末梢神経麻痺（松葉杖麻痺，crutch paralysis）を生じることがある．腋窩部を長時間，強く圧迫したことによって，腋窩神経麻痺などになる．

（2）ロフストランドクラッチ（Lofstrand crutch, forearm crutch）

ロフストランドクラッチは，通常はアルミニウム製であって，握りは前方に向き，前腕部分は後方へ15°傾斜している．上端は肘部から4〜6cm下に位置し，前腕カフがついている（図7-57h）．身体とは2点で接するため，杖よりも安定性が得られる．1本で体重の40〜50％を支えることができる．体幹の安定性が比較的良好な患者に適している．また，前腕で支持できるため，クラッチ使用中にも手が使える．

（3）カナディアンクラッチ（Canadian crutch）

カナディアンクラッチは松葉杖に似ているが，やや短く，上腕部にはカフがあり，伸展位の上肢を保持する（図7-57i）．上腕三頭筋に筋力低下がある患者に有用とされる．

（4）プラットホーム杖（platform crutch, forearm support crutch）

プラットホーム杖は，前腕を置く水平の肘台に垂直な握りがついたもので，握力が弱い，肘の伸展力が弱い，肘関節が屈曲している，あるいは手関節に体重が加えられない患者などに役立つ（図7-57j）．

[付] クラッチ歩行（crutch gait）

クラッチ歩行には，複数の様式がある．

・小振り歩行（swing-to gait）：両側クラッチを同時に前方へ出し，次に両下肢をクラッチの手前まで運ぶ．

・大振り歩行（swing-through gait）：両側クラッチを前方へ出し，次に両下肢をクラッチよりも前方へ振り出す．小振り歩行，大振り歩行とも，体幹の安定性を必要として，エネルギー消費は大きい．通常，対麻痺患者が用いる歩行様式である．

・3脚歩行（tripod gait, 引きずり歩行, shuffle gait, drag-to gait）：両側クラッチの歩行であって，両足を一緒にして引きずって進める．両側クラッチは同時に出す場合（同時式）と，両側交互に出す場合（交互式）とがある．

・3点歩行（three-point gait）：両側クラッチを患側下肢と同時に前方へ出し，次に健側下肢を前方へ出す．

・2点歩行（two-point gait）：片側クラッチと対側下肢を同時に前方へ出す．たとえば，左クラッチと右下肢を同時に前方へ出して，次に右クラッチと左下肢を同時に前方へ運ぶ．比較的速い歩行が可能である．

・4点歩行（four-point gait）：両側クラッチと両下肢のうち，常に3点が接地している状態にある．たとえば，動かす順序は［右クラッチ―左下肢―左クラッチ―右下肢］である．最も安定した歩行であり，運動失調の患者などに適応となる．

3 - 歩行器

歩行器（walker, walking frame, ambulator）は，

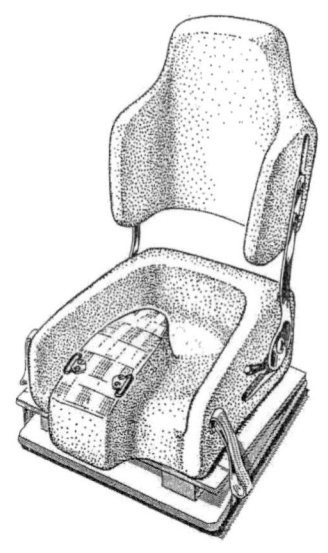

図7-58 重度の痙直型あるいはアテトーゼ型脳性麻痺児に用いられる座位保持椅子
座面と背当ての角度は調整することができる．股関節の内転・内旋を矯正し，脊柱の変形を予防する．
(Baumann 1970)

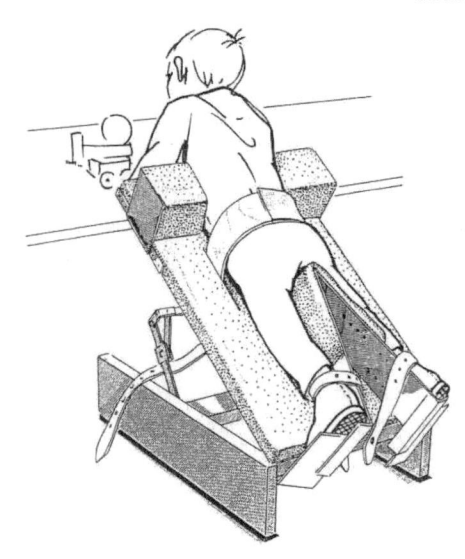

図7-59 小児用傾斜台
傾斜角度と長さは調整できる．脳性麻痺児の緊張性反射による姿勢が抑制され，頸部の随意性も改善して，上肢の動作が容易になる．
(Baumann 1970)

杖やクラッチに比べて，支持基底が広く，安定性が高い．多くは，前方と左右から使用者を取り囲むように金属フレームが置かれ，4脚の構造である（**図7-57 l-1**）．上部の水平の左右フレームを握って，起立と歩行のときの支持に用いる．キャスターがついている型，キャスターのない固定型や交互型がある．折りたたみ式で収納が容易なものもある．

・歩行車（caster walker）：キャスターのついている歩行器である．なお，キャスターや車輪がついた歩行器は，いずれも回転型歩行器（rolling walker）と呼ばれている．

・2輪型歩行器（auto-stop walker, rollator）：前方に2輪の固定車輪がついた歩行器である．後方の2脚を持ち上げるようにして，歩行器を前方へ転がすようにして押す．フレームを押し下げれば，後脚がブレーキとして働く．

・交互式歩行器（reciprocal walker, reciprocator）：上方から見てコ字型であり，左右両側の側方フレームと前方フレームとが継手機構で連結され，片側のフレームを床面に固定し，対側のフレームを動かして移動する歩行器である．クラッチの4点歩行に類似した歩行様式となる．

・固定型歩行器（fixation walker）：車輪がついていない4脚歩行器であり，全体をわずかに持ち上げて前進させる．

・片歩行器（hemiwalker, walker-cane combination）：杖のように片手で保持して用いる歩行器であり，支持基底は通常の歩行器よりも狭い．階段昇降にも利用できる（**図7-57 l-2**）．

5 座位保持装置，その他

座位保持装置は，主として脳性麻痺や筋ジストロフィーなどの児童の座位姿勢，あるいは座位に類似した姿勢を保持する機能を有する装置である．身体変形の状況および痙直，緊張，不随意運動などの特徴を把握して姿勢を定め，また使用目的に応じたものとされている．なお，児童の成長，発達および姿勢保持能力の状況に適合させ，過度

図7-60 代表的な自助具

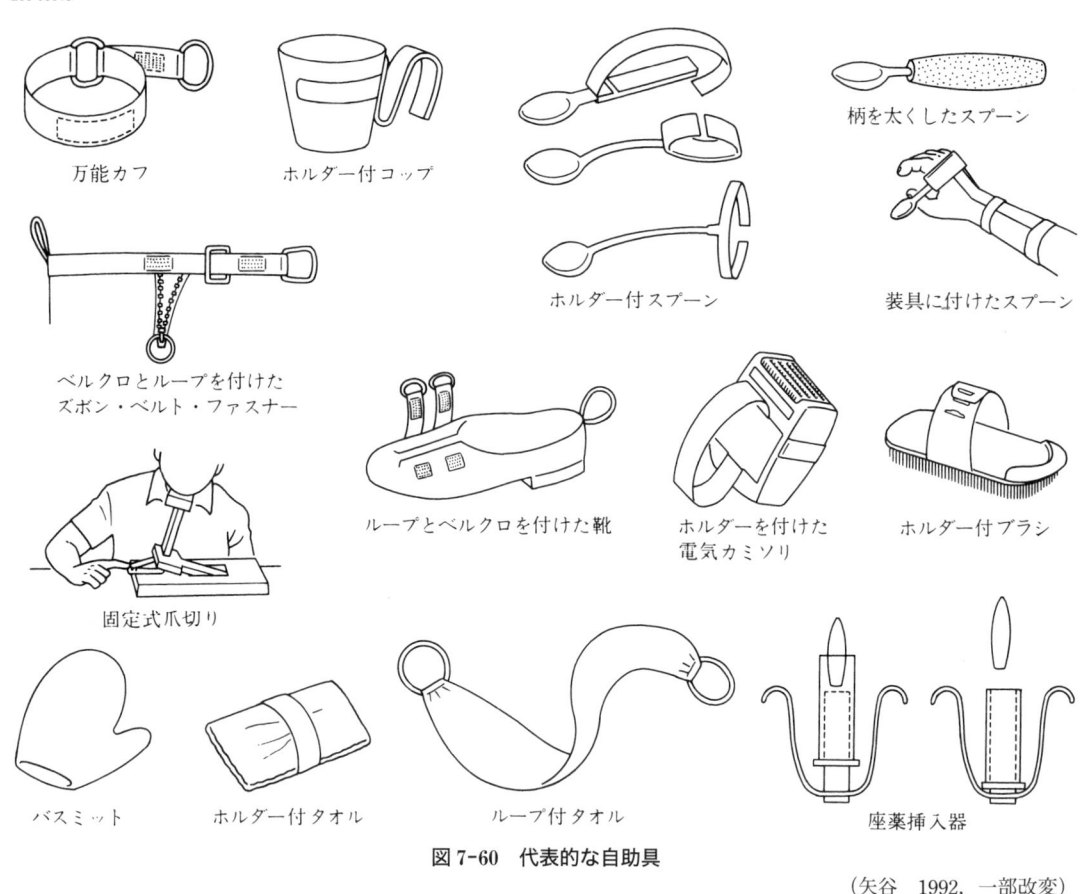

(矢谷 1992，一部改変)

図中ラベル：万能カフ／ホルダー付コップ／ホルダー付スプーン／柄を太くしたスプーン／装具に付けたスプーン／ベルクロとループを付けたズボン・ベルト・ファスナー／ループとベルクロを付けた靴／ホルダーを付けた電気カミソリ／ホルダー付ブラシ／固定式爪切り／バスミット／ホルダー付タオル／ループ付タオル／座薬挿入器

の圧迫などによる不快感を生じさせないように注意して製作される（図7-58）．さらに，体幹の変形などによって，普通型車いすでは座位を保持するのが困難な障害児（者）に対して，それぞれの身体に合わせて車いす座位を可能にした特製の座位保持装置もある．

姿勢保持装置としては，臥位保持装置や立位保持装置なども利用されている（図7-59）．

6 自助具

自助具（self-help device, self-help aid）は，患者あるいは障害者が洗面や更衣，食事，書字，電話使用，床上のものを拾い上げるなど，特定の活動を他者の手助けなしに行うことを可能にする，あるいは容易にする種々の用具である．たとえば，長柄のブラシ（long-handle brush）や靴べら（long handle shoe-horn），ボタン掛け（button hook），タイピング・スティック（typing stick）などがある．

1－自助具の選択

自助具の選択にあたっては，いくつかの要因について考慮することが大切である．

（1）身体障害の要因

視覚や聴覚の機能障害があれば，その程度に応じて，上肢による諸活動に対する制約事項を検討しておく．その上で，上肢の感覚運動系の機能障害についての評価（アセスメント）を参照する．次いで，①効果器としての手指の機能，②微調整器としての前腕，③伸縮装置としての肘，④方向

舵としての肩，に分けて，いずれが補われるべき機能障害であるのかを定める．考慮すべき要因が複数であることも多い．

（2）心理的要因

自助具の有用性が発揮されるためには，①患者あるいは障害者が自立して日常生活を送ろうという意欲をもっていること，②自助具は機能的にも，美観的にも，日常の使用に耐えるものであること，が必要である．

（3）自助具が備えるべき要因

自助具の特性として，①患者や障害者が1人で着脱できること，②構造が単純であること，③一部の例外はあるが，目的とする活動が単一であること，④耐久性および外観（美観）が適正であること，などがある．

2 - 代表的な自助具

わが国で使用されている代表的な自助具について，活動別に掲げる（図7-60）．

（1）食事（eating）

前腕や手部の筋力低下が著しいと，物を把持することが困難になる．把持動作を代替するものとして，万能カフを手に装着し，それにフォークやスプーンを付けて使用する．また，ホルダー付コップは示指の近位部に引っかけて用いる．手指の可動域が低下している場合には，用具の柄を太くする．ロッカーナイフ（rocker knife）は，先端が凸になり，肉などを押さえなくても刻みやすいナイフである．

（2）更衣（dressing）

衣服を工夫したものには，ボタンやジッパーの代わりにマジックテープ（Velcro®）としたり，ズボンのベルトをゴム紐に替えたものがある．ボタンエイド（button aid）は，ボタンホールに差し込んでボタンを引き出して掛ける自助具で，指先が不自由な患者や障害者にとって有用である．靴にもマジックテープをつけたものがある．ソックスエイド（socks aid）は，手が足に届かないとき，靴下を装着するのに用いる．

（3）整容（grooming）

固定式爪切りは，指の力が弱くても，あるいは握ることができなくても，押す動作だけで爪を切ることができる自助具である．

（4）入浴（bathing）

一部は，更衣や整容の応用である．入浴は，スポンジで身体を洗う，シャワーを浴びる，浴槽に入る，に分けられる．中心的な活動は，身体を洗って清潔にすることであり，ループ付タオルやバスミット（bath mitt）などを利用する．

（5）トイレット（toilet）

排泄には，便所への出入り，衣服の上げ下げ，排泄後の清拭など，一連の活動が必要であるが，狭義には清拭（toilet）や坐薬の使用が問題になる．清拭は温水洗浄便座（ウォシュレット，Washlet；排泄後に紙を使ったり，手を使うことなしに，温水洗浄や乾風乾燥ができる便器）などの普及によって解決され，坐薬の使用は坐薬挿入器を利用することで自立する．

（6）その他

手が届かないところの物品を引っかけてとるリーチャー（reacher）は，日常生活のいろいろな場面で役立っている．タイプスティック（typing stick）は，コンピュータやタイプなどのキーボードを打つために，手関節装具や万能カフに取りつけたり，口に加えたり，額部に取り付けたりする細長い棒である．なお，重度の身体障害者がラジオやテレビ，電話などを操作するためには，各種の環境制御装置（environmental control system：ECS）が利用できる．

［付］義肢装具にかかわる医師のガイドライン

1988（昭和63）年4月より施行された義肢装具

士法では，これまでの医療の資格制度に比べると義肢装具士の業務について明確に規定されていることが大きな特徴である．義肢装具の処方・適合判定ならびに装着訓練は，患者・障害者を中心に看護婦・理学療法士・作業療法士・義肢装具士など医療関連職種とのチーム医療の中で行われることが必要であり，義肢装具にかかわる医師の責任はこれまで以上にいっそう高まることが予想される．このガイドラインは，医師の義肢装具士に対する留意事項などをまとめたものであり，これらの事項を適正かつ円滑に行うことにより，患者および障害者の医療ならびに福祉の水準を高めることが強く望まれる次第である．

（処方）

1．医師は，義肢・装具の処方の際に，形状・構造・機能などに関する指示ならびに必要な注意事項を義肢装具士に与えるものとする．また義肢・装具を構成する部品・材料などの選択にあたって必ず最終確認を行う．

2．医師は，患者または障害者に義肢・装具の使用に際して医学的問題があると判断した場合には，必要な注意事項を義肢装具士に与えるものとする．

（採寸・採型）

3．医師は，義肢装具の装着部位への採型に関して，患者の姿勢および患者の肢位，局所への配慮（創傷部の取り扱い，ギプス等の圧迫具合など），その他留意すべき事項について義肢装具士に具体的な指示を与えるものとする．また採型について義肢装具士から疑義が出た場合にはそれに答える．

4．医師は，義肢装具士の特定行為制限項目（術直後の患部の採型，ギプス固定されている患部の採型ならびに当該患部への義肢装具の適合）に基づき，必要あれば義肢装具士に臨機応変の具体的な指示を与えるものとする．

5．医師は，義肢装具士が採寸・採型を行う場合には，事前・事後の医学的処置（創傷部の消毒など）の責任をもつものとする．

（適合）

6．医師は，義肢装具の適合（仮合わせを含む）チェックを責任をもって行う．

（昭和63年7月作成）
（社）日本整形外科学会
（社）日本リハビリテーション医学会

6. 日常生活活動訓練と環境整備

　医学的リハビリテーションの主要な目的は，患者あるいは障害者の生活の自立度の向上にある．個人の機能的状態の測定，評価（アセスメント）によって日常生活活動（ADL）の状況が把握され，複数の専門職種による治療的アプローチが実施される．また，状況によっては環境調整も試みられる．

1 日常生活活動の訓練

　ADLは，機能的制限を有する患者にとっては訓練や治療の目標であると同時に，毎日の生活で行わなければならない活動でもある．

　ADLと訓練の関係は，多分に人為的であるが，動作あるいは動作群（fundamental motions in common）が個別に対象となる場合は，訓練（exercise）と呼び，実生活の場でこれらの動作の組み合わせが用いられ，行為として遂行されるとき日常活動（daily activities）という（Lawton 1963）．活動，訓練は，いずれも筋力，バランス，協調性，技能を高める．そのため，訓練は活動を，逆に活動は訓練を考慮してプログラムが進められる．

1 - リハビリテーション的アプローチ

　リハビリテーション的アプローチによるADL訓練の実際を**表7-11**に示す．
①患者のニーズ，心身機能，生活場面を考慮し，必要かつ実現が可能なADLの遂行手段を定める（車いす，手すりの使用など）．
②具体的な動作を最も単純な動作（simplest motion）に分解し，それらの動作を遂行するために必要な訓練を行う．
③代償機能，自助具や補助機器の利用も考慮し，必要とあれば，それらを利用した訓練を行う．
④筋力や運動協調性の低下があれば，ADL訓練に先行して準備訓練（preparatory exercise）を行う．
⑤個別に訓練した単純動作を組み合わせ，実際の生活場面でひとつのADLの全過程を遂行する．

　ADLが実生活で自立となるためには，それに必要な動作の単純総和では解決されない．患者がその環境で日常活動が最高に遂行できるように訓練する．同時に，その時々の能力に応じ，患者あるいは障害者が最も効果的に機能できるように環境に対して最良の調整が加えられ，あらゆる可能性が追求される．

2 - 日常生活活動訓練の実際

（1）起居・移動訓練

　起居・移動それ自体は目的をもった活動というよりは，セルフケアなどを遂行するための手段として重要である．寝返り，起き上がり，座位，座位バランス，立ち上がり，立位バランス，移乗，車いす移動，歩行などを含む．

　訓練の基本は麻痺や筋力の回復，正常パターンや運動協調性の修得であり，生体力学的および発達的アプローチが適応となる．次に残存機能の最大利用とリハビリテーション的アプローチであ

表 7-11 ADL「ベッド上座位での食事」指導で考慮すべき基本動作と訓練

ADLの最も単純な動作	訓練（動作指導）	その準備訓練
1．臥位から座位	起き上がり 　1）肘，手を使う 　2）介助 　3）補助機器	寝返り 上肢などの筋力強化
2．座位保持 　（上肢運動あり：なし）	座位保持訓練 　1）背部支持あり 　2）背部支持なし	肩甲帯，背部，腹部の筋群の筋力強化
3．食事用具の握りと把持	スプーン，フォーク，ナイフ，はし，茶碗などの握りと把持（柄の工夫，自助具，容器の選択，吸盤など）	手指，手の筋群の筋力強化 目―手の協応
4．食事用具の使用 　（食物を皿にのせる，切る）	実際の動作を行う 　1）通常の食物を使う 　2）模擬食物（粘土製品）を使って練習	同上
5．食物を口にはこぶ	実際の動作を行う 　1）食物をのせないで 　2）食物をのせて	同上
6．噛む，飲み込む	言語聴覚士と連携し，特別に訓練する	

（Rusk　1971）

る．片麻痺患者が寝返り，起き上がりでベッド縁や柵を利用したり，下肢をベッドの外に下ろして起き上がる（図7-61）．車いすとベッドとの移乗は健側を接近させ（図7-62），ベッド柵や移乗バーを利用して移乗する．階段は健側から上り，患側から下りる（図7-63）．頸髄損傷，上位胸髄損傷の患者では，上肢，頭部，体幹の慣性を利用して寝返る，吊りひもやオーバーヘッド・バーなどを用いて起き上がる（図7-64），肘を伸展位でロックさせて座位バランスを保持する．これらは，いずれも残存機能の強化と技能の修得によって，起居に必要な動作を獲得するものである．

どうしても獲得できない課題の遂行に際しては，機器で代替する．電動ベッド，リフターなどがその例である．

移動動作の獲得にも補装具が利用される．片麻痺患者の内反尖足に対して，短下肢装具を装着し，足関節の安定性を得て，歩行パターンと速さの改善を図る．装具で対処できない高度な変形に対しては，観血的に矯正術が行われることもある．杖，歩行補助具によってバランスを代償する．また，

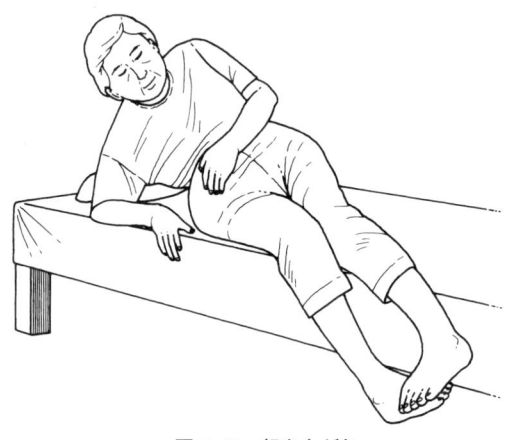

図7-61　起き上がり
健肢を用いて両下肢をベッドから下し，肘を立てて上体を起こす（左片麻痺）．

車いすで移動機能を代替する．

車いす訓練の基本には，①座位バランス保持，②褥瘡予防の除圧動作，③車いす各部の操作（ブレーキ，フットプレートなど），④ハンドリムの駆動，⑤移乗動作：ベッドや洋式便器と車いすの水平移乗，床と車いすの昇降などがある．応用動作としては，①障害物の乗り越え，②前輪挙上，③

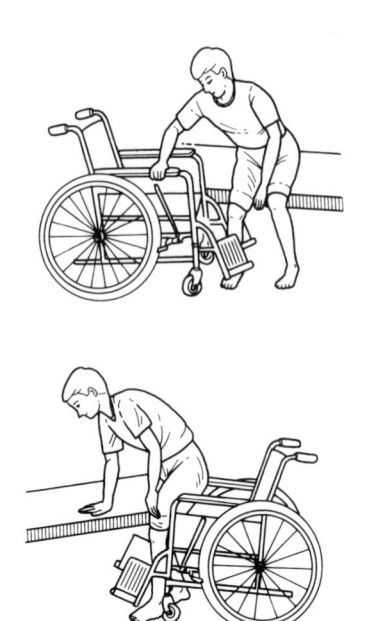

図7-62 ベッドと車いすの移乗（左片麻痺）

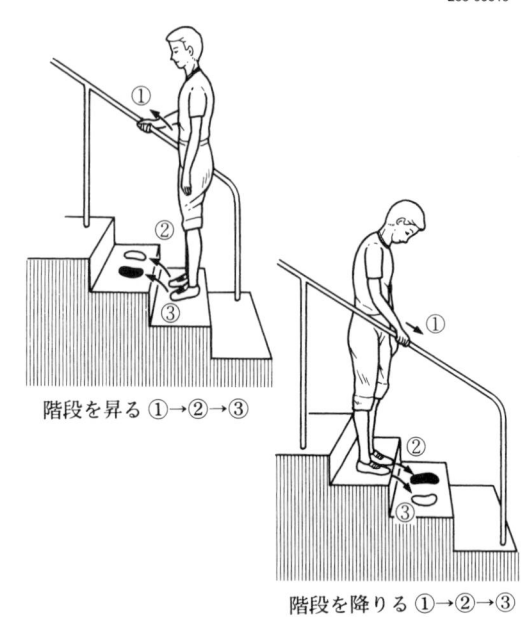

図7-63 片麻痺患者の階段昇降（左片麻痺）
階段を昇る ①→②→③
階段を降りる ①→②→③

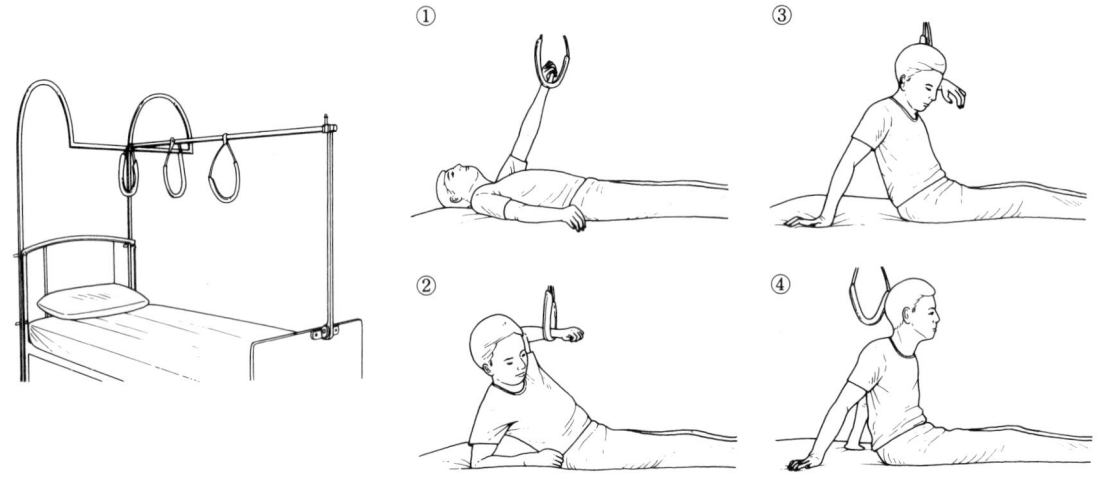

吊りひもを利用して起き上がる（頸髄損傷） ①→②→③→④
図7-64 オーバーヘッド・バーと吊りひも

（Ford et al. 1987，一部改変）

床上のものを拾うなどがある．

　これらの訓練に並行して，最良の環境調整を進める．立ち上がりや立位バランス保持の困難な患者にとっては，ベッド，洋式トイレ，手すりなどは必須である．車いす生活者には，段差の解消，スロープの設置，リーチ（reach）できる範囲に日常用品を配置する．どうしても介助が必要な場合は，介助者の労力を最少にするような環境調整も求められる．

　大切なことは，これらの過程が順次達成されれば，次の段階へと進めるのではなく，最終的なゴールを予測しつつ，その時々の身体機能で最も効果的に能力が発揮できるように，そのつど自助具や装具，環境などの調整が行われることである．

（2）セルフケア訓練

セルフケア（self-care）は生きていくために必要な毎日の決まりきった諸活動で，これには食事，整容，更衣，トイレ，入浴を含めるのが一般的である（Christiansen et al. 1988）．

① 食事

食事をとる場所と姿勢は，起居・移動能力に左右される．咀嚼と嚥下機能についても評価（アセスメント）する．食物を食べやすいように加工し，口に運ぶ動作（箸，スプーンの把持，小骨を取る・ほぐす・裂く・切る，摘む・挟む・すくう，口に運ぶ）に要する上肢や手の機能（筋力，可動域，協調性）を訓練する．頸髄損傷患者や関節リウマチ患者では，BFO，工夫された食器類や各種の自助具を利用する．食物の調理法で問題が解決する場合もある．

② 整容

洗顔，歯磨き，整髪，髭剃り，化粧，爪切りなどの諸動作を含む．上肢や手の運動機能は，食事の場合とほぼ同一である．手指の巧緻性のほかに，手が顔面，頭に到達することが必要である．各種の自助具が利用される．

③ 更衣

更衣中の姿勢と，その制御が重要である．上衣（シャツ，セーター，上着など）の着脱時にバランスの保持のため，車いす座位で行うのか，下衣（ズボン，スカート，ショーツなど）の着脱を臥位，腰掛け位，立位のいずれの姿勢で行うのがよいかが検討される．

片麻痺では，上着の着衣は患側から袖通しを行い，背中を回し，健側の袖を通し整えるなど，健側の代償機能を活用する（図7-65）．デザイン，前開き，かぶり着の別，ボタンやファスナー，フック，マジックテープなどの付属物の工夫，自助具の利用で自立性が向上する．

④ トイレ

下衣の上げ下ろしを更衣に含めれば，トイレでは，接近，移乗，座位や立位のバランスと保持，トイレットペーパーの使用が問題となる．紙が使えない，肛門まで手が届かないなどの場合は，温水洗浄便座などを利用する．洋式便器，手すり，接近に対する配慮など，建築構造上の適切な対応が必要となる．失禁，排泄困難などの排尿や排便のコントロールと管理が必要となる場合もある．

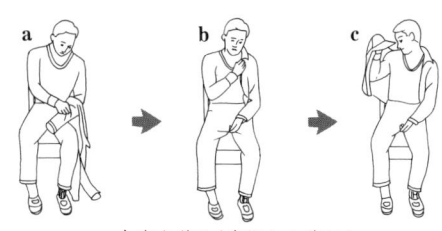

上衣を着る（患側から先に）

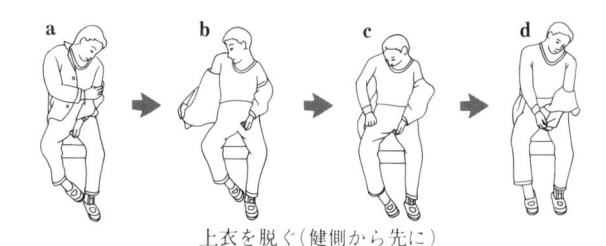

上衣を脱ぐ（健側から先に）

ズボンをはく（患側から先に）

図7-65　片麻痺の衣類着脱（左片麻痺）
（上田　1971）

⑤ 入浴

衣服の着脱は更衣に含める．浴槽の出入り，身体を洗うなどが主な動作となる．浴槽の出入りを座位（いざる），あるいは立位で行うかによって，建築構造上の対応は異なる．身体を洗う際の姿勢は，座位か腰掛けか，シャワーの利用などを配慮する．自助具の利用で自立性は向上する．介助量を軽減するように，リフターなども利用する．

3 - 日常生活活動訓練の主な対象の特性

（1）認知・知覚障害

右半球損傷の患者は，視知覚・視走査障害を合併し，しばしばセルフケアの自立が困難となり，

入院期間も長期化し、家庭復帰の阻害因子となる．外傷性脳損傷では，受傷時の昏睡期間と機能障害やADL自立度との間に相関がある．ADL，その他の技能の改善は，2年以上にわたって認められる．脳性麻痺児の6～25年の追跡調査で，ADLの自立に影響する変数は知能である．脳血管疾患による右片麻痺患者の失行の有無はADL自立の決定因のひとつであり，失行のある患者の入院中に獲得されたADL機能は，退院後に後退している．臨床の場で学習された技能が家庭環境に転移（学習の転移，transfer of learning）され難いことを示唆している．実際の家庭の場で，訓練されることが望ましい．

（2）上肢障害

片側上肢の機能障害は，健側の使用でほとんどが代用できる．利き手交換では，運動巧緻性の訓練を必ずしも必要としない．両側上肢の筋力低下，可動域制限あるいは切断は，セルフケアの自立にとって重大である．装具，自助具，義手がしばしば有用である．人前では義手を使っても，私的には歯を使って把持したりする．義手の選択にあたっては，機能よりも装飾性がしばしば優先される．しかし，装飾義手でもパッシブハンド®を使えば，指の形が整えられ，運転ハンドル，レバー操作などにきわめて有用となる．

（3）下肢障害

大腿骨頸部骨折，下肢切断，股関節炎，対麻痺などの下肢障害者のセルフケアにとっては，移動の制限が最も重要な問題である．車いすや歩行補助具が，移動の自立に必要となる場合がある．浴室の安全設備，靴下や靴を履くための自助具，高めのシートなどが一時的あるいは恒久的に役に立つ．車いすや歩行補助具が使用できて，ベッドなどに接近できるように生活空間を配置替えする．普段に使用する棚，引き出し，収納スペースは，車いすで利用できるリーチの範囲内に配置する．段差や階段には，可搬式スロープ，車いす用リフト，腰掛け式階段昇降機が必要になる．

（4）四肢障害

外傷性脊髄損傷による四肢麻痺，脳性麻痺，筋ジストロフィー，多発性硬化症，筋萎縮性側索硬化症などの患者では，セルフケアの自立のためには個人別の配慮が必要である．訪問介護，福祉用具の利用，生活空間の改造も必要となる．環境制御装置，マイクロコンピュータ，情報通信などのハイテク機器が自宅に設置される．脊髄損傷患者の自立の条件は複雑で，重症度や輸送機関，教育，婚姻状況，経済的補償などが相互に依存し合っている．このような問題を手際よく処理する関係機関の努力が，障害者に生産的で，制限の少ない環境での生活を可能にする．

（5）片麻痺

最近，損傷半球側は問題点の特性を予測できるが，セルフケアの帰結の予測因子にはならないという調査結果が得られている．損傷半球の相違は，セルフケアの自立の予後には関与しないが，左半球損傷者は右半球損傷者に比べて，訓練を受け入れやすく，進歩も速い．いずれの半球の損傷者でも，長期にわたりセルフケアの改善を示すため，退院時の帰結だけでなく，長期の予後についての検討が必要である．

（6）可動域制限

可動域制限によるADLの諸活動に共通する問題は，リーチの困難性である．生活空間の再配置，転倒を予防するための安全設備，障害物の除去，有効な自助具の利用などが必要である．

2 環境調整

1 - 物的生活環境の情報収集

患者あるいは障害者が在宅で生活することを前提にして，居住空間としての住宅，社会参加のための建築物や施設，および交通機関などの情報収集についての留意点を記しておく．

居住空間についての情報収集では，建築特性だ

けでなく，障害特性，福祉用具の活用状況，家族特性についてもチェックする必要がある．

心身機能については，機能障害の種類，機能的制限の重症度，慢性進行性か否か，自宅に復帰する場合は，病院や施設の環境条件下での起居移動やセルフケアの自立性，要介助の程度と介助スペースなどを把握する．在宅での生活は療養介護が主なのか，家庭内自立か，就労も含めて社会参加の可能性についても聴取する．生活様式についてはベッド，車いすを主体にした生活様式か，畳やじゅうたんなどの生活様式かなども重要な事項である．重度な体幹失調のある患者では，畳の生活様式で，転倒などの危険が回避できて，ある程度のセルフケアが自立できることもある．

福祉用具などの活用状況については，義肢や装具，車いす，歩行補助具，ベッド，リフターなどの種目と型，手すりの要否などを聴取する．屋内の狭いスペースの段差の解消は，障害特性を考慮して検討する．車いすの場合は斜度を調査しておく．下肢装具装着者は，斜面移動が不安定となり，転倒の危険性もある．

住居では，建築基準法および消防法による用途地域，容積率と建蔽率，防火あるいは準防火の地域の指定の有無，建築物の高さ制限，居室の採光，内装制限，敷地からの制限条件として，道路からのアプローチ，増築スペースの有無と法規への適合，車庫スペース，自動車への乗降の容易性，増改築に伴う住宅構造からの制限条件として，壁や柱の除去可能，壁や柱の構造からみた増築の可能性，設備面からの制限条件として，電力容量，給水と排水の条件，トイレ下水処理条件，設備機器の利用可能性についてチェックする．

家族については，同居家族数，家族構成，主介護者や副介護者の続柄，空間の専有性（共用と専有）などを聴取する．利用する福祉サービスなども配慮する（例：夜間の訪問介護など）．

不特定の多数の人々が利用し，また主として高齢者や障害者が利用する建築物や施設のバリアフリー化（利用円滑化）は，最近ではおおむね整備されている．しかし，利用者の使い勝手の面からは，現場を視察し，実測する必要がある．たとえば車いす利用者が，設置されているスロープを自走できるのか否か，設置はされているものの，一か所だけで遠く迂回しなければならない，緊急時の対応が困難などの場合がある．

公共交通機関については，電車や地下鉄などの利用では，駅舎に注意が必要である．利用するプラットホームと車両との高低差や間隙，車両の床構造（ステップ式の構造）などで介助が必要な場合がある．旅行などであらかじめ鉄道会社に連絡しておけば，人的な支援を受けることもできるが，車いすで通勤などに利用するには著しい制約がある．公共のバスでは，車いす対応の車両は限定的で，事前の情報入手が必要である．

2－生活空間の調整と整備

ここでは，起立歩行が不能の者，杖や装具が必要な者および車いす利用の者（自立走行，介護運搬）を想定する．

（1）玄関

車いすのままで出入りするためには，最少の段差あるいはスロープとする．自力か介助かにより段差の高さ，スロープの勾配は異なる[*49]．玄関土間までの段差には，可搬式簡易スロープ（図7-66），昇降機（図7-67）も利用される．屋内外の出入りには，玄関にこだわる必要はない．車いすから縁側に移乗して出入りする．この場合は車いすと同じ高さが望ましい．縁側から直接スロープで出入りすることもある．立位歩行では，必要に応じて手すりをつける．

屋内の段差についても同様の配慮をする．階段の両側に手すりをつける．車いす用リフト，腰掛け式階段昇降機（図7-68）なども利用できる．

[*49] 都立施設の障害者向け建築指針では，スロープの有効幅員は135 cm以上，勾配は1/20〜1/12，スロープ10 mごとにスロープ方向に150 cmの水平部分を設けることになっている．

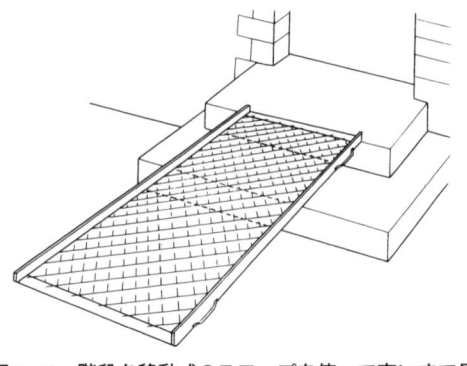

図 7-66 階段を移動式のスロープを使って車いすで昇降する．
（日本障害者リハビリテーション協会　1984）

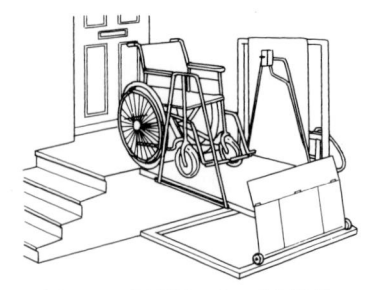

図 7-67 戸外用の車いす昇降機
ひとりで操作しやすく，垂直に昇降できる．
（日本障害者リハビリテーション協会　1984）

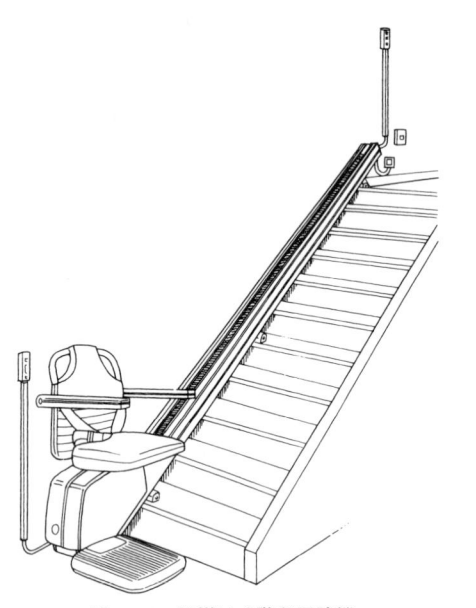

図 7-68 腰掛け式階段昇降機

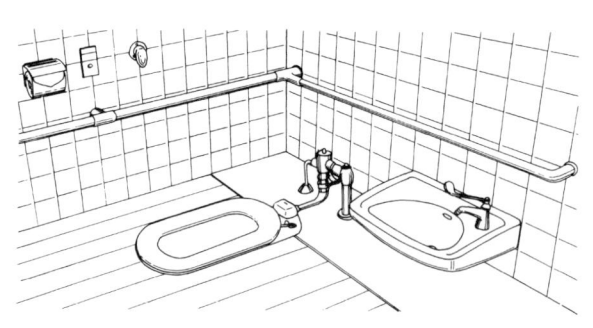

図 7-69 床埋込み型トイレ

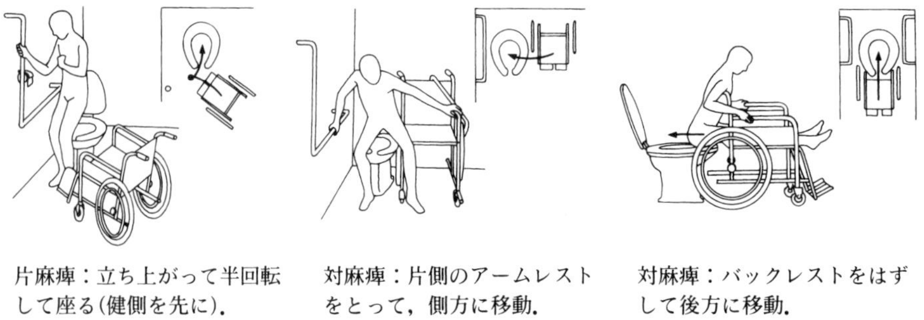

片麻痺：立ち上がって半回転して座る(健側を先に)．

対麻痺：片側のアームレストをとって，側方に移動．

対麻痺：バックレストをはずして後方に移動．

図 7-70 腰掛便器への移乗

（上田　1971）

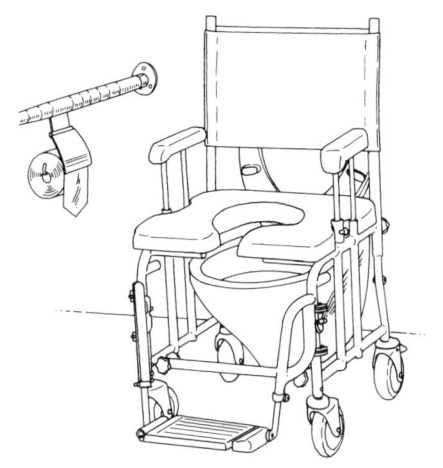

図7-71 シャワーチェア，コモードチェア
所定のトイレに移動できる．

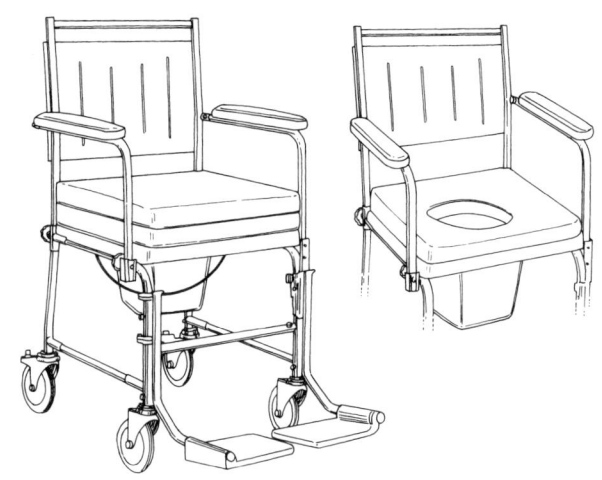

図7-72 シャワーチェア，コモードチェア
右のシートマットを取り除き，便器を取りはずせばシャワーチェアになる．

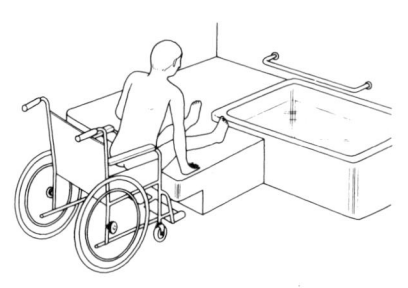

a
車いすから同じ高さの洗い台に移り浴槽に入る方法．

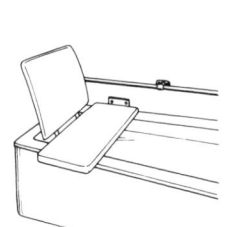

b
バスシートに乗り移ってから，浴槽に入る方法（車いすを洗い台としてもよい）．

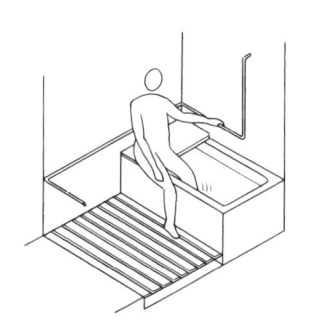

図7-73 浴槽への移乗（対麻痺）

浴槽の上に板を渡して腰掛けを作る．

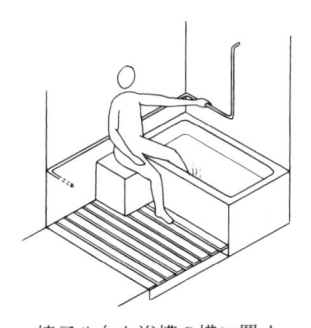

椅子や台を浴槽の横に置く．

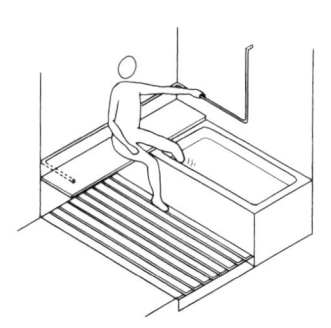

洗い台を設置する．

図7-74 浴槽周囲の安全性の確保

(野村 1963)

（2）トイレ

座位姿勢のまま，いざって行くのか（図7-69），立位で歩行か，車いすか（図7-70）によって建築構造は大いに異なる．洋式トイレの場合では，股・

図7-75　調理台と収納スペース

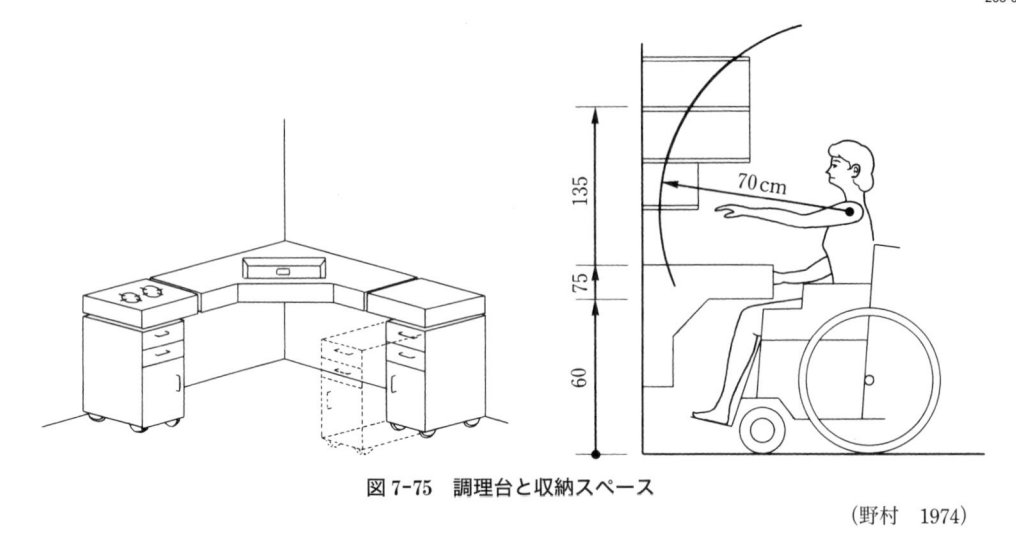

（野村　1974）

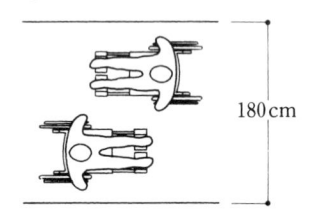

① 車いす同士のすれちがい　　② 車いすと人とのすれちがい　　③ 車いすの回転

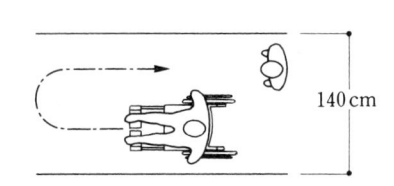

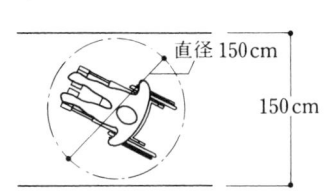

図7-76　車いす使用者のすれちがいに必要な幅員

（東京都　1988）

膝関節などの可動域制限にも配慮した高さにする．椅子のまま移動してトイレに合体するもの（図7-71），椅子と便器がセットになったもの（図7-72）など，多種類のコモードチェアある．

(3) 風呂場

移乗の仕方によって，建築構造は大いに異なる（図7-73, 74）．シャワーチェアは，トイレ用と同じものが利用できる．

(4) 台所

車いすに座ったまま，あるいは立位で使用する場合でも，台所の高さ，手先が届く範囲に配慮して，物品の配置や並べ方を工夫することが重要である（図7-75）．

(5) 近隣空間

主に車いすでの移動に支障のないよう，通路（すれちがい，回転）（図7-76），縁石，傾斜，エレベーター（回転）などの広さ，段差，勾配に注意する．

3 - 障害者の適応システムと用具

(1) コミュニティ移動手段

ある限られた範囲では電動車いすが利用される．障害者用自動車には自分で操縦運転するものと，運搬してもらうものとがあり，それぞれ乗り移るのか，車いすのまま乗り込むのかの別がある．日本では自分で運転する場合に，改造のない乗用車に車いすから乗り移り，自力で車いすを助手席に積み込む場合が多い．欧州では車いすのまま乗り込み，そのまま運転席や助手席となる構造のも

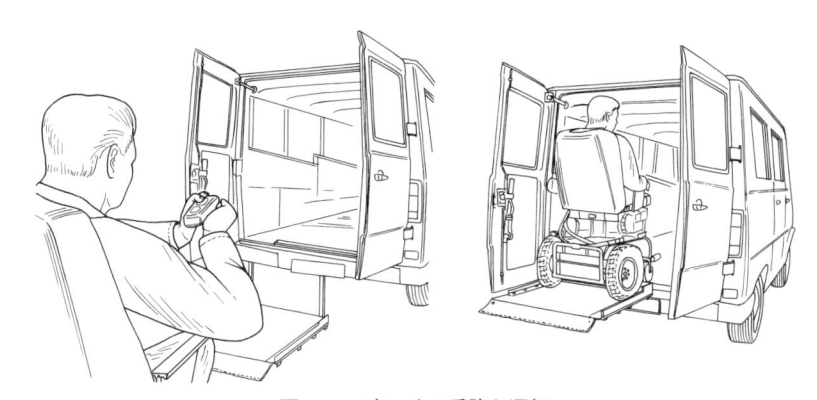

図 7-77 車いすの乗降と運転
ドア，昇降台はリモコンで操作し，車いすのまま乗り込み，そのまま運転席となり運転できる．

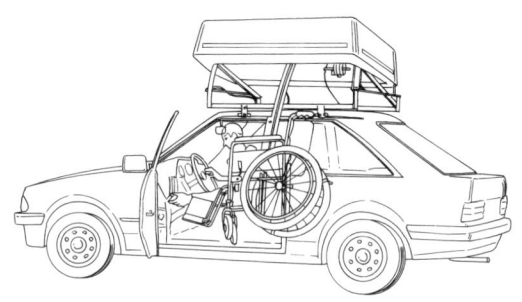

図 7-78 車いすの積載
車いすを屋根上の収納スペースに電動で積載できる．

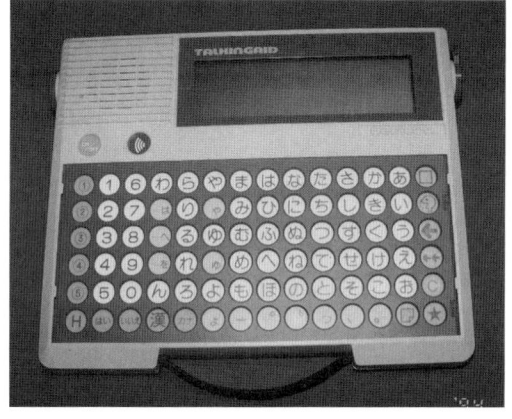

図 7-79 音声付き携帯文字盤（トーキングエイド®）

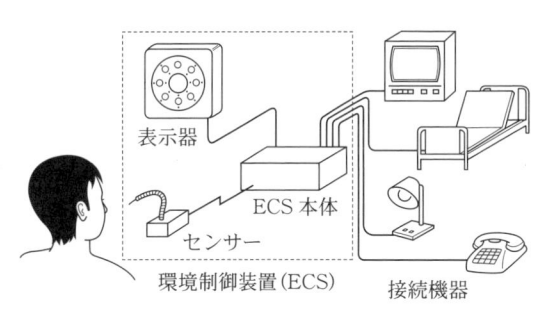

図 7-80 環境制御装置（ECS）の基本構成

のも利用されている（**図 7-77**）．乗用車に乗り移る場合でも座席が回転して車体外に出てくるもの，車いすは電動で所定の場所（屋根上，トランク）に積み込まれるシステムなど，多様な対応をしている（**図 7-78**）．公共の乗物では車いすリフターで乗降するもの，床全体が昇降して車いすが乗り降りできるものがある．

（2）コミュニケーションエイド（communication aid）

トーキングエイド®は，キー操作によって音声とディスプレイの両者を用いて意思の伝達ができる（**図 9-79**）．ワープロ，パソコンもコミュニケーションの手段として利用される．片手動作，マウススティックでもキー操作ができる機種もある．

（3）環境制御装置（environmental control system：ECS）

高位頸髄損傷などの身体に重度障害があっても，呼気や口唇，舌，頭の動きなどの残された機能を利用して，身の回りの電気製品を制御することができる自立援助のための機器システムである（**図7-80**）．残されている身体運動で電気信号に変換するセンサー・スイッチに工夫がされている．接続機器は使用者のニーズに応じて市販の電気製品を一部改造して，あるいは改造なしで利用する．

〔付〕視覚障害者生活訓練

視覚障害は，先天性と後天性に大別することができる．後者は，失明前まで多くの活動を視覚情報に依存して行っており，失明後はさまざまな日常生活活動，仕事，そして余暇活動においても，著しい活動の制約が生じ，それまで果たしていた役割や得ていた収入，生き甲斐など，多くのものを喪失する．

視覚障害者生活訓練は，障害者総合支援法では「機能訓練」として位置づけられているが，視覚以外の諸感覚と補助具を利用すること，保有視覚がある場合は，その視覚を効果的に活用することを学習させ，対象者の立場やニーズに応じて，生活の自立水準を失明前に限りなく近づけ，あるいは個人の生活の質（QOL）を最大限に向上させることを目的として行われる．

後天性視覚障害者は，大きな精神的苦痛を被るが，適切な環境整備，補助具の活用，さらには生活訓練を受けることにより，生活機能の水準において大きく回復促進を図ることが可能になる．ここでは，生活訓練の主な内容について紹介する．

1 - 歩行訓練（orientation and mobility）

単独歩行には，道なりに歩く，曲がり角を定位して曲がる，横断するという基本的な移動技能のほかに，自分の現在位置，向きを定位する能力が必要である．この技能をオリエンテーション（orientation）という．歩行訓練では，この技能と移動性（mobility）の技能との2つを学習する．

視覚障害者の歩行に利用する方法には，次のものがある．

（1）保有視覚を活用する方法

ロービジョン（low vision, 弱視, partially sighted）の障害者は，訓練によって，視覚をオリエンテーションに活用できるようになる．その結果，歩行の安全性や効率は，大きく高まる．白杖を使用した歩行訓練，あるいはロービジョン訓練の遠方視訓練による指導を受けることが望ましい．

（2）手で壁や手すりなどを伝う方法（伝い歩き）

室内移動の際，壁や手すりなどに手による接触を継続することで，オリエンテーションを維持することができる．その結果，障害物や階段などの危険箇所の位置を予測し，回避することが可能になり，目的地まで安全で効率的に到達できる．

（3）手引き（sighted guide）を活用して歩く方法

歩行訓練における手引きは，初めての場所や不慣れな場所へ行ったときに，知人や一般通行人に援助を依頼し，階段や段差，ドアのある出入り口，狭い場所，エレベーターやエスカレーターなどを効果的に通過するなど，歩行手段として活用できることが目標とされる（**図7-81**）．

（4）白杖を使う方法

単独歩行を目的とした白杖は，long caneと呼ばれ，歩行者の2歩先までの路面上の障害物や路面変化の有無を探るために用いられる．移動のための基本的な技術として，段差，落ち込み，水溜り，地表の肌理（きめ）の変化などを検知して停止すること，障害物を発見して安全に回避する技術を獲得する．ただし，白杖による移動では，白杖を構えている腰よりも上方の障害物を検知することができない（**図7-82**）．

（5）盲導犬（guide dog, seeing eye）を使う方法

手引きの代わりに盲導犬を利用して歩く方法で

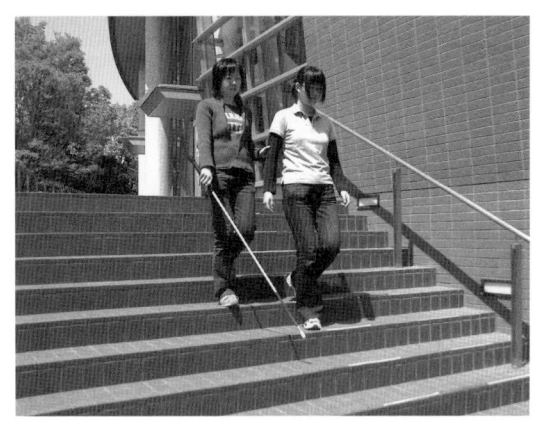

図7-81 手引きによる歩行

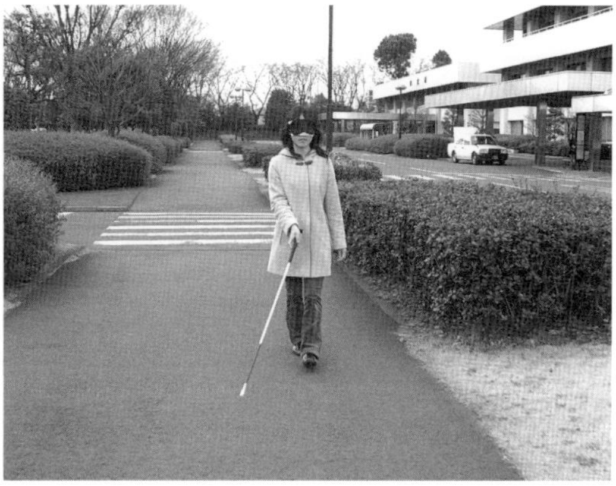

図7-82 白杖による単独歩行

ある．誘導するときの役割は，犬も人もほぼ同じで，直線歩行（伝わらずにまっすぐ歩くこと），障害物回避，段差（階段）の検知，交差点の発見などを確実に行うことができる．しかし，盲導犬はユーザー（user：使用者）の指示がないと動けないため，オリエンテーションが維持できない，あるいは認知地図（cognitive map；歩行に活用できるイメージ上の地図）を獲得していない視覚障害者は，盲導犬の利用が困難である．盲導犬および盲導犬利用のための訓練は，盲導犬訓練センターが行っている．

（6）電子機器を使う方法

最も普及している電子機器は，超音波を利用して，0.5～6m前方にある障害物を検知する機能をもたせたものである．障害物の情報は，振動あるいは音声で出力される．機器の形式には，手持ち式，白杖のグリップ固定式，白杖組込み式，眼鏡式などがある．超音波を使った電子機器は，下り階段などの落ち込みを発見できないため，白杖と併用する必要がある．レーザーケーン（laser cane）は，この欠点を補った機器で，前方および下方の2方向へレーザーを照射し，落ち込みの発見も可能である．ただし，きわめて高価である．

（7）ナビゲーション・システム機器を使う方法

これまでにさまざまな誘導のためのシステムや機器開発が試みられてきたが，現在，継続して開発が続けられている最も有望な機器は，衛星利用測位システム（global positioning system：GPS）を利用した携帯型地図端末を用いる方法である．北米地域では，早くから，軍事衛星を利用した視覚障害者用携帯型GPS地図端末が開発され，歩行訓練にも活用されている．GPSから正確な位置情報を得るには複数の静止衛星が必要であるが，日本ではまだ1基しか静止衛星（準天頂衛星）をもっていないため，正確な位置情報を得るのにさまざまな工夫が検討されている．2020年に準天頂衛星が4基になる計画があり，そうなれば視覚障害者用のGPS地図端末がより活用しやすいものになると見込まれている．

現在，生活訓練としての歩行訓練では，主に(2)～(4)の指導が行われている．ニーズによっては，公共交通機関を乗り継ぎ，目的地まで単独で到達することを可能にする高度な目標の訓練も行われる．

2 - 日常生活技術訓練 (techniques of daily living：TDL)

日常生活技術訓練は，整容動作などを主体とした身辺管理訓練と，家庭生活を営む上で不可欠な家事管理訓練とに大別される．

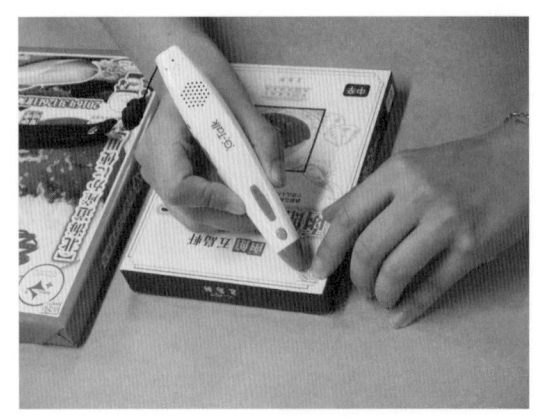

図7-83 特殊印刷されたシールに触れながら録音ができるペン型ICレコーダー

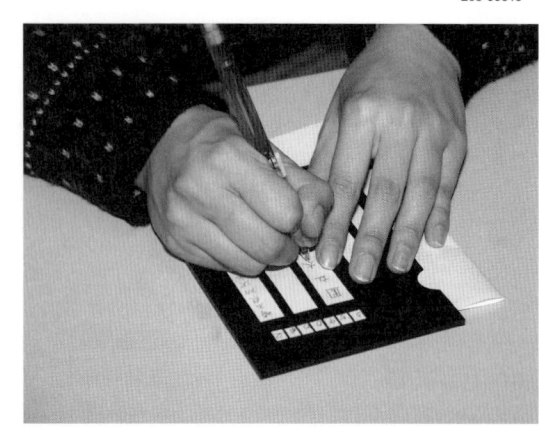

図7-84 罫プレートを活用したハンドライティング

(1) 身辺管理 (personal management)

整容動作，衣類や身の回り品の管理と弁別，貨幣弁別，金銭管理などがある．歯磨き，整髪，爪切り，化粧などには新たな動作の学習が必要になるかもしれない．ロービジョンの人が，自分の顔や指先などを画面上に拡大して映し，化粧や爪の手入れができる可動式カメラと鏡像反転機能の付いた拡大読書器が市販されている．また，拡大機能のついた鏡を利用することもできる．貨幣の弁別，衣類などの弁別は，道具を使うと容易になる．衣類や小物などの弁別を合理的に行うためには，触覚的な目印をつけるとよい．また，特殊印刷されたシールに接触させてボタンを押しながら録音すると，ペンでシールに触れるたびに録音した音声を聞くことができるICレコーダーがあり，音声による弁別が容易にできる（図7-83）．

(2) 家事管理 (home management)

典型的な家事として，掃除，洗濯，調理，裁縫，買い物などがあげられる．靴下の洗濯は困ることのひとつであるが，一組ずつ靴下を束ねて洗う小道具を使うことで困難を解消することができる．針の糸通しも道具で解決する．調味料の調節は，1回押せば一定の分量が出る調味料入れが重宝する．焼き具合，ゆで具合は，タイマーを使い時間で調理する．このように，TDL課題の多くの部分は，道具を活用することで改善することが可能になる．

3-コミュニケーション訓練

(1) 点字 (Braille, point system)

点字は，視覚障害者自身が直接読み書きすることができる，最も有力なコミュニケーション手段である．しかしながら，中途視覚障害者が習得するには，時間を要することが多い．日本における失明原因として発症頻度が高い糖尿病は，合併症として末梢神経障害を引き起こし，点字の習得を困難にする．また，高齢になるほど，点字の習得は困難になる．点字習得困難者に配慮して，サイズを大きくした点字使用も考えられており，大きいサイズの点字を打つ点字器も市販されている．

(2) ハンドライティング (Hand writing)

中途視覚障害者の場合，運動記憶を活用して，視覚がまったく活用できない人でも短時間の訓練で普通の文字を書くことが可能になる．罫プレートと呼ばれる封筒，はがき，便箋などの大きさに合わせた定規が市販され，これらを活用することで，文字列を曲がらないように書くことが可能になる（図7-84）．

(3) パソコン (persoral computer)

高速インターネット回線の普及により，一家に1台以上のパソコンがある今日，視覚障害者のパソコンに対するニーズは，仕事場面以外でもます

ます高まっている．画面が見えない者にとっては，スクリーンリーダーと呼ばれる音声出力ソフトを活用し，ワープロ，表計算，プレゼンテーション等のソフトのほか，Eメール，インターネット閲覧も行うことができる．中途視覚障害者にとっては，マウス操作ができなくなるため，音声を聞きながらキーのみで操作することを学習する．点字を使用できる者は，ピンディスプレイと呼ばれる点字出力装置でデーターを確認することができる．ロービジョンの人のためには，画面を拡大するソフトが販売されている．生活訓練では，近年，最もニーズが高まっている領域である．

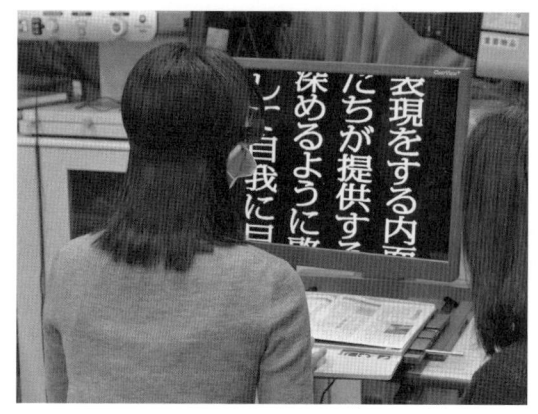

図7-85　拡大読書器による読書

（4）スマートフォン・タブレットPC

一般の多くの人たちがガラパゴス携帯からスマートフォンに乗り換えたように，視覚障害者も多くの者がスマートフォンを利用するようになった．それは，進化した音声入力機能をもち，メールやインターネット検索に留まらず，視覚障害を補い，日常生活を快適にするソフトウェアが次々と開発されているからである．同様の理由と画面の大きさから，タブレットPCは多くのロービジョン者の関心を集めている．生活訓練の現場では，パソコンと同様に，訓練のニーズが高まっている．

（5）録音機器の利用方法の習得

録音機器としては，最近まで，カセットテープレコーダーが使用されてきたが，一般ニーズの激減とともにメーカーで製造されなくなり，代わって使用されるようになったのは，ICレコーダーである．また，録音図書もテープから，1990年代に開発されたDAISY（digital accessible information system）と呼ばれるデジタル録音システムにより，CDに録音されるようになった．DAISYの録音再生機器は，ICレコーダーのように録音機としても活用できることから，講演や授業などの録音時間の長い記録を録音する手段として使用できるようにする訓練も行われる．

4 - ロービジョン（low vision）訓練

これまでに記した生活訓練技術の大部分は，全盲の人を対象に発展してきた．保有視覚を活用する訓練は，ロービジョン訓練として行われている．

（1）近見視訓練

近見視は，主に読み書きの問題を解決することが目的になる．拡大鏡，弱視眼鏡，拡大読書器（図7-85）などのロービジョンエイドの活用を目的とした訓練，視野の中心部分が見えにくい人には，視野の周辺部で読む中心外固視の訓練，重度の低視力や網膜像に歪みがあって文字認識が難しい人には，認知・知覚訓練などを実施する．

（2）中間視訓練

中間視訓練は，主に日常生活技術訓練のなかで行われる．活動する環境の照明，コントラストの改善方法の指導や，見えやすさに配慮した道具を活用した指導を行う．

（3）遠方視訓練

主に視覚を活用した歩行訓練を実施する．視覚的手掛かりの使い方，視覚と白杖との使い分け方法などを訓練するとともに，視覚を活用するために，羞明の軽減，視野の拡大，単眼鏡の活用などを行う．

7. 心理的アプローチとカウンセリング

1 心理的アプローチとは

　障害をもつことに伴う種々の心理的困難に対して，薬物や手術などの方法によらず，心理的方法を用いて患者あるいは障害者の諸問題に対応していくことを，ここでは心理的アプローチと呼ぶ．そのなかには，さまざまな異なる考え方や立場，技法に基づくものが含まれており，互いに相容れないものもある．今日の心理的アプローチには，精神分析学的あるいは人間性心理学的立場に立つ心理療法，学習理論に基づく行動療法，それと対立あるいはそこから発展した認知療法や認知行動療法，また最近では，音楽療法などの芸術療法がある．その他に，日本独自のものとして森田療法や内観療法などがある．

2 来談者中心療法

　カウンセリング（counseling）の基本でもあるRogersの来談者中心療法（client-centered therapy）は，カウンセラー（counselor）が指示や方向性をできるだけ与えず，悩みや不安をもつ来談者がカウンセリング過程で自己概念（self concept）を変化させることを意図している．そのため，カウンセラーは次の3つの態度をとることを要求される．
①自己一致あるいは純粋性：ひとりの人間として自分に正直で言行一致であり，相手（患者あるいは障害者）に対して誠実で自己開示的であること
②無条件の肯定的関心：相手を尊重し，心から大切にし，思いやりをもって接すること
③共感的理解：相手の立場に立ち，相手の目で見て，その心情を内側から理解するように心掛けること

　カウンセラーは，まず，相手の言うことに耳を傾けなければならない（絶対傾聴）．また相手の言うことに共感できないときは，そのような自分を自覚し，その旨を正しく伝えなければならない（自己一致あるいは純粋性の優先）．
　来談者中心療法は，自分を否定的に感じている人，外部の評価基準に頼りがちな人を，自分を深く受け止め，肯定的な自己観をもち，他者と積極的に交流し，自分の判断や決断に自信をもつ人へと変えることをねらうものである．

3 行動療法

1-行動療法からみた症状

　行動療法（behavior therapy）は学習理論に基礎を置く心理療法のひとつである．行動療法の枠組みから症状を考えると，次の3つに分類される（小林　1987）．
①未学習による症状：年齢相応のレベルまでの習得がなされていないことによる不適応状態
②誤学習による症状：習得は進んでいるのだが，

適応的ではない形で習得している状態
③過剰学習による症状：繰り返し学習することで自動化され，刺激（状況）に対して直ちに反応する状態．学習されたものが強い情動（たとえば不安や恐怖）であれば，行動を抑制

これらに対して，未学習ならそれを習得させ，誤学習なら誤った部分を消去し，適切な習得を行わせ，過剰学習なら過剰の部分だけを消去により減じればよいことになるが，実際には，ある部分で過剰（対人恐怖症）で，他に未学習があり（自己コントロール），誤学習もある（引きこもり）など，複雑な組み立てになっていることが多い．

2 - 評価（アセスメント）の進め方

①受理面接：主訴となっている症状と関連する随伴症状の理解，患者自身や周囲が症状とどう絡み合っているかをとらえる．
②症状発生期の分析：症状発生期において環境にいかなる変化が生じたのか，また明白なストレスがあったのかを調べる．そして，発生した異常反応がどうして固定していったかを明らかにする．
③症状形成の過程の分析：症状が持続するということは，症状と本人および周囲とのかかわりのなかで，「困った」「消えてもらいたい」と思いながら，持続し，時には悪化してしまう．そうした持続の原因がそこに存在すると考える．
④個人差と症状選択の分析：個人の生育史と個性，そして発生期の諸条件により症状が決定する．
⑤治療方針：
・現時点から将来のある時点を想定する．その時点において，本人は周囲とのかかわりも適切で，生き生きと活動していることを想像する．
・上記の状態を実現するためには，現時点で消去すべきいかなる不適切な行動がどのような持続メカニズムによって存在するのかを明らかにする．
・これから習得しなければならない行動は何であるのかを明らかにする．

3 - 治療技法

（1）系統的脱感作法（systematic desensitization）（Wolpe et al. 1966）

恐怖（不安）に対する系統的脱感作法では，患者の情報をもとに，最も恐怖を感じる場面（fear-producing scene）から，あまり感じない場面までの不安階層表（graded anxiety hierarchy）を作成し，一方で恐怖（不安）と拮抗するリラックス反応（relaxation；ここでは，恐怖や不安を抱いたときには起こりえない筋弛緩などの生理的状態）を訓練する．まず，リラックス条件下で階層表の下位の項目をイメージさせ，そこでリラックス状態を誘導し，少なくともイメージの上では不安を感じないでいられるようにする．こうして順次上位の項目に進み，最終的にイメージ化された最上位の場面でも強い恐怖（不安）を感じないところまで訓練する．

これは，Jacobsonが提唱した漸進的弛緩法（progressive relaxation），すなわち，最初に全身の筋肉を緊張させて，続いて深く弛緩させる技法の応用でもある．

（2）オペラント条件づけ法（operant conditioning）

たとえば，顔面を激しく叩くという自傷行為は，周囲の人の関心や同情によって維持されているオペラント行動であるとし，学習理論の消去手続きに従って，自傷行為に際して周囲の人があまり関心を示さず，感情的に対応しないことで，それまで得られていた強化を省略し（omission training），行為の発生頻度を減少させようとする方法である．

（3）条件制止法（conditioned inhibition）

たとえば，不随意な反復運動であるチックを意図的・随意的に反復させることによって，直後の休憩が条件制止力を作り出すことに注目し，チックに対する一定の自己コントロールを可能にしようとする方法である．

(4) モデリング法 (modelling)

実演やビデオなどで他者の行動を観察し、直接の強化が得られなくても、間接的な体験として行動パターンを学習する方法である。この方法は、アサーティブネス訓練 (assertiveness training)[*50]や社会的技能訓練 (social skills training)[*51]にも応用される。

行動療法に関しては、次のような点から批判がある。第1に、症状にあった治療法を用いてもうまく行かないケースがあること。第2に、客観的な症状として外から観察できないもの（強迫思考など）もあること。第3に、クライエントのコンプライアンス (compliance；治療に対する協力) に十分配慮していないこと。そして第4に、学習理論（行動主義）が人間の学習を完全に説明できないならば、行動療法もまた不完全ではないかということである。

4 認知療法，認知行動療法，その他

1 - 認知療法

認知療法 (cognitive therapy) とは、認知が症状を媒介すると考え、治療において認知の変化を標的とする。このなかには、狭義の認知療法のほか、論理情動療法 (rational-emotive therapy)[*52]や、患者の自己陳述に注目し、それを変えていく技能を訓練する自己教示訓練 (self-instructional training) などが含まれる。

認知療法では、否定的な自動思考を自己モニタリング (self-monitoring)[*53]し、その思考が気分に及ぼす影響を調べ、それに代わる思考法を考え出す。次いで、患者の前提となっている信念 (belief)[*54]やスキーマ (scheme)[*55]を明らかにしていく。すなわち認知の歪みを変容させることをねらう。

論理情動療法は、悩みを誘発する出来事を A (activating event) とし、患者の信念や受け止め方を B (belief) とし、そして、結果としての否定的な感情や悩みを C (consequence) として、問題を次のようにとらえなおす。すなわち、患者の多くは、悩み (C) をもたらすものは否定的な出来事 (A) そのものと信じており、A を変えることができない以上、悩みも不可避だと諦めてしまうが、実際には、悩みを生むのは出来事そのものではなく、その受け取り方 (B) である。患者の症状は不合理な信念によって生み出されたのだから、これを変えれば、症状を軽くすることができることになる。

2 - 認知行動療法

Dryden et al. (1991) によれば、認知行動療法 (cognitive-behavior therapy) とは、認知療法、論理情動療法および自己教示訓練の考え方や技法をそのまま引き継ぎ、さらに、リラクセーション訓練などの行動療法の技法も用いる。ただし、認知の役割を認めない行動療法そのものには批判的である。また、行動療法では治療者が強化を行うのに対して、認知行動療法では、治療者と患者は対等の関係であり、2人で問題を分析し、治療の選択、遂行、評価（アセスメント）を行い、どのように強化を用いるべきかは、患者自らが判断して行う、などの点に特徴がある。

認知行動療法はさまざまな問題（抑うつ、不安、

[*50] 主張訓練と訳すことができるが、正式な訳語はない。欲求や感情を、他者が納得できる仕方で率直に表現することの訓練で、アサーション訓練 (assertion training) ともいう。
[*51] 言語と非言語を含む社会的（対人的）相互作用に必要な技能の訓練ともいう。
[*52] 1961年に Ellis によって開発されたが、1993年以降、Ellis 自身は論理情動行動療法 (rational emotive behavior therapy) という名称を用いている。
[*53] 自らの思考や行動を監視し、省察すること。
[*54] 確実ではない証拠や、自らの経験や考えに基づき、真であると確信していること。
[*55] 経験の心的表象のこと。先行経験あるいは記憶は、現在の認知情報処理に影響を与えることを意味する。

喪失に伴う悲嘆，肥満，介護ストレスなど）に応用されているが，高齢者にも適用されて成果を上げている．高齢者に認知行動療法を行うことの利点は，
①治療というより教育的な印象を与えるので高齢者に受け入れられやすい，
②治療の目的や構造が簡明でわかりやすい，
③個別でも集団でも実施が可能である，
④治療の有効性が客観的に示される，
などである．

3-ナラティブ・セラピー

個人の症状の発生や持続を家族という文脈のなかで理解し解決しようとする心理的アプローチを家族療法といい，種々の理論がある．しかし，患者の問題は家族に原因があるように受け止められたり，患者と治療者間の対等ではない関係が批判されたり，治療者が客観的とか普遍的と考えてきたことが真実であるかどうかが問い直されてきた．そのようななかから生まれた治療法のひとつに，ナラティブ・セラピー（narrative therapy）がある．

ナラティブ・セラピーでは，患者の抱える問題を，一旦患者本人から切り離し，それが患者や家族の外に存在する物語としてつくり出す（外在化，externalization）．その物語について，患者と家族が一緒に話し合っていくことで，会話の内容は次第に建設的なものになっていくと期待される（鈴木・他　2001）．

5 リハビリテーション・カウンセリング

カウンセリングというと，来談者中心療法が代表的な方法であるが，リハビリテーション・カウンセリング（rehabilitation counseling）は，主として中途障害者の再適応を援助することに特化したもので，認知療法的アプローチを基本とし，突然に障害をもつに至った，あるいは徐々に障害が進行する状況におかれた人に対して，その人が再び心理社会的な均衡を取り戻すまでの過程に寄り添い，助言し，対処技能の獲得を助けるものである（Robertson et al.　1992）．ただし，要所要所で選択と意思決定を行うのは患者であり，カウンセラーの役割は，会話に基づく人間関係を発展させながら，患者自身が問題を把握し，それに対処する方法を身につけることを援助することである．

障害の体験は，自分にとって大切なさまざまなもの（能力，役割や自尊心など）を失ったと，少なくとも本人はそう感じる体験である．それだけに，「人にはわからない」という思いが強い．患者が陥りがちな認知の歪みは，次のようなものである（大野　1989）．
①十分な根拠や理屈がないまま，思いつきを信じ込んだり（恣意的推論），すぐ一般化しようとすること
②単純にイエスかノーか，白黒をつけようとすること（二分割思考）
③公平・客観的にではなく，偏って情報を選択すること（選択的抽出）
④気になっていることばかりを重要視し，それ以外のことは矮小化して考えること（拡大視/縮小視）
⑤自分の感情から現実を判断しようとすること（情緒的理由づけ）

その他に，否認（denial）や潜在的な怒り，あるいは八つ当たりのような攻撃がみられることもある．こうした歪みを頭から否定するのではなく，その不合理さを患者自身に気づかせることがカウンセラーの役割である．たとえば，麻痺があるから，もう何もできなくなったと主張する患者にも，実際にできることは少なからずあること，しかも，リハビリテーションによって，できることは日々着実に増えていることに注意を向けさせる．さらに，発症前の自分と比較するのではなく，何もできない状態から，以前とは違う方法であっても，少しずつできるようになってきたと患者が感じれば，「理想（発症前）の自己」と「現実の自己」の隔たりは縮小し，ストレスは減少する．

リハビリテーションが進んで，機能回復がプラトーに達したとき，患者はうつ的思考に陥る可能

性がある．そのような困難な状況にあらかじめ備えるために，種々の対処技能（copying skill）を獲得しておくことが有効である．患者は困難な状況そのものは統制できないが，困難さの意味を統制することはできる．さらに，困難さがもたらすストレスを統制することはできる．そのための戦略として，情報を集めること（助言を求める，利用可能な資源を調べる，自分と同じような状況に置かれた人と話す，そのような人を観察する，成功した例を参考にする，など）や行動を起こすこと（自分を主張する，自分の感情を解放する，日課を行う，物事を楽観的に考える，自分できないときは援助を求める，など）を示唆する．

第 8 章

医学的リハビリテーションにおける特殊問題

1. 嚥下障害　*408*

2. 膀胱と直腸の機能障害　*415*

3. 痙縮　*423*

4. 廃用症候群　*432*

5. 褥瘡　*443*

6. 可動域制限　*452*

7. 認知障害　*457*

8. セクシャリティーの問題　*468*

9. 高齢者のリハビリテーション　*474*

10. ストーマ　*484*

1. 嚥下障害

　嚥下(swallowing, deglutition)は，食物や液体が口腔から咽頭，食道を経て胃の噴門に至ることであり，呼吸の中断とともに，口腔，咽頭，喉頭および食道の連続的で協調的な運動によって生じる．これらの過程の異常を嚥下障害(dysphasia)という．なお，口腔と咽頭は，呼吸器系と消化器系の共通路となっている．

　歯科領域あるいは口腔外科，リハビリテーションなどの領域では，dysphasiaを摂食・嚥下障害として，[口腔に入る前(認知・補食)→口腔での咀嚼→咀嚼後の食塊形成→咽頭への移送→嚥下反射の誘発とそれに続く気道の封鎖と食道入口部の開大→食道から胃への送り込み]の全過程のいずれかの機能障害を指す用語としている(才藤1994；向井　2006)．栄養補給(feeding, 給食)の観点からは，食物摂取(ingestion, intake, 摂食行為)の障害としてとらえると，問題点を整理できる(才藤　1994)．食物を口に入れるまでの段階(先行期, anticipatory)，口腔内に入れた食物を咀嚼する段階(準備期, preparatory stage)，それに続くのが本来の嚥下であり，口腔期(lingual/oral stage)，咽頭期(pharyngeal stage)，食道期(esophageal stage)である．ただし，咀嚼に関与している歯，舌，粘膜などの口腔疾患と歯列や咬合などの形態異常による器質性嚥下障害は，一過性の病態であり，疾病の治療後に機能障害が残存することは少ない(向井　2006)．

　他方，口腔期以降の要因による嚥下障害では，患者や障害者は，経口的に栄養摂取ができなくなり，栄養低下による全身状態の低下に陥ったり，気道への食塊の誤嚥(aspiration)などによって肺炎を生じ，生命を脅かされることもある．嚥下性肺炎(deglutition pneumonia)は，吸引性肺炎(aspiration pneumonia, 誤飲性肺炎)とも呼ばれ，重症心身障害児や高齢者，術後患者に起こりやすい．嚥下反射(swallowing reflex, deglutition reflex)や咳嗽(がいそう)反射の低下のため，口腔内容物や逆流した胃液などが気管に吸引されて起こる，肺の化学的な組織破壊や細菌感染である．

1 嚥下の生理

　嚥下は，口腔期(oral stage)，咽頭期(pharyngeal stage)，食道期(esophageal stage)の3期に分けられる(図8-1)．

1-第1期(口腔期)

　口腔内で咀嚼された食塊(bolus；一度に運ばれる分量の食物あるいは液体)が，舌の運動によって，咽頭に移送される段階である．口腔内から漏れないように，顎と口唇が閉じた時点から始まる．舌の挙上によって，舌背が硬口蓋に押しつけられ，食塊は口腔の前方から後方へと移送され，最後に舌根の下降により咽頭へと送り込まれる．その際，口蓋咽頭壁の収縮によって口蓋咽頭弓が狭くなるため，食塊は舌の中央部に集められる．口腔期の運動は随意的に制御されているが，味覚や触覚などの感覚刺激によって，反射的な嚥下運動が生じ

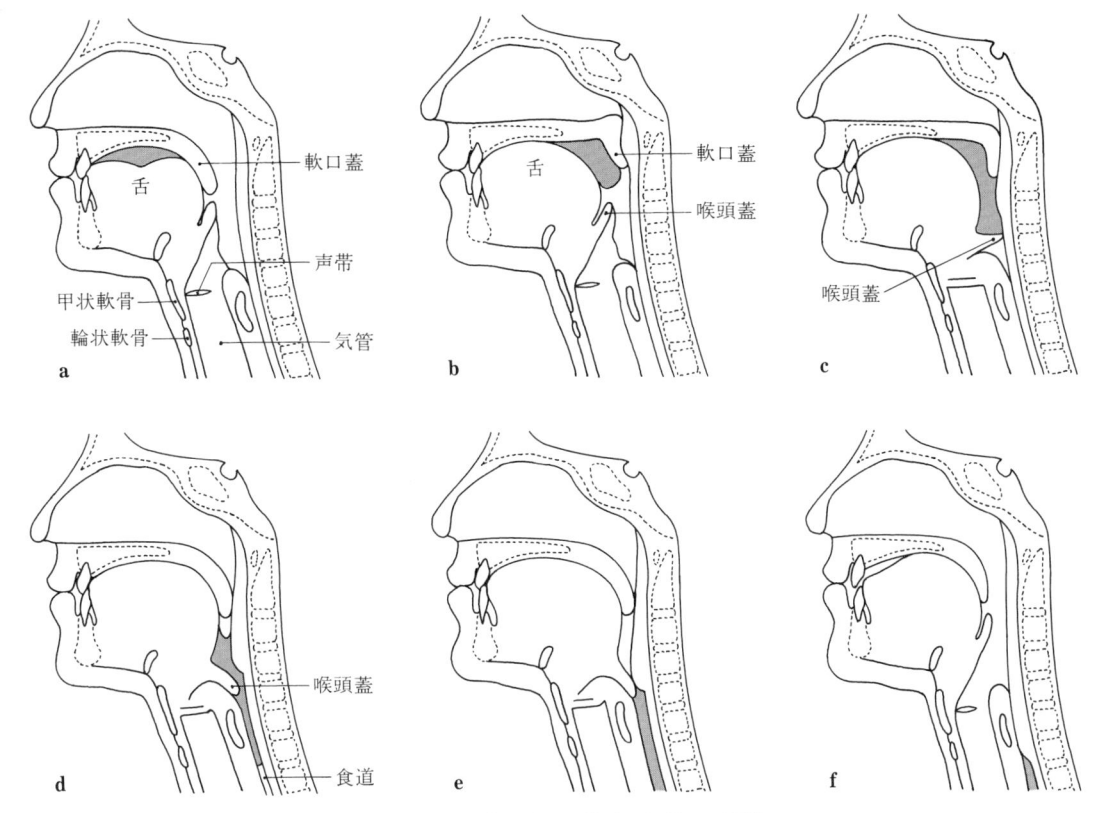

図 8-1 咽頭造影所見に基づいた嚥下の機構

a．口腔相（1）：食塊が口中に入ると，口唇は閉鎖し，舌先は歯に押しつけられて，口腔内圧の上昇による食塊の流出を防ぐ．

b．口腔相（2）：前方から後方へ向けて舌が挙上することで，食塊は咽頭へ送り込まれる．この際，軟口蓋の挙上と咽頭側壁と後壁の筋群の収縮によって鼻咽腔は閉鎖する．

c．咽頭相（1）：食塊が咽頭腔へ到達すると，喉頭蓋が倒れ，喉頭が挙上することで気道は閉鎖する．舌の挙上，鼻咽腔の閉鎖，咽頭筋群の収縮は持続する．

d．咽頭相（2）：咽頭収縮筋の輪状咽頭部が弛緩して食塊は食道に達する．喉頭は前上方へ引き上げられる．舌による口腔の閉鎖，軟口蓋による鼻咽腔の閉鎖，喉頭蓋による気道の閉鎖は持続する．

e．食道相（1）：咽頭筋群の持続的な収縮によって，食塊はすべて喉頭蓋から食道へ流入する．口腔，鼻咽腔，気道はまだ閉鎖している．

f．食道相（2）：食道の蠕動運動によって食塊は胸部食道へ入り込む．活動していた筋群は弛緩し，口腔，鼻咽腔，気道は開放され，安静時の状態へ戻る．

(Sibens 1990，一部改変)

る第2期の開始にとっても重要である．味覚には顔面神経（Ⅶ）と舌咽神経（Ⅸ），触覚には三叉神経（Ⅴ）と舌咽神経が関与している．この段階における運動の支配神経は，三叉神経（Ⅴ），顔面神経（Ⅶ）および舌下神経（Ⅻ）である．

2－第2期（咽頭期）

舌根が下がり，食塊が咽頭（pharnx；鼻腔，口腔，喉頭の後方に位置する）に入ると，第2期が始まる．口蓋帆挙筋と口蓋帆張筋の収縮によって，軟口蓋（soft palate；軟口蓋の後部であり，咽頭後壁の前方に下垂している）が挙上して鼻咽頭腔は閉鎖され，食塊の鼻咽頭腔への逆流が防止される．また，喉頭（larynx；上方は咽頭，下方は気管の間で，気道および発声の器官である）が挙上して喉頭蓋（epiglottis）を押し，声門（glottis；左右

声帯の間隙と左右声帯を合わせたもの）の閉鎖によって呼吸は一時的に停止し，気道への食塊の流入（誤嚥）を防いでいる．声帯が閉じると，上部食道括約筋として働いていた輪状咽頭筋（cricopharyngeal muscle）は弛緩して，食塊は食道（esophagus；咽頭下端に続いて，脊柱前面を下行し，胃の噴門に連なる）に移送される．咽頭期の運動は，いずれも不随意な反射である．咽頭の感覚受容器が刺激され，舌咽神経（IX）を経て，延髄の嚥下中枢へと情報が伝達される．そこから一連の反射運動の指令が三叉神経（V），顔面神経（VII），舌下神経（XII）を介して伝えられ，嚥下の咽頭期が始まる．

3 - 第3期（食道期）

食塊が食道上部に達すると，喉頭は下降して声帯が開き，呼吸は再開する．上部食道括約筋（輪状咽頭筋）は再び収縮して，食道入口部は閉ざされる．食道括約筋の収縮によって，蠕動波が噴門に向かって進み，これによって食塊は胃に向かって移送される．食道期も不随意運動であり，その運動に関与する筋の神経支配は主として迷走神経（X）である．

第1～3期の運動は，食塊の逆流を防止する弁（valve）あるいは密封（seal）となるように働いている．

2 嚥下障害の要因

嚥下障害は，通路の形態的異常による静的障害（器質性障害）と，移送運動の異常による動的障害（機能的障害）とに分けられる（**表8-1**）．器質性障害は，原疾患の治療によって，改善するものが多い．機能的障害では，脳血管疾患（例：偽性球麻痺），錐体外路系疾患（例：パーキンソン病），運動ニューロン疾患（例：筋萎縮性側索硬化症）などの中枢神経系の疾患による動的障害がリハビリテーションの問題となる．臨床的には，はじめは誤嚥が問題になる．嚥下障害を生じる主な疾患を**表8-2**に掲げる．

表8-1 嚥下障害の原因とその分類

A．静的障害（通路の異常：通路の病変と通路周囲の病変が含まれる）
　1）炎症：非特異的急性/慢性炎症
　2）腫瘍，腫瘤
　3）外傷（手術を含む）
　4）異物
　5）奇形
　6）瘢痕狭窄
　7）その他（憩室）
B．動的障害（移送の異常）
　1）核上性：偽性球麻痺，錐体外路障害
　2）核性：球麻痺，炎症，腫瘍，外傷
　3）核下性：炎症，腫瘍，代謝障害，中毒，外傷
　4）神経筋接合部，筋原性：特発性，炎症，中毒，外傷，内分泌障害
　5）心因性
　6）その他
C．知覚異常
　1）嚥下痛
　2）知覚鈍麻

（吉田・他 1976，改変）

3 機能評価

嚥下機能の評価（アセスメント）では，はじめに患者の病歴，一般理学的所見および神経学的所見を通して，病態について要約しておく．

外来診療でも利用できる嚥下のスクリーニング検査（screening test；ある特定の疾患あるいは性質の個体を選別することを目的とする検査）には，反復唾液嚥下テスト（repetitive saliva swallowing test：RSST）や改訂水飲みテスト（modified water swallowing test：MWST）がある（**表8-3**）．

なお，急性期の脳卒中患者に経口摂取を開始する際には，経口摂取開始基準（**表8-4**）で判定し，その後に飲水試験を実施する．飲水量を1 mlから3 ml，5 ml，10 mlへと漸増する．嚥下反射や咳反射の有無を確認する．むせが現れた時点で飲水試験を終了とする．10 mlの水を1回で嚥下できる患者は，実用的な嚥下能力があると判定する．

嚥下障害が疑われれば，ビデオ透視下嚥下検査（videofluorographic swallowing study：VFS，嚥下造影検査，videofluoroscopic examination of swal-

表 8-2　嚥下障害を生じる主な疾患

口腔期	・炎症性疾患：口内炎，扁桃腺炎，耳下腺炎 ・先天異常：唇裂，口蓋裂 ・中枢神経障害：球麻痺，筋萎縮性側索硬化症 ・筋疾患：重症筋無力症，筋強直性ジストロフィー ・腫瘍：舌癌，口唇癌
咽頭期	・中枢神経障害：球麻痺，筋萎縮性硬化症 ・末梢神経麻痺：上喉頭神経麻痺，反回神経麻痺 ・腫瘍：咽頭癌，喉頭癌，甲状腺癌
食道期	・機能的障害：食道痙攣，膠原病，アカラシア* ・器質的障害：食道癌，縦隔腫瘍，瘢痕性狭窄，その他

*アカラシア（achalasia）：食道の蠕動運動の欠如および噴門部括約筋の弛緩不全によって食道全体に異常な拡張が起こる機能的疾患であって，嚥下困難，嘔吐，痙攣性胸骨下部痛などがある．

表 8-3　嚥下のスクリーニング検査

・反復唾液嚥下テスト（RSST：repetitive saliva swallowing test）
　口腔内を湿らせた後，唾液の空嚥下を繰り返すように指示する．30 秒間以内に何回嚥下ができるかを観察する．30 秒以内に 3 回未満を異常とする．
・改訂水飲みテスト（MWST：modified water swallowing test）
　冷水 3 mℓ を口腔底に注ぎ，嚥下するように指示する．
　可能なら追加して 2 回嚥下運動をさせる．
　評価基準が 4 以上なら，最大 2 試行（合計 3 試行）行わせ，最も悪い場合を評価として記載する．
　＜評価（アセスメント）基準＞
　1．嚥下なし，むせる and/or 呼吸切迫
　2．嚥下あり，呼吸切迫（silent aspiration の疑い）
　3．嚥下あり，呼吸良好，むせる and/or 湿性嗄声
　4．嚥下あり，呼吸良好，むせない，
　5．4 に加え，反復嚥下が 30 秒以内に 2 回可能

（小口・他　2000a, b，才藤　1999，戸原　2002　一部改変）

表 8-4　経口摂取開始の基準（脳血管疾患）

・意識障害が Japan Coma Scale（JCS）で 1 桁である
・重篤な心肺合併症や消化器合併症がなく，全身状態が安定している
・脳血管病変の進行がない
・飲水試験 3 mℓ で嚥下反射を認める
・十分な咳（随意的または反射性）ができる
・舌運動，咽頭運動の著しい低下がない

すべての項目を満たした場合，経口摂取を開始する．

（塚本　1995，一部改変）

lowing：VF）を実施する．誤嚥は，喉頭挙上運動を指標として，①喉頭挙上期型誤嚥，②喉頭下降期型誤嚥，③混合型誤嚥（①と②が存在する），④嚥下運動不全型誤嚥，に分けられる（久　2006）．

4　医学的ケアとリハビリテーション

経口摂取が不能の場合には，患者の状態に応じて，栄養補給のために経管栄養（tube feeding）としての鼻腔栄養法（nasal feeding；鼻腔経由にチューブを挿入し，胃・十二指腸・空腸に留置する栄養法），胃瘻造設（gastrostomy；胃を腹壁に固定して開口し，胃内腔を体外に誘導して栄養補給に利用する），経静脈栄養法（intravenous hyperalimentation：IVH；静脈から直接栄養素を注入する．末梢静脈法と経中心静脈法とがある）などを行う．

経口摂取が可能と判定されれば，誤嚥の危険率（risk）を最小限にするように，食材にも配慮して，

摂食機能訓練を実施する（藤島・他　1997；佐直 2000）．

嚥下障害患者では，嚥下の生理機構に基づいて，いずれの段階に機能障害があるのかを知り，原因疾患を考慮に入れて，個別に治療計画を立てる．意識障害の程度，高次脳機能障害の有無，体力（特に持久性）の状態，頭部と体幹の姿勢保持能力，咀嚼機能などが嚥下に関係する．

嚥下訓練（swallowing training）は，食物を用いない間接療法（indirect therapy）と，食物を使用する直接療法（direct therapy）に分けられる（Linden 1989, Logemann 1994）．前者は，嚥下に含まれる運動の範囲や協調性，強さを改善するための筋活動にかかわる訓練である．リラクセーション（relaxation；精神的に安定して，緊張を除く）に始まり，咀嚼にかかわる筋群の筋力強化や運動協調性の向上（oral motor exercise；口唇・舌・頬などの他動・自動運動），口蓋や咽頭の氷マッサージによる咽頭反射の促通（thermal stimulation），力むことによる声帯閉鎖機能の強化（pushing exercise, バルサルバ操作, Valsalva maneuver[*1]），口からの呼気で軟口蓋挙上の促進（blowing），唾液の嚥下（dry swallowing）などの技法がある．後者は，嚥下の試みに際して食物を利用する．VFSS に基づいて，摂食時の体位の設定，食物形態の設定（とろみの程度，その他），嚥下反射促通手技（facilitating technique for swallowing；甲状軟骨から下顎下面を摩擦する），複数回の嚥下（multiswallow；一口について何回も嚥下を試みる），十分な咀嚼（mastication；一口分を 15～30 回咀嚼する）などの手技を利用する（藤島・他　1997）．

次に各種嚥下障害に対する治療を掲げる．

1-静的障害

静的障害には，口腔の前方から咽頭への食塊の移送が妨げられたものが多い．口腔粘膜の炎症，口腔内の外傷や腫瘍による形態的変化，あるいは口腔や咽頭，喉頭の手術による変化がある．

咽頭の感覚障害がなく，咽頭，輪状咽頭と喉頭の動きが保たれていて，舌の部分切除あるいは全切除の患者では，食塊を口腔咽頭に送り込む特殊なスプーンを利用することもある．液体は注射筒，あるいは口蓋垂に達する長さのチューブで口腔咽頭に送り込む．

頭頸部腫瘍に対する放射線治療後に，嚥下障害を生じることがある．その要因のひとつに，唾液腺障害による口内乾燥症（xerostomia）がある．対症的に人工唾液を投与する．

声門上喉頭切除術後の患者では，喉頭蓋の欠損と感覚障害のため，誤嚥の危険率が高まる．患者には，嚥下前に息を止めて，嚥下し，息を吐きながら軽く咳をして，再び嚥下する技法（double swallow technique）を指導する．この技法によって，喉頭入口部に留まっている食塊のかすを咳で出すのに必要な適当量の空気を肺のなかに溜めておくことができる．ただし，陥凹部に貯留した食塊を完全に除くには，再度嚥下することが必要である．

2-動的障害

（1）麻痺性（核性，核下性，神経筋接合部性，筋原性）嚥下障害

麻痺性嚥下障害は，神経筋接合部を含めて，下位運動ニューロンの機能障害，あるいは嚥下に関与する筋群の機能障害によって生じる．

進行性疾患の末期には，誤嚥の危険率を少なくして，栄養不良や脱水に対する治療が主体になる．そのため，非経口的な栄養摂取の手段，すなわち経管栄養，胃瘻造設などによる栄養補給や経静脈栄養を実施する．

嚥下障害にとっての急性期であって，患者の生命にかかわる状況下では，同じように非経口的な栄養補給の手段が用いられる．その後，病状の回復および栄養状態の改善とともに，経口的摂取が可能と判定されれば，嚥下訓練を開始する．

嚥下訓練では，患者は上半身を起こし，頸部を

[*1] バルサルバ操作：声門（あるいは口と鼻）を閉鎖して強制呼気を行うことをいう．

前屈させた姿勢で摂食する．この姿勢では，喉頭蓋によって気道が遮断され，誤嚥が防止できる．

患者が液体を完全に飲み込むことができず，固形物も食道へ運ぶことができない場合には，チューブを経口的に飲み込ませて，そのチューブから流動食を注入させる（間欠的食道経管栄養）．必要時に患者自らがチューブを食道に挿入し，栄養物を摂取した後にチューブを抜去することにより，栄養物の自己管理が可能になる．この方法は舌や咽頭筋群を刺激して，弱った筋群の収縮を促進することにも役立っている．

食物あるいは飲物による嚥下訓練を行う段階になれば，食塊を舌の後方にのせ，患者に食塊に注意を集中するように指導する．誤嚥を防ぐため，double swallow technique やバルサルバ操作による訓練も行われることがある．

（2）偽性球麻痺性（核上性）嚥下障害

嚥下障害のある神経疾患の大部分は，偽性球麻痺（pseudobulbar palsy）によるものである．両側性の延髄より上位の運動ニューロンの病変によって起こる延髄の脳神経運動核の機能障害である．発語や嚥下の筋群の筋力低下，構音障害や嚥下障害や強迫笑い（forced laughing）あるいは情動失禁（emotional incontinence；わずかな刺激で過度に情動の表出を示すこと）がある．脳血管疾患によるものが多い．麻痺性嚥下障害とは異なり，咽頭反射や咳反射のような誤嚥を防止する反射は残存している．嚥下あるいは咳は，随意的に開始することは困難であるが，感覚刺激によって誘発することができる．偽性球麻痺の患者は，感覚・運動障害，判断力の低下や言語障害を合併することが多い．このような患者の摂食行動の特性として，

・注意散漫のため，噛んだり飲み込むことができない，
・判断力の低下，視覚認知の機能障害のため，過剰に大きく噛む，あるいは食べるのが速い，
・半側空間無視があると，口腔にある食物を残したり，食膳の片側にある食物に手をつけない，
・食べることの重要性を理解していないため，う

つ状態と間違われたりする，

などがある．このような認知障害があれば，その代償法を考慮して治療計画を立てなければならない．

患者は，固形物よりも液体を嚥下することが困難であり，誤嚥することが多い．食物形態として，半固形食物（ゼリー，ヨーグルト，卵豆腐のように水分含有量が多く，むせないで喉越しのよいもの）が好ましい．寒天は簡単に噛み砕けるが，砕けるだけで粘性がないため，好ましくない．簡単に粘度が調整できる添加物（トロミアップ®，トロメリン®，シック＆イージー®などの増粘剤）を利用する．

摂食訓練の姿勢は，麻痺性嚥下障害と同じように，体幹を起こし，頸部を前屈して顎を胸に引き寄せる．はじめに，スプーンに載せた食物を患者に見せ，においを嗅がせる．患者が口を開けば，スプーンを舌の中央に置いて，上唇で食物をとるように介助する．スプーンで舌を圧迫すると，患者は口唇を閉じて，食物を取り込みやすくなる．食物が口腔に取り込まれたら，スプーンを下方へ軽く押しながら（圧を加えながら）除去し，嚥下の状況を観察する．喉頭の挙上が認められなければ，手で触れて確認する．嚥下後に，口腔に食物残渣がないかどうか確認し，残渣があれば，再び嚥下することを促す．半固形物の摂食や嚥下ができるようになれば，濃い液状の飲物（濃厚なスープなど）を試みる．はじめはスプーンで行い，次にはコップを用いて試みる．

5 外科的治療

嚥下障害に対する外科的処置は，
①嚥下機能を改善するための喉頭挙上術や輪状咽頭筋切離術
②誤嚥を防止するために実施する喉頭気管分離術
③経口摂取以外の栄養手段としての胃瘻造設術
などに大別される．①は，できる限り咽頭の生理的機能（特に発声）を温存することを意図している．②は，発声機能を犠牲にしても，確実な誤嚥

の防止策を講じるために行われる．
- 喉頭挙上術：嚥下時には，主に甲状舌骨筋とオトガイ(頤)舌骨筋の収縮によって，喉頭の上方への運動と，それに続く前方への運動が起こる．球麻痺などによって，これらの運動が機能不全に陥っている場合に適応となる．甲状軟骨を舌骨に縫縮する術式，甲状軟骨を下顎骨と縫縮する術式などがある．これに輪状咽頭筋切離術を併せて行うこともある．
- 輪状咽頭筋切離術：輪状咽頭筋は，上部食道括約機構を形成している．延髄の機能障害などにより，喉頭下降期に上部食道括約筋の弛緩（食道入口部開大）が生じないため，食塊が食道内に流入できない場合に実施される．輪状咽頭筋を切断して，食道入口部を常時弛緩させ，開放状態にしておくことにより，食塊の通過を確保する．

なお，喉頭挙上術と輪状咽頭筋切断術とを併用することも多い（久 2006）．
- 喉頭気管分離術：嚥下機能の高度脱落には，嚥下機能改善手術では対応できない．嚥下性肺炎を繰り返し，生命に対する危険がある場合に考慮される手段である．第3・4気管輪間で気管を離断して，肺側の気管断端は皮膚に開口させて，永久気管孔とする．喉頭側の気管断端は縫縮して盲端とする．この術式は誤嚥を防止できるが，発声機能を犠牲にしている．実施に際しては，患者や家族に十分な説明を行い，同意を得て実施する．
- 胃瘻造設術：現在は，経皮内視鏡的胃瘻造設術（percutaneous endoscopic gastrostomy：PEG）を行うことが多い．開腹術によることもある．

2. 膀胱と直腸の機能障害

　排尿障害（dysuria），尿失禁（urinary incontinence），便秘（constipation）あるいは便失禁（fecal incontinence）は，患者や障害者の日常生活および社会生活を制限する要因となり，生活の質（QOL）を低下させる．排尿や排便の機能障害を理解して，それによる活動制限と参加制約を軽減することは，患者や障害者の家庭復帰，地域社会への再統合にとって大切な課題である．
　脊髄損傷や脳血管疾患によって，膀胱や大腸の機能障害が生じる．前者を神経因性膀胱（neurogenic bladder），後者を神経因性大腸（neurogenic bowel）という．

1 排尿障害

1 - 尿路系の解剖と生理

（1）膀胱と尿道の筋

　腎臓（kidney）から尿管下端までを上部尿路（upper urinary tract）という．
　膀胱（bladder）と尿道（urethra）は下腹部中央に位置し，両者を合わせて下部尿路（lower urinary tract）という．腎臓から排出された尿は，尿管（ureter）を経て膀胱に蓄積され，一定量になると尿道を経由して体外へ排泄される．排尿（micturition, urination）は，膀胱壁の平滑筋（排尿筋）の収縮によって生じる．膀胱と尿道との移行部である内尿道口の周囲には内尿道括約筋があり，その遠位には外尿道括約筋がある．いずれも輪状に配列されている（図8-2）．内尿道括約筋は平滑筋，外尿道括約筋は横紋筋である．後者は随意収縮が可能であり，その収縮によって排尿中に尿線を中断することができる．

（2）神経支配と排尿機構

　膀胱の排尿筋および内尿道括約筋は，交感神経（下腹神経）と副交感神経（骨盤神経）の支配を受け，外尿道括約筋は体性運動神経（陰部神経）に支配されている．副交感神経を刺激すると排尿筋が収縮し，内尿道括約筋は弛緩する．交感神経の刺激では，逆の現象が生じる．交感神経は個体の緊急事態に対処する神経系であり，交感神経の刺激は排尿を延期させる方向に作用する．排尿中枢は第2〜4仙髄の高さにある脊髄排尿中枢で統合されている．脊髄排尿中枢に対して，脳幹部（延髄網様体，橋）および大脳皮質内側面4野の上位中枢が制御を行っている．膀胱に尿が充満することで膀胱壁は伸展され，その情報は脊髄を介して橋の排尿中枢，さらに大脳皮質に到達する．橋の排尿中枢は，大脳皮質から抑制される．その情報は胸腰髄と仙髄に伝達され，下腹神経を経て内尿道括約筋を収縮させ，膀胱壁を弛緩させる．同時に陰部神経からの情報が外尿道括約筋や骨盤底筋を収縮させ，排尿を抑制する．排尿指令を出す中枢は前頭葉にある．排尿が可能な状況になると，橋の排尿中枢が促通され，胸腰髄からの交感神経活動は低下し，仙髄の副交感神経が作動して，膀胱壁の排尿筋が収縮する．同時に外尿道括約筋は

弛緩する（図8-2）．

膀胱内におよそ150 mlの尿が蓄えられると，最小（初発）尿意を感じるようになり，蓄尿がおよそ400 mlで最大尿意となり，排尿する．それまで，膀胱内圧は低圧に保たれている．排尿時には15 ml/秒以上の尿が排出される．

2 排尿障害の診断

1 −下部尿路機能異常

排尿障害（dysuria）は，排尿にかかわる中枢神経系や末梢神経の機能障害，下部尿路の機能障害によって生じる．神経因性膀胱（neurogenic bladder）は，膀胱内圧測定の結果から，無抑制膀胱（uninhibited bladder），反射性膀胱（reflex bladder），自律性膀胱（autonomous bladder），運動麻痺性膀胱（motor paralytic bladder），感覚麻痺性膀胱（sensory paralytic bladder）に分類されていた．また脊髄障害では核上型膀胱あるいは核下型膀胱に分けられていた．

現在では膀胱だけでなく，尿道機能も考慮して，蓄尿障害および排出障害とする分類が用いられている（表8-5）．蓄尿障害は膀胱に尿を蓄える機能の障害である．そのうち排尿筋過活動（detrusor

表8-5 下部尿路機能異常と症状

蓄尿障害	昼間頻尿，夜間頻尿，尿意切迫感，尿失禁
排出障害	尿勢低下，尿線分割，尿線途絶，尿線遅延，腹圧排尿，終末滴下
排尿後障害	残尿感，排尿後滴下

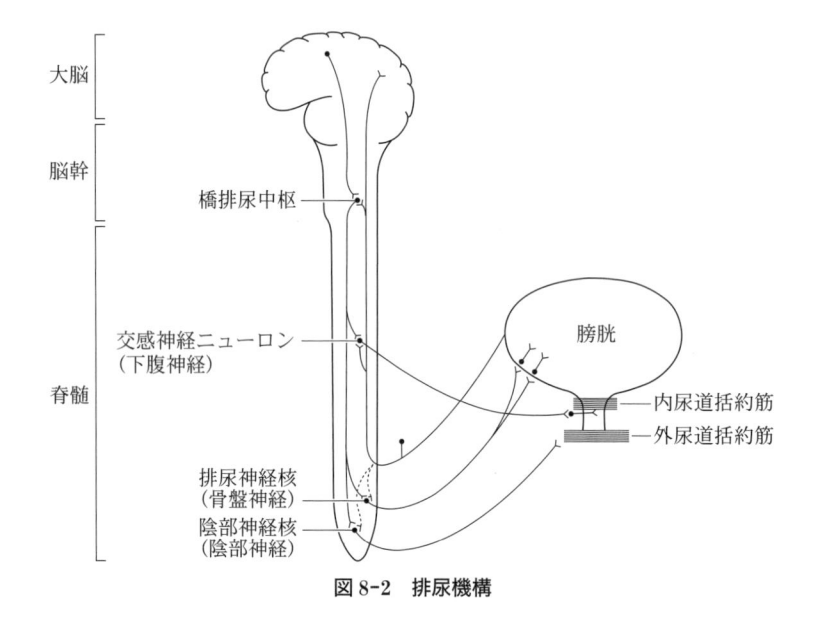

図8-2 排尿機構

表8-6 神経因性膀胱の分類

膀胱機能	病変	上位運動ニューロン障害	下位運動ニューロン障害	感覚脱失	肛門周囲感覚	球海綿体反射	排尿パターン	尿失禁
排尿筋過活動	大脳皮質・皮質下	＋	−	−	正常	正常	頻尿，尿意切迫	切迫性尿失禁
排尿筋過活動	脊髄（円錐部より上）	＋	−	＋	鈍麻か脱失	亢進	不随意，頻尿，1回尿量少ない	反射性尿失禁
排尿筋無反射膀胱	脊髄円錐部か馬尾	−	＋	＋	鈍麻か脱失	消失	排尿回数少なく用手圧迫必要	横溢性または腹圧性尿失禁

（Pires et al. 1990，一部改変）

overactivity）は，蓄尿期の排尿筋不随意収縮が特徴であり，自発的であれ誘発されたものであれ，患者が完全に抑制できないものと定義されている．脳血管障害による無抑制膀胱や脊髄損傷による反射性膀胱がこれに該当し，神経因性排尿筋過活動と呼ばれている（**表8-6**）．他方，膀胱の排尿筋反射が亢進し，頻尿や尿失禁を生じるものは，過活動膀胱（overactive bladder）と呼ばれている．過活動膀胱は尿意切迫症状を必須とした症状群（symptom complex）であって，通常は頻尿と夜間頻尿を伴うものと定義されている．尿流動態検査は必須ではない．尿意切迫症状群と呼ぶこともある．非神経因性と神経因性があり，前者は前立腺肥大症などの下部尿路閉塞，加齢に起因し，後者は大脳皮質や皮質下の病変によって生じる．なお，膀胱炎，膀胱結石，膀胱癌によるものは除外されている．排尿障害，排出障害は表8-5のように分類されている．

蓄尿障害の症状のうち，頻尿（pollakisuria）は1日の排尿回数が7回以上，夜間が2回以上をいう．尿意切迫（urinary urgency）は急速に尿意を感じて我慢できない状態をいう．尿失禁（urinary incontinence）は膀胱内の尿の不随意な流失をいう．これらの症状は，基本的には排尿筋の不随意収縮や外尿道括約筋の収縮不全によって起こる．排出障害には，排尿開始の遅れ（hesitancy），排尿時間の延長（prolonged urination），尿閉（urinary retention）がある．尿閉は排尿がまったくない，あるいはわずかしかない状態である．下部尿路閉塞でも生じるが，神経因性膀胱では排尿筋の収縮力低下や外尿道括約筋の弛緩不全でも生じる．

2－神経学的所見

診断では，神経系の疾病あるいは損傷後に排尿障害が生じたのであれば，神経因性膀胱を疑う．ただし，下部尿路疾患が併発していることもあるため，尿路感染，膀胱や前立腺や尿道の良性腫瘍あるいは悪性腫瘍，尿道狭窄の可能性も考慮に入れておく．

排尿障害と機能障害部位との対応を試みるには，神経徴候が重要である．意識障害，認知症，強制把握のような前頭葉徴候，両側の錐体路徴候，偽性球麻痺，両下肢麻痺の有無は，上位中枢からの抑制経路の機能障害と関連している．下肢帯（骨盤帯）の筋萎縮，肛門反射や球海綿体反射の消失，肛門括約筋の筋緊張低下，会陰部の感覚消失などは，脊髄膀胱反射弓を含む神経経路の機能障害を示唆している．

3－排尿機能の評価（アセスメント）

排尿機能の評価（アセスメント）には，次の記録や検査データを利用する．

（1）排尿記録

排尿した時刻と排尿量，1日の飲水量，失禁尿量の記録を指示して，排尿状態を把握する．記録用紙を排尿記録シート（frequency volume chart）という．排尿回数は，1日当たり，昼間と夜間の回数を調べる．失禁尿量は，濡れたパッドをビニール袋に入れ，その重さを計る．カテーテルを留置している患者では，カテーテルを抜き去って，自排尿の有無を確認する．腹圧の必要性，骨盤あるいは会陰部の刺激で排尿が可能であったかも記録する．

---

*2　尿失禁の種類
　①腹圧性尿失禁（stress incontinence）：咳などで腹圧が急激に上昇することで起こる尿失禁．女性では骨盤底部筋の脆弱化でもみられる．
　②切迫性尿失禁（urge incontinence）：尿意切迫に引き続いて起こる尿失禁．
　③横溢性尿失禁（overflow incontinence）：残尿が膀胱内に充満し，尿道内圧に打ち勝って起こる尿失禁．
　④反射性尿失禁（reflex incontinence）：膀胱に尿がある程度蓄えられると，不随意に生じる尿失禁．膀胱部やその周囲の刺激によって反射的に尿失禁が起こる．仙髄より上位中枢の障害で出現する．

つ排尿の患者では，おむつの重量から尿量を算出する．

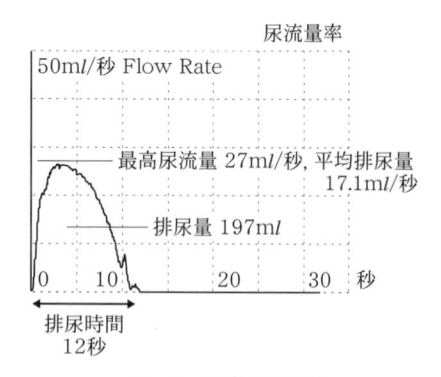

図 8-3 正常尿流曲線

（3）残尿測定

超音波残尿測定機器（bladder-scan）によって，カテーテルを膀胱に挿入しないで残尿（residual urine）を測定することができる．残尿が 50 ml 以下になれば，測定しなくてもよい．

（2）尿流計

自排尿があれば，尿流計（uroflowmeter）によって排尿状態を記録し，残尿を計っておく．尿流計には，排尿曲線，最高尿流量，平均尿流量，排尿量，排尿時間が自動的に記録される（図 8-3）．最高尿流量は，15 ml/秒以上が基準値である．おむ

（4）膀胱内圧測定

膀胱内圧測定（cystometry）では，膀胱内にカテーテルを挿入して，膀胱内圧と膀胱容量の継時的変化を測定する（図 8-4）．膀胱内に徐々に水を注入して容量が増し，ある程度に達すると初発尿意を感じる．注入を続けて，我慢ができなくなったときを最大尿意という[*3]．最小尿意と最大尿意のときの容量と内圧，排尿時の容量と内圧および排尿パターンから，排尿筋正常，排尿筋過反射

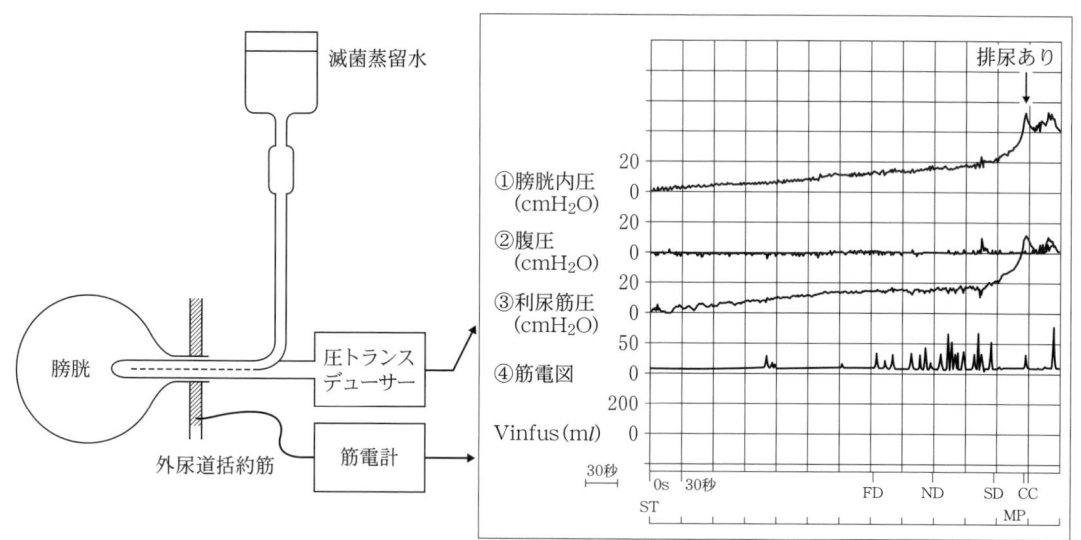

利尿筋圧③は膀胱内圧測定値①から腹圧②を引いた圧である．
初発尿意176ml, 最大尿意270ml, 圧14cmH$_2$O, 21cmH$_2$O, 排尿時圧51cmH$_2$O, コンプライアンス16.7ml/cmH$_2$O.

図 8-4 正常の膀胱内圧曲線と外尿道括約筋筋電図

[*3] 健常成人の膀胱機能（服部・他 1990）：初発尿意時の膀胱容量は 150〜250 ml（100 ml 以下，300 ml 以上は異常），最大尿意時の膀胱容量は 300〜500 ml（200 ml 以下，600 ml 以上は異常），1 回排尿量は 200〜400 ml，残尿なし．

(神経性)あるいは特発性排尿筋過活動(非神経性,不安定膀胱)に分けられる．最大尿意に達するまでの膀胱内圧は，ほぼ一定に保たれている．この間に内圧が上昇するようであれば，排尿筋の異常収縮あるいは腹圧の上昇による可能性がある．注入量が基準範囲を超えても膀胱内圧が上昇しない場合，これを無緊張性収縮という．膀胱内圧測定と同時に外尿道括約筋の筋電図を記録することによって，排尿筋と尿道括約筋の協調性を分析することができる．排尿筋が収縮して，外尿道括約筋が弛緩するという関係の異常を排尿筋外尿道括約筋協調不全（detrusor sphincter dyssynergia）という．

・放射線学的検査

膀胱造影（cystography：膀胱に造影剤を入れてX線撮影を行う検査法．造影剤をカテーテルを通して逆行性に注入）では，膀胱の形態，大きさ，膀胱壁の状態，尿管への逆流現象の有無を調べる．膀胱尿道造影（cystourethrography）では，膀胱造影の後にX線透視下で蓄尿時と排出時の下部尿道の形態を検討する．

3 排尿障害の機能的予後と介入手段

脳血管疾患，パーキンソン病，脳腫瘍，アルツハイマー病，外傷性脳損傷，脳炎，脊髄小脳変性症などの脳病変，また二分脊椎や外傷性脊髄損傷，脊髄炎，脊髄腫瘍などの脊髄病変は，排尿障害の原因となる．排尿障害が持続すると，種々の合併症が生じる（表8-7）．排出障害による残尿は尿路感染症の要因となり，二次性の腎機能障害が生じる．過度の膀胱壁の伸展は筋破壊を生じ，さらに膀胱の収縮力が低下して，排出障害の悪化に結びつく．排尿障害の機能的予後および介入手段は，その原因によって相違している．ここでは，脳血管疾患と脊髄損傷を取り上げる．

1 - 脳血管疾患

発症直後の急性期には，尿閉あるいは横溢性尿失禁となることが多い．おむつによる管理，ある

表8-7 排尿障害の合併症

尿路感染症
尿道憩室・尿道皮膚瘻
膀胱尿管逆流現象
水腎症
尿路結石
尿道の器質化
自律神経過反射
膀胱萎縮

いは一時的にカテーテル留置が行われる（留置カテーテル法，indwelling catheterization）．カテーテルは定期的に抜き去ることを試みて，自排尿があれば，おむつ管理とする．意識があって，尿意を訴えるようであれば，尿器で排尿するよう，おむつをはずすことを試みる．回復に伴って，頻尿，尿意切迫，切迫性尿失禁が現れることも多い．歩行訓練が始まると，脳幹部よりも上位の病変であれば，過活動膀胱（overactive bladder，自動膀胱，automatic bladder；上位中枢からの調節が欠けるため，膀胱に一定量の尿が蓄えられると，尿意を欠いても不随意に反射的な排尿が生じる）となることが多い．頻尿あるいは排尿衝動の調節ができずに，トイレが間に合わない（切迫性尿失禁，urge incontinence）．過敏な排尿筋の収縮を抑制するため，抗コリン薬やカルシウム拮抗薬が投与される．

大脳半球病変による片麻痺患者の多くは，発症2～3月後には排尿が自立する．膀胱は両側性支配を受けているため，健側からの神経支配によって機能は代償される．さらに，歩行訓練などの身体活動も排尿障害の回復を促進する．なお，高齢の男性患者では，前立腺肥大などにも注意しておく．発症前の1日の排尿回数，尿線の異常，排尿困難の有無を尋ねる．糖尿病，尿崩症，水腎症，膀胱炎の合併があると頻尿となり，本来の排尿障害の形を修飾している可能性もある．

夜間頻尿がある場合，夜間の尿量が普通であるのか，増加しているのかを確認する．また，飲水量を調べ，多いときには飲水制限を試みる．下垂体ホルモンの減少による多尿には，抗利尿ホルモンの点鼻薬が有効のことがある．

大脳病変が広範囲である場合には，排尿調節は

困難であり，おむつや収尿器，カテーテル留置を要することが多い．

2 - 脊髄損傷

外傷性脊髄損傷の急性期には，排尿反射が消失して，尿閉となる．一定の時間間隔で間欠導尿（間欠導尿法, intermittent catheterization）を行うか，あるいはカテーテル留置とする．

脊髄損傷では，脊髄の損傷レベルによって，膀胱は核上型神経因性膀胱と核下型神経因性膀胱に分けられる．前者では，脊髄排尿中枢である仙髄2～4の神経核が残存し，外尿道括約筋が締まって尿禁制（urinary continence）は保持されている．頸髄損傷あるいは上位胸髄損傷に典型例がある．球海綿体反射（bulbocavernous reflex；陰茎や陰核を圧迫すると肛門が収縮する）が認められれば，仙髄機能が残存する核上型神経因性膀胱である．膀胱が充満すると，反射的に排尿が生じる．ただし，尿意がないため，尿失禁になる．また，完全には排尿できないため，残尿もある．核下型神経因性膀胱では，仙髄の排尿中枢が冒されて，排尿反射や球海綿反射は消失する．外尿道括約筋の麻痺のため，腹圧性尿失禁が生じる．不全麻痺では，自排尿が期待できる．

慢性期の排尿法は，手の機能がよければ，自己導尿となる（Lapides et al. 1972；折笠・他 1976）．日常生活活動の自立に伴って，カテーテルを抜き去り，清潔間欠自己導尿（clean intermittent catheterization：CIC）[*4]を指導する．排尿反射が強く，尿失禁が多い場合には，抗コリン薬を処方する．核下型膀胱では，腹圧を加えて排尿する．

残尿が多ければ，自己導尿の適応となる．自己導尿を希望しない患者には，クレデー法（Credé's method；下腹部を骨盤内に向けて押して膀胱を圧迫し，尿を排出させる方法）やバルサルバ法（Valsalva's method；息んで腹圧を高めて尿を排出させる方法）がある．尿道括約筋も麻痺しているため，腹圧による尿失禁が生じるのと同様の，腹圧による尿排出である．自排尿が可能であって，残尿の多い患者には，外尿道括約筋を弛緩させる薬剤を処方する．高位頸損のため，自己導尿ができない患者には，外尿道括約筋切開術（収尿器排尿），尿道括約筋部に尿道ステント留置，膀胱瘻造設などが適応となる．

[付] 尿路変向術

尿管，膀胱あるいは尿道の機能が腫瘍や損傷によって破壊されたとき，病変部位よりも上流で尿を体外に出す方法を尿路変向術（urinary diversion）という．

- 腎瘻，尿管皮膚瘻，膀胱瘻：腎臓，尿管，膀胱から直接体外に尿を排出する方法を，それぞれ腎瘻，尿管瘻（尿管皮膚瘻），膀胱瘻という．
- 失禁型尿路変向術（回腸導管）：回腸の一部（およそ20 cm）を切り取って尿管につなぎ，口側を盲端として，他側を腹壁に縫いつける（ストーマ, stoma）．
- 尿禁制型尿路変向術（自己導尿型）：回腸を用いて尿失禁防止装置を備えた代用膀胱（回腸の一部を切り取り袋状にする）をつくり，腹壁から自己導尿を行う．

[*4] 自己導尿法の手順（中村　2002b）
　①石鹸水で手指の消毒する．
　②0.02％グルコン酸クロルヘキシジン（ヒビテン®）やポビドンヨード（イソジン®）で尿道口を消毒する．
　③カテーテルの先端に滅菌グリセリンを塗布する．
　④カテーテルを静かに挿入し，他方の手は尿道口の周囲を支える．女性は鏡を用いて大陰唇を開いて尿道口を確認する．
　⑤徒手膀胱圧迫で残尿を排出する．
　⑥カテーテルは使用後水道水で洗った後に，0.02％グルコン酸クロルヘキシジン液あるいは10％ポビドンヨード・グリセリン液（1：9）の入った消毒セットに入れて保存する．

4 排便障害

1 — 排便の機構

（1）解剖と生理

排便(defecation)にかかわる解剖学的構造は，結腸（colon），直腸（rectum）および肛門（anus）である．結腸の機能は，上部消化管から送られた乳びの水分や電解質を吸収して，固形の便にすることである．結腸は，食物残渣を遠位部へ送る蠕動運動，結腸の内容物を一掃する強い総蠕動を生じる．肛門の近位部には内肛門括約筋，遠位部には外肛門括約筋がある．内肛門括約筋は平滑筋であり，骨盤神経の支配を受けている．外肛門括約筋は骨格筋であり，陰部神経に支配されている．大腸は，全体が自律神経系によって支配され，腸管内の便を意のままに動かすことはできない．副交感神経系は大腸の蠕動運動を促進し，交感神経系は抑制する．副交感神経である迷走神経が上行結腸と横行結腸の一部を支配し，第2〜4仙髄からの骨盤神経が下行結腸から直腸を支配している（脊髄排便中枢）．これらの副交感神経は，腸管の蠕動運動を促進する．一方，腰部交感神経節からの腰内臓神経には交感神経が含まれ，腸管の蠕動を抑制する．ただし，外肛門括約筋だけは，排便時の随意運動が可能である．直腸は排便反射に関与している．便が直腸に移動して，直腸粘膜の刺激や直腸壁の伸展刺激が骨盤神経の求心路を介して脊髄排便中枢に伝達される．第2〜4仙髄と第11胸髄〜第2腰髄の脊髄排便中枢は，橋や上位の排便中枢によって制御されている．直腸が空の状態では，肛門括約筋は持続的に収縮して，肛門は閉鎖されている．直腸充満の情報は骨盤神経を介して大脳に伝えられて便意を感じる．その後，直腸の収縮と内肛門括約筋が弛緩して，排便反射によって排便が始まる．

（2）腸管内の食物移動と排便

経口摂取された食物は，小腸に至ると消化されて流動状態となり，およそ6時間後には回盲部に達する．大腸に入ると，上行結腸で半固形状態になり，横行結腸でも水分が吸収され，12〜24時間後には固形状態になる．小腸および大腸では，食物は蠕動運動によって運ばれている．蠕動運動は，粘膜や腸管壁の平滑筋の刺激による腸内反射で生じる．神経支配を遮断された腸管でも大腸壁の粘膜面を刺激すると，腸管の口側部は収縮し，尾側部は弛緩する(粘膜内反射)．筋層を刺激しても，同じ反射が生じる(筋内反射)．このような蠕動運動によって，食物は移動している．また，胃に食物が入ったときには，胃回腸反射によって，回腸の内容物は上行結腸に移動し，胃結腸反射によってS状結腸の便は直腸に移動する．直腸内に移動した便が多くなると，直腸内圧が高くなり，息を止めて意識的に腹圧を加えると，直腸筋が収縮し，同時に肛門括約筋は弛緩して，便が押し出される．

2 — 神経因性大腸

神経系の機能障害による排便障害は，大腸機能障害による便秘（constipation）と便失禁（fecal incontinence）である．これを神経因性大腸（neurogenic colon）という．

（1）便秘

脳血管疾患や脊髄損傷による神経因性大腸は，大腸の弛緩性麻痺あるいは痙性麻痺によって生じる．通常の蠕動運動は妨げられ，横行結腸から下行結腸における便秘，直腸での便秘となる．腸の検査には，大腸内視鏡検査，大腸造影検査，直腸内圧検査などがある．便の移動を調べるためには，放射線非透過性物質（STIZ MARKSR；バリウムを含んだ小さなリング状カプセル）を飲んでから，時間差をおいて撮影したX線写真で追跡する．便秘対策[*5(次頁)]には，腸管の蠕動を促進するように腹部マッサージや身体運動を推奨する．便を柔らかくする繊維性食物の摂取，水分摂取，緩下薬あるいは座薬（表8-8），洗腸（便を洗い出す），盲腸ポート（洗浄液を大腸に直接入れる），摘便（手指で便をかき出す）などがある．

表 8-8 緩下薬と座薬

整腸薬	ラックビー®, ビオフェルミン®（乳酸菌製剤）
浸透圧性下剤	酸化マグネシウム（カマ），カンテン末，マグラックス®
大腸刺激薬	アローゼン®, プルセニド®, ラキソベロン®, アロエ, コーラック®, ヨーデル S®
坐薬	新レシカルボン®：炭酸ガスを発生させ刺激する
浣腸剤	グリセリン 10〜150 ml 剤

（2）便失禁

脳血管疾患，その他の神経疾患によって橋排便中枢を十分に抑制できないことで生じる便失禁（fecal incontinence）を無抑制排便障害（uninhibited bowel dysfunction）という．橋排便中枢と脊髄排便中枢との連絡の遮断によるものを上位運動ニューロン性排便障害（upper motorneuron bowel dysfunction）という．仙髄より上方の脊髄損傷などによって生じる．直腸の充満で内肛門括約筋だけでなく，脊髄反射によって外肛門括約筋も弛緩して，便失禁が始まる．他方，仙髄の排便中枢の機能障害あるいは関連する末梢神経障害では，下位運動ニューロン性排便障害（lower motorneuron bowel dysfunction）が生じる．直腸に便が充満すると内肛門括約筋は弛緩するが，外肛門括約筋の収縮が損なわれているため，刺激によって一連の排便運動が始まってしまう．

---

*5(前頁) 脊髄損傷の急性期には，麻痺性腸閉塞が生じることもある．経鼻チューブを使用して胃腸の伸展を予防し，経静脈栄養で水分調節を行う．腸雑音が聴取されれば，定期的な排便習慣をつけるように計画し，実行する．

3. 痙縮

筋緊張（muscle tone）を臨床的に調べる種々の方法がある．安静状態で皮膚の下にある筋の膨隆から推測する，筋腹を指で押して硬さを調べる，さらに姿勢の異常から筋緊張の不均衡を知ることもできる．臨床的に四肢や体幹の筋緊張を調べる際には，検者が他動的に関節を屈曲・伸展して，その関節の運動に関与する筋群の伸張によって生じる抵抗を調べる．この抵抗の成分は，筋の物理的粘弾性と伸張反射による筋収縮とに分けられる．いろいろな疾病で筋緊張が普通よりも高まる状況，逆に低下する状況がある（図8-5，6）．

1 痙縮とは

1 −徴候の特徴

痙縮（spasticity）は，筋の他動的伸展（passive stretch）の際に出現する普通よりも強い抵抗であり，筋緊張亢進の徴候のひとつである．その特徴は他動的伸展の際の抵抗の出現の仕方にある．筋伸展の経過中，ある程度まで伸展したときに抵抗が最大となり，その後は急速に減弱する．この現象を折りたたみナイフ現象（clasp-knife phenomenon）という（図8-7）．抵抗の程度は他動的伸展の速さに関係し，すばやく伸展するほど抵抗は強くなる．

中脳よりも上位の脳病変では，上肢では屈筋群，下肢では伸筋群に痙縮が出現しやすい．急性に発症する脳血管疾患や外傷性脊髄損傷では，発症直後は筋緊張低下となり，数週から数か月後に痙縮が次第に顕著になってくる．これは錐体路徴候（pyramidal sign）のひとつとされ，上位運動ニューロン障害を示唆する重要な徴候である．

強剛（rigidity）も筋緊張亢進状態のひとつで，錐体外路障害のときに出現する．その特徴は筋の他動的伸展の経過中に一様に持続する抵抗であり，伸展の速さに依存した抵抗の変化はあまりない．この特徴によって，痙縮と区別することができる．

2 −随伴する徴候

痙縮は錐体路徴候のひとつであるため，運動麻痺，深部反射亢進，バビンスキー徴候陽性[*6]，膝・足間代[*7]，病的連合運動などの錐体路徴候がしばしば同時に出現する．これらの徴候は常に同時に出現するものではなく，その消長も必ずしも同一ではない．また，随伴徴候が痙縮と同一機序によって出現するか否かも断定はできない．

[*6] バビンスキー徴候（Babinski sign）：バビンスキー反射，バビンスキー現象とも呼ばれ，足底刺激に対して健常者でみられる足指底屈の代わりに母指背屈とその他の足指の外転の起こることをいう．
[*7] 膝・足間代：膝蓋骨を足の方へ押し下げると大腿四頭筋の律動的収縮が起こる（膝間代），足関節を他動的に背屈させ，そのままの位置に保つと下腿三頭筋の律動的収縮が起こる（足間代）ことを指し，錐体路徴候のひとつである．クローヌス（clonus）ともいう．

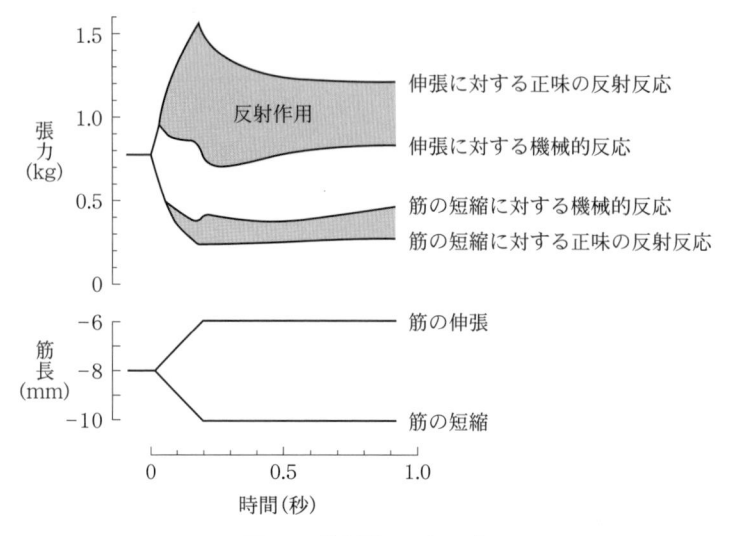

図 8-5　筋緊張のメカニズム
除脳ネコのヒラメ筋を機械的に伸張あるいは短縮させたときに観察される筋緊張の変化．神経の作用を除去した場合，伸張の間は緊張が亢進するが，すぐに低下する．これは，伸張に対する筋の粘弾性による機械的反応である．反射が保たれている場合は，伸張の動的な期間が終了しても，高い筋緊張が維持されている．両者の差（シェード部）が反射作用による効果である．

(Nichols et al. 1976)

　連合運動（associated movement）は身体のある部分を随意的に動かしたときに，身体の他部分に起こる不随意的な運動である．このような運動は歩行時の上肢の振りのように，健常者にみられる現象（生理的連合運動，physiological associated movement）もあるが，病的連合運動（pathological associated movement）は病的に起こる運動を指し，痙性麻痺患者によく出現する．そのなかでも，片麻痺患者が健側肢の随意収縮を行ったときに患側肢の筋緊張が亢進して，ゆっくりと動き出す現象を連合反応（associated reaction）といい，特徴的な共同運動パターンとなる（**表8-9**）．

　脊髄損傷では，しばしば屈筋反射（flexor reflex）の亢進が起こる．これは四肢の皮膚に疼痛刺激を加えると，四肢の屈筋が収縮して刺激から四肢を引っ込める現象である．

　疼痛刺激を皮膚に加えた際に，屈筋が持続的収縮を続ける場合がある．これは屈筋攣縮（flexor spasm）と呼ばれている．屈筋攣縮は褥瘡の存在，膀胱壁の過伸展などの持続的な刺激が誘因になって起こることもあり，外からの痛み刺激がなくても生じる．筋収縮が非常に強いときは疼痛を伴うこともある．また，疼痛を生じない程度に患者の足指を検者が手指で圧迫あるいは底背屈する，あるいは下肢の皮膚に圧迫を加えるなどすると，股関節，膝関節，足関節の屈曲運動が同時に起こる．これは三重屈曲反射（triple flexion reflex）あるいは集合反射（mass reflex）と呼ばれている．脊髄病変が錐体路以外の下降性経路に及んでいることを示し，いくつかの髄節レベルにわたる病変の場合，その広がりの下限を示す（平山　1971）．

　痙縮の原因が，脳（中脳以上）か脊髄かによって，それぞれの痙縮に特徴がある．すなわち，脳病変では，上肢は屈筋群，下肢は伸筋群に痙縮が著明となり，上肢の伸筋群と下肢の屈筋群の筋力低下が現れる．これは相反性抑制を受けているためと解釈され，脳性（中脳以上）の病変による痙縮の特徴である．一方，屈筋攣縮は三重屈曲反射あるいは集合反射と同じように，脊髄病変による痙縮の特徴とされている．その機序として，多シ

ナプス経路が関与する髄節間の脊髄反射の拡大があげられる．しかし，広汎な大脳病変でも，慢性期には三重屈曲姿勢（屈曲対麻痺，paraplegia in flexion）が現れる．これには異なる機序が関与している可能性もある．

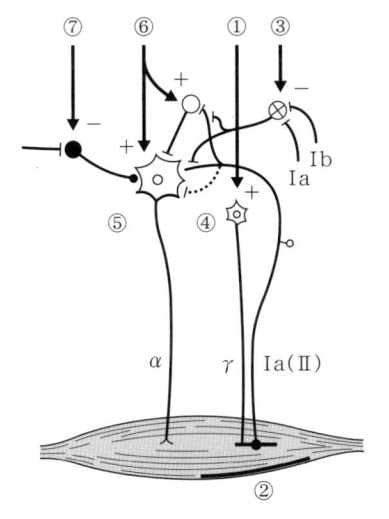

図 8-6　痙縮をもたらす要因
筋伸張反射回路要素
① γ運動ニューロン活動の亢進
② 筋の形態学的変化による筋紡錘受容器の感受性上昇
③ Ia 群線維終末に対するシナプス前抑制の減少
④ Ia 群線維の発芽形成
⑤ シナプス後膜の感受性増大
その他の神経要素
⑥ α運動ニューロンへの興奮性入力の増大
⑦ α運動ニューロンへの抑制性入力の減少
（田中　1995，改変）

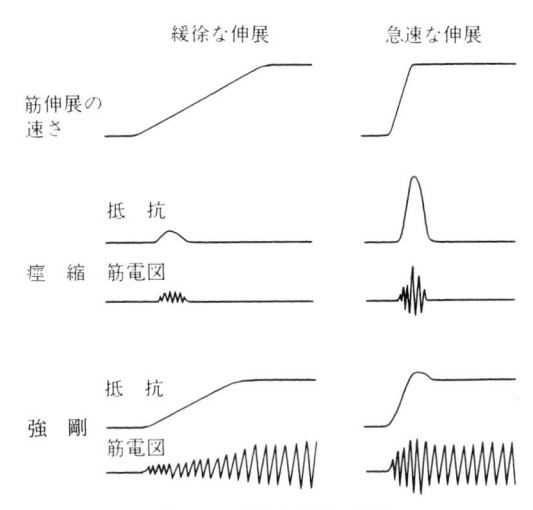

図 8-7　痙縮と強剛の相違
痙縮（中段）は筋伸展の際に一時点な抵抗・筋活動を示すのに対して，強剛（下段）は持続的な抵抗・筋活動である．痙縮では筋伸展の速さ（最上段）が速いほど抵抗と筋活動が大きくなるが，強剛では筋伸展の速さとは関係ない．　　　　（中村　1997a）

表 8-9　四肢の共同運動パターン

下肢共同運動	上肢共同運動
屈筋共同運動（flexor synergy） ①足指は背屈する ②足の背屈・内がえしとなる ③膝は約90°まで屈曲する ④股は屈曲する ⑤股は外転・外旋する 伸筋共同運動（extensor synergy） ①足指は底屈する（母指は背屈することもある） ②足は底屈・内がえしとなる ③膝は伸展する ④股は伸展する ⑤股は内転・内旋する	屈筋共同運動（flexor synergy） ①肘は屈曲して鋭角になる ②前腕は完全に回外する ③肩は90°まで外転する ④肩は外旋する ⑤肩甲帯は後方・上方にいく 伸筋共同運動（extensor synergy） ①肘は完全に伸展する ②前腕は完全に回内する ③腕は内転して体幹の前方にいく ④肩は内旋する ⑤肩甲帯はやや前方にいく 手首・手指の屈曲は一般に屈筋共同運動にみられ，手首を伸展・手指屈曲は伸筋共同運動にみられる

（Brunnstrom　1970）

3 - 痙縮の影響

痙縮がもたらす主要な問題は，関節拘縮と随意運動の機能障害である．

痙縮による筋緊張亢進のために一定の姿勢をとりがちになり，その姿勢を長期間続けると関節拘縮が生じる．脳血管疾患では，上肢の肘屈曲位拘縮，下肢の内反尖足位拘縮が起こりやすい．脊髄損傷では股関節の内転屈曲位拘縮，膝の屈曲位拘縮が起こる．しかし，痙縮が高度の場合，多くは高度の四肢屈曲位拘縮となる．

拮抗筋の痙縮によって，関節運動の速さが遅くなったり，範囲が制限されたりする．さらに痙縮に随伴する病的連合運動，屈筋攣縮が正常の運動パターンを妨げる．たとえば，脳卒中片麻痺患者では分回し歩行が，家族性痙性対麻痺患者でははさみ足歩行が発現する．歩行中の急激な屈筋攣縮は転倒の危険因子となる．正常な運動パターンではないため，多くの身体運動がエネルギー消費の大きい疲れやすい運動になりがちである．

一方，痙縮には次のような利点もある．伸筋の筋緊張亢進によって立位や歩行の助けになる，痙縮によって筋容積を保つことができる，痙縮による筋緊張亢進が骨萎縮を防止する，麻痺肢の重力依存性の浮腫が減少する，静脈の筋ポンプ作用のために深部静脈血栓症（deep vein thrombosis：DVT）の頻度が減少するなどである．そのため，痙縮の治療には，利点と欠点を総合的に判断する必要がある．

2 診断

1 - 診察

（1）筋の他動的伸張

痙縮の検査にしばしば用いられる筋は，上肢では肘の屈筋と伸筋，下肢では膝の屈筋と伸筋である．肘の屈筋と伸筋の場合，一方の手で患者の上腕を押さえ，他方の手で前腕遠位部を握って肘関節を勢いよく伸展あるいは屈曲する．膝の屈筋と伸筋の場合も，一方の手で大腿遠位部を押さえ，他方の手で下腿遠位部を握り，膝関節を，勢いよく伸展あるいは屈曲する．そのときに感じる抵抗がある時点で最高となり，その後は減弱するような特徴を示すか否かを観察する（図8-8）．痙縮の評価（アセスメント）には，Ashworth 尺度変法（表8-10）が用いられる．

痙縮は筋伸展の速さによって程度が変わるため，種々の速さで検査を行う．それによって速さで抵抗が変化しない筋強剛や筋拘縮，その他の原因による関節拘縮との鑑別が可能となる．姿勢を変換すると痙縮の程度が変化する．腹臥位や座位など，種々の姿勢で痙縮の程度を確認することは，随意運動中に痙縮がどのように影響するかを知るのに役立つ．

痙縮は特徴的な分布を示す．その分布を考慮して検査することが重要である．たとえば，肘であれば前腕二頭筋，膝であれば大腿四頭筋に痙縮が出現しやすい．

前腕回内筋や股関節内転筋で，その他の筋よりも痙縮を観察しやすいことがある．前腕の回外，股関節の外転を他動的に試みることも有用である．

（2）関連する所見

痙縮に随伴する深部反射の亢進，膝間代と足間代，病的連合運動，屈筋攣縮などの徴候があるか否か，どの筋に出現し，どのような状況で増強するのかなどを分析する．関節の可動域，筋力についても検査する．褥瘡，尿路感染症，骨折，不適切な衣服，便秘などが屈筋攣縮を誘発することがあるので注意しておく．

（3）課題遂行能力

痙縮と関連する患者の課題遂行能力を検査する．立位，歩行，移乗，車いす操作，食事，更衣，整容などの随意運動を行う際に病的連合運動，屈筋攣縮がどのような影響を及ぼすかを分析する．

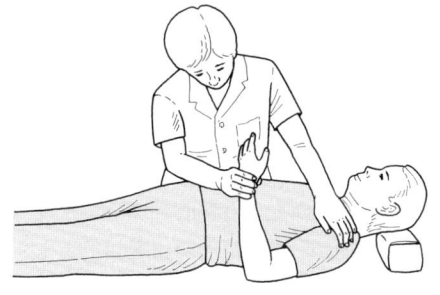

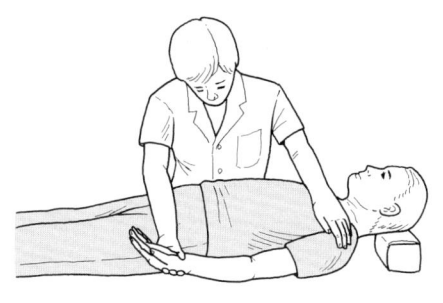

a．肘屈筋群と伸筋群：上肢では肘の屈伸を行い検査する．肘伸展（左図から右図へ）の際に抵抗を感じることが多い（屈筋群の痙縮）．

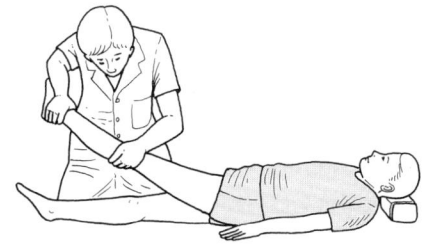

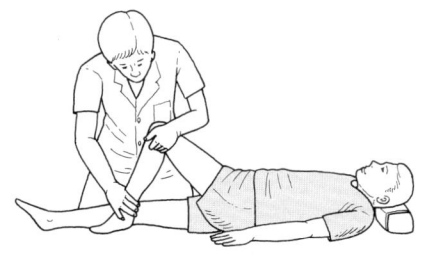

b．膝屈筋群と伸筋群：下肢では膝の屈伸で検査する．膝屈曲（左図から右図へ）の際に抵抗を感じることが多い（大腿四頭筋の痙縮）．

図8-8　痙縮の検査法

表8-10　痙縮の臨床評価（アセスメント）（Ashworth 尺度変法）

Grade 0	筋緊張の亢進なし
Grade 1	筋緊張の軽度の亢進．引っかかり（catch）とゆるみ（release），あるいは関節の屈曲・伸展時に可動域の最終部分で感じるわずかな抵抗で特徴づけられる
Grade 1+	筋緊張の軽度の亢進．引っかかり（catch）の後に，可動域の半分以下の範囲でわずかな抵抗が感じられる
Grade 2	可動域のほぼ全範囲でより顕著な筋緊張亢進があるが，他動的な関節運動は容易に行える
Grade 3	筋緊張の著明な亢進．他動運動は困難
Grade 4	関節は屈曲あるいは伸展で硬直状態

（Bohannon et al. 1987, 改変）

2－神経生理学的検査

（1）表面筋電図

多チャネル表面筋電図は，痙縮を分析する上で簡便で，有用な方法である．いくつかの筋を選択して他動的伸張時，随意運動時の情報を得る．他動的伸張時には，筋伸張の経過中に一時的に筋電活動の増強が生じ，その後に急速に減弱するのが痙縮の特徴である（図8-7）．他動的伸張時の抵抗が痙縮あるいは強剛，それ以外の原因による関節拘縮のいずれであるのかを，筋電活動の面から鑑別することが可能である．

随意運動時には，テレメータを利用するとよい．歩行や上肢の動作に利用される．筋活動と課題遂行能力の関連を分析することができる．ある運動が制限されているとき，表面筋電図で拮抗筋の異常な筋活動が確認されれば，痙縮が運動制限の原因とみなされる．

表面筋電図は，筋電活動を簡単に記録しておくことができるため，疾病の経過や治療の効果を観

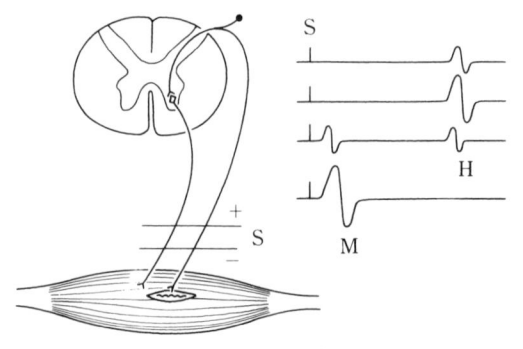

図8-9 H反射
刺激（S）を次第に強くすると，まずH波が出現する（潜時約30 msec）．さらに刺激を強くすると，H波は小さくなり，M波が大きくなる（潜時約5 msec）．
(Goodgold et al. 1977)

察することにも使われる．

（2）H反射

H反射（H reflex）は伸張反射弓の興奮性の指標として用いられている．膝窩部で脛骨神経を電気刺激して下腿三頭筋の筋活動を記録する方法が一般的である．電気刺激によって誘発される筋活動には，電気刺激が直接運動神経を経由して生じるM波と，Ⅰa群線維，前角細胞を経由して遅れて出現するH波との2種類がある（図2-42 b参照，F波についてはp.101参照）．M波は潜時が約5 msecで，H波は約30 msecである（図8-9）．

H波を用いて伸張反射弓の興奮性を検討する指標のひとつはH/M比である．H波の振幅をM波の振幅で除した値であり，電気刺激の変動による影響をできるだけ減らそうとするものである．痙縮がある場合，この値が健常者より大きくなる．

3 治療

1 - 治療の原則

痙縮のもたらす利点と欠点を考慮して治療を行う必要がある．痙縮に対する治療には，生理学的，薬理学的，外科的アプローチがある．生理学的アプローチでは，痙縮に関する神経機構を考慮して痛み刺激の除去，電気刺激療法，理学療法などを行う．薬理学的アプローチでは，筋弛緩薬による痙縮の軽減を図る．フェノールやアルコールによる末梢神経ブロックを行うこともある．また，ボツリヌストキシンの神経筋接合部遮断作用を用いる方法もある．外科的アプローチでは，痙縮の軽減，機能改善，変形防止を目的として腱形成術などの手術を行う．

治療方法は，はじめ副作用が少ない対症療法を選択し，改善が不十分な場合には外科的手術なども加える（図8-10）．

2 - 生理学的アプローチ

（1）刺激条件の調整

尿路感染症，褥瘡，便秘，骨折などがあると，痙縮が増強する．痙縮が増強した場合には，これらの有無を確認し，それぞれの除去を図る．患者自身にも，皮膚を清潔にする，排便や排尿を規則正しく行う，便秘には早目に対処する，などの指導を行う．種々のカテーテル，固くて刺激となる衣服などにも注意する．

（2）姿勢の変換

立位は股関節と膝関節との屈筋，足関節底屈筋の痙縮を抑制し，伸筋群の促通をもたらす．股と膝，足関節の拘縮や変形を起こさないために立位をとらせる．自力での立位が困難であれば，傾斜台（tilt table）を利用して立位とする．背臥位から腹臥位にすると，下肢伸筋群の痙縮が抑制される．その他，頸部の屈曲，肩関節伸展・外転，肘関節伸展，手関節伸展などによっても，痙縮の軽減が起こる．

（3）ストレッチング

痙縮筋のゆっくりとしたストレッチング（stretching）によって，伸張反射の抑制が起こる．1日2回程度を毎日継続して行う．理学療法士や作業療法士の指導の下に患者や家族も実施する．患者や家族が行う場合には急激に力を変えたり，方向を変えることのないように注意する．

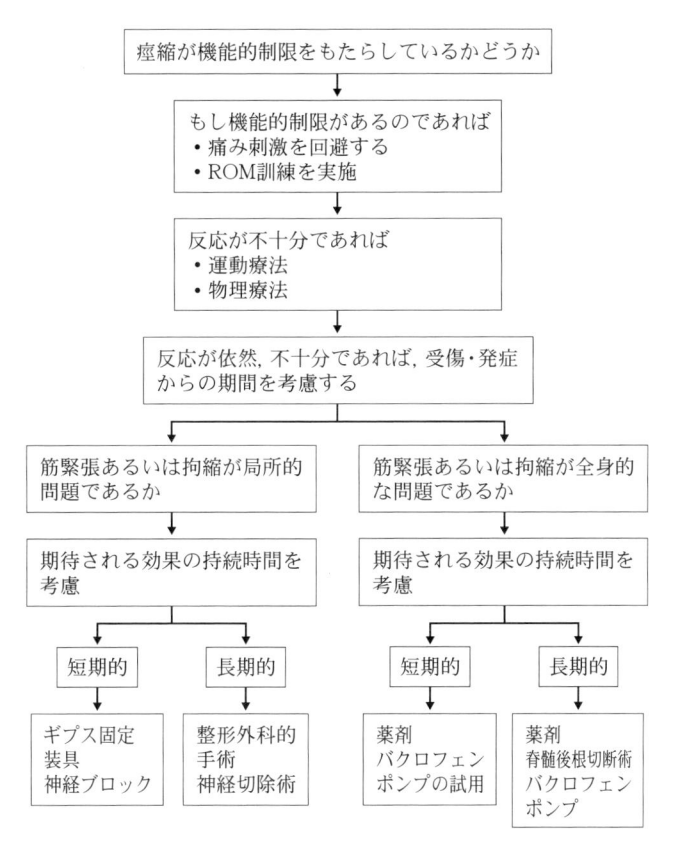

```
痙縮が機能的制限をもたらしているかどうか
        ↓
もし機能的制限があるのであれば
 ・痛み刺激を回避する
 ・ROM訓練を実施
        ↓
反応が不十分であれば
 ・運動療法
 ・物理療法
        ↓
反応が依然,不十分であれば,受傷・発症
からの期間を考慮する
        ↓
┌──────────────┬──────────────┐
筋緊張あるいは拘縮が局所的    筋緊張あるいは拘縮が全身的
問題であるか           な問題であるか
   ↓                ↓
期待される効果の持続時間を    期待される効果の持続時間を
考慮               考慮
  ↓   ↓            ↓    ↓
短期的  長期的         短期的   長期的
  ↓   ↓            ↓    ↓
ギプス固定 整形外科的       薬剤    薬剤
装具    手術          バクロフェン 脊髄後根切断術
神経ブロック 神経切除術      ポンプの試用 バクロフェン
                         ポンプ
```

図 8-10 痙縮の治療方法の選択

(Katz 2002, 一部改変)

（4）装具,副子

装具や副子は,痙縮のために生じやすい拘縮や変形を予防,矯正するのに重要な手段のひとつである.上肢では,手指に生じる屈曲拘縮を予防するためにプラットホーム型,パンケーキ型の手部指固定用装具が用いられる.下肢では,内反尖足に対する短下肢装具があり,支柱・足継手・足部付のものとプラスチック製のものとの2種類が一般的である.支柱・足継手・足部付のものではクレンザック型継手を取りつけて,尖足に対して90°後方制動としたりする.内反や外反に対してはストラップ(strap,革ひも)を靴の踵部の外側や内側に取りつけて矯正する.

（5）その他の方法

アイスパックやアイスマッサージ,あるいは氷塊を入れた浴槽を利用して,20～30分程度,痙縮筋を氷冷すると,数時間は痙縮が減少する.神経筋に対する15分程度の低周波電気刺激も痙縮の軽減効果がある.これらの手技を用いる場合は,毎日連続して行う.

3-薬理学的アプローチ

（1）内服治療

痙縮を軽減させるための薬剤の選択は,病変が脳か脊髄のどちらか,患者の病状からみて副作用が問題とならないか,患者の機能的状態を損なわないかなどを考慮して行われる.よく用いられる薬剤はバクロフェン,ジアゼパム,ダントロレンナトリウムなどである(**表 8-11**).

バクロフェンは脊髄レベルで作用する薬剤で,脊髄病変による痙縮,屈筋攣縮の軽減に効果があ

4. 廃用症候群

1 廃用症候群とは

　疾病や病態に直接起因する機能障害や機能的制限を一次的障害（primary disability）という。脊髄損傷に続く対麻痺，四肢麻痺，脳血管疾患後の片麻痺，半盲，失語などはその例である。一次的障害の発生時には存在せず，経過に引き続いて発現してくる機能障害や機能的制限を二次的障害（secondary disability）という。二次的障害は，一次的障害を引き起こした疾病や病態とは直接的な関係はない。関節拘縮，片麻痺肩関節の亜脱臼，褥瘡などがその例である（Hirschberg et al. 1976；Ito et al. 1990）。

　基本的で重要な二次的障害は廃用（disuse），過用（overuse），誤用（misuse）によるものである。廃用は身体的活動の減少によって引き起こされる病的状態の総称であり，筋萎縮，骨萎縮，起立性低血圧，運動能力の低下をはじめとして種々の症候がある（表8-12）。過用症候群（overuse syndrome）は過度の身体的活動により引き起こされる病的状態の総称であり，臨床的にはポリオ後症候群[*8]や筋ジストロフィー，多発性筋炎などで過用による筋力低下が問題となる。誤用症候群（misuse syndrome）は誤った身体活動や道具の使用により生じる病的状態の総称である（蜂須賀・他 1994）。廃用症候群（disuse syndrome）は重篤な疾病状況や要固定の状態，疼痛などの身体上の問題だけでなく，家にこもりきり，家庭での訓練や身体活動を行わないなどの行動や生活上の理由，活動しにくい家屋構造，家族の支援がないなどの物理的，および社会的環境上の理由によっても生じる。疾病の急性期には身体上の理由によって廃用症候群が起こりやすいが，慢性期にはしばしば生活行動上，環境面の理由で起こりやすい。二次的障害はひとつだけ起こるのではなく，心肺機能低下と関節拘縮，褥瘡などが同時に存在することも多い（上田 1991；Halar 1994）。

2 筋骨格系

　筋骨格系（musculoskeletal system）は中枢神経系の制御の下に，移動（ambulation）と身辺処理（self-care，セルフケア）に必要とされる身体的機

[*8] ポリオ後症候群（post-polio syndrome）：以前に急性脊髄前角炎（polio＝poliomyelitis，ポリオ，脊髄性小児麻痺）に罹患した人びとの一部に新たに生じる疲労，筋力低下，筋肉痛や関節痛であり，階段昇降や歩行の困難を訴える。他の疾病との鑑別が大切である。Halstead et al.（1995）による診断基準は，①ポリオによる筋麻痺の既往歴がある，②神経学的および機能的にかなり回復があった，③少なくとも15年以上の安定した期間があった，④次の訴えが2つ以上ある：疲労しやすい，筋肉痛や関節痛，新たな筋力低下や筋萎縮，機能的状態の悪化，これらを説明する他の疾病がない。ポリオ回復後に少数の運動ニューロンが多くの筋線維を支配するようになり，残存する神経筋の過用が運動ニューロンの加齢による減少を速める可能性が示唆されている。

表 8-12 長期臥床・不動・非活動による廃用症候群

筋骨格系	拘縮, 筋力低下, 筋持久力低下, 筋萎縮, 骨粗鬆症
心血管系	起立性低血圧, 血漿量減少, 血栓塞栓現象, 心予備能力減退, 心血管系デコンディショニング（フィットネス低下）
皮膚	皮膚萎縮, 褥瘡
呼吸器系	機械的呼吸抵抗の増大, 換気拡散比の不均一, 1回・分時換気量減少, 肺塞栓, 咳嗽力減退, 気管線毛活動減退, 就下性肺炎（沈下性肺炎）
泌尿器系	尿路結石, 排尿困難・尿閉, 尿路感染
無機物代謝	窒素, カルシウム, リン, 硫黄, カリウム, ナトリウムなどの負の平衡, 利尿と細胞外液の増加, 高カルシウム尿症
内分泌	アンドロゲン・精子生成減少, 耐糖能障害, 上皮小体ホルモン産生増加
消化器系	食欲減退, 便秘
神経系	感覚遮断, 錯乱・失見当識, 不安・うつ状態, 知的能力の減退, バランスおよび協調運動の障害

(Halar et al. 1993. 一部改変)

能を果たしている．廃用によって生じる筋力低下（muscle weakness）や拘縮（contracture）は，これらの機能を著しく低下させる．十分な筋力（muscle strength）と可動域（range of motion）を保持することが重要である．

1－拘縮

関節の固定（fixation）や不動（immobilization）によって，可動域は減少する．これを拘縮（contracture）という．その要因には，靱帯や関節包が弾性を失って短縮した関節自体のもの，および筋や皮膚の伸張性の低下などの関節以外のものがある．不動によって，関節包や筋の疎性結合組織は弾性を失い，コラーゲン線維の短縮やコラーゲン線維間の架橋形成と再配列，太いコラーゲン線維の形成などが生じる（Halar 1994；Corcoran et al. 2002）．日常生活活動は，十分な可動域を維持するのに必要な運動となっている．それが安静や不動のために欠けることが原因である．

廃用性拘縮には，足関節尖足位，膝関節屈曲位，股関節屈曲位が多い．また，筋の短縮は2関節筋に生じやすく，尖足位拘縮はヒラメ筋よりも腓腹筋の関与が大きい．体幹でも腰椎椎間関節に拘縮が生じて，腰痛の原因となる．拘縮を加速する要因には，出血や感染，身体の活動性低下や痛み，軟部組織の損傷や浮腫などがある．下位運動ニューロン麻痺では，筋線維が変性して結合組織に置き換わり，筋が他動的に伸展されないと筋原性拘縮が発生する．萎縮筋や痙縮筋でも，拘縮が生じやすい．長期間の不動では，正常の筋群にも拘縮が生じる．

拘縮の治療には長期間を要するため，予防が大切である．関節の固定を必要とする病的状態以外では，許容される範囲で自動的あるいは他動的関節運動を行う（赤居 2004）．拘縮予防の基本原則は，十分な伸張訓練（stretching exercise）と可動域訓練（range of motion exercise），適正肢位の保持，拮抗筋の筋力強化である（Halar 1994）．拘縮治療の原則は，局所に温熱を加えて関節包や靱帯，筋などの軟部組織の伸張性を改善した後に，関節の伸展運動を実施することである．患者が痛みを訴えない範囲の矯正力を，制限されている可動域が拡大する方向に加え，関節を伸展位に保持する．動的副子（dynamic splint）を利用することもある．痙縮筋による場合は，痙縮治療のための薬物や筋の運動点ブロック（motor point block），他動的可動域訓練時には痙縮筋への冷湿布，拮抗筋の筋力強化を行う．ただし，炎症のある関節や浮腫のある軟部組織には，伸張訓練を控える．固定したような拘縮には，矯正ギプスの利用あるいは腱切断術，腱移行術や腱延長術などの外科的処置が必要となる．

2 - 筋萎縮と筋力低下

　筋の容積は，強力な負荷の下に筋力強化訓練を行うことで増大する．これを運動性筋肥大（exercise hypertrophy）といい，個々の筋線維の直径は太くなり，収縮力も増大する．筋萎縮（muscular atrophy）とは，筋の容積が小さくなることである．使用しないため，筋容量が小さくなることを廃用性筋萎縮（disuse muscle atrophy）という．長期の安静臥床や関節の固定によって発生し，最大筋力も低下する（Müller　1970）．筋活動様態からみた固定が筋収縮に及ぼす影響は，筋力よりも筋持久力（muscular endurance）で大きい．最大筋力および筋持久力の低下の程度は，安静臥床の期間と関連している．筋力低下（muscle weakness）は，手や前腕の小さな筋に比べて，体幹や下肢の大きな筋で大きい．健常者では，最大筋力の20～35％の筋収縮によって筋力は維持されるが，この筋活動は日常生活で使われている水準である．筋収縮が最大筋力の20％以下である状況が続くと，筋萎縮が生じる．安静臥床では，1週ごとに10～20％の筋力低下が生じる（Müller　1959；千野　1983b）．3週間の継続的な安静臥位による筋力低下は，下肢の抗重力筋で著しい．Gogia et al.（1988）は，5週間の安静後の筋力は，腓腹筋で26％，膝伸筋群で19％，肘屈筋群で7％と報告している．健常者の肘関節を5週間にわたりギプス固定した結果では，肘伸展の筋力は35～41％低下している（Deitrick et al.　1948）．安静臥床による筋線維の萎縮は，遅筋の筋線維よりも速筋の筋線維で大きい．これが下肢の抗重力筋に著しい筋力低下が生じる理由とされている（Spector　1985）．また，上肢の一部筋群が使用されていないとき，筋線維の萎縮は速筋で遅筋よりも高度になる（Halar　1994）．安静臥床による変化は，組織学的には筋線維の直径の減少などが主であり，筋細胞核や神経筋接合部，筋紡錘などの形態には変化がない．不動による活動量の低下は，筋への血液供給，筋の酸素利用や代謝活動の減少を生じる．運動単位の活動参加も低下する．組織化学的には，遅筋線維の酸化酵素が著しく低下する．

　脳卒中片麻痺患者の麻痺肢では，中枢性筋萎縮が生じるが，これは末梢神経麻痺に比べて軽度である．不要な安静により，麻痺側だけでなく，非麻痺側には廃用性筋萎縮が生じ，筋力は低下する．CT画像による下肢筋群の計測では，片麻痺患者のうち歩行不能群は可能群に比べて大腿筋群全体，特に大腿四頭筋の萎縮が大きい（小田嶋・他　1986）．歩行可能な患者であっても，健常者と比べれば，健側には筋萎縮がある．廃用性筋萎縮の予防や改善を積極的に図るプログラムの必要性が指摘されてきた（大川　1991）．

　ベッド上，背臥位における下肢の等尺性運動によって，筋力低下はかなり予防できるものの，筋持久力の低下は防げない．筋持久力への影響を低減するためには，等尺性運動がよい（Halar　1994）．筋力の回復には，最大筋力の35％以上の負荷の下で筋収縮を行うことが必要である．最大筋力の等尺性収縮を6～10秒続ける訓練を1日に数回行うと，1週間後には筋力がおよそ10％増加する．ただし，萎縮筋では，運動負荷量に対する許容範囲が狭く，訓練中に筋損傷を生じることもあるため，負荷量の増加は急がずに行い，筋収縮様態は等尺性とするのがよい．廃用性筋萎縮の予防や改善には，当該筋だけでなく，健常筋も含めた筋力強化訓練，および心肺機能の向上を図る．ただし，萎縮筋の病態にも注意する．筋ジストロフィーでは，不用意な訓練による筋損傷の発生に注意する．筋力低下および心肺フィットネス低下に対する運動療法を掲げる（Halar　1994）．

・筋力低下が著しい場合，等尺性介助運動あるいは徒手抵抗運動を30分実施する．
・筋力低下の筋群には漸増抵抗運動（progressive resistive exercises：PRE）を毎日，30分．負荷量（錘）と反復の回数を増やしていく．10～12回の反復が容易になれば，負荷を新たに4.5～5.4kg加える．
・移動（歩行）および日常生活活動（身辺処理）の機能的訓練．
・速歩，自転車エルゴメーター，20～30分のジョ

ギング，いずれかを週3回実施する．運動時には，安静時よりも心拍数が20％増加する程度の負荷とする．

3 – 骨萎縮

骨は強固な組織であり，保護作用や支持，運動器としての働きは明らかであるが，血中のカルシウム濃度の恒常性を維持する働きも重要である．骨組織では，破骨細胞による骨吸収と骨芽細胞による骨形成とが間断なく続いている．この連鎖を骨代謝回転という．活動的な日常生活を送っている健常者では，骨吸収と骨形成との平衡は維持されている．

骨萎縮（bone atrophy）とは，すでに形成された骨組織の骨量の減少した状態である．骨に加わる物理的応力（mechanical stress）が低下することで生じる．下肢が骨折や運動麻痺で免荷されたとき，関節の不動あるいは安静臥床で長期間にわたり筋収縮によって加わる骨への応力が減少したときなどである．身体部分の安静固定では，局所的な骨萎縮が生じる．長期の安静臥床では，骨萎縮は全身に及ぶ．いずれも体幹や四肢に対する筋群による張力や重力の影響が低下するためである．骨に対する応力が減少することで，破骨細胞が活性化され，骨吸収が促進された結果である．1～10日間の安静臥床の患者あるいは宇宙飛行士のデータから，骨萎縮は速やかに進行することが明らかにされている（岩倉　1983）．尿中のカルシウム排泄は，1週間の安静臥床で増加する．3週間の安静臥床では，基準値の4～6倍に増加し，新たな平衡状態に達するまで，尿中カルシウム排泄の高値は持続する．この間，血中カルシウムは変化していない．ただし，小児では高カルシウム血症となることもある（Halar　1994）．身体運動を開始しても，しばらくはカルシウムの喪失が継続している（Schneider et al.　1984）．骨代謝回転は，比較的短い期間で繰り返される．しかし，脊髄損傷などでは麻痺発生時に始まった骨吸収期は延長し，容易に骨形成期に転換しない．骨形成期になっても，骨代謝回転は緩徐となっている（林　1991）．完全四肢麻痺患者では，尿中カルシウム排泄量は37週までは基準値のおよそ2倍，3年後まではほぼ基準値を示し，それ以降は半分以下の値となる（Claus-Walker et al.　1979）．片麻痺患者では，血中カルシウム，リン酸，尿中カルシウムは発症後1か月は上昇し，血中値は3.6か月，尿中値は6か月で基準値に戻り，1年後はむしろ低値になる（Ouwenaller et al.　1989）．

廃用性骨萎縮は，原因となる要因の発生からの期間や患者の活動性との関連も指摘されている．脳卒中患者の移動能力と第3腰椎の骨塩量との関連についての調査では，院内自立歩行レベルの患者では健常者の92.6％と軽度の減少にとどまるが，車いす自立レベルでは76.5％，車いす要介助レベルでは70.6％に達している．8週間の歩行訓練によって，歩行自立レベルの患者には軽度の改善がある．しかし，車いすレベルの患者では，骨萎縮は進行している（大川・他　1991）．下肢の骨萎縮には，とくに歩行能力が関係している．

不動による骨萎縮は，カルシウムやリン酸の摂取では，予防することができない．骨萎縮の改善に対する身体運動の効果は，骨萎縮の生じたネズミに強制的な運動負荷を行うと，骨密度や骨梁構造が早く回復することで確認されている（Bourrin et al.　1995）．廃用性骨萎縮の治療では，局所性骨萎縮は局所への負荷を大きくすることによって，改善できる．全身性の廃用性骨萎縮には，全身運動を利用する．

廃用性骨萎縮への対応では，過度の安静臥床を避け，許容される限り早期に座位や立位を保持すること，運動が治療に影響しない身体部位は早期に動かすことが予防対策として重視されている．しかし，身体運動による骨萎縮の改善には日時を要するため，薬物療法も試みられている．骨吸収マーカー（1型コラーゲンN末端テロペプチド）が高値であれば，骨吸収抑制作用のあるビスホスホネート製剤やカルシトニン製剤，また骨吸収抑制作用と骨形成促進作用のあるビタミンKが投与される（高田　2004）．

3 循環器系

長期臥床により心血管系にさまざまな変化や機能障害が引き起こされる．主なものとして，①心機能の低下，②循環血漿量の低下，③起立性低血圧，④静脈血栓，がある．

1 - 心機能の低下

長期臥床により安静時心拍数は上昇し，1回心拍出量は低下する．安静時心拍数は臥床後3〜4週間にわたり1日1.5拍/分ずつ上昇するといわれている．運動時の心拍数も上昇しやすくなり，3週間の臥床で同じ最大下運動負荷での心拍数は30〜40拍/分増加するという．このような心拍数の上昇は心臓の拡張期を短縮するため，冠血流量の増加が制限され，冠動脈疾患をもつ患者では狭心症の症状が出やすくなる．最大運動負荷時の心拍数は変化しないか軽度上昇するが，1回拍出量が低下するため，最大運動負荷時の心拍出量は平均26%低下する．また，運動耐容能の指標である最大酸素摂取量は，20日間の安静臥床で平均27%低下する．これらは，心拍出量の低下と末梢での酸素利用効率の低下によってもたらされる．

2 - 循環血漿量の低下

臥位の姿勢では循環血液が胸腔内に移動するため，容量受容体が刺激され，抗利尿ホルモンの分泌が抑制され，循環血漿量が低下する．当初，赤血球量は変化しないため，血液粘稠度が増し，静脈血栓が形成されやすくなる．循環血漿量は臥床後1週間で10%，4週間で15%減少するが，その後も減少は続き，正常の70%程度まで低下する．一方，臥床2〜4週間以降，赤血球量も減少し始めるため，循環血液量は最終的に正常の60%まで低下するという．

3 - 起立性低血圧

臥位から立位に姿勢を変化させると1〜2分の経過で約500 mlの血液が下肢に，また約200 mlの血液が骨盤腔に移動するため，静脈還流が減少し，1回心拍出量が減少する．健常者では圧受容体反射により交感神経が緊張し，心拍数の増加および末梢血管抵抗の上昇が生じるとともに，下肢の筋肉ポンプの働きにより静脈還流の減少が抑制され，立位時も血圧が維持される．一方，長期臥床者では圧受容体反射が低下するとともに，下肢筋の萎縮により筋肉ポンプが働きにくくなり，容易に起立性低血圧（orthostatic hypotension）[*9]が誘発されるようになる．また，長期臥床に伴う心機能の低下や循環血漿の減少も，起立性低血圧を助長する．このような起立性低血圧は臥床3〜7日目以降に認められ，その回復には臥床期間の2倍以上の時間が必要とされている．起立性低血圧の症状としては，収縮期血圧の低下（20 mmHg以上）に伴い，立ちくらみ，めまい，吐き気，発汗，動悸などを呈する．重症例では失神や狭心症を引き起こす．

心血管系の廃用性変化を防ぐためには早期の離床が望ましい．無理ならば，できるだけ座位の姿勢をとらせるようにする．また，臥位のままでの下肢のエルゴメーターによる等張性運動が長期臥床に伴う運動耐容能の低下や循環血漿量の低下をある程度抑制するという報告もあるが，リハビリテーションの現場では一般的ではない．

廃用の改善のためにはベッド上での他動，自動

[*9] 起立性低血圧：起立時の血圧調節の機能障害のため，起立姿勢になる，あるいは静止した起立姿勢を継続することで血圧が低下する状態をいう．立ちくらみ（めまい感），脱力，失神などが起こる．廃用症候群だけでなく，自律神経失調に多く出現し，シャイ・ドレーガー症候群（Shy-Drager syndrome）などの多系統萎縮症，糖尿病やギラン・バレー症候群（Guillan-Barré syndrome）などによる末梢神経障害によって生じる．臥位から起立後，持続的に収縮期血圧が20 mmHg（高齢者：30 mmHg）以上，拡張期血圧が10 mmHg（高齢者：15 mmHg）以上低下し，症状を伴うものを起立試験陽性とする．

表8-13 静脈血栓塞栓症の内科領域における危険因子の強度

	基本危険率	急性危険率
弱い	肥満，喫煙歴，下肢静脈瘤，脱水，ホルモン補充療法，経口避妊薬服用	人工呼吸器が不要な慢性閉塞性肺疾患の急性増悪
中程度	70歳以上の高齢者，長期臥床，進行癌，妊娠，中心静脈カテーテル留置，ネフローゼ症候群，炎症性腸疾患，骨髄増殖性疾患	感染症（安静臥床を要する），人工呼吸器が必要な慢性閉塞性肺疾患，敗血症，心筋梗塞，うっ血性心不全（NYHA分類Ⅲ，Ⅳ度）
強い	静脈血栓症の既往，血栓性素因*，下肢麻痺	麻痺を伴う脳卒中

*血栓性素因：先天性素因としてアンチトロンビン欠損症，プロテインC欠損症，プロテインS欠損症など，後天性素因として抗リン脂質抗体症候群などがある．

ROM運動とともに，下肢と体幹を中心に筋力強化運動をはじめ，可能な限り身体を起こすようにする．座位，立位訓練を経て，歩行可能となれば，歩行器などを用いて歩行訓練を始め，徐々に歩行距離を延ばしていく．心疾患がある場合は，狭心症症状，心不全症状に注意するとともに，心電図モニターを用いて危険な不整脈の出現はないかを監視する．可能であれば，安全性の確認と運動強度決定のため運動負荷試験を行い，嫌気性代謝閾値下あるいは最大の50～60%程度の運動強度を目安に，自転車エルゴメーター（bicycle ergometer）などで下肢の運動を行う．廃用が強く，一定時間の連続的な運動が困難な場合は，間に休憩をはさんで短時間の運動を繰り返す方法もある．

重度の起立性低血圧がある場合は，腹帯や下肢の弾性包帯を使用し，静脈還流の減少を抑制するようにして，血圧に注意しながら斜面台（tilting table）を利用した訓練を行う．傾斜角度や時間を徐々に増加させ，75°で20分耐えられることを目標に行う．原疾患などに悪影響がなければ，十分な塩分や水分をとるようにして，適応があれば交感神経作動薬やフルドロコルチゾンを使用する．

4 - 静脈血栓と肺塞栓

臥床に伴い，静脈血栓（venous thrombosis）が生じやすくなる．原因として，①下肢筋のポンプ作用が減少し，静脈のうっ血が起こること，②循環血漿量が減少し，血液粘稠度が増して，凝固能が亢進することがあげられる．また，うっ血は静脈の内皮を障害するため，血栓の形成にウィルヒョウ（Virchow）の3徴が関与している可能性がある．静脈血栓は，臥床後最初の1週間に発生が多いとされている．臨床症状としては，局所の浮腫，疼痛，発赤，熱感とホーマンズ徴候（Homans sign；足関節を他動的に背屈すると腓腹部に疼痛を訴える）などがある．しかし，下肢や骨盤腔内の深部静脈血栓症では，局所症状が乏しく，血栓が肺動脈に詰まって肺塞栓を発症して，初めて気づかれることがある．診断はカラードップラー超音波検査，造影CT，静脈造影などによって行われる．

肺塞栓症（pulmonary embolism）は，突然の呼吸困難，胸痛や失神で発症し，死亡する場合もあり，その予防が重要である．内科領域では，**表8-13**に示すような病態で静脈血栓塞栓症の危険率（risk）が増す．外科領域では，重度の外傷，脊髄損傷，種々の手術の周術期に注意を要する．早期離床，積極的運動が予防の基本であるが，臥床を余儀なくされる場合には，早期からの理学的予防（下肢の自動他動運動，マッサージ，下肢を15cmくらい高くする）のほか，個々の患者の危険率（risk）に応じて，弾性ストッキング（16～20mmHgの圧迫圧），間欠的空気圧迫法，未分画ヘパリン，ワルファリンが用いられる（静脈血栓塞栓症予防ガイドライン 2004）．

深部静脈血栓症（deep vein thrombosis）と診断さ

れた場合，ヘパリン投与とワルファリンによる抗凝固療法を開始する．抗凝固療法が治療域に達し，同時に肺塞栓症の危険が低い場合，3日目以降歩行は許可される．浮腫や疼痛などの局所症状がある場合は，軽減するまで約1週間は安静とする．マッサージは，血栓を肺に飛ばす危険があり，禁忌である．抗凝固療法は危険率に応じて，〜2か月，〜6か月，無期限に続ける必要がある．発症数日以内であれば，血栓溶解療法や血栓除去術が行われる場合がある．近位の静脈血栓で血栓が静脈壁から遊離していたり遊離しそうな場合など，肺塞栓の危険率が高いと判断されると，下大静脈フィルター留置術が行われる．慢性期に脚のむくみや皮膚の潰瘍が出現する場合は，つま先から膝まで圧迫包帯を巻いて歩くようにする．夜間は脚を高くして寝る．改善すれば，弾性ストッキングをはく．

4 呼吸器系

臥位の姿勢では，胸郭の運動は制限されるため，1回換気量，肺活量および分時換気量は低下する．呼吸は浅くなり，背臥位であれば，肺後部（背面）の換気は減少する．これには横隔膜の運動の低下も関与している．長期の臥床では，肋椎関節や胸肋結合の可動域は減少し，横隔膜と肋間筋の筋力低下もあって，無気肺（atelectasis）[*10]や就下性肺炎（hypostatic pneumonia）[*11]の危険率が高くなる．また，気道分泌物の排出も困難になる（Halar et al. 1993）．脳卒中患者における肺炎の危険率は臥床生活の期間と関連し，13日以上の安静臥床で呼吸器系感染症の危険率は2〜3倍になる．また，肺塞栓（pulmonary embolus）の頻度も，不動（immobilization）や安静臥床（bed rest）の期間との間に相関がある（Halar 1994）．

1 - 呼吸筋力の低下

横隔膜，肋間筋，腹筋などの呼吸筋には，不動によって通常の骨格筋と同じような変化が生じる．横隔膜の非活動（廃用，disuse）は，人工呼吸器（respirator：人為的に呼吸あるいは補助呼吸を行うための装置）の使用や慢性閉塞性肺疾患（chronic obstructive pulmonary disease：COPD）などの病態で生じる．レスピレータ使用時の呼吸筋に対する影響は，レスピレータ装着から短時間のうちに生じる．鎮静薬や筋弛緩薬の使用は，これを促進する．自己誘発性間欠的強制換気（spontaneous intermittent mandatory ventilation：SIMV）[*12]あるいは持続陽圧気道圧（continuous positive airway pressure：CPAP）[*13]などの呼吸モードは，完全な調節呼吸に比べて，廃用に対して抑制的に働く．慢性閉塞性肺疾患では，肺過膨張の進行につれて，横隔膜が平低化し，筋線維が短縮位に保持されるため，横隔膜の筋力低下が進行する．腹部を外部から圧迫したり，十分に深い呼気を行うことで腹部臓器を胸腔側に押し上げ，横隔膜のドーム形成を促すことが，呼吸訓練あるいは呼吸筋訓練として，筋萎縮の抑制に有効である．これらは，短縮位の筋線維を他動的に伸展させ，筋組織が伸展位の状態で吸気を開始して，横隔膜の収縮を促進することに役立っている．

肋間筋の筋力低下は，筋弛緩薬や鎮静薬で長期間に渡って呼吸管理されたとき，胸郭の変形する疾患あるいは，慢性閉塞性肺疾患などで生じうる．いずれも，その対策は，呼吸理学療法による用手的な手技と合わせて，肋間筋の収縮力が高まりや

[*10] 無気肺：肺葉あるいはその一部の不完全な膨張状態である．胸部X線像には，境界が比較的鮮明な肺の解剖学的区域に一致した陰影がある．
[*11] 就下性肺炎：気道分泌物などの喀出が困難であるため，気道分泌物が逆行性にて下降して貯留し，それに細菌感染が加わって生じる肺炎である．
[*12] 1回換気量を増すため，患者の吸気信号を引き金にして，自己誘発性に開始する間欠的強制呼吸であり，患者自身の呼吸周期と同期した換気となる．
[*13] 自発呼吸あるいは機械呼吸を行っている患者に対して，呼吸周期の全過程で換気回路に加圧して，気道内圧を大気圧よりも高く保っておく呼吸管理法である．

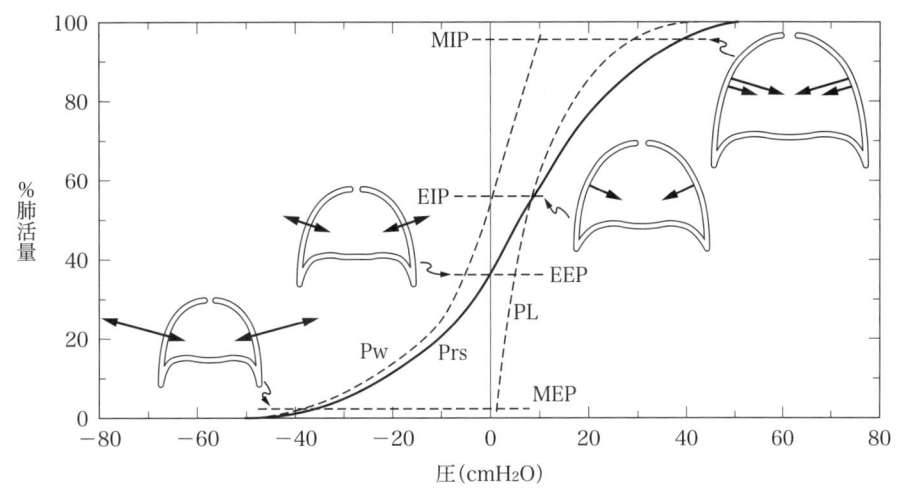

図 8-13 静的肺・胸郭圧量図

静的な状態での肺気量は，胸郭の弾性収縮力，肺の弾性圧，呼気および吸気の筋力のバランスによって決定する．廃用によって筋力が低下したり，胸郭が硬くなったりするため，達しうる肺気量に変化が生ずる．
MIP：最大吸気位，MEP：最大呼気位，EIP：安静吸気位，EEP：安静呼気位，PL：肺内外圧差（肺弾性収縮圧），Pw：胸郭内外圧差，Prs：肺・胸郭内外圧，Prs＝Pw＋PL

(Rahn et al. 1946，改変)

すい状況をもたらして，筋収縮を繰り返させる呼吸訓練を行うことである．慢性閉塞性肺疾患では肋間が拡大するため，筋線維が過度に伸展されている状態になる．肺気量を下げるような処置が，予防につながる．気管支拡張薬などの薬剤療法，同時に十分な呼気を行って肺気量を下げるような呼吸訓練を実施する．

腹筋の筋力低下は，呼気気流の低下をもたらし，声が小さくなる，咳がうまくできない，喀痰の排泄が困難になるなどの症状が出現する．腹筋は，日常生活活動の訓練時にも活動するため，離床の手順を踏むことによって，ある程度の廃用防止の対策は可能である．直接的には，呼気筋強化あるいは腹筋強化を行って，筋力の回復を目指す．

2 - 胸郭の各関節の可動域の減少

肋骨は背側で脊椎骨，前胸部で胸骨と関節を形成し，非活動によって，それぞれの関節可動域は低下する．呼吸理学療法における用手的介助手技などの胸郭に直接アプローチする手技は，これらの可動域を改善させようとするものである．

脊柱は，吸気時に胸部後彎の彎曲が伸展するように，呼気時には彎曲が強くなるように動いている．体幹のストレッチング（stretching）を行う呼吸理学療法あるいは体操などが重要となる．

3 - 肺機能の変化

肺気量のうち，全肺気量（total lung capacity：TLC）と残気量（residual volume：RV）には吸気筋と呼気筋の筋力が直接影響する．それぞれの筋力低下によって，全肺気量は減少し，残気量は増加する．その結果，肺活量も低下する（図 8-13）．非活動によって，肺の伸展性（compliance）はほとんど変化しないものの，胸郭を形成する関節の可動域制限によって，胸郭の伸展性が低下することも，全肺気量の減少を促進する．換気にかかわる各部位への非活動の影響を意識した訓練あるいは日常生活における活動量の増加によって，低下した肺活量は回復していく．

5 代謝・内分泌系

1−窒素平衡

安静臥床に伴い筋量が減り，除脂肪体重（lean body mass）は減少するが，体脂肪はむしろ増加するため，体重は変化しない．しかし，食欲の低下に伴い蛋白摂取が低下すると，体重は減少し，低蛋血症を示すようになる．筋量の減少と平衡して，窒素が尿中に排泄される．この負の窒素平衡（nitrogen equilibrium）[*14]は臥床開始5〜6日目から始まり，第2週目に最高となる．身体活動を再開しても，すぐには改善しない．2週目になって正常化して，以後喪失した分を取り戻すため窒素の排泄が正常以下（正の窒素平衡）となる時期を経て，6週目頃に正常化する．

2−カルシウム平衡

臥床により，骨への重力や腱を介する骨格筋によるストレスが減少するため，骨吸収が増加し，廃用性骨萎縮を生じて，病的骨折を引き起こしやすくなる．骨吸収の増加に伴って尿中あるいは便中へのカルシウム排泄も増加するが，副甲状腺ホルモンが上昇し，高カルシウム血症（hypercalcemia）になることがある．高カルシウム血症は青年に起こりやすく，脊髄損傷などの外傷を負って2〜4週間後に，食欲不振，吐き気・嘔吐，腹痛，さらに意識レベルの低下などの症状が現れる．

骨萎縮の予防には，定期的な等尺性および等張性運動や傾斜台などによる立位負荷が有効である．高カルシウム血症に対してはカルシトニン，ビスホスホネート，生理食塩水とフロセミドの投与など内科的治療が必要である．

3−その他の電解質平衡

長期臥床に伴い，リン酸，硫黄，ナトリウム，カリウム，マグネシウム，亜鉛が減少する．低ナトリウム血症が進行すると，食欲低下や傾眠，痙攣などが生じる．

4−内分泌障害

長期臥床に伴い，耐糖能の異常（glucose tolerance；糖負荷に対する生体の代謝能力）が引き起こされる．主に骨格筋におけるインスリン感受性が低下することによってもたらされ，高インスリン血症を伴う．骨格筋への糖の取り込みは，臥床後3日では20%，14日では50%低下するという．その他，副腎皮質ホルモン，甲状腺ホルモン，成長ホルモン，男性ホルモンなどにも変化が認められる．

6 泌尿器系

泌尿器系の廃用症候群には，尿路結石（腎，膀胱），尿路感染症，膀胱萎縮がある．

1−腎結石と膀胱結石

安静臥床によって，カルシウムが骨から溶け出し，腎臓から尿中に排出され，高カルシウム尿症となる．クエン酸とカルシウムの比率が変わり，尿中へのリン酸の排出の増加が加わって，尿路結石（urinary calculus）が生じやすくなる．臥位では，腎盂への尿貯留，膀胱から尿管への尿の逆流が生じる．さらに，膀胱内の尿を完全に排出することの困難も加わって，これらが腎結石（renal calculus）や膀胱結石（vesical calculus）の形成を促進する．残尿は，尿路結石の好条件であり，長期不動の患者の15〜30%に尿路結石が生じている（Opitz et al. 1988）．また，残尿の増加は，膀胱の拡大や感染，尿失禁の要因ともなる．膀胱結石による膀胱粘膜への刺激や損傷は，細菌の増殖を助長する．細菌による尿素の分解は，尿中pHを上昇させ，カルシウム塩やマグネシウム塩の沈着を

[*14] 窒素平衡：摂取された窒素量から排出された窒素量を差し引いたものであり，蛋白代謝の近似的な指標である．健常成人では0，成長期には正，栄養不良などでは負となる．

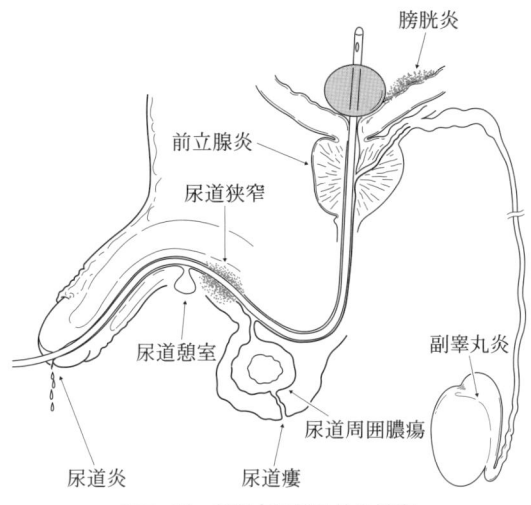

図8-14　留置中に起こる合併症

促進する．さらに，膀胱結石は，尿中のカルシウムやリン酸，アンモニア，マグネシウムや慢性膀胱炎が関与して，留置カテーテルのバルン表面に形成され，それが落下して膀胱内で成長して，大きくなる．カテーテルをできるだけ早く抜き去ることが予防策となる．自己導尿では，カテーテル操作で陰毛が膀胱内に入り，それが結石の核になることがある．

身体を動かすようになると，骨に重力が加わり，骨からのカルシウム流出が止まり，高カルシウム尿症は改善され，結石もできなくなる．予防対策として，十分な水分摂取，排泄時には体幹を起こすように努める．

膀胱結石は，多くは経尿道的に内視鏡下で砕石して除去される．大結石は，膀胱高位切開術によって摘出する．腎結石は，大きさが1－2cmまでは，体外衝撃波結石破砕療法（extracorporeal shock wave lithotripsy：ESWL；体外から衝撃波を反復して加え，結石を破砕して自然に排出させる）で治療できる．大きな腎結石では，経皮的腎結石破砕術（percutaneous nephrolithotripsy：PNL；結石のある腎盂を超音波監視下に経皮的に穿刺して，内視鏡下に結石を超音波や水圧で破砕する）や腎切石術（nephrolithotomy）の適応となる．

2 - 尿路性器感染症

尿道にカテーテルを留置すると，カテーテル周囲から細菌が膀胱内に侵入し，1週間ほどで尿路感染を生じることが多い（図8-14）．ただし，膀胱炎（cystitis）だけでは，発熱することはない．急性腎盂腎炎や男性の急性精巣上体炎（副睾丸炎），急性前立腺炎などでは，38〜39度の高熱となる．膀胱尿管逆流症では，繰り返して発熱する．膀胱造影（cystography）を行い，逆流の有無を調べる．発熱を伴う尿路性器感染症には，尿細菌検査に結果に基づいて，抗生物質を投与する．

3 - 萎縮膀胱と膀胱変形

萎縮膀胱（contracted bladder）[*15]と膀胱変形は，神経麻痺や廃用によって生じる．繰り返す膀胱過伸展，慢性膀胱炎，長期カテーテル留置などがそれを助長する．典型的な変形は，膀胱が松笠様になり，膀胱造影によって確認できる．膀胱容量の減少は，頻尿や尿失禁の原因となり，生活の質（QOL）の低下を招く．膀胱の萎縮や変形は予防が第一であり，膀胱の過伸展を防ぎ，できるだけ感染を少なくする手段として，自己導尿が推奨されている．

7　消化器系

臥床に伴い，胃液の酸性度が上昇し，胃内容物が停滞する時間が長くなるため，逆流性食道炎が起こりやすくなる．枕を高くし，上体をやや起こした姿勢で寝かせると，逆流性食道炎の予防兼治療となる．食欲が低下するとともに，消化吸収が低下するため，栄養障害（低蛋白血症）が起こりやすくなる．予防には，適切な蛋白質を含む食事を摂取するようにする．長期臥床に伴い，便秘が

[*15] 萎縮膀胱：排尿筋の伸展性が冒されて通常の尿貯留が不能となり，膀胱容量が減少した状態（成人では100mℓ以下）をいう．

起こりやすくなる．原因として，交感神経活動亢進に伴って消化管の蠕動運動が低下し，括約筋が収縮すること，臥床に伴う循環血漿量の低下，すなわち脱水傾向にあることなどが関与していると考えられている．また，差し込み便器で排泄する場合，非生理的な姿勢であることや周囲が気になり，ためらわれるなどの心理的側面も関与していると考えられる．予防のためには，繊維分の多い食事，十分な水分の指導をして，必要であれば塩類下剤，膨張性下剤を用いる．刺激性下剤，グリセリン浣腸の使用は限定的とする．また，なるべく差し込み便器は使わず，可能であればポータブルトイレを使うようにする．

8 精神・神経系

環境からの身体的，精神的および社会的な刺激がないと，中枢神経系の機能低下を生じる．長期臥床による社会的孤立と身体的不活発によって，興奮しやすくなり，協調性がなくなり，不安やうつ状態などを含めて，情緒的にも不安定になる．判断力，問題解決能力や学習能力も減退し，認知障害もみられる．集中力や動機の欠如あるいはうつ状態により，可能な課題遂行能力も障害される．

精神・神経系の廃用症候群には，機能解離(diaschisis)，競合性抑制などの関与が考えられる．前者は，局在性の脳損傷部位に隣接していないが，機能的に連結している領域の脳活動が抑制されるもので，一種の機能的離断である．大脳半球間，大脳皮質と視床の間，皮質下深部損傷による皮質との間，大脳半球と対側の小脳の間で血流の低下あるいは代謝の低下が画像的に示されている．後者は，損傷された神経回路が，損傷されていない神経回路，特に対側半球から抑制的競合を受け，さらに機能喪失に陥るものである．

治療として，神経回路に対して刺激を加えることによって機能解離あるいは競合性抑制による抑制作用を調整する必要があり，予防として，適切な身体的および心理社会的刺激を早期より与えることが大切である．グループ訓練や気晴らし的な作業を利用する．家族による定期的な励ましも，ときには有効である．

長期臥床により，バランス保持能力や運動協調性も低下する．これには，筋力低下によるものとは別に，何らかの中枢神経系の調整障害も関与すると考えられている．

5. 褥瘡

褥瘡(decubitus ulcer, bedsore, pressure sore)は，骨の突出した部位などに持続的に圧が加わり，そのために生じた虚血，細胞死，組織の壊死である(National Pressure Ulcer Advisory Panel. 1989)．脊髄損傷や脳血管疾患などによって，急性期に一定期間の臥床を強いられる場合に発生しやすい．褥瘡の治療には長期間を必要として，患者の自立が妨げられる．また，褥瘡は高齢者やリハビリテーションを受ける患者にとって大きな負担となり，高齢者においては寝たきりを促進し，リハビリテーションが必要な患者にとっては機能回復を妨げ，活動を制限する要因のひとつとなっている．

身体に感覚脱出部位を残した患者では，社会復帰の後にも，褥瘡が発生する危険性のあることに注意して，予防のために患者と家族を教育することが大切である．

1 原因と病理

褥瘡の発生には，環境(外的)要因と個体(内的)要因が関係している．

1-環境要因

褥瘡発生の環境要因として，体表に加わる応力(圧迫，剪断，引っ張り)の大きさ，それらの持続時間と加わる頻度がある．加わる応力が大きければ，褥瘡は短時間で生じる．応力が小さくても，長時間にわたり，繰り返して加わることで発生する．

- 圧迫力：局所に持続的な静的圧迫が加わり，組織の血流が妨げられると，褥瘡が発生する．外部から加わる圧が毛細血管を閉塞させる圧を上回り，そして持続すれば，圧迫部位には虚血を生じて，組織は壊死に陥る．以前は，その圧は32mHg程度と報告されていた(Landis 1930)．現在では，さらに低い圧であっても，高齢者では毛細血管に閉塞が生じることが認められている(O'Connor 2005)．
- 剪断力，引っ張り力：剪断(ずれ)や引っ張りの力が加わると，皮膚表面と皮下組織との間に位置のずれが生じたり，組織が引っ張られて，毛細血管の血流が妨げられる．また，表皮の損傷も起こる．
- 固い床面：ベッドだけでなく，車いす座面などの固い面は，骨突出部への圧の集中をもたらす．
- 不整な床面：体重のかかる床面上の固い異物やシーツ表面の凸凹などは，体表の部分に圧が集中する場所となる．
- 床面の傾斜：ギャッチアップされたベッド上では，上半身の体重が殿部に集中して，仙骨部から尾骨部にかけて圧迫力や剪断力が働く．長時間のギャッチアップは，30°までが望ましい．

2-個体要因

- 栄養：褥瘡の発生と治癒には，栄養状態が密接に関係している．高齢者に多いのは，低アルブミン血症(hypoalbuminemia：血漿アルブミン濃度が基準値(3.5～5.5g/dl)以下の状態)と貧血

である．血清アルブミン値が3.0～3.5 g/d*l*以下になると，褥瘡は発生しやすくなる．

- 体温：人間は発熱すると，組織の代謝が亢進して，酸素需要量が増大する．そのため，圧迫などによる虚血に対して組織は弱くなり，褥瘡が生じやすい．脊髄損傷者では，尿路感染による発熱の後，しばしば既存の褥瘡が増大したり，新たに褥瘡が生じる．
- 局所の湿潤：失禁あるいは多量の発汗などによって湿り気が多くなった皮膚は，感染や物理的な力に対して弱くなる．湿った皮膚からは皮脂が失われ，保護作用も低下する．尿は放置されるとアルカリ性になり，細菌が繁殖しやすく．皮膚は，そのような化学的刺激によっても，ふやけ（浸軟）た状態となる．
- 不動：寝たきりの高齢者，意識障害や運動麻痺で身体を動かせない患者，あるいは治療のため身体部位が動かせない場合には，同一部位に持続的に圧がかかる．
- 感覚障害：感覚障害のある患者は痛みを感じないため，長時間にわたって圧迫や剪断応力が加わったままの状態にあることが多く，褥瘡発症の危険性が高い．
- 骨の突出：寝たきりの高齢者や麻痺がある患者では，筋萎縮によって相対的に骨が突出した状態となる．特に，仙骨・坐骨部に著しい．骨の突出部は皮下脂肪に乏しく，褥瘡が発生しやすい．
- 変形拘縮：四肢に関節に屈曲拘縮があると，関節の伸展側は突出して，骨性隆起部となる．その部分の皮膚は引き伸ばされ，圧迫や剪断，引っ張りなどの力に対して弱くなる．股関節や膝関節に屈曲拘縮があると，仰臥位では坐骨部に，側臥位では大転子部に身体の圧が集中して，褥瘡が生じやすい．
- 褥瘡の生じやすい病態：痩せた栄養状態の悪い寝たきり高齢者，意識障害のある急性期あるいは慢性期の患者，感覚障害や運動麻痺を伴っている脊髄損傷などの麻痺性疾患の患者，ニューロパチーを合併した糖尿病患者の足部，先天性無痛覚症などの患者に褥瘡は生じやすい．

2 褥瘡の分類，好発部位および合併症

1 - 分類

　褥瘡は，組織変化の深達度に基づいて，分類されている．組織の破壊は表皮から始まり，真皮，皮下組織，筋，関節，骨，さらに体腔へと進行する．臨床に広く受け入れられている分類では，1～5度（grade）に区分している（**図8-15**）．組織破壊が進行する急性期の後，創面は安定して，慢性期へ移行する．褥瘡には，創の治癒経過に基づいた病期による分類もある．

　深達度に基づく分類には，Shea 分類（Shea 1975），IAET 分類（International Association for Entero-stomal Therapy 1988），NPUAP 分類（National Pressure Ulcer Advisory Panel 1989）などもある．いずれの分類でも，基本的な判定基準は共通している．創の状態を4～5段階（stage）に分類し，段階Ⅰは表皮，段階Ⅱは真皮，段階Ⅲは筋膜上，段階Ⅳは筋膜下組織の破壊である（**表8-14**）．

　治療にあたっては，創の状態について，創の大きさと深達度，炎症の程度，壊死組織の量，ポケットや周囲組織や肉芽組織の状態，上皮化の程度などから，治癒過程（病期）を総合的に判定することが必要である．創傷の状態を客観的に記録する尺度（Bates-Jensen 1990），PUSH（National Pressure Ulcer Advisory Panel 1989），PUHP（大浦 2003）などがある（**表8-15**）．また，褥瘡経過評価用として DESIGN（日本褥瘡学会重症度分類，**表8-16**）が提唱されている（森口・他 2002）．

　表皮に限局した褥瘡では，創は表皮組織の再生によって治癒する．真皮よりも深層の組織に壊死が生じると，壊死組織は再生することがなく，肉芽組織により置換される．さらに，肉芽組織の表面に周囲から上皮細胞が増殖して上皮化が起こることで，創は閉鎖する．

　治療では，このような治癒過程を考慮して，浅い褥瘡（partial-thickness skin loss）と，深い褥瘡

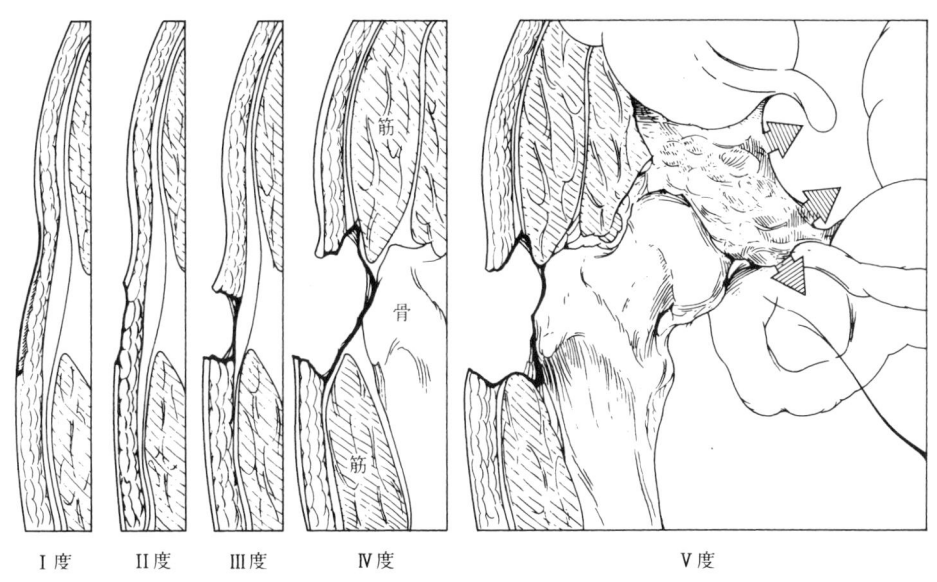

図 8-15 褥瘡の進行度
Ⅰ度：表皮の発赤．Ⅱ度：表皮，真皮にとどまる．Ⅲ度：皮下の脂肪組織まで達する．Ⅳ度：筋組織を越え骨に達する．Ⅴ度：滑液包・関節包や体腔，直腸，膀胱に達する．

(Donovan et al. 1993, 一部改変)

表 8-14 深達度分類

	Shea 分類（1975）	IAET 分類（1988）	NPUAP 分類（1989）
ステージⅠ	表皮に限局した部分潰瘍	圧迫を除いて 30 分後にも消退しない紅斑	圧迫しても白くならない紅斑
ステージⅡ	真皮全層（皮下脂肪との境界まで）の潰瘍	真皮組織にとどまる皮膚部分欠損，水疱	表皮，真皮組織の部分的な欠損
ステージⅢ	筋膜に至る潰瘍	皮下組織に及ぶ組織欠損	筋膜に至る皮膚全層欠損
ステージⅣ	筋膜を越える感染性の深部組織壊死	筋膜，筋，関節，骨に及ぶ組織欠損	筋，骨，支持組織に及ぶ皮膚全層欠損

(宮地・他 2001, 一部改変)

(full-thickness skin loss)とに分けている．浅い褥瘡は真皮浅層間でのものであり，表皮再生という形で治癒する．深い褥瘡の治癒過程は，[組織壊死→炎症→組織脱落→組織欠損→炎症鎮静→肉芽形成→肉芽表面の上皮化→創傷治癒]の経過をとる．この過程で創表面の色調は，黒色，黄色，赤色，白色と変化する（福井 1993）．創面の色調の変化と治癒過程との関連性が高いことから，それぞれ黒色期，黄色期，赤色期，白色期に分類され，治療方法の選択や治療効果の判定に用いられている

(表 8-17).

2 - 好発部位

骨性隆起部の上部を覆う皮膚および皮下組織は，いずれの部位であっても，好発部位となる（図 8-16）．

・座位では坐骨結節部，臥位では仙骨部や大転子部，踵部が好発部位となる．
・下肢の内転屈曲拘縮がある場合，両膝の内側面に生じることもある．

表 8-15　褥瘡の治癒過程（病期）分類の尺度

- PSST（pressure sore status tool）
創傷の治癒過程を，大きさ，深さ，創縁の状態，ポケットの大きさ，壊死組織のタイプ，壊死組織の量，滲出液のタイプ，滲出液の量，創周囲に皮膚の色調，周囲組織の浮腫，周囲組織の硬結，肉芽組織，表皮化の 13 項目について，それぞれの治癒の段階を 1 から 5 点に判定し，合計点を求める．合計は 13 点から 65 点の範囲となり，点数が高いほど状態が悪いことを示す（Bates-Jensen 1990）．

- PUSH（pressure ulcer healing scale）
表面積（頭尾方向の長さ×横方向の最大幅　cm^2），滲出液の量，主な組織（褥瘡底部の組織の状態）の 3 項目で褥瘡の治癒過程を判定する．それぞれの項目において，病理変化が重症であるほど高い点数がつけられる．総点は 0 点から 17 点の範囲となる．点数が高いほど重症であることを示す．定期的に測定し，褥瘡の状態の変化を記録する．簡便であるが，感染の程度，ポケットの状態は評価できない（National Pressure Ulcer Advisory Panel 1989）．

- PUHP（assessment of pressure ulcer-healing process from a view of wound healing-Ohura）
滲出液の量，感染性炎症，壊死組織，深さ，肉芽組織，創縁の状態，上皮形成，ポケット，潰瘍の表面積，創傷治癒に影響を及ぼす要因の 9 項目について，0 から 8 点で判定する．合計は 0 から 44 点の範囲となる．PSST より簡便である．感染とポケットの状態の評価が可能である（大浦 2000）．

- 背臥位が長期にわたる場合には，後頭部や肩甲部，後弯した脊椎棘突起部にも発生する．
- 側臥位では，肋骨隆起や腸骨部，腓骨頭，内外果に生じやすい．
- 脊髄損傷による四肢麻痺や対麻痺では，車いすに乗って長時間を過ごすことが多く，坐骨結節や仙骨部に好発する．
- 適合不良の車いすでは，シートや金具による圧迫によって，大転子部に発生することがある．

3 - 合併症

褥瘡があることによって生じる二次的合併症には，感染症や皮膚瘻孔形成，栄養障害などがある．

- 感染症：壊死に至った皮膚，皮下組織は細菌感染を起こしやすく，炎症による周辺組織の破壊によって，罹患部の拡大が起こる．発生した褥瘡は，虚血の生じた部位が必ずしもすべて壊死に陥るわけではなく，一部は血流の回復によって治癒する可能性がある．細菌感染は，こうした移行部位の治癒を妨げ，褥瘡全体の悪化に至る最大の要因となっている．

さらに深部へ感染が拡大すれば，骨が露出して，骨髄炎の発生となる．それによって，骨の融解も生じる．細菌が循環血液中に入れば，菌血症となり，敗血症を生じて死に至る危険性もある．

- 皮膚瘻孔：褥瘡による皮膚の欠損部分が小さくても，皮下組織の破壊によって瘻孔が形成されることも多い．瘻孔先端が盲端にとどまる場合には，細菌感染によって皮下に広範な空洞を形成する．

原発部位の褥瘡から離れた部位に先端が開口すれば，二次的に褥瘡が発生したり，新たな細菌感染によって蜂窩織炎が起こる．仙骨部や坐骨部では，瘻孔先端が骨盤内臓器と癒着して，腸管に開口することもある．この場合には，便汁による創の汚染が生じる．

- 栄養障害：褥瘡からは滲出液の流出が起こる．これによって体内の水分や蛋白，電解質が失われる．創が広範に及んでいたり，感染が合併すれば，大量の滲出液が流出し，脱水や低蛋白血症となり，衰弱する．蛋白の喪失は，創治癒を遷延させ，褥瘡の悪化を引き起こす．

3　褥瘡の予防

褥瘡予防の基本は，発生の危険率（risk）の高い人を見いだし，良好な栄養状態を確保し，体圧

表 8-16 DESIGN（褥瘡の状態の評価：褥瘡経過評価用）

						日時	/	/	/
カルテ番号（　　　　　　　）									
患者氏名（　　　　　　　　　　）									

Depth 深さ　創内の一番深い部分で評価し，改善に伴い創底が浅くなった場合，これと相応の深さとして評価する									
d	0	皮膚損傷・発赤なし	D	3	皮下組織までの損傷				
	1	持続する発赤		4	皮下組織を越える損傷				
	2	真皮までの損傷		5	関節腔，体腔に至る損傷または，深さ判定が不能の場合				
Exudate 滲出液									
e	0	なし	E	3	多量：1日2回以上のドレッシング交換を要する				
	1	少量：毎日のドレッシング交換を要しない							
	2	中等量：1日1回のドレッシング交換を要する							
Size 大きさ　皮膚損傷範囲を測定：［長径(cm)×短径(cm)］									
s	0	皮膚損傷なし	S	6	100 以上				
	1	4 未満							
	2	4 以上 16 未満							
	3	16 以上 36 未満							
	4	36 以上 64 未満							
	5	64 以上 100 未満							
Inflammation/Infection 炎症/感染									
i	0	局所の炎症徴候なし	I	2	局所の明らかな感染徴候あり（炎症徴候，膿・悪臭など）				
	1	局所の炎症徴候あり（創周囲の発赤，腫脹，熱感，疼痛）		3	全身的影響あり（発熱など）				
Granulation tissue 肉芽組織									
g	0	治癒あるいは創が浅いため肉芽形成の評価ができない	G	3	良性肉芽が創面の 10% 以上 50% 未満を占める				
	1	良性肉芽が創面の 90% 以上を占める		4	良性肉芽が創面の 10% 未満を占める				
	2	良性肉芽が創面の 50% 以上 90% 未満を占める		5	良性肉芽が全く形成されていない				
Necrotic tissue 壊死組織　混在している場合は全体的に多い病態をもって評価する									
n	0	壊死組織なし	N	1	柔らかい壊死組織あり				
				2	硬く厚い密着した壊死組織あり				
Pocket ポケット　毎回同じ体位で，ポケット全周（潰瘍面も含め）［直径(cm)×短径(cm)］から潰瘍の大きさを差し引いたもの									
なし	記載せず		P	1	4 未満				
				2	4 以上 16 未満				
				3	16 以上 36 未満				
				4	36 以上				
部位（仙骨部，坐骨部，大転子部，踵部，その他　　　　　　　　）									

（日本褥瘡学会　2002）

「重症度分類」と「経過評価（治癒過程）」の2面から評価する．

「重症度分類」は，Depth（深さ），Exudate（滲出液の量），Size（大きさ），Inflammation/Infection（炎症/感染），Granulation（肉芽），Necrotic tissue（壊死組織），Pocket（ポケット）の状態について，軽症と重症の2段階の基準で判定し，重症の場合には大文字で，軽症の場合には小文字で表す．判定結果は DeSigN-P のように記載する．

「経過評価」は，上記の創の深さ，大きさ，滲出液の量（ドレッシング剤の1日当たりの交換回数），感染徴候の有無，肉芽組織の量，壊死組織の量，ポケットの大きさについて3～5段階に判定する．合計は0点から28点の範囲となる．スコアが高いほど重症であることを示す．判定結果は D3（皮下組織に及ぶ創），e2（1日1回のドレッシング交換が必要），S6（創の長径×短径が100以上），I（局所の感染徴候あり），g2（良性肉芽が創面の約2/3を占める），N1（柔らかい壊死組織がある）と記載する．

1週に1回程度，評価を繰り返す．

（森口・他　2002）

表 8-17　褥瘡の創面の色調

黒色期：皮下組織が壊死に陥り，周辺に炎症が生じ，皮膚表面が黒色痂皮に覆われる．
黄色期：黒色の痂皮がとれて，表面には黄色の壊死組織（不良肉芽）があり，周囲に炎症を伴い，滲出液が多量な状態である．感染が拡大しやすい．
赤色期：表面が赤い肉芽組織が増殖し，周囲に炎症はなく，滲出液は少ない．創縁から肉芽表面の上皮化が始まっている．
白色期：肉芽組織の表面の上皮化が進行している状態である．

（福井　1993，一部改変）

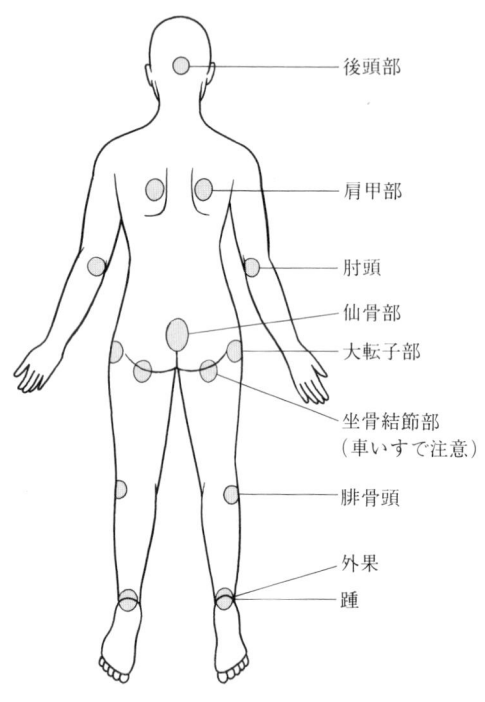

図 8-16　褥瘡の好発部位

後頭部・肩甲部・肘頭・仙骨部・大転子部・坐骨結節部（車いすで注意）・腓骨頭・外果・踵

を分散して，皮膚の清潔維持を図ることである．危険率の高い個体を見いだすために，ブレーデン・スケール（Braden et al. 1987），ブレーデンQ スケール（Quigley et al. 1996；宮下・他 2003），K 式スケール（真田・他 1998），OH スケール（大浦 2002），厚生労働省危険因子評価（医科診療報酬点数表）などが用いられている（**表 8-18**）．

ブレーデン・スケールは，知覚の認知（痛み刺激への反応性），湿潤（創の湿潤状態），活動性（座位，歩行能力），可動性（ベッド上での体位変換能力），栄養状態（食事の摂取状態），摩擦とずれ（衣服，寝具と皮膚の接触状態）の 6 項目について，最も悪い状態を 1，最もよい状態を 4（摩擦とずれの項目では 3）として判定する．合計点は 6〜23 となる．比較的看護体制が整っている施設では 14 点以下，看護体制が整わない施設では 17 点以下であると，褥瘡発生の危険率が高い状態と判定される（**表 8-19**）．

ブレーデン Q スケールは，小児用に開発された尺度である．K 式スケール，OH スケール，厚生労働省危険因子評価法は，いずれもわが国で開発された尺度であり，体位変換能力，骨の突出，栄養状態，浮腫，関節拘縮，皮膚の湿潤状態などについて判定する．これらの尺度を用いて発症の危険率が高い患者を見いだし，危険因子を取り除き，褥瘡を予防する．

褥瘡の予防には，栄養状態を血清アルブミン値 3.0〜3.5 g/dl 以上のレベルに保つことが必要である．体圧の分散は，褥瘡の好発部位に圧迫，剪断（ずれ），引っ張り応力が長時間にわたって集中しないように姿勢や肢位への注意，マットレスの利用，除圧動作を習慣化することによって図る．麻痺，変形拘縮，不随意運動がある患者は，ベッド上あるいは椅子座位のいずれにおいても，仙骨部や大転子部などに圧迫が加わりやすい姿勢，肢位をとりやすい．マットレスや枕などを用いて，体圧を分散して，安定した姿勢および肢位とする．椅子座位では，股関節と膝関節は 90°屈曲位，足関節は底背屈中間位の肢位とする．この肢位では，体重が殿部から大腿後面で支持され，支持面積が最も広くなる．身体に合わない車いすや椅子では，このような座位姿勢がとれないため，座位が長時間にわたると姿勢が崩れ，圧迫やずれが起こりやすい．また，時間を定めて，ベッド上では体位変換，車いすや椅子座位ではプッシュアップ（push-

表 8-18 危険因子の評価尺度

- ブレーデン Q スケール
 　ブレーデン Q スケールは，小児用の危険率判定尺度として開発された．「圧の強さと持続時間」に関する 3 項目，「可動性」「活動性」「知覚の認知」と「組織耐久性と支持組織」に関する 4 項目，「湿潤」「摩擦とずれ」「栄養状態」「組織灌流と酸素化」の計 7 項目から構成されている．それぞれの項目は最も不良な状態を 1，最も良好な状態を 4 とする，4 段階で判定する．16 点以下は危険な状態と判定される（Quigley et al. 1996；宮下・他 2003）．

- K 式スケール（金沢大学式褥瘡発生予測スケール）
 　ブレーデン・スケールは，急性期患者と術後患者で褥瘡発症の危険点が異なっている．その弱点を補う目的で，栄養，代謝，循環，呼吸の状態を含めた尺度として開発された．「前段階要因」と「引き金要因」の 2 段階で判定を行う．「前段階要因」は，「自力での体位変換ができない」「骨突出がある」「栄養状態が悪い」の 3 項目について，ありを 1，なしを 0 として点数を合計し，スコアを求める．「引き金要因」は，「体圧」「湿潤」「ずれ」のそれぞれについて，増加した状態にあれば 1，なければ 0 として合計点を求め，引き金スコアとする．前段階要因が 3 点，引き金要因が 1 点以上となると，褥瘡発生の危険率が高くなる（真田・他 1998）．

- OH スケール（大浦・堀田スケール）
 　厚生労働省長寿科学総合研究班（大浦武彦班長）の調査研究に基づいて作成された褥瘡発生危険要因をチェックするための尺度である．OH スケール褥瘡危険要因点数表は，自力体位変換ができるか，病的な骨突出部の有無と程度，浮腫があるか，関節拘縮があるかの 4 項目について，2 段階または 3 段階に判定して得点を与えている．合計点数によって，危険率を，「危険要因なし」「軽度危険」「中等度危険」「高度危険」の 4 段階に分ける．発生確率は，軽度危険では 25％以下，中等度危険では 26〜65％，高度危険では 66％以上である．わが国のデータに基づくスケールであり，危険率に従って看護計画を立てることができる．難点は患者側の危険要因だけで，環境要因が考慮されていないことである（大浦　2003）．

- 厚生労働省危険因子評価（厚生労働省告示第 93 号平 18.3.6　第 4 入院診療計画，院内感染防止対策，医療安全管理体制および褥瘡対策の基準 30 褥瘡患者管理加算の施設基準　別紙様式 4，別紙 8）
 　日常生活自立度の低い患者における褥瘡発生を予防するために用いられる．障害老人の日常生活自立度（寝たきり度）判定基準のランク B，C の患者について，ベッド上での自力体位交換の可否，椅子座位姿勢保持の可否，病的骨突出の有無，関節拘縮の有無，栄養状態低下の有無，皮膚湿潤の有無，浮腫の有無，7 項目について判定する．褥瘡患者管理加算の施設基準を満たす医療施設において，これらを用いて「褥瘡リスクアセスメント票・褥瘡予防治療計画書」，「褥瘡対策に関する診療計画書」を作成し，治療した場合には診療報酬上の褥瘡患者管理加算，褥瘡ハイリスク患者ケア加算が請求できる．

表 8-19　ブレーデン・スケール

項目/スコア	1	2	3	4
感覚障害	脱出	重度障害	軽度障害	正常
湿潤	常に湿潤	きわめて湿潤	時に湿潤	湿潤まれ
活動性	主に臥位	主に座位	時々歩行	頻繁に歩行
移動能力	寝たきり	きわめて制限	やや制限	制限なし
栄養	不良	どちらかというと不良	良好	極めて良好
摩擦と剪断	体位変換時最大限の援助を要する	自由に動けるかまたは最小限の援助を要する	自由に動ける	

(Braden et al. 一部改変, 1987)

up；手を床面や椅子の肘掛けにつき，肘を伸ばして殿部を浮かす動作）や体幹を前後・左右に傾けるなどの動作を行うことで，除圧を図ることが必要である．皮膚のずれは，体位交換，ギャッチアップや車いす座位，訓練中における姿勢の変化によっても生じる．体位交換やギャッチアップを行った後には，皮膚のしわを取り除いておくことが必要である．不随意運動などで椅子座位の姿勢が崩れたときにも，注意が必要である．失禁がある患者や発汗が多い患者では，皮膚の湿潤化を防ぎ，清潔を保つためのケアが必要である．

- 体位交換：褥瘡の予防と治療で最も重要なことは，骨性隆起部の除圧である．意識障害や全身衰弱，四肢麻痺などで自力による体位変換が不能の場合，介護者が一定時間ごとに体位を変換しなければならない．背臥位から左右側臥位への変換，その逆を2～3時間に1回は行う．可能であれば，腹臥位も取り入れる．
- 皮膚管理：仙骨部や坐骨部は尿便によって汚染されるため，陰部の洗浄や清拭を頻繁に実施して，厳重に清潔に保つ必要がある．おむつを使用している場合，皮膚の乾燥状態には注意する．骨性隆起部とベッドに挟まれた皮膚は，汗によって湿った状態になるため，体位変換によって乾燥を図る．
- 特殊ベッドの利用：持続的な除圧のためには，柔らかなマットやクッションを利用する．スプリングや布団に代えて，厚いスポンジマットをベッドに敷き詰めれば，全身の徐圧を図ることができる．部分的な徐圧には，ポリウレタンフォームをロール状にしたものやスポンジ小片を詰めた小枕クッションを用いる．ゲル状の材質でできたマットの利用も効果がある．

皮膚の適度な乾燥状態を保持するのに，電動式エアマットも利用されている．急性期に体位変換を容易にするため，電動式の体位変換用ベッドを利用することもある．

- 車いすにおける注意：日中の大部分を車いすで過ごす患者や高齢者，身体障害者では，褥瘡予防のために，特殊な注意が必要である．一定時

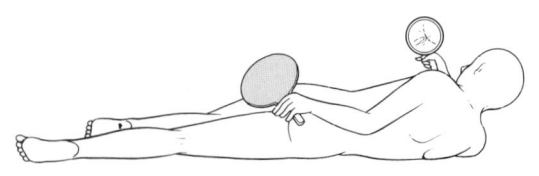

図8-17　皮膚の点検
対麻痺患者のような場合には，仙骨部や殿部，腸骨部などの皮膚を点検するために，2枚の鏡を利用するとよい．

間ごとに自分で殿部を浮かすこと（プッシュアップ）によって，坐骨や仙骨部の除圧を図るように指導する．この動作が自分で行えない場合には，車いす使用の時間をある程度まで制限する必要もある．座面には，骨隆起部の圧を分散させるように，必ずクッションを敷く．ゲル状のもの，ロホクッション®，表面に凸凹のあるスポンジなどが市販されている．車いすの適合状態としては，止め金や金属部分が直接身体を圧迫しないように調整して，座幅の両側に2.5～3.0 cmのゆとりをもたせる．在宅生活者には，本人や家族が毎日皮膚の状態を観察して，発赤の有無などの確認を指導しておく（図8-17）．

4　褥瘡の治療

治療の原則は，創面を清浄にして，感染を治療し，壊死組織を取り除き，肉芽組織の増殖と上皮化を促進し，褥瘡の閉鎖を目指すことである．

骨・関節などの深部組織変化やポケットも含めて，褥瘡の病期を判定し，治療方針の決定，治療方法の選択，治療効果の評価に役立てるため，複数の尺度が開発されている．はじめに，深達度に基づく分類を用いて，褥瘡の状態を客観的にとらえる．次いで，PSST，PUSH，PUHP，DESIGNなどを用いて創の病期，すなわち組織の破壊が進行しているのか，治癒に向かっているのかを判定して，治療方針を決定する．

創面を消毒すべきか否かについては，議論がある．最近は，明らかな感染がない場合には，生理食塩水や水道水で洗浄を行って，消毒薬は用いな

い方向にある．

　浅い褥瘡は表皮細胞の再生で治癒するため，被覆材によって清潔で湿潤な環境を保つことで治癒を図る．

　深い褥瘡では，壊死組織が除去された後の欠損部分に肉芽が形成され，肉芽組織表面が上皮化することによって治癒する．深い褥瘡であって，組織破壊が進行しているのか，治癒に向かっているのかを判定する方法として，色調による病期判定が利用されている．黒色期には，壊死組織を化学的，物理的あるいは外科的に除去し，感染の治療を行う．感染の治療は，壊死組織の除去と洗浄，抗生物質の投与である．滲出液が多量の場合には，感染治療を徹底し，吸水性の外用薬，ドレッシング材で被覆する．肉芽の形成を促進するためには，線維芽細胞増殖因子を含む外用剤（トレチノイントコフェリル軟膏，トラフェルミン軟膏）を用い，ハイドロコロイド・ドレッシング材によって創を密閉し，湿潤環境下で肉芽の上皮化を促進する．上皮化を促進するため，上皮化促進作用のある外用剤（ブクラデシンナトリウム軟膏，プロスタグランジン含有軟膏など）が用いられる．遊離皮膚移植を行うこともある．

　皮膚欠損が大きく，保存療法では閉鎖が望めないときには，皮膚皮弁や筋肉皮弁を用いて創閉鎖手術を行う．十分に血流がある皮弁を用いて，縫合部には緊張が加わらないように，また縫合線が骨隆起部などの圧が加わる部位に重ならないように注意する．術後2～3週間は，創部の安静状態を保つことが必要である．

6. 可動域制限

1 可動域制限とは

各関節には，生理的な運動範囲がある．これを可動域（range of motion：ROM）という．可動域には，その関節運動にかかわる筋群の随意収縮による自動的可動域（active ROM）と他者によって動かされる他動的可動域（passive ROM）とがある．単に可動域というときは，他動的可動域を指す．

他動的可動域測定の最終段階で，検者がそれ以上の運動は不可能と感じる抵抗感を最終域感（end-feel）という（ノルキン・他 1987）．最終域感として可動域を制限する生理的要因には複数のものがある（表8-20）．可動域が正常範囲よりも制限されている関節を硬着関節（stiff joint）という．その原因は，関節を構成する骨，関節軟骨，滑膜，関節包，腱，靱帯，および関節運動にかかわる筋，腱鞘，神経，脈管，皮膚組織などの病変である（表8-21）．

可動域制限は，関節包外の組織に起因する拘縮（contracture）と関節包内に起因する強直（ankylosis）とに大別される．拘縮には，関節包や靱帯を含めた軟部組織に収縮性変化が生じて可動域の減少したもの，および皮膚や皮下組織や筋の形態的異常あるいは筋緊張異常によるものがある．強直には，結合組織によって関節対向面が癒合した線維性強直，および骨組織で結合されて骨梁の連続性が確認される骨性強直がある．線維性強直では，多少の可動性があるものも多く，拘縮との鑑別が困難になる．また，可動域制限の発生要因は，関節組織とそれ以外の軟部組織や筋肉などとに分けられる．しかし，時間経過につれて，いずれは関節構成体に変化が生じ，関節拘縮（articular contracture）となる．

2 拘縮

関節拘縮は，関節包や靱帯を含めた軟部組織に収縮性変化が生じて，関節可動域の減少あるいは

表8-20 生理的（正常）最終域感

最終域感	構造	例
軟部組織性	軟部組織の近接	膝関節（大腿と下腿の後面の軟部組織間の接触）
結合組織性	筋の伸展	膝関節を伸展，股関節を屈曲（ハムストリングスの弾性のある緊張）
	関節包の伸展	手指の中手指節関節伸展（関節包前部の緊張）
	靱帯の伸展	前腕回外（下橈尺関節の掌側橈骨手根靱帯，掌側尺骨手根靱帯，骨間膜，斜索の緊張）
骨性	骨と骨の接触	肘関節伸展（尺骨肘頭と上腕骨肘頭窩との接触）

（ノルキン・他 1987，一部改変）

表 8-21 病的（異常）最終域感

最終域感		例
軟部組織性	通常の ROM におけるよりも早くまたは遅くおこる；または，最終域感が正常では結合組織性もしくは骨性である関節においておこる．何かが介在している感じがする．	軟部組織の浮腫 滑膜炎
結合組織性	通常の ROM におけるよりも早くまたは遅くおこる；または，最終域感が正常では軟部組織性もしくは骨性である関節においておこる．	筋緊張の増加 関節包，筋，靱帯の短縮
骨　性	通常の ROM におけるよりも早くまたは遅くおこる；または，最終域感が正常では軟部組織性もしくは結合組織性である関節においておこる． 骨性の軋轢または骨性の制動を感じる．	軟骨軟化症 骨関節炎 関節内遊離体 化骨性筋炎 骨折
虚　性	痛みにより ROM の最終位に至ることがないので真の最終域感ではない． 防御性筋収縮または筋痙縮を除いては抵抗を感じることがない．	急性関節炎 滑液包炎 膿瘍 骨折 心理的原因：防御反応

（ノルキン・他　1987）

消失した状態である．可動域制限の方向により，屈曲・伸展・内転・外転・内旋・外旋拘縮などに分ける．屈曲運動の可動域が制限される場合を伸展拘縮，伸展運動が制限される場合を屈曲拘縮という．通常は両者を伴っているが，屈曲拘縮の強いことが多い．

関節拘縮における病理学的変化には，関節軟骨の表面が結合組織に覆われて，軟骨基質が変性をおこし，その厚みが減少して萎縮したものが多い．滑膜には線維性結合組織が増殖して，関節腔を閉塞している．関節周囲組織は変性して，瘢痕化する．

拘縮および関節拘縮は，その原因によって，先天性と後天性とに区分される．主なものを掲げる．

1 - 先天性拘縮

原因には胎内における発達異常が多い．

（1）単発性
- 先天性筋性斜頸（congenital muscular torticollis）：片側胸鎖乳突筋の拘縮によって生じた斜頸であり，顔面が片側に向いている，頸部に腫瘤があるなど生後数日で気づかれる．多くは自然治癒する．
- 先天性内反足（congenital clubfoot）：出生時から足底が内側を向いている変形であり，足関節の底屈を伴った内反尖足が多い．徒手矯正，ギプス矯正，装具，手術などで対応する．
- 先天性ばね指（congenital snapping thumb）：生まれたときから，母指が屈曲位で，つけ根に腫瘤がある．両側性のことも多い．副子による固定安静あるいは腱鞘切開術を実施する．

（2）多発性
- 先天性多発性関節拘縮症（congenital multiple arthrogryposis）：先天的に関節運動の制限や関節拘縮があり，複数の関節が冒される．拘縮は遠位関節ほど強く，多くは伸展位拘縮である．股関節脱臼や内反足変形を伴うこともある．関節の近接する筋組織に線維化や脂肪浸潤があり，脊髄前角細胞数の減少もある．拘縮の原因として，筋原性と神経原性が考えられている．

2 - 後天性拘縮

（1）皮膚性拘縮
- 強皮症（scleroderma）：膠原病の一種であり，結合組織の病変によって皮膚が硬化し，可動域が制限される．二次的に関節拘縮が生じる．全身

性進行性硬化症と限局性強皮症とがある．前者では，皮膚だけでなく，消化器，肺や腎臓などにも線維化がおこる．
・熱傷性・外傷性拘縮：広範な熱傷や皮膚挫傷によって，皮膚が壊死となり，瘢痕治癒した後に発生する（瘢痕拘縮，scar contracture）．真皮全層あるいは皮下組織に及ぶ組織壊死が原因である．多くの熱傷では，皮下の筋や筋膜，腱が温存され，植皮などの皮膚形成術により拘縮の改善が得られる．

（2）結合組織性拘縮
・炎症性・外傷性瘢痕：感染あるいは深部組織に及んだ外傷では，関節周囲の皮下組織，靱帯，腱，腱膜が瘢痕化して短縮し，可動域を著しく制限する．重度の場合，瘢痕除去術が必要となる．
・デュピュイトラン拘縮（Dupuytren contracture）：手掌腱膜が肥厚収縮して，手指の屈曲拘縮を生じる．線維性の索状物が皮下に触れる．屈曲拘縮は，環指と小指におこりやすく，中手指節関節から始まり，近位指節間関節に及ぶ．原因は不明で，中年以降の男性に多い．

（3）筋性拘縮
いろいろな要因によって，筋の収縮性あるいは伸展性が低下し，関節が長期にわたって特定の肢位に保持され，可動域制限が生じたものである．多くは廃用症候群（disuse syndrome）である．
・関節が持続的に特定肢位に固定されたもの：筋が持続的に短縮位に置かれると，筋線維に退行変性がおこり，その筋の伸展性が低下する．大腿骨骨折のとき，膝関節伸展位として長期間固定すると，大腿四頭筋は短縮位におかれて伸展性を失い，膝関節は伸展拘縮となる．長期間の固定によって，筋がその長さに順応するように筋節構造の改変が生じ，筋線維の萎縮も進行し，相対的にコラーゲンが増加する（玉井1997）．関節組織にもコラーゲンが増加し，コラーゲン線維間の架橋形成が進み，線維間に癒着が生じる（Peacock 1966）．長期臥床では，廃用性筋萎縮（disuse muscle atrophy）に伴う筋性拘縮が生じやすい．早期から，他動運動や自動介助運動によって，全関節可動域運動，筋の随意収縮やストレッチングを実施する．
・筋実質の疾病によるもの：急性あるいは慢性の筋炎では，筋攣縮によって，筋は短縮位になる．さらに，筋の瘢痕化や石灰化が生じると，筋の伸展性は著しく低下して拘縮となる．筋腹の外傷後の瘢痕治癒，大腿四頭筋短縮症のような筋肉注射による筋壊死，線維化でも，筋の伸展性は失われる．
・阻血性拘縮（ischemic contracture）：血行障害による神経や筋の麻痺を阻血性麻痺（ischemic paralysis）という．阻血が続くと筋は壊死に陥り，瘢痕化して阻血性拘縮となる．筋区画症候群（compartment syndrome）と呼ばれ，前腕部のフォルクマン拘縮（上腕顆上骨折や前腕部外傷後に前腕の動脈血行不全が生じて，屈筋群の壊死，瘢痕化となる）や下腿部の前脛骨筋症候群（下腿骨折で脛骨前筋膜腔の内圧が上昇し，血行障害に陥る）が多い．阻血の急性期徴候 5P（pain：疼痛，paresthesia：感覚異常，pulselessness：脈拍喪失，pallor：蒼白，paralysis：麻痺）が現れたら，直ちに圧迫物の除去，皮膚や筋膜の切開，血管損傷の処置を行う．

（4）神経性拘縮
拘縮が神経疾患に由来するものを神経性拘縮（neurogenic contracture）という．
・痙性拘縮：痙性麻痺を伴う中枢神経疾患では，筋緊張亢進や筋緊張不均衡のため，特定の肢位となる拘縮を生じる．脳性麻痺，脳卒中，脳炎などの脳疾患，脊髄損傷，脊髄炎や痙直性脊髄麻痺などの脊髄疾患，多発性硬化症などで生じる．肢位は前腕回内位，股関節内転屈曲位，足関節底屈位が多い．他動的に矯正すると，伸張された筋群の強い抵抗がある．加えた力を緩めると，元の肢位に戻る．
・弛緩性拘縮：末梢神経損傷などによる弛緩性麻

痺では，正常な拮抗筋の緊張が優位になり，特定肢位となる．総腓骨神経麻痺による尖足拘縮などがある．末梢神経麻痺の回復が期待できるのであれば，それまで麻痺筋が過度に伸展されないように装具などで関節を固定する．麻痺が永続的であれば，機能的装具の適応となる．
- 反射性拘縮：関節炎などでは，疼痛回避のための防御機構によって，その関節の運動に関与する筋群に筋攣縮が生じ，疼痛軽減の肢位を保持する．多くの関節では，屈曲拘縮となる．関節リウマチでは，高度の屈曲拘縮を生じることもある．急性股関節炎による疼痛では，股関節に加わる緊張が少なくなるように，屈曲・外転・外旋位となる．

3 強直

強直は関節構成体の変化によって生じる関節の可動域制限である．その病態および発生因から，以下のように分類される．

1 - 病態因による分類

- 線維性強直：関節の対向面の一部あるいは全部が結合組織で癒合した状態である．長期の不動（immobilization）による強直の場合，関節軟骨の変性は軽度であり，関節対向面はまばらな結合組織で結合している．関節結核では，破壊が進んだ関節軟骨が索状の結合組織で密に結合している．線維性強直では，その原因や病理学的変化の程度によって，可動域には差がある．多くは完全強直ではなく，多少とも可動性が残った部分的強直である．
- 骨性強直：関節の対向面が骨組織で結合され，両骨端間の骨梁は連続して，単一の骨のようになっている．骨梁は力学的に合目的性のある配列になり，骨髄腔も相互に交通している．骨性強直は，可動域がまったく消失した完全強直となっている．

2 - 発生因による分類

（1）先天性強直

- 先天性橈尺骨癒合症（congenital radioulnar synostosis）：先天的に橈骨と尺骨とが近位で骨性に癒合している．2歳前後になると，前腕は回内位に固定され，回外運動ができないことで気づかれる．成長につれて，下橈尺関節が弛緩し，肩関節の代償運動もあり，日常生活上の動作制限は軽減される．運動制限が著しい場合，前腕の良肢位骨切り術が行われる．

（2）後天性強直

- 外傷性強直：関節捻挫，関節内骨折，関節の開放性損傷（外科的手術を含む）によって生じる．軟骨損傷に起因する．
- 感染性強直：外傷，骨髄炎，遠隔病巣からの血行感染などによる化膿性関節炎，関節の外科的処置後の感染などの治癒後に生じる．関節結核によるものもある．
- 関節リウマチ（rheumatoid arthritis）：滑膜増殖につれて，関節軟骨や軟骨下骨の破壊がおこり，関節裂隙が消失し，最終的には骨癒合となる．骨性癒合は手根部，手指骨間，足根部，足指骨間の関節に生じやすい．
- 変形性関節症（arthrosis deformans, osteoarthritis, degenerative joint disease）：疾病の進行に伴って，関節軟骨の退行変性と破壊，さらに骨性増殖が加わり，破壊相と増殖相とが混在するようになる．二次的に滑膜炎がおこり，関節の機能障害は重度となる．明らかな強直に至ることはないが，可動域はかなり制限される．
- 強直性脊椎炎（ankylosing spondylitis）：仙腸関節や胸腰椎移行部の炎症から始まり，股関節，膝関節などの大関節にも及ぶ．強直は仙腸関節から腰椎，胸椎，頸椎へと上行性に進み，最終的には脊椎全体が強直し，可動性を失う．X線写真の竹節状脊椎（bamboo spine）が特徴である．
- 血友病性関節症（hemophilic arthropathy）：繰り

返す関節内出血によって関節軟骨が変性に陥る．関節軟骨の破壊が進むと，滑膜が線維化して拘縮が始まり，最終的に強直となる．
- 持続性の不動による強直：長期間，関節が不動の状態におかれると，関節運動にかかわる筋や靱帯の短縮，関節包の萎縮，関節軟骨や滑膜の変性がおこり，拘縮から強直へと進行することがある．長期の安静臥床，外傷や感染による長期の局所安静，四肢骨折後の長期固定などが要因となる．廃用症候群として扱われる．

4 治療

関節運動に制限がある場合，筋骨格系および神経系の所見を得て，陽性所見と可動域との関連を検討する．筋緊張（muscle tone）の不均衡には細心の注意が必要である．

- 理学療法：可動域制限には，予防が重要である．適正なポジショニング（positioning, 体位設定），早期の運動療法，装具療法が行われる．可動域訓練（ROM exercise）は，単関節あるいは複数関節の運動範囲の制限を予防あるいは除去するための訓練であり，他動運動や自動介助運動，自動運動によって行われる．

拘縮に対する治療の原則は，可動域の最終限界で外力を加え，短縮した組織の伸張を図ることである．あらかじめ，拘縮に陥った関節包や靱帯，筋群などの軟部組織に温熱療法を行い，その後に伸張訓練（stretching）を実施する．一連の操作は，heat and stretch と呼ばれている．伸張運動の限界を最終域感で判断して，患者が疼痛を訴えない範囲で持続的に伸張を加えておく．徒手療法だけでなく，持続的牽引による低負荷伸張力を利用することもある．

矯正ギプス（corrective cast；望ましい肢位に矯正して，その肢位でギプス固定を行う）では，3〜5日でギプスをはずし，さらに5〜10°の矯正を加えて新たなギプス固定を行う．矯正用の装具には，鋼線やゴムの牽引力を利用した動的装具，ターンバックル式の矯正具など，種々の機器がある．近年，イリザノフ式のような創外固定装置を用いた緩徐な拘縮矯正法も行われるようになっている．

機器を用いた持続的他動運動（continuous passive movement：CPM）は制限されない可動域の範囲内における運動であり，拘縮治療の効果はないが，拘縮予防および解離手術や関節形成術後の治療には有効である．

- 外科的治療：骨性癒合を示す強直には，外科的に組織解離および軟部組織延長を実施する．不良肢位で強直となっている場合は，機能改善のために，関節形成術や人工関節置換術が適応となる．手術の直後から，機器によるCPMを実施して，可動域の拡大を図る．

拘縮に対する解離術は，多くの瘢痕組織の切除，関節包の解離，周囲の筋腱組織の延長などを組み合わせて行う．ただし，痙性麻痺では，腱延長術による機能低下を生じることもあるため，機能改善を目的とする場合には，外科的処置の得失を注意深く判断しなければならない．

日常生活活動における動作の多くは，各関節の可動域全体を使っているわけではない．治療のため，関節固定術を要する場合には，日常生活の諸動作が容易になるような肢位を選択するように努める．これを機能肢位（functional position，良肢位）あるいは便宜肢位（convenient position）という．日常生活にとって不便な肢位を不良肢位あるいは不便宜肢位という．可能な限り，この肢位での固定は回避する．関節によって，機能肢位はおよそ定まっているが，個人の職業や生活様式，他の関節の状態によって多少の相違がある（中村・他 2002a）．

7. 認知障害

1 認知障害をとらえる視点

1-認知障害と治療の概念

　ヒトの精神機能にかかわる要素的な知覚，言語，記憶などの機能は古い時代からの医学的関心の対象であるが，近年では心理学の領域でもある．一方，人体の肉眼解剖学的な記載がほぼ完了して，こうした構造と機能とを結びつけて病気の成り立ちを解明しようという，病理学を基盤とした臨床医学の専門分化が18世紀後半から明確なものとなった．19世紀になると，心や精神の領域においても，神経精神病学（neuropsychiatry）として大脳の病変部位と症状の対応が活発に記載されるようになり，失語（aphasia），失行（apraxia），失認（agnosia）といった概念も定着した．これらの症候は大脳病理学の対象とされ，大脳の機能局所との関係で巣症状（焦点症状，focal symptom）として論じられた（表8-22）．
　認知障害（cognitive disorder）を生じる主な疾患は，脳血管疾患，外傷性脳損傷，アルツハイマー病などの大脳変性疾患，ウイルス脳炎などの脳感染症である．ある疾患の病理が解明されることで，病因論的対応を最重視する近代医学が展開し，技術の進歩をもたらした．しかし，精神機能あるいは高次脳機能については，解剖学的部位との対応や機能の階層構造はかなり記載されたものの，病因論的な対応による治療効果を達成するには至らず，20世紀中頃には，統合失調症（schizophrenia）などの内因性精神障害と区別して，器質脳症候群（organic brain syndrome）[16]といった用語で総称されたまま，医学的関心は薄れていた．
　一方，自己の人間存在を認識する機序への興味は，記憶や知覚や行為やコミュニケーションなどに関する哲学や心理学を展開させ，認知とその機序に関する複数のモデルが提唱されてきた．それらは病的な状態との対比で検証され，治療的介入でも検証されうることから，医学と結びついて神経心理学（neuropsychology），認知心理学（cognitive psychology），行動心理学（behavioral psychology）などに専門分化して，現代に至っている．改めて，認知の機序は医学を巻き込んだ興味の対象となったが，言語を対象として言語で論じることから，用語や命名法の議論が拡大することになり，言語の異なる文化圏相互だけでなく，同じ言語圏内においてさえも，概念の混乱をもたらすほど活発化している．この領域を指す言葉として，高次脳機能障害（higher brain dysfunction, disorder of higher brain function）という呼称も，わが国では普及している．
　また，近代医学の目標として延命だけではなく，

---

[16] 器質精神症候群（organic mental syndrome）ともいう．器質性脳病変によって生じる一過性あるいは永続性の行動面や心理面の症状と徴候の総称である．

表 8-22　大脳局在症候の古典的分類

左半球病変	右半球病変	両側半球病変
失語（aphasia）		
失読（alexia）		
失書（agraphia）*	失書（agraphia）	
失計算（acalculia）*	失計算（acalculia）	
失認（agnosia）	失認（agnosia）	失認（agnosia）
手指失認（finger agnosia）*	半側身体失認（hemiasomatognosia）	身体失認（asomatognosia）
左右識別障害（left-right disorientation）*	半側空間無視（hemispatial neglect）	物体失認（pragmatagnosia）
		バーリント症候群（Balint syndrome）
視覚性同時認知障害（simultanagnosia）	相貌失認（prosopagnosia）	聴覚性失認（auditory agnosia）
色彩失認（color agnosia）		
聴覚性失認（auditory agnosia）		
触覚性失認（tactile agnosia）	触覚性失認（tactile agnosia）	
失行（apraxia）	失行（apraxia）	
肢節運動失行（limb-kinetic apraxia）	肢節運動失行（limb-kinetic apraxia）	
観念運動失行（ideomotor apraxia）		
観念失行（ideational apraxia）		
構成失行（constructional apraxia）	構成失行（constructional apraxia）	
	着衣失行（dressing apraxia）	
	動作維持困難（motor impersistence）	

*ゲルストマン症候群（Gerstmann syndrome）

　生活の質（QOL）の向上が意識されることで，疾患に対する病因論的な対応だけでなく，疾患がもたらす個人への負の要因の除去や緩和を目的としたアプローチへの関心も高まっている．認知症の人が，A地点からB地点に行くため列車を利用する必要があると仮定しよう．駅の自動券売機でとまどい，プラットホームで迷い，駅を出てから目的地までの道筋で迷うといった困難があっても，適切な介助者があれば，要求は達成される．このアプローチは，認知症によって個人にもたらされた生活活動の障害度，目標とする活動の内容，入手可能な支援（support）といった情報に基づいて計画される．包括的ケアにおいては，たとえばアルツハイマー病の病因を遮断して変性過程を停止させること，脳の組織や機能回復を図ること，認知障害を分析して要素的な機能訓練を実施することなどだけが治療やケアのすべてではないことに気づかされる．悲観的治療対象であって，積極的には取り上げられなかった認知障害は，リハビリテーションの普及につれて，多面的アプローチの対象として取り組まれるようになっている．
　18世紀末，Kantは心理学が自然科学の対象にはなりえないと論じていた．しかし，弁別閾に関するWeberの法則（1834），実験心理学の始祖とされるFechnerの精神物理学要論（Elemente der Psychophysik 1860）などにより，刺激の物理的性質と感覚・知覚などの心理的過程との量的関係が明らかにされた．また，19世紀前半には，精神現象と身体的測定とを結びつける有力な手段として反応時間（reaction time）が取り上げられ，Helmholtz は四肢の末梢神経を近位と遠位で刺激したときの反応時間の差から神経伝導速度を求めていた．神経系の電気生理学が精神機能を探求する手段として導入されたのである（Welford　1980）．そこでは，電子回路が神経回路のモデルと対比された．1950年代後半，心理学や言語学，それにコンピュータ科学の研究者によって，人間の認知機能をコンピュータ・モデルで類推することが開始され，認知科学（cognitive science）が誕生した．1970年代後半になると，どのようにして脳は心を可能にするのか（how the brain enables the mind）を探求する領域が起こり，認知神経科学（cognitive neuroscience）と命名されている（Gazzaniga et al. 2002）．

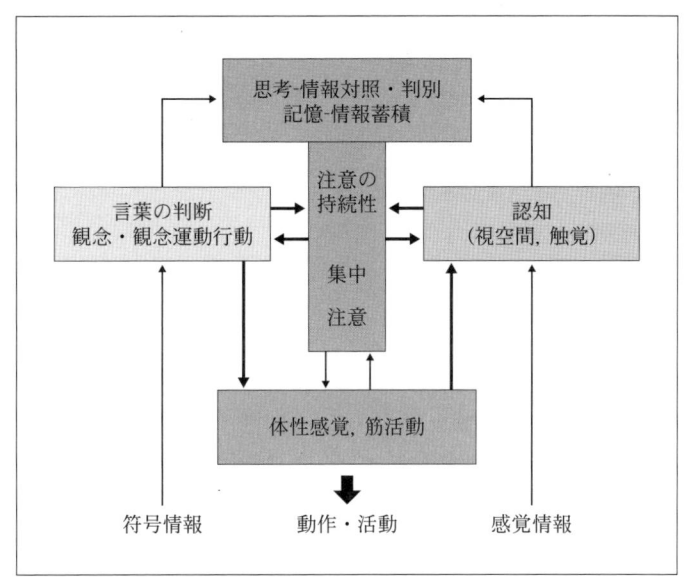

図 8-18 認知行動の中枢モデル

2 - 要素的症状の診断法

認知機能あるいは高次脳機能の詳細は不詳であり，さまざまなモデルが提唱されてもブラックボックス（black box）の部分は大きい．こうした機能は，情報処理のモデルとしても論じられる．感覚機能は情報の入力系であり，運動機能は情報の出力系とされる．情報入力は，自由神経終末をはじめとして，数多くの受容体で受容され，それに接続する神経ネットワークによって信号化され，脊髄や脳幹，脳へ伝達される．こうした求心性あるいは上行性の伝達過程において，信号は遠心性あるいは下行性の伝達系に接続され，出力情報の源となる．

入力と出力との対応からは，いくつもの様式に分類され，総体としての認知（認識）行動の要素的機能とされる．入力系は刺激の受容に発し，刺激の受容は視覚，聴覚，温痛覚，触覚，圧覚，運動覚，固有受容覚などのモジュール（module，構成単位）と命名される．出力系は入力情報に対する応答行動であり，話す，走る，逃げる，叩くなどの運動行動，あるいは顔が青ざめる，頻脈，発汗などの自律神経応答などがある．この対応を説明する機能として，情報の保持に関する記憶（貯蔵機能）と諸々の情報を整理して照合し，判断し，実行（遂行）する思考（処理機能）があげられる．記憶や思考は，より生命の基本現象である睡眠と覚醒のリズム，さらに覚醒の水準と内容（注意，集中，注意持続性）によって影響される（図 8-18）．

こうした現象にかかわる異常を検出し，記載するためには，神経機能の階層構造を想定して体系的に進めるべきである．最も基本的な覚醒水準から始め，注意，集中，注意持続性を判定し，言語，次いで記憶について検査を実施する．記憶の検査には言語も使用されるため，言語機能の検査を先行して試みる．狭義の認知機能については，構成能力，高次認知機能（抽象思考，判断，計算など），関連認知機能（この機能障害が失行や失認である）の順序で検査を行うのが一般的である（ストラブ・他 2005）．こうした検査を計画する根拠として，病歴の聴取と行動の観察がある．それらは，患者あるいは障害者の日常生活における活動を反映している．

3 - 認知障害の検査

近年，神経心理学的検査法は，認知障害につい

ての理解の拡大を反映して，指数関数的に増大している．かつて視空間失認のカテゴリーにあった半側空間無視（unilateral spatial neglect）[*17]は，個人の日常生活に重大な影響を与えている．特に右大脳半球損傷者では，その頻度の高いものである．構成失行（constructional apraxia）のカテゴリーで論じられてきた構成障害は，左右いずれの大脳半球病変でも生じる．これも頻度の高いものであるが，多くの患者や障害者の日常生活場面では，その大部分が気づかれていない．半側空間無視が構成障害を形成する要因となりうるが，構成という行為の異常であることから，失行と呼ばれてきた．認知障害に関する神経心理学的検査法については，事典的テキストが知識の整理に役立つ（Goldstein et al. 1998；Lezak 1995；Spreen et al. 1998）．

認知障害は，診断過程を通して，病名や症状名が整理される．しかし，病理や病態生理は明確でないため，病因論的治療計画は効力の乏しい領域である．治療の対象とするときには，その帰結としての効果判定が必要である．医学的リハビリテーションでは，専門分化した縦割り診療科として疾患を対象とするのではなく，疾患がもたらす生活機能の諸問題を治療対象とすることから，日常生活における活動の実行状況や能力の検査結果が医学的リハビリテーションの帰結の指標となる．日常生活活動（ADL）は基本的な活動から，いろいろや活動の組み合わせまで，広範な領域を有することから，基本的ADL（BADL）や道具的ADL（IADL），拡大ADL（EADL）などに分類することができる．

囲碁が得意で，退職後は碁会所に通う趣味のあった高齢者が，最近は行かなくなった理由として，腕前が低下したという自覚があり，アルツハイマー病の初期の機能障害を反映していたことがある．囲碁は，碁盤に配置された石の意味の認識，ゲームのルールに即した判断と操作，計算などの複数の認知機能を必要とする技能である．囲碁は余暇的，趣味的活動であり，多くの人びとにとっては無縁な活動であるが，ある個人にとっては生活の質（QOL）に影響していることもある．

ADLやIADLの検査には，既存の尺度を使用する．生活活動の自立や社会参加の拡大を目標としたアプローチにおいては，個別の活動項目も取り上げ，通常の採点法に従って判定する．訓練計画では，個人の能力が主な標的となることから，能力レベルの判定に留意する（表8-23）．

表8-23 能力判定の留意事項

できないことは何か
できることは何か
ある課題についてどのように行うか
その課題のどの部分ができないか
なぜできないか
最もよくできるのはどのような場面でか
最もよくできるのはどのようなときか

2 主な認知障害と日常生活にもたらす問題

1－記憶障害の分類と影響

日常的には記憶力という言葉があって，良いとか悪いとか表現されるが，記憶（memory）もいくつかの異なる要素や技能から成り立っている．

記憶は，時間的側面から，即時記憶（immediate memory），短期記憶（short-term memory），長期記憶（long-term memory）などに分けられ，即時的な情報処理の過程に関連した作動記憶（working memory）や，これから実行を予定している事柄に関連した展望記憶も記憶の時間的側面である[*18(次頁)]．長期記憶は情報を貯蔵するための機能系で，再生までの時間から遅延記憶，近時記憶，遠隔記憶に分けられる．これら3者を明確に区別

[*17] 片側頭頂葉病変の患者に出現することが多く，病変のある半球の対側の視空間に位置している物品や出来事に気づけない．両側視野に同時に刺激を提示すると，無視側の刺激には気づかない消去現象（extinction）が特徴的である．無視症候群（neglect syndrome）ともいう．

する時間幅はあいまいである．ある人に電話をかける場合，以前にも電話したことがあり，番号を覚えていてダイアル中は番号情報を保持していることもあり，電話帳を開いて見てから，あるいは初めてで番号を書き止めてから一連の番号を見て確かめながらダイアルすることもある．こうして電話をしてから30分後ぐらいまでに，同じ電話番号を思い出す過程は遅延記憶（delayed memory）である．実効を有する行動になるためには，貯蔵した情報を検索し，取り出す過程（想起）も必要である．記憶は，注意や集中の機能障害によっても影響される．

情報種類の側面から，事実の記憶，個人的体験の記憶，行動の技術や手順の記憶に分けられる．事実や個人的体験の多くは，言葉や何らかのイメージ（image）で表現されるため，宣言的記憶（declarative memory）に含まれる．技術や手順の実行そのものは，非宣言的記憶（non-declarative memory）あるいは手続き的記憶（procedural memory）とされる．宣言的記憶には，出来事（エピソード記憶）と事実（意味的記憶）が含まれる．後者は，単語，数字，概念など，社会全般に通用する情報であり，客観的あるいは理性的な知識の記憶，すなわち「知っている」といったニュアンス（nuance）の知識である．これらの機能障害は，ある記憶で際立って目立つことがある．たとえばピアノの名称や弾き方を説明できなくても，また知識として学習できなくても，ピアノの実物に向き合うと上手に弾きこなしたり，練習により上達したりすることもある．

記憶された情報の形式によっては，言語性記憶や視覚性記憶などの区別があり，さらには入力時の主要感覚系によって，視覚性，聴覚性，味覚性，嗅覚性，触覚などの体性感覚性記憶といった分類も可能である．しかし，入力時の一次性感覚記憶は，符号化過程では保持されることが必要である．その後の記憶のカテゴリーからははずれている．記憶の段階は符号化（coding），貯蔵（storage），想起（retrieval）の3つの過程に分けられる．符号化は情報を取り込んで登録することである．貯蔵は参照を伴って，カテゴリーに即して検索しやすい場所に保管することである．想起は必要なときに情報を探し出すことである．

記憶障害の症状は，古典的に記載されてきた健忘（amnesia）に関連して，記憶された時期によって，ある時点（外傷などの出来事）を境に逆向性健忘（retrograde amnesia；発症前の出来事を想起することができない）と，前向性健忘（anterograde amnesia；発症後の出来事を想起することができない）とに区別される．また，急性発症する錯乱状態の後に，その間の数時間から数日の近時記憶が想起できない一過性全健忘では，通常はその後の日常生活は従来どおりに行うことができる．特殊な記憶障害として，特定のカテゴリーの記憶消滅を生じる心因性健忘では，心的外傷（psychic trauma）が発症に関与する．記憶の機序は，情動と密接に関連している．

貯蔵されている記憶情報を引き出すことが想起である．想起のなかで，再生は外的な手掛かりなしに自然に取り出すだけでなく，イメージや音の手がかりを利用して努力性に行われるものもある．一方，道を探して歩いている場合などでは，過去に見たり，読んだり，聞いたりしたことと同一であるか否かを判断するだけで想起として十分であり，再認（recognition；認識し直すこと）として区別することもある．

記憶障害への対応は確立していない．訓練によって，機能的に大切で簡単な情報を教えること

---

*18（前頁）即時記憶は刺激提示から数秒以内，短期記憶はおよそ30秒以内，長期記憶は数日から数年あるいは永続する記憶をいう．なお，ミリ秒単位の記憶を感覚記憶（sensory memory）あるいは感覚記憶痕跡（sensory memory trace）ともいう．視覚刺激であれば，映像的記憶（iconic memory）と呼ばれ，感覚痕跡はおよそ500ミリ秒である．作業記憶は，精神的活動を遂行しているとき，処理に必要な情報を一時的に保持している，容量の限定されている記憶である．その表象は，現在の行動を手引きして，心の黒板（blackboard of the mind）と呼ばれるものを構成している．

はできる．場所，名前やスケジュールなどである．手帳やメモ帳に記し，それらを見る習慣づける技法では，何時使用するのか，どのような情報を記録するのかについて，訓練することが必要である．

2-失行の分類と影響

失行（apraxia）は，学習された巧みな連続的運動による動作の後天的な機能障害であり，筋力，運動協調性，感覚あるいは口頭指示に対する理解，注意などの機能障害といった要素的欠陥では説明できない症候である．動作を遂行（execution）するために必要とされる運動支配，および選択と構成の機能障害とされている．巧緻動作や学習された動作の実行に先行する統合段階の機能障害であり，運動企図の機能障害である．しかし，学習された動作や運動については，随意運動や有目的動作も含めて，客観的な定義は確立されていない．病巣については，失行は左半球（特に縁上回領域）や脳梁の病変によって生じることが多い．左大脳半球は，言語だけでなく，動作に関しても優位と考えられる．主要な失行の病型は，運動失行（肢節運動失行，観念運動失行）と観念失行とに分けられている．

肢節運動失行（limb-kinetic apraxia）は，中枢性麻痺と失行との中間に位置づけられ，運動の拙劣さ，ぎこちなさ，運動旋律（melody）の喪失などが特徴とされる．基本的には，麻痺側で認められる症状は，中枢性運動麻痺の本態に含めて論じることも可能であり，失行に含めるべきではない．

観念運動失行（ideomotor apraxia）は，象徴的動作や道具使用の身ぶりが困難であり，最も多い失行病型である．患者は「どうやってマッチを吹き消すかやってみせてください」と指示された動作を遂行できない．ボールを蹴ったり，お辞儀をしたりする身振りができない．

観念失行（ideational apraxia）は，「手紙を折りたたんで封筒に入れ，封をして切手を貼る」といった，系列的操作の欠陥である．道具を実際に使用しての動作が困難な場合については，重度の観念運動失行に分類する立場と観念失行に分類する立場とがある．失行の発生機序を行為概念の異常と行為遂行の異常とに分けて扱い，前者を「概念失行」と呼ぶ立場もある（Heilman et al. 1997）．金槌を見て正しく名称を言えるが，釘に対してねじ回しのように使用する場合には，道具の概念が冒されている可能性がある．

顔や唇，舌，咽頭，喉頭の限局した運動を指示されてもできないものを口部顔面失行（buccofacial apraxia），体幹の姿勢や運動に現れるものを全身運動失行と呼ぶことがある．

その他にも数多くのいわゆる失行や類縁症候が記載されてきた．着衣失行，歩行失行，構成失行，拮抗失行，運動維持困難症あるいは同時失行，他人の手徴候，強制把握などである．

着衣失行（dressing apraxia）は，かつては可能であった着衣動作の欠陥であり，日常の更衣動作の観察では衣服の上下，裏表，左右などと自分の身体部位との関係に混乱を生じて，正しい着衣を実行できない．こうした患者はまれではなく，着衣の機能的制限として作業療法の効果が大いに期待される対象である．この症候は，失行失認（apractagnosia；空間認識を要する作業能力の欠陥であり，構成能力や描写能力が欠如する）の概念を適用すると説明しやすい．

歩行失行（gait apraxia）では，患者は下肢の筋力低下あるいは運動麻痺，感覚障害はなく，立位保持は可能であっても，平地歩行ができない．歩行障害を主徴とする代表的疾患のパーキンソン病では，平地歩行ではすくみ足現象（freezing phenomenon）が出現しても，階段昇降はできるという能力の乖離を示すことがある．ヒトの起立歩行については，心理学領域で失行を論じる以前に，動物の移動に関する神経学的制御機構が不詳であり，大脳に病変が想定される高次脳機能障害として論じることは困難である．移動の基本的駆動の中枢パターン発生器（central pattern generator：CPG）の座は，脊髄に想定されている．

構成失行（constructional apraxia）は，脳損傷患者の日常診療で頻繁に遭遇するが，見逃されることの多い機能障害である．構成の実行は知覚と運

動応答の組み合わせであり，それには常に空間の成分が関与している．図形の描写（自発，模倣）と組み立て課題で検出される．知覚に多くを依存することから，失行と呼ぶべきではなく，構成障害と呼ぶことが適当である．構成障害によっては，基本的ADLの破綻は生じないことが多く，道具的ADLや職業活動で問題となって気づかれることがある．活動制限や参加制約の重要な要因となる．

運動維持困難症（motor impersistence）は，同一の動作を維持することが困難であって，途中で動作が中断される現象である．その検出法として，閉眼と挺舌を同時に実行するよう指示して観察する方法が確立されていることから，同時失行（simultanapraxia）と呼ぶことも提唱されている（Sakai et al. 2002）．注意集中障害やペーシング障害（動作を性急かつ不用意に実行する）や疾病否認（病態失認，anosognosia）などと併存する．症状の持続は医学的リハビリテーションの重大な阻害要因となる．

拮抗性失行（diagonistic apraxia）は，自己の意思による一方の手の動作に対して，他方の手が拮抗する動作であるが，失行と称するには疑問もある．たとえば，右手で積み木の組み立て課題を実行しているときに左手は積み木を崩してしまうような現象で，両手動作で左右の手が相反する動作を行ったり，右手動作において左手が妨害動作を示したりする．通常，脳梁が広範囲に損傷された場合に生じるが，発症後に次第に軽減あるいは消失することが多い．一方の手が，他人の手の如く邪魔するように振舞う現象を他人の手徴候（alien hand sign）と呼ぶこともある．目の前に置かれた道具を自分の意思に反して使用してしまう現象（通常は右手に生じる）とも共通している．いずれも，手掌に触れたものを意思とはかかわりなく握りこんでしまう，強制把握（病的把握現象，pathological forced grasping）を伴うことが多い．

3－失行の検査

臨床的な失行の診断では，操作的基準として，次の条件のいずれかを満たすことが適当であろう（Geschwind et al. 1985；Tate et al. 1995）．

・口頭指示に従って正しい運動動作を行うことができない．
・検者により実行された運動動作を正しく模倣できない．
・見せられた品物に対応した運動動作が正しく実行できない．
・品物を正しく取り扱うことができない．

失行の代表的な検査法を**表8-24**に示す．それぞれ，口頭指示による動作の実行と検者の模倣実行を観察して記載する．機能障害を数値化して採点する基準として確立されたものはないが，医学的リハビリテーションの対象として取り上げ，その治療介入法の有効性を論じるためには，機能障害を数値化することは必須である．採点法の例を**表8-25**に掲げる．

脳卒中片麻痺患者における肢失行は，ある状況では動作が不能であり，別の状況では可能になるという特徴を示す．日常生活活動のように，慣れた活動は，指示されるとできないが，自然に行うこともある．脳卒中発症1か月後に肢失行を示した患者の半数が3〜5か月後には肢失行から回復している（Basso et al. 1987；Kertesz et al. 1984）．1年後まで肢失行が残存した患者は，およそ20%と報告されている（Basso et al. 1987）．日常生活活動に対する作業療法[*19(465頁)]の効果は，具体的に訓練した活動には認められているが，訓練効果の転移（transfer）は認められないようである（Goldenberg et al. 1998）．

4－失認の分類と影響

失認（agnosia）とは，見たり聴いたり触ったりといった感覚機能は十分保持されて，意識障害や認知症がなくても，かつては認知できていて，見たもの，聴いたもの，触ったものが，今では何であるかを認知できないという症候である．診察が口頭言語機能に依存するため，失語症を合併していないことが原則である．記憶障害や失語症（失名詞，nominal aphasia）があると，物品の名称を

表 8-24 失行を検査するための動作例

	実物の使用	象徴的身振り	その他
顔（頬顔面）	マッチを吹き消す ストローで吸う	舌を出す キスをする	口笛 歯を見せる
上肢	歯ブラシを使う 金槌と釘 紙を切る コインをはじく	敬礼 ヒッチハイク OK の合図 止まれの合図	指を鳴らす 人差し指で耳に触る 母指と小指を立てる 握りこぶし
下肢	ボールを蹴る 煙草を踏み消す		
全身	野球のバットを振る ほうきで掃く	お辞儀をする ボクサーのように身構える	立つ（座る） その場回り
系列動作（パントマイムで，または実物を使用して施行）	郵便の手紙の準備（便箋を折りたたみ，封筒に入れ，封筒に切手を貼り，スタンプを押す）		

(Lezak 1995)

表 8-25 失行のスコア評価法

評価法と採点基準

A：動作の模倣テストで，
　　3：第1試行で正しく実行
　　2：第2試行で正しく実行
　　1：第3試行で正しく実行
　　0：第3試行でも失敗する

B：実物の使用の有無にかかわらず，動作の模倣，パントマイムで，実行の相対的完成度を主観的に推定して，
　　2：正確
　　1：ほぼ正確
　　0：不正確

C：実物の使用の有無にかかわらず，動作の模倣，パントマイムで，失行性の誤りのタイプを分類し，そうした誤りの有無（+/−）を記載する．定性的評価法で，取り上げられる誤りのタイプとして，
　　(1) 型をなさない（amorphous）
　　(2) 粗雑または拙劣
　　(3) 取り違え（substitution）―動作としては正確だが課題とは異なる
　　(4) 動作の連続性（順序）の誤り
　　(5) 保続（perseveration）
　　(6) 異なる筋群の活動
　　(7) 無反応または脱落
　　(8) 中途半端または中断
　　(9) 物品として自分の身体部分を使用（use of the body part as the object itself：BPO）
　　(10) 空間的誤り
　　(11) タイミングの誤り
　　(12) 動作を擬音や口頭ですます（augmentation）
　　(13) その他
　※定性的誤りは，運動関連（4, 6, 11 など），手の空間的見当（2, 8, 9, 10, 12 など），運動無関係（1, 3, 5 など）に大別される

D：構成障害の評価法
　　3：図案の模写再生が完全（ほぼ完全）
　　2：わずかな回転や歪みを認めるが，三次元性を含めて形状として正しくまとまっている
　　1：中等度の回転または歪みを認め，三次元性は喪失している
　　0：再生として認め得ない

(Tate et al. 1995；ストラブ・他 2005，改変)

質問されたとき，的確に応答できないことがある．失認は，感覚の様式によるもの，空間の認知に関するもの，自分の症状に関するものなどに分類される．

視覚失認（visual agnosia）は，視力は正常であって，視覚的に提示された物品の形態的説明および意味や用途の説明が困難であり，名称を言うことができない現象をいう．これらの物品については，知っていて当然のものあるいは過去には知っていたものを使用する．

古典的には，統覚型視覚失認（apperceptive visual agnosia）と連合型視覚失認（associative visual agnosia）に分類される．前者は視覚情報の認知処理過程において，形態的知覚処理，すなわち視覚対象に関する知覚情報に基づいて，物品としてのイメージを脳内に表象する段階の機能障害とされる．対座法によって視野計測は可能であるが，半盲などの視野欠損を合併していることも多い．手に持たせると，運動感覚性の手掛かりを利用して，その名称を言うことができて，使用することもできる．後者は，脳内に表象として形成された物品のイメージと，その物品に関する知識や記憶とを結びつける段階の機能障害とされる．物品を見て，その名称を言うことができず，複数の物品のなかから口頭で指示された物品を選ぶこともできないが，2つの提示された物品が同じか異なるかの判断は可能であり，提示された物品と同じものを多数の物品選択肢から選別することもできる．関連する症候に視覚性失語（optic aphasia）があるが，その他の失語症状を伴っている．物品を見て，名前は言えないが，その使用法を説明できる．手で触れれば，名前を言える．視覚-言語離断症候のひとつとされている．しかし，純粋なものがあるとすれば，失認との鑑別は困難である．

相貌失認（prosopagnosia）では，見慣れた人の顔の識別や表情の違いを認知できない．多くの場合，その人の声を聞くと誰であるかを言うことができる．色彩失認（color agnosia）は，色盲ではなく，正しい色の名称が言えず（色彩失名辞），選ぶことができない．通常，相貌失認と色彩失認は，併存することが多い．

視空間失認（visual spatial agnosia）では，自己の身体との関係で空間を定位することができず，方向や距離がわからない．こうした概念に含まれるものとして，馴染んだ道がわからなくなり，道に迷う患者（地誌的見当識障害，topographical disorientation），および空間の半側を認知できないで，不注意か，無視しているかのように見える患者（半側無視）がいる．バーリント症候群（Bálint's syndrome）は，自発的に注視しない（精神性注視麻痺），一度にひとつの対象しか見ない（空間性注意障害），視覚性の運動協調障害（視覚失調）という，まれな組み合わせを3主徴とする．眼球運動失行（ocular motor apraxia）とも呼ばれる．同時に複数の対象の中から一部分だけしか認知しないものを同時失認という．重度の場合には，ある対象の一部分しか見ないため，全体が何であるかがわからない．

こうした空間定位の機能障害は，聴覚にも生じることがある．半側無視（unilateral neglect）は，脳卒中や脳外傷などの急性発症後，早期には高頻度に出現する．目の前にいる人物に気づかないこと，出された食事で病巣側に配置されたものだけに手をつけることなどが知られている．これらの患者は，無視側からの話し掛けにも応答できないことが多い．触覚や痛覚では，両側の下肢あるい

---

[19]（463頁）Goldenberg et al.（1998）は，①パンにマーガリンを塗る，②プルオーバーあるいはTシャツを着る，③歯を磨く，の3つの活動を取り上げている．要素的動作の系列を通して修正可能な誤りと致命的な誤りに分け，致命的誤りを冒した患者に対して，3つの活動を作業療法士（OT）が指導している．はじめ，OTは患者の手をとって，困難な動作を指導する．その後，OTは患者の横に座り，患者と同時に，同じ動作を行う．患者とOTが並んでいるため，模倣が容易になる．最後に，OTは行うべき活動を実演し，その後に患者が実施する．訓練過程では，OTは，個々の知覚的な詳細な機能的意味および関連する動作の重要な部分（様相）に患者の注意を向けさせている．

は上肢の対称的部位を同時に刺激して，片方だけ感知するもの，脳の病巣側と反対側の四肢への刺激を感知しない（無視あるいは不注意）ことがある．

　自己の身体に関する三次元的な表象（image）が高次脳機能として想定されるが，触覚や痛覚の認知障害では，身体図式（body scheme）の異常として説明されるものもある．病態失認（anosognosia）あるいは疾病の否認（denial）とされるものに，片麻痺の麻痺側肢の存在を否認するものがある．バビンスキー型病態失認と呼ばれるが，重度の半側無視でもある．純粋な運動無視は，麻痺がないにもかかわらず，四肢を使用しない現象である．脳卒中左片麻痺において，上下肢の運動回復に著しい乖離と半側無視とを示す患者が，半側無視の改善と平行して急速に上肢機能の回復を示す場合には，運動無視の関連症状であった可能性もある．また，相貌失認や色彩失認などの視覚失認を否認する病態失認をアントン症候群（Anton syndrome）と呼ぶ．右と左の区別ができなくなる左右失認，手指の名称がわからなくなる手指失認なども身体図式の異常として解釈される．こうした身体図式の異常は，発達障害としても生じうるものであり，一般の成人にも多く存在する可能性がある．

　聴覚失認（auditory agnosia）は，言語や音楽を除いて，有意味な聴覚刺激を認知しない現象である．言語に限定されたものは，純粋語聾（pure word deafness）と呼ばれる．失語（aphasia）は，言語体系において，音声刺激の知覚に関しては言語失認であり，音声の自発的出力に関しては言語失行であり，これらの組み合わせでさまざまに分類される．さらに，読めない（失読），文字が書けない（失書），計算できない（失算）なども言語体系にかかわる機能障害である．失書，失算，左右失認，手指失認の4徴候の組み合わせをゲルストマン症候群（Gerstmann syndrome）と呼び，身体図式の異常として解釈されることもある．左大脳半球頭頂葉病変の徴候として古典的に記載され，その他の失語（特に流暢性）を伴うことが多い．

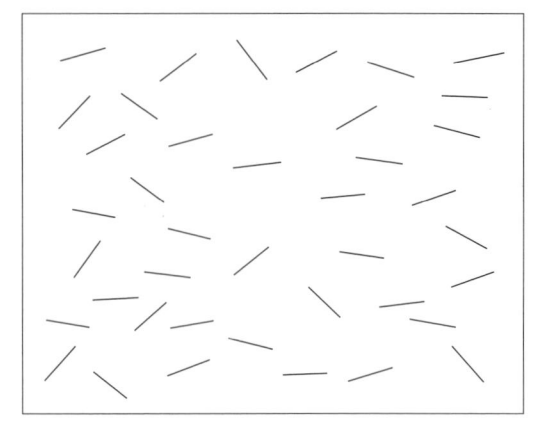

図8-19　視覚無視テストの課題図
Albert（1973）の方法に基づく図案である．

5 − 失認の検査

　感覚の様式は多様であり，知覚の認知段階に関わる検査が無数に考案されている．ここでは視知覚，特に視空間に関する検査法を掲げる．

　視覚性無視（visual inattention, visual neglect）の現象は，通常，右半球病変に伴って出現する．視野における視覚刺激への認知欠如である．右半球病変では，前方より後方（特に頭頂葉）の病変で出現するが，前頭葉病変でも生じることがある．また，同名半盲があると無視を生じやすいが，両者の合併は普遍的なものではない．これらの機能障害は，日常生活の活動における異常として気づかれることが多い．

　代表的検査法は，紙面に無作為に配置された複数の符号（文字，数字，図形など）から，ある特定の符号に印をつける抹消テスト，および紙面に描かれた複数の直線（水平で同じ長さ，長さ不同，あるいは長さと傾きとが不定など）の中央に印をつける線分二等分テストである．診察には自ら作成したもので十分であるが，研究目的ではすでに報告された様式に従うことが勧められる．Albert（1973）の視覚無視テスト（test of visual neglect）は，1枚の白紙（20×26 cm）に，長さ2.5 cmの40本の直線が，さまざまな角度で描かれ，18本は左右に広く散布され，4本が中央に配置されて

いる．その都度，検者が白紙に描いてもよい．患者には，すべての直線を横切る線を記す（×印になる）ように指示する．直線を抹消する課題であるが，さらに横切る線を直線の中央に記すように指示すると二等分課題にもなる（**図 8-19**）．抹消テストで印をつける対象とされる図案が鈴であればベルテスト（bells test；Gauthier et al. 1989），星であればスターテスト（star cancellation；Halligan et al. 1991），文字や数学の不等号や無限大のような記号であればレター・記号テスト（letter and symbol cancellation tasks；Caplan 1985）あるいは言語・非言語テスト（verbal and nonverbal cancellation tasks；Mesulam 1985）と呼ばれ，それぞれの原著が尊重されている．用紙の大きさ，描かれている符号や図案の大きさによって，検出の感度，異常の解釈が均質ではない．左右方向に並べて平行に描かれた長さと位置の相違する複数の線分を二等分する課題である，直線二等分テスト（line bisection test）では，中央からの偏倚率を算出して重症度の指標とする方法があるが，日常生活の活動制限との関連は十分に検証されていない．偏倚率（%）は［（マークされた左側の長さ－正しい半分の長さ）/（正しい半分の長さ）］で計算される（Schenkenberg et al. 1980）．長さの異なる複数の直線を，中央，右，左に片寄って配置すると，左側に配置された直線では，所見が一定しない傾向がある．言語性の無視症状については文章を読ませたり，書かせたりする課題が使用される．和文でも横書き文書では，左端の読み出しが脱落する患者が多い．書き出し不整文書の音読がテスト法として報告されている（Caplan 1987）．

構成障害で紹介した描画テストは，評価（アセスメント）において誤りの解釈として，注意障害や視空間の認知障害の関与が少なくないため，視覚無視の検査としても利用される．

相貌失認に関連した検査では，著名人の顔写真を提示して氏名を問う，正面と側面，その他の視角からの写真で同一人物を識別させる，泣き笑いの表情を識別させる課題などが用いられる．

8. セクシャリティの問題

Freudは，セクシャリティ（性欲，sexuality）を性器結合を目指す性器性欲（genitality）と性器性欲以前の性欲（pre-genitality）に分けて，性的（sexual）と性器的（genital）は同義でないと主張した（小此木 1984）．フロイト派精神分析では，性欲は単に性器にかかわる活動や快楽だけでなく，幼児期から存在する快楽を与える刺激や活動を指し，生理的欲求の充足には還元できない要素を含んでいる．それらは，歴史的に形成された行為と快楽と欲望の絡みとしてもとらえられる．フーコー（1986a, b, 1987）は，これらを生物学的な弁別としての性（sex）ではなく，現象としての性行動や性欲の発現をセクシャリティ（sexuality）と呼んでいる．セクシャリティは，生物的性別，性的同一性（gender identity；社会的に男性，女性であること），性的役割（sex role）の表現であり，個人のパーソナリティ，身体，服装，行動などを通して表現されている．

障害者のセクシャリティの問題は，健常者と変わるものではない．それにもかかわらず，健常者との同一性よりも，何か異質性が強調される傾向がある．障害者は非性（asexual）ではなく，機能障害によってセクシャリティが消失するわけではない．セクシャリティについては，障害者も健常者と同等の権利と責任を有している（Ducharme et al. 1988）．ただし，医学的リハビリテーションでは，性生活（sex life）が取り上げられる．

1 性機能の生理

人間の性反応は，4段階に分けられる（Ducharme et al. 1988）．

① 興奮期（excitement stage）

接触あるいは想像による性的刺激の反応として，反射性，精神性の興奮が生じる．主として副交感神経が働くが，程度は少ないが交感神経の働きも関与している．男性では，陰茎の勃起が生じる．女性では，腟湿潤や性液分泌があり，乳頭が勃起する．

② 高原期（plateau stage）

性的興奮が高い状態で持続する．男性では，局所の血液貯留が持続して，陰茎はさらに膨大する．女性では，腟が伸張して，陰核と乳頭が膨大する．性器以外の変化には，呼吸促迫，頻脈，血圧上昇，全身の筋緊張がある．

③ オルガスム（orgasim）

一連の性的刺激による性反射の累積によって，性的興奮が高まり，爆発的な解放に至る直前の最高潮（ecstasy）を達する．男性では，射精とそれに続いて陰部筋，前立腺，陰茎の律動的な収縮が生じる．女性では，肛門括約，腟の外部1/3の律動的な筋収縮が感じられる．これら交感神経の作用によって起こる．

④ 鎮静期（resolution）

男性では不応期であり，陰茎の勃起はあっても，射精は生じない．女性には不応期がなく，オルガ

スムは繰り返して持続する．局所の血液貯留と，はじめに生じた変化とが消退する．

　男女を問わず，生理的な性機能は，成熟後は年齢とともに低下する．性ホルモンも，20歳代を頂点として，分泌量は次第に減少するが，80歳になっても完全に消失することはない．生殖能力は，女性には閉経という明らかな途絶があるが，男性では明らかではなく，個人差が大きい．性ホルモンの減少が性行動の低下にかかわるか否かは明らかでなく，関係があるとしても，大きなものではない（長田　1992）．高齢者の性行動の減退は，性欲や性的能力の生理的な喪失や減少というよりも，性道徳や社会的因習，配偶者の高齢化や死別など，心理社会的要因の影響が強調されている（東郷・他　1991）．

　性機能を低下させている身体的要因には，糖尿病，肥満，運動感覚麻痺や骨関節疾患，うつ状態，過度の飲酒，薬物の影響などがある．

2 セクシャリティ：性の心理社会的側面

　性機能が成熟する思春期以前に生物的な性の分化があって，個人の性的同一性（gender identity）が確立する．それには，親や家族の養育態度が決定的な役割を果たしている．さらに，男らしさ，女らしさという価値基準を含めた性的役割（gender role）の認識も進む．セクシャリティとされる態度は，地域社会や所属集団，マスメディア，宗教などの影響を強く受けながら形成されていく．個人のセクシャリティは，社会文化的要因によって規制されている．

　セクシャリティは，性機能が普通か否かにかかわらず，独立した欲求としても存在する．とくに結婚後は，性行為を含めて，生活の一部になる．セクシャリティは愛情や親密さの表現でもあって，夫婦間では重要な意味をもっている．性機能の低下あるいは身体障害などによる性行為の困難は，自己不全感となって自尊心を損ない，配偶者との関係にも影響を及ぼしている．患者が病者役割（sick role）をとり，依存的で退行した行動に

陥れば，配偶者は養育者あるいは介護者の役割を強いられてしまう．そのような状況が続けば，夫婦関係は次第に変質する．患者あるいは障害者が若いほど，この問題は深刻である．

3 障害者と性生活

　性生活における活動制限は，脊髄損傷をはじめとして，脳血管疾患，関節リウマチ，慢性腎不全，糖尿病など，多くの疾病で生じる．疾病によって，直接に性機能が失われることは少ないが，身体障害や心理的要因が二次的に性生活の活動低下をもたらすこともある．性生活の制限は，患者を抑うつ的にして，不安を高めたりするため，リハビリテーション全般に影響を及ぼすことになる．性生活の問題は，患者や配偶者からは相談しにくい面があるため，ヘルスケア専門職側から問題を取り上げて，適切に指導することが大切である．性機能にかかわる活動制限を軽減あるいは予防して，性生活の再適応を図るのが性的リハビリテーション（sexual rehabilitation）である．専門職に求められるのは，次の課題である（Conine et al. 1980）．

・通常の評価（アセスメント）の一環として，性生活歴を聴取して，性機能についての知識を提供する．
・患者と配偶者に対して，性機能についての衛生面を指導する．
・性交を補助する種々の補助具の使用法を指導する．
・性交を阻害する過度の痙縮，関節痛，幻肢などに対処するための知識を提供する．必要であれば，治療的介入を実施する．
・平衡感覚障害や心疾患がある場合，性交に適切な肢位を指導する．
・分娩前後の女性では，その環境をニーズや医学的危険率に合わせて調整する．

　性生活の問題は，できるだけ率直に，直接的で簡潔に尋ねることが望ましい．患者教育には，パンフレットやマニュアル，ビデオの活用もよい．

表 8-26 性機能にかかわる身体的診察

全身	立ち居振る舞い，姿勢，認知
皮膚	瘢痕，皮疹，開放性創傷，皮膚損傷
眼・耳・鼻・咽頭	視，聴，嗅などの感覚，嚥下障害
肺	咳痰，閉塞性・拘束性の慢性肺疾患
心	不整脈，心雑音
泌尿生殖器	解剖学的構造と機能，開放性損傷，尿収集器具の使用
直腸・肛門	開放性損傷
神経系	麻痺，感覚障害：程度と広がり
骨関節・筋	関節の疼痛と炎症，拘縮，可動域の制限

(Ducharme et al. 1988, 一部改変)

表 8-27 脊髄損傷者と性

男　性	女　性
性的欲求：正常，心理的に性欲減少	性的欲求：男性に同じ
性的快感：完全麻痺では陰部の感覚消失．損傷レベルより上位の性感帯（器）による性的満足	性的快感・満足：男性に同じ
勃起・性交：一部の男性で可．精神的（性）勃起，反射性勃起，いずれも勃起力持続に制約がある ：陰茎内埋込，パパベリン注，バイアグラ®など	腟湿潤：潤滑剤
射　精：大多数の男性で不可．逆行性射精，痙縮，攣縮，疼痛の誘発 ：薬物（ワゴスチグミン）刺激，電気刺激による精液の採取	
授精・妊孕力：精液の性状に依存 　　　　　　人工授精	受　精：とくに問題なし 　　　　精液の性状に依存 妊娠・分娩：妊娠中の感染，褥瘡の予防 　　　　分娩：子宮収縮による自律神経過反射 　　　　　　　弱陣痛－鉗子分娩，帝王切開

表 8-28 バイアグラ®使用上の注意点

1	初回投与量は 50 mg（25 mg では効果が弱い）．
2	服用は食後 2 時間以上あける．
3	効果時間：30 分から 6 時間
4	併用禁忌薬：ニトログリセリン，亜硝酸アミルなど
5	投与禁忌疾患：肝機能障害，低血圧，高血圧，脳梗塞・脳出血・心筋梗塞 6 か月以内，網膜色素変性など
6	射精障害は改善しない
7	保険適用なし

4 医学的対応

性機能障害についての評価（アセスメント）には，十分な既往歴の聴取と診察が必要である．診察は，精神状態（知的機能や情動・感情面），心肺機能を含めた全身状態，性器，神経系，筋骨格系の機能障害について包括的に実施する（**表 8-26**）．

1 – 脊髄損傷

脊髄損傷者の性生活における問題点およびその対策を**表 8-27**に掲げる．感覚麻痺領域以外の身体部位への接吻や愛撫，バイブレーター使用などによって，性的欲求や性的快感を満たすことは，2 人の生を交歓することにつながる．

20〜30 歳代の脊髄損傷の男性は勃起障害，射精障害，男性不妊に遭遇し，女性は月経異常，妊娠合併症，麻痺に伴う出産などの問題に突き当たる．

① 勃起の機構

勃起には精神的勃起と反射性勃起があり，それらには第 2〜4 仙髄にある脊髄勃起中枢および第

11 胸髄〜第2腰髄にある交感神経が関与している．陰茎は2つの陰茎海綿体とひとつの尿道海綿体からなり，そこに神経と血管が入り込んでいる．性的刺激を感じると，陰茎海綿体内のコリン作動性神経からアセチルコリンが放出され，内皮細胞内一酸化窒素合成酵素（NOS）が活性化されて，一酸化窒素（NO）が増加する．NOは，平滑筋内のcGMPを活性化して，それが平滑筋内のCaイオンを低下させ，陰茎海綿体平滑筋が弛緩する．弛緩した海綿体に血液が充満すると，陰茎が勃起する．

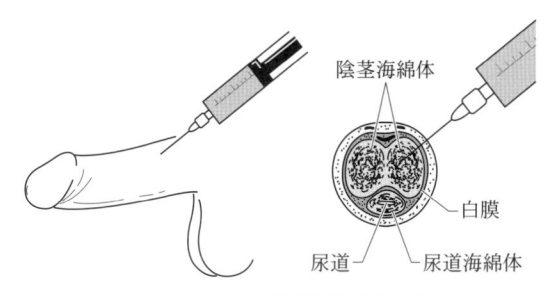

図 8-20　PGE_1の陰茎海綿体自己注射

② 勃起障害

脊髄勃起中枢は第2〜4仙髄にあり，脊髄損傷によって損傷を受ければ，勃起障害（erectile dysfunction）が生じる．頸髄損傷のように仙髄反射が残存している場合には，勃起はするが数分で消退して，持続しない．いずれも，cGMPの分解酵素（ホスホジエステラーゼ5：PDT5）の分解を阻止する薬物の投与によって，勃起が持続するようになる．シルデナフィル（バイアグラ®）やバルデナフィル（レビトラ®）はcGMP分解阻害薬であり，有効率は70％である．シルデナフィル投与時の注意事項を表8-28に掲げる．効果がないときは，プロスタグランジンE_1（PGE_1）の陰茎海綿体内への自己注射（図8-20），陰茎補助具（penile prosthesis）として陰圧式勃起補助具（陰茎にプラステイック製の筒を被せ，内側を陰圧にすると陰茎海綿体内に血液が流れ込み，勃起する器具）や陰茎補助具海綿体内挿入術（陰茎にシリコンを挿入する手術）を勧める．失禁対策[20]や体位の工夫も大切である．腟湿潤不全には潤滑剤を使用する．

③ 射精障害

射精障害の発生率は，およそ90％である．人工射精は，経直腸電気刺激法（図8-21）では成功率が80〜90％，バイブレーターによる陰茎刺激が頸

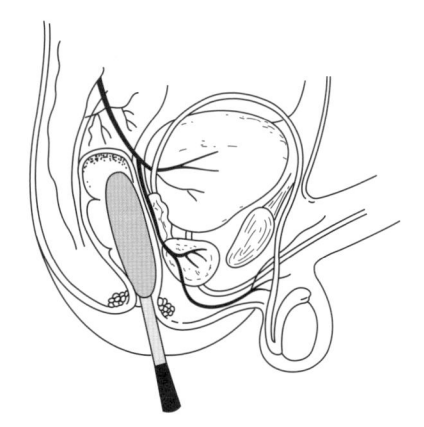

図 8-21　経直腸電気刺激による人工射精

髄損傷者で60％である．挙児を希望する場合は，体外受精が多い．人工射精による採精以外に，精巣上体を切開して精子を採取する方法もある．

④ 月経

女性では，受傷後に60％が無月経になり，5か月後に半数，1年後には89％が回復する．

⑤ 妊娠と妊娠合併症

妊娠は普通に生じるが，多数例の報告は少ない．便秘は，脊髄損傷者には一般的に多い．妊娠に特有の合併症は，貧血，尿路感染症，褥瘡，切迫早産，自律神経過反射などである（図8-22）．

⑥ 出産

脊髄損傷女性の陣痛は，腹部の強い痙攣として現れる．第6胸髄よりも上位の損傷では，血圧上

---

[20] 飲水や排尿と排便の管理，および留置カテーテルの利用である．女性ではカテーテルを留置して，カテーテルの端を折り曲げて輪ゴムで括り，尿漏れを防止する．男性ではカテーテルを留置したまま，コンドームを使用する．

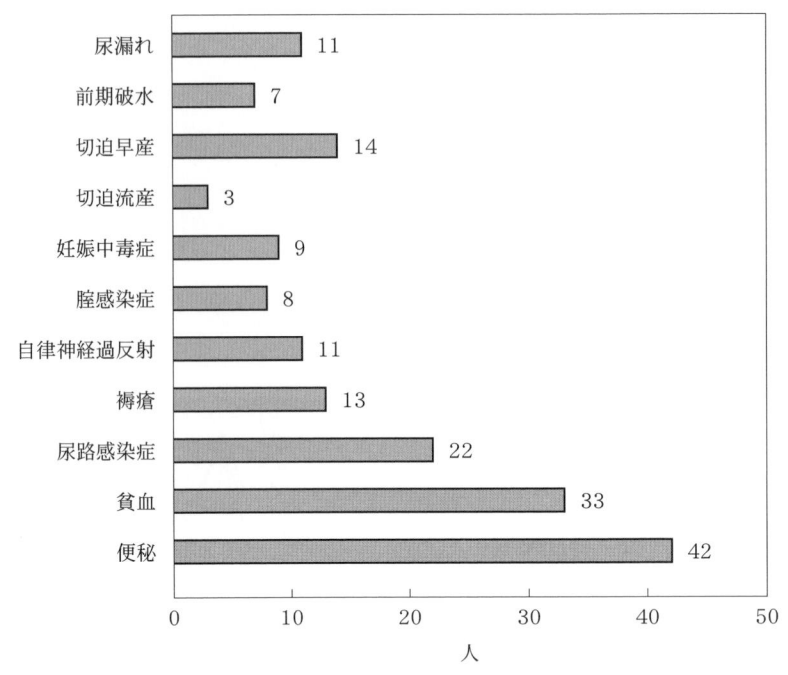

図 8-22 妊娠期の合併症

合併症	人数
尿漏れ	11
前期破水	7
切迫早産	14
切迫流産	3
妊娠中毒症	9
腟感染症	8
自律神経過反射	11
褥瘡	13
尿路感染症	22
貧血	33
便秘	42

出産経験者44名（妊娠件数66件）の妊娠合併症．便秘症状の悪化，貧血や尿路感染症は，一般の妊婦に比べて頻度が高い傾向がみられた．褥瘡や自律神経過反射は一般の妊婦にはみられない合併症である．

表 8-29 脊損女性の出産方法と麻酔

報告者（年）	Charlifue (1992)	Westgren (1993)	Jackson (1999)	牛山・他 (1999)
・出産数	45	49	80	33
・出産方法				
経腟	75%	33%	77%	39%
（鉗子・吸入）	(22%)	(8%)	(18%)	
帝王切開	25%	67%	23%	61%
・麻酔				
全身	32%	51%	14%	42%
硬膜外	2%	10%	26%*	6%
脊椎	4%			9%
局所	6%	6%	5%	
その他		6%	4%	6%
無麻酔	49%	29%	50%	42%

*脊椎麻酔を含む

昇，強い頭痛，発汗などの自律神経過反射が出産時に起こる．出産にあたっては，わが国では帝王切開が多かったが，次第に経腟分娩が増加している（**表 8-29**）．

2 - 脳卒中

　脳卒中患者では，身体的あるいは心理的要因によって，性的関心，性的満足や興奮（パーソナリティ変化，感覚障害，悲嘆，不安，うつ状態などに影響される），性行為に要する身体的機能（運動麻痺，顔面麻痺），互いに感情を表現して共有する能力（失語，表情や身体言語のような非言語的表出，半盲や半側空間無視などに影響される）などの減退が問題になる．最良の調整は，病前に良好な性的関係にあった患者と配偶者との間で達成される．相互に役割の変化を理解して，新たな好ましい関係をつくりだす．性生活の相談は，リハビリテーション全般の成否，患者や配偶者とのコミュニケーションにもかかわるため，重視すべきである．

　性行為の危険率（risk）についての不安を取り除き，降圧薬，その他の薬物療法が性機能に及ぼす影響を説明して，身体障害による性行為の制限

を軽減する体位や方法を助言する．

3 - 心疾患

　心筋梗塞を含めて虚血性心疾患では，性行為に伴う心負担に対して十分に管理しうる多くの患者でも，再発作や死の不安から，性行為を病前と同じように行っている者は少ない．心電図による経時的な負荷試験には変化がなく，心理的に落ち着いた状態であって，息切れや狭心痛もなく，飲酒や満腹の直後を避ければ，性行為を禁止する理由はない．狭心痛の予防に，ニトログリセリンをあらかじめ用いることもある．性機能を減退させるような薬物には，留意することが必要である．

　包括的な心臓リハビリテーションでは，栄養や禁煙，教育，コーヒー制限，心理，職業，性についてのカウンセリングがなされ，運動プログラムの実施，ストレス軽減や社会的支援サービスについての助言が医学的治療と並行して実施される．

　性行為を含めて，病前の活動レベルに徐々に復帰するに伴って，死亡率が増加するというわけではない．心機能低下や心不全のために，性行為が制限される場合には，性交に代替する情愛の交歓を強調して，疾病によってもたらされた性生活の変化と喪失に打ち勝てるように支援する．

4 - 骨関節疾患

　関節リウマチや変形性関節症など，関節痛と可動域制限がある骨関節疾患，幻肢痛を伴う肢切断では，痛みの緩和と管理が重要である．性的葛藤やストレスが関節痛を助長しているような場合には，性行為は鎮静効果がある．副腎皮質ホルモンによる高度の骨粗鬆症，股関節置換術などの術直後では，性行為を禁じるのがよい．

5 - 癌

　癌の患者では，心理的な衝撃が性行動を減退させる大きな要因となっている．特に，乳癌，泌尿生殖器の癌の場合，器質的な性機能不全を伴うこともある．さらに，状況によっては，男性であること，女性であることまでも喪失してしまうという，誤った思い込みや罪悪感が問題となる．

9. 高齢者のリハビリテーション

老化（senility）とは，加齢（aging）とともに不可逆的に進行する多くの生理的および形態学的な衰退現象である．それらは老年期で有害に働き，死亡率を増加させ，究極的には死をもたらし，個体の生命と種の寿命を制限する（折茂　1994）．

特定の疾病の有無にかかわらず，高齢者には身体的機能障害や機能的制限が高率に合併する．これらの機能的な衰退の多くは，生理的な予備能の減少と慢性疾患との相互作用によってもたらされる．高齢者のリハビリテーションでは，特定の疾病や外傷による機能障害や機能的制限の回復だけでなく，機能的制限の進行を避けるため，体力維持のプログラムや筋・骨関節の機能障害の早期リハビリテーションを推進することである．

1 高齢化と要介護老人および認知症老人

日本人の平均寿命は，1947年には50歳あまりであったものが，公衆衛生の進歩，医学・医療の進歩および国民生活の向上などによって，2004年には男性78.64歳，女性85.59歳と世界最高の水準にある．高齢者では複数の慢性疾患に罹患している者が多く，このため機能障害を有する者も多くなる．障害者に占める高齢者の割合は高く，重複障害の比率も高くなる．一方，障害老人（寝たきり老人），認知症老人も急激に増えるものと予測されている．

わが国の65歳以上の老齢人口は1950年に総人口の5％であったものが，2003年には2,431万人で19％を占めるが，今後も増加を続け，2025年には3,473万人で29％，2050年には3,586万人で36％に達するものと推計されている（国立社会保障・人口問題研究所　2002年1月推計）．

2001年の国民生活基礎調査によれば，在宅で手助け見守りを要する者[*21]の数は293.5万人で，65歳以上は239.8万人（81.7％），うち75歳以上は185.1万人（63.1％）を占める．65歳以上で，障害老人の日常生活自立度（寝たきり度）別では，ランクJ 26.0％，ランクA 34.2％，ランクB 16.9％，ランクC 15.5％，不明7.5％であった．

認知症老人の実態について，2002年の厚生労働省の調査によれば，要介護・要支援認定者は同年9月で314万人，うち認知症老人自立度Ⅱ以上149万人，Ⅲ以上79万人であった．79万人のうち障害老人の日常生活自立度JまたはAが25万人であった．また，認知症老人自立度Ⅱ以上の将

[*21]「手助け見守りを要する者」とは，次の項目にひとつでも該当する者をいう．
　①歩行，起床，着座，着脱衣，洗顔，食事，排泄，入浴のときに，手助けや見守りが必要な者
　②意思疎通が困難な者　③生年月日を答えられない者　④徘徊する者　⑤介護保険法の要介護または要支援として認定されている者
[*22(次頁)] 平成12（2000）年に介護保険制度が導入されると国民生活基礎調査では寝たきり老人から要介護者等の統計に変わった．平成28（2016）年の調査で要介護の原因として，認知症18.0％，脳血管疾患16.6％，高齢による衰弱13.3％，骨折・転倒12.1％，関節疾患10.2％などとなっている．

来推計では，2015 年までにおよそ 100 万人増えて 250 万人に，2025 年には 323 万人に，2035 年には 376 万人になると見込まれている．

寝たきりの 3 大原因[*22(前頁)]は，神経疾患，運動器疾患，廃用症候群である．神経疾患の大部分は脳血管疾患が占め，次いでアルツハイマー型認知症，パーキンソン病などである．運動器疾患の中心は大腿骨頸部骨折であり，次いで脊椎圧迫骨折，関節疾患などが含まれる．廃用症候群の要因は，主に心肺疾患がきっかけで臥床したものである・一部に術後の長期臥床も含まれる．後期高齢者の寝たきりの原因は，明らかでない場合が多く，この廃用症候群の病態解明が重要な課題となってくると考えられる（高橋 1999）．

2 老化学説

老化学説には，組織や細胞の機能低下一般から老化を説明しようとする立場，特定の組織や細胞の機能低下から説明しようとする立場があるが，これらの学説は独立でも，排他的でもない．いくつかの学説を掲げる（大田 1990；折茂 1994）．

① **プログラム説，細胞分裂寿命限界説**

老化の発現あるいは老化の速さが遺伝的に決められているとする説である．この説では老化を，発生・成長の延長上に考えている．

② **体細胞突然変異説，DNA 傷害説**

体細胞に突然変異が起こったり，DNA 傷害が蓄積することによって，細胞機能が低下していく．

③ **エラー・カタストロフ説，異常蛋白蓄積説**

蛋白を含む遺伝情報伝達装置のエラーにより，より多くの異常蛋白がつくり出され，やがて細胞が機能し得なくなり，死に至る．

④ **フリー・ラジカル説**

細胞内には種々の要因でラジカル（遊離基）が生じる．反応性に富んだラジカルは，蛋白，核酸，脂質に傷害を与える．このために老化が起こる．近年では，老化制御遺伝子欠損，寿命制御遺伝子の存在など，老化の機序の解明が進んでいる．

3 加齢による生理的変化

すべての生物は時間の経過に伴って，成長，成熟および退縮の 3 つの経過をとる．退縮過程には，老化という表現が用いられている．成長，発育の時期が比較的明確な形態学的・生理学的特徴をもっているのとは異なり，老化による平均的な変化は徐々に出現し，はっきりした時期的特徴を示さない．

諸器官系の機能に対する加齢の影響は，原則として次の事項があげられる（Clark et al. 1988, 1993）．

①個人差がかなり大きい．個人差は高齢になるほど拡大する．

②同一人のなかでも個々の器官の老化の程度は，それぞれが同じではない（**図 8-23**）．

③複数の器官系の協調と統合を必要とする複雑なパフォーマンスほど変化が大きい．

④生理的な制御機構の退行の結果，環境の変化や疾病によるストレスに対する適応反応が老化の影響を最も受ける．

一方，従来の老化に関する研究は横断研究によるもので，年齢別の指標の尺度差を老化とみなした．この方法は時代による社会・文化的差による偏向があり，誤った評価がされやすく必ずしも真の老化を示していない．真の老化を知るためには縦断研究が必要である．

近年，人間の老化は心身の機能面より評価する場合，死の直前になって急激に進行する，言い換えると，死の直前まで心身機能はよく保たれていることが明らかになってきた．知能の縦断研究から終末低下（terminal decline）という概念も生み出されている（柴田 1992）．老化を測定する手段によって，老化の様式や速さに乖離がみられることも明らかとなった．CT スキャンでみる脳萎縮と知能レベルの乖離は，その例である．このように，これまでの老化に関する通説あるいは俗説（ageism，年齢差別，高齢者差別）に対して，科学的な再検討が進められている．

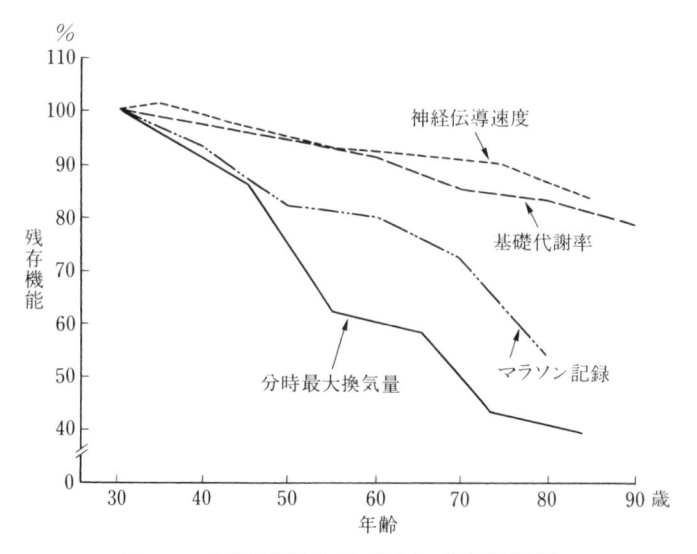

図 8-23 生理学的機能の加齢変化（横断的研究）
30歳を100%としたとき，80歳では分時最大換気量は60%，マラソン記録の40%の減衰に対して，神経伝導速度や基礎代謝は15%の減衰にすぎない．
(Katzman 1983)

4 高齢者の心身機能

加齢に伴って，心身機能にもさまざまな変化が現れる．その変化をすべて減退としてとらえるのは正しくない．また，高齢者を単純に一般化することも誤りである．加齢とともに，個人差はむしろ拡大するからである．高齢者のリハビリテーションを進める際に，留意すべき点を掲げる．

1 - 運動機能

運動に直接かかわる神経筋系や骨関節系は，加齢変化の影響を受ける．加齢変化のひとつは萎縮（atrophy）である．萎縮とは，組織を構成している実質細胞の減少，および一個の細胞の容積が減少することである．もうひとつの重要な加齢変化は，結合組織の弾性線維やコラーゲン線維の変性と萎縮によって組織の弾性や粘性が減少し，硬化することである．

脳や脊髄のニューロン神経細胞は，変性して脱落し，グリア細胞が増加する．その結果，情報の受容，統合処理能力は低下する．脳や脊髄の神経細胞は冗長であり，ある限界内での萎縮では機能は維持される．末梢神経の有髄線維は減少する．神経伝導速度も低下する．また，平衡感覚では，回転加速度を感受する前庭器官の有毛細胞の数も著明に減少し，平衡機能が低下する．転倒もしやすくなる．

加齢による筋線維の萎縮は，加齢性筋肉減弱症（sarcopenia，サルコペニア）と呼ばれ，筋細胞の数が減少する．筋線維の萎縮は遅筋より速筋で著しく，筋線維タイプの遅筋化が特徴である（町田 2007）．これに対して使わないことによる廃用性筋萎縮は，筋線維数に変化がなく，抗重力筋では遠位より近位で，また速筋よりも遅筋で著しい．関節の結合組織の粘弾性低下や関節の変形は，可動域の制限をもたらす．その結果，運動機能面での加齢変化として，筋力，瞬発力，持久力，柔軟性，バランス，速さの減少が起こり，運動技能も低下する．しかし，高齢者の日常生活における運動機能の低下については，生物学的な老化現象よりも，使わないことによる廃用現象の関与が指摘されている．

運動のエネルギー代謝にかかわる心肺機能に

も，加齢変化が現れる．心臓では心筋細胞の減少，心筋間質の線維化によって運動時の1回心拍出量が低下する．最大心拍数は加齢とともに減少し，運動時の最大心拍出量も減少する．呼吸筋の萎縮，胸壁の伸展性の低下，肺組織の粘弾性の減少によって，運動時の換気機能は低下する．最大酸素摂取量は減少し，最大の有酸素作業能力は低下する．しかし，高齢者の日常生活活動で問題となるのは，毎日の非活動的な生活習慣によって，生物学的な加齢現象のレベル以下にまで低下してしまうことである．

2－認知機能

神経生理学的には，脳の物質過程における変化（ニューロン，シナプス，神経伝達物質の減少など）が機能面における変化をもたらすことは不可避である．脳の情報処理能力は次第に制約され，多くの弱点が現れる（Cohen 1988）．第一は，情報処理の速さの低下であり，認知や学習，思考，判断などに要する時間が延長する．単に効率が低下するだけでなく，同時にいろいろな処理を実行することが苦手となる．一方，熟知した事柄などでは，的確で迅速な判断を下すことができる．

第二は，記憶（memory）の減退である．歳をとると物覚えが悪くなるといわれるが，短い時間であれば，大概のことは記銘して保持することができる．ただし，感覚機能の問題や，注意の集中や配分を過度に要求しないこと，刺激提示が速すぎないことが条件である．記憶の減退は，保持時間が長くなるにつれて，顕著になる．わずか数分で忘れてしまうこともある．その結果，周囲の偏見および本人の自信の喪失が助長される．高齢者の記憶検索は，想起戦略の単調さと浅さに特徴がある．これを助けるには，記憶すべき材料を減らし，それを具体的に意味づけることが有効である．

第三に，一般知能の減退がある．種々の調査では，知能検査得点は加齢とともに低下している．しかし，得点と年齢の見掛けの関連性は高いが，健康状態や社会的要因，教育歴などを加味した関連性はあまり高くはならない（Botwinick 1977）．

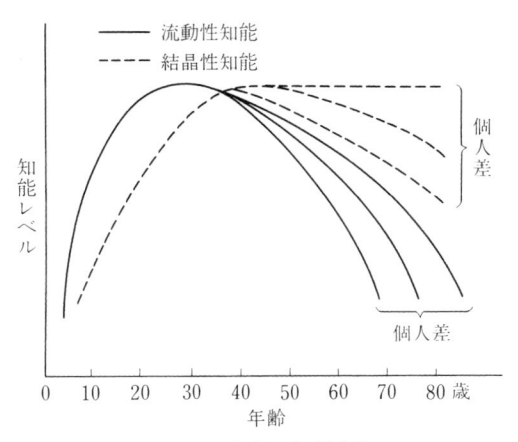

図 8-24　知能の加齢変化
知能を流動性知能（fluid general factor；gf）と結晶性知能（crystallized general factor：gc）とに分けてとらえ，生涯における変化を模式的に示したものである．活動能力は10〜20歳の間に急速に発達し，30歳前後から衰え始める．結晶性知能は発達に時間がかかるが，歳をとってもそう簡単には衰えない．流動性因子は新しい環境に適応する際に働く能力で，WAISの動作性テスト（認知遂行，関連記憶，論理的推論，抽象的思考など）はこれに属する．結晶性知能は学習や経験に基づく能力で言語性テスト（語彙，包括的言語能力など）の成績に反映される．（柄澤 1989，一部改変）

シアトルにおける長期追跡調査では，知的機能は40歳代前半まで増進し，60歳代まで比較的安定している（Schaie 1990）．一般知能の低下は，個人によって異なり，55〜70歳の間に起こる．詳しくみると，非言語的能力は早く減退するが，言語的能力は70歳代まで安定している．これは単に情報処理の速さや記憶の問題ではない（**図 8-24**）．

加齢に伴う認知面の変化について，内的要因だけでなく，環境や文化などの外的要因の役割も重要である．馴染みのない環境におかれること（医療の場もそのひとつ），急激な生活環境の変化，ひとり暮らしなどの種々のことが認知に負の影響を与える可能性がある．また，健康状態と認知との関係も注目されている．

3－パーソナリティと行動

高齢者は精神的に固く，過度に慎重で受動的，悲観的だといわれる．また，役割の変化や親しい

人を失うことで抑うつ的になりやすく，心身機能の衰えから身体像や自尊心の低下を招きやすいとされる．このような否定的で定型的な高齢者観は，かなり単純化したもので妥当性を欠く．高齢者は能力においても生活においても，実際はきわめて多様な存在である．

　加齢を生物的視点だけからみると，構造の変化による機能の低下は必然と思われる．しかし，そのことによって行動面での退行（regression）が進むとは考えにくい．加齢は社会的な意味をもち，退職や引退，あるいは病気による周囲の状況の変化と生活の変化とは，本人の意識や行動に大きな影響を与える．もし退行が起こるとすれば，その原因は生物的要因というより，役割の変化，社会的支援（social support）の減少や社会的隔離などの要因に求められる．入院や施設への入所は画一化（非個性化）への圧力となり，さらに退行を助長する傾向がある．高齢者に特徴的とされるある種の行動特性は，高齢者のおかれた社会的状況を反映しているに過ぎないこともある．人びとの接し方によって心を開いたり，行動が変化することもまれではない．

　特定の文化や社会によっては，高齢者は人生経験が豊富で知識に富み，成熟した人格をもつ存在として尊敬されている．一方，高度に近代化された社会では，高齢者の知の役割は別のシステムが担い，個人の知は自己の内面に向かうようになる．人生の後半では，他者よりも自己に関心をもつ傾向が強まる．ただし，男性では若い頃は競争を通じて社会に目を向け，歳をとると家族や宗教にひかれるのに対し，女性では若い頃は受け身に熟達し，安全と確実さを望むが，次第に能動的であろうとする（Gutmann　1977）．背景にジェンダー役割の変化も想定される．

　加齢によって，興味や役割行動に関する面は変化しやすい．また，病気はパーソナリティに大きな影響を与える．高齢者は健康に不安をもち，病気を抱えている割合は若い世代に比べて高い．高齢者に限らず，病気はある定型的なパーソナリティ特性をつくり出す．それは，身体（あるいは病気）のことに心を奪われ，自己防衛的・受動的で，衝動の統制がうまくできないことである．高齢者にとって，死は身近なもので，そのため病気は脅威であり，強い不安と無力感をもたらす．病気が慢性化して障害をもつことになれば，この心気症的退行は強められる．

　高齢者のリハビリテーションでは，患者を取り巻く社会的状況の理解が重要である．これによって，患者は心を開く準備ができる．そこで成立するコミュニケーションは，患者に自尊心を回復させ，客観的に自己をみつめる余裕を生む．

5　高齢者の機能的状態に関与する要因

1 – 生活様式

　高齢者の機能的状態は，老化の直接の影響のほかに生活様式（lifestyle）によっても影響される．活動的な60〜70歳代の高齢者は非活動的な20〜30歳代の若年者より運動が速く，運動訓練により血圧は下がり，心拍出量は増し，筋力強化が得られたと報告されている．

　身体が良好な状況にあるか否かを示す指標としての体力（fitness）でも同様のことがいわれている．加齢だけによる体力の低下と実際の能力の差異を体力格差（fitness gap）といい，加齢とともに拡大する（図8-25）．高齢者ほど非活動性の累積効果による体力格差は大きいため，運動訓練による改善の割合が大きい．家にこもりがちの高齢者にとっては，活動的な余暇活動，身辺処理や単純な課題遂行も体力の維持に役立っている．

2 – 疾病と廃用症候群

　高齢者は予備容量の少ない，あるいはほとんどない状態で機能しており，感冒などの病気で寝込んでも機能的状態の低下や体力の低下を生じる．この状態は，病気が治癒した後も元に戻らない場合が少なくない．

　入院という環境の変化，不必要な過度の安静臥床は廃用現象を助長するため，依存を強化しない

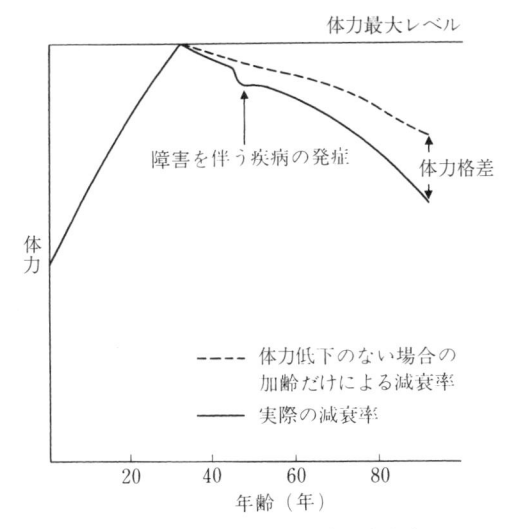

図 8-25 加齢による体力の変化率
(Gray et al. 1984, 一部改変)

ように留意する．多種類の薬剤を服用している場合は，医原病，薬剤の副作用に注意する．中枢神経系に直接作用する薬剤の副作用として，転倒，無動，錯乱，無関心などがあり，それによって機能的状態の低下を起こす．

3 - 心理社会的要因

家族構成，経済状態，心理社会的要因も機能的状態に関与する．歳だからという本人や周囲の者の態度も問題である．高齢者は他の人との交流が少なく，家に閉じこもりがちとなり，外の世界に対して興味を失うことは避けられないと一般に考えられている．しかし，社会参加は高齢者や障害者の身体機能の低下を予防し，心理社会的退行を防ぎ，生活の質（QOL）の改善と維持に重要である（Patrick et al. 1986）．最近では，高齢者でも中年期と同じ規範をもち，できるだけ具体的な社会活動に参加し，可能な限り仕事につき，社会に寄与するほうが，客観的にも比較的高い活動レベルを保ち，生活満足度も高いとする意見が有力になっている．

6 高齢者のヘルスケアとリハビリテーション

高齢障害者の保健，医療および福祉の目的は，寿命の延長というよりも，QOL の維持向上にある．そのためには，
①無益な能力低下を防ぐ，
②社会的問題や身体的症候による QOL の低下を防ぐ，
③家族や縁者との関係の崩壊を防ぐ，
④できるだけ長く各人の家庭にいること，
が基本的な対応となる（Gray et al. 1984）．

高齢者のリハビリテーションで主な対象となるのは，
①明らかな機能的制限を示す疾病の患者
②慢性疾患の患者
③明らかな疾病はないが体力の低下している高齢者
である．

老年期の機能的制限には，
①小児や成人期に機能的制限を生じ，高齢者となる例
②老年期に機能的制限となる例
がある．後者のほうが適応には問題のあることが多い傾向にある．また，複数の医学的問題に対しては，優先順位を決めて対処する．完全な治癒よりは一時的な緩和，二次的合併症の予防がしばしば求められる．

1 - リハビリテーション・プログラムの実際

① 有酸素運動能力

高齢障害者では，持久性の低下がリハビリテーション・プログラム遂行の制限因子となる．有酸素運動能力はプログラムの決定的な規準になる．運動強度は 65 歳の高齢者では最大酸素摂取量の 50～60％，予測最大心拍数の 60～70％にとどめることが安全である．Karvonen の式では，安静時心拍数＋（予測最大心拍数－安静時心拍数）×0.5 程度が望ましい．なお，アメリカ・スポーツ医学会では，高齢者には最大酸素摂取量の 40％の軽い運

動でも有効と勧めている．運動時間は1回15〜30分が望ましい．運動の頻度は，体力のないものでは週1〜2回でもよいが，ある程度体力のあるものでは週3〜4回が望ましい（日本循環器学会・運動に関する診療基準委員会　1991）．

呼吸循環器疾患の患者では，心肺機能チェック，運動負荷試験を行い，適正な運動強度を決める．患者の持久性の程度に合わせ，運動持続時間と休憩時間が決められる．酸素補助療法も考慮される．下肢に体重負荷が制限されている患者には，水中運動が処方される．

② 筋力強化訓練

高齢者の筋力強化の効果は遅々としており，定型的な漸増筋力強化訓練を続けるのは難しい．理学療法士が徒手で行う最大等尺性運動が効果的である．

③ 機能訓練

このアプローチは，実際のゴールや重要性が明確であり，高齢者には受け入れやすい．ADL訓練では可動域拡大，筋力強化が同時に図られ，競争的なスポーツやゲームでは有酸素運動が考慮される．

2 - リハビリテーション・ゴールの設定

次の少なくとも2つの特殊な問題があり，より複雑である．
① 家庭での高齢者の介護者も，往々にして高齢者である．退院計画にあたって介護者自身の健康と生活が考慮されねばならない．
② 高齢障害者の余命も考慮される．たとえば，65歳以上の糖尿病性下肢切断の患者では，1年以上の生存者は少なくなる．いたずらに入院を長引かせることは無意味であり，残された余命の期間をどのように生きるかが問われることになる．たとえ疾病や身体障害があっても，活発な，幸福な，報いのある人生を目指す行動に重点をおくような健康へのアプローチが大切である．

高齢障害者の家庭復帰に際し，退院後の生活の場（在宅，施設）の選択は，目標の到達度，家族，住宅状況などの多くの要因を考慮して，患者の意思と家族，関係者の相談で決定される．在宅において医学的管理を必要とする場合には，在宅医療，訪問看護ステーションなどを利用する．介助が必要なものには，生活自立の援助と介護者の負担軽減，生活の自立しているものに対しては社会生活の拡大の援助が必要となる（佐直・他　1993c）．また，福祉面でのサービスについては，医療ソーシャルワーカーや関係機関に相談する．

7 高齢者に共通する合併症と管理

1 - 排尿障害・失禁

排尿障害・尿失禁は，患者自身および介護にあたる家族にとって，最も困惑させる合併症のひとつである．加齢に伴って膀胱の萎縮や弾性の低下によって，膀胱容量が減少し，収縮力が低下する（佐藤・他　1989）．そのために頻尿となり，残尿も多くなる．特に女性では骨盤底筋群の筋緊張減弱などで腹圧性失禁も多くなる．前立腺肥大，老人性認知症，脳血管障害，パーキンソン病などの疾病を合併している場合は，排尿障害や失禁の病態は複雑となる．治療は正しい診断に基づいてなされるべきではあるが，時間を決めた排尿計画が多くの患者で有用である．薬物療法，外科的治療とともに，排尿処置のための衛生材料などの適切な利用を図る．

便失禁は，両側性の重度の脳障害あるいは直腸膨大部の感覚脱出によって生じる．緩下坐薬などを利用して，決まった間隔で排便を促し，習慣化することが大切である．

2 - 不眠

睡眠障害と日中の疲労は，入院（入所）中の高齢者に共通する問題である．夜間の不眠は日中の易疲労につながり，日中のうたた寝は夜間の睡眠を妨げ，悪循環を形成する．睡眠・覚醒周期を矯正することが大切である．患者に興味のある活動を増やし，ベッド上の生活や昼寝を避ける．催眠薬を使用する場合は，翌日に影響しない半減期の

短いものを使用する．

3-うつ状態

うつ状態は高齢者に生じやすいが，特に機能喪失でリハビリテーション病院に入院している患者に多い．睡眠障害，食欲不振，不安気分，記憶障害，集中力減退，疲労，死あるいは自殺の思考などが典型的な症候である．身体の痛み，呼吸困難，便秘などの非特異的な症候もある．しばしば認知症と誤認される．軽い場合は，リハビリテーション病棟の活動や環境，治療の進展，患者仲間やスタッフの支持などがよい治療効果をもたらす．重い場合は，抗うつ薬の投与が有効である．電気痙攣療法（electroconvulsive therapy）[*23]は，薬剤の長期使用による副作用を避けるために有効な手段である．

4-興奮

興奮は目的のない過剰な運動活動である．その原因は多様であり，正しい診断が大切である．うつ状態，偏執性認知症，偏執症，統合失調症に伴う場合は，それぞれの治療が実施される．入院という環境の変化が原因であれば，支持的に話をよく聞き，少量の鎮静薬を注意深く投与する．せん妄（delirium）は，極度の精神運動興奮（落ち着いてじっとしていられない），軽度あるいは中等度の意識混濁，失見当識（日時，場所，人に対する見当識を欠く），錯覚や幻覚，妄想などを伴って，急性に経過する状態である．意識混濁が強いと，無目的に手足を動かしたりする．意識水準が低下する夜間に起こることが多い（夜間せん妄，night delirium）．せん妄は，脳機能が急に障害されたときに生じる急性器質性脳症候群である．潜在する基礎疾患（感染症，脱水症状，脳血管疾患，尿毒症，心不全，肝不全，中毒など）のある高齢者には起こりやすい．また薬物（ジギタリス，抗うつ薬，コリン遮断薬，鎮静剤，降圧薬など）も原因となる．

5-栄養障害

障害高齢者では，複数の慢性疾患，認知や行動面の困難性から栄養障害となることがある．脱水，電解質バランス異常を伴いやすい．短期間に必要な栄養素を与えるとともに，長期の治療計画を立てる．

6-起立性低血圧

症候性の起立性低血圧（orthostatic hypotension）は，高齢者では比較的短期間の安静臥床で生じる．起立性低血圧は臥床から立位になったとき，最大血圧 25 mmHg，最小血圧 15 mmHg の降下と定義されている．体位の変換とともに，めまい，宙に浮いた感じなどの自覚症を伴う．このことがリハビリテーションにおける早期離床，早期移動の妨げとなる．薬物療法の見直し，水分摂取や排泄のチェックを行う．高食塩食事，アルドステロン，血管収縮薬，血漿増量薬などの投与を行う．弾性ストッキング，腹帯は静脈血の貯留を減少させるため，起立性低血圧の予防に有効である．

8 疾病別の高齢者に固有な特殊問題

1-認知症[*24(次頁)]

記憶の障害，抽象的推論や問題解決能力の欠如，判断や見当識の障害，人格の変化がこの病態の特徴である．認知症の診断基準としてアメリカ精神医学会の DSM-5（Diagnostic and statistical manual of mental disorders, Fifth Edition, 2013）が広く用いられている．DSM-5 では，明確な認知機能の低

[*23] 電気ショック療法（electroshock therapy）ともいう．脳内に通電して，てんかん性全身痙攣を起こす精神障害の治療法である．1938年にイタリアの Cerletti et al. が発表した．本来，統合失調症の治療法として開発されたが，その後の経験からうつ状態が対象になっている．補助的治療法として例外的に用いられている．

下があり，その欠損により毎日の活動において自立が阻害される状態を認知症とし，自立を阻害しない場合は軽度認知障害（mild cognitive impairment：MCI）とした（日本精神神経学会　2014）．スクリーニングの目的で改訂長谷川式簡易知能評価スケール（HDS-R），認知障害の測定の目的でミニメンタルステート検査（MMS-E）などが用いられる．

従来，わが国では脳梗塞や脳出血などの脳血管疾患に起因する血管性認知症が多かったが，次第にアルツハイマー型認知症[*25]が増加している．これまで，発症時期により若年期認知症，初老期認知症，老年期認知症や，若年性認知症，老人性認知症などの用語が用いられてきたが年齢区分に差異があった．現在では，65歳未満発症者を若年性認知症と表記することが行政レベル（厚生労働省，オレンジプラン，新オレンジプラン）で一般的になっている．

鳥取県大山町の調査結果では，1990年の時点から脳血管性認知症よりアルツハイマー型の初老期認知症が多くなり，2000年の調査でも同様の傾向が持続していた（浦上・他　2006）．わが国における認知症者は，2012年時点で65歳以上認知症者は462万人，有病率15％と報告され，2025年推定認知症者数は675万人と推定されている．認知症の病型による比率は，2010年代前半の全国調査では，アルツハイマー型認知症が67.6％で最多で，次いで血管性認知症19.5％，レヴィー小体型認知症／認知症を伴ったパーキンソン病が4.3％であった（日本神経学会　2017）．

しばしば可逆性の原因で認知症を示す場合がある．うつ状態，慢性硬膜外血腫，脳腫瘍，正常圧水頭症，薬物中毒，心・腎・肝不全，甲状腺機能亢進・低下症，ナイアシン欠乏症，高カルシウム血症などが含まれる．仮面うつ病（masked depression；抑うつ症状が前面に現れないで，身体症状が目立ったうつ病）は軽度の認知症を伴う．うつ病（depression）の改善は全般的な機能を回復する．認知症者には，認知機能障害を基盤に，身体的要因，環境的要因，心理的要因などの影響を受けて，いろいろな行動・心理症状（behavioral and psychological symptoms of dementia：BPSD）（かつて周辺症状と呼ばれた）が出現する．それには，焦燥性興奮，攻撃性，脱抑制などの行動面の症状と，不安，うつ，幻覚・妄想をはじめとする心理症状がある．

可逆性の原因の鑑別と脳血管性認知症を除外した上でアルツハイマー型認知症の診断がなされる．

中等度あるいは重度の認知症患者は，リハビリテーション病棟の環境ではうまく生活できず，治療による機能的利得を期待できない．ただし，認知機能低下の進行を遅らせる認知症治療薬や行動・心理症状に対する向精神薬（抗不安薬，抗うつ薬，抗精神病薬）の適用とともに，新たな機能的制限の発生予防，適切な介護法を家族に指導するためのリハビリテーションは試みられる．

今後の認知症老人対策として，認知症の原因疾患の科学的解明と専門従事者の養成，相談体制のネットワークづくり，在宅介護支援と施設対策が

[*24(前頁)] 認知症（dementia）とは，一度は発達した知能が脳の器質性障害によって永続的，不可逆性の低下あるいは欠損した状態をいう．広範囲な大脳病変であるいは大脳機能低下をもたらす次のような疾患で生じる．
①脳変性疾患（例：アルツハイマー病，老年認知症，ピック病），②脳血管疾患（例：多発脳梗塞），③脳の感染性・炎症性疾患（例：進行麻痺，クロイツフェルト・ヤコブ病，各種の脳炎），④てんかん，⑤脳腫瘍，⑥中毒性脳障害（例：慢性アルコール中毒，一酸化炭素中毒），⑦栄養・代謝障害（例：ウィルソン病，ペラグラ），⑧低血糖，⑨甲状腺機能低下，⑩頭部外傷，⑪水頭症，⑫透析脳症，⑬脱髄疾患（多発性硬化症）．（西村1984）

[*25] アルツハイマー病（Alzheimer's disease）は病態生理学的過程を包含する用語として定義され，アルツハイマー病による認知症をアルツハイマー病認知症としてアルツハイマー病とは区別する考えが示された．わが国では，アルツハイマー病によると考えられる認知症についてアルツハイマー型認知症の用語が用いられている．

進められている．

2 - 骨折

多くの器官系の生理的機能の下降（視力低下，バランスの減退，歩行障害，起立性低血圧，めまい）は転倒の発生を著しく増加させる．高齢者の大腿骨頸部骨折後の適切なケアは，骨折の型，合併症の有無によって決められる．大腿骨頸部骨折内側型では，人工骨頭置換がよく行われる．この方法については，術後早期の運動と荷重の効用が強調されている．外側型骨折では内固定術が行われる．

早期の身体運動が肺炎，尿路感染，血栓症などの術後合併症や安静臥床あるいは非活動による二次的合併症を防ぎ，死亡率を低下させ，機能を改善することが強調されている．

3 - 脳卒中

高齢者の脳卒中は重症で，機能の回復は困難であり，かつ多くの合併症のため集中的な治療プログラムに参加できず，治療による利得も得られないという考えが一部にある．しかし，このことは年齢とは関係なく，個々の患者の重症度や合併症によって決まることである．重度の循環器系疾患，糖尿病などを合併していれば，それぞれの疾病のリハビリテーション・プログラムをも念頭において用意周到に行われるべきである．認知，情緒，行動面の問題は患者の動機づけ，患者と療法士との協力関係を阻害する．リハビリテーションは患者の動機づけの持続，機能の維持にとどまる場合もある．

4 - 脊髄損傷

脊髄損傷は一般に若い世代の障害と考えられているが，高齢者でも増えている．高齢者の脊髄損傷の発生が増えているのと，若年発症の脊髄損傷の生存者が高齢化していることによる．高齢者の脊髄損傷の原因は転倒が最も多く，次に交通事故である．対麻痺よりも四肢麻痺が多く，四肢麻痺では完全麻痺よりも不全麻痺が多い．退院後の生存余命は不全対麻痺が最も長く，次いで，不全四肢麻痺，完全対麻痺となり，完全四肢麻痺が最も短い．また年齢に依存する．不全対麻痺では一般人口の平均余命に比べてわずかに短い程度であるが，完全四肢麻痺では半分以下であり，高齢者ほど短く，数分の1である．リハビリテーションは高齢者でも生存余命，機能的帰結に寄与するが，若年者では自立が得られる損傷レベルでも，長期の治療期間を要しても，高齢者は移乗やセルフケアが自立できないことも多い．

5 - 関節炎・関節症

高齢者の関節炎・関節症の管理は，治療の利得を綿密に監視して，個別的に行わねばならない．高齢者では，廃用性の筋力低下や拘縮に陥りやすく，安静と活動の均衡が重要である．高齢者の下肢関節の関節炎・関節症の外科的治療を考える場合，年齢は主たる制約とはならない．適切な手術は，関節の安定性と可動性を改善し，疼痛を軽減させる．術前・術後の治療プログラムと早期の運動に注意し，機能的利得を最大にして，非活動による二次的合併症を最少にする．適正な高さの肘掛けのついた椅子，手すり，つかみ棒のついたトイレや浴室，歩行補助器は在宅生活に有用である．

6 - 切断

年齢は義肢の処方の決定の基準とはならないが，運動生理学の視点からの配慮が必要となる．義足歩行，特に訓練中のエネルギー消費は高齢者にとってかなり高い．松葉杖使用時には上肢の仕事量はかなり大きいこと，義足装着なしでの松葉杖歩行は義足装着の場合よりエネルギー消費が高いことなどを考慮する．両足切断，特に同時切断では歩行訓練のエネルギー消費はさらに高くなり，訓練を困難にする．家庭での短い距離は義足歩行とし，長距離や外出ではエネルギー消費の低い車いす走行が代わりに勧められる．

10. ストーマ

腸管の手術後や尿路の手術では，自然排泄口に代わって人工の排泄口を腹部に造設することが必要となる場合がある．このような消化管や尿路を人為的に体外に誘導して造設した開放孔を，以前は人工肛門，人工膀胱と呼んでいたが，現在はストーマ（stoma）と呼んでいる．前者を消化器ストーマ，後者を尿路ストーマと呼び，広義にはその他に生じた開放孔も含まれる．

ストーマの管理を患者自身が行いうるように十分な教育が必要であるが，人工肛門の管理指導の専門職として，エンテロストーマルセラピスト（enterostomal therapist：ET）や WOC（wound, ostomy and continence）看護師がある．わが国では，ストーマケア（stoma care）[*26]は看護師，ET・WOCナース，医師のチーム医療として行われている．

1 消化器ストーマ

消化器ストーマには腸管の部位によって，回腸ストーマ（ileostomy），上行結腸・横行結腸・下行結腸・S状結腸ストーマ（colostomy）などがある．ストーマ部に装着し，ストーマからの排泄物を採取，貯留する用具をパウチ（pouch）と呼ぶ．ストーマの周囲の皮膚を保護するために皮膚保護剤を貼る．その際，ストーマサイズを測定し，それより直径が1cm大きい穴をあらかじめ開けておいて装着する．パウチを皮膚保護剤にしわができないように貼付ける．

パウチには種々のものがあり，術直後には一端が開いているオープンエンドパウチ（open-end pouch）が用いられる．社会復帰用には排泄物を排除しやすく，容量のやや小さい，ドレナブルタイプ（drainable type）が用いられる．これには皮膚保護剤と装着具が一体となっているパウチもあり，ワンピースタイプ（one-piece type）と呼ばれる．ストーマが皮膚面より突出している場合には問題にならないが，陥没したストーマにはストーマを突出させて便が皮膚部に漏出しないようにコンベックスフランジパウチ（convex flange pouch）を用いる．

回腸ストーマでは，便の性状が常に軟便，あるいは下痢便であるため，パウチと皮膚の隙間に便が入り込み，皮膚障害を生じやすい．

結腸ストーマでは，自然排便法でも排便回数が決まり，有形便が出る場合にはクローズドパウチ（closed pouch）を使用することもある．

一定量の温湯をストーマから注入して排便を促す洗腸排便法は，時間を選んで排便コントロールができ，パウチの装着を必ずしも必要としない

[*26] ストーマケアとは，回腸ストーマあるいは結腸ストーマ，尿管皮膚瘻などの尿路ストーマを造設された患者に，ストーマの管理の方法を指導して，援助することをいう．ストーマ周囲の皮膚管理，適正なパウチなどの器具の選択，結腸人工肛門では洗腸法の指導なども行う．

め，皮膚障害が比較的少ないなどの利点がある．結腸ストーマの患者では，手術後6か月前後で便の性状や回数が定まったところで指導が行われる．

禁制型ストーマ装具としては，結腸ストーマ用のものがあり，面板とプラグを用いてストーマを閉鎖する．プラグにはガス抜きのための小孔が開けられており，12時間ほど閉鎖した後，プラグを除去し，ストーマ袋をつけて腸内に貯められていた便を排泄する．下行結腸ストーマで，結腸が長く残されていて，便が固形で，排便の回数や量が少ない患者が適応となる．

適切な装具の選択と局所管理，合併症の予防などによって日常生活上の制限を最小限にとどめ，社会復帰を促すことが必要である．その際，食生活の指導も大切である．回腸ストーマでは，低残渣食とし，繊維食品を避けることでストーマ出口の閉塞を予防する．また，水・電解質異常や脂肪の吸収障害についても注意をする必要がある．結腸ストーマでは，便秘，下痢，ガス，臭いなどが問題となるため，水分や食物繊維の調節が重要であり，空気の嚥下を少なくする食事法なども指導する．

2 尿路ストーマ

尿路ストーマは，腎瘻，尿管皮膚瘻，膀胱瘻などのように尿路へカテーテル挿入が必要なストーマと，回腸の一部を尿管下端の一部として用い，腹壁を通して尿を排泄させる無カテーテルのストーマとがある．

蓄尿の方法には，カテーテルから直接蓄尿バッグに接続する方法と，パウチを装着して尿を集める方法とがある．尿路パウチにもワンピースのものと，皮膚保護剤とパウチが別々のツーピースのものとがある．パウチの一端の排出口は管状となり，その栓にも種々のものがある．

消化管の一部で貯留嚢をつくり，数時間ごとにカテーテルを挿入して排尿するコック式回腸膀胱では，膀胱に対する自己導尿に準じた間欠的自己導尿法を行うことができる．

尿路ストーマには，皮膚障害や感染の合併症があり，水腎症や腎不全の原因となりうるので，適切な局所管理と十分な水分摂取，ビタミンCなどによる尿の酸性化などが必要である．

3 栄養瘻

従来，経口摂取が困難な患者には末梢あるいは中心静脈栄養による補液が行われていたが，感染などの合併症が多く，栄養学的にも消化管が使える患者には経腸栄養がより生理学的であることから，現在は推奨されている．経鼻胃管は，難しい手技を必要とせず，管理も容易であるが，長期的に経腸栄養を継続するためには胃瘻や腸瘻などの消化管瘻を人工的に造設することがあり，これらを栄養瘻と呼んでいる．

胃瘻は，胃内へ直接経腸栄養を注入するため，あるいは胃内を減圧するための瘻孔であり，近年，内視鏡的に造設される経皮内視鏡的胃瘻造設術（percutaneous endoscopic gastrostomy：PEG）が普及している．外科的な栄養瘻は，全身麻酔下に開腹手術を要するため，全身状態の不良な患者には適応とされにくいものであったが，PEGの出現により，より簡便で安全に胃瘻を造設することが可能になり，栄養状態を改善することで，嚥下訓練を施行する上でも有効性が明らかになっている．

空腸瘻は，空腸内に直接栄養チューブを留置して経腸栄養を注入する方法であり，胃切除後や胃食道逆流のため誤嚥性肺炎を繰り返す患者が適応となる．通常外科的に造設することが一般的であるが，PEGより挿入したチューブの先端を空腸まで進めて，経皮内視鏡的空腸瘻造設術（percutaneous endoscopic jejunostomy：PEJ）とすることも可能である．

内視鏡挿入が困難な開口障害，胃切除術後，大量の腹水貯留，感染が危惧される脳室腹腔シャント術後では胃瘻の適応になりにくいが，そのような患者に対して頸部より透視および超音波ガイド下に食道瘻を造設し，胃管チューブを設置する経

皮経食道胃管挿入術（percutaneous transesophageal gastrotubing：PTEG）が最近行われるようになっている．

栄養瘻には，カテーテルの自己抜去・自然抜去や閉塞，PEG のバンパー埋没症候群などのトラブルや胃潰瘍，胃食道逆流，誤嚥性肺炎などの合併症があり，適切なカテーテルの管理や経腸栄養の注入の速さの変更，薬剤の使用が必要である．また，瘻孔からの消化液の漏出や感染による皮膚損傷の管理が重要である．

4 気管切開とカニューレ

気管カニューレは気管切開（tracheostomy；頸部で気管を外科的に開口し，気管カニューレを挿入する）された患者の気道の確保，誤嚥の防止，下気道感染の管理，呼吸器の装着などに使用され，その目的によりさまざまなカニューレが考案されている．カニューレの構造は，基本的にチューブ本体と固定用フランジからなり，これにカフ，側窓，内筒，吸引チューブなどが付属している．カフは誤嚥の防止や呼吸器の装着の際に必要である．側窓は呼気を声門へ送り，発声を可能にする．内筒付きカニューレは，内筒を取り外して洗浄することで，内腔を清潔に保てる．側窓付きの外筒を有するものでは，必要に応じて内筒を抜くことで，発声が可能となる．吸引チューブはカフ上の喉頭内に流れ込んだ唾液などの貯留物を吸引できる．また，蓋や一方弁（スピーチバルブ）を有するカニューレもある．

カニューレは患者の気管および気管孔に適したサイズを基本に選択するが，患者に必要な機能も考慮して付属物の有無を判断する．嚥下障害を有する患者では，誤嚥の程度により使用するカニューレの種類を選択するが，嚥下機能の変化に応じて適宜カニューレの種類を変更していく．側窓付きの外筒を有するものでは，発声訓練時に内筒を抜いて使用するだけでなく，嚥下機能の改善に従って内筒を抜く日中の時間を延長していく．また，平常時と嚥下訓練時にカニューレを使い分ける場合もある．

第9章

医学的リハビリテーションの主要対象

1. 発達障害　*488*
2. 外傷後遺症　*525*
3. 循環機能障害　*590*
4. 呼吸機能障害　*627*
5. 腎機能障害　*639*
6. 神経筋機能障害　*641*
7. 中枢神経機能障害　*653*
8. 骨関節機能障害　*673*
9. 慢性疼痛と行動療法　*701*
10. がん患者　*709*

1. 発達障害

1 脳性麻痺

1-脳性麻痺とは

　脳性麻痺（cerebral palsy：CP）は単一の疾病ではなく，姿勢・運動異常を主とする症候群である．症候群としての必要条件は次の4項目である（北原　2004a）．
・姿勢・運動異常があり，その臨床像は変化しても，症候は永続的である．
・姿勢・運動異常は，脳病変に基づいている．
・脳病変の生じた時期は，脳の発育期（受胎から生後数年まで，脳の形態および機能が未熟な時期）である．
・脳病変の病因は問わない．ただし，病変は活動期にはなく，非進行性である．

　これまでに提唱された代表的な脳性麻痺の定義を表9-1に掲げる．これらを要約しておく．CTやMRIなどの脳画像所見に脳の形態異常が見いだされても，臨床的に運動や姿勢の異常（機能障害）が認められなければ，脳性麻痺と診断することはない．脳病変（脳損傷）が生じたのは，脳が未熟の時期である．多くの定義は，脳が未熟の時期を生後2～3年以内としている．運動機能の発達時期との関係で考慮すべきであろう．脳病変は非進行性であることが必要条件であり，脳腫瘍や進行性の代謝病，感染症の急性期は除外される．ただし，乳幼児期の脳腫瘍が完全に摘出され，後遺症として姿勢・運動異常が残ったときには脳性麻痺とされる．脳炎が治まり，後遺症として姿勢・運動異常があれば，脳性麻痺である．ただし，原因が明らかな場合には，脳性麻痺から除外して，「…後遺症」とすべきとの意見もある．疫学的視点から，脳性麻痺の原因を明らかにする研究で用いられたものである[*1]．

　1990年代以降，ヨーロッパを中心とした国際会議では，脳性麻痺は総称的用語（umbrella term）であり，いろいろな疾病によって生じた状態像につけた名称であると提唱している．それには，既知の症候群や染色体異常も脳性麻痺に含まれている（Mutch et al. 1992；Surveillance of Cerebral Palsy in Europe 2000, 2002）．近年，Bax et al.（2005）は新たに脳性麻痺の定義を提案し，上記の

[*1] わが国の多くの医療関係者によって用いられた脳性麻痺の定義は，厚生省脳性麻痺研究班（1968）のものである．現在，この定義が脳の非進行性病変の生じた時期を受胎から新生児（生後4週以内）までの間，その症状は満2歳までに発現としている点については，いろいろと議論されている．この定義は脳性麻痺の疫学的調査には役立つが，医学的リハビリテーションや教育，福祉サービスとの関連では，諸法制度に基づいて，定義が行われている．たとえば，身体障害者福祉法施行規則では，乳幼児期以前の非進行性の脳病変による運動機能障害として，その解説では脳原性運動機能障害（乳幼児期以前に発現した非進行性脳病変によってもたらされた姿勢及び運動の異常であり，具体的な例は脳性麻痺である）と記している．

表9-1 脳性麻痺の定義

人名	定義
Phelps (1948)	随意運動に障害があり，その原因が大脳各部の病変に基づいている状態の総称
Kurland (1957)	受胎から新生児期（生後1か月以内）までの間の，種々の不定または不明の原因によって生じた中枢性運動機能障害であり，その異常が乳児期の終わり（満2歳）までに発現したもの．既知の疾患単位，進行性疾患は除く
Little Club Memorandum (1959)	人生の初期（early years of life）に，大脳の非進行性病変によって生ずる永続的な，しかし変化しうる運動および姿勢の異常である．乳児型の運動支配の存続——たとえば知的障害にみられるような——は，脳性麻痺とはみなされない
福山 (1961)	受胎から新生児期（生後1か月以内）までの間に生じた大脳の非進行性病変に基づく，永続的な，しかし変化しうる運動および姿勢の異常である．その症状は満2歳までに発現する．進行性疾患や一過性運動障害，または将来正常化するであろうと思われる運動発達遅延は除外する
Edinburgh Meeting (1964)	未熟脳の欠陥ないし病変による運動および姿勢の異常，ただし持続の短いもの，進行性疾患によるもの，単に知的障害によるものは除外する
Berlin Meeting (1966)	脳性麻痺は成長発達が完成する以前の脳の機能障害による，永続的な，しかし変化することもありうる姿勢，運動の異常である．多くの他の機能障害が合併することがある
文部省脳侵襲後遺症研究班 (1965)	発育期に種々の原因によって生じた非進行性中枢性運動障害をいう
厚生省脳性麻痺研究班 (1968)	受胎から新生児（生後4週以内）までの間に生じた，脳の非進行性病変に基づく，永続的な，しかし変化しうる運動および姿勢の異常である．その症状は満2歳までに発現する．進行性疾患や一過性運動障害，または将来正常化するであろうと思われる運動発達遅延は除外する
Bax et al (2005)	脳性麻痺は，運動，姿勢の発達に異常のある一群で，活動制限をもたらし，成熟期にある胎児・乳幼児期の脳の非進行性の病態により生じる．脳性麻痺の運動障害は，しばしば感覚・認知・コミュニケーション・知覚・行動の異常や痙攣を伴う

(福山 1971, Bax et al. 2005, 一部改変)

4項目に加えて，運動・姿勢の発達異常があり，その異常が諸活動の制約になっていること，脳性麻痺の機能障害は運動だけでなく，感覚や知覚，認知，コミュニケーション，行動の機能障害あるいは機能的制限，および痙攣発作が伴いやすいことを強調している．ここでは，脳性麻痺を運動発達の異常だけに限定してとらえるのではなく，脳損傷による脳機能障害症候群とみる視点の重要性が改めて強調され，Denhoff et al. (1960) の脳機能不全症候群（brain dysfunction syndrome）の視点と合致している．

脳性麻痺は受胎から生後数年以内に生じた脳損傷による姿勢・運動異常であり，乳幼児期から生涯にわたって，医療と教育と福祉に共通した解決すべき諸課題がある（**表9-2，図9-1**）．これらの課題に対応するヘルスケアや支援サービスの連続性を保障することが大切である．脳性麻痺を，医学モデルだけでなく，障害モデルを通して理解することによって，初めてヘルスケアの意義が明らかになる．

2-臨床病理，病因および疫学

(1) 臨床病理

脳性麻痺の非進行性病変をもたらす病因は多様であり，先天奇形，脳血管疾患，感染症，外傷，核黄疸などである．出生前，出生時あるいは新生児期に，脳の血流障害や酸素供給の異常によって，虚血性低酸素脳症が生じる．なお，新生児期とは，世界保健機関（WHO）の定義では生後28日（4週）までをいう．臨床では，生後7〜10日までを指すこともある．未熟児には，出生直前の虚血性病変として，脳室周囲白質軟化（periventricular leukomalacia：PVL）が生じやすい．成熟児では，脳虚血によって，皮質，白質，基底核や小脳が傷害を受けやすい．脳画像所見も，妊娠満28週以上で満37週未満（満196日以上，満259日未満）

表9-2 脳性麻痺児のリハビリテーション体系

	乳児期	幼児期	学齢期	青年期	成人期
必要性	発見，診断と指導 健康管理，母親教育	評価と訓練，指導 幼児全体としての扱い （社会性）	生活指導（教科学習） ADL訓練（手術，装具）	職業準備訓練 社会的自立 進学	社会的生活 勤労 結婚・家庭
資源	小児（神経）科 療育指定保健所	児童相談所 CP通園施設 肢体不自由児施設 （母子入院）	（肢体不自由児） 特別支援学校 施設	特別支援学校 高等部 障害者支援施設	職業訓練校 障害者支援施設
主な関係職員	医師 看護師，保健師 PT，ST	医師 心理士 PT，OT，ST 保育職員	教師 医師 PT，OT，ST 指導員，MSW	OT，PT 指導員 教師	職業指導員 カウンセラー

PT：理学療法士，ST：言語療法士，OT：作業療法士，MSW：社会福祉士，ADL：日常生活活動．

（五味 1972，一部改変）

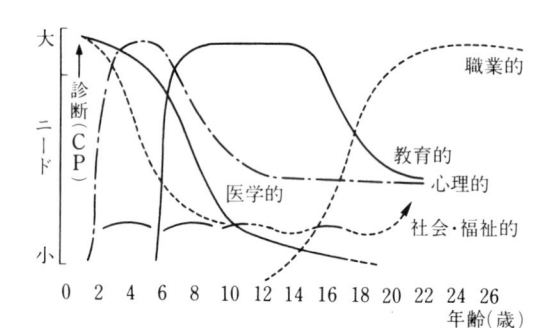

図9-1 脳性麻痺児の年齢によるニードの変移
年齢が高くなるにつれて脳性麻痺児のニードは変化していく．就学前では医学的管理が主であるが，学童期では学校教育が子どもの発達を促進させるための中心となる．成人期になると職業的な配慮が必要となる．

（五味 1972）

表9-3 脳性麻痺の脳画像所見

	1983～1987年		1988～1992年	
	～36w	37w～	～36w	37w～
脳室周囲白質軟化症（PVL）	8	3	24	1
孔脳症				
中大脳動脈梗塞	1	1		
脳室周囲		1	1	1
全体萎縮		7		4
片側萎縮		2		1
水無脳症			1	
多嚢胞性脳軟化	2			
基底核視床病変		1	1	1
白質の異常（PVL以外）				
皮質下白質軟化			1	
髄鞘形成遅延				1
白質減少		1		
奇形				
小脳虫部欠損		2		
脳回異常		2		1
前全脳胞症				1
Dandy-Walker症候群				1
脳梁欠損			1	1
石灰化				2
異常なし	1	4	3	4
不明	2	2	1	
計	14	26	32	19

w：胎齢（週）

（小寺澤・他 1998）

の早期産児と37週以降の満期産児では，異なる傾向が認められている（**表9-3**）．早期産児では，脳室周囲白質軟化症が明らかに多くなっている．出生時に脳出血を伴って，脳性麻痺となることもある．未熟児では，しばしば脳室内出血が認められる．また，画像からは特徴的変化がとらえられないこともある．遊離型ビリルビンは脳血液関門を通過して，選択的に基底核を冒す．その結果，不随意運動を示す脳性麻痺となることが多い．血清中のビリルビン濃度が上昇しているときには，光線療法（phototherapy；光エネルギーによってビリルビンを光異性体に変化させ，体外へ排泄可能にする．有効波長は500～530 nmである）や交換輸血（exchange transfusion；患児の血液の大半を抜き取り，等量の正常血液を入れること）によって，核黄疸（kernicterus；血液型不適合により新生児重症黄疸となり，基底核の色素沈着と変性病変

が生じる）に起因する脳性麻痺の予防処置が行われる．

（2）病因

以前は，仮死と未熟児と核黄疸が脳性麻痺の3大原因であったが，周生期医療（妊娠28週以降から生後1週まで）の進歩によって様相は変化した．主として母子間の血液型不適合に起因した重症黄疸による核黄疸後遺症としての脳性麻痺も激減した．また，早期産（低出生）児でも，低酸素性脳症や虚血性脳症，頭蓋内出血などによる脳病変（脳損傷）は，早期産児の管理によって，かなり予防が可能となっている．しかし，脳性麻痺全体では，早期産児の占める割合は増加している．成熟新生児が周産期の異常による仮死のため，脳性麻痺になる率も低下した．むしろ，胎生期に問題があり，これに周産期の仮死を加えた複数の要因によって，合併症のある重度脳性麻痺が増加している．

（3）疫学

脳性麻痺の発生率についての全国的な資料はない．竹下（1993）による鳥取県における脳性麻痺発生の経年的変化では，1970年には1.5/1,000人出生であったが，1975年には1.0/1,000人以下に減少している．この間の発生率の減少にかかわる要因として，周産期医療および未熟児医療の進歩がある．その後，再び発生率は増加の傾向を示していた．積極的な呼吸管理によって死亡を免れた一部の低出生体重児（low birth weight infant）が脳障害を残したことによると推定されている．同じような傾向は，スウェーデンやオーストラリアからも報告されている（Hagberg et al. 1989；Stanley et al. 1988）．脳性麻痺の定義にもよるが，現在は1～2/1,000人出生と推定されている（北原 2004b）．

3 - 分類

19世紀から，脳性麻痺については，多くの分類が提案されている．国際的に一致した意見はないが，臨床では，米国脳性麻痺協会の分類が広く使われてきた（**表9-4**）[*2]．

（1）生理学的分類

脳性麻痺は，大きく痙直型と錐体外路系の機能障害による不随意運動型に分けられる．両者の要素がある場合には混合型とする．痙直型では筋緊張が高く，伸張反射は亢進して，関節拘縮が生じやすい．不随意運動型にはアテトーゼ，舞踏病様運動やジストニーなどが含まれる．筋緊張には，低下している状態から亢進した状態までがある．失調型は数が少ない．

（2）部位別分類と機能的状態

姿勢・運動異常の分布による分類である．

片麻痺：片側の上下肢が冒され，下肢よりも上肢の機能障害が重度である．多くは痙性片麻痺であり，まれにアテトーゼ型がある．知的障害が重度でなければ，2歳ころまでに歩行は可能になる．日常生活では，片側上下肢でも，それほど支障はないが，生活活動の拡大を図るために補助手を含めた両手動作ができるように訓練を行う．感覚障害があると，運動麻痺が軽度であっても，実用的に使用することはむずかしい．麻痺側上下肢と健側上下肢の肢長差は，年齢とともに大きくなる．随伴症状には，痙攣発作や半盲がある．

対麻痺：機能障害が両下肢だけに限局することは少なく，多くは両上肢にも軽い痙性麻痺がある．両麻痺との鑑別が議論になる．

両麻痺：両側の上下肢が冒されているが，下肢

[*2] 世界保健機関（WHO 1992）の「疾病及び関連保健問題の国際統計分類第10回修正（ICD-10）」では，遺伝性痙性対麻痺を除外した上で，痙性脳性麻痺（先天性痙性麻痺），痙性両麻痺，小児片麻痺，ジスキネジー性脳性麻痺（アテトーゼ型脳性麻痺），失調性脳性麻痺，その他の脳性麻痺（混合型脳性麻痺症候群）に区分している．

表 9-4　脳性麻痺の分類

1．生理学的分類（運動面）	3）痙攣発作
1）痙　直 spasticity	4）姿勢と移動運動パターン
2）アテトーゼ athetosis	5）眼と手の協応パターン
（1）緊張性 tension	（1）優位眼
（2）非緊張性 non-tension	（2）眼球運動
（3）ジストニー dystonia	（3）眼　位
（4）振　戦 tremor	（4）注　視
3）強　剛 rigidity	（5）輻　輳
4）失　調 ataxia	（6）捕捉アプローチ
5）振　戦 tremor	（7）把　握
6）アトニー（無緊張）atonia	（8）手の操作
7）混　合 mixed	（9）利き手
8）分類不能 unclassified	6）視覚機能
2．部位別分類	（1）知覚面
1）単麻痺 monoplegia	a．弱　視
2）対麻痺 paraplegia	b．視野欠損
3）片麻痺 hemiplegia	（2）運動面
4）三肢麻痺 triplegia	a．運動障害での共同偏位
5）四肢麻痺 quadriplegia（tetraplegia）	b．注視障害
6）両麻痺 diplegia	c．固定痙攣
7）両片麻痺 double hemiplegia	d．固定斜視
3．病因別分類	e．内斜視
1）出生前	f．外斜視
（1）遺伝性	g．上斜視
（2）子宮内因	h．下斜視
2）周産期	i．眼　振
（1）無酸素症	j．外転筋偽性麻痺
（2）外傷及び出血	7）聴覚機能
（3）体格・体質による	（1）周波数域での難聴
3）出生後	（2）音圧レベルでの難聴
（1）外　傷	8）言語障害
（2）感　染	5．神経解剖学的分類
（3）中毒性	6．機能・能力別分類（重度別）
（4）血管損傷	クラスⅠ：行動に制限ない脳性麻痺児
（5）無酸素症	クラスⅡ：行動に軽度―中等度に制限のあるもの
（6）新生物や遅れて出てくる傷害	クラスⅢ：中等度―重度制限
4．補足的分類	クラスⅣ：有用な動作のないもの
1）精神面の評価	7．治療段階による分類
知的障害があれば，その程度	クラスA：治療を要さないもの
2）体格・成長状態	クラスB：軽い装具治療を要するもの
（1）体格の評価	クラスC：装具を要し，脳性麻痺治療チームの指
（2）成長のレベル	導を要するもの
（3）骨年齢	クラスD：長期の入院治療を要するもの
（4）拘　縮	

(Minear　1956)

の麻痺が上肢の麻痺よりも重度である．麻痺には左右差のあることが多い．早期産（低出生体重）児に多い．機能的には独歩可能になることもあるが，実用的移動手段は杖歩行となる．歩行可能となる児童はおよそ2歳までに座位可能になっている．歩行機能の獲得は，遅くとも7～8歳までである（北原　2003；北原・他　2001）．視知覚や空間認知，運動企図の異常が合併することもある（北原・他　2000）．

　四肢麻痺：両側上下肢が冒され，上肢の麻痺が

下肢よりも重度とされるが，実際には，どちらの麻痺が重度であるかの判定は困難である．下肢の麻痺が軽く，上肢の麻痺がかなり重度のものを，両片麻痺と呼んでいる．痙直型四肢麻痺の病因には重度仮死が多い．アテトーゼ型は重症黄疸や仮死が病因であるが，仮死ではアテトーゼと痙縮とが混在する混合型が多い．運動障害が重度であり，日常生活活動は全介助になりやすい．摂食障害，構音障害の合併もある．二次的障害として，股関節脱臼や脊椎側弯が生じやすい．さらにアテトーゼ型では，思春期に悪化することもある．頸部の不随意運動のため，頸髄症を発症することもあり，その予防や治療法が問題である．重度四肢麻痺では，移動の制限，コミュニケーション障害が乳幼児期から予測される．早期に福祉機器などを導入して，電動車いすによる移動，代替コミュニケーションの活用を図る．

4 – 早期診断

脳性麻痺の早期診断には，病歴，現症，検査所見が重要である．

病歴では，妊娠，分娩および新生児期の経過，家族歴についての情報を聴取する．妊娠中は順調であったかどうか，予定日からどれだけ早く生まれたか，出生時仮死の有無，新生児黄疸の程度，痙攣の有無などが重要な情報である．両親の訴えには，出生後の運動発達の遅れ，非対称的な四肢の動き，あるいは異常な動き，歩き方の異常，言語発達の遅れや授乳の困難などがある．一度は獲得された機能が失われる（例：歩行可能であったのが不能になる）という退行現象があれば，脳性麻痺ではなく，進行性神経疾患の可能性が高い．

現症では，運動発達の遅れと神経微候の把握が診断の要点となる．臨床診断では，乳幼児における自発運動と誘発反応の時間的経過を参考にする（図 9-2）．健常児では，月齢が進むと原始反射（primitive reflex；新生児に特有な複数の反射であり，各反射の出現や消失の時期に異常がある場合，中枢神経系の機能障害が疑われる）は減弱し，やがて消失する．代わって，立ち直り反射やパラシュート反応が出現する．誘発反応の消失や出現，自発運動の出現とが相互に関係している．脳性麻痺児では，原始反射が残存したり，立ち直り反射や傾斜反応の出現が遅れる，あるいは欠如して，運動パターンの異常，体幹や四肢の筋緊張異常，腱反射亢進などが明らかになる．

（1）運動発達の遅れ

運動発達の遅れは，脳性麻痺における姿勢・運動異常の特徴の第一にあげられる．里程標となる月齢あるいは年齢相当の運動ができないことである．乳幼児期では運動里程標とされる頸定，座位や立位や歩行，物をつかむなどの動作の獲得が遅れる．ただし，乳児期の運動発達の遅れは，成長につれて健常児に追いつく遅れとの鑑別が困難なこともある．暦年齢に比して運動発達の遅れが顕著であれば，脳性麻痺の診断は容易になる．一方，運動発達の遅れが軽微であれば，姿勢・運動異常は軽く，早期に診断するのは困難となる．脳性麻痺の姿勢・運動の発達遅滞を検査するための各種運動発達検査法がある．脳性麻痺児の粗大運動発達の経過を敏感に捉える尺度として，粗大運動能力尺度（Gross Motor Function Measure：GMFM）も用いられている（ラッセル・他　2005）．

（2）神経症状

脳性麻痺の診断には，姿勢・運動異常が脳病変に起因することを示す神経症候をとらえることが必要である．運動障害が脊髄や末梢神経，筋肉の病変によるものでないことを説明する神経症候の有無を確認する．筋力低下，腱反射亢進あるいは減弱，原始反射の残存，四肢の自発運動の減少あるいは過多などの症候に注意して，脳病変であることを確定する．多くの脳性麻痺児には，筋緊張の持続的亢進あるいは筋緊張の動揺がある．また運動パターン（movement pattern；各関節運動の組み合わせ）は，トータルパターン（total pattern；上肢や下肢の全関節が同時に同じ方向に動く）であり，多様性に乏しい（北原・他　1985）．成長につれて，知的障害が主症状となるダウン症でも，

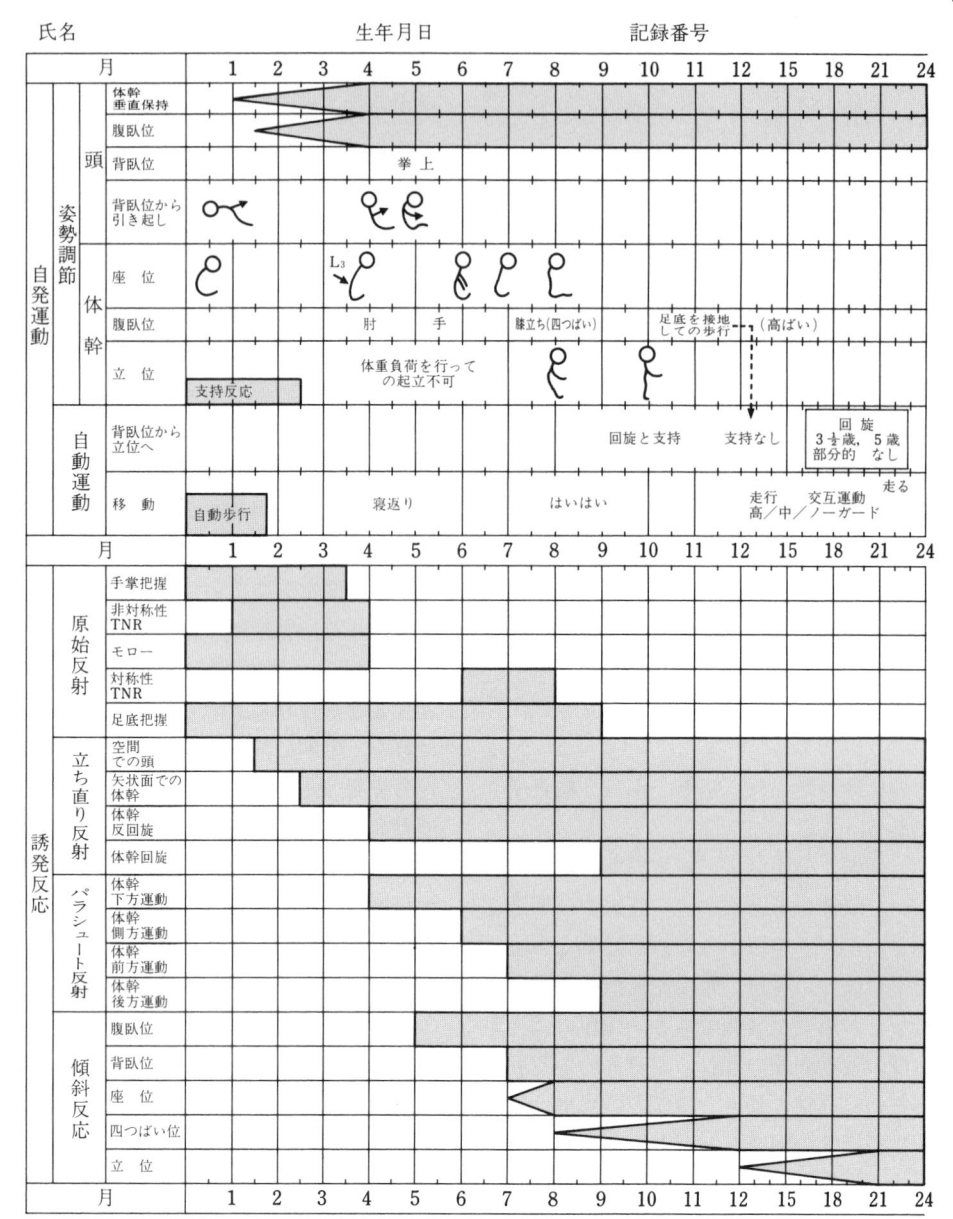

図9-2 発達チャート（developmental chart）

(Milani et al. 1967)

乳幼児期には低筋緊張で運動発達が遅れている．しかし，運動パターンは多様であり，脳性麻痺とは異なる．ただし，失調型脳性麻痺は低筋緊張であり，運動パターンも多様であるため，知的障害と鑑別する必要がある．眼振，座位あるいは立位姿勢時の頸部や体幹の揺れなどに注意して，小脳症状を考慮して鑑別する．小脳症状が明らかにな らない乳幼児では，鑑別が難しい．

(3) 検査

脳病変をとらえるには，脳画像所見が有用である．ただし，早期産（低出生体重）児であって，脳画像で脳室周囲白質軟化症と診断されても，姿勢・運動異常がなければ，脳性麻痺とは診断され

ない．脳の形態的変化があっても，姿勢・運動異常に結びついているとは限らないからである．

5 -随伴症状

随伴症状（accessory symptom）とは，ある疾病に常にではないが合併する症状であり，その疾病の特徴的症状とは異なるものをいう．脳性麻痺児には，複数の随伴症状があることも多く，重複障害児（multiple disabled）と呼ばれることもある．随伴症状の有無あるいは重症度は，機能的予後にも影響する．知的障害，てんかん，斜視などの眼位異常，聴覚障害，嚥下障害や構音障害，さらに視覚認知障害，多動や注意欠損のような行動異常を合併していることも多い．軽い構音障害を含めると，発話に異常のある者は多い．一部には聴覚障害も合併している．小児期には，40〜50％に痙攣発作（seizure）があるが，成長につれて有病率は低下する．痙直型四肢麻痺に多く，痙直型両麻痺やアテトーゼ型には少ない．知的障害（mental retardation）も，およそ半数に認められる（Goldenson et al. 1978）．痙直型四肢麻痺には，重度の知的障害を合併することが多い．斜視の合併は20〜60％であり，痙直型に多い．上方注視麻痺は核黄疸後遺症に，同名性半盲は片麻痺に合併しやすい．視覚認知障害，特に奥行き知覚や立体視の異常は，痙直型両麻痺に認められる．コミュニケーション障害は，聴覚障害や構音障害や認知障害に関連している．聴覚障害では感音性難聴が多く，核黄疸によるアテトーゼ型で頻度が高い．両側性の核上性麻痺（痙直型四肢麻痺や両麻痺）では，偽性球麻痺（pseudobulbar paralysis）となり，摂食障害（eating disorder）や嚥下障害（swallowing disorder）が合併する．多動や注意欠損があれば，学習や社会適応の支障になる．

児童によっては，姿勢・運動異常よりも，知的障害や痙攣発作が日常生活上の大きな支障となっている．知的障害やてんかんを中心として，脳性麻痺を随伴症状として対応するのがよい児童もいる．脳機能不全症候群へのアプローチである（Denhoff et al. 1960）．

6 -二次的障害の予防

脳性麻痺の姿勢・運動異常を，脳損傷による機能障害に起因する一次的障害（primary disability）と，発達過程における物理的あるいは社会的環境の影響によってもたらされる二次的障害（secondary disability）とに分けて対応することが必要である．現代医療では，一次的障害を修復することは困難であるが，二次的障害の発生予防は可能である．

（1）脳性麻痺の姿勢・運動異常の病態
①脳損傷

脳損傷（脳形成異常あるいは脳病変）の結果，脳の生理的機能には異常が生じる．それが姿勢・運動異常や随伴症状としての機能的制限をもたらす．これらは，一次的障害に位置づけられる．一方，発達期における特異的な機能障害のため，正常発達は阻害され，健常児とは異なる運動習慣，運動発達の偏向，筋骨格系の変形，課題遂行の不成功などが不可避となる．これらの多くには，二次的障害の要素が含まれている．一次的障害が要因となる二次的障害を理解して，その発生予防に努めることが求められている．

②発達の偏向

脳性麻痺児の運動習慣は，健常児とはかなり相異している．たとえば，片側上肢に麻痺があるとき，その上肢を使うことなく，対側上肢だけで課題を達成する，あるいは腹臥位での移動に四つばいではなく，座ったまま進む（いざる）ことなどである．その結果，両手の同時動作はなく，動作の発達過程で四つばい移動も省略され，運動発達の偏向が生じる．異なる運動習慣や運動発達の偏向は，麻痺や筋緊張の亢進，立ち直り反応やバランス反応の欠如によっても起こる．これらは次の要因が相互に影響し合って，増強される．

③筋緊張異常と関節拘縮，変形および脱臼

四肢や体幹の拮抗筋間の持続的な筋緊張不均衡によって，二次的障害として関節拘縮が生じる．姿勢・運動異常は，健常児のような四肢や体幹の

表9-5 脳性麻痺の緊張異常への対応法

	対象	年齢	効果	欠点	費用
理学療法/作業療法	すべてのタイプ	すべての年齢	発達の促進	犠牲が多い	⇧
薬物	すべてのタイプ	1歳以上	全身に作用	睡眠作用	⇩
装具	すべてのタイプ	すべての年齢	姿勢の矯正	痙縮の改善なし	⇩
整形外科手術	すべてのタイプ	5歳〜思春期	姿勢の改善	痙縮の改善なし	⇧
神経ブロック	局所的	12歳以下	痙性の改善	一時的効果	⇧
後根切除	痙性両麻痺	4〜8歳	痙性の治癒	不可逆的作用	⇧
ボツリヌス毒	局所	すべての年齢	姿勢の改善	一時的効果	⇧
髄腔注入（例：バクロフェン）	下肢	体重15 kg以上	適切な筋緊張抑制	20%の副作用	⇧

(Gormley 2001, 一部改変)

多様な動きを制限し，限定された運動だけを許容する．これも関節拘縮を増強させる．このような二次的障害は，運動発達の偏向を増強させる．一次的障害を対症療法によって軽減し，併せて正常発達を促進することが必要である．現在，利用されている筋緊張異常を軽減する方法を**表9-5**に掲げる．理学療法と作業療法を除いて，その他の介入は陽性徴候（positive sign；神経徴候のうち，健常者にはない現象．例：痙縮）を軽減できるが，陰性徴候（negative sign；神経徴候のうち，正常の機能が患者では欠損している現象．例：麻痺）には対応できない．正常発達の促進には，理学療法や作業療法が不可欠である．

（2）心理面

乳幼児期における心理的発達への配慮が大切である．知的発達だけでなく，情動（emotion）や感情（affection）の発達にも注意すべきである．脳性麻痺では運動機能の制限のため，運動課題への取り組みは失敗に終わることも多い．失敗を繰り返しているうちに，乳幼児は自ら運動をする意欲が薄れ，消極的になる．身体運動への興味や関心を失い，他人に行ってもらうことを期待するようになる．その結果，身体運動を通して目的を達成する経験は得られなくなり，同時に運動障害も重度化する．この悪循環を断つには，動作が失敗に終わらないような環境を設定することが必要となる．乳幼児がひとりでできるように姿勢の調整や対象物の配置の工夫をする．装具や福祉用具，椅子や机の工夫も含まれる．乳幼児がひとりで行える課題を与えることも大切である．目的達成のためには，わずかの手助けを乳幼児の動作に合わせて行い，乳幼児が自分で遂行したのだという成功感を得させる．

（3）親子関係

子どもの発達において親の果たす役割は大きいが，親子の相互関係の内容が問われる．運動障害によって課題を達成できないことは，親に自分の子どもは何もできない子どもと思わせ，すべてを介助する過保護の育児態度をとらせる．一方，失敗するのは子どもの努力が足りないとして，難しい課題を叱咤激励し，無理強いして，子どもに不成功感を植えつけ，自信を喪失させてしまう．それが子どもの運動への無関心を強化してしまう．これらは運動障害を重度化する．親は子どもの運動障害を理解して，子どもがひとりでできること，できそうなこと，できないことを見分けることが大切である．子どもがひとりでできる課題を広げることが長期目標になる．

（4）運動障害の重度化の予防

図9-3に運動障害の重度化への過程を示す．運動障害の重度化の軽減あるいは予防とは，その過程の流れを遮断することである．完全に遮断することができないとしても，過程の移行を弱めるた

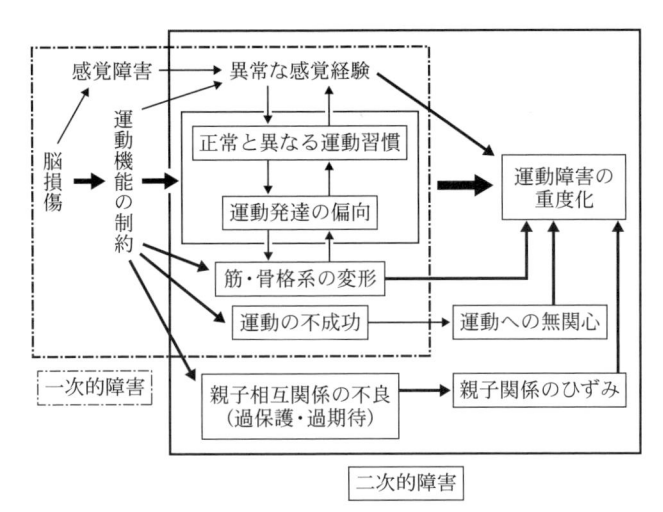

図9-3 脳性麻痺の運動障害重度化への過程
（北原 2004a）

めの介入が脳性麻痺児のリハビリテーション，すなわち療育である．

障害モデルに従って脳性麻痺児（者）の障害を階層別にとらえることができる（**表9-6**）．脳室周囲白質軟化症のような脳病変の病態生理学，脳病変に起因する機能障害，機能障害と課題との関連で定まる機能的制限，日常生活場面における機能的制限による活動制限，そして社会生活上の参加制約である．ヘルスケア・サービスや二次的障害の予防が，いずれの階層を標的としているのか，介入の成果はどうかなど，システム論的解釈も求められる．

7 - 姿勢・運動異常に対するリハビリテーション

脳性麻痺児の姿勢・運動異常の改善，運動発達の促進を意図して，これまでに多くのアプローチが提案されてきた．わが国では，高木（1955）による治療体系が児童福祉法による療育の制度化（社会的治療）および整形外科的処置と訓練（医学的治療）として，第二次大戦後に全国に普及していった（**表9-7**）．欧米では20世紀後半，脳性麻痺だけでなく，種々の要因による運動発達の遅れに対して，乳幼児期からの理学療法（主として運

表9-6 脳性麻痺の5段階機能レベル

レベル	症状・機能の例
病態生理	早期産低出生体重児の脳室周囲白質軟化症による囊胞性変化と白質の容量の変化
機能障害	痙縮，拘縮，耐久性低下，知覚障害
機能的制限	疲労による歩行の不良，更衣の不良，集中力や傾聴の不良，読み困難
活動制限	学習の遅れ，限定された教育環境，スポーツ活動の制約 交際や性行為の阻害，宗教活動を一緒にできない 家庭の日々の活動を家族とともにできない，自立生活を送れない
参加制約	学校や町のスポーツクラブが排除，保険業者が医療や装具の拒否，行政が障害者に対する自立生活ユニット建設を妨げる，有権者が公共バスへの車いす用のリフトに基金提供しない

(Butler et al. 1999)

動療法）が強調されるようになっている．Ellis（1967）は，これを身体的治療（physical treatment）と呼んで，年齢推移に従って3段階に分けている．

・**早期理学療法**（early physical treatment）：生後6か月以内に治療を開始するのがよい．乳幼児の運動発達段階に従って，筋緊張異常の抑制と運動発達の促進を目的とした療法[*3（次頁）]を行

表9-7 脳性小児麻痺治療体系

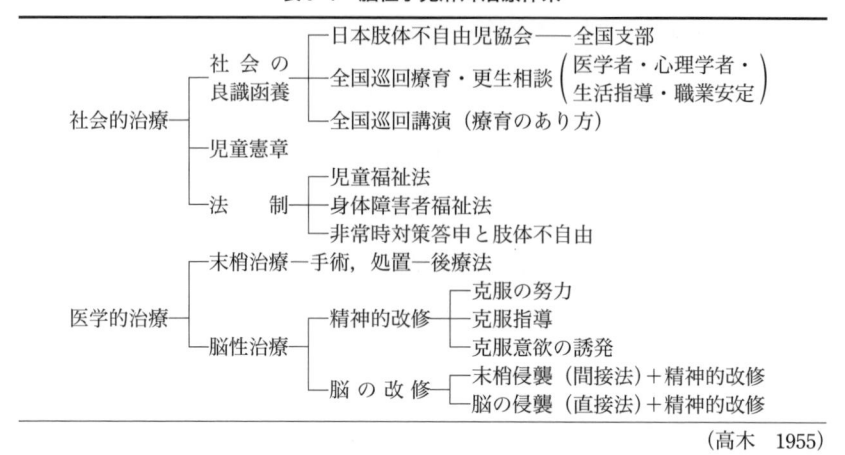

```
                    ┌─ 社会の     ┌─ 日本肢体不自由児協会──全国支部
                    │  良識涵養  ─┼─ 全国巡回療育・更生相談 (医学者・心理学者・)
                    │             │                        (生活指導・職業安定 )
      ┌─ 社会的治療 ┤             └─ 全国巡回講演（療育のあり方）
      │             ├─ 児童憲章
      │             │             ┌─ 児童福祉法
      │             └─ 法　制    ─┼─ 身体障害者福祉法
      │                           └─ 非常時対策答申と肢体不自由
──────┤             ┌─ 末梢治療 ── 手術，処置 ── 後療法
      │             │             ┌─ 精神的改修  ┌─ 克服の努力
      │             │             │              ├─ 克服指導
      └─ 医学的治療 ┤             │              └─ 克服意欲の誘発
                    └─ 脳性治療 ──┤
                                  │             ┌─ 末梢侵襲（間接法）＋精神的改修
                                  └─ 脳の改修 ──┤
                                                └─ 脳の侵襲（直接法）＋精神的改修
```

(高木　1955)

う．幼児の成長につれて改善は得られるが，それは姿勢・運動異常の程度，治療開始の時期，知的能力などによって相違し，一定していない．治療経過中の評価（アセスメント）により，進歩が停止したと判断したとき，このアプローチは終了する．これらは障害児リハビリテーション料[*4]として実施される．

- 維持的理学療法（physical care and maintenance）：これまでに得られた機能的状態の維持に努める．変形拘縮の予防，機能低下に注意して，装具や福祉用具の導入を図る．年長児には，整形外科的手術が必要となることもある．
- 体育（physical education）：学齢期の児童が身体運動を活発に行うように仕向ける．運動中に多少の姿勢・運動異常が現れても，いろいろな運動への参加に努める．歩行（必要であれば，補助具を使用），プールで水遊び，バドミントン，アーチェリーなどのスポーツを利用する．この時期には，理学療法士や作業療法士よりも，体育教師による指導が望ましい．

乳幼児期から就学以降における理学療法や作業療法の目的は，①正常発達の促進，②二次的障害の予防，③健康関連体力の維持向上，④機能的状態の向上，である（表9-8）．乳児期からおよそ3歳までは，運動発達の促進と体力増強訓練（conditioning exercise），母親などに日常生活活動にお

[*3]（前頁）わが国では，ボバース法（第7章1．理学療法：参照）とボイタ法が広まっている．ボイタ法は発達運動学的アプローチと呼ばれ，主として複数の姿勢反射を利用して，中枢性協調障害を早期に見出し，誘発点（trigger point）の刺激で反射的に運動を誘発する手法である．反射性寝返りや反射性匍匐運動がある．それらを通して，運動発達の促進と異常運動の抑制を図る．

[*4] 保険医療機関で実施される脳性麻痺児のリハビリテーション料は，障害児（者）リハビリテーション料に規定されている．通則には「リハビリテーションは，基本的動作能力の回復等を目的とする理学療法や，応用動作能力，社会的適応能力の回復等を目的とした作業療法，言語聴覚能力の回復等を目的とした言語聴覚療法等の治療法により構成され，いずれも実用的な日常生活における諸活動の実現を目的として行われるものである」と記されている．また，厚生労働大臣が定める施設基準に適合しているものとして地方社会保険事務局長に届け出た保険医療機関において，肢体不自由児施設及び重症心身障害児施設又は国立高度専門医療センター及び独立行政法人国立病院機構の設置する医療機関であって厚生労働大臣の指定するものの入所者又は通園者（外来患者を含む）であって，別に厚生労働大臣の定める患者に対して，個別療法であるリハビリテーションを行った場合に算定することになっている．対象患者は，脳性麻痺，胎生期若しくは乳幼児期に生じた脳又は脊髄の奇形及び障害，顎・口腔の先天異常，先天性の体幹四肢の奇形又は変形，先天性神経代謝異常症，大脳白質変性症，先天性又は進行性の神経疾患，神経障害による麻痺及び後遺症，言語障害，聴覚障害又は認知障害を伴う自閉症等の発達障害である．

表 9-8 個人の年代と主な理学療法と作業療法

乳児期	発達的アプローチ リラクセーション 体力増強訓練
幼児期 (就学前)	発達的アプローチ 移動訓練・歩行訓練 ADL 訓練 体力増強訓練 非特異的運動療法 装具療法 (整形外科治療)
就学以降	体力増強訓練 ADL 訓練 移動訓練・歩行訓練 非特異的運動療法 装具療法 (整形外科治療)

(飛松・他 1999,一部改変)

ける乳幼児の扱い方(ハンドリング)の指導が大切である.3歳児では,理学療法とともに,保育(遊び,しつけ,集団への参加)も始まる.装具や歩行補助具,あるいは車いすを利用した移動の訓練も必要になる.この段階では,暦年齢とは別に,児童の知的発達や運動発達に応じた生活活動の自立を目指すことも大切である.

6歳以降は学校教育が中心になる.学齢期におけるスポーツ,レクリエーションや遊戯は,非特異的な身体運動によって,健康関連体力(health-related physical fitness)の向上,技能の獲得を目的としながら,並行して社会性や対人関係技能の改善を図ることができる(Adams et al. 1991;Auxter et al. 1993).成人を含めて,脳性麻痺に適する多くのスポーツがある.車いす利用者も参加できるものに,アーチェリー,ボーリング,射撃,ヨット,テニス,サッカーなどがある.

8 –長期目標を考慮した治療計画と生活管理

脳性麻痺者が社会生活における自立のために重視するのは,①コミュニケーション,②日常生活活動,③移動(歩行),の順になっている(Bleck 1987;北原 2004a).脳性麻痺児の訓練目標として,移動の自立は重要であるが,その前に座位姿勢の獲得がある.

座位姿勢が可能であれば,外食時レストランの利用,移動に鉄道や航空機の利用も容易になる.座位姿勢は,社会参加の可能性を高めるため,幼児期から座位姿勢の訓練や適切な椅子の準備が大切である.

脳性麻痺による運動障害があっても,社会生活における自己主張,自己選択や自己決定を含めて,コミュニケーションと日常生活活動の自立を目指して,小児期の訓練および生活管理を考える必要がある.乳幼児期から学童期,さらに青年期に多様な体験を積めるよう,環境を整えることも大切である.

脳性麻痺児(者)の医学的リハビリテーションでは,次の7項目について熟慮することが必要である(北原 1998).①正確な診断と評価(アセスメント),②治療と訓練の必要性,③治療と訓練の目標は現実的か,④治療と訓練は子どもの生活を改善するか,⑤治療と訓練に費やす時間や労力は,子どもが他の活動を犠牲にする価値があるか,⑥訓練と治療は家族生活を破綻させないか,⑦最善の治療と訓練の説明をしたか.

2 知的障害

1971年,国際連合は知的障害者[*5]の権利宣言において,「知的障害者は,適当な医学的管理及び物理療法並びにその能力と最大限の可能性を発揮せしめ得るような教育,訓練,リハビリテーション及び指導を受ける権利を有する」と記している.ここには,知的障害児(者)の能力と最大限の可

[*5] わが国では,精神〔発達〕遅滞(精神薄弱,mental deficiency, mental retardation)の用語が医学界や教育界を含めて,一般にも行政にも長い間使用されてきたが,平成10(1998)年9月,「精神薄弱の用語の整理のための関係法律の一部を改正する法律」が公布(平成11年4月1日施行)され,知的障害に統一された.ただし,知的障害という用語は障害像や障害区分に,精神遅滞はその病因や疾病特異性を検討するさいに用いられる傾向があった.実際には,同義語として扱うのがよい.

表9-9 知的障害の定義

DSM-IV-TRによる定義
1. 明らかに平均以下の知的機能（IQ 70 以下）
2. 現在の適応機能の欠陥または不全が，以下のうち2つ以上の領域で存在する
   コミュニケーション，自己管理，家庭生活，社会的/対人的技能，地域社会資源の利用，自律性，発揮される学習能力，仕事，余暇，健康，安全
3. 発症は18歳未満である

アメリカ知的障害協会（AAMR）による定義
1. 知的障害とは，知的機能と概念・社会・実践的適応技能で表現される適応行動の著しい制約によって特徴づけられる障害である
2. 18歳以前に始まる

＜適応行動技能＞
1）概念的技能
   言語理解と言語表出，読み書き，お金の概念，自己管理（self-directions）
2）社会的技能
   対人関係，責任，自己評価，規則を守る，遵法，犠牲の回避，ナイーブさ，だまされやすさ（gullibility）
3）実践的技能
   ・日常生活活動：食事，身支度，移動，排泄，更衣
   ・手段的日常生活活動：食事準備，服薬，電話の使用，お金の管理，移動，家事
   ・職業的技能
   ・安全確保

（アメリカ精神医学会　2002；アメリカ知的障害協会　2004）

能性を引き出すためのリハビリテーションの意義が強調されている．

1-定義と分類

知的障害とは，全般的な知的機能が平均よりも有意に低く，同時に社会生活や日常生活における適応機能が制限された状態であって，それらが発育期に発現したものである．知的機能の低下は，標準化された知能検査の平均値よりも2標準偏差あるいはそれよりも低い状態をいう．また，発育期とは18歳までをいう[*6]．知的障害は，疾病（disease）ではなく，妊娠中の母体の疾病，乳幼児期の疾病あるいは遺伝，その他の要因によって生じた多様な状態（condition）に対する名称である．要因として，母親の健康状態や家族の経済状態が関与することもある．要因となる疾病によっては，一定水準の知的機能を生涯にわたって維持するとは限らない．早期に知的機能の退行をもたらす疾病も数多く知られている．これらも知的障害のカテゴリーに含めておく．

表9-9にアメリカ精神医学会（2002）のDSM-IVおよびアメリカ知的障害協会の定義を掲げる．また，1992年に世界保健機関が出版したInternational Statistical Classification of Diseases and Related Health Problems（ICD-10）に準拠した，わが国の「疾病，傷害および死因統計分類提要」に掲げられた分類を表9-10に掲げておく．

なお，わが国における行政施策では，知的障害は「先天性又は出産時ないし出生後早期に，脳髄になんらかの傷害を受けているため，知能が未発達の状態にとどまり，そのため精神活動が劣弱で，学習，社会生活への適応がいちじるしく困難な状態」（文部省　1970）とされ，知能指数（intelligence quotient：IQ）75以下のものである．IQ25ないし

[*6] 知的障害は18歳以前の発症としているが，自閉症は3歳以前の発症，脳性麻痺は2～3歳以前の発症とされている．これらの年齢区分の相違は，それぞれの疫学調査や行政的サービス提供などの目的が異なるためである．

表 9-10　知的障害の分類（ICD-10 準拠）

・精神発達の停止，あるいは不完全な状態であり，とりわけ，全体的な知的水準に寄与する認知，言語，運動および社会的能力などの技能が成長期を通じて損なわれている状態を特徴としている．遅滞は他の精神的あるいは身体的な病態を伴うこともある．

次の4桁細分類項目は以下の項目とともに行動面の機能障害の程度を特定するために用いられる
・行動面の機能障害がないか最小限であると言及されている
・手当または治療を要するほどの行動面の機能障害
・行動面のその他の機能障害
・行動面の機能障害が言及されていない

軽度知的障害
　　およそ IQ50 から 69（成人の場合，精神年齢 9 歳から 12 歳未満）．学校でいくつかの学習困難をきたしやすい．多くの成人は働くことができ，社会的関係がよく保たれ，社会へ貢献する．
　　包含：知恵遅れ，軽度メンタルサブノーマリティー

中等度知的障害
　　およそ IQ35 から 49（成人の場合，精神年齢 6 歳から 9 歳未満）．小児期には著明な発達の遅れをきたしやすいが，多くの者は，自分の身の回りのことをある程度できるようになり，他人とのコミュニケーションができ，型にはまった技術を行える．成人は，社会で生活したり働いたりするために，さまざまな程度の援助を必要とする．
　　包含：中等度メンタルサブノーマリティー

重度知的障害
　　およそ IQ20 から 34（成人の場合，精神年齢 3 歳から 6 歳未満）．援助の持続的な必要をきたしやすい．
　　包含：重度メンタルサブノーマリティー

最重度知的障害
　　IQ20 未満（成人の場合，精神年齢 3 歳未満）．自分の身の回りのこと，排泄抑制力，コミュニケーションおよび運動において，重度の制限をきたす．
　　包含：最重度メンタルサブノーマリティー

その他の知的障害

詳細不明の知的障害
　　包含：知的障害 NOS，メンタルサブノーマリティー NOS
　　NOS（non otherwise specified）：詳細不明または性質不明の意味である．

（厚生省大臣官房統計情報部　1993）

20 以下のものを重度，IQ20 ないし 25 から 50 の程度を中度，IQ50 から 75 の程度を軽度とする（文部省　1978）．知的障害者福祉における療育手帳制度では，IQ35 以下（肢体不自由，盲，ろうあ等の障害を有する者は 50 以下）を重度としている．

2 - 原因，予防対策および疫学

知的障害は行動上のある状態を意味し，その原因は多様である．表 9-11 に遺伝的要因と環境的要因とに大別した原因分類を掲げておく．実際は，原因不明の単純性知的障害（原因不明の生理群や無症候性知的障害などと呼ぶこともある）が大部分を占めている．医学的診断が明らかなものには，染色体異常，脳形成異常（脳奇形），先天性代謝異常，遺伝子異常，周産期障害，頭部外傷，中毒，中枢神経系感染症などがある．遺伝子検索や代謝異常などに対する検査法の進歩によって，知的障害の病因も一部は明らかになっている．原因だけでなく，知的障害の機序の解明も進んでいる．分子生物学的研究を通して，軸索や樹状突起の伸長，シナプス形成過程に関与する G 蛋白関連遺伝子の異常が解明されている．

表9-11 知的障害の原因

I．遺伝的要因が大きい疾患
　A．単一遺伝子疾患
　　先天代謝異常症
　　　脂質代謝異常症（GMI-ガングリオシドーシス，ニーマンピック病など）
　　　ムコ多糖体症（ハーラー病，ハンター病，サンフィリッポ病など）
　　　ペルオキシゾーム異常症（ツェルベーガー症候群，副腎白質変性症）
　　　アミノ酸代謝異常症（フェニールケトン尿症など）
　　　有機酸代謝異常症（メチルマロン酸尿症など）
　　　核酸代謝異常症（レッシュナイハン症候群など）
　　　金属の代謝異常症（Menkes病など）
　　　ホルモン異常症（クレチン症など）
　　Lowe症候群
　　神経皮膚症候群（結節性硬化症，神経線維腫症など）
　　脳奇形（全前脳胞症，滑脳症など）
　　ミトコンドリア異常症（MELASなど）
　　レット症候群
　　ゲノムインプリンティング機構が関与する疾患
　　　Prader-Willi症候群
　　　Angelman症候群
　　トリプレットリピート病
　　　脆弱X症候群
　　　DRPLA
　　　先天性筋緊張性ジストロフィー
　B．染色体異常症
　　トリソミー（ダウン症候群など）
　　常染色体異常（部分モノソミー，部分トリソミー，環状染色体，など）
　　性染色体異常症（ターナー症候群など）
　C．複雑遺伝（多因子遺伝）
　　自閉症
　　非特異的家族性精神遅滞

II．環境的要因が大きい疾患
　A．胎内期
　　胎内感染症（サイトメガロウイルス，鼠疹，トキソプラズマ症，HIVなど）
　　胎盤機能不全
　B．周産期
　　未熟児
　　低出生体重児
　　低酸素性脳障害
　　頭蓋内出血
　　低血糖，高ビリルビン血症
　　新生児痙攣
　C．出生後
　　感染（脳炎，髄膜炎）
　　低栄養
　　低酸素症（溺水など）
　　催奇形物質，毒物（アルコール，放射線，麻薬，鉛など）
　　外傷（交通事故など）
　　痙攣重積状態
　　養育環境の問題

（難波　2000，一部改変）

　原因の追求は予防や治療に役立つ．先天性代謝異常[*7]の一部（フェニルケトン尿症，メープルシロップ尿症，ホモシスチン尿症，ガラクトース尿症）[*8(次頁)]や内分泌異常の一部（クレチン症）[*9(次頁)]では，新生児のスクリーニング検査（screening test）と早期診断を通して，食事療法やホルモンの補充を行うことで知的障害が予防できている．また，胎内感染（例：先天性風疹症候群）[*10(次頁)]を予防するため，予防接種が行われている．さらに，中枢神経系の感染症や中毒，頭部外傷などの環境に大きく影響される知的障害の病因は，適切な環境調整によって予防が可能となる．

[*7] 代謝異常（metabolic disorder）は，正常な身体の物質の代謝回転に何らかの異常があり，それによって生ずる病態である．ここでは遺伝的異常による代謝障害が問題となっている．スクリーニング検査は，ある集団の中から特定の疾病あるいは性質をもつ個体を選出することを目的とした検査であり，選出された個体は詳細な検査を受ける．新生児マススクリーニングとは，新生児期に得たわずかな血液で先天性代謝疾患をスクリーニングすることである．わが国で実施されている対象疾患は，フェニールケトン尿症，メープルシロップ尿症，ホモシスチン尿症，ガラクトース尿症，先天性甲状腺機能低下症，先天性副腎皮質過形成である．これらは，①新生児期に診断可能，②放置すれば予後不良な疾患，③発症前に治療を行えば心身の発達障害を防ぎやすい，④経済医療効果からも妥当と考えられる疾患である．

IQが正規分布すると仮定して，IQ70以下を知的障害とすると，知的障害児は人口のおよそ2%に当たる．これに生後の事故や疾病によって知的障害になった個体の数を加えると，全体では2%以上になる．一方，わが国の知的障害児（者）の推計数は，平成12（2000）年度の調査では，18歳未満は10.2万人，18歳以上34.2万人，年齢不詳1.4万人であり，合計45.8万人となる．わが国の総人口は2004年には1.27億人，その2%は250万人となる．この数の知的障害児（者）の存在が予測される．実態調査による数と予測数との間には大きな開きがある．その理由のひとつとして，実際には社会生活や日常生活にそれなりに適応している軽度の知的障害は，知的障害としては認知されていないことが想定される．なお，地域を限定して学童期以前の児童を対象にした調査では，1,000人に対して7.0～13.5人の発生率と報告されている（木下・他 1999）．

3 - 診断

診断には，予後も含まれている．知的障害の診断が正確であれば，知的機能は正常にはならない．知的障害児の治療や教育のためにも，正確な診断が求められる．

医学的診断は，病歴，理学的所見，神経学的所見，心理検査を含めて発達段階の判定，血液生化学的検査，神経放射線学的検査などに基づいて，総合的に行う．酵素欠損，染色体や遺伝子の検索で異常が見つかれば，診断は確定する．

乳幼児期の発達スクリーニングには，遠城寺式・分析的発達検査法，日本版デンバー式発達スクリーニング検査などが利用されている．知能検査には，ビネー式知能検査（鈴木・ビネー法知能検査，田中・ビネー式知能検査など），ウェクスラー知能検査（WPPSI：Wechsler preschool and primary scale of intelligence；適用範囲は4歳から6歳6か月，WISC-III：Wechsler intelligence scale for children-III；適用範囲は6歳から16歳11か月）などが用いられる．社会成熟度を調べるには，新版S-M社会生活能力検査が広く利用されている．これらの検査法を適宜に組み合わせて，知的機能の評価（アセスメント）を行う．

4 - 臨床症候

乳幼児期の運動・行動機能から，その将来像を予測することは難しい．知的障害は，乳幼児期には，運動発達や言語発達の遅れから疑われる．ダウン症候群（Down syndrome）は染色体異常によって，特異な顔貌，筋緊張低下，心奇形などの多発奇形と知的障害を伴う．このような特徴的な身体所見や染色体の検査で異常所見（21トリソミー，21 trisomy；本来は2本である同じ常染色体が3本あること）が明らかになれば，知的障害の診断は確定する．特徴的な身体所見や検査所見の異常がなく，発達検査や知能検査の結果に基づく行動面の発達の遅れだけで知的障害を疑うときには，

---

*8(前頁)・フェニルケトン尿症（phenylketonuria：PKU）：アミノ酸，フェニルアラニン代謝の先天異常である．生後数か月以内に発見して，特定の食事により知的障害の発現は予防できる．
・メープルシロップ尿症（メープルシロップ病，かえで糖尿病，maple syrup urine disease）：分枝アミノ酸（ロイシン，イソロイシン，バリン）に由来する物質の活性が阻害される常染色体劣性遺伝疾患である．治療は急性期と慢性期（発作間欠期）に分けられる．
・ホモシスチン尿症（homocystinuria）：メチオニン代謝に関係するシスタチオニン合成酵素の形成障害を伴う遺伝性疾患であり，マススクリーニングで高メチオニン血症を認めた新生児の血中・尿中アミノ酸分析を行い，ホモシスチンの増加を確認し，食事療法などを行う．
・ガラクトース尿症（galactosuria）：先天性の酵素欠損によるガラクトース代謝障害である．治療には，食事からガラクトースを除去する．
*9(前頁) クレチン症（cretinism）：先天性の甲状腺の欠損あるいは機能低下による心身の発達の停止であり，甲状腺末などを終生投与することで，普通に発達する．
*10(前頁) 妊婦が妊娠12週までに風疹ウイルスに感染すると，胎児に種々の先天異常（心臓や脳，眼など）を生じる．これを先天性風疹症候群といい，その三徴は，感音性難聴，先天性白内障，動脈管開存症である．

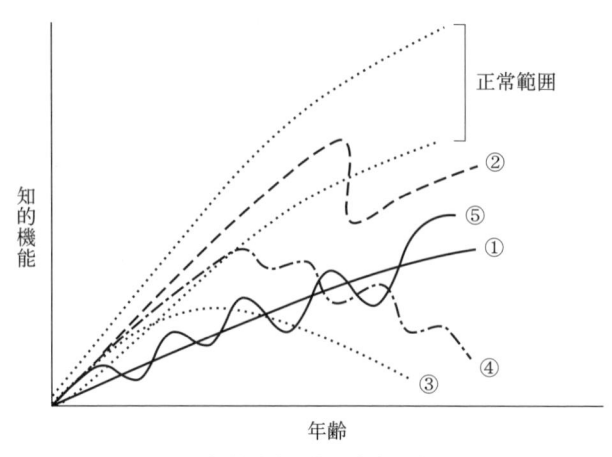

図9-4 知的障害の背景疾患の自然経過
代表的疾患を以下に掲げる
① 染色体異常　② 頭部外傷・脳血管障害
③ 先天性代謝異常症の一部・筋ジストロフィー
④ もやもや病・ミトコンドリア病の一部
⑤ 難治性てんかん

診断は不確かになりやすい．身体運動や知的機能の発達経過には個人差があり，乳幼児期の発達が諸検査における基準よりも遅れていても，年齢が長ずるとともに追いつく子どもが少なくない．知能検査に協力的な年齢になっても，同じ児童に実施された知能検査の結果には変動があるため，知能検査そのものが絶対的な指標にはならない．知的障害では，身体的あるいは検査上の異常所見がないときは，確定診断を下しにくいという問題が残されている．

知的障害児では，粗大運動，微細運動，基本的習慣，社会的適応，発語・言語理解といった領域のどれもが，発達的には均一に遅れる傾向がある．しかしながら，乳児期には，頸定・座位・立位・歩行といった粗大運動の発達の遅れで気づかれることが多い．歩行できるようになってからは，発語の遅れで気づかれる．その後は，食事や排泄や更衣などのセルフケアの自立が遅れることで気づかれるようになる．学童期になると，学業の遅れから知的障害が疑われ，知能検査の結果も比較的安定してくるため，診断は容易になる．しかし，学齢期になっても知能検査の結果が変動する児童がいるため，確定診断には十分な注意が必要である．また，知的障害が軽度であるほど，健常児との判別が困難であるため，確定診断の年齢が遅くなる．

5 - 経過および対応

多くの知的障害は知的発達の遅れた子どもとして成長・発達するが，背景要因となる疾病によって，経過が異なる（図9-4）．原因不明の生理群やダウン症候群などの染色体異常による知的障害の経過は，①となる．知的機能は規準に比べて遅れているが，退行することなく，着実に発達する．一方，先天代謝疾患の一部では，③のように，ある年齢に達すると，知的機能の退行が始まる．もやもや病やミトコンドリヤ病の一部では，④のように，寛解と憎悪を繰り返しながら，徐々に退行する．難治性てんかんでは，⑤のように，寛解と憎悪を繰り返しながら，徐々に発達を示す（北原 2004c）．

それぞれの自然経過によって，児童に対する対応は異なっている．①に対しては，各疾病特有のそれぞれの成長と発達の速さに応じた関与が必要となる．③のように退行を示す疾病では，退行が明らかになる前は心身機能の発達への関与を，退

表9-12 症候群に特異的な年齢依存性発現

ダウン症候群にみられやすいもの 　子どものとき：心奇形，消化器奇形，白血病，内まつげ，難聴，頸椎不安定，脊髄横断症状，眼振 　成人以降：肥満，甲状腺機能障害，白内障，難聴，早発の老化現象，運動退行，痙攣，アルツハイマー 　　　　　　型認知症 猫なき症候群にみられやすいもの 　乳　児：反芻，嘔吐 　学　童：常同動作，自傷，衝動的/破壊的行為 結節性硬化症にみられやすいもの 　子どものとき：痙攣，特にWEST症候群，脳腫瘍，心腫瘍による急死 　青・壮年期：腎腫瘍，腎不全，胃出血，肺線維症，気胸 プラダ・ウイリー症候群にみられやすいもの 　乳児期：低緊張，傾眠，哺乳力低下，弱い泣き声 　幼児期：食欲亢進，肥満発現，明るい 　学童期：易興奮性，破壊行為，異常食欲亢進，初経遅延，不整月経 　成人期：肥満症，食欲亢進，衝動的，反抗的，急性循環型，双極型精神症状，広汎性発達障害，自傷， 　　　　　糖尿病，心不全，下肢蜂窩織炎，高血圧，皮膚壊瘍，骨脱灰，骨折，呼吸困難

(有馬　2003，一部改変)

表9-13 知的障害児（者）に対する医学的対応

・治療可能な基礎疾患の鑑別と医学的対応 　先天性代謝異常：早期発見と食事療法 　内分泌異常：ホルモン療法 ・日常生活に支障をもたらす合併症への対応 　てんかん合併：抗痙攣薬 　ADHD合併：中枢神経刺激薬（メチルフェニデート 　　　　　　　など） 　感情障害：抗うつ薬，抗不安薬 　睡眠障害：睡眠薬 　精神病状態：抗精神病薬

行が現れたら心身機能の向上ではなく低下の遅延に努める取り組みが必要である．難治性てんかんを合併した知的障害児では，痙攣発作に伴って心身機能の低下，その後の改善を繰り返すが，そのことを前提とした発達促進への関与が必要である．

また，疾病によっては，年齢推移と共に，主な症状が変化してくる（表9-12）．知的障害児では，自然経過および併存する疾病への対応が必要である．知的障害そのものへの医学的治療の有効性は確立していないが，先天代謝異常や内分泌疾患の一部では，基礎疾患の治療によって知的障害の発症を予防することが可能である．また，てんかんの治療によって，日常生活や学習場面において発達の促進が図られる．他方，知的障害児者に合併する行動異常が，二次的に日常生活や学習場面に悪影響を及ぼすこともある．そのような場合，一部は薬物療法が有効である．表9-13に知的障害児（者）に対する医学的対応を掲げる．

知的障害児の治療・訓練では，身体的・精神的合併症の管理とともに，日常生活における行動面や学習面に配慮しながら，教育や福祉との連携を図ることが必要である．

図9-4①に示す経過を取る知的障害児を例に，年齢に対応したアプローチを掲げる．

（1）乳幼児期早期

乳幼児期では，健康保持と向上への配慮を欠くと，心身の発達促進のための治療・訓練の継続的取り組みは，しばしば断念させられる．そのため，易発熱性や易感染性などの虚弱体質からの脱却に配慮した健康管理が，この時期には重要となる．健康の保持と向上のためには，哺乳力，睡眠リズム，機嫌の善し悪しに配慮することであり，これが早期治療の第一歩である．乳幼児が笑顔，笑い声，周囲への活発な関心を示していることは，機嫌がよい状態であることを示している．そのような状態を多くすることは，同時に，心身の発達促進へと結びつく．乳幼児の機嫌のよさは，親の育児の励みにもなり，乳幼児の発達によい影響を与える．

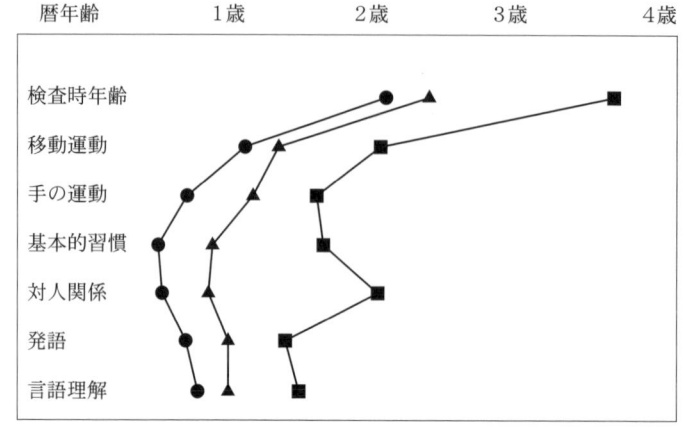

図 9-5 ダウン症（1 例）の発達経過（遠城寺式・乳幼児分析的発達表による発達経過）
●2 歳 2 か月時，▲2 歳 6 か月時，■3 歳 8 か月時
年齢が上がるにつれて，遅れながらも各領域の発達年齢も伸びてきている．
本例では，移動運動と対人関係の発達の伸びが大きい．

（2）健康面の安定した幼児期

身体・感覚・知覚・認知・情緒・対人関係など，各領域にわたって，心身機能の発達促進へのかかわりが求められる．家庭や保育園，幼稚園あるいは障害児通園施設などにおける生活で，幼児の多面的な領域の発達が図られる．移動やセルフケアなどの日常生活活動の自立，集団生活への適応に向けた取り組みが，日々の生活で繰り返される．図 9-5 に，あるダウン症児の各領域の発達経過を示す．移動運動，手の運動，基本的習慣，対人関係，発語と言語理解の全般的領域にわたって，暦年齢に比して，ゆっくりとした発達を示している．そのなかでも移動運動と対人関係の領域の発達が良好である．知的障害児であっても，各領域が全てにわたって均一に遅れを示すわけではない．一人ひとりで異なり，発達良好の領域や遅れが顕著な領域がある．発達良好な領域を強化し，促進させる介入は幼児の全体的な活動性を高めるためにも重要である．

（3）学童期

この時期には，児童が潜在能力を最大限に発揮するように試みる，多面的な教育が主体となる．移動やセルフケアの自立および集団生活への適応に取り組むだけでなく，児童の得意な面をしっかりと把握して，それを伸ばす視点も求められる．また，児童の発達段階に応じて，個々の課題を達成する発達的アプローチだけでなく，児童の長所を強化し，卒業後の就労や生活に備えるリハビリテーション的アプローチの視点も重要となる．コミュニケーション，セルフケア（身辺処理），家庭生活，社会的・対人的技能，地域社会資源の利用，自己指南，健康と安全，実用的な学力，余暇，仕事における処理能力の向上である．IQ が同じであっても，適応技能によって，社会生活を順調に送れるか否かは大きく異なる．IQ が低くても，適応技能を的確に育てられた知的障害児(者)は，社会生活への適応はよい．これらの点に配慮した教育であることが求められる．

就学にあたっては，普通校での普通学級，特別支援学級あるいは特別支援学校という選択肢もある．どの学級あるいは学校の選択が適切であるかについては，IQ だけで振り分けることはできない．どれが適切であるかは，個々の知的障害児の特徴と学級や学校の受け入れ態勢によって定まる．普通学級や特別支援学級では，担任の力量をはじめとして，学校全体の支援体制が大きな課題になる．一方，特別支援学校の選択では，地域と

離れた学校生活にならざるをえない状況がある．理想的な学校あるいは学級が存在しない状況下での学校選択は，親だけでなく，相談される側も悩みの多い点である．

(4) 学校卒業後の進路

知的障害程度に応じて，知的障害児(者)の生活充実や就労に向けての多くの制度がある．社会的自立のための訓練支援体制や就労に向けた支援体制がある．就労にあたり，また就労を継続するためにも，職場適応援助者(ジョブコーチ)などの活用が望まれる．わが国では平成18(2006)年度からは障害者自立支援法が実施され，福祉サービス内容が従来と大きく変わっている（中村 2007）．

3 その他の発達障害

知的障害とよく混同されるものとして，自閉症，注意欠陥多動性障害(ADHD)，学習障害がある．自閉症やADHDは知的障害に合併することが多いため，同一視されがちであるが，独立した疾病である．

なお，わが国では発達障害という言葉はいろいろな使われ方をしているため，その具体的な意味については注意を要する．ここでは，発達期にある小児の心身障害を全て含めて発達障害として扱っているが，身体障害を除外した小児期の心身障害を発達障害と限定したり，さらには発達障害支援法のように，一層限定した定義がなされていることもある[*11]．

1 - 広汎性発達障害

広汎性発達障害（pervasive developmental disorders）は，①相互的な社会関係の質的障害，②コミュニケーションのパターンにおける質的障害，③限局した常同的で反復的な関心と活動の幅，によって特徴づけられる一群の発達障害であり，個体の精神年齢と比べて行動が片寄っていることで定義されている．知的発達の遅れがないことも，遅れがあることもある．知的機能が高くても，相互的社会関係，コミュニケーション障害のために環境整備が適切にされないと集団生活に適応できない．

(1) 自閉症

自閉症（autism）は，広汎性発達障害のひとつの型であり，それらの3つの特徴を備えている．さらに，①病的なあるいは損なわれた発達の存在が3歳未満に認められ，②対人的相互作用，コミュニケーションおよび制限された常同的で反復性の行動のすべてにおいて認められる異常な機能の特徴的な型として定義されている（厚生省大臣官房統計情報部 1993）．**表9-14**に診断基準を掲げる．手を噛む，頭を壁に打ちつけるなどの自傷行為がある．重度の知的障害を合併している場合，特に出現しやすい．女児と比べて，男児が3～4倍多い．

新しい環境や予期せぬ出来事が起こるとパニックに陥り，自傷行為が激しくなったりする．音声などの聴覚的情報の処理よりも視覚的情報処理に優れていることが多いため，絵や写真，文字を用いて視覚から今後の予定を提示することでパニックを減らし，落ち着いて行動できるように環境を調整する取り組みがなされている．

(2) アスペルガー症候群

アスペルガー症候群（Asperger's syndrome）は自閉症を特徴づけているものと同じ型の，対人的相

[*11] 日本LD学会（2004）では，発達障害を①知的発達障害（精神遅滞），②自閉症を中心とする広汎性発達障害，③特異的発達障害，④注意欠陥/多動性障害の4種類に分けている．わが国では，発達障害者支援法が平成17年4月1日に施行されている．この法律の定義では，発達障害者とは，自閉症，アスペルガー症候群その他の広汎性発達障害，学習障害，注意欠陥多動性障害その他これに類する脳機能の障害であってその症状が通常低年齢において発現するものである．肢体不自由児や知的障害以外のこれらの発達障害の医療・教育・福祉的サービスの向上を目指した法整備である．

表 9-14　自閉性障害の診断基準（DSM-Ⅳ-TR）

A．(1), (2), (3) から合計 6 つ（またはそれ以上），うち少なくとも (1) から 2 つ，(2) と (3) から 1 つずつの項目を含む．
　(1) 対人的相互反応における質的な障害で以下の少なくとも 2 つによって明らかになる．
　　　(a) 目と目で見つめ合う，顔の表情，体の姿勢，身振りなど，対人的相互反応を調節する多彩な非言語的行動の使用の著明な障害
　　　(b) 発達の水準に相応した仲間関係を作ることの失敗
　　　(c) 楽しみ，興味達成感を他人と分かち合うことを自発的に求めることの欠如（例：興味のある物を見せる，持って来る，指差すことの欠如）
　　　(d) 対人的または情緒的相互性の欠如
　(2) 以下のうち少なくとも 1 つによって示されるコミュニケーションの質的な障害：
　　　(a) 話し言葉の発達の遅れまたは完全な欠如（身振りや物まねのような代わりのコミュニケーションの仕方により補おうという努力を伴わない）
　　　(b) 十分会話のある者では，他人と会話を開始し継続する能力の著明な障害
　　　(c) 常同的で反復的な言語の使用または独特な言語
　　　(d) 発達水準に相応した，変化に富んだ自発的なごっこ遊びや社会性をもった物まね遊びの欠如
　(3) 行動，興味，および活動の限定された反復的で常同的な様式で，以下の少なくとも 1 つによって明らかになる．
　　　(a) 強度または対象において異常なほど，常同的で限定された型の 1 つまたはいくつかの興味だけに熱中すること
　　　(b) 特定の機能的でない習慣や儀式にかたくなにこだわるのが明らかである．
　　　(c) 常同的で反復的な衒奇的運動（例：手や指をぱたぱたさせたりねじ曲げる，または複雑な全身の動き）
　　　(d) 物体の一部に持続的に熱中する．
B．3 歳以前に始まる，以下の領域の少なくとも 1 つにおける機能の遅れまたは異常：(1) 対人的相互反応，(2) 対人的コミュニケーションに用いられる言語，または (3) 象徴的または想像的遊び
C．この障害はレット障害または小児期崩壊性障害ではうまく説明されない．

（アメリカ精神医学会　2002）

互作用の質的な機能障害という特徴を示し，常同的で反復的な興味と行動様式を伴っている．言語や認知の発達に全般性の遅れや遅滞がない点で，自閉症とは異なっている．語彙が豊富であっても，会話が一方的で相互のやり取りができない．また，言葉を杓子定規にとらえ，文脈的な理解が困難である．多くは不器用さを合併している．これらの異常は，青年期や成人期まで持続する傾向がある．男児に多い（女児の 8 倍）．

（3）レット症候群

レット症候群（Rett's syndrome）は女児だけに発現するものであり，手をもむような常同運動が特徴的である．生後しばらくは普通あるいはそれに近い発達を示していたのが，生後 7～24 か月の間に発症して，手もみの常同運動，過呼吸，目的をもった手の運動の消失を示す．社交や遊びの発達は停止するが，対人的関心は保たれる傾向がある．知的障害も生じる．頭囲の増大も減速する．体幹失調や失行，さらにアテトーゼ様運動が続発することもある．側弯症も発生する．原因と関連した遺伝子異常が検出されている．

2－注意欠陥多動性障害

注意欠陥多動性障害（attention deficit hyperactivity disorder：ADHD）は，不注意，多動，衝動性という行動上の特徴からとらえられ，課題への集中性が短い，外からの刺激に敏感に反応して注意転導が著しい，多動でじっとしていられないなどが特徴である（**表 9-15**）．いずれの行動も，同じ暦年齢や精神年齢の児童と比較したとき，過度に認められる．ただし，就学前の児童の場合は，正常範囲の幅が大きいため，多動と診断するのは難しい．また，多くの障害児では，年齢が長ずるにつれて，行動や注意集中の改善が生じる．校庭で自由に遊ぶなどのように比較的自由な行動が許

表 9-15　ADHD の診断基準（DSM-IV-TR）

A．(1) か (2) のどちらか：
　(1) 以下の不注意の症状のうち 6 つ（またはそれ以上）が少なくとも 6 か月間持続したことがあり，その程度は不適応的で，発達の水準に相応しないもの：
　＜不注意＞
　　(a) 学業，仕事，またはその他の活動において，しばしば綿密に注意することができない，または不注意な過ちをおかす．
　　(b) 課題または遊びの活動で注意を持続することがしばしば困難である．
　　(c) 直接話しかけられたときにしばしば聞いていないように見える．
　　(d) しばしば指示に従わず，学業，用事，または職場での義務をやり遂げることができない（反抗的な行動，または指示を理解できないためではなく）．
　　(e) 課題や活動を順序立てることがしばしば困難である．
　　(f) （学業や宿題のような）精神的努力の持続を要する課題に従事することをしばしば避ける，嫌う，またはいやいや行う．
　　(g) 課題や活動に必要なもの（例：おもちゃ，学校の宿題，鉛筆，本，または道具）をしばしばなくす．
　　(h) しばしば外からの刺激によって容易に注意をそらされる．
　　(i) しばしば毎日の活動を忘れてしまう．
　(2) 以下の多動性―衝動性の症状のうち 6 つ（またはそれ以上）が少なくとも 6 か月間持続したことがあり，その程度は不適応的で，発達水準に相応しない：
　＜多動性＞
　　(a) しばしば手足をそわそわと動かし，またはいすの上でもじもじする．
　　(b) しばしば教室や，その他，座っていることを要求される状況で席を離れる．
　　(c) しばしば，不適切な状況で，余計に走り回ったり高いところへ上がったりする（青年または成人では落ち着かない感じの自覚のみに限られるかもしれない）．
　　(d) しばしば静かに遊んだり余暇活動につくことができない．
　　(e) しばしば"じっとしていない"またはまるで"エンジンで動かされるように"行動する．
　　(f) しばしばしゃべりすぎる．
　＜衝動性＞
　　(g) しばしば質問が終わる前に出し抜けに答え始めてしまう．
　　(h) しばしば順番を待つことが困難である．
　　(i) しばしば他人を妨害し，邪魔する（例：会話やゲームに干渉する）．
B．多動性―衝動性または不注意の症状のいくつかが 7 歳以前に存在し，障害を引き起こしている．
C．これらの症状による障害が 2 つ以上の状況〔例：学校（または職場）と家庭〕において存在する．
D．社会的，学業的，または職業的機能において，臨床的に著しい障害が存在するという明確な証拠が存在しなければならない．
E．その症状は広汎性発達障害，精神分裂病，または他の精神病性障害の経過中にのみ起こるものではなく，他の精神疾患（例：気分障害，不安障害，解離性障害，または人格障害）ではうまく説明されない．

(アメリカ精神医学会　2002)

される場面では目立たないが，着席すべき行事のように行動枠が制約されている場面では，じっとしていられないために目立ちやすい．

ADHDでは，知的機能の高低は問わない．実際，知的機能の高いADHDも多い．不適切な環境では，低い自己評価や反社会的行動が二次的障害として合併することがある．ADHDの児童の一部には，薬物療法としてメチルフェニデートやペモリンが投与される．

3 - 学習障害

現在，学習障害（learning disorder：LD）の名はしばしば使用されているが，概念は必ずしも明瞭でない．疾病単位を表すのではなく，いろいろな病態生理を背景とした小児期の学習に関する機能状態を示しているといえる．ICD-10では，学習能力の特異的発達障害として，特異的読字障害，特異的書字障害，算数能力の特異的障害，学習能力の混合性障害，およびその他の学習能力発達障害に分類している（厚生省大臣官房統計情報部

表 9-16 教育的定義と医学的定義にみる用語の比較

教育定義	医学定義	
文部省（1999）	DSM-IV（1994）	ICD-10（1992）
学習障害 (learning disabilities) 　読む 　書く 　算数 　（計算・推論）	学習障害 (learning disorders) 　読字障害 　書字表出障害 　算数障害	学力（学習能力）の特異的発達障害 (specific developmental disorders of scholastic skills) 　特異的読字障害 　特異的綴字（書字）障害 　特異的算数障害（算数能力の特異的障害）
聞く 　話す	コミュニケーション障害 (communication disorders) 　受容－表出性言語障害 　表出性言語障害	会話および言語の特異的発達障害 (specific developmental disorders of speech and language) 　受容性言語障害 　表出性言語障害
行動の自己調整 の困難	注意欠陥/多動性障害 (attention-deficit/hyperactivity disorder) 　混合型 　不注意優勢型 　多動性-衝動性優勢型	多動性障害 (hyperkinetic disorders) 　活動性および注意の障害 　多動性行為障害
自閉症	広汎性発達障害 (pervasive developmental disorders) 　自閉性障害 　アスペルガー障害・他	広汎性発達障害 (pervasive developmental disorders) 　小児自閉症［自閉症］ 　アスペルガー障害・他

（上野・他　2001）

1993）．DSM-IVは，学習障害として，読字障害，書字障害，算数障害をあげている（表 9-16）．

わが国の教育定義は，「学習障害とは，基本的に全般的な知的発達に遅れはないが，聞く，話す，読む，書く，計算する又は推論する能力のうち特定のものの習得と使用に著しい困難を示す様々な状態を指すものである．学習障害は，その原因として，中枢神経系に何らかの機能障害があると推定されるが，視覚障害，聴覚障害，知的障害，情緒障害などの障害や，環境的な要因が直接の原因となるものではない」である．

LDは，知的障害のように知的機能が全般的に低くはないが，読むこと，書くこと，計算などが限定されて冒されている．成人の失書，失読，失行などの高次脳機能障害に類似している．LDの背景に，視知覚障害や音韻抽出，音節分解障害などがある場合には，病態生理の検討をすべきである．WISC-III検査による言語性IQと動作性IQの差が著しい児童には，LDを疑って神経心理学的精査を進めるのがよい．

［付］重症心身障害児

重症心身障害児（重症児）とは，重度の知的障害と重度の肢体不自由が重複している児童をいう（江草　2005）．欧米における移動不能の知的障害（non-ambulatory mental retardation）に対応する．わが国では，大島（1971）の分類の区分1から4を重症児としている（図 9-6）．重症児は，医学的な定義ではなく，福祉サービスの視点に立った定義である．重症心身障害児施設に入所するとき，この区分が問題となる．重症児は，重度の肢体不自由があるため，健康維持の面からも医療的ケアが欠かせない．多くは呼吸障害，摂食・嚥下障害を合併している．そのため，気道の確保や誤嚥の防止，あるいは誤嚥による肺炎の治療など，生命維持の管理が重要となる．身体の動きの制約が強

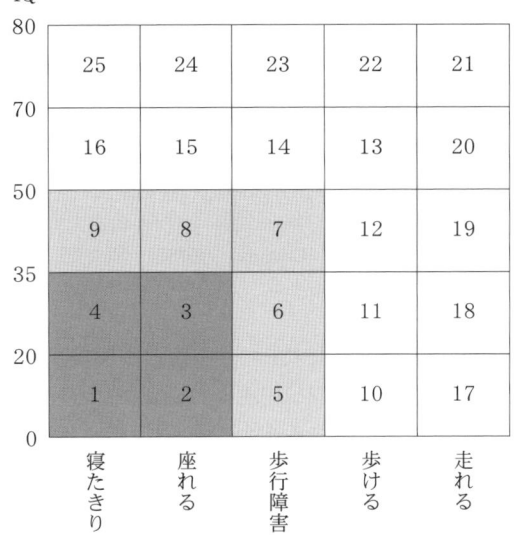

図9-6 心身障害児（者）の障害度分類

IQ					
80	25	24	23	22	21
70	16	15	14	13	20
50	9	8	7	12	19
35	4	3	6	11	18
20	1	2	5	10	17
0	寝たきり	座れる	歩行障害	歩ける	走れる

1971年に大島は，心身障害を便宜的に知能指数（IQ）（縦軸）と運動発達レベル（横軸）で分類して，1から4の群に該当するものを重症心身障害児施設への入所対象者とした．
また，5から9の群でも，①絶えず医療管理が必要，②障害の状態が進行している，③合併症のあるもの，のうちひとつでも該当するものも入所対象とした．
その後，上記分類は「大島の分類」といわれるようになり，1から4群に該当するものが重症心身障害児（者）と定義されるようになってきている．
（大島　1971，一部改変）

表9-17　二分脊椎（spina bifida）の分類

1．嚢胞性二分脊椎（spina bifida cystica）
　　髄膜瘤（meningocele）
　　脊髄髄膜瘤（myelomeningocele）
　　脊髄裂（myeloschisis）
2．潜在性二分脊椎（spina bifida occulta）
　　脂肪脊髄髄膜瘤（lipomyelomeningocele）
　　肥厚終糸（hypertrophic filum terminale）
　　脊椎管内皮膚洞（intraspinal dermal sinus）
　　割髄症（diastematomyelia）
　　神経腸管嚢胞（neurenteric cyst）

く，呼吸障害が加わり，筋緊張の不均衡も増強されることから，脊椎側弯，股関節脱臼などの二次障害も生じやすい．

なお，気管切開を受けたり，人工呼吸器による呼吸管理，頻回の吸引などを受けている重症児を超重症心身障害児という．これらの児童では，保険診療で超重症児加算がついている．

4　二分脊椎

1 -疾病概念

胎生の初期に神経板から神経管の形成（胎生22～29日の間に閉じる），さらに中枢神経系の完成およびその保護構造の発達過程において，頭蓋や脊椎の癒合閉鎖に異常の生じた状態を神経管不全（neural tube defects：NTDs）と総称している．神経管の先天性形成異常には，頭蓋の癒合不全（二分頭蓋，cranium bifidum）や脊椎の癒合不全（二分脊椎，spina bifida）が合併する．すなわち，胎生期における神経管の癒合不全（dysraphism）に起因し，脊椎後面の骨癒合が完成されずに分裂した状態にある病態が二分脊椎である．

二分脊椎は，以前から椎弓欠損部からの脊柱管内容物の脱出の有無によって，潜在性と嚢胞性に分類されていた（**表9-17**）．近年，癒合不全の発生病態およびニューロンの成熟段階に基づいた分類が提唱されている（阿部　2002）．二分脊椎は顕在性二分脊椎（spina bifida aperta）と潜在性二分脊椎（spina bifida occulta）に分けられる（**図9-7**）．

顕在性二分脊椎は3つに分けられる．

・**脊髄裂**（myeloschisis）：胎生期の神経管閉鎖不全によって，脊髄の裂けた病態をいう．これだけが真の意味の神経管癒合不全であり，ニューロンの成熟も未完成のまま，脊髄が体表に露出した形態となる．受胎後28日以前に生じ，胸腰椎移行部に多い．

・**髄膜瘤**（meningocele）：脊柱の欠損部から髄膜と髄液が突出する奇形（髄膜ヘルニア）である．皮膚は正常であり，その下の神経系の欠損や麻痺はほとんどない．

・**脊髄髄膜瘤**（myelomeningocele）：脊柱の欠損部から脊髄と髄膜が背部に突出した病態であり，それを覆う皮膚は欠損している．形成不全の脊髄が後方に露出し，髄液が漏れる．神経管不全

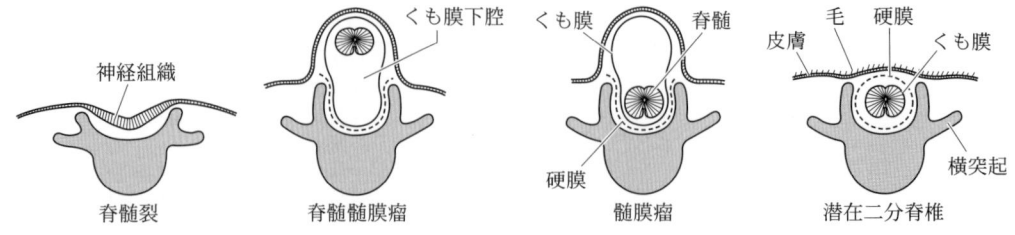

図 9-7 二分脊椎の分類
(Langman 1975,一部改変)

のおよそ2/3を占めている．囊胞性二分脊椎ともいう．

潜在性二分脊椎には，皮膚に脂肪腫，血管腫，発毛，皮膚洞などを伴うこともある．脊椎の欠損はX線写真で診断されることが多い．

2 - 発生頻度

わが国における発生頻度は，出生1,000に対して0.2～0.3人であるが，世界的には地域差や人種差がある．出生前診断として，母体の血清や羊水のalpha-fetoprotein（AFP）上昇の有無を調べ，さらに胎児の脊椎異常について超音波検査などが実施されている．ただし，異常が検出された場合，妊娠中絶を考慮していることを前提としている．近年，これらの出生前診断（prenatal diagnosis；胎児の遺伝性疾患，その他の疾患の有無や健康状態などの診断の総称）によって，発生頻度は低下傾向を示している．

3 - 発生原因

先天性素因（disposition；生まれつき個体がもつ，ある種の疾患に罹りやすい形態的，機能的性状）に環境要因が加わった多因子遺伝である．母体の葉酸レベルが低いことと脊髄髄膜瘤の発症との間に関連性が認められている．

4 - 症候と機能障害

医学的リハビリテーションが関与する二分脊椎の多くは，脊髄髄膜瘤である．その機能障害は，基本的に先天性の脊髄不全麻痺である．なお，患児の95％に水頭症が合併し，多くはシャント術（shunt operation；脳室が拡大したり，頭蓋内圧が亢進したとき，脳室・腹腔短絡術など，脳室と体腔を短絡して髄液を排除するための手術）を必要とする．

ここでは，機能障害の程度から，脊髄髄膜瘤を開放性と閉鎖性とに分けておく．

（1）開放性脊髄髄膜瘤

出生時から背部正中の皮膚欠損を伴った円形で波動性のある腫瘤があり，下肢は脊髄麻痺レベルに依存した特有な肢位となる（表9-18）．水頭症（hydrocephalus；脳脊髄液の過剰な貯留によって脳室やくも膜下腔が拡大した状態）がある場合には，頭囲は拡大して，頭皮静脈が怒張し，大泉門も拡大して，膨隆している．

（2）閉鎖性二分脊椎

新生児期および乳児期の神経徴候は軽微であり，乳児期に下肢運動の左右差，凹足，かぎ爪足などの足変形，繰り返す尿路感染症などを契機にして，MRI所見によって診断されることが多い．先天性の脊髄機能障害の症候に加えて，水頭症，脊柱や下肢の骨格変形がある．

二分脊椎の症候および機能障害は開放性脊髄髄膜瘤に代表され，二分脊髄，脊髄脂肪腫，仙骨形成不全でも，程度の相違はあるが，基本的には同じ症候や機能障害を示す．

症候は，①脳，脳幹，上部頸髄の機能障害に起因する認知機能障害，その他の神経徴候，②下部脊髄麻痺に基づく脊髄不全損傷としての運動麻痺，感覚障害，③膀胱直腸障害としての排尿筋括約筋協調不全，膀胱尿管逆流（vesico-ureteral

表 9-18 Sharrardよる下肢麻痺症状，発生頻度と歩行能力

	麻痺レベル	発生頻度	下肢の残存筋	変形			歩行能力
				股関節	膝関節	足関前および足	
I群	Th		下肢筋は全て麻痺				車いす移動が実用的 骨盤帯付長下肢装具で歩行可能
II	L₁	3%	腸腰筋，縫工筋	屈曲外旋位	動きなし	同左	車いすと杖歩行の併用
	L₂	2.5%	股関節屈筋，内転筋，大腿直筋は中等度残存	中等度の屈曲内転	中等度の屈曲	動きなし	
III	L₃	5%	股関節屈筋，内転筋，大腿四頭筋	屈曲内転外旋	やや屈曲	自動運動なし内反または外反	長下肢装具と杖で非実用歩行（高位例）
	L₄	15%	股関節屈筋，内転筋，大腿四頭筋，前脛骨筋	屈曲拘縮内転外旋	反張	踵足内反	短下肢装具と杖で実用歩行（低位例）
IV	L₅	12%	股関節屈筋，内転筋，大腿四頭筋，内側ハムストリングは正常．股外転筋，足関節底屈筋，足指伸筋は中等度残存	やや屈曲外転	屈曲	中等度の踵足	短下肢装具で自立歩行装具なしでも歩行可能
V	S₁	7.5%	股・膝関節筋群は正常，足関節は前脛骨筋，腓骨筋が強く，腓腹筋と長母趾屈筋は少し効いている	やや屈曲	変形なし	凹足外反，槌趾	装具不要
	S₂	12%	股・膝・足関節正常	正常	正常	小足筋麻痺かぎ爪趾	
VI	S₃		麻痺筋なし	な		し	健常児と変わりなし

(Sharrard 1993)

reflux：VUR），尿路感染症に分けられる．

新生児や乳児期には，キアリ奇形[*12]に関連した無呼吸発作，哺乳障害，運動発達の遅れなどが明らかになることもある．これらの機能障害は，幼児期になれば，次第に消退する．重度の水頭症を合併する場合には，運動機能や精神機能の発達が遅れる．移動能力は，歩いて社会生活が可能な程度から，車いすを移動手段とする程度まであり，かなりの幅がある．知能低下も軽度から重度まで，広い範囲に及んでいる．

運動麻痺の高位診断には，下肢の動き，変形に基づいたSharrardの分類が利用される．下肢には，股関節脱臼，内反尖足，尖足，踵足，外反足，凹足などの足変形が多い．足部に難治性潰瘍が生じることがある．排尿障害には，尿失禁，残尿，尿路感染症がある．

患児には，排尿障害，運動障害，知的障害が併存する．排尿障害はすべての児童に発現するが，運動麻痺を伴わないこともある．

5 - 診断

下肢の神経麻痺は，乳幼児では徒手筋力検査（MMT）を行うことが困難であるため，下肢の動きと変形を観察して，Sharrardの分類によって麻

[*12] キアリ奇形（Chiari's anomaly）：脳と脊髄との移行部に生ずる奇形であり，水頭症に伴って，とくに小脳扁桃や脳幹が脊髄内に陥入している．形態学的に4型に分けられている．治療として，大孔（foramen magnum；後頭骨底部の大後頭孔で，ここを延髄が通って脊髄に連なる）における髄液流通障害を解消するための大孔減圧術が有効とされている．また，無症候のことも多いが，無呼吸発作や哺乳力が弱いなどの症状を示すことがある．アーノルド・キアリ奇形（Arnold-Chiari malformation）ということもある．

表 9-19　移動能力についての Hoffer の分類

Hoffer の分類	麻痺レベル								
	Th	L1	L2	L3	L4	L5	S1	S2	S3
コミュニティ歩行： 杖や装具を必要とするが，戸外，室内とも歩行可能なもの					←------	------	CA	------	------→
室内歩行： 室内のみ装具使用によって歩行可能であるが，社会的活動には車いすの使用を要するもの		←---	---	HA	---→				
非実用歩行： 家，学校および病院における訓練時のみ歩行可能で，その他は車いすの使用を要するもの	←------	NFA	------→						
歩行不能： 移動にはすべて車いすを要するもの	←---	NA	---→						

(Hoffer　1973，改変)

痺レベルを判定する．

　足部の変形は，下肢筋群の筋力の不均衡によるものであり，徒手的に矯正可能なものと，構築学的変化を伴って徒手的に矯正できないものとがある．歩行障害の要因として最も問題になる足変形は，内反尖足変形である．移動能力判定には，Hoffer の分類を利用する（**表 9-19**）．

　排尿機能については，排尿記録（排尿時間や回数など），検尿検査，残尿測定，尿路放射線学的検査（排泄性腎盂撮影，排尿時膀胱尿道撮影，RI），超音波検査，尿流動態検査などを定期的に行う必要がある．

　幼児期あるいは思春期に，歩行機能が低下することがある．その原因には，脊髄空洞症[*13]や脊髄係留症候群[*14]の合併，足部変形の再発，環境要因などの関与が指摘されている．

6 - 機能的状態の経過観察

　二分脊椎児（者）の医療管理は，長期にわたるため，新生児期から乳児期，学齢期，思春期，成人期を通して，それぞれの時期に適切な検査・診断によって，疾病と心身機能の状態を正しく把握することが必要である．

（1）脳脊髄の形態と機能

　水頭症の管理には，CT や MRI による定期的な画像診断が必要である．成長に伴って，脊髄空洞症あるいは脊髄係留症候群による機能障害が発現することもある．定期的な MRI 検査による形態変化と症状とは，必ずしも一致していない．

（2）膀胱直腸機能

　尿路障害には，脱神経による尿路筋層の変化，筋結合組織の過伸展による膀胱のコンプライアンスの低下[*15]，排尿筋・括約筋協調不全[*16（次項）]，感覚障害，感染症が関連している．排尿状態の把握，感染の予防，通過障害の確認と対応，失禁対策，腎機能維持のための早期からの定期的管理が

[*13] 脊髄空洞症（syringomyelia）：先天性あるいは後天性に脊髄内に液体が貯留した空洞が形成された状態である．空洞が中心管を介して第 4 脳室に連続しているものは下部頸髄や上部胸髄に多く，キアリ奇形などの先天異常を伴うことが多い．なお，非交通性のものは脊髄損傷後に生じることが多い．臨床経過は，多くは緩徐である．
[*14] 脊髄係留症候群（tethered cord syndrome）：開放性脊髄髄膜瘤の閉鎖術後の癒着や脂肪腫あるいは脊髄終糸などにより脊髄が脊柱管内に固定され，成長に伴って尾部方向へ牽引されることにより生じる神経障害である．幼児期，思春期に麻痺や痛み，排尿障害などが進行する要因となる．
[*15] 膀胱のコンプライアンス（compliance）：コンプライアンスは弾性の逆数であり，ここでは膀胱の「伸びやすさ」を意味している．

必要である．

（3）発達診断

身体の発育状況については，身長，体重，頭囲，四肢長，四肢周径，皮脂厚など，人体計測を行って，成長曲線を求める．包括的な発達診断には，遠城寺式乳幼児分析的発達検査，日本版デンバー式発達スクリーニング検査-R が利用できる．運動発達は，体幹下肢運動年齢および上肢運動年齢，知能発達は WISC-R（Wechsler Inteligent Scale for Children Revised），社会生活能力は新版 SM 社会生活能力検査などによって判定できる（吉田・他 1996）．

（4）移動機能

二分脊椎児(者)の運動機能，特に歩行機能は社会的活動に大きな影響を及ぼす．身体の変形および下肢筋力について，経時的に測定しておくことが重要である．歩行機能の判定には，Hoffer の分類を利用する．

7 – 治療

二分脊椎児(者)のリハビリテーションには，必要に応じて，脳神経外科，整形外科，泌尿器科との協力体制が必要である．それを通して患児(者)の健康状態を維持し，教育や社会適応を含めて，発達に伴って生じる諸問題に対処できるシステム・アプローチが求められている．ここでは，医学的対応を中心に取り上げる．

（1）脳神経外科における対応

新生児期には，脊髄髄膜瘤の閉鎖手術や水頭症の脳室・腹腔短絡術（ventriculo-peritoneal shunt）が行われる．

（2）泌尿器科における治療

膀胱や尿道括約筋の機能的状態から，適切な排尿方法を定める．乳児期には親に，就学前に達したときには患児自身に，自己導尿など，必要とされる手技を指導する．また，日常的に排尿が問題なく行われているか否かを，定期的に調べておく．尿路感染症，膀胱結石，膀胱尿管逆流などの治療が必要となることもある．

（3）整形外科における治療

足変形の治療は，立位で足底が均等に接地する足（plantigrade foot）を得ることを目標にして，実施される．徒手矯正や装具による矯正が困難な場合には，外科的矯正術が行われる．手技は，軟部解離術を原則としている．装具は，外反扁平足には足装具，踵足や内反足や尖足には短下肢装具を処方する．腰髄高位より上位の麻痺によって，実用歩行が望めない幼児であっても，骨盤帯付長下肢装具，交互歩行装具（reciprocating gait orthosis：RGO）などを用いて立位や歩行の訓練を行うことにより，行わなかった幼児に比べて，骨折や褥瘡の発生が少なく，移乗の自立度も高くなる（Mazur et al. 1989）．

（4）成長時期と治療

- 新生児期：新生児期には，脳神経外科的治療が最優先となる．脊髄髄膜瘤の閉鎖手術は，通常は生後 48 時間以内に行われる．水頭症には，脳圧亢進の進行を見極めて，脳室・腹腔短絡術が実施される．足の変形拘縮に対しては，保存的治療を開始する．
- 乳児期：脳室・腹腔短絡術後には，シャントに機能不全が発症しやすく，救急処置が必要となることもある．患児に傾眠，哺乳力の低下，嘔吐など，脳圧亢進症状がないか，日常的に十分な注意をしておく．また，泌尿器科を定期的に

---

*16(前頁) 排尿筋・括約筋協調不全（detrusor-sphinctor dyssynergia：DSD）：通常の排尿時に膀胱の排尿筋は収縮し，尿道括約筋は弛緩する．また，蓄尿時には排尿筋は弛緩，括約筋は緊張している．このような拮抗的な筋活動が機能障害に陥り，排尿時に排尿筋と括約筋が同時収縮する，あるいは排尿筋の収縮が生じないなど，両筋の協調的な活動不全の状態をいう．

受診し，尿路管理を行う．排尿は，間欠導尿（intermittent urethral cathererization）が基本である．親が1日に数回，定期的にカテーテルで排尿する．下肢の変形と拘縮の予防には，徒手矯正と装具を処方する．保存的治療では矯正不能であれば，手術が適応となる．また，早期から理学療法と作業療法による心身の発達促進も不可欠である．心身の発達に応じて，食事，排泄，衣服の着脱など，一部の基本的日常生活活動の自立を目指す．さらに，他人の言うことが聞ける，我慢できる，わがままを言わない，簡単なお手伝いをするなど，日常生活場面におけるしつけを通して，社会生活習慣の獲得を促進する．

- 幼児期：脳室・腹腔短絡術のチューブの入れ替えが必要となる．足変形の治療は，小学校の入学までにすませる．車いすが必要な場合，4〜5歳から利用を始める．入学が近づいたら，自己導尿の指導を開始し，学校では独りで排尿ができるように準備する．
- 学齢期：自己導尿の習慣が完成すれば，学校生活への適応が容易となる．水頭症，下肢の変形に対しては，定期的に観察を継続する．
- 思春期：足部変形や下肢麻痺の進行，歩行速度の低下などによって，移動が独歩から車いすに移行することがある．その要因はいろいろであり，学校生活であったり，肥満が歩行機能の低下に影響していることもある．栄養指導，体力維持のための訓練が必要とされる．

新生児期から，脳神経外科や整形外科，泌尿器科を含めた包括的な医学的リハビリテーションを受けた二分脊椎児（者）の多くは，一般社会で生活している．社会における自立には，健康管理に必要な生活習慣，たとえば自己導尿などの尿路管理を一人で行うことができる，基本的な生活習慣を身につける，友人をはじめとする社会における人間関係を築くことができるなどが基本である．

5 筋ジストロフィー

1 – 概念と分類

筋力低下を主な症状とする疾病は，骨格筋が冒される筋障害（myopathy）と，筋を支配する神経系の異常によって骨格筋が萎縮する神経障害（neuropathy）とに大別されている．両者を合わせて神経筋障害（neuromyopathy）と総称することもある．神経筋障害のうちで，最も頻度の高い遺伝性疾患は，筋ジストロフィー（muscular dystrophy）であり，筋線維の変性と壊死とを主病変として，筋力が次第に低下するものである．

近年，分子生物学の進歩により，複数の遺伝子座が明らかになっている．遺伝形式によって，いくつかの病型に分類されている（表9-20）．

2 – 各病型の臨床

（1）デュシェンヌ型筋ジストロフィー

デュシェンヌ型筋ジストロフィー（Duchenne muscular dystrophy：DMD）は，進行性筋ジストロフィーの中では頻度が高く，男児出生3,000〜5,000人に1人の割合で発症し，有病率は10万人当たり2.5〜3人（全国で約3,000人）と推定されている．

遺伝形式はX染色体性劣性遺伝であり，男児に出現する．まれにターナー症候群（Turner's syndrome；X染色体を1本だけ含むXO型性染色体であって，染色体数は45の染色体異常である．女性型外性器，原発性無月経，矮小発育などがある）の女児やX染色体と常染色体の転座のある女児にも発症する．遺伝子座はX染色体の短腕（Xp21）にある．Xp21の遺伝子の産物であり，正常筋の形質膜細胞質面に存在するジストロフィン（dystrophin；骨格筋や心筋の細胞表面にある分子量の大きい蛋白であり，筋細胞膜の安定に関与すると考えられている）が欠損していることによって発症する．

初発症候は筋緊張低下や歩行開始の遅れであ

表 9-20 主な筋ジストロフィー

	遺伝子産物（遺伝子座）	発症年齢	萎縮筋	近位/遠位	初発症状	進行	偽性肥大	知的障害
X染色体劣性遺伝								
Duchenne型	ジストロフィン（Xp21）	1〜3歳	下肢帯	近位	歩行の遅れ，転びやすい	急速	++	±
Becker型	ジストロフィン（Xp21）	5〜15歳	下肢帯	近位	走るのが遅い アキレス腱短縮，肘拘縮	中等度	++	−
Emery-Dreifuss型	エメリン（Xq28）	4〜5歳	下肢帯 下腿，上腕	近位		緩徐	−	−
常染色体劣性遺伝								
肢帯型　2A		4〜15歳	四肢	近位		緩徐	−	−
2B		12歳前後	下肢	遠位		緩徐	−	−
2C, D, E, F			四肢	近位	走るのが遅い	緩徐	±	±
先天型								
福山型	フクチン（9q31）	0〜8か月	全身	近位＞遠位	哺乳力低下，運動の遅れ	緩徐〜中等度	+〜−	++
非福山型								
メロシン欠損型	メロシン（6q）	0か月	全身	近位＞遠位	floppy infant		−	−
メロシン陽性型		0か月	全身	近位＞遠位	floppy infant	緩徐	−	−
遠位型（三好型）	ジスフェルリン（2q13）	12〜43歳	下肢	遠位		緩徐	−	−
常染色体優性遺伝								
顔面肩甲上腕型 肢帯型	？（4q-ter）	10〜30歳		近位		緩徐	−	−

（大澤・他　1983；埜中　2006，改変）

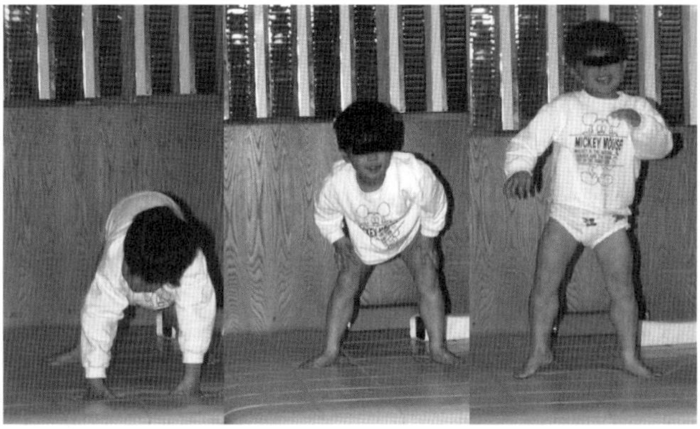

図9-8 ガワーズ徴候（症例：5歳，デュシェンヌ型筋ジストロフィー）
5歳頃の立ち上がり場面である．床からの立ち上がりでは，仰臥位から腹臥位となり，四つばい位，高ばい位（図左）を経て，上肢で大腿部を押さえて上半身を起こし（図中央），立ち上がる（図右）．腓腹筋の偽性肥大も認められる．

る．また歩行開始後（3〜5歳）に転びやすい，走れないといった訴えで受診することもある．初期から下肢の近位筋に筋力低下がある．筋力低下は進行性であり，筋萎縮と関節拘縮も出現する．腓腹筋や前腕筋などには，偽性肥大（pseudohypertrophy；組織の特異的な機能要素の肥大や増殖では

表 9-21 障害段階分類

段階	
I	動揺性歩行だが，平地歩行可能．介助なく階段昇降可能（手すりも用いない）
II	平地歩行可能．階段昇降に介助（手すりなど）を必要とする
III	平地歩行可能．階段昇降は不能．椅子からの立ち上がり可能
IV	平地歩行可能．椅子からの立ち上がり不能
V	車いす上で日常生活は自立
VI	車いす上で日常生活に介助を必要とする．車いす駆動は可能
VII	車いす上で日常生活に介助を必要とする．短距離の車いすは可能
VIII	臥床状態で日常生活も全介助

(Swinyard et al. 1957)

表 9-22 筋ジストロフィーの機能障害度（厚生省研究班新分類）

ステージ	
I	階段昇降可能 a 手の介助なし b 手の膝押さえ
II	階段昇降可能 a 片手手すり b 片手手すり，手の膝押さえ c 両手手すり
III	椅子から起立可能
IV	歩行可能 a 独歩で 5 m 以上 b ひとりでは歩けないが，物につかまれば歩ける（5 m 以上） 　1）歩行器 　2）手すり 　3）手引き
V	四つ這い
VI	ズリ這い
VII	座位保持可能
VIII	座位保持不可能

(松家・他 1983)

なく，その他の組織や脂肪，線維などの増殖による肥大）がある．立ち上がり動作では，仰臥位から腹臥位となり，四つばい位，高ばい位を経て立ち上がるが，その過程では上肢で大腿部を押さえて上半身を起こしている（図 9-8）．これを登攀性起立あるいはガワーズ徴候（Gowers sign）という．その後，10 歳前後で歩行不能となり，車いす生活となることが多い．この時期から，脊柱の側弯が著明となり，拘束性換気障害も生じるようになる．以前は，20 歳前後で呼吸不全あるいは心不全によって死亡することが多かった．最近は，人工呼吸器の早期適応や心不全に対する治療などによって，30 歳を超えて生存する個体が増加している．

DMD には知的障害が合併することも多く，平均 IQ 80 であり，特に言語性 IQ の低いことが報告されている（Cotton et al. 2001）．

表 9-21 に Swinyard et al.（1957）の障害段階分類を示す．また，表 9-22 に厚生省研究班による機能障害度を掲げる．後者は，わが国の生活様式を考慮して，歩行が不能となって，車いす生活依存期における機能障害の推移を，四つばいの可否および座位の保持能力によって分類している．

(2) ベッカー型筋ジストロフィー

ベッカー型筋ジストロフィー（Becker type progressive muscular dystrophy：BMD）の発症年齢は，5～25 歳である．デュシェンヌ型筋ジストロフィーと遺伝子座は同じであるが，ジストロフィンの欠損ではなく，ジストロフィンの減少，あるいはそれが異常蛋白があるために，発症後の経過は緩徐である．発症から 20 年以上経過して，歩行不能となる．まれに，四肢の筋力低下に先行して，心肥大や心不全を生じることがあり，定期的な心臓の検査が必要である．

(3) エメリー・ドレイフス型筋ジストロフィー

エメリー・ドレイフス型筋ジストロフィー（Emery-Dreifuss type muscular dystrophy）は 2～10 歳の小児期に発症し，肩甲・上腕・腓骨筋群から始まる緩徐進行性の筋萎縮と筋力低下，関節拘縮，心伝導障害（完全房室ブロック）を 3 主徴とする遺伝性疾患である．

関節拘縮は，筋力低下が明らかとなる前に気づかれることがあり，頸部や脊柱の前屈制限，肘関節の伸展制限，アキレス腱短縮による尖足が生じる．

心伝導障害による突然死の頻度が高く，早期にペースメーカー挿入が必要となることもある．

（4）先天性筋ジストロフィー

先天性筋ジストロフィー（congenital muscular dystrophy：CMD）は，欧米ではまれであるが，わが国では比較的高い頻度に出現している常染色体性劣性遺伝である．中枢神経症状を合併する福山型（Fukuyama type CMD：FCMD）と，中枢神経症状を認めない非福山型（non FCMD）とに大別される．さらに，後者はメロシン欠損型とメロシン陽性型に分けられている．

・福山型先天性筋ジストロフィー（FCMD）

常染色体劣性遺伝であり，ほとんどが日本人に限られている．わが国における発症率は，10万人当たり2.9人であり，およそ1,000～2,000人の患児がいると推定されている．遺伝子座は第9染色体腕にあり，遺伝子産物はフクシン（fukusin）という蛋白である．ただし，その機能は解明されていない．

生下時より筋力低下と筋緊張低下のため，ぐにゃぐにゃ乳児（筋緊張低下児，floppy infant；全身の筋の緊張が低下している新生児）となる．頭定は遅れて平均8か月であり，2歳前後で座位が可能になるが，起立や歩行の獲得はまれである．また，筋力低下は全身に及び，早期から関節拘縮が生じる．筋症状とともに，重度の知的障害（大部分がIQ50以下）を合併し，てんかんの合併がおよそ半数にある．10歳くらいまでに呼吸不全や感染症で死亡することも多いが，成人に達するものもいる．中枢神経系の病理所見として，多小脳回などの奇形が特徴的である．

・メロシン欠損型先天性筋ジストロフィー

筋細胞膜の外側にある基底膜を構成する蛋白であるメロシン（melosin）が欠損している．臨床症状は福山型に類似しているが，中枢神経系の症候はほとんどない．しかし，頭部MRIでは，白質の髄鞘化不全が認められている．

・メロシン陽性型先天性筋ジストロフィー

非福山型のうち，筋細胞はメロシン抗体で陽性に染色されるものである．メロシン欠損型よりも軽症であって，大部分は歩行が可能となる．顔面筋はおよそ50％の患児で冒されている．知的障害はない．機能障害の進行は遅いが，20歳前後で歩行不能となる．頭部CTやMRIには異常所見を認めない．

（5）肢帯型筋ジストロフィー

肢帯型筋ジストロフィー（limb-girdle muscular dystrophy：LGMD）は，幼年期から中年期にかけて，上肢帯，下肢帯あるいは両者の筋力低下で発症する疾病である．その進行は緩徐である．脊柱前弯や尖足を生じ，動揺歩行（waddling gait）が目立つようになる．遺伝形式に基づいて，常染色体劣性遺伝形式をとるものをLGMD2，常染色体優性遺伝形式をとるものをLDMG1として，遺伝子座が確定した順番にA，B，……と命名されている（表9-23）．

（6）顔面肩甲上腕型筋ジストロフィー

顔面肩甲上腕型筋ジストロフィー（fascioscapulohumeral muscular dystrophy）は常染色体性優性遺伝であり，男女ともに，多くは10～20歳代に発症する．上肢の挙上が困難となり，その後に下肢帯筋が冒され，歩行が不安定となる．肢帯型筋ジストロフィーとは異なり，前脛骨筋が早期に冒される（踵歩きが不能）．顔面の筋肉も冒され，十分に閉眼できない，口笛を吹けない，表情が乏しい，巧みに話せないといった症状も加わる．肩甲帯の筋萎縮によって，肩甲骨が突出し，翼状肩甲骨（wing scapula）となる．進行は緩徐であり，呼吸筋や心筋は冒されにくいため，生命予後は比較的良好である．

（7）筋緊張性症候群

ミオトニー（筋緊張症，筋強直，myotonia）とは，一度収縮した骨格筋が弛緩しにくい状態をいう．たとえば，握った手をすばやく開くように指示しても，ゆっくりとしか開かない（把握性筋緊張，grip myotonia），診察時に母指球筋を打腱器で叩くと，母指は内転して，すぐには真直ぐにならない（percussion myotonia）．そのようなミオト

表 9-23 肢帯型筋ジストロフィー (LGMD) の分類

	遺伝子座	遺伝子産物	対立遺伝子疾患
常染色体優性			
LGMD1A	5q31	Myotilin	
LGMD1B	1q11-q21	Lamin A/C	AD-EDMD
LGMD1C	3P35	Caveolin-3	
LGMD1D	6q23	?	
LGMD1E	7q	?	
常染色体劣性			
LGMD2A	15q15.1-q21.1	Calpain3	
LGMD2B	2P13	Dysferlin	Miyoshi myopathy
LGMD2C	13q12	γ-sarcoglycan	
LGMD2D	17q12-q21.33	α-sarcoglycan	
LGMD2E	4q12	β-sarcoglycan	
LGMD2F	5q33-q34	δ-sarcoglycan	
LGMD2G	17q11-q12	Telethonin	
LGMD2H	9q31-q34.1	TRIM32	
LGMD2I	19q13.3	FKRP	MDC1C
LGMD2J?	2q24.3	Titin	TMD

(埜中 2004)

ニーを主徴候とする一連の疾患を筋緊張症候群（筋強直症候群, myotonic disorder）と呼んでいる.

・筋緊張性ジストロフィー

　筋緊張性ジストロフィー（myotonic dystrophy）は, シュタイネルト病（Steinert's disease）とも呼ばれ, 徐々に進行する筋力低下とミオトニーを特徴とする, 常染色体優性遺伝の疾病である. 同一家系内でも, 症状の個体差は大きい. 初期の症状は, 口の開閉が滑らかでない, 手先がぎこちないなどの訴えである. 後になって, 顔面（眼瞼下垂）や頸部（鼻声）の筋力低下と筋萎縮が現れる. その他に, 白内障, 前頭部の禿頭, 性機能低下, 伝導障害を伴う心筋症などを生じる. 知的障害を合併することもある. ミオトニーを軽減するために, キニーネ, プロカインアミド, ジュフェニルヒダイントインなどが試みられる. しかし, 筋萎縮や筋力低下を防止する有効な手段はない.

・先天性筋緊張性ジストロフィー

　先天性筋緊張性ジストロフィー（congenital myotonic dystrophy）は, 重症な筋緊張性ジストロフィーの母親から生まれた児童に発現し, 新生児期から重度の筋力低下と中枢神経症状がある. 知的障害を合併する. 重症であれば, 呼吸筋の筋力低下や嚥下障害のため, 人工呼吸器や経管栄養が必要となることもある. 乳児期に死亡することもある. 成長するにつれて, 筋力や筋緊張低下はやや改善するが, ミオトニーも出現してくる.

・先天性筋緊張症

　先天性筋緊張症（myotonia congenita）には, 常染色体優性遺伝であるトムセン病（Thomsen's disease）と, 劣性遺伝のベッカー型（Becker type）とがある. いずれも第7染色体（7q35）にある筋のClチャネル遺伝子に変異のあることが明らかにされている. 両者の臨床症候にはあまり相違はないが, ベッカー型は発症が遅く, やや軽症である. 乳幼児期に握った手が開かない, 歩行開始が遅れる, 瞬きをしないなどのミオトニー現象で発現する. 生命予後は良好である.

[付] 先天性ミオパシー

　乳児期に成長や発達の発育の遅れがあり, 筋力や筋緊張の低下があって, しかも予後が比較的よい一連の疾病に先天性ミオパシー（congenital myopathy）がある. いずれも, 全身性の筋力低下および顔面筋障害による表情の欠如などが特徴的

である．病理学的特徴から，次のように分類されている．

- ネマリンミオパシー (nemalin myopathy)：先天性ミオパシーでは頻度が高い．筋生検では，筋線維内にネマリン小体（糸くず様の桿状物質）がある．歩行開始は2歳以降であり，転倒しやすい．顔面筋や頸部筋，呼吸筋が冒されやすい．
- セントラルコア病 (central core disease)：筋線維の中心部に酸化酵素活性が欠損している．症候は軽い．
- 筋細管ミオパシー (myotubular myopathy)：筋線維に中心核がある未熟な形態であり，胎生期の筋管細胞 (myotube) に類似している．乳児重症型では，新生児期から呼吸障害や全身の筋力低下がある．人工呼吸器が必要であり，多くは1歳までに死亡する．良性先天型は，中心核ミオパシー (centronuclear myopathy) とも呼ばれ，しばしば知的障害を合併する．

その他に，骨格筋のタイプⅠ線維とタイプⅡ線維の線維径の相違を指標とした先天性筋線維タイプ不均等症 (congenital fiber type disproportion) がある．

3-治療

分子生物学および遺伝子診断学の進歩によって，筋疾患の細胞レベルでの病態の解明がなされてきた．動物実験における遺伝子治療やステロイドあるいはアミノグリコシド系抗生物質などの薬物療法への期待が高まっているが，根治療法へは手が届かないのが現状である．デュシェンヌ型筋ジストロフィーや先天性筋ジストロフィー患者の多くは，症候は進行し，成人に達するまでに死亡することも多い．この点が脳性麻痺，知的障害や二分脊椎とは異なっている．

治療の主体は，可能な限り運動機能を維持し，起こりうる二次的障害を予防することにある．ここではデュシェンヌ型筋ジストロフィーを例として，機能障害の段階に応じた治療・訓練を掲げておく（**表9-24**）．デュシェンヌ型筋ジストロフィーにおける治療の原則は，その他の筋疾患にも応用

表9-24 筋ジストロフィー症の治療原則

1. 歩行可能期（ambulatory stage）
   疾患の早期診断と遺伝相談
   患者および家族への情報提供と心理的支援―早期治療の有効性についての説明
   拘縮に対する早期からの治療
   装具利用を含めた適切な理学療法と作業療法
   可能な限り移動能を維持する―装具あるいは外科的（筋・腱切離術）対応も含む
   心合併症の治療
   呼吸機能障害および栄養障害の治療
2. 車いす依存期（wheelchair-dependent stage）
   補装具利用による日常生活活動の自立
   脊柱変形進行に対しての早期からの対応
   心不全の監視と治療
   呼吸機能の維持
   嚥下障害や栄養障害への適切な対応
3. 臥床期（the stage of prolonged survival）
   補装具の利用による日常生活の自立
   患者およびその家族への心理的支援
   呼吸機能維持，呼吸補助装置の適切な導入
   嚥下障害や栄養障害への適切な対応

注：ここにあげた治療原則は，いろいろな神経筋疾患にも適用される．

（Thomas et al. 1998，一部改変）

される．

(1) 独歩期

この時期では，過度の疲労を残さない程度で，筋力および筋持久力の維持・向上と二次的な関節拘縮の予防を図り，移動とセルフケアの自立を維持することが大切である．

股関節伸筋群の筋力低下につれて，骨盤前傾と股関節屈曲拘縮とが起こる．立位時の重心を殿部（股関節）の後方に保つように，腰椎前弯が起こる．また，大腿筋膜張筋の短縮も生じる．さらに大腿四頭筋の筋力低下とハムストリングスの短縮によって，膝関節の屈曲拘縮，下腿三頭筋の短縮による尖足拘縮も生じ，歩行機能が低下する．短縮した筋に対するストレッチングを行い，場合によっては短縮予防に装具を利用する．さらに関節拘縮が進めば，腸脛靱帯切離，アキレス腱延長，後脛骨筋移行などの手術療法が必要となる．それには理学療法と装具との併用が大切である．

筋力強化訓練の効果については，議論がある．

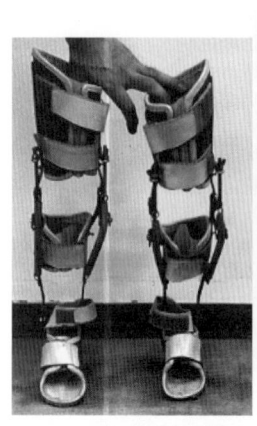

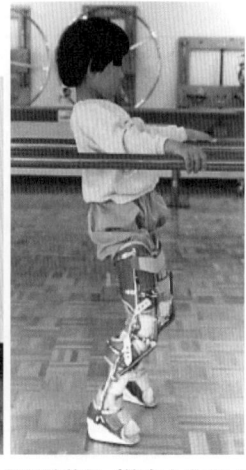

図 9-9　膝伸展補助装置付長下肢装具（徳島大学式ばね付長下肢装具）
右図は，デュシェンヌ型筋ジストロフィーの患児で，8 歳頃に立位歩行が困難となった．このため，膝伸展補助装置付長下肢装具を装着し，平行棒歩行訓練を行っている場面である．

り，注意を要する．
　運動負荷の様式は，低負荷で高頻度として，翌日に疲労を残さない程度の運動を 1 日数回に分けて行う．具体的には，寝返り，起き上がり，四つばいや立ち上がり，歩行といった日常の基本動作を利用して，反復して実施する．小児では，単調で飽きてしまうこともあり，ボール投げ，ボール蹴りなどの遊びを通して運動をさせることもある．ただし，熱中してしまい，運動量が過剰にならないように，休息を挟みながら行うことが必要である．
　運動訓練の継続には，呼吸循環器系，特に心筋障害による心不全や不整脈の定期的な検査と対処が必要である．
　呼吸機能の維持のためには，呼吸訓練も大切である．深呼吸，発声，口すぼめ，腹式呼吸や徒手胸郭伸張法などがある．

筋力低下の進行が遅い時期には，最大下負荷での抵抗運動が筋力維持や向上に有効である．ただし，長期的効果の検証はされていない（Ansved 2001）．筋力低下が進行した場合には，最大抵抗運動によって過用性筋力低下が生じる可能性もあ

（2）車いす依存期
　デュシェンヌ型筋ジストロフィーでは，10 歳前後に歩行不能となり，家庭内の移動手段は，四つばい，あるいはいざり移動が主体となる．
　この時期には，下肢や体幹筋の筋力維持のため

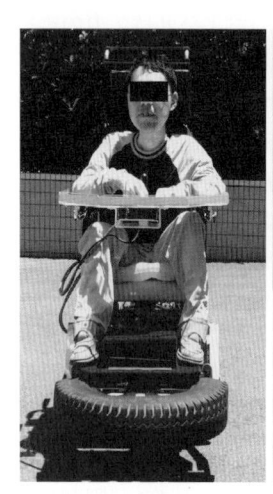

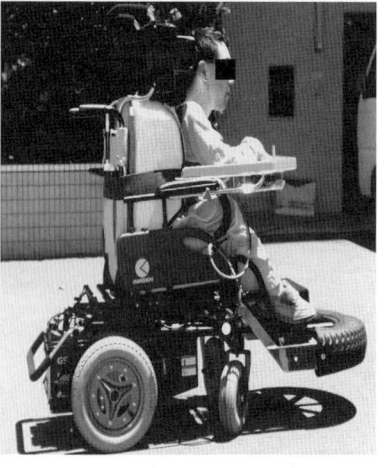

図 9-10　電動車いす（23 歳，デュシェンヌ型筋ジストロフィー）
ここでは，移動手段としての電動車いすの利用とともに，電動車いすサッカーを行う目的で，電動車いすにバンパーを取りつけている．可能なスポーツを通して，身体的および精神的活動の維持・向上が図られる．

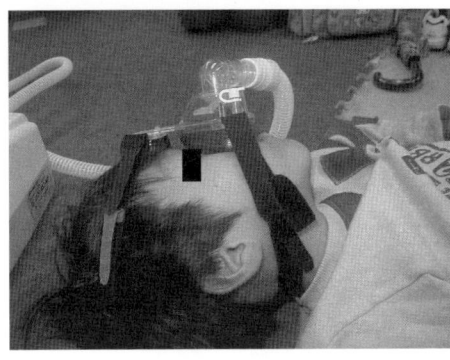

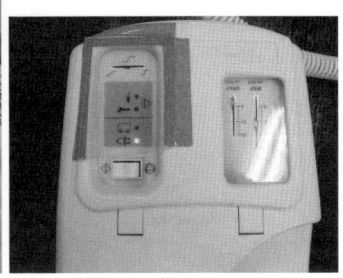

図9-11 鼻マスクによる非侵襲的陽圧換気（NPPV）
患児（ネマリンミオパチー）は，7歳頃より朝方の頭痛と倦怠感が出現．検査にて夜間睡眠時の低酸素および高炭酸ガス血症を認め，夜間にNPPVを開始した．施行後より，朝方の頭痛や倦怠感は消失している．
現在（9歳），地元の小学校に通学しているが，午後の活動を確保するため，昼休みにも保健室でNPPVを施行している．

に，起立・歩行用の下肢装具が用いられる．わが国では膝固定式長下肢装具や膝伸展補助装置付長下肢装具（徳島大学式ばね付長下肢装具）がしばしば処方されている（図9-9）．

手動車いすによる移動手段も利用されるが，上肢筋力低下によって駆動することが困難となれば，電動車いすの利用を検討すべきである（図9-10）．

立位不能となり，座位で生活する時間が多くなると，四肢の関節拘縮だけでなく，後弯あるいは側弯といった脊柱変形が進行する．この時期に体幹ストレッチングや適切な体幹装具を用いるが，脊柱変形を完全には予防はできない．座位保持能を保つために，適切な座位保持装置の作製も有効である．

呼吸機能障害は，呼吸筋力低下による肺胞低換気である．運動機能の低下によって，症状が現れないことも多い．また，日中の眠気，頭重感，疲労感など，非特異的症状の出現もある．この時期には気道分泌物の喀出困難も問題となる．

肺理学療法とともに，鼻マスクやマウスピースを用いての非侵襲的陽圧呼吸（non-invasive positive pressure ventilation：NPPV）を利用することもある（図9-11）．表9-25にNPPVの適応規準を掲げる．排痰補助装置（mechanical in-exsuffla-

表9-25　小児におけるNPPV適応基準

①慢性肺胞低換気症状
②頻回の上気道炎
③気管内挿管人工呼吸器からの離脱困難
④CPAPで改善しない睡眠時呼吸障害
⑤肺性心の所見
⑥睡眠時や覚醒時の $PCO_2 > 45$ mmHg，または酸素飽和度低下（覚醒時は $Spo_2 < 90\%$，睡眠時 $Spo_2 < 90\%$ が5分以上続くか，全モニター時間の10%以上）
①〜⑤のどれかを認めた場合，インフォームド・コンセントにより，家族が希望し，下記の禁忌でなければ，医師による総合的判断により行う．
禁忌
・徒手や機器による排痰介助によっても気道確保ができない
・慢性的な誤嚥など著しい喉頭咽頭機能低下
・本人や家族などが十分理解できない場合など

（日本呼吸器学会NPPVガイドライン作成委員会　2006）

tor：MIE）が適用されることもある．

歩行不能となった時期には，移動やセルフケアに次第に介助を要するようになる．上肢の筋力低下は近位筋優位であり，手指の動きによる箸の使用は可能である．筋力低下によって食物を口に運ぶことができないため，テーブルの高さを調節したり，サスペンション・スリングやBFO（balanced forearm orthosis）などの自助具を用いて，食事動作の自立を図る．

（3）臥床期

　次第に座位時間が短くなり，臥床時間が長くなると，関節拘縮の進行予防とともに，心肺機能の医学的管理を含めた全身管理が主体となる．

　コンピュータと関連機器の進歩によって，種々のコミュニケーション手段や電化製品の操作も可能となってきている．残された手指の動きを確認しながら，スイッチ操作が可能となるような工夫も必要である．

2. 外傷後遺症

1 運動器の外傷

運動器（motor organ）は，運動に関与する骨格系（skeletal system）および筋系（muscular system）で構成され，筋骨格系（musculo-skeletal system）とも呼ばれている．このうち，四肢には機械的エネルギーによる損傷が多い．損傷によって直接的に生じた機能障害だけでなく，治療過程における長期の安静が運動障害をもたらす要因となる．外傷による器官や組織の損傷は，骨，関節，靱帯，腱，筋，神経，血管，皮膚に生じ，損傷部位により異なった病態および運動障害が生じる．損傷は強い外力（高エネルギー外傷）によって生じるだけではない．肉体労働やスポーツ活動などでは，繰り返し加わる外力によって，また高齢者やある種の先天異常のある者では弱い外力（低エネルギー外傷）によっても生じる．皮膚が破れて内部組織が露出した損傷を開放性損傷（open injury），皮膚が保たれている損傷を閉鎖性損傷（closed injury）という．開放性損傷には，出血，体液喪失，感染などの危険性があり，外科的救急治療が必要である．開放性骨関節損傷では，受傷後数時間以内が golden period とされ，この間に創傷の清浄化および損傷壊死組織の除去（cleansing and débridement）を行うことが大切である．

1-骨・関節損傷

（1）骨折

骨折（fracture）とは，外力の作用によって，骨組織の生理的連続性が部分的あるいは完全に断たれた状態をいう．外力の加わり方によって，外力が加わった部に生じる直達骨折（direct fracture）と，外力の作用点から離れた部位に生じる介達骨折（indirect fracture）とに分けられる．発生機序からは，屈曲骨折（flexion fracture, bending fracture），圧迫骨折（compression fracture），裂離骨折（avulsion fracture），捻転骨折（torsion fracture），剪断骨折（shearing fracture）に分類される．外傷によって軟部組織が損傷され，骨折部位が外部と交通しているものを開放骨折（open fracture），骨折部位が皮膚で覆われているものを閉鎖骨折（closed fracture）という．骨折部位の違いでは，骨幹骨折（diaphysis fracture），骨幹端骨折（metaphysis fracture），骨端骨折（epiphysis fracture），関節内骨折（intra-articular fracture）に分けられる．関節内あるいは関節周囲の骨折では，後遺症として関節の機能障害が生じやすい．骨折線（fracture line）の性状によって，横骨折（transverse fracture），斜骨折（oblique fracture），螺旋骨折（spiral fracture），粉砕骨折（comminuted fracture），若木骨折（greenstick fracture），嵌入骨折（impacted fracture），不完全骨折（incomplete fracture）などに分類される（図 9-12）．

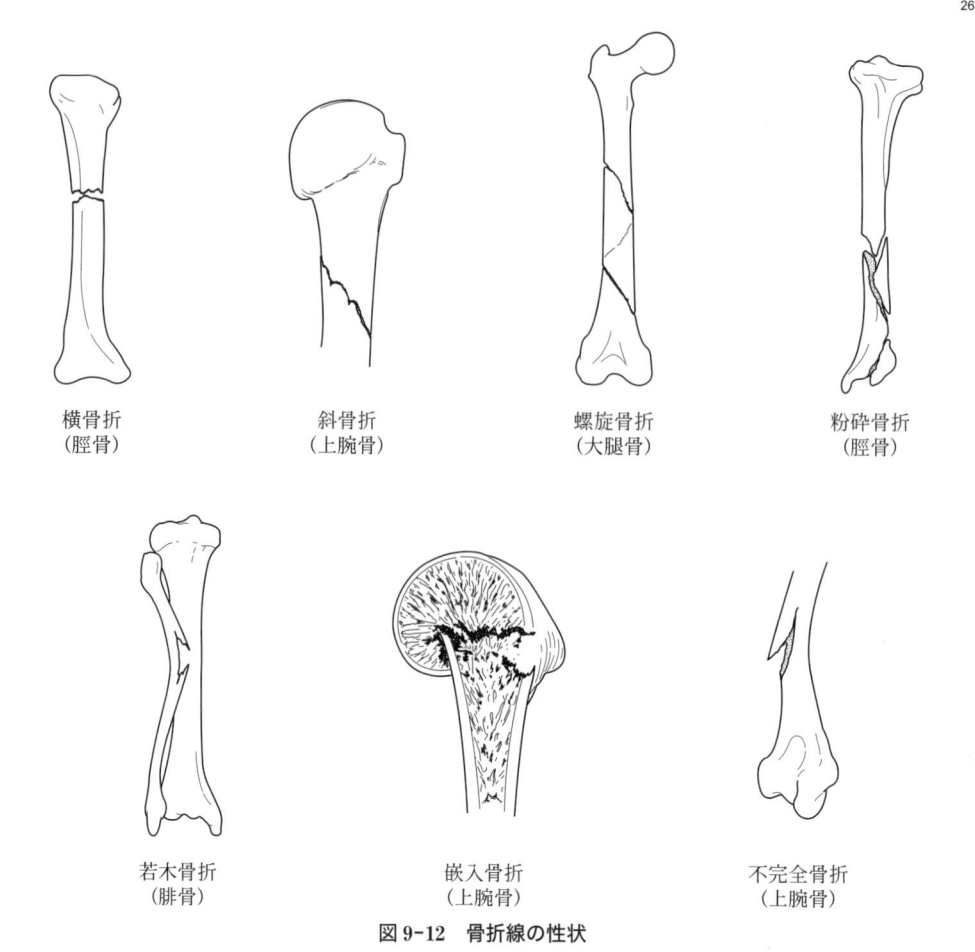

横骨折　　　斜骨折　　　螺旋骨折　　粉砕骨折
（脛骨）　　（上腕骨）　（大腿骨）　（脛骨）

若木骨折　　嵌入骨折　　不完全骨折
（腓骨）　　（上腕骨）　（上腕骨）

図9-12　骨折線の性状

① 骨折の治癒過程

骨折では，骨折部位に出血が起こり，数時間以内に血腫（hematoma）が形成される．血腫の内部には，凝血塊と壊死に陥った骨組織がある．周辺から大食細胞（macrophage）が血腫の内部に遊走し，壊死組織を貪食するとともに，毛細血管や間葉系細胞を誘導する．毛細血管の誘導によって血流が再開されると，血腫の表面では線維性組織が，深層では骨基質が産生されて，線維性骨（woven bone）が形成される．血腫の中間層では，一過性に軟骨基質が産生され，成長軟骨層に生じる内軟骨性骨化と同じ過程によって，骨組織に置換される．この時期の骨折部周囲の組織は，仮骨（callus；線維骨と軟骨で形成された組織）と呼ばれている．骨折部は，仮骨によって連続性が回復する．受傷3週以後になると，仮骨は吸収されて，成熟した骨組織に置換される．骨折癒合部は，当初は紡錘型をしているが，受傷後3か月を過ぎると，次第に破骨細胞（osteoclast；骨の吸収を行う多核巨細胞）による骨吸収と，骨芽細胞（osteoblast；膠原線維や線維間基質を合成し，基質に骨塩を沈着させて骨を新生する）による骨形成とが均衡よく進むようになり，骨は骨折前の形態を取り戻す．この過程を再造形（remodeling）という．

② 骨折の固定期間

骨折癒合部が力学的強度を回復するためには，骨折部を整復し，固定することが必要である．固定による安静が長期間に及ぶと，全身的にも局所的にも不動による影響が生じて，機能回復が遅れる．できるだけ早期から，力学的強度が許す範囲

内で運動を開始し，骨折部の力学的強度の回復に合わせて，運動強度を漸増することが求められる．骨癒合に要する期間は，年齢，骨折部位，骨折線の形状，整復固定の状態などによって多様である．通常の目安として，強固に固定された上肢の長管骨（long bone，長骨）の骨折では，部分荷重は4〜6週後に，完全荷重は8〜12週後に開始する．下肢の長管骨の骨折では，部分荷重には6〜8週，完全荷重には12〜16週の期間が必要である．

③ 関節損傷

関節（joint）の外傷は，脱臼（dislocation；関節を構成する関節端が正常な解剖学的位置から持続的に転位した状態），脱臼骨折，軟骨損傷，靱帯損傷，関節面の陥没骨折，関節内骨折など，複雑な損傷を引き起こす．軟骨損傷，靱帯損傷を伴った脱臼は，初診時には診断に困難が伴うことも多い．軟骨の剥離骨片による関節可動域制限，軟骨面損傷による関節面不適合，靱帯損傷による関節不安定性などの問題が生じやすい．脛骨高原骨折のような荷重関節面の陥没骨折では，関節面の不整が残り，変形性関節症の原因となる．大腿骨頸部内側骨折などの関節内骨折では，骨癒合が進まずに，血流障害による骨頭壊死が生じる．脱臼骨折は，股関節や足関節に多く，解剖学的修復には観血整復術が必要である．また，変形性関節症の原因ともなる．

④ 治療

骨折治療の原則は，ⅰ解剖学的整復，ⅱ強固な固定，ⅲ良好な循環，ⅳ早期からの痛みを感じない程度の運動，である（Müller et al. 1990）．

整復（reduction）は，受傷直後に行うことが原則である．受傷後6〜12時間を経過すると，局所の腫脹が高度になって，徒手的に整復することは困難となる．正確な解剖学的整復は必要であるが，骨折骨片間の軽度の側方転位，屈曲転位，短縮には自然矯正が生じる．回旋転位は，自然矯正が期待できない．閉鎖性整復（closed reduction，徒手整復；保存的に術者の手によって整復すること）で正確な整復位が得られない場合には，観血的整復（open reduction；手術によって骨折や脱臼を整復すること）が行われる．観血整復術が必要な場合は，血管損傷，介在物があるために整復が不能，関節内骨折および脱臼骨折，高齢者の大腿骨頸部骨折，開放骨折などである．

骨折治癒のためには，局所の固定が必須である．長期の固定は，関節拘縮や筋萎縮などをもたらし，機能回復にはかなりの期間を要することになる．それらを防止するには，早期から運動を行うのがよい．固定と早期の運動とは，矛盾する課題である．局所をできるだけ強固に固定して，早期に隣接する関節の運動を開始する．固定法には，外固定，内固定，創外固定がある．外固定は，ギプス包帯（cast），ギプスシーネ（plaster splint；ギプス包帯を重ね合わせて作る副子），装具（brace）などによって行われる．患部の近位と遠位の2関節を含めて固定する．内固定は，プレート（plate；板状の内固定材料で，骨折部位の近位と遠位の骨片に重ね，それぞれの骨に螺子で固定する），螺子（screw），髄内釘（intramedullary nail；長管骨骨折に対して骨折部位を通して近位と遠位の骨片の髄内を貫くように挿入して固定するための太い釘）などの金属材料を用いて，骨折部位を固定する．強固に固定された骨折では，周辺関節の固定は不要である．創外固定（external skeletal fixation）では，骨折部位から離れた部位に金属釘（螺子）あるいはワイヤーを刺入して，体外の固定器を用いて骨折部を整復固定する．

⑤ 骨折治療におけるリハビリテーション

骨折の治癒過程を促進し，治療過程における不動による二次的障害を予防し，早期に心身機能を回復し，さらに治療に伴う心身活動の制限を軽減し，日常生活における活動性を回復，維持，向上させることを目的にリハビリテーションが行われる．

固定の直後に全身状態，骨折部位の力学的強度，軟部組織の状態，神経麻痺の有無，血流の状態などを考慮して，骨折部位が関連する身体運動の範囲と強度を設定する．骨折部位の固定によって，骨折した四肢を用いて行っていた食事や歩行など，いろいろな動作に制限が生じる．それらの動

作が自立して行えるように，関節運動が制限された状態での動作の仕方，歩行補助具や自助具の利用法，代償動作などを指導する．

ギプス固定では，損傷部を含めた近位と遠位の2関節を固定する．そのため，関節の不動化（immobilization）の影響は広範囲に及ぶ．固定されていない関節の可動域訓練，罹患部位の筋萎縮を防ぐための等尺性筋力強化訓練を行う．強固な内固定あるいは創外固定が行われた場合には，患者が痛みに耐えられる範囲内で，隣接関節の自動介助運動による関節可動域訓練を1日に2回は実施する．骨折治癒の状態に合わせて，リハビリテーション・プログラムの最適化を図る必要がある．

骨盤や下肢の損傷では，臥床期間が長期となることもあり，不動による影響は全身に及ぶ．はじめはベッド上で，可能な四肢の自動運動を行う．上肢では肩・肘・手関節，下肢では股・膝・足関節の可動域訓練も重要である．全身状態が改善したら，離床，立位，車いす移動，松葉杖歩行などを開始し，日常生活の自立度を高め，受傷前の生活への早期復帰を図る．

⑥ 骨関節損傷の合併症と続発症

- 区画症候群（compartment syndrome, 筋区画症候群）：フォルクマン拘縮（Volkmann contracture）や前脛骨区画症候群（anterior tibial compartment syndrome）がある．骨折による出血，腫脹，静脈灌流障害などによって，四肢の筋膜で区画された空間の内圧が上昇して筋群が阻血状態に陥り，神経や血管，筋組織が傷害される．このような病態を区画症候群という．上腕骨顆上骨折や前腕骨骨折ではフォルクマン拘縮，下腿骨折では前脛骨区画症候群が起こる．ギプスや弾性包帯などによる強い外部からの圧迫固定も要因となる．痛み（pain；自発痛，圧迫痛，牽引痛），末梢部分の蒼白（palor），異常感覚（paresthesia），運動麻痺（palsy），末梢動脈の拍動消失（pulselessness）が重要な臨床所見である．略語（英）では，これらの頭文字をとって5Pという．発症後6時間以内に，減圧を図る目的で施行される筋膜切開術（fasciotomy）を含めた緊急処置が必須である．

- 骨折の癒合不全：遷延治癒骨折（delayed union），骨癒合不全（nonunion），偽関節（pseudoarthrosis）などがある．骨癒合が期待される期間が過ぎても，癒合が不完全な状態を遷延治癒，癒合しない状態を癒合不全あるいは偽関節という．関節内骨折，粉砕骨折などによる大きな骨欠損，骨折部の介在物，不十分な固定，局所循環障害，骨折周囲の軟部組織の不良，感染，低栄養状態などが要因となる．遷延治癒は，確実な固定によって癒合する．癒合不全には，骨移植などの治療が必要となる．

- 関節硬直と筋萎縮：四肢外傷の治療後には，関節硬直（joint stiffness）や筋萎縮（muscle atrophy）が生じることもある．関節包や関節包周縁の軟部組織に原因があり，他動的可動域が制限された状態を関節拘縮（articular contracture, 拘縮，contracture）という．関節包内の骨や軟骨に原因があって，他動的可動域が制限された状態を関節強直（ankylosis）という．病変部位に関係なく，運動制限を表現する場合には関節硬直（joint stiffness）と呼んでいる．骨や軟骨の損傷を伴う関節損傷では，関節適合性が不良となり，関節強直を生じる要因となる．

長期間にわたる関節の不動化は，靱帯や関節包などの短縮による関節拘縮をもたらす．不動化された関節では，滑膜の線維性結合織が増殖して滑膜腔が閉塞し，関節軟骨の表面は結合織に覆われる．関節軟骨の栄養と代謝は，関節運動によって生じる軟骨の変形（クリープ変形）や潤滑に依存しているため，不動化関節の軟骨は萎縮する．靱帯の剛性は低下し，破断応力が低下する．骨萎縮によって靱帯付着部も強度が低下する．一方，関節を動かすために必要となる筋力は増加する．このような変化が，受傷前の状態に復するためには，数か月にわたる運動療法が必要である．

関節の不動化によって，筋には廃用性萎縮（disuse atrophy）が生じる．下肢では，タイプⅡ線維（白筋）の萎縮が著しい．上肢では，タ

イプⅠ線維（赤筋）にも萎縮が生じる．
- 成長障害：成長期の小児の骨端軟骨（epiphyseal cartilage；発生途中にある長管骨の骨端と骨幹との間にある軟骨であって，骨の長軸方向への成長にかかわり，成熟すると骨化する）が損傷されると，骨端線の早期閉鎖と骨化が起こり，成長軟骨は成長能を失う．骨成長障害による骨短縮，関節変形などが生じる．骨幹部骨折では，逆に過成長となる．
- 変形治癒：骨片が転位したまま骨癒合が起こった状態を変形治癒骨折（malunion of fracture）という．骨折部位の転位の整復が不完全な場合には，肢には短縮，弯曲，回旋，側転位などの変形が残る．軽度の短縮，弯曲あるいは側転位では，自然矯正が生じる．高度の変形は痛み，隣接する関節の機能障害，さらに変形性関節症の要因となるため，骨切り術（osteotomy）による矯正が必要である．
- 無腐性壊死：骨折によって骨に血行障害が生じると，骨の無腐性壊死（aseptic necrosis；炎症性機転によらない壊死）が生じる．大腿骨頸部内側骨折や股関節脱臼骨折による大腿骨頭壊死，距骨頸部骨折や距骨下脱臼骨折による距骨体部骨壊死，手舟状骨骨折による舟状骨近位骨片の壊死などがある．無腐性壊死によって関節面適合性が失われ，二次性変形性関節症となる．
- 化骨性筋炎と異所性骨化：肘関節，股関節あるいは肩関節の脱臼骨折後に，関節周囲組織および筋に異所性骨化（heterotopic ossification；本来は骨組織のない部位に起こる骨形成）が生じることもある．発症には外傷の程度，手術侵襲の大きさが関係している．過度な可動域訓練が発症の要因となることもある．可動域訓練の期間中，骨折部位周囲の関節に腫脹，熱感，疼痛を伴った可動域制限が生じた場合には，本症を疑っておく．X線像によって診断を確定し，局所の訓練は中止する．
- 二次性変形性関節症：骨折の変形治癒，脱臼骨折による骨や軟骨の欠損，骨壊死などによる関節面適合性の乱れ，関節アライメントの乱れや靱帯損傷による関節不安定性は，関節軟骨を破壊して，変形性関節症（osteoarthritis，OA，degenerative joint disease）を生じる．

（2）上肢の骨折
① 肩周辺骨折
- 鎖骨骨折（fracture of the clavicle）：上肢を伸展して，あるいは肩を下にして転倒したときに生じやすく，小児に多い．骨折部位は，鎖骨の中・外1/3の部位に頻度が高く，近位骨片は胸鎖乳突筋に引かれて上方に，遠位骨片は上肢の重みによって下方に転位する．外傷後に鎖骨部に限局した疼痛と腫脹がある．痛みのため，患側上肢の挙上運動が制限される．局所変形や圧痛から診断はできるが，X線像によって確定する．骨折部位の多少の転移は残したままでも骨癒合はよい．保存的治療が原則であり，両肩を背側に引き，胸を張った肢位でギプス固定，8字型包帯（figure eight bandage；和服の袖をたくし上げるたすきのように，包帯が背部で交差し，後方から見て8字を横にした形となる），鎖骨骨折用固定帯を用いて固定する．ただし，外側1/3の骨折で転移が大きい場合には，手術を要する．
- 上腕骨近位部骨折（fracture of the proximal humerus）：受傷機転は，転倒して手を伸ばして地面について身体を支えたとき，あるいは直達外力である．骨粗鬆症がある高齢女性に多い．骨折の部位によって，骨頭，大結節，小結節，上腕骨骨幹部の4部に分けられ，さらに脱臼の有無，転位の程度を加えて分類する（図9-13）．患者は上肢の挙上ができない．また，腋窩神経や腋窩動静脈の損傷を伴うことがある．転位が少ない骨折では，三角布で前腕を頸から吊り，早期から肩関節の振子運動を開始する．骨片の転位が大きな骨折，あるいは上腕の下垂位で整復位が保たれない骨折には，牽引療法や観血整復術が行われる．骨頭周辺の骨折には，どのような内固定用具を用いても，正確な整復位を得ることが難しい骨折もある．関節面の損傷が大

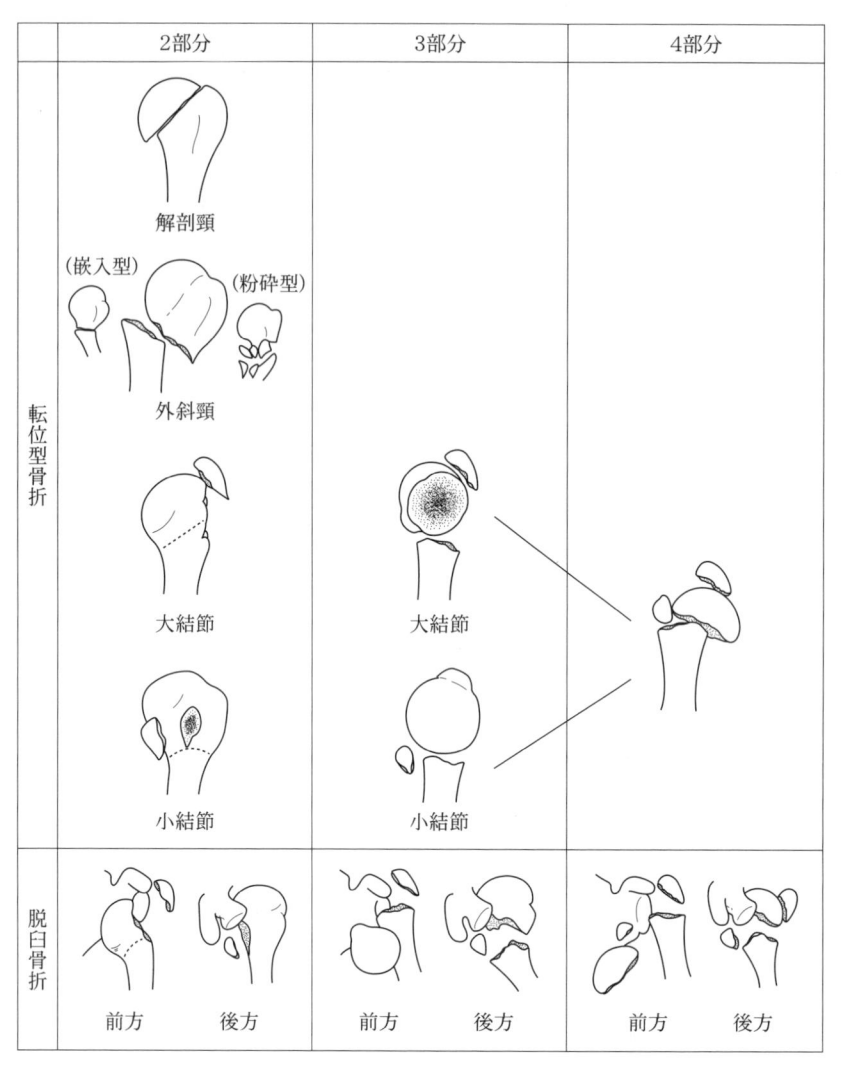

図 9-13 上腕骨近位部の骨折
骨片の数，転位の有無，および上腕骨頭の脱臼の有無によって分類されている．
(Neer 1990, 一部改変)

きい場合には，人工骨頭置換術が行われる．後遺症として生じる肩関節拘縮は，治療がかなり困難である．

[付] 肩関節反復性脱臼

肩関節反復性脱臼（recurrent dislocation of the shoulder）は，ラグビーや柔道のような身体的接触が激しいスポーツ（contact sport），あるいはスキーなどで，直達外力によって脱臼を経験した後，わずかな外力によって脱臼を反復する状態である．外傷後の肩関節には，前方や後方に不安定性が残っている．それぞれの可動域の限界となる肢位で，骨頭の亜脱臼が誘発されるが，その他の肢位では安定している．20歳以下で脱臼を経験した場合，再発の危険率が高い．関節唇の関節窩縁からの裂離や関節窩縁の骨欠損，関節包の弛緩がある（Bankart lesion，バンカート病変）．また，上腕骨頭後外側縁に骨欠損を生じることもある（Hill-Sacks lesion，ヒル-サックス病変）．患者の肩関節を外転・外旋位にして，上腕骨頭を後方から押すと，脱臼しそうな不安感を訴える．初回の

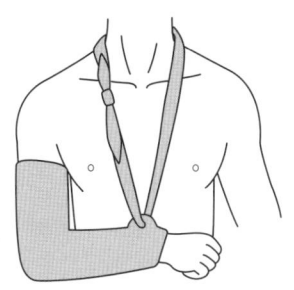

図9-14 吊り下げギプス包帯法
（福田　1987）

外傷性脱臼では，整復後に肩関節を内転・内旋位に3～6週間は保持して，同時に関節周囲筋の筋力強化を実施する．頻繁に脱臼して日常生活やスポーツ活動に支障がある場合，手術が行われる．多くの術式があるが，基本は3種類に分けられ，損傷された軟部組織（関節唇，関節包）を修復するもの，外旋を制限して脱臼を防止するもの，骨あるいは筋で防壁をつくるものがある．

② 上腕骨骨幹部骨折

　上腕骨骨幹部骨折（fracture of the humeral shaft）は，直達外力によるものが多い．その他に，投球や腕相撲の際に自己の筋力による強い回旋力が上腕骨に加わり，螺旋骨折を生じることがある（投球骨折，腕相撲骨折）．外傷直後から上腕の変形，疼痛，運動痛があり，動かせなくなる．X線像では，近位骨片は内側に，遠位骨片は外側に転位する．骨折骨片の間に橈骨神経麻痺が挟まれて麻痺を起こすことがある．

　治療は，保存療法が原則である．ギプス固定法，および吊り下げギプス包帯法（hanging cast）がある（図9-14）．いずれも固定期間は6～8週である．吊り下げギプス包帯法は，肘関節を90°屈曲位として，上腕の遠位部から手関節部までギプスを巻き，手関節部に紐をつけて頸から上肢を吊るす治療法である．骨折部に牽引力が加わり，短縮転位は整復される．立位で上半身を屈めて肩の運動を行う．固定性が不良な場合には，観血整復術が必要となる．キュンチャー髄内釘（intramedullary nail of Küntscher；断面がクローバー型の髄内に挿入する釘），ラッシュピン（Rush pin；長管骨骨折の観血的整復固定術に用いる髄内釘），プレートなどで固定する．

③ 肘周辺

・上腕骨顆上骨折（supracondylar fracture of the humerus）：3～10歳の小児に多い骨折であり，すべり台や鉄棒などから転落して，肘関節を伸展位で手をついたときに生じやすい（図9-15）．肘関節近位部に強い疼痛と腫脹があり，肘関節を動かすことができない．転位が強い場合には，肘頭が後方に突出しているかのように見えることもあるが，肘頭と上腕骨の外側上顆と内側上顆の関係（ヒューター三角，Hüter triangle：肘関節90°屈曲位として，背面から見ると，内外上顆を結ぶ線を底辺，肘頭を頂点とした二等辺三角形が形成される．肘関節脱では，この関係が失われる．）は保たれている．前腕の循環障害，正中神経，橈骨神経の麻痺を伴うことがある．治療は，保存療法が原則である．全身麻酔下に徒手整復とギプス包帯固定を行う．骨片をキルシュナー鋼線（Kirschner wire）で固定することもある．徒手整復後には，フォルクマン拘縮の発生に注意し，前腕から手の循環状態を観察する．腫脹が強く，徒手整復が困難な場合には，

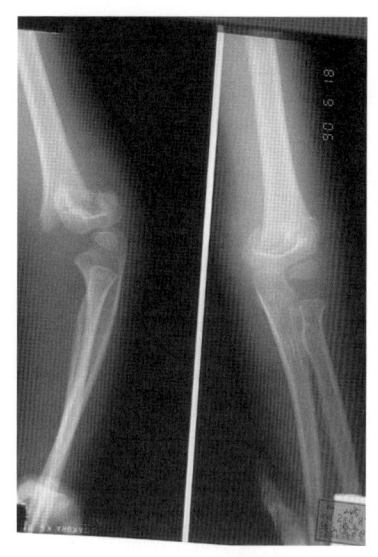

図9-15　上腕骨顆上骨折

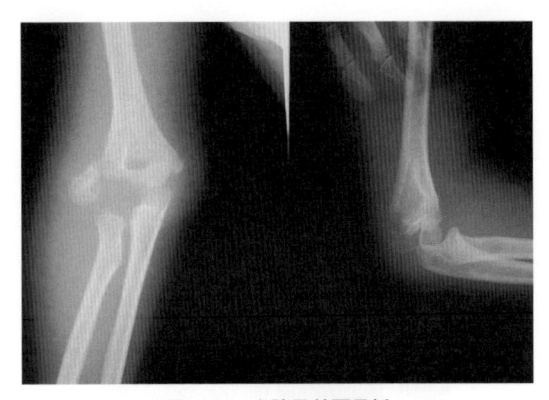

図9-16 上腕骨外顆骨折

牽引療法が行われる．上肢を長軸方向に徒手で軽く牽引し，上腕から手関節にかけて絆創膏を貼って，仰臥位で上肢全体を垂直に上方に向けて，滑車を介した2～3 kgの重錘で牽引する．3～4週後，牽引を終了してギプスシーネとする．神経断裂や血管損傷が疑われるときには，観血整復術の適応となる．整復が不十分であると，内反肘（cubitus varus；肘関節伸展位，前腕回外位，前額面内で，肘部が外側に凸となる）の変形を生じる．

- 上腕骨外顆骨折（fracture of the lateral condyle）：発育期の小児に多く，顆上骨折と同じような場面で肘に外反力が加わったときに生じる．肘関節の運動制限と外側部の痛みがある．顆上骨折に比べると，局所の痛みや腫脹は少ない．X線像で，上腕骨小頭の外顆部（骨端核）が関節内骨折によって転位していることを確認する（図9-16）．骨片には手根伸筋，指伸筋などの筋起始部がついているため，これらの筋に骨片が牽引され，骨折面が反転し，骨片は転位する．骨片の回転転位があると，骨癒合は進まない．観血的に整復固定術を実施する．術後，およそ3週間のギプス固定を必要とする．初期治療で骨癒合が得られないと偽関節となり，成長に伴って外反肘（cubitus valgus；肘関節伸展位，前腕回外位で肘関節が内側に凸となる）の変形を生じる．外反肘では，しばしば遅発性尺骨神経麻痺（tardy ulnar nerve palsy）が起こる．

- 肘頭骨折（fracture of the olecranon）：肘頭部への直達外力あるいは上腕三頭筋の強い収縮による介達外力（牽引）によって生じる．前者では粉砕骨折，後者では横骨折が多い．肘頭部に腫脹と痛みがある．典型的な場合，肘頭部が上腕三頭筋に牽引されて，転位している．転位が少ない場合には，肘伸展位でのギプス固定を行う．4週間は伸展位に保持し，その後は次第に肘屈曲角度を増して固定する．転位が大きな骨折では，観血整復の後，鋼線を用いて骨片を引き寄せて，強固に固定する．術後2～3週は，肘関節を軽く屈曲した肢位にギプスシーネで固定する．

[付] 肘のスポーツ外傷

スポーツ外傷（sports injury）とは，スポーツに起因する外傷の総称であり，骨折や靱帯損傷，腱断裂，軟骨炎など，スポーツ種目ごとに発生しやすい外傷がある．特に肘関節では，野球やテニス，体操，剣道など，多くのスポーツで外傷が起きている．病態には，側副靱帯の小断裂，腱付着部の炎症，軟骨炎，離断性骨軟骨炎症，疲労骨折などが混在している．ゴルフでは肘の内側障害，野球やテニスでは外側障害，さらに野球では後方障害が多い．

- 野球肘（baseball elbow）：投球動作による外反ストレスで，上腕骨小頭に対して撓骨頭の圧迫や剪断力が繰り返して加わり，骨軟骨炎（osteochondritis，骨端症，epiphysitis；主に成長期の骨端部に虚血性壊死が生じる）や疲労骨折（fatigue fracture, stress fracture；骨に微細な外力が反復して加わって生じる骨折）が起こる．さらに，回内・屈筋群の筋膜炎，内側上顆や肘頭の骨端離開（epiphysiolysis；骨端軟骨で連続性が断たれて離開した状態），内側側副靱帯損傷，尺骨神経麻痺，肘頭や肘頭窩の骨棘形成などが生じることもある．

- テニス肘（tennis elbow）：前腕，手関節や手指の運動に関与する筋群の過用（overuse；日常生活やスポーツなどで運動量あるいは訓練量が大きすぎることで病変を生じる損傷）によって，

筋群の起始部の微小断裂や変性，滑膜炎などが生じる．テニスでは，バックハンドで外側，フォアハンドで内側に負担がかかり，痛みが生じるようになる．肘伸展位，前腕回内位で抵抗を加えて手関節を背屈させると，肘関節外側部に痛みが誘発される．局所には圧痛もある．治療はいずれも保存療法であり，局所の安静，温熱療法，非ステロイド性抗炎症薬（NSAID）などによって，急性あるいは慢性炎症を抑え，その後に筋力強化訓練を実施する．

④ 前腕骨の骨折

・橈骨・尺骨骨幹部骨折（fracture of the radius and ulna）：前腕部への直達外力によって橈骨と尺骨が同じレベルで折れたものが多い．前腕に回旋方向に加わった介達外力によって生じる骨折は，橈骨と尺骨の骨折部位のレベルが相違する．年齢を問わず，比較的頻度が高い骨折である．前腕に腫脹と痛み，弯曲変形，異常可動性があり，診断は容易である．橈骨近位1/3の骨折では，近位骨片は回外，遠位骨片は回内する．中央部以下の骨折では，近位骨片は中間位となり，遠位骨片は回内位をとなる．前腕骨骨折は偽関節を生じやすく，前腕の回旋制限を残しやすい．骨折の部位，転位の大きさ，年齢を考慮に入れて治療法（保存療法，観血治療）を選択する．回外位でも整復位が保持されて，橈骨と尺骨が平行になれば，肘90°屈曲で上腕から中手部までギプス固定を行う．ギプス包帯が固すぎると，阻血性拘縮が生じやすい骨折である．骨癒合には，およそ10週を必要とする．前腕回外位における整復が保持できない場合には，髄内釘やプレートによる固定を行う．

・モンテジア骨折（Monteggia's fracture）：尺骨骨幹部近位1/3の骨折と橈骨頭脱臼とが合併したものである．手を地面について倒れ，尺骨は骨折し，前腕回内力が働き，肘関節から橈骨骨頭が近位に脱臼する．前方脱臼が多く，後方脱臼は少ない．痛みや運動制限は，前腕骨骨折よりも軽度である．尺骨の骨折部に，腫脹，圧痛，軋音がある．橈骨頭の脱臼は，見逃されることが多い．見落とされて陳旧例になると，整復が困難になる．診断には，肘関節を含んだX線像が不可欠である．受傷後，早期であれば，尺骨を正確に整復することで橈骨頭の脱臼は整復されることが多い．整復後には，前腕回外位で上腕からMP関節までギプス固定を行う．陳旧例のモンテジア骨折では，尺骨の骨切り術と延長術を実施して，橈骨頭の脱臼を整復する．

⑤ 手関節部の骨折

前腕骨遠位部の骨折は小児や高齢者に多い（図9-17）．これらの骨折の多くは，その形態によって人名が付されている．治療では，徒手整復後のギプス固定が第1選択となる．近年，固定材料の進歩や手術術式の改良によって，正確な整復を図る手術を実施することも多くなっている．

・コーレス骨折（Colles fracture）：高齢者が前方へ手を伸ばして転倒し，手関節背屈位で手掌を地面についたときに生じやすい．伸展型骨折であり，最も頻度が高い骨折のひとつである．橈骨遠位の骨折線が掌側遠位から背側近位の方向に斜めに走り，遠位骨片は背側に転位して，外観がフォーク状の変形となる．治療中に正中神経麻痺を合併したり，治療後に長母指伸筋の皮下断裂，反射性交感神経性ジストロフィー（reflex sympathetic dystrophy：RSD）[17]が生じることもある．局所麻酔あるいは伝達麻酔下に徒手整復を行い，手関節を掌屈・尺屈位で上腕からMP関節までギプス固定を行う．高齢者では，翌日から肩や指の自動運動，他動運動を積極的に実施する．4週後，固定は前腕からMP関節までとする．整復が不十分であって，橈骨の短縮，橈側偏位，背側偏位の変形を残して治癒すると，尺骨が相対的に長くなり，尺骨頭の背側脱臼，前腕回旋時の痛みやクリックを訴え

---

[17] 主に四肢の外傷後，受傷部位を含めて，広範囲にわたって交感神経機能障害による発汗の異常，灼熱感，異常感覚，痛覚過敏，血行障害，腫脹，局所の栄養障害などを示す状態である．

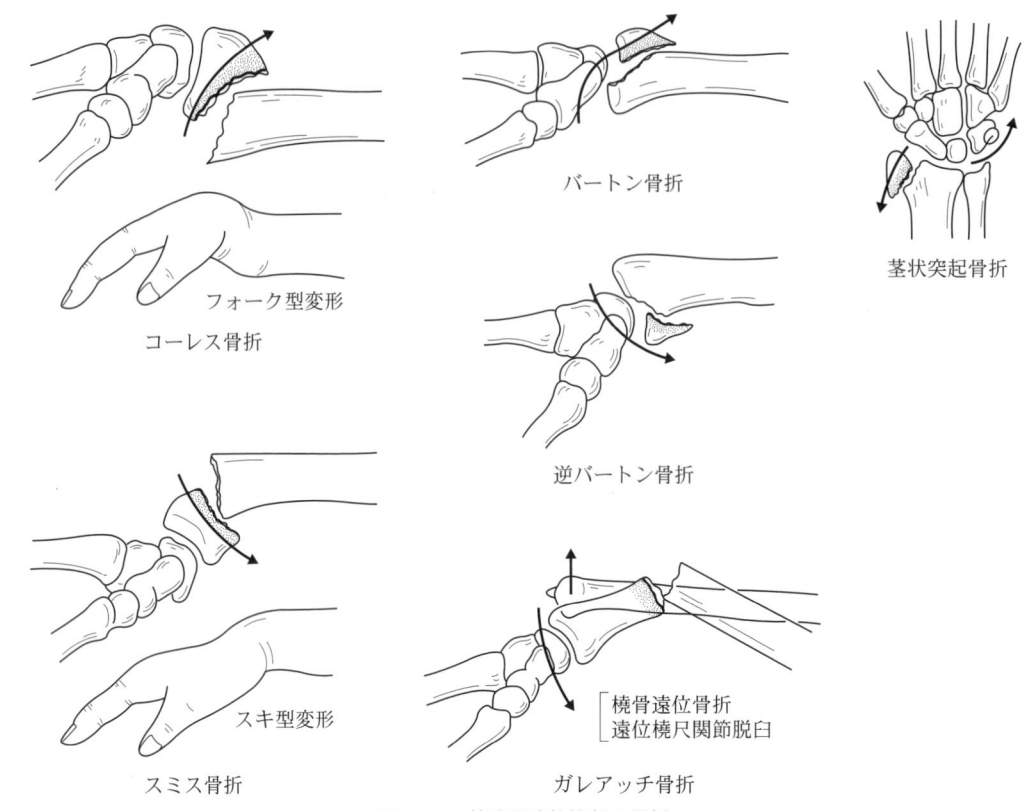

図 9-17　前腕骨遠位端部の骨折

（南條　1991，一部改変）

ることがある（尺骨突き上げ症候群，ulnocarpal impaction syndrome）．

- スミス骨折（Smith fracture）：逆コーレス骨折（reversed Colles fracture）あるいは手関節屈曲型骨折とも呼ばれる．橈骨下関節面の近くの骨折であり，遠位骨片が手掌側に脱臼・転位している．
- バートン骨折（Barton fracture）：関節内骨折であり，背側あるいは掌側の関節縁の骨折によって骨片が転位するとともに，手根骨も転位する．関節面を正確に整復することが必要となり，内固定手術の適応である．なお，骨片が背側に転位したものをバートン骨折（背側骨折），掌側に転位したものを逆バートン骨折（reverse Barton fracture，掌側骨折）と呼ぶこともある．
- ガレアッチ骨折（Galeazzi fracture）：遠位橈尺関節の脱臼あるいは亜脱臼を伴った橈骨遠位1/4の骨幹部骨折である．骨片が転位するため，観血的整復固定を必要とする．
- 茎状突起骨折：以前は，お抱え運転手骨折（chauffeur fracture）と呼ばれていた．自家用車のエンジンを始動するため，クランクを回しているとき，反動でクランクが手首に当たって生じた骨折であった．
- 舟状骨骨折（fracture of the navicular bone of hand）：手根骨骨折の中で最も頻度が高い骨折である．転位が小さいと受傷時のX線像では診断されず，3〜4週後に診断が確定することも多い．骨片の壊死や偽関節が生じやすい骨折である．転位が小さければ，2〜3か月のギプス固定を実施する．転位が大きい場合には，手術的に観血整復術を行う．

（3）体幹の骨折

① 肋骨骨折

肋骨骨折（fracture of the rib）は，交通事故やス

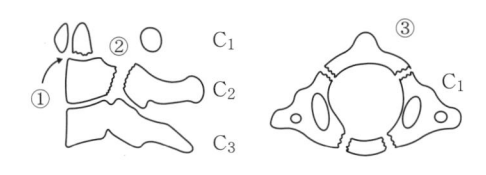

a. 上位頸椎の骨折
①歯突起骨折
②絞首骨折
③ジェファーソン骨折

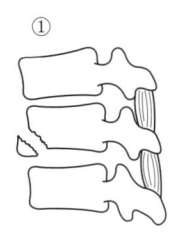

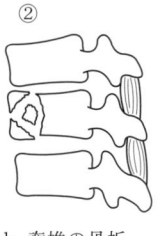

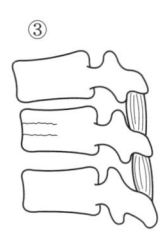

b. 脊椎の骨折
①涙滴骨折
②破裂骨折
③圧迫骨折

図9-18　脊椎の骨折

(津山　1988，一部改変)

ポーツ，転落などによる胸部打撲で生じる．単なる打撲，不全骨折（incomplete fracture；骨折線が骨全体には及んでいない骨折）の程度のものから，多数の骨折による血胸（hemothrax；胸膜腔へ血液が貯留した状態であり，症候は出血の速さ，量によって異なる），気胸（pneumothrax；胸腔内に空気がある状態であり，臓側胸膜の穿孔などで生じる），肺や大血管の損傷を伴うものまで，損傷の程度は多様である．傍脊柱部の打撲によって生じる肋骨基部の多数骨折では，血胸の合併が多い．胸部の痛み，体動時，深呼吸，くしゃみなどで強い痛みを訴える．骨折部の圧痛，胸郭を前後あるいは左右から圧迫すると骨折部に痛みを訴える．X線像では，骨折線を確認できないことも多い．チアノーゼを伴う外傷では，胸郭の動きを観察することが必須である．隣接する肋骨が3本以上骨折して，そのうちの肋骨が2か所以上で骨折している場合は胸壁の固定性が低下し，胸郭が吸気時に陥凹し，呼気時に膨隆する奇異呼吸（paradoxical breathing）を示す動揺胸郭（flail chest；胸郭の安定性が失われた状態）の状態となり，強い呼吸困難を生じる．

呼吸障害を合併していない肋骨骨折には，胸壁バンドによる固定を行う．局所の痛みは2～3週間で消失する．動揺胸郭，外傷性血胸や気胸がある場合，呼吸管理と胸腔ドレナージ（胸腔内にチューブを挿入して，大量の胸腔内貯留物を体外に排出する処置）が必要となる．

② 胸骨骨折

胸骨骨折（fracture of the sternum）は，前胸部を強打したときの直達外力によって生じる．比較的まれな骨折である．局所の痛みや圧痛があり，深呼吸や咳で激痛となる．X線像では，側面や第2斜位（X線撮影時に左肩をフィルムに接した約45°体位．左前斜位）で横骨折を検出しやすい．多くは3～4週の安静固定で軽快するが，転位があれば観血的に整復固定術を行う．

③ 脊椎骨折

脊椎骨折（fracture of the spine）は，椎体，椎弓，棘突起や横突起に単独あるいは合併して生じる（図9-18）．脊柱管内には脊髄や馬尾神経があり，脊椎骨折によって脊髄損傷や馬尾神経麻痺を合併することがある．

・上位頸椎の骨折：歯突起骨折（fracture of the dens）は，頭部の急激な前後屈によって生じる．歯突起骨片の転位によって，頸髄損傷あるいは即死に至ることがある．損傷後の急性期には保存的治療が行われ，頭蓋直達牽引（cranial traction, skull traction；クラッチフィールドなど，頭蓋骨に直接に器具を取付けて牽引する方法）あるいはグリソン係蹄（Glisson sling；前方は下顎，後方は後頭結節を支点にして両点を革バンドで結んで頭部を固定し，頸椎牽引に使用する器具）で牽引し，その後は装具固定に移行する．現在は，ハロー装具（halo orthosis）によって，早期離床が可能となっている．

軸椎関節突起間骨折は絞首刑者に生じる骨折であり，絞首骨折（hangman's fracture）と呼ばれている．下顎部に強い外力が作用して，頭部が急に過伸展することで起こる．ただし，脊髄損傷の合併は少ない．保存的治療を行うが，第2～3頸椎間に不安定性があれば，前方固定術を行う．

頭頂部を強打して生じる環椎の破裂骨折をジェファーソン骨折（Jefferson fracture）という．脊柱管は拡大されるため，生存した場合の脊髄損傷はまれである．頭蓋直達牽引などの保存的治療を実施する．

・下位頸椎の骨折：下位の頸椎骨折（fracture of the cervical spine）の多くは，急激な外力が加わり，頸部の過度の屈曲あるいは伸展によって引き起こされる．屈曲による骨損傷は，椎体の圧迫骨折（compression fracture；圧迫の加わる方向によって，骨折はいろいろな形態になり，椎体では縦や横に裂隙を生じたり，圧平される）や粉砕骨折（comminuted fracture；骨折片が多数の骨細片に分かれている骨折），涙滴骨折（tear drop fracture；頸椎椎体前下面の椎体縁の骨折）などを生じる．椎弓，椎間関節や棘突起の骨折を伴うこともある．靱帯や椎間板の損傷もあり，しばしば脊髄損傷を合併する．頸椎骨折には，まず保存的治療が行われる．頸椎不安定性がある場合には，椎体前方固定術を実施する．

・胸椎および腰椎の骨折：第1～10胸椎は胸郭を形成する強固な構造部分となり，可動性は少なく，外傷による損傷は少ない．ただし，骨粗鬆症がある高齢者では，転倒などによって圧迫骨折を生じることがある．背部痛や帯状の放散痛があり，局所には叩打痛がある．X線像による診断は容易である．受傷後1～2週間の安静を要するが，高齢者では廃用性症候群の危険率（risk）が高いため，適度な身体活動は早期に許容する．胸部から腹部にかけて軟性コルセットを装着してもよい．

一方，胸腰椎移行部（第11胸椎～第1腰椎）は，高所からの転落や尻もちなどによって，圧迫骨折や破裂骨折（burst fracture；骨片が破裂したように細片となって散る骨折）を生じやすい．椎弓骨折などによって，脊髄損傷を合併することも多い．治療では，患者を仰臥位にして胸腰部を吊り上げて整復し，およそ3か月間はギプス固定を行うが，日常生活における身体活動の制限は必要としない．

腰椎の骨折には，圧迫骨折が多い．症候や治療は胸腰椎移行部と同じである．

（4）骨盤骨折

骨盤輪（pelvic ring；仙骨と両側の腸骨，坐骨，恥骨によって形成される骨性の輪状構造）の連続性が破綻した骨折と，骨盤輪の連続性に破綻がない骨盤骨の単独骨折とに分類される．

① 骨盤骨折

骨盤骨折（fracture of the pelvis）は，直達外力によって生じる腸骨や恥骨，坐骨，仙骨，尾骨などの単独骨折である．これらの骨折では，骨片が大きく転位することは少ない．スポーツ活動によって，筋の急激な収縮によって起始部の骨に裂離骨折（avulsion fracture）が生じる．縫工筋の筋付着部である上前腸骨棘，大腿直筋の筋付着部である下前腸骨棘，大腿二頭筋の筋付着部である坐骨結節などである．治療は局所の安静でよい．臼蓋部の骨折では，股関節の機能障害が残存することもある．

② 骨盤輪骨折

骨盤輪骨折（fracture of the pelvic ring）は骨盤環骨折とも呼ばれ，かなり強い直達外力によって生じる（図9-19）．交通事故，特に歩行中や自転車走行中に自動車にはねられた場合が多い．前方からの圧迫による恥骨から坐骨にかけての骨折の頻度が高い．次いで両側恥骨上下枝の縦方向の4枝骨折（straddle fracture），骨盤輪の前方（恥骨と坐骨）および後方（腸骨と仙腸関節）の2か所での骨折（マルゲーヌの垂直二重骨折，Malgaigne fracture）が多い．骨折部の痛み，軋音，腫脹，皮下出血，異常可動性などがあり，骨盤に前後あるい

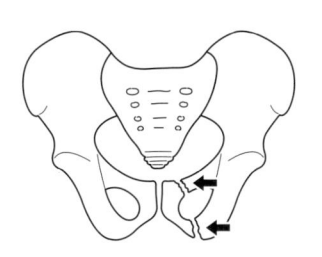

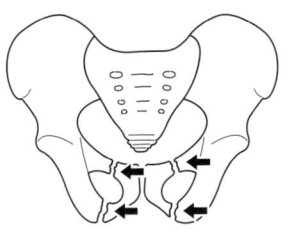

片側の恥骨と坐骨の同時骨折　　両側の端骨と坐骨の4枝骨折　　マルゲーヌ骨折

図9-19　骨盤輪の骨折

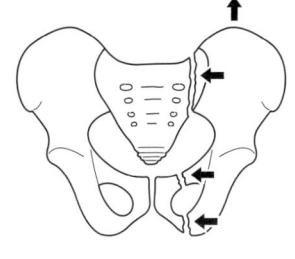

（中村　2003，一部改変）

は左右から圧迫を加えたときに痛みが増強する．片側の骨盤輪の骨折では，見かけ上の下肢長差が生じる．恥骨縫合の離開，仙腸関節の脱臼，骨盤内臓器の損傷，脈管損傷，腰仙神経叢，閉鎖神経損傷が合併する．膀胱や尿道などの損傷を合併すると，かなり重症となる．

　骨片の転位が少なく，合併症がない骨折は，安静臥床で痛みが消退するのを待って，骨盤固定装具を使用する．2か所に骨折があり，骨盤輪が不安定な場合は，キャンバス牽引（canvas traction；ベッド上で骨盤を帆布でハンモックのように吊り上げる方法）を行う．不安定な骨折，転位が大きい骨折には手術が必要となる．骨盤骨は，海綿骨に富み，血流が豊富であって，骨癒合は速い．6〜7週間の安静後，軟性装具を用いて，日常生活に復帰する．

③ 股関節の脱臼・骨折

　自動車の正面衝突事故のとき，前部座席，特に運転席に座っていたため，膝をダッシュボードに打ちつけたことにより，股関節屈曲位で前方から強い外力が大腿骨軸に平行に加わり，大腿骨頭が後方に脱臼する．臼蓋の後縁の骨折を伴うことが多い（股関節脱臼骨折，fracture and dislocation around the hip joint）．これをダッシュボード損傷（dashboard injury）と呼んでいる．また，高所から転落したときに，大腿部が何かに引っかかって股関節の外転が強制されたことで，大腿骨頭の前方脱臼が生じる．股関節外転位で，長軸に平行に中心方向に強い力が加わると，寛骨臼に骨折を生じ，

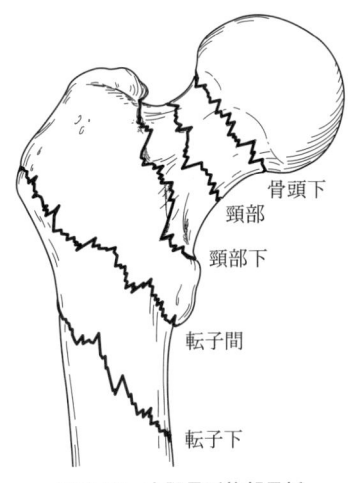

図9-20　大腿骨近位部骨折
（Unwin et al. 1995）

骨頭下／頸部／頸部下／転子間／転子下

骨頭が寛骨臼底を破って骨盤腔内に脱臼することもある（中心性脱臼）．股関節は，後方脱臼では軽度屈曲・内転・内旋位，前方脱臼では外旋・外転位，中心性脱臼では軽度外転位あるいは中間位の肢位となり，ばね様に固定されて，自動的にも他動的にも動かすことができない．後方脱臼では，坐骨神経麻痺が合併する．脱臼は24時間以内に整復しないと，高率に大腿骨頭壊死が発生する．臼蓋の損傷が強く，寛骨臼の荷重部に段差が残ると，後に変形性股関節症の要因となる．

　臼蓋の骨折を伴わない脱臼は，徒手的に整復して，3週間の牽引，荷重制限を行う．脱臼の徒手整復が困難な場合，あるいは骨片の転位が大きな場合には，観血整復術を実施する．

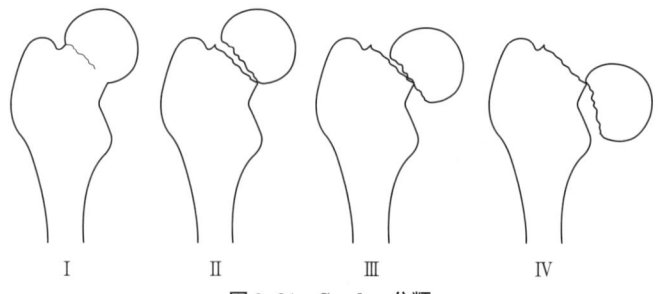

図9-21 Garden分類

(5) 下肢の骨折
① 大腿骨近位部骨折

大腿骨近位部骨折（fracture of the proximal femur, hip fracture）は高齢者に多い。若年者では大きな外力によって生じるが，高齢者では軽微な外傷によって受傷することがある。近年，高齢者の大腿骨近位部骨折は増加している（Orimo et al. 2000）。わが国の大腿骨近位部骨折の高齢患者では，受傷後1年以内の死亡率は10～30％であり，男性，高年齢，受傷前の歩行能力が低い，認知症があるなどが生命予後を不良とする要因である（日本整形外科学会診療ガイドライン委員会 2005a）。患者は複数の疾病に罹患した状況にあって，認知機能や運動機能の低下していることが多く，受傷後に適切な骨折治療とリハビリテーションが行われなければ，生命予後は不良となる。受傷後の運動機能は，受傷前よりもかなり低下することが多い。受傷前の在宅生活では，屋外歩行であった患者は受傷後に屋内歩行レベルに，屋内歩行レベルであった患者は車いすレベルに，ある患者は在宅生活から施設入所に，別の患者は施設から病院入院となる（大井・他 2000）。大腿骨近位部骨折は，骨頭下骨折，頸部骨折，頸部下骨折，転子間骨折，転子下骨折に分類されている（図9-20）。前二者は関節包内骨折（内側骨折），残りは関節包外骨折（外側骨折）である。

・大腿骨頸部骨折（femoral neck fracture）：ⅰ関節包内骨折であること，ⅱ頸部から供給されている骨頭への血行障害が生じやすいこと，ⅲ骨折線の走行が大腿骨長軸に平行に近くなると，骨片間に剪断力が加わり，骨片が開離しやすいこと，ⅳ高齢者では骨再生能が低下していること，などの要因によって骨癒合が得られにくい。治療法の決定には，Garden分類が用いられる（図9-21）。50歳以下では少なく，70歳以上の高齢者で年齢とともに発生率が高くなる。頸部骨折は75歳未満に多く，転子部骨折は75歳以降に多い。骨折の原因は，転倒が最も多い（日本整形外科学会骨粗鬆症委員会 2004）。歩行中につまずいたり，滑って転倒して，受傷することが多い。若年者では，交通事故などの高エネルギーの外傷による受傷が多く，関節周囲組織の損傷も激しい。

患者は受傷直後に立てなくなり，股関節は内転・伸展・外旋位の肢位をとり，股関節部（スカルパの三角，Scarpa triangle, 大腿三角；上方は鼠径靱帯，外側は縫工筋，内側は長内転筋に囲まれる三角形の窪み）に疼痛を訴える。他動的に患肢を動かすと，外旋運動で激痛を訴える。X線像によって診断する。X線像では，骨折所見が受傷後数日して明らかになることもある。このような不顕性骨折では，CTやMRIによる画像診断が有用である。

受傷後，早期の合併症として，肺炎，尿路感染症，深部静脈血栓症，譫妄，褥瘡など，臥床による廃用症候群が生じやすく，生命予後にも関係する。晩期の合併症として，骨折癒合不全（nonunion），偽関節（pseudoarthrosis），大腿骨頭壊死（late segmental collapse）が生じやすい。

若年者では，骨接合術を実施する。骨癒合に要する期間は3～4か月である。転位型（Garden Ⅲ，Ⅳ型）の骨折では骨癒合率が低く（60～

96％），大腿骨頭壊死（late segmental collapse）の発生率が高い（46〜57％，日本整形外科学会診療ガイドライン委員会　2005a）．大腿骨頭壊死は，受傷後2年くらい経過してから明らかになることもあり，長期の経過観察が必要である．

　高齢者では，臥床期間が長くなるといろいろな合併症が発症し，予後不良となるため，骨癒合を待たずに早期離床によって全身状態の維持および回復を図り，受傷前の生活状態に戻ることを優先した治療法が選択される．骨折の治療法には，保存療法，骨接合術および人工骨頭置換術がある．

　転位を起こす危険性が低い非転位型（GardenⅠ，Ⅱ型）の骨折では，保存療法がよい．数週間の床上安静の後，車いす移動，起立訓練へと移行する．床上安静の間は，患肢の牽引を行うことも多い．ただし，その間にも座位保持や患肢以外の四肢運動を積極的に行うことが必要である．

　手術はできる限り早期に，遅くとも受傷後1週間以内に行うことが推奨されている．患者が70歳以下で転位が大きくなければ，骨接合術を行う．強固な骨接合術によって，術後2〜3日で離床して，歩行を開始する．患者が70歳以上あるいは転位が大きな骨折では，人工骨頭置換術を実施して，早期に機能回復を図る．骨接合術の術式，人工骨頭の種類の違いによる治療成績の差はない（日本整形外科学会診療ガイドライン委員会　2005a）．ただし，人工骨頭置換術後には脱臼に注意することが必要である．認知症，脳血管疾患，パーキンソン症候群，不整脈などが生命予後を不良とする要因となり，また歩行能力の再獲得を阻害する要因ともなる（大谷・他　2003）．早期離床が重視され，術後翌日からベッド上での座位訓練を行い，術後2〜3日で車いすによる移動とする．喀痰の排出を促すことも大切である．次いで，全身状態が許せば，できる限り早期に下肢への荷重を開始する．骨接合術を行った非転位型骨折では，1週間以内に荷重する．転位型骨折では，骨折部の安定性に配慮しながら荷重する．人工骨頭置換術後は，術後2〜3日で荷重を開始する．関節可動域訓練は，はじめに全方向への他動的関節可動域訓練を行うが，人工骨頭置換術後には脱臼しやすい肢位（後方アプローチで手術を行った場合には股関節の屈曲・内転・内旋）は避ける．筋力強化訓練では，股関節の全方向，それぞれに関与する筋群に対して実施する．特に股関節の外転筋と伸展筋，大腿四頭筋の筋力強化が歩行機能の回復には重要である．日常生活では，術後の股関節可動域の制限によって，靴下の着脱，足指の爪切り，パンツやズボンの着脱が困難となる．また，受傷前の歩行能力を回復する前に退院することが多く，歩行補助具や自助具の利用，日常生活活動の指導も必要である．社会生活面では，受傷前の生活の場に戻ることを優先する．環境調整，在宅診療への引き継ぎ，その他の支援を行う．

・大腿骨転子部骨折（trochanteric fracture）：骨癒合が良好である．80歳以上の高齢者に多い．転倒による大転子部の打撲が直接的な要因になりやすい．治療法の選択には，Evans分類が用いられる（**図9-22**）．臨床症状は大腿骨頸部骨折に類似している．大転子部に圧痛や腫脹，皮下出血が著しい．X線像で転位が軽度な安定型であれば，保存療法も可能である．不安定型骨折や高齢者では，早期に，骨接合術を行う．骨折部位の強固な固定を得て，早期離床を図ることが重要である．偽関節や癒合不全の発生率は1〜3％であり，大腿骨頭壊死の発生はまれである（日本整形外科学会診療ガイドライン委員会　2005a）．生命予後，機能予後およびリハビリテーションは，頸部骨折と同じである．

② 大腿骨骨幹部骨折

　大腿骨骨幹部骨折（fracture of the femoral shaft）は，交通事故や産業災害，スポーツ外傷などの強い外力によって生ずる．20〜50歳の青壮年に多いが，小児でもまれではない．外傷直後から起立不能，股関節や膝関節の自動運動ができなくなる．骨折の形態は，横骨折，斜骨折，螺旋骨折など，

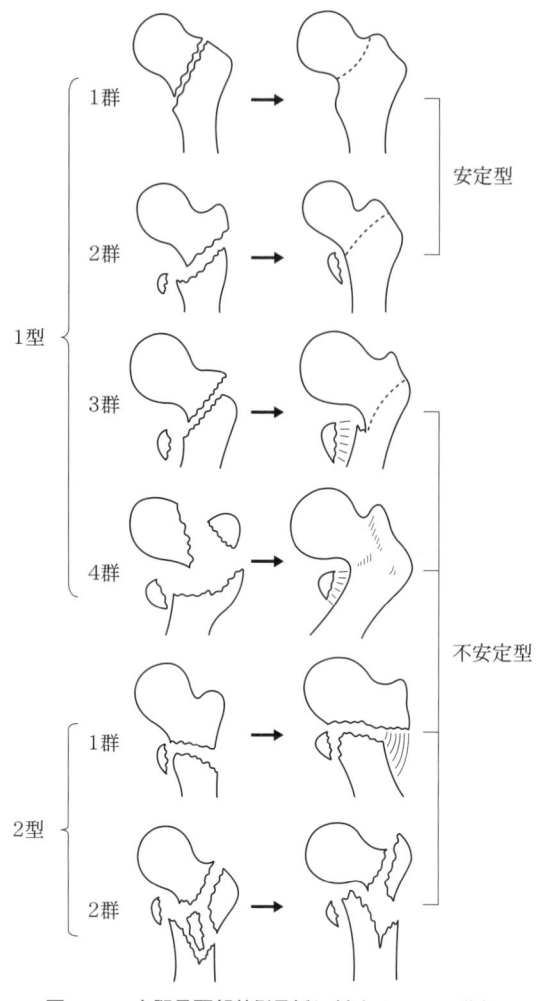

図 9-22　大腿骨頸部外側骨折に対する Evans 分類
1型：骨折線は小転子付近から外側近位に向かう
　1群：転位なく内側皮質の破砕もない
　2群：転位はあるが整復容易
　3群：転位，内側皮質の破砕あり，整復位維持困難，内反変形を生じやすい
　4群：粉砕が高度で内反変位を生じやすい
2型：骨折線は小転子付近から外側遠位に向かう
　1群：粉砕は軽度であるが，整復困難
　2群：粉砕高度で整復位の保持が困難
（Evans et al. 1949，一部改変）

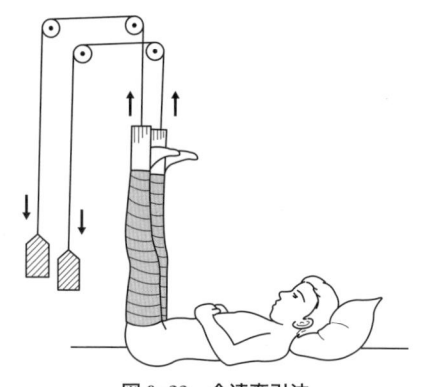

図 9-23　介達牽引法
小児の大腿骨骨幹部骨折に対して用いられる方法　　　（糸満 1987）

多様である．近位 1/3 の骨折では，近位骨片は外転し，遠位骨片は内方に転位して，大腿は短縮する．中央 1/3 の骨折では，近位骨片は軽く屈曲し，遠位骨片は後方に転位する．遠位 1/3 の骨折では，遠位骨片が後方に回転して転位する．

徒手整復は困難であり，牽引治療が行われる．

小児では介達牽引法（図 9-23），成人では直達牽引法が用いられる．牽引療法では 6～8 週間の臥床が必要となるため，成人には早期離床を目的に手術が実施される．横骨折，斜骨折や螺旋骨折では，髄内釘による固定術が第 1 選択である．髄内釘の挿入が困難な場合には，プレートによる内固定あるいは創外固定が行われる．保存療法では，長期間にわたって荷重が制限され，膝関節には拘縮が生じやすい．骨折部の安定性に注意して，大腿筋群の筋力強化，膝関節の可動域訓練，荷重訓練を行う．

③　膝関節部骨折

・膝蓋骨骨折（fracture of the patella）：膝をついて転倒するなどの膝蓋骨に対する前方からの直達外力による骨折と，膝関節の急激な屈曲による大腿四頭筋の反射的収縮で膝蓋骨の上端あるいは下端が裂離する骨折とがある．受傷後，膝関節は強く腫脹して，伸展することができなくなる．骨片の離開が少ない場合は，膝関節内血腫を吸引した後に，膝関節伸展位で大腿部から足関節上部まで円筒状にギプス固定を行う．歩行は許可する．離開が大きな場合には，手術が必要となる．

・脛骨プラトー骨折（fracture of the tibial plateau）：下肢の外側から加わった外力によって，大腿骨外側顆と脛骨外側顆とが激しく衝突することで，外側顆に生じた骨折である．下肢の内側か

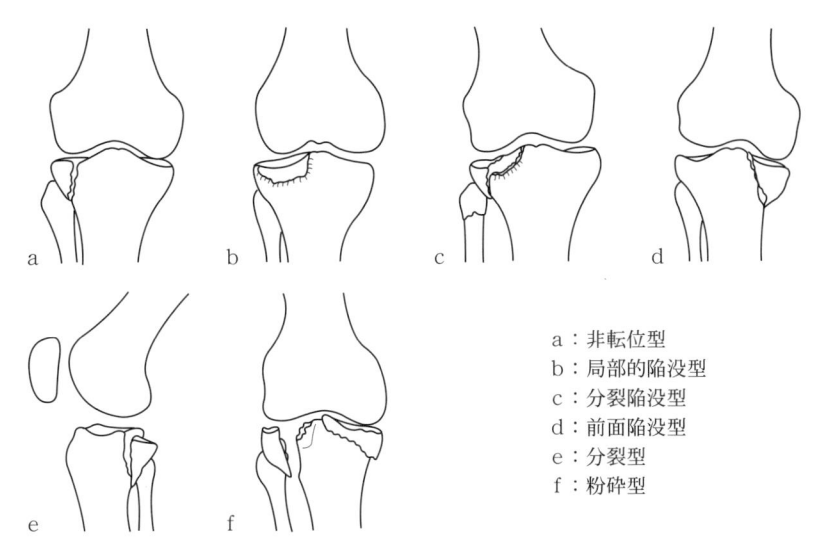

図9-24 脛骨プラトー骨折のHohl分類

a：非転位型
b：局部的陥没型
c：分裂陥没型
d：前面陥没型
e：分裂型
f：粉砕型

(Hohl 1967, 一部改変)

らの外力では，大腿骨内側顆と脛骨内側顆が衝突して内側顆骨折となり，脛骨関節面に段差や陥凹が生じる．外力が大きいと，側副靱帯や十字靱帯の損傷を合併する．若年者では骨端部の強度が高いため，骨片が楔状になる，あるいは分離する骨折が多い．高齢者では骨端部が脆弱なため，いろいろな形態の骨折が生じる．膝関節は血腫によって腫脹し，運動や荷重ができなくなる．膝部には内反変形あるいは外反変形を生じ，側方動揺性がある．骨折は，骨片の側方転位および関節面の陥没の程度によって分類される（図9-24）．転位が少ない骨折では，関節穿刺によって血腫を除去し，膝関節軽度屈曲位で3～4週間はギプス固定を行う．内側顆あるいは外側顆の縦骨折は，骨片を整復してねじで固定する．関節面の陥凹や圧挫を伴う場合，陥凹が5～8 mmに達するときは観血的に関節面を整復し，関節面の遠位に生じた骨欠損部には骨移植を行う．

・半月損傷：膝関節の半月（meniscus；関節腔にある半月状の板状構造物である．線維性軟骨で周囲の関節包と結合する．関節の安定性や外力への緩衝作用を果たす）は，膝屈曲位で体重を支えているとき，膝関節に大きな回旋力が加わることで傷害される（半月損傷，tear of the meniscus, meniscus injury）．損傷は，内側半月と外側半月のいずれも，中央1/3（中節）と後方1/3（後節）との間に多い．断裂形態から，水平断裂，縦断裂，横断裂に分類されている．典型的な症状は，階段昇降やしゃがみ・立ち上がりの際の膝の痛み，ひっかり感（catching），軋音（click）などである．膝が屈曲位から伸展不能（locking）になることもある．また，膝の過伸展やひねり，正座もできない．診断のための検査法として，次のものがある

ⅰ）マックマレー試験（McMurray test）：患者を背臥位，股関節屈曲位として，片方の手で足首を持って膝関節を最大屈曲位として，他方の手を膝関節の内（外）裂隙に当て，他動的に下腿を外旋・内反（内旋・外反）しながら膝関節を伸展する．操作途中にクリック音や痛みがあれば，半月損傷を疑う．

ⅱ）アプレー検査（Apley test）：患者を腹臥位にして，膝90°屈曲位とする．検者は患者の大腿後面を膝頭でしっかりと押さえ，両手で足部を持って下腿を引き上げながら内外旋する．操作中の抵抗や痛みの有無を調べる．次に下腿を下方へ押し付けながら

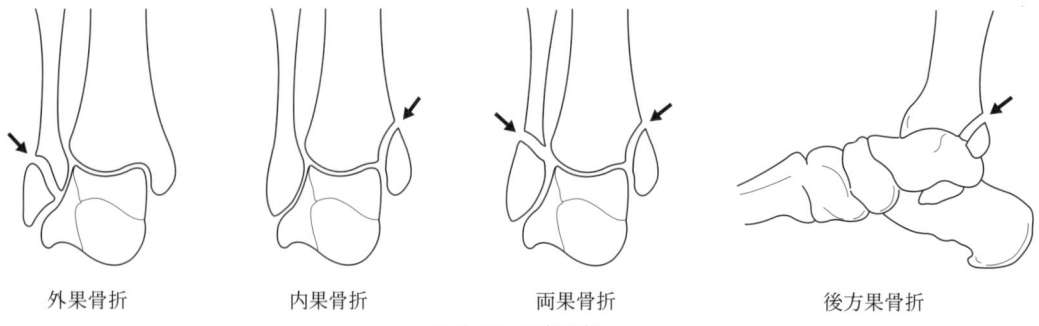

外果骨折　　　　内果骨折　　　　両果骨折　　　　後方果骨折

図9-25　果部骨折

内外旋する．牽引時の痛みでは靱帯損傷を疑い，圧迫時の痛みでは半月損傷を疑っておく．

治療では，受傷直後の急性期には局所の安静，寒冷療法，圧迫，挙上を行い，数日後には筋力強化訓練を開始する．慢性期になって，若年者でスポーツに支障がある場合には，関節鏡視下に縫合あるいは部分切除が行われる．

④ 下腿骨折

下腿骨折（fracture of the tibia）は，交通事故による直達外力，スポーツ活動による捻転力などの介達外力によって生じる．外傷を受けやすい部位であり，脛骨は軟部組織の被覆が少ないため，開放骨折となることも多い．受傷後には局所の痛みと腫脹，異常可動性，変形があり，下腿を自発的に動かすことができず，起立，歩行が困難となる．開放骨折では，骨髄炎や偽関節の発生の危険性が高い．腫脹が強い場合，前脛骨区画症候群に注意が必要である．

皮下骨折の多くは，保存的治療が行われる．局所麻酔下に徒手整復を行い，膝上から足部までギプス固定を行う．10日～2週間のギプス固定後，PTB型下腿ギプス（膝蓋腱部荷重ギプス，patella tendon bearing cast）に巻き代えて，体重負荷を開始する．第3骨片を伴う骨折，粉砕骨折あるいは徒手整復では適切な整復が得られない場合には，観血整復術を行う．横骨折には，髄内釘による固定がよい適応である．早期からの荷重歩行が可能である．開放骨折では，初期治療として徹底した創傷の清浄化と損傷壊死組織の除去とを行い，創を閉鎖する．骨折部には，内固定を行わない．創外固定によって骨折を一時的に固定し，感染が鎮静した後に，骨折治療を本格的に行う．

⑤ 足関節の骨折

・果部骨折（fracture of the malleolus）：転落や転倒などによって，足関節に内転，外転，外旋などの強い外力が加わって生じる（図9-25）．足関節靱帯の損傷，距骨の脱臼を伴うこともある．足関節を強く内転したときに，距骨が内果に当たり，内果がほぼ垂直方向に骨折する．強い外転力が加わると，腓骨が遠位脛腓関節の数cm近位で骨折する．そのとき，内果の裂離骨折を伴うことがある（デュピュイトラン骨折 Dupuytren fracture，ポット骨折，Pott fracture）．足関節部に外旋力が加わると，外果と内果に加えて，脛骨の関節面後縁にも骨折が生ずる（コットン骨折，Cotton fracture，三果部骨折，trimalleolar fracture）．内果あるいは外果の単独骨折は，保存的治療が適応となる．転位がある骨折は，麻酔下に整復して内固定を行う．

・脛骨天蓋骨折：脛骨下端の荷重面を脛骨天蓋（plafond）という．交通事故や転落によって脛骨長軸方向に強い外力が加わったとき，脛骨遠位端荷重面に粉砕骨折が生じる（脛骨天蓋骨折，plafond fracture）．受傷後，足関節周辺の痛み，皮下出血，腫脹が著しく，足関節の運動や荷重ができなくなる．

下肢を挙上し，踵骨に鋼線を刺入して牽引を行

い，腫脹の減退を待つ．関節面の整復が得られたら，牽引を継続しながら足関節の運動を開始する．腫脹が消退したら，下腿から足先までギプス固定を行う．その後，骨癒合を確認しつつ荷重を開始する．関節面の陥凹が大きい場合には，観血整復や骨移植術が必要となる．

⑥ 踵骨骨折

踵骨骨折(fracture of the calcaneus)は，高所から転落して踵部で着地したときに起こる圧迫骨折である．しばしば，腰椎の圧迫骨折を伴っている．距踵関節面の陥没，転位を伴う骨折では，骨片の整復が困難である．受傷足での荷重ができなくなり，足関節部の腫脹，皮下出血，踵骨の圧痛が著しい．

距踵関節外の骨折では，保存療法が基本である．距踵関節内骨折は，麻酔下に徒手整復を実施する，あるいは踵骨隆起から金属釘を打ち込み，陥没した骨片を関節面に向けて持ち上げて整復を図る．骨欠損部には骨移植を行う．後遺症として，足関節の拘縮，距踵関節の関節症，外傷性扁平足，足底の痛みが多い．早期に関節運動を開始し，運動浴などを利用して，部分荷重の下で歩行訓練を実施する．

2 - 靱帯損傷

靱帯(ligament)は，交通事故やスポーツ活動(ジャンプやストップ)などで，関節に1回の大きなエネルギー負荷が加わり，非生理的な肢位を強制されたことによって断裂する．また，1回の外力では断裂しない程度の負荷が繰り返されることによっても生ずる．

・靱帯損傷の修復過程：断裂した靱帯は，炎症期，増殖期，再造形期および成熟期を経て，修復される．炎症期は受傷後数日の時期であり，断裂血管からの出血によって形成された凝血塊や壊死した靱帯組織で構成される肉芽組織は，大食細胞(macrophage，マクロファージ；細網内皮系の単核で活動的な食細胞であり，細胞内にリソソーム酵素がある)によって貪食される．その後，線維芽細胞(fibroblast；疎性結合組織の構成細胞であり，コラーゲン線維を生成する)が出現してコラーゲン細胞基質の産生が始まる．増殖期は受傷後1週間から数週間の時期で，凝血塊のなかで線維芽細胞によるコラーゲン(collagen；硬蛋白の一種で，結合組織の基質の主成分となり，集まってコラーゲン線維になる)やプロテオグリカン(proteoglycan；ムコ多糖類を主成分とする蛋白質の複合体で，細胞外基質の主要物質となっている)などの基質の産生が旺盛となり，血管も新生される．再造形期は数週間から数か月に及ぶ時期であり，断裂部は厚い半透明の組織で埋められて，連続性が回復する．この時期の靱帯組織は，正常の靱帯とは異なり，線維芽細胞の形は大きな円形であり，その数も多い．また，コラーゲン線維の走行は一定でない．成熟期は損傷後の数か月から年余にわたる時期であり，円形であった線維芽細胞は扁平な細長い細胞に替わり，数も減少し，コラーゲン線維は引張り負荷がかかる方向と一致した走行を示すようになる．

・固定が靱帯に与える影響：靱帯は固定によって，その強度は急速に失われる．また，固定の影響は長期間にわたって残存する．動物実験では，正常膝側副靱帯は4〜9週間の固定によって破断強度は28〜39％低下し，6週間の固定による低下した破断力が正常に復するには，18週間を要している．固定の影響は，靱帯の実質よりも，付着部で著しい．運動によって，靱帯の力学的特性は向上する．実験的には，損傷靱帯の強度は，固定を続けているよりも，早期から断端が離開しない程度の運動を負荷した場合に回復が速い（中村 2003）．

(1) 膝関節靱帯損傷・捻挫

捻挫(sprain)とは，関節を構成する靱帯に生理的範囲を超える動きが加わり，本来の弾性の限界を越えて引き延ばされた状態である．関節支持組織に断裂は生じるが，関節面の相対関係は正常に保たれている．捻挫には靱帯の完全断裂も含まれる(Bernstein 2003)．膝靱帯損傷は，直

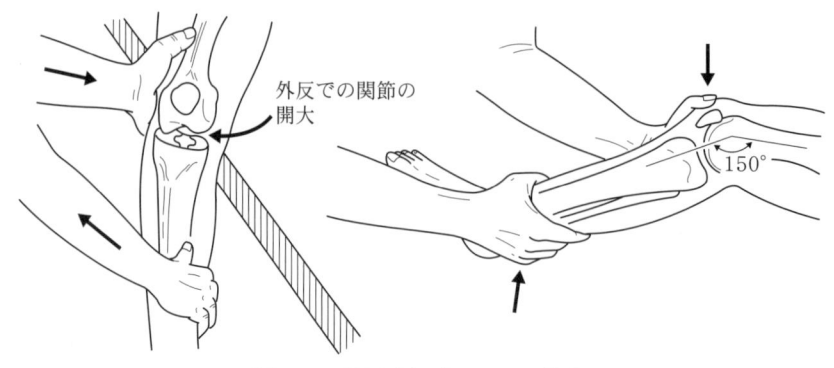

図 9-26 外反（内反）ストレス検査
患者を背臥位，膝関節をおよそ 150°屈曲位として，検者は一方の手で患者の膝上方を押さえ，他方の手で足首を保持して，下腿を外反（内反）させる．そのときに膝内（外）側に痛みがあれば，内（外）側の側副靱帯損傷を疑う．

（栢森 1997）

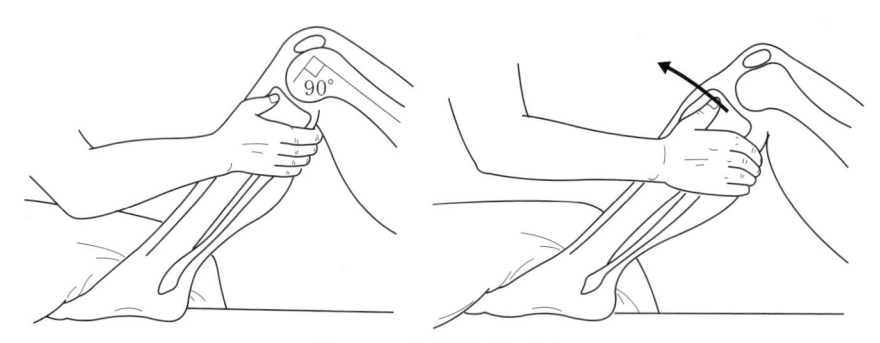

図 9-27 前方引き出し検査
患者を背臥位，膝関節 90°屈曲位とする．検者は下腿上部を両手で保持し，手前に引き出す．脛骨の前方移動があれば，陽性とする．なお，後方引き出し検査では，同じ肢位で下腿を後方へ押し込む．後方移動があれば，陽性とする．

（栢森 1997）

達外力によっても，介達外力によっても生じる．また，単独の外傷だけでなく，繰り返される外力によっても断裂する．スポーツによる膝関節靱帯損傷は，スポーツ外傷全体の 5%を占めている．損傷頻度は，内側側副靱帯が最も高く，次いで前十字靱帯，後十字靱帯，外側側副靱帯の順となっている．男子では接触損傷，女子では非接触損傷が多い．受傷直後には動きを失う．しばらくして立てるようになるが，膝に不安定感を覚えるようになる．数時間後には関節が腫脹し，痛み，運動痛，可動域制限が生じる．これらの症状は，湿布や安静によって，数週間で治まる．慢性期には，靱帯の機能不全のため，それぞれの靱帯損傷に特有な不安定性を訴え，身体活動が制限される．

・内側側副靱帯（medial collateral ligament）損傷：膝関節を外反するような外力によって生じる．ラグビー，スキー，サッカーなどによる受傷が多い．膝関節軽度屈曲位で，膝関節を他動的に外反する操作（外反ストレス検査）を加えることによって，損傷程度が判定できる（**図 9-26**）．外反ストレス検査で 10°以上の不安定性がある重症例では，大部分が前十字靱帯損傷を伴っている．外反不安定性が軽度の場合は，装具を用い保存療法を行う．複合損傷では，手術によって修復する．

・前十字靱帯（anterior cruciate ligament）損傷：バスケットボール，スキー，ラグビー，サッカー

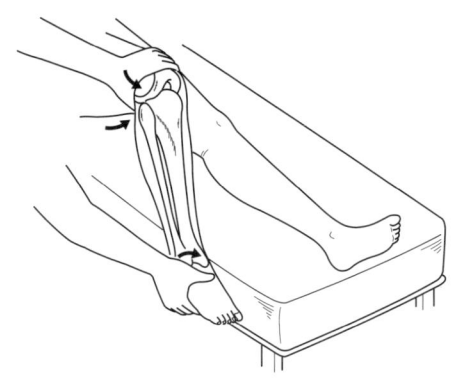

図 9-28 N-test
患者を背臥位，膝関節を屈曲位として，検者は一方の手で足関節部を保持し，膝部に置いた他方の手の母指を腓骨頭の後方に当て，下腿に内旋の力を加えながら膝関節を伸展する．膝関節が完全伸展位（150〜170°）に近づくと，前十字靱帯不全膝では瞬間的に脛骨顆部が内旋前方へ亜脱臼することによる動揺が起こる（jerk, jolt）．
(Nakajima et al. 1979)

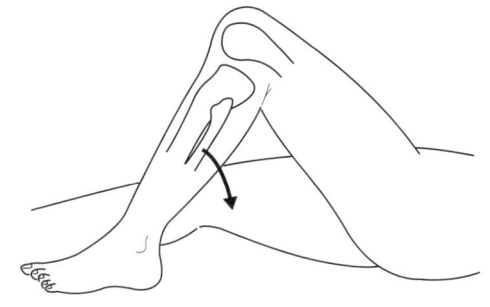

図 9-29 落ち込み（sagging）徴候
反対側の膝より脛骨粗面が落ち込んでみえる．
(栢森 1997)

などのスポーツにおいて，ジャンプしての着地，ストップ，ターンなどの動作時に，膝が外反外旋位を強制されることで生じやすい．特に，ストップや方向転換など，動作で膝くずれ（giving way, buckling）に伴って起こる．膝くずれが繰り返されると，関節軟骨が損傷されるため，変形性膝関節症の要因ともなる．前方（後方）引き出し検査（anterior or posterior drawer test）（**図9-27**），N-test（**図9-28**），pivot shift test[*18]などによって診断できる．

　治療は，激しいスポーツ活動を行わない中高年者には，大腿四頭筋やハムストリングスの筋力強化訓練を行い，スポーツ時には装具の使用を勧める．若者であって，スポーツ活動を望む患者には，靱帯再建手術が行われる．靱帯の再建には，自家腱（膝蓋腱，腸脛靱帯，ハムストリング腱），あるいは人工靱帯が用いられている．膝前十字靱帯再建術後には，再建靱帯の強度を考慮した綿密な運動プログラムが必要である．術直後は膝関節を屈曲45°の肢位に保つ．

関節可動域訓練は，その肢位からの屈曲運動は許可し，それ以上の伸展運動を禁止する．その後は，再建靱帯の強度の回復を考慮しながら，2〜3か月をかけて伸展可動域を拡大していく．筋力強化訓練は，この可動域制限の範囲内で早期から積極的に行う．荷重は，制限可動域の範囲で，術後2週頃から部分荷重を開始して，4週で完全荷重とする．スポーツ技能に関連する身体運動の訓練は，術後4週頃から開始して，方向転換動作（ターン，ステップ動作），ジョギング，ランニング，ジャンプの順序で進める．

・後十字靱帯（posterior cruciate ligament）損傷：膝関節90°屈曲位で前方から直達外力が加わったときの断裂が多い．前十字靱帯損傷よりも機能障害は軽度であるが，階段昇降やスポーツ活動で不安定感や膝蓋大腿関節（patello-femoral joint）の痛みを訴える．後方引き出し検査，脛骨の落ち込み徴候（posterior sag sign）が陽性となる（**図9-29**）．単独損傷では，保存的治療によって安定性が得られるため，手術が行われることは少ない．

・膝十字靱帯損傷の特殊性：関節内にある膝十字靱帯は，断裂すると連続性が保存療法では修復されない．また，十字靱帯損傷は縫合しても長期的には成績が不良であるため，靱帯再建術が行われている．自家靱帯再建術によって移植さ

[*18] pivot shift test：患者を半側臥位として，膝関節を約40°屈曲位から外反しながら下腿に内旋ストレスを加えて，伸展する．前十字靱帯損傷があると，脛骨が前方に亜脱臼を生じる．

れた靱帯は，周囲から増殖した血管に富んだ滑膜で覆われる．滑膜内の血管は，移植された靱帯の表層から深部へと進入する．それとともに線維芽細胞も進入して，コラーゲン線維を産生し，移植された靱帯組織を置換していく．移植後10～16週で線維芽細胞の数は減り，再生靱帯のコラーゲン線維は長軸方向に平行した配列を示すようになる．術後30～32週を経て，細胞数，細胞の形態，コラーゲン線維の配列は正常靱帯と同じとなる．再建靱帯の強度の回復には長期間を必要とする．実験的には，再建2年を経ても，正常靱帯の20～50％の強度と報告されている．

（2）足関節の捻挫と靱帯損傷

バスケットボール，サッカー，バレーボールなどのスポーツでは，足関節の底屈・内反が外力によって強制されることが多く，外側靱帯が損傷されやすい．底屈・内反の強制では最初に前距腓靱帯が損傷され，さらに強い力が加わると踵腓靱帯が損傷される．足関節に，底屈・内反・前方引き出しのストレスを加えると，痛みが誘発される．診断には，内反・前方引き出しのストレスを加えて撮影したX線像（ストレス撮影）が利用される．

新鮮外傷では，Ⅰ度損傷（内反ストレス撮影で距骨傾斜の左右差が4°以下）およびⅡ度損傷（脛骨傾斜左右差5～7°）には，氷パック（ice pack），弾性包帯固定あるいはギプス固定，装具などによる保存療法が行われる．Ⅲ度（左右差8°以上）には，断裂した靱帯の縫合が行われる．

[付] アスレチック・リハビリテーション

アスレチック・リハビリテーション（athletic rehabilitation）とは，スポーツ選手の靱帯損傷，半月損傷後に，競技にできるだけ早く安全に復帰させることを目的に行われるリハビリテーション・プログラムをいう．スポーツに復帰するためには，可動域（range of motion）や柔軟性（flexibility），筋力（muscular strength），筋持久力（muscular endurance），パワー（power），スピード（speed），協調性（coordination），巧緻性（skills）などの回復が必要である．アスレチック・リハビリテーションは，ウォームアップ（warm-up），ストレッチング（stretching），持久性（endurance）や筋力強化（muscle strengthening），協調性トレーニング（coordination training），クーリングダウン（cooling down），アイシング（icing）で構成され，1日2時間ほどのプログラムである．ウォームアップは，患部を物理療法により温めることから始まる．ストレッチングでは，局所と全身の柔軟性を高め，患部は痛みのない範囲で可動域を拡大する．持久性訓練では，全身のウォームアップもかねて，自転車エルゴメーターやトレッドミルによって軽い負荷で有酸素運動を行う．筋力強化訓練はアスレチック・リハビリテーションの中核であり，一般の筋力強化訓練よりも軽い負荷量で，回数を多く行うことが原則である．等尺性筋収縮訓練から始め，等張性収縮や等運動性収縮による訓練を行い，回復を待ってスピード訓練などを実施する．閉鎖運動連鎖（closed kinetic chain：CKC）による訓練では，大腿四頭筋とハムストリングとの同時収縮が起こり，再建靱帯にかかる力学的ストレスが小さく，開放性運動連鎖（open kinetic chain）の訓練に比べて安全性が高いとされている．協調性訓練は，マット上での体操から始め，ピボット動作，サイドステップ，クロスオーバーステップへと進む．この間，外反外旋位のような受傷に関係した肢位をとらないように注意する．訓練が進めば，バランスボードやローラーボードなどを用いて，動揺安定性を高める．さらに，回復に合わせてスポーツ種目の動作（サッカーのシュートなど）を開始する．クーリングダウンとして自転車エルゴメーターや軽いジョギングを行った後，ストレッチングと患部のアイシングで終了する（**表9-26**）．

3 - 腱損傷

断裂した腱（tendon；骨格筋の末端部で骨に付着する部分であり，コラーゲン線維を中心とした腱線維束と疎性結合組織で構成されている）を縫合することは比較的簡単である．しかし，腱と周

表9-26　1日のアスレチック・リハビリテーションのプログラム

1	温熱療法：ホットパック，バイブラ・バス	10〜15分
2	ストレッチング　患部と全身	10分
3	持久性トレーニング	15分
	ウォーミングアップをかねて，自転車エルゴメーター，トレッドミル	
4	筋力トレーニング	30〜40分
	患部：レッグカール，レッグエクステンション，レッグプレス，ハーフスクワット，マットトレーニングなど	
	患部外：腹筋，背筋など	
5	協調性トレーニング	15分
	バランスボード，スライドボードなど	
6	クーリングダウン，アイシング	15分

(中村　2003)

囲組織との癒着が生じやすいため，腱の滑動性を回復することは容易でない．特に，手掌から指の基節および中節にかけては，腱鞘（tendon sheath；腱を包む組織で，内側の滑液鞘と外側の線維鞘で構成されている）の狭い空間内を浅指と深指の屈筋腱が走行して，癒着が生じやすい．

・腱損傷の修復過程：腱縫合後，3日間で腱周囲組織が増殖し，断端の間隙は肉芽組織で埋められる．その肉芽組織には周辺から毛細血管が進入して，腱の癒合が表層から始まる．肉芽組織中の細胞は，次第に膠原線維を形成する．この時期の細胞（腱細胞，線維芽細胞）は，腱の長軸に沿って列を形成して垂直に配列している．縫合後3週を経過すると，細胞数は減少して，膠原線維は腱の長軸に平行に配列するようになる．4週後の断端部は，肉眼的には周囲との境界が不明瞭となる．新生した膠原線維は，腱断端の腱束と強固に結合する．5〜6週を経過すると，肉眼的には周囲との区別ができなくなり，3か月後には組織学的にも区別がつかなくなる．縫合した腱の抗張力（引張り力に対する強度）は縫合後5〜7日で最低となり，その後は徐々に強度が増す．腱の癒合が完成するまで，張力が加わっても断端間が離開しないように引き寄せておく縫合手技が必要である．関節が動いても腱の縫合部が離開しないように強固に縫合すると，腱の血行が妨げられ，周囲組織との癒着も強くなる．癒着を防止するためには，早期から腱を滑動させておくことが必要である．

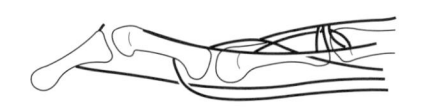

白鳥の首(Swna neck)変形

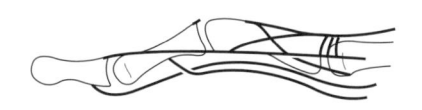

ボタン孔(button hole)変形
(boutonnière)

図9-30　手指の変形
(南條　1991)

手部の筋腱損傷の治療では，縫合しても周囲組織と癒着が生じて滑動性が得られないため，十分な機能回復が得られない．解剖学的，生理学的，生体力学的な知識を動員して，術後の作業療法を行うことが必要である．

（1）手の伸筋腱損傷

手指の伸筋腱は，手関節部には腱鞘があるが，手背から指にかけては皮下浅層に位置している．腱は細くて扁平であり，手背部から手指の背側にかけては，疎性結合組織と複雑で繊細な構造（指背腱膜，dorsal aponeurosis, extension aponeurosis；指の伸展に関与する膜状構造）となり，これに各指関節部で腱を固定する支持靱帯が関与して，特殊な指伸筋腱機構（extensor mechanism, expansion hood)を形成している．指伸筋断裂による手指の変形を図9-30に示す．関節リウマチでも，関節滑膜炎によって指伸筋腱機構に破綻が起こり，同じような変形が生じる．

伸筋腱縫合後には，機能肢位に近い肢位で6〜12週間の固定を行い，その後に屈曲可能な指伸展保持装具（dynamic extension splint）を用いて運動を開始する．固定期間は，屈筋腱損傷に比べて，

〈Verdanによる走行区分〉

図9-31　腱の走行区分

（南條　1991）

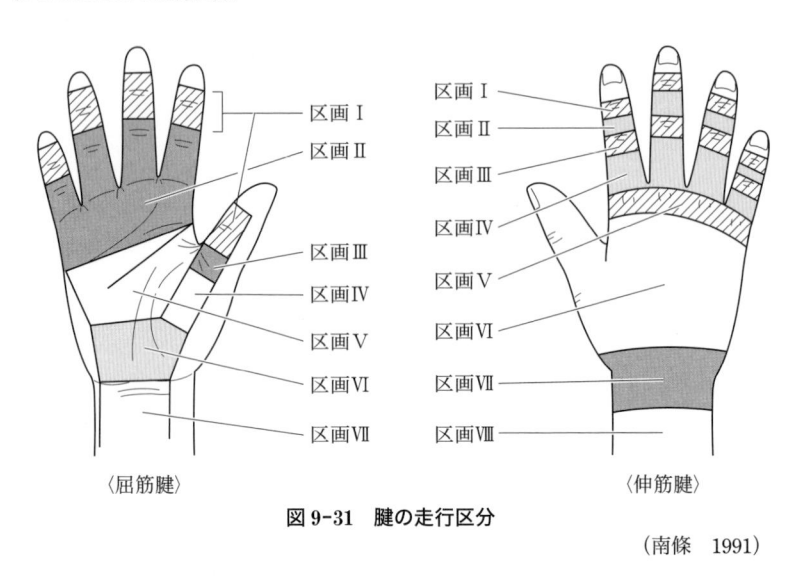

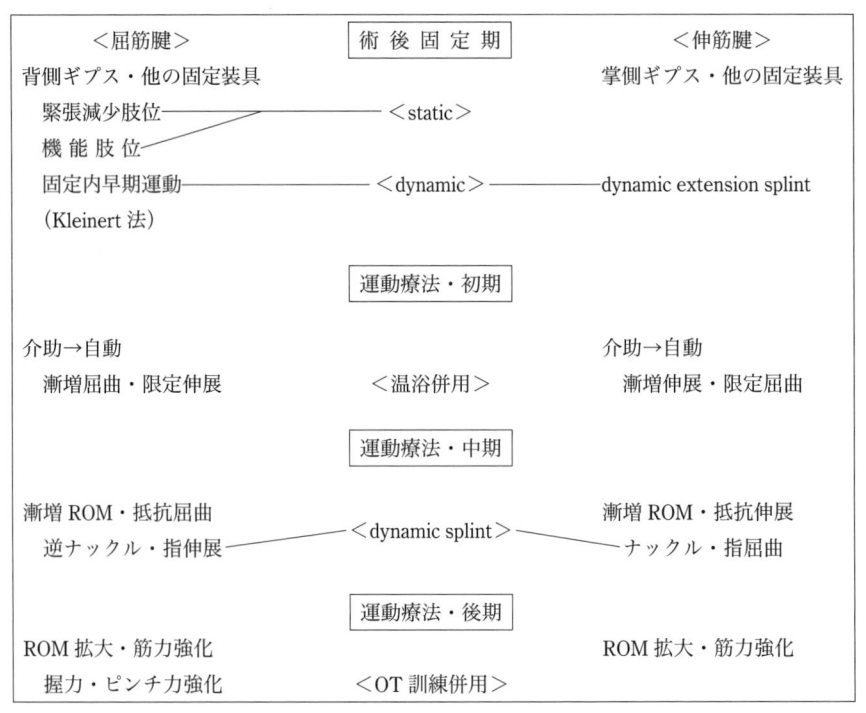

図9-32　術後後療法と機能訓練

（南條　1991）

長期を必要とする．

（2）手の屈筋腱損傷

手指の屈筋腱は，手根部から手指にかけては手掌の深部で腱鞘内を走行している．解剖学的な特徴による腱の走行区分がある（**図9-31**）．区画IIでは，浅指屈筋は2本に分枝し，深指屈筋腱を取り囲むようにして，3本の腱が腱鞘内を走行する．この部位の腱修復は技術的に難しく，癒着が起こりやすい．

挫滅が少ない腱損傷は，できるだけ早期に修復するのが原則である．腱縫合後には，筋収縮によって，縫合部に断端を離開させるような力が加わる．離開を防ぐために強い張力をもつ縫合糸を用いる．併せて，3週間は縫合した筋腱の緊張を減じるような手指の肢位（手関節を30°掌屈位，手指はやや強めの屈曲位）として，手指から前腕背側までギプスシーネで固定し，その状態で自動的および他動的に手指の屈伸運動を行う（**図9-32**）．早期に縫合腱を滑動させた場合，実験的には滑動性は6週で100％前後に回復している．さらに，6週あるいは12週後には，固定と続けた場合に比べて，筋の強度も高い（Woo et al. 1981）．なお，腱の断端間を引き寄せることができない場合や，修復しても癒着が強くなると予想される場合には，腱移植術や腱移行術が行われる．

（3）アキレス腱断裂

アキレス腱断裂（rupture of the Achilles tendon）は，ジャンプや急速な方向転換などで，下腿三頭筋が強く収縮したときに断裂する．断裂部に陥凹を触れ，足関節の底屈力が減弱している．患者を腹臥位として，大きく手でつかむようにして腓腹筋筋腹に圧迫を加えても，足関節の底屈運動が起こらない（Thompson's squeeze test）．

治療には保存療法および手術療法がある．スポーツ活動の水準が高い患者には，手術が適応となる．

手術後3週間の足関節底屈位での下腿ギプス固定後，足関節自動運動やプール内の歩行を開始，4週後には器械を用いた足関節底背屈運動や自転車こぎ，5週後には装具を用いて階段昇降，6週でつま先立ち，10週でジョギング，3か月で本格的な運動やスポーツ活動に復帰する．術後4〜8週の間は再断裂を起こしやすい．この間の運動負荷には，患肢への負荷が過重にならないように注意が必要である．

保存療法では，足関節を底屈位，膝関節を30°以上は屈曲した肢位にして，足先から大腿中央部まで，3〜4週間のギプス固定を行う．その間，松葉杖歩行は許可する．ギプスを除去したとき，断裂部位に陥凹のないことを確認し，膝下までのギプス固定を，さらに3〜4週は継続する．徐々に荷重を許可する．ギプス除去後，2〜4週はヒールが高い足底挿板や靴を使用するとよい．

4 - 筋肉損傷

筋線維（muscle fiber）は，直達的な外傷や激しい運動，ある種の疾病によって，損傷されることがある．損傷部には凝血塊が形成され，その後に大食細胞によって貪食される．同時に基底膜にある筋衛星細胞（satellite cell）が増殖を始め，筋細胞へと成熟し，筋線維が再生される．

筋断裂（myorrhexis）や肉離れ（muscle strain, charley horse）は，一般に急激な筋収縮を強いられたようなときに，筋線維あるいは筋結合組織が断裂した状態をいう．ただし，肉離れ（charley horse）は俗語である．ハムストリングス，大腿直筋，股関節内転筋，下腿三頭筋に生じることが多い．短距離走などで瞬間的に強い力を発揮したときに，激しい痛みとともに運動の継続が困難になる．局所には圧痛や内出血がある．筋断裂の部位に陥凹を触れることもある．診断は，臨床所見から容易である．急性期の治療は，安静，氷冷，圧迫，挙上（rest, ice, compression, elevation：RICE）である（Basford et al. 2002）．予防にはストレッチングが大切である．

・圧挫症候群（crush syndrome）：挫滅症候群とも呼ばれている．四肢が落下重量物に挟まれ，長時間にわたって筋が圧迫阻血や広範囲の圧挫を

受けると，筋組織が破壊され，大量のミオグロビンが血中に遊離され，腎尿細管を閉塞し，急性尿細管壊死を生じて，腎不全（renal failure：RF；腎機能が低下し，主として血液尿素窒素やクレアチニン濃度が持続的に上昇する）となる．暗赤色の尿（ミオグロビン尿，myoglobinuria），乏尿，血圧低下，高カリウム血症などを伴い，急性腎不全（acute renal failure：ARF；急激な腎機能の廃絶および高窒素血症が主な所見）に対する早期診断，血液透析（hemodialysis）あるいは腹膜透析（peritoneal dialysis）による治療が必要である．

5－神経損傷

（1）神経損傷の分類

神経損傷には，Seddon の分類が用いられている（Seddon 1954）．

- ニューラプラキシー（neurapraxia，一過性神経伝導障害）：髄鞘（myelin sheath）だけが損傷された状態であり，2〜3週間で完全に回復する．末梢神経の軽い圧迫によって生じることが多い．運動麻痺は高度であるが，感覚麻痺は軽度である．
- アクソノトメーシス（axonotmesis，軸索断裂）：髄鞘（myelin sheath）と軸索（axon）の断裂であり，軸索はワーラー変性（Wallerian degeneration）を生じる．末梢神経の急な圧迫によって起こる病態である．末梢神経の損傷部位以下の神経支配領域には，完全な運動および感覚の麻痺が生じる．ただし，多くは軸索再生によって回復する．
- ニューロトメーシス（neurotmesis，神経断裂）：軸索，髄鞘およびシュワン細胞（Schwann cell）を含めて，神経線維の全構造が損傷されて連続性を失った状態である．断裂部の近位断端と遠位断端の間に間隙があると，瘢痕組織が形成され，自然回復は得られない．神経機能の回復には，神経縫合や神経移植術が必要となる．

（2）ワーラー変性と再生

ワーラー変性（Wallerian degeneration）は順行性変性（orthograde degeneration）とも呼ばれ，栄養中枢から分断された神経線維の変性であり，分断された部位より末梢に生じる．ミエリンは分節化して，最終的には軸索が萎縮し，破壊される．なお，神経線維が損傷あるいは切断された神経線維の神経細胞へ向かう変性を逆行性変性（retrograde degeneration，上行変性，ascending degeneration）という．神経細胞のニッスル顆粒（Nissl granules）が消失し，核は細胞の辺縁へと移動する．

神経断裂の後，マクロファージによって局所の壊死組織は貪食される．次いで，シュワン細胞（Schwann cell）が増殖して柱状に配列し，再生軸索の通路を形成する．中枢側の断端から軸索が再生を開始して，シュワン細胞の基底膜に沿って遠位に向かって，1日に1〜2 mmの割合で伸び（発芽，sprouting），標的器官（筋肉の神経終板，感覚受容器）に達する．軸索の再生は，ティネル徴候（Tinel sign）[19]によって確認できる．

脱神経（denervation；末梢神経の断裂，切除や局所麻酔で神経支配が断たれた状態）によって，筋肉は萎縮し，結合組織や脂肪組織が増殖する．運動終板（motor end-plate）は，脱神経後も1年くらいは存在するが，やがては消失してしまう．運動終板が残存している期間内に再生軸索が筋に到達しなければ，筋の収縮能は回復しない．低周波電流刺激が運動終板の機能と筋の収縮能の維持および再生軸索の伸張を促進する目的で使用されているが，その効果については評価が得られていない．

---

[19] ティネル徴候：神経の再生断端があると思われる部分を指先で軽く叩打すると，患者は神経走行に沿って末梢方向に放散痛あるいはしびれ感を訴える徴候である．経時的にティネル徴候を観察し，徴候の部位が1日に1〜2 mmずつ標的器官に近づいている場合，神経再生が進んでいるとみなす．

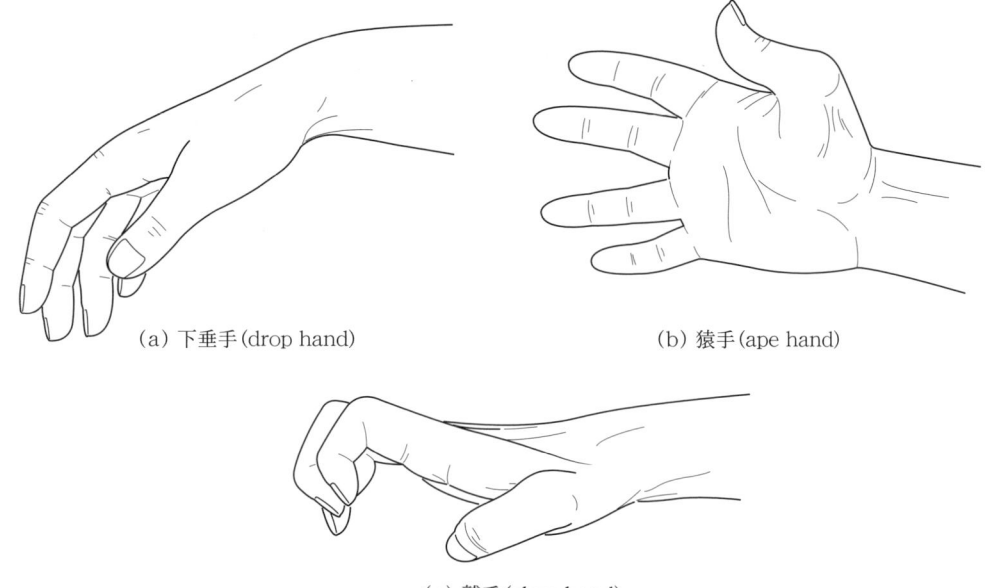

(a) 下垂手（drop hand）　　(b) 猿手（ape hand）

(c) 鷲手（claw hand）

図 9-33　上肢の末梢神経麻痺による手の変形

a．下垂手（drop hand）：橈骨神経麻痺によって長橈側手根伸筋以下の支配筋が麻痺することで起こり，手関節の背屈および中手指節関節の伸展が不能になる．
b．さる手（ape hand, 猿手）：正中神経麻痺によって円回内筋以下が麻痺したときに起こり，母指球筋の麻痺と萎縮がある．母指の掌側外転や対立運動が不能になり，母指は手掌と同一平面に位置したようになる．
c．わし手（claw hand, 鷲手）：尺骨神経麻痺によって手内在筋が麻痺し，中手指節関節が過伸展，指節間関節が屈曲した変形を示す．母指の内転もできない．

(中村・他　2007a)

(3) 診断

・神経学的診断

運動機能は筋萎縮（muscle atrophy）の有無や徒手筋力テスト（MMT）によって，感覚機能の検査は触覚や痛覚，二点識別覚，温度覚の検査によって行う．これらの結果から，神経損傷の部位および程度を推定する．また，発汗検査（sweating test；患者の身体を温める，あるいは発汗薬を投与すると，病変部位以下には発汗が起こらない）によって，自律神経機能についても検討しておく．

・電気生理学的検査

強さ・時間曲線（intensity-duration curve：I-D curve, strength-duration curve, S-D curve）[20]，筋電図，運動神経と感覚神経の伝導速度，体性感覚誘発電位の測定が行われる．強さ・時間曲線は神経回復の診断，神経伝導速度の測定は損傷部位の決定，体性感覚誘発電位は神経叢損傷の診断に利用される．

・画像診断

腕神経叢損傷では，神経根引き抜き損傷（root avulsion injury）の診断に脊髄造影法（myelography；くも膜下腔に造影剤を注入して，脊髄や神経根などの脊柱管内の形態学的変化を調べる検査），MRI 画像が有用である．

---

[20] 刺激電極を筋の運動点の上に置き，電流の強さを変えて閾値刺激を求め，その電流の強さ（Y 軸）と通電時間（X 軸）との関係をグラフで表す．通電時間は強い電流では短く，弱い電流では長くなる．最小の筋攣縮が生じる電流を基電流（通常は 300 msec の電流を用いる）という．基電流の 2 倍の電流によって筋攣縮が生じるのに必要な通電時間を時値（chronaxy）という．脱神経により筋の時値は大きくなる．

表 9-27 神経麻痺に対する機能再建手術と治療用装具

	機能再建手術	治療用装具
橈骨神経麻痺	Riordan 法：円回内筋を橈側手根伸筋に，尺側手根屈筋を指伸筋に，長掌筋を長母指伸筋に移行	手関節背側保持装具 (cock-up splint)
正中神経麻痺	Riordan 法または Brand 法：環指浅指屈筋腱を母指 MP 関節部で短母指外転筋腱に縫合移行	母指対立装具 (opponens splint)
尺骨神経麻痺	Lasso 法 (Zancolli)：浅指屈筋腱を手掌末梢部で切断し，基節骨部の屈筋腱鞘に引っかけるように縫合する．	虫様筋バー (lumbrical bar)
腓骨神経麻痺	Watkins-Barr 法：後脛骨筋を前方に移行，前脛骨筋を外側に移行	短下肢装具 (AFO)
脛骨神経麻痺	前脛骨筋の後方移行術	短下肢装具 (AFO)

（4）神経麻痺と変形

神経麻痺（neuroparalysis）によって，特有な変形および機能障害が生じる（図 9-33）．神経が回復するまでの一過性の変形に対しては，装具療法によって機能代償を図る．これらの変形が永続する場合には，装具や機能再建術が必要となる．それぞれの神経麻痺に対する機能再建手術と，治療に用いられる装具とを表 9-27 に示す．

・橈骨神経麻痺：下垂手（drop hand）となる．手関節背屈筋や手指伸筋の麻痺によって，手関節および指 MP 関節の伸展ができない．

・正中神経麻痺：猿手（ape hand）となる．橈側 3 指の屈筋，母指対立筋および母指外転筋の麻痺によって，母指，示指，中指の屈曲，母指の対立ができない．母指球筋に萎縮が生じる．

・尺骨神経麻痺：鷲手（claw hand）となる．手内在筋の麻痺，尺側 2 指の屈筋麻痺によって，手指 MP 関節の屈曲や内外転ができない．

・脛骨神経麻痺：踵足（talipes calcaneus）となる．足関節底屈筋群の麻痺によって，つま先立ちができない．

・腓骨神経麻痺：下垂足（drop foot）となる．前脛骨筋や足指伸筋の麻痺によって，足関節背屈ができなくなり，歩行は鶏歩（steppage gait；垂れ足のため，膝を高く上げた歩行）となる．

（5）治療

ニューラプラキシーおよび軸索断裂には神経回復が期待できるため，経過を観察する．神経断裂には，神経縫合（nerve suture, neurorrhaphy），神経移植術（nerve transplantation；神経に欠損部分がある場合，皮神経あるいは腓腹神経などを用いて，欠損部分を橋渡しする術式）が行われる．損傷が広範囲に及んでいたり，損傷後 1 年以上を経過して，軸索再生による回復が期待できない場合には，神経移植が必要となる．神経が瘢痕によって取り囲まれて麻痺が生じている場合は，瘢痕を除去して，神経を瘢痕から開放する神経剝離術（neurolysis）が必要となる．引き抜き型の腕神経叢損傷では，結合すべき神経の末梢部分は正常であるが，神経断端の中枢部分には縫合できる組織がない．そのため，肋間神経を筋皮神経へ移行縫合する肋間神経移行術（intercostal nerve transfer）が行われる．肋間神経を胸壁で剝離して，皮下を通して上腕に導き，筋皮神経などの末梢部分と縫合する．これによって，肘関節の屈曲機能の再建を図る．

筋群への神経の再支配を待つ間は，理学療法，作業療法，装具療法などによって，変形拘縮の予防と治療，感覚障害による二次損傷の予防，健康関連体力の維持向上，日常生活活動の自立を図る．

なお，末梢神経損傷後，神経縫合あるいは移植術後に，軸索が遠位に向かって再生するとき，たとえば感覚神経が運動神経に，屈筋の支配神経が伸展筋のように，本来の経路とは異なるところを通過し，異なる部位と結合を生じてしまうこと

図 9-34 上腕神経叢

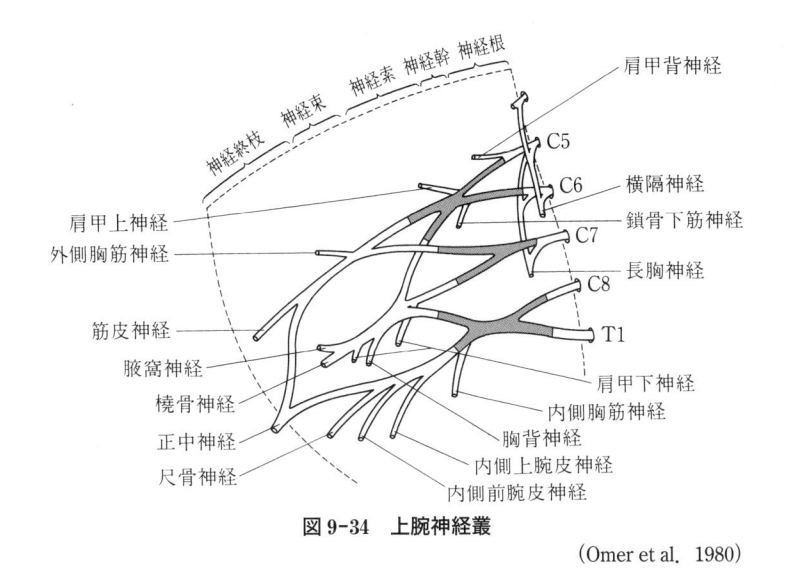

(Omer et al. 1980)

がある．これを過誤神経支配（misdirection of reinnervation）という．過誤神経支配は，腕神経叢損傷において著しく，機能的予後に影響する．

（6）機能再建術

神経機能の回復が認められない場合，運動機能回復のため，機能再建手術が行われる．主な機能再建術は，腱移行術と関節制動術である．

腱移行術（tendon transfer）は，麻痺筋の腱に健常筋の腱を移行するものである．代表的な手術として橈骨神経麻痺による下垂手には Riordan 法（円回内筋を橈側手根伸筋に，尺側手根屈筋を指伸筋に，長掌筋を長母指伸筋に移行），正中神経麻痺による母指対立不全には Riordan 法あるいは Brand 法（環指浅指屈筋腱を母指 MP 関節部で短母指外転筋腱に縫合），尺骨神経麻痺による鷲手変形には浅指屈筋腱を基節骨掌側腱鞘に引っかけるように縫合する Lasso 法，腓骨神経麻痺による下垂足には Watkins-Barr 法（後脛骨筋を足背に移行）あるいは前脛骨筋外側移行術，脛骨神経麻痺に対する踵足変形には前脛骨筋の後方移行術などがある．

麻痺が広範囲で関節を動かす力源となる筋がないときには，良肢位での関節固定術が行われる（内反尖足変形に対する三関節固定術，全型腕神経叢損傷における肩関節固定術がその代表例である）．

（7）主な神経麻痺

① 腕神経叢損傷（brachial plexus injury）

交通事故などで，強い牽引力により上腕神経叢損傷が生じる．この損傷には病理学的に神経根が頸髄から引き抜かれ，神経修復が不能となる引き抜き損傷（root avulsion；節前損傷ともいう）と，神経修復の可能な末梢神経損傷とがある（節前損傷に対して節後損傷という）．治療方針を決めるためには神経根の引き抜き損傷の有無を診断することが重要である．ホルネル症候群（Horner syndrome；頸部交感神経節損傷によって，同側の縮瞳，眼瞼下垂，眼裂狭小，発汗減少が生じる），菱形筋・前鋸筋麻痺，傍脊柱筋麻痺などは引き抜き損傷を示唆する所見である．神経の損傷範囲により，C5〜6 神経根損傷が中心の上位型，C8〜T1 神経根損傷が中心の下位型，C5〜T1 神経根損傷の全型に分類される（**図 9-34**）．同様の損傷は分娩損傷（birth injury）としても生じ，分娩麻痺（birth related brachial plexus injuries）と呼ばれる．

- C5〜6 型損傷：肩甲上神経，腋窩神経，筋皮神経の麻痺によって肩関節の全方向への運動と肘関節の屈曲ができなくなる．
- C5〜7 型損傷：C5〜6 型損傷に橈骨神経麻痺が

加わり，手関節の背屈が不能となる．
- C8〜T1 型損傷：手指屈筋と内在筋麻痺により，手指屈曲ができなくなる．
- C5〜T1 型損傷：上肢は完全に動きを失う．

上腕型（エルブ型），前腕型（クルンプケ型），全腕型と呼ぶこともある．

② 肘部管症候群（cubital tunnel syndrome）

尺骨神経は肘関節尺側で尺骨神経溝を通過した後，尺側手根伸筋の 2 本の起始（上腕骨外側上顆，尺骨後面）の間を前腕屈筋群の深層に向かってトンネルの中を走行する．外反肘や変形性肘関節症では，尺骨神経はトンネル部分で牽引や絞扼を受け，麻痺が発生する．手の環指，小指のしびれ，内在筋萎縮，鷲手変形，手内在筋，尺側手根屈筋および環指・小指屈筋の筋力低下，肘部管にティネル徴候を認める．

診断には，臨床症状と神経伝導速度，筋電図検査により，肘部管における尺骨神経の伝導障害を確定する．治療は尺骨神経の緊張，絞扼を解除する手術が行われる．尺骨神経を肘部管から前方の筋層下に移行する前方移行術が代表的な手術である．

③ 手根管症候群（carpal tunnel syndrome）

手関節掌側部で手根管と屈筋支帯により囲まれたトンネルを手根管という．手根管内を長母指屈筋，示指，中指，環指，小指の浅・深指屈筋腱と正中神経が通過する．手の使いすぎ，屈筋腱の腱鞘炎，人工透析によるアミロイド沈着，妊娠による全身浮腫，ガングリオン，手関節部骨折などによって，手根管内で正中神経が圧迫されて麻痺を生じる．中年以降の女性に多い．母・示指のしびれ，母指の脱力，夜間痛を訴え，手根管部のティネル徴候，母指球の筋萎縮，手関節掌屈位での疼痛やしびれの増強などが観察される．

治療では，手関節の安静（手関節中間位保持装具など），ステロイド剤の局注で効果がみられなければ，屈筋支帯の切離による正中神経圧迫解除が行われる．

2 切断

四肢が肢節の中間で失われた状態を切断

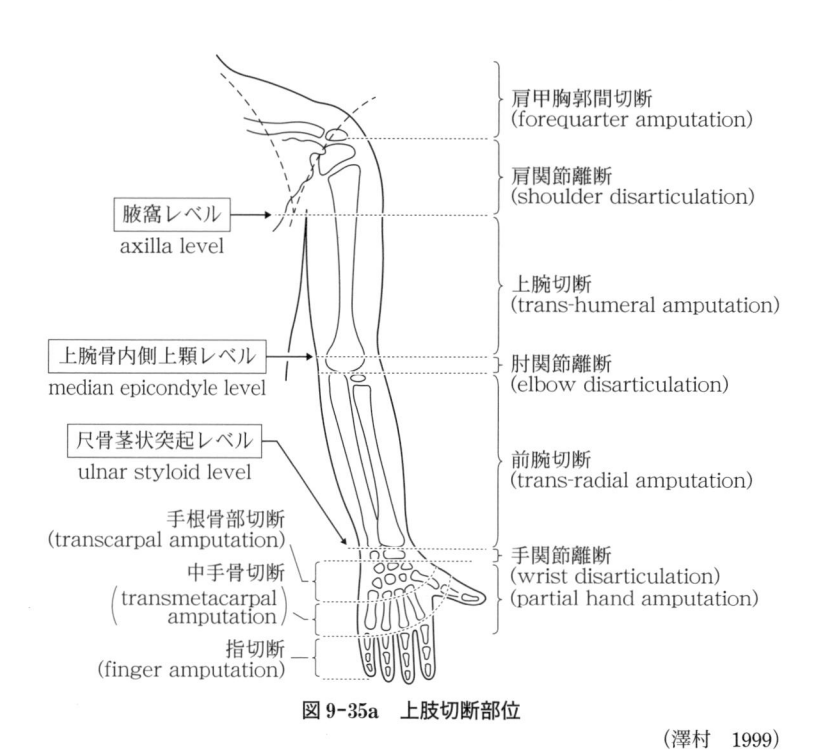

図 9-35a　上肢切断部位

（澤村　1999）

[切断部位]
- 片側骨盤切断 trans-pelvic amputation hemipelvectomy
- 股関節離断 hip disarticulation
- 股レベル crotch level
- 大腿切断 trans-femoral amputation
- 内側関節裂隙レベル medial joint line level
- 膝関節離断 kenn disarticulation
- 下腿切断 trans-tibial amputation
- サイム切断 Syme's amputation
- ショパール離断
- リスフラン離断
- 中足骨切断
- 足指切断

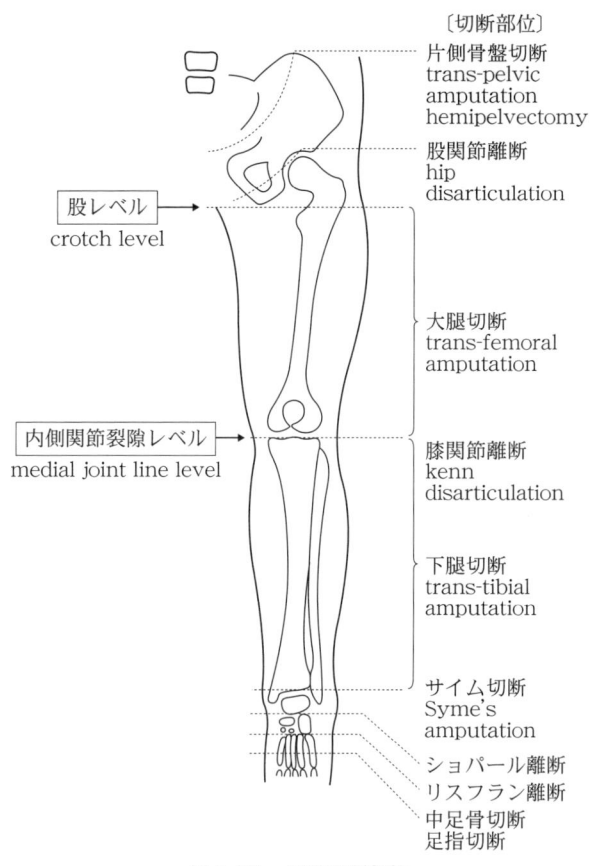

図 9-35b　下肢切断部位
(澤村　1999, 一部改変)

(amputation), 関節部分で失われた状態を離断(disarticulation)という. わが国では, 切断によって失われた肢節で呼称されている. たとえば, 大腿部における切断で, 大腿の末梢部分より遠位の肢節を失った場合には大腿切断, 下腿部における切断で下腿の末梢部分より遠位の肢節を失った場合には下腿切断という. 解剖学的切断部位と義肢学上の切断名, および義肢の名称を図 9-35a, b に示す.

平成 14 (2002) 年の身体障害者の実態調査によれば, 18 歳以上の身体障害者(身体障害者福祉法別表に掲げる障害を有する者)は 324.5 万人であって, 肢体不自由者は約 174.9 万人と推計されている. そのうち, 上肢切断者は 6%(約 10 万人), 下肢切断者は 3%(約 5 万人)である. ただし, 上肢切断者には手指切断も含まれている. 切断の原因については全国的統計資料がないが, 上肢では外傷(事故, けが)が多く, 下肢では疾病(糖尿病による閉塞性動脈硬化症, 悪性腫瘍など)が多い. 近年, 疾病による高齢者の切断が増加している. なお, 身体障害児は総数 8.2 万人, 肢体不自由児は 4.7 万人である.

1 - 切断の適応と切断前の心理的ケア

切断が適応となるのは, ①広範な組織損傷や血行再建術が困難な外傷, ②閉塞性動脈硬化症や閉塞性血栓性血管炎などで血行再建術が不能な血行障害, ③骨肉腫などの四肢の悪性腫瘍, ④根治手術が困難な慢性骨髄炎, 生命に危険が及ぶガス壊疽など, ⑤小児の四肢の先天性奇形, である.

高齢者の血行障害による切断では, 動脈硬化に伴う心肺機能の低下, その他の合併症の確認, ま

表9-28 四肢切断部位の選択に関係する要因

年　齢：小児では骨端線を保存（骨成長のために関節離断を行う）
性　別：①男性では外観よりも機能を重視
　　　　②女性では外観や衣服との関係が大切（サイム切断は避ける）
原因疾患：
　　　　①血行障害では創の治癒に配慮（局所血流のよいこと）
　　　　②悪性腫瘍では悪性度に注意（悪性では腫瘍と切断部位との距離を大きくとる）
　　　　③先天性奇形では成長停止時の変形を予測
全身状態：
　　　　①心肺機能（疾病の有無とフィットネス・レベル）
　　　　②下肢の場合は対側肢の筋力，拘縮，その他の異常
　　　　③克服意欲
社会的・職業的環境：
　　　　①日本式室内生活様式（座位や用便の姿勢に配慮）
　　　　②通勤，通学，自動車の運転，履物
　　　　③職業（具体的な仕事の姿勢や動作を考慮），スポーツ
義肢学的にみた機能：
　　　　①切断前にパーツを決定
　　　　②目的とするパーツ入手の可能性，患者の経済的負担

（澤村　1993，一部改変）

た悪性腫瘍による切断では他臓器への転移の有無の確認など，術前の全身状態を精査し，切断後の身体機能や心理面にも配慮して，切断プログラムを設定する．

切断の機能的帰結（functional outcome）には，複数の要因が関与している．そのため，切断前には患肢の関節可動域，筋力，移動やセルフケアの能力，社会的支援体制，切断への心理的反応を評価（アセスメント）しておく．それには，患者の感覚，認知機能や視力の測定も必要である．切断を前にして疾病の再発や治療に対する不安，切断後の日常生活活動の制限や復職への問題点など，患者の心理的問題は多い．術前から，切断術や切断後の断端の管理および義肢装着訓練について，患者と家族に説明し，患者の不安をできるだけ除くことが重要な過程である．義肢使用の訓練を受けている切断者集団を，前もって紹介するのも適切な方法である．

2 – 切断高位の選択

切断高位は年齢，原疾患の病態や装着義肢などを考慮して決められる（表9-28）．基本的には，切断による機能損失を最小限にとどめ，同時に壊死に陥ったあるいは感染している組織を除去して，創治癒を成功させることが目標となる．外傷や血行障害では，健常な組織を残して閉創が十分にできる部位，悪性腫瘍では局所再発を起こさない部位での切断が選択される．断端長は長いほど機能は温存されるが，切断高位の選択では義肢装着の立場からの考慮も必要となる．上腕では肘関節より6.5cm以上の近位で，前腕では短断端であっても肘関節を温存した手術を行う．大腿では膝関節より8cm以上の近位で，下腿では膝関節を温存した下肢切断が望ましいが，近年の義肢機能の改善により，切断高位の制限は少なくなっている．

高齢者の閉塞性動脈硬化症による大腿切断では，切断による機能障害に加齢や合併症による健康関連体力の低下も加わり，リハビリテーションが困難な場合が少なくない．できるだけ膝関節の温存に努めることが肝要である．

手や手指は重要な感覚器である．また，上肢は意思や感情を表現して伝える機能も有している．しかし，現行の義手にはこれらの機能を備えるものはない．また，両上肢による日常生活活動の80％は片手の動作によって遂行できることもあって，義手は義足に比べて用いられることが少ない．しかし，前腕切断では短断端であっても，能動義

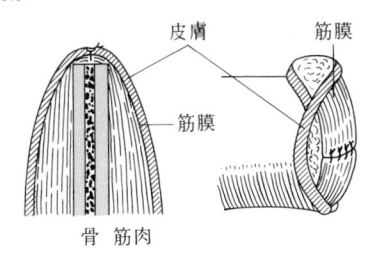

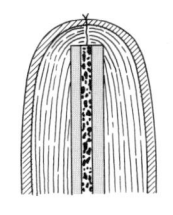

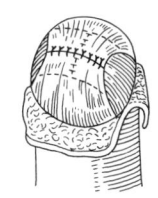

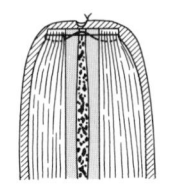

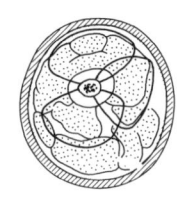

図9-36 断端における形成術
（澤村　1993, 一部改変）

a. 筋膜縫合術
b. 筋形成術
c. 筋固定術

手や作業用義手は比較的用いられている．短断端でも前腕顆上部支持式ソケットや倍動肘継手を用いて力が伝達される．前腕の断端長は，できるだけ長く残すのがよい．母指の切断では，造母術や指移行術によって，対立機能を再建することもある．

3 - 切断手技

切断術（amputation）は，切断による心理的ストレスを少なくするために，早期の義肢装着訓練が可能であることや装着する義肢の機能を考慮する．切断創の一次治癒が期待できる術式で，断端の筋力や切断近位関節の機能ができるだけ温存されるような術式の選択がされる．

皮膚の処理では，血行状態のよい皮膚弁を形成することが原則である．外傷や腫瘍による切断では，前方皮弁を2〜3cm長くした魚口状切開を用いる．末梢血行障害による切断では，血行状態のよい皮弁を長くして用いる．神経の処理は切断後に形成される神経腫が皮下に生じないように，神経を遠位に引き出して骨端部より近位で切断し，筋内に埋没する．

切断端における筋肉の断端を処理する方法には3通りの方法がある（**図9-36**）．なお，切断される筋の処理は，切断端の形状だけでなく，近位関節の運動にも影響を与える．

- 筋膜縫合法（myofascial suture）：慣用切断で用いられている術式であり，筋の断端には処理を加えずに骨の断端部を筋膜で被い，その後に皮膚を縫合する方法である．断端の筋萎縮が生じると，断端は円錐形の不良断端になりやすい．
- 筋形成術（myoplasty）：拮抗筋の断端を切断前と同程度の緊張を保って縫合し，骨断端を覆った後に筋膜を縫合して，皮膚を閉鎖する術式である．縫合部に緊張が加わらないように注意する．血流状態が悪く，筋の生存条件が不良な場合に選択される方法である．筋萎縮が生じた後，残存する筋による断端の膨隆はない．
- 筋固定術（myodesis）：筋群の生理的機能が残るという利点を有する術式である．筋群の断端を骨断端部に設けたドリル孔に固定した後，筋膜縫合と皮膚縫合を行う術式である．筋を断端に固定することによって，筋の萎縮を防ぎ，近位関節の可動性を高める効果がある．拮抗筋間の均衡も保たれ，断端の筋膨隆もない．ただし，血流障害がある場合には不適応となる．

4 - 義肢装着訓練

（1）切断直後の断端の管理

切断直後の管理では術創の一次治癒に努め，同時に断端の疼痛や浮腫の軽減を図る．また，近位関節の拘縮や筋力低下を予防するための安静時の肢位の管理と理学療法を行う．術後の血腫形成を予防するため，弾性包帯による断端の固定（ソフトドレッシング，soft dressing）を行い，早期より断端訓練を開始する．全身状態や断端の血行状態がよければ，術直後に弾性ギプス包帯を巻いて断

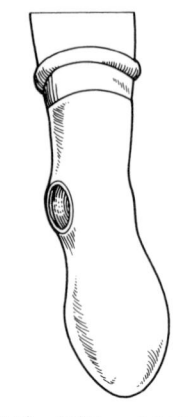

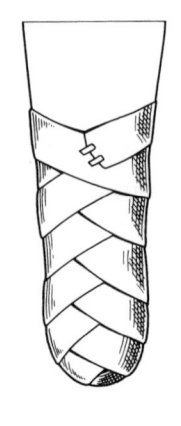

リジッドドレッシング　　ソフトドレッシング
図 9-37　下腿切断術後の管理法

端表面に全面的に接触するソケットによる固定（リジッドドレッシング，rigid dressing）を行うこともある（図 9-37）．これには正確な適合技術と経験が要求される．ギプス包帯を利用して仮義足（パイロン，pylon）を作ることもある．切断直後に断端をドレッシング[*21]することなく，PVC製バッグのなかに入れてコンプレッサによって温度や湿度を調節し，一次治癒を促進させる環境コントロール創治療法（controlled environment treatment）が用いられることもある．

短断端や断端痛は屈曲拘縮を生じやすく，ドレッシングの方法やベッド上での臥位や座位時の肢位にも注意し，拘縮の発生を予防する．

術直後義肢装着法では，切断直後にリジッドドレッシングを行い，仮義足を装着させて，早期に歩行訓練を開始する．リジッドドレッシングは切断後5～10日で交換する．断端の浮腫が抑制されることによって，早期歩行が可能となる．一方，断端の擦過傷や創治癒状況が観察できないことや本法を理解した専門職の協力がないと実施できないという欠点がある．末梢血行障害による切断者では，創治癒遅延が生じやすく，適応はない．高齢者では協力を得られないことがある．術直後の義肢装着と切断後7～30日以内に義肢を装着する早期装着法との採否については，意見が分かれている．

（2）義肢前管理

切断肢の断端ケア，断端訓練，下肢切断では松葉杖歩行訓練，必要であれば車いす訓練，上肢切断では片手動作によるセルフケア訓練など，仮義肢あるいは義肢の制作中に，前もって義肢装着後の必要性を見越して行う諸訓練がある．これを義肢装着前管理（pre-prosthetic management）あるいは義肢装着前訓練（pre-prosthetic trainig）という．

断端訓練（stump exercise）は，切断して3～4日後より切断肢の自動運動から開始し，抜糸後より段階的な抵抗運動を行う．弾性包帯を用いて，断端の浮腫や過度の脂肪組織を少なくする．筋力強化訓練によって早期の断端の成熟を目指す．早期の義足装着を怠ると，脊柱の側弯や骨盤の下垂が形成され，健常な姿勢保持ができなくなり，体幹の筋力も低下する．歩行器や杖を使用して，早期に歩行訓練を開始する．

上肢では，対側を含めた肩関節周囲の可動域および筋力強化訓練が重要である．

（3）義肢の指示と適合検査

医師は，切断者の身体運動能力，断端の状態，性別，生活環境，職業などを考慮し，切断者自身と各専門職の意見を参考にして，義肢の指示（処方）を出す．心肺機能の不良な患者などでは，義肢の適応にならない場合もある．小児の切断では成長に合わせた義肢が処方される．医師は，義肢の構造，材質，懸垂法，ソケット，継手，支柱，足部あるいは手先具などの部品，医学的禁忌を含めて注意事項を指示する．

適合判定では，構造，部品，材質は指示の通りか，ソケットの適合状態は良好か，義肢のアライメントに問題はないか，長さは適当か，痛みや傷が生じないか，外装は健側に近いか，異常な音はでないかなどを調べる．

[*21] ドレッシング（dressing）とは，創傷を覆って保護するために利用される材料を意味する用語である．

（4）義肢装着訓練

義肢装着者が，日常生活が不自由なく送れるようになるために，理学療法士，作業療法士，義肢装具士，看護師によって訓練が行われる．最初に，日常行うべき清潔を保つための断端の観察の仕方，断端包帯の巻き方などの断端の管理法，拘縮を予防するための姿勢，切断肢の可動域維持，筋力強化のための運動，さらに義肢の構造と管理の仕方を習得し，義肢を装着しての移動やセルフケアだけでなく，義肢を装着しないときの諸動作にも習熟しなければならない．

義足の装着訓練は，義足の着脱，立位バランスの保持，歩行，起立や歩行の訓練へと順序を追って実施する．訓練を通じて，床から起き上がり，座位となる，椅子から立ち上がる，靴下や靴の着脱，平地歩行，階段昇降，不整地や坂道の歩行などの動作を習得しなければならない．

義手の装着訓練は，作業療法士の指導によって，義手の動かし方，義手を用いたセルフケア，職業上の動作について訓練が行われる．前腕義手では，手先具の着脱，コントロールケーブルの着脱，フックの開閉動作を実施する．上腕義手では，肘継手ロックのコントロール法，フックの開閉動作訓練を行う．その上で，衣服の着脱，食事，整容，家事などの日常生活における諸動作の習熟訓練を行い，さらに事務処理動作，自動車運転の訓練を行うこともある．

5 − 義肢装着後の管理

（1）断端痛

切断後，早期から断端に疼痛を訴えることがあり，義肢装着の障害となる．原因としては幻肢痛（phantom limb pain）[*22]，神経腫（neuroma），循環障害（ischemia），ソケットの不適合による機械的刺激（mechanical irritation），深部静脈血栓（deep vein thrombosis）や感染（infection）がある．

切断あるいは離断した部位が残存しているような幻覚が幻肢（phantom limb）であり，その部位に放散する疼痛が幻肢痛である．幻肢痛は切断者の運動障害となることは少なく，治療には心理的アプローチ，カルバマゼピンやクロナゼパムなどの抗てんかん薬が用いられる．難治性ではあるが，通常6か月から1年で疼痛は消失する．

神経腫は断端の外からの機械的な刺激にさらされる部位に生じやすい．小さい神経種でも周囲組織と癒着したり，瘢痕内にあると激しい疼痛の原因となる．局所麻酔薬の注射により除痛を確認して切除する．

断端の疼痛や不快感の原因として，ソケットの不適合による機械的刺激がある．ソケット自身が適合しない場合と，アライメントの不良とが原因となる．

児童では骨断端に過成長による骨突起が生じ，痛みの原因となる．切除が必要となることもある．

（2）断端の管理

断端の皮膚はソケットに接触し，密閉されるため摩擦や温度，湿度の影響を受け，皮膚の肥厚，皮膚炎などの感染を起こしやすい．末梢血行障害による切断では圧迫創が生じることもある．断端の充血や浮腫の予防，断端清拭，ソケットや断端袋の取り扱いなどの衛生管理の指導が必要である．

（3）全身の管理

末梢血行障害による切断者では，虚血性心疾患の合併や非切断肢の血行状態の管理を要する．悪性腫瘍による切断者では化学療法に伴う骨髄機能や肝・腎機能を検査し，健康関連体力の維持など，全身状態の管理を行う．

3 熱傷

熱傷（burn）は，皮膚組織が熱エネルギーによって損傷を受け，皮膚のもつ体温調節，体液維持，感染防御などの機能が損なわれた状態である．広

[*22] 幻肢および幻肢痛については，ラマチャンドラン・他（1999）の著書がある．

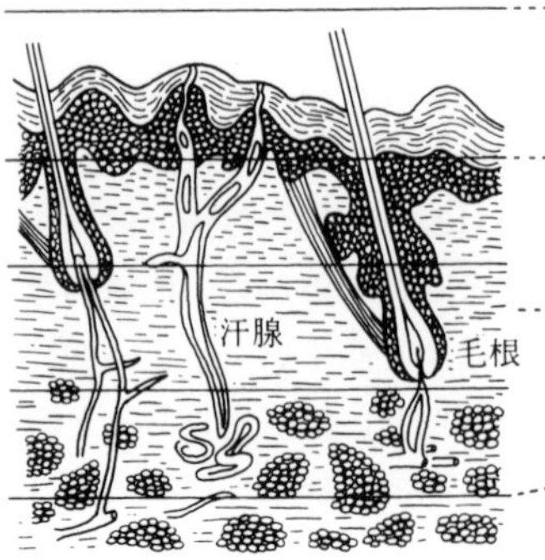

熱傷程度	局所変化
Ⅰ度；表皮熱傷 (epidermal burn)	血管拡張 充血, 浮腫
Ⅱ度浅度；真皮浅層熱傷 (superficial dermal burn)	血流停滞 血管透過性亢進 血漿血管外漏出 浮腫
Ⅱ度深度；真皮深層熱傷 (deep dermal burn)	血流遮断
Ⅲ度；全層熱傷 (deep burn)	血球, 血管 神経の破壊 組織壊死, 浮腫

表皮層／乳頭層／真皮浅層／中層／真皮深層／皮下組織／汗腺／毛根

図9-38 熱傷深度分類

表9-29 熱傷深度分類

熱傷程度	肉眼所見と症状	治癒機転と期間
Ⅰ度 表皮熱傷	発赤・紅斑 熱感, 疼痛	基底層細胞の増殖 数日
Ⅱ度浅度 真皮浅層熱傷	水疱：底部が赤色 強い疼痛 灼熱感	毛嚢, 皮脂腺, 汗腺細胞の表皮細胞化 1～2週間
Ⅱ度深度 真皮深層熱傷	水疱：底部が蒼白 感覚鈍麻	毛嚢, 皮脂腺 汗腺細胞の表皮細胞化 3～4週間
Ⅲ度 全層熱傷	蒼白 羊皮状 感覚脱出	辺縁表皮の増殖 瘢痕による置換 1か月以上
Ⅳ度 深部組織熱傷	蒼白 羊皮状 感覚脱出	辺縁表皮の増殖 瘢痕による置換 1か月以上

範囲の皮膚が冒されると，循環，呼吸，代謝，免疫などの機能が低下し，全身にその影響が発現する．全身症状は損傷皮膚の上皮化とともに鎮静するが，皮膚の瘢痕は関節可動域の制限，醜形などを残す．創治癒が年余にわたり遷延すると，瘢痕組織が癌化する危険性もある．医学的リハビリテーションの主目的は，関節の変形拘縮の予防，治療である．

1 - 原因，受傷年齢，部位

熱傷に類似した皮膚損傷は，熱以外にも，摩擦 (brush)，寒冷，電気，化学物質あるいは放射線 (radiation) によって生じる．熱傷の形態は原因によって比較的特有の形を示し，診断に役立っている．そのうち，熱傷 (thermal burn) は高温の液体，固体，火焔などによるものを指す用語である．受傷者の約半数は10歳以下の小児であるが，高齢者の受傷も多い．受傷場所は，全体の約80％が家庭内である．受傷部位は四肢，次いで顔面などの露出部が多い（宮永・他 1990）．熱傷患者の治療は，損傷部位，深度，面積，重症度の判定から始まる．

2 - 深度分類

正常皮膚組織の模式図および深度分類を図9-38，表9-29に示す．皮膚を超えて，さらに深部

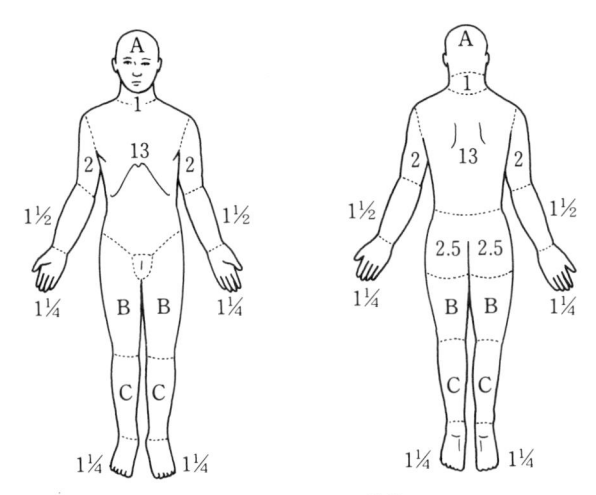

年齢による広さの換算

	年齢					
	0歳	1歳	5歳	10歳	15歳	成人
A—頭部の1/2	9 1/2	8 1/2	6 1/2	5 1/2	4 1/2	3 1/2
B—大腿部の1/2	2 3/4	3 1/4	4	4 1/4	4 1/2	4 3/4
C—下腿部の1/2	2 1/2	2 1/2	2 3/4	3	3 1/4	3 1/2

図 9-39 熱傷面積の計算

(Lund et al. 1994)

表 9-30 熱傷指数(Burn Index)の計算式

熱傷指数(Burn Index)＝Ⅲ度熱傷面積(%)＋Ⅱ度熱傷面積(%)×0.5

Burn Index 15 以上の熱傷は重症で専門施設での治療が必要である．

(Schartz et al. 1956)

まで損傷された重度熱傷では，腱や関節包，骨，関節，筋，血管，神経などにも損傷が加わり，切断に至ることもある．

受傷皮膚面には，さまざまな深度の損傷が混在する．受傷後，早期にはⅡ度の真皮表層熱傷と，真皮深層熱傷とを区別することは容易ではない．

関節周辺の瘢痕は，関節運動を制限し，変形拘縮や肥厚性瘢痕を形成する．手背部のように皮膚組織が薄く，皮膚直下に腱や関節組織がある部分の損傷では，腱や関節包，靱帯に損傷が達し，変形が生じやすい．

3－受傷面積の計算と重症度

受傷が広範囲に及ぶと，熱傷ショックをはじめとする重篤な全身症状が発現するため，速やかに熱傷面積と重症度を判定しなければならない．熱傷部の面積は，全体表面積に対する熱傷部面積の割合として，**図 9-39**を用いて計算する．さらに，熱傷指数(Burn Index)を**表 9-30**に掲げる計算式で求め，重症度を判定して，治療方針の決定に役立てる．次に示す熱傷患者は，入院治療が必要である(**表 9-31**)．①2%以上のⅢ度熱傷，②15%(小児と高齢者では10%)以上の熱傷，③顔面，会陰部の熱傷，④手のⅡ度以上の熱傷，⑤気道熱傷が疑われる場合，⑥外傷合併例，である．専門施設における治療が必要な重度熱傷患者は，①熱傷指数 15 以上，②気道熱傷，③顔面，会陰部のⅢ度熱傷，④手のⅢ度熱傷，⑤大きな外傷合併例，

表 9-31 熱傷治療の基準

I. 重症熱傷（総合病院に転送し入院加療を必要とするもの）
　①Ⅱ度熱傷で 30％以上のもの
　②Ⅲ度熱傷で 10％以上のもの
　③顔面，手，足の熱傷
　④気道の熱傷が疑われるもの
　⑤軟部組織の損傷や骨折を伴うもの
　これらは輸液の絶対的適応であり，しかも特殊な治療を必要とするために，総合病院の十分な設備のもとで加療すべきである

II. 中等度熱傷（一般病院に転送し入院加療を必要とするもの）
　①Ⅱ度熱傷で 15～30％のもの
　②Ⅲ度熱傷で 10％以下のもの
　これらは輸液の比較的適応のものであり，症状に応じて輸液を施行する

III. 軽度熱傷（外来で治療できるもの）
　①Ⅱ度熱傷で 15％以下のもの
　②Ⅲ度熱傷で 2％以下のもの
　これらは輸液の必要はなく通院で十分な加療ができる

（Artz　1969）

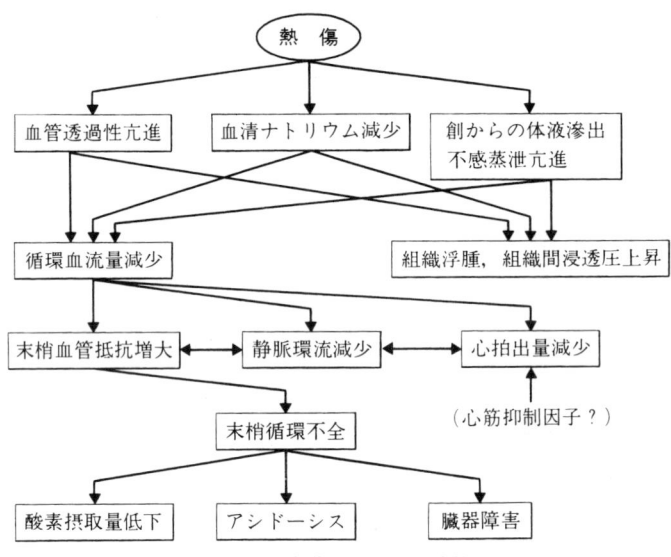

図 9-40 熱傷ショックの病態

（木所・他　1988）

である．

4 －初期熱傷ショックの病態

　成人では熱傷面積が 30％以上，小児では 10％以上の熱傷患者では，毛細血管の透過性が亢進して体表から大量の体液が漏出し，循環血液量の不足に陥り，受傷後 48 時間以内にショック（shock；種々の原因で生じた急激な循環障害による重要臓器の機能障害）となる．さらに，皮膚の体温調節，感染防御機構が破綻するために，基礎代謝亢進，免疫能の低下なども加わり，複雑な病態を示す（**図 9-40**）．

　受傷後 48 時間から 7 日のショック離脱期には，治療のために大量投与された輸液が循環系に戻ってくるため，肺水腫（pulmonary edema）などが起こりやすくなる．

5 - その他の病態

広範熱傷は，循環器系や呼吸器系以外に，代謝や免疫，血液凝固系へも大きな影響を与える．損傷皮膚面からは，大量の水分が漏出と不感蒸泄によって失われる．不感蒸泄の際に水 1 ml 当たり 0.58 kcal が消費され，それに均衡するために全身臓器の代謝が亢進し，栄養状態を悪化させる．損傷部位の壊死組織は，細菌に良好な培地と体内への侵入路を提供する．さらに，損傷部位において免疫系や血液凝固系などに関係する各種蛋白が大量に消費されるため，敗血症（sepsis；血液や組織の中に病原菌や毒素が入っている状態），汎発性血管内凝固症候群[23]（disseminated intravascular coagulation：DIC）になり，多臓器不全[24]（multiple organ failure：MOF）を引き起こしやすい．これらの病態は，創面が治癒するまでの間は持続し，熱傷患者の死因に反映されている．受傷後 72 時間以内では，熱傷ショックと呼吸不全による死亡が多く，受傷後 72 時間以後には敗血症に基因する MOF による死亡が多い（菅又・他　1988；野崎・他　1988）．

6 - 治療

（1）初期治療

① 初期熱傷ショックの病態と治療

受傷後 72 時間以内の死因は，熱傷ショックと呼吸不全が最も多く，それ以後には敗血症に起因する多臓器不全が多い（菅又・他　1988；野崎・他　1988）．この時期には，輸液，感染防止，体温維持，疼痛管理，熱傷部位の処置に，集中的な治療が行われる．顔面熱傷，鼻粘膜，口腔内熱傷，喀痰中の煤，声門浮腫，呼吸困難などの気道熱傷症状があれば，間欠強制呼吸（intermittent mandatory ventilation）が必要となる．

② 局所管理

受傷直後には，少なくとも 30 分は受傷部位を冷却し，汚染された創面は生理食塩水あるいは 0.5％ヒビテン液®などで清浄化する．Ⅰ度熱傷は開放とする．Ⅱ度熱傷では，水疱は内容液だけを除去し，表皮を残して創面のドレッシング（biological dressing）に利用する．抗菌剤入りの軟膏やメッシュガーゼで創を覆い，軽く弾性包帯で固定する．表皮がはがれてしまった場合には，代用皮膚を用いて創を被覆する．創に感染が生じなければ，数日に 1 回の創処置で 1〜2 週間で治癒に至る．Ⅲ度熱傷には，熱壊死組織（eschar）を除去して，植皮術が行われる．熱壊死組織は，正常な皮膚機能をもたない組織であり，細菌増殖の温床となる．そのため，壊死組織を取り除き，良質の肉芽組織の育成を促進させる．熱傷組織は滲出液が多い．感染を伴うことも多く，頻回の包帯交換が必要である．包帯交換には，強い疼痛を伴う．痛みを和らげるために，部分浴や全身浴を利用する．

③ 創縁切除（デブリドマン：débridement）

壊死の範囲が明らかになれば，壊死組織の切除が行われる．蛋白溶解酵素を含む軟膏による壊死組織の融解，メスや鋏を用いて少量ずつ除去を繰り返す，かみそりによる壊死皮膚表面の切除（tangential excision），手術室における筋膜までを一塊とする外科的切除（surgical débridement）などによって，壊死組織を取り除いた上で植皮を行う．

④ 筋膜切開（fasciotomy）

四肢あるいは体幹の全周にわたる熱傷では，皮下浮腫が高度となり，区画症候群（compartment syndrome；限定された解剖学的空間の圧が上昇することでもたらされる局所の循環障害と機能障害）を生じて，筋，神経，血管などの深部組織が損傷される危険性がある．高度な循環障害，疼痛，

---

[23] 汎発性血管内凝固症候群は，小さな血管内で凝固因子と線溶酵素との調整しがたい活性化に引き続いて生じる出血徴候であり，その結果として組織壊死や出血が起こる．
[24] 多臓器不全は大手術や劇症肝炎，重症ショックなどの外傷や疾病，代謝性既往症が互いに関連因子となり，生命維持臓器（肝・腎・心・肺・脳など）が同時・連鎖的に冒される病態である．

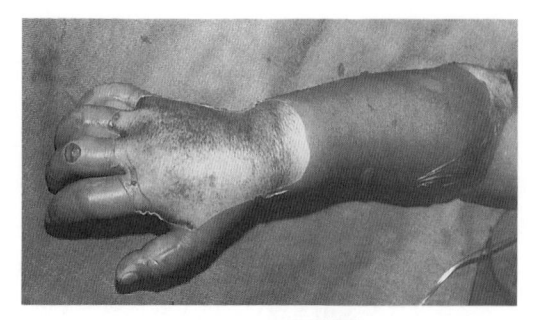

図 9-41　区画症候群

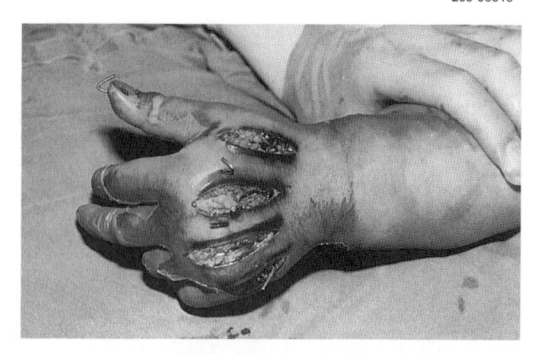

図 9-42　手背部全面のⅡ度熱傷後の筋膜切開

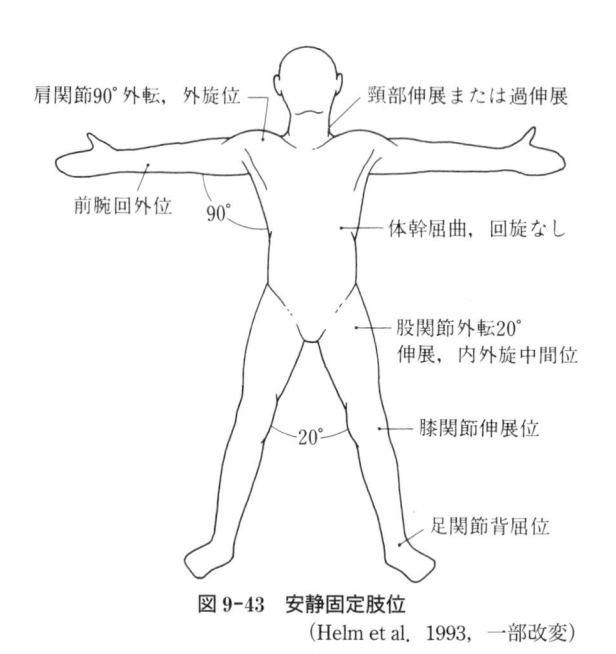

図 9-43　安静固定肢位
（Helm et al. 1993，一部改変）

- 肩関節90°外転，外旋位
- 頸部伸展または過伸展
- 前腕回外位
- 体幹屈曲，回旋なし
- 股関節外転20°伸展，内外旋中間位
- 膝関節伸展位
- 足関節背屈位

感覚障害など，区画症候群の症状が現れたら，筋膜の減張切開を急がなければならない（**図9-41，42**）．区画症候群が起こりやすい部位は，前腕と手背，下腿である．

⑤ 良肢位保持

受傷直後から，創傷治癒過程，植皮術後を通して，創の上皮化が安定するまでは，局所の安静が必要である．Ⅱ度以上の熱傷では，皮下に貯留した組織液が器質化して瘢痕拘縮が生じやすい．特に，頸部，肩，肘，手，膝，足関節が拘縮の好発部位である．これらの部位では，初期治療の際に適切な安静肢位を保つことが必要である（**図9-43**：安静固定肢位）．

（2）植皮術

Ⅱ度深部およびⅢ度の熱傷部位には，皮膚移植が必要である．初回の植皮術は，受傷後数日から2週間の間に行われる．広範囲熱傷の患者では，植皮術を行わない限り全身状態が安定しないことがあり，全身状態が落ち着かないうちに実施することもある．十分な採皮部位があれば，中間層あるいは全層植皮を行う．広範囲の熱傷では，網状移植（mesh graft）が行われる（**図9-44**）．瘢痕拘縮が生じやすい頸部や関節部には，全層植皮あるいは血管柄付き皮弁移植が必要である．広範囲熱傷のため，自家移植に用いる皮膚が不足する場合には，豚皮などの異種皮膚移植，羊膜移植，自家

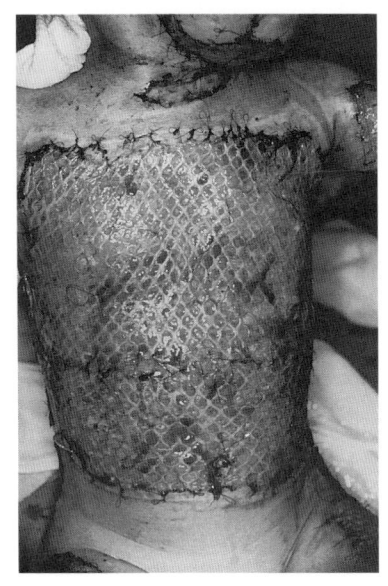

図 9-44 網状移植

培養表皮移植などが行われる.

[付] 植皮片の生着過程

遊離皮膚移植片には術後 12 時間くらいで母床からの血行が再開し，2〜3 日後に明らかな皮膚血流も認められる．その後，2〜3 週間の経過でコラーゲン線維（collagen fiber）が増殖し，皮膚片が強固に母床に生着して，皮膚機能が回復する．この間は，植皮片と母床との間にずれが生じないように，植皮片を母床に圧迫・固定させておかなければならない．ただし，圧迫が強すぎると植皮片は生着しない．同時に感染を予防し，体液漏出による低栄養状態などが生じないようにする．植皮部位は 2〜3 週間の安静が必要である．

（3）手の変形予防と治療

手の熱傷は手背部に多い．手背の皮膚は薄く，皮下組織が粗であり，熱傷によって皮下に浮腫が生じると，MP 関節伸展，PIP 関節屈曲，母指内転の不良肢位のまま，皮膚や皮下組織の瘢痕化が進み，鷲手変形や母指内転拘縮を生じる．また，伸筋腱は皮下浅層にあるため，熱傷による損傷が伸筋腱や伸筋腱膜に及ぶことも多い．指伸展機構（expansion hood）が損傷を受けると，指伸展筋と内在筋とのバランスが失われ，ボタン孔変形（botton hole deformity）を生じる．その予防のためには，創が治癒するまで，MP 関節屈曲，IP 関節伸展，母指対立の肢位（手内在筋優位手，intrinsic plus hand）を保つことが重要である．創治癒後には，MP 関節，IP 関節の可動域拡大を図る．

手掌部の熱傷では，MP 関節，IP 関節伸展，母指対立，手指外転の肢位での固定が必要である．

（4）肥厚性瘢痕の治療

創閉鎖後も，数か月にわたって瘢痕組織の増殖がある．正常の瘢痕組織では，真皮コラーゲン線維が一定方向に配列している．瘢痕組織が過剰形成されると，赤味を帯びて，かゆみを伴う肥厚性瘢痕（hypertrophic scar）となる．関節周囲の運動によって張力が発生する部位の瘢痕は，肥厚しやすい．肥厚性瘢痕は持続的に圧迫を加えると退縮し，かゆみが抑制される．創の形状に合わせたスポンジ，シリコンなどのシートと圧迫包帯やサポーターを用いて，瘢痕が成熟するまで持続的に圧迫しておく．

7 - 熱傷患者のリハビリテーションの目標

医学的リハビリテーションの目標は，可動域の維持と回復，変形拘縮の予防と治療，体力の維持と回復である．関節周辺の熱傷では，創が安定するまで関節運動が制限されるため，適切な肢位による安静固定の後，ストレッチングを含む ROM 訓練を，創の状態を観察しながら注意深く進める．長期臥床が不可避のこともあり，離床のための体力回復（conditioning）が必要となる．

4 外傷性脳損傷

頭部外傷（head trauma）[25]（次頁）は頭部に外力が加わって生じる損傷である．原因は，交通事故，転落，暴力，スポーツなどである．わが国では，30 歳以下の死因の第 1 位を占める．戦時でない現代では，外部に創のある開放性頭部損傷（open head injury）に比べ，創のない閉鎖性頭部損傷

表9-32 頭部外傷における二次的損傷の原因

全身的	頭蓋内
低酸素血症	血腫（硬膜外，硬膜下，脳内）
低血圧	脳浮腫
高炭酸ガス血症	頭蓋内圧亢進
重症低炭酸ガス血症	血管攣縮
高熱	頭蓋内感染症
貧血	てんかん
DIC（播種性血管内凝固）	

(Miller 1993)

(closed head injury) の占める割合が多い.

厚生労働省によって，2001年から5年間，国立身体障害者リハビリテーションセンターと全国12か所の地域で高次脳機能障害支援モデル事業が実施された．この事業で登録された高次脳機能障害[*26]の患者は424名（男性328：女性：95），男女比は78％：22％である．登録者の平均年齢は33.1歳（男性：32.8歳，女性：33.6歳）である．原因傷病は外傷性脳損傷が323名（76％）と最も多く，次いで脳血管障害72名（17％），低酸素脳症12名（3％），脳炎7名（2％），脳腫瘍5名（1％），その他4名（1％），無回答1名（0％）である（中島・他 2006）．

症状は，記憶障害が90％と最も多く，注意障害82％，遂行機能障害75％，半側空間無視8％である．また病識欠落は60％に，社会的行動障害などでは，対人技能拙劣が55％，依存性・退行51％，意欲・発動性の低下47％，固執性46％，感情コントロール低下44％となっている．

1－受傷機転

外力の加わり方には衝撃（impact；物が落下して頭に当たった場合のように，頭部に外力が急激に作用する），衝撃的負荷（impulsive load：急激な速度変化で頭・頸部に過度の伸展・屈曲が加わる場合，むち打ち損傷など），静力学的荷重状態（static loading situation；外力がゆっくりと頭部に加わる場合）などがある．頭部外傷に最も関与する外力は衝撃である．外傷の結果生じる病理学的変化には，脳に対する一次的損傷（primary injury）と二次的損傷（secondary injury）とがある．

一次的損傷のひとつに，外力が軸索の断裂を広範に生じさせる結果として起こる，びまん性軸索損傷（diffuse axonal injury：DAI）[*27]がある（図9-45）．脳幹部や脳梁に多く発生し，外傷初期の意識障害の原因と考えられている（図9-46）．一次的損傷のもうひとつの機序に，脳挫傷（cerebral

---

[*25(前頁)] 頭部に発生したすべての外傷は，通常は頭部外傷と呼ばれているが，正確には頭蓋と脳の外傷である．脳損傷（brain injury）は，一次的（脳）損傷と二次的（脳）損傷に分けられる．一次的損傷は受傷の瞬間に発生する損傷で，びまん性軸索損傷（DAI）や脳挫傷が含まれる．一方，二次的損傷は受傷後に遅れて起こり，主に脳虚血性病変によるもので原因として種々のものが知られる（表9-32）．

[*26] 高次脳機能障害の診断基準
  Ⅰ．主要症状等
    1．脳の器質的病変の原因となる事故による受傷や疾病の発症の事実が確認されている．
    2．現在，日常生活または社会生活に制約があり，その主たる原因が記憶障害，注意障害，遂行機能障害，社会的行動障害などの認知障害である．
  Ⅱ．検査所見
    MRI，CT，脳波などにより認知障害の原因と考えられる脳の器質的病変の存在が確認されているか，あるいは診断書により脳の器質的病変が存在したと確認できる．
  Ⅲ．除外項目
    1．脳の器質的病変に基づく認知障害のうち，身体障害として認定可能である症状を有するが上記主要症状（Ⅰ-2）を欠く者は除外する．
    2．診断にあたり，受傷または発症以前から有する症状と検査所見は除外する．
    3．先天性疾患，周産期における脳損傷，発達障害，進行性疾患を原因とするものは除外する．
  Ⅳ．診断
    1．Ⅰ～Ⅲをすべて満たした場合に高次脳機能障害と診断する．

[*27] 病理学的には白質の神経軸索のびまん性損傷で顕微鏡的出血，軸索の断裂を示す．

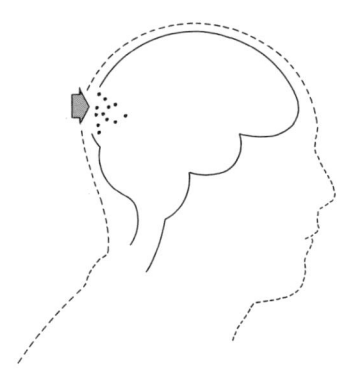

接触損傷(直撃損傷)による局所性　　加速損傷(対側損傷)による局所性　　加速損傷(回転損傷)によるびまん性
脳損傷　　　　　　　　　　　　　　脳損傷　　　　　　　　　　　　　　脳損傷

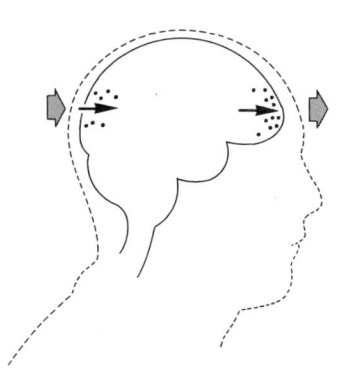

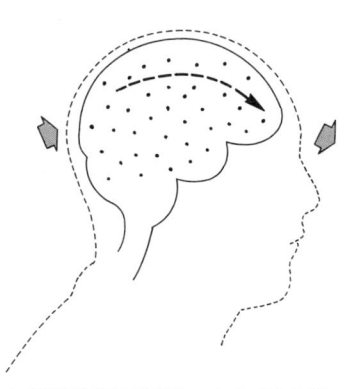

図9-45　頭部外傷の受傷機転

外力が頭部に加わったとき，脳とそれを取り巻く頭蓋骨の関係から，外力直下で脳に及ぶ直撃損傷（coup injury，クー損傷）および直撃外力の対角線上の反対側脳部位に，頭蓋骨の動きに対して脳が元の位置を保とうとして，頭蓋骨と脳の間に陰圧が生じ空洞化と血管損傷とが起こる．これを対側損傷（contrecoup injury，コントルクー損傷）と呼ぶ．一方，回転性外力が強く作用すると，脳幹部を中心として脳が回転して脳内各部位間に相対的な動きが加わる．このような力を剪断力といい，この結果起こる損傷を回転損傷と呼ぶ．

(片山・他　1992，一部改変)

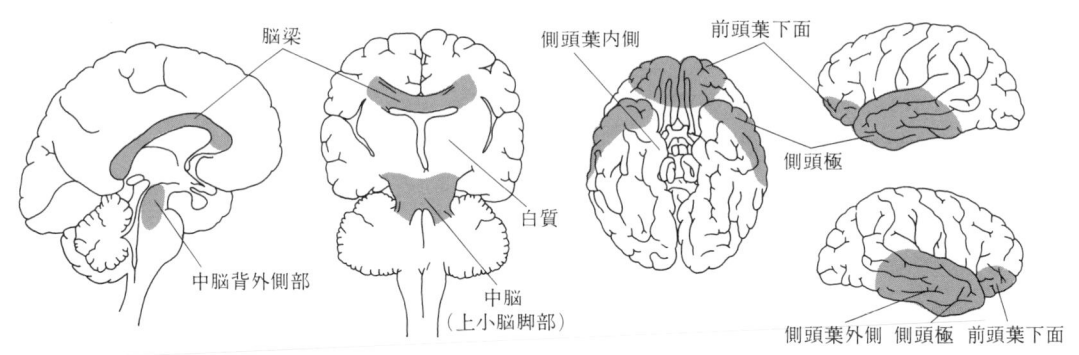

a．びまん性軸索損傷の好発部位　　　　　　　　　b．脳挫傷の好発部位

図9-46　頭部外傷による病変の好発部位

(Whyte et al. 1993)

contusion)[*28]がある．外力の方向にかかわらず，前頭葉と側頭葉の表面に挫傷ができやすい．両側性が原則であるが，非対称性であることもあり，限局性の認知障害，運動・感覚障害，外傷性てんかんの原因となる病態である．びまん性軸索損傷と脳挫傷の混在も少なくない．

二次的損傷は，受傷後に脳循環障害として，もたらされる損傷である．原因として血腫，頭蓋内圧亢進，水頭症などの頭蓋内病変のほかに，低酸素血症や低血圧などの全身的病態に依存するものがある．血腫には，硬膜外血腫（epidural hematoma, extradural hematoma），硬膜下血腫（subdural hematoma），くも膜下出血（subarachnoid hemorrhage），脳内出血（intracerebral hematoma）などがある．全身的病態である低酸素血症や低血圧は，脳血管が一次的損傷部の血流を改善する時期に発

[*28] 病理学的には，非可逆的脳挫滅創が限局的あるいはびまん的に生じた状態．出血を伴う軟化壊死組織である．神経細胞や神経線維の腫脹，細胞質の融解などがみられる．

生し，頭部外傷の予後を悪化させることが知られている．

2 - 診断と経過

頭部外傷の病理に従って，種々の症候が出現する．大切なことは，頭部外傷の重症度を知ることとともに，二次的損傷を最小限にするために，危険因子を早期に検出することにある．特に症候のなかでも意識障害の有無，程度が重要である．それとともに，その他の身体部位の損傷，血圧や心拍数，呼吸状態を正確に把握することが二次的損傷の可能性を予測し，これを防ぐ手段を講ずるために必要である．

昏睡の持続時間が頭部外傷の重症度を表すと考えられている．国際的にはグラスゴー昏睡尺度（Glasgow Coma Scale）が広く用いられている（表2-26b）．15点満点であるが，14～15点は軽度，9～13点は中等度，3～8点は重度と分類される．

頭部外傷の帰結は，直後に死亡してしまうものから，わずかな期間の意識障害を認めるにすぎないもの，あるいはまったく意識障害を伴わないものまでさまざまである（グラスゴー帰結尺度，Glasgow Outcome Scale，表9-33）．リハビリテーションの対象になるものは，重症頭部外傷で6時間以上の意識障害を伴うような患者である．受傷時点からの経過で，生存者の機能的予後も変化し，次第に回復良好の数が増える．①意識喪失の時間は数秒から数分と短く，場合によってはまったく意識喪失がないか，意識のぼんやりした期間をもつにすぎないこともある，②診察時，GCSは13～15，③数分から数時間の外傷性健忘（PTA）が存在し，④画像診断では陰性であるなどの特徴を有するものは軽症頭部外傷と呼ばれる（Alexander 1995）．しかし，回復良好群にも種々の心理社会的問題が存在することに注意が必要である．

外傷性脳損傷の後遺症は，①運動障害，感覚障害などの身体的機能障害，②認知・知能・記憶などの知的機能障害，③器質的な心理社会的機能障害，に分けられる（Dinning et al. 1981）．①と②に比較して，③の心理社会的機能障害が長期にわたるため，家庭生活に重大な問題を生じる．患者は衝動的であり，感情の起伏は激しく，抑制がきかず攻撃的であり，いい加減であり，自分の機能障害や機能的制限，感情的反応に対する意識性（awareness）を欠いている（Lezak 1978；Stuss et al. 1986；プリガターノ 1988；Prigatano et al. 1991）．そのため，身体的機能や一部の知的機能が回復しても，対人関係や復職には困難な問題点が残る．中等度から重度の障害のある患者では，身体的機能障害よりも知的機能障害（心理社会的障害を含めて）が後遺症として大きな影響を及ぼしている．社会的活動の再開に必要となるのは知

表9-33 グラスゴー帰結尺度

スコア	種類	定義
1	死亡	直接脳外傷による死亡 患者は意識を取り戻し，その後に二次的合併症あるいは他の原因で死亡
2	遷延性植物状態	患者は長期間にわたって応答なし，発語なしにとどまる 患者は開眼し，覚醒・睡眠の周期はあるものの，行動面から判断して皮質の機能を欠いている
3	重度機能障害 （意識あり）	知的・身体的機能障害（あるいは両者）により日常生活活動は介助を要する．身体的障害がほとんどなく，重度知的機能障害だけによることもある
4	中等度機能障害 （機能障害はあるが，自立）	公共交通機関の利用と保護下での仕事は可能，日常生活活動は自立している．機能障害には種々の程度の言語障害，不全片麻痺，運動失調，知的・記憶障害およびパーソナリティ変化が含まれる
5	回復良好	わずかな神経学的・病理学的欠落はあっても正常の生活に復帰する

(Jennett et al. 1975，一部改変)

的能力の回復であり，リハビリテーションの最終目標である社会生活への復帰にとって身体的機能障害はそれほど大きな問題ではない（Bond 1975）．

3-治療

医学的問題と身体的障害は受傷後1年で安定化するが，心理社会的障害は長期にわたり治療が必要である．したがって，患者の状態に応じた多面的な対応が行われる．

経過に応じて次のような関与が必要である．

(1) 経過に応じた対応
① 急性期
・原疾患への対処：受傷直後から始まる細胞毒性をもつ化学反応（脂質の過酸化，カルシウムイオンの細胞内への流入，グルタミン酸の作用）についての知見に基づく細胞保護の試み，二次的脳損傷を治療するための脳循環や脳圧の監視，血腫診断のための画像診断などが重要であり，状況に応じて適切な治療を行う．

脳浮腫による頭蓋内圧亢進には大開頭術，保存的に対応する場合にはマンニトール，脳圧降下用薬剤（グリセオール®），副腎皮質ホルモン剤などを用いる．

この他に脳圧亢進に伴う高血圧，心肺機能の異常（心臓自体の打撲，不整脈，気胸など）は脳循環に作用し，二次的損傷の原因になる．受傷直後の高血圧はノルアドレナリンやアドレナリンの放出によるが，治療薬はアンギオテンシン変換酵素阻害薬，カルシウム拮抗薬，利尿薬など，認知機能への影響の少ないものを選択する必要がある．気管内挿管を行って人工呼吸器による呼吸管理を行う．機械呼吸による過呼吸は脳圧下降作用があり，脳圧亢進のある場合は推奨される．

・二次的障害の予防：麻痺に伴う関節拘縮や褥瘡の予防のために，機能的肢位の保持や可動域訓練，体位変換の指導，拘縮の原因となりうる異所性骨化の発見と治療，てんかんが存在する場合，沈静化作用をもつ薬剤を避けるようにして抗てんかん薬の選択を行うなど，早期からの関与が必要である．

② 早期リハビリテーション

昏睡からの回復期（受傷後数か月）にあって，入院した状態で行われる．この時期には医学的問題と神経心理学的問題とが混在していることが多い．理学療法，作業療法や言語療法を通して，運動感覚機能，注意覚醒，空間認知，記憶，コミュニケーションなどの改善を図り，日常生活活動の自立を目指す．神経心理学的問題のひとつに，患者が不適切な言動を行って対人関係を損ないやすいことがある．この背景には，前頭葉障害によるさまざまな行動の問題（behavior disabilities）や対人関係での問題（disabilities in relations）がある．主として行動療法の理論を応用した観察学習（observational learning）[29]，役割演技（ロールプレイング，role playing）[30]などの手法によって，服薬習慣，日常生活で直面する状況変化に対処する能力，更衣や金銭管理などの基本的な生活技能，対人関係保持能力，各種の作業能力などの向上を図る．これらの治療法は包括的に社会生活技能訓練（social skills training：SST）と呼ばれることもある．この種の心理療法は個人的，あるいは集団

---

[29] モデルの行動を見ることによって，モデルの示す行動型や特性を獲得する学習型をいう．古くから模倣と呼ばれていた現象，パーソナリティ発達理論における同一視などとも共通する現象である．Banduraの社会・行動学的アプローチ（socio-behavioristic approach）による社会的学習理論で重視され，模倣による学習は特にモデリング（modelling）と呼ばれている．

[30] 役割演技はMorenoによって創始された心理劇（psychodrama）のひとつである．治療者が舞台監督となって，舞台上の患者に即興的に自己の要求や感情などを演技させることを通じて治療を行う一種の集団療法の技法を心理劇と呼んでいる．この即興劇を用いた手法は社会学習の技法であり，役割演技法では，ある葛藤状況に焦点を当て，問題の理解を深めること，対人関係における感受性を高めることなどを目的として，治療に利用する．

で行われる（Ben-Yishay et al. 1985；プリガターノ 1988；Griffith et al. 1990）．

③ 後期リハビリテーション

退院後も長期間，持続されるリハビリテーションである．外傷性脳損傷患者では，知的機能障害，行動異常や性格変化などが問題として残ることが多い．これらは年余にわたって存続しうる機能障害であり，退院時期に患者と家族の必要性に応じた多様な対応が求められる．家庭，地域社会のリハビリテーション施設に場所を移してからも，社会生活技能訓練を含めた心理療法が行われる．職場復帰を目指す場合は，各種検査に基づく能力評価（アセスメント），職業前訓練，職場における適応訓練などを受ける必要がある（Goldenson 1978）．

いずれの時期にあっても，それまでの回復の速さが鈍くなったり停止することがあれば，水頭症や視床下部・脳下垂体の機能不全[*31]などの合併の可能性について検討する．

（2）特殊な問題

① 外傷後健忘（posttraumatic amnesia）

頭部外傷では，前向性健忘（anterograde amnesia）と逆向性健忘（retrograde amnesia）がしばしば出現する．前向性健忘は外傷後の時期の出来事についての記憶のない状態である．意識障害の時期には患者自身の記憶は失われているが，意識が回復したと思われる時期の記憶も失われる．前向性健忘の期間は一般に意識障害の時期よりも長い．前向性健忘の時期の長さは重症度に関連がある[*32]が，受傷初期には健忘の持続時間は予測できないために，予後予測の十分な手掛りにはならないこともある．

逆向性健忘は受傷前数時間から数日，あるいは数十日前までの出来事などの記憶が失われている状態を指す．逆向性健忘も前向性健忘と同様に重症度と関連する．

② てんかん（epilepsy）

頭部外傷に伴うてんかんの頻度は高い．特に重症度，陥没骨折や頭蓋内血腫の有無，早期の痙攣発作，意識障害の持続期間などが関連する要因である．

部分的てんかん，あるいは二次性に全般化するてんかんとして生じるが，振戦と区別の困難な場合もある．入眠期の脳波が診断に有用である．予防的に早期から抗てんかん薬が処方される場合があるが，フェニトインやフェノバルビタールなどの認知機能障害を生じる可能性のある薬剤ではなく，バルプロ酸ナトリウムやカルバマゼピンなどが好ましい．てんかんが認められない期間がどの程度まで続いた場合に，抗けいれん薬を中止するかについての定説はないが，1〜2年以上にわたり，てんかん発作のない場合には，漸減中止を試みる．

4 - 心理行動面のリハビリテーション

脳損傷では，運動麻痺などの比較的目につきやすい身体的障害だけでなく，さまざまの認知機能障害，注意・覚醒機能障害，行動の変化や性格変化が生じる．急性期を過ぎ，症候の安定とともに心理社会的対応が必要になってくる．これらの問題には，急性期を過ぎた後も，機能的状態の程度

[*31] 水頭症は40%にみられ，通常は正常圧（交通性）である．診断するのに適切な方法がない．知的機能の改善，行動の改善が鈍った場合に頭部CTを検査する．脳室腹腔短絡術（VPシャント）などのシャント手術の効果がはっきりしないこともある．視床下部・内分泌機能障害として，ACTHの増加，甲状腺ホルモンの減少，尿崩症，抗利尿ホルモン（ADH）分泌異常症候群，女性化乳房，乳汁漏出症などがある．

[*32] 外傷性健忘と重症度の関係

期間	重症度	期間	重症度
5分以下	ごく軽症	1〜7日	重症
5〜60分	軽症	1〜4週	高度重症
1〜24時間	中等度	4週間以上	極めて重症

表 9-34a 外傷性脳損傷による認知機能障害

認知機能に必要な持続的緊張(tone)の調節
　覚醒障害
　見当識障害（不適切なあるいは過剰な見当識反応）
　錯乱状態
　緩慢な知的活動

情報の受容，分析と貯蔵
　聴覚認知障害
　視覚認知障害
　体性感覚認知障害
　言語理解障害
　視空間認知障害
　言語情報の記憶障害
　視空間情報の記憶障害

行為のプログラミング，制御，検証を行う能力
　運動計画の障害
　言語形成と産出の障害
　情動的言語表現と韻律（プロソディ）の障害
　行為開始の障害
　目標と意図の維持困難
　将来行うべき事柄に関する記憶障害
　行為の脱抑制
　抽象的推論の障害
　計画と問題解決の障害
　社会的状況(人間関係)の認知と自己制御との減弱

表 9-34b 行動とパーソナリティの変化

無気力
衝動性
過敏性
攻撃性
不安
うつ状態
情緒不安定
おろかさ
目標をもった行動の欠如（行き当たりばったりの行動）
自発性の欠如
自我像と自分に対する価値の乏しさ
能力低下とその結果の否認
攻撃的行動
幼児的行動
奇異な，精神病的観念と行動
他人に対する感受性や関心の欠如：自己中心
依存性，受動性
優柔不断
無関心
不精
性的異常行動
薬物・アルコール乱用

(Whyte et al. 1993，一部改変)

に応じた種々の援助を必要とする．医療だけでないリハビリテーションのチームとしての取り組みが大切である．

心理社会的問題を**表 9-34a, b**に掲げる．これらの頭部外傷で問題になる高次脳機能を評価（アセスメント）するため，**表 9-35**のような検査が行われる．

（1）注意・覚醒障害

正確に周囲の刺激を受けて反応するためには，
①覚醒：感覚情報を受けて反応する準備ができている状態
②選択：特定の刺激，反応に注意を集中する能力
③戦略的制御：一定時間にわたり注意を維持する能力．邪魔な影響を抑制し，目標や重要性の変化に従って注意を維持する能力
④処理の速さ：情報が脳内で認知処理を受けるよう処理される速さが正確に維持されていることが必要である．

注意・覚醒障害のある場合，抗けいれん薬のフェニトイン，フェノバルビタール，降圧薬のメチルドパ，プロプラノロールや筋弛緩薬としてのバクロフェン，ダントロレンナトリウムは悪影響を及ぼすことが知られている．アンギオテンシン変換酵素阻害薬やカルバマゼピンなどに置き換える必要がある．

それぞれの要素の機能障害には，薬理学，行動療法，代償的手段がとられる（**表 9-36**）．

（2）学習・記憶障害

脳損傷で生じる記憶障害には，逆行性健忘と前向性健忘がある．このうち前向性健忘は，新しい情報を獲得できない状態であり，リハビリテーションにとって重要な機能障害となる．

側頭葉内側，海馬や視床の一部の損傷では，深刻な記憶障害を示すが，その他の認知機能は保たれていることが多い．これらの構造の異常による記憶障害には，記憶の操作手段による違いがある．左脳の損傷では言語性記憶の機能障害，右脳の損傷では非言語性記憶の機能障害が強い．

その他に与えられた情報がうまく処理できない

表 9-35 高次脳機能障害検査一覧

測定する能力		検査名	市販	基準値	所要時間	特徴
知的機能		◎WAIS-R 成人知能診断検査	あり	あり	90分	言語性，動作性，全検査の知能指数を算出，下位検査項目の比較
		コース立方体組み合わせテスト	あり	あり	30分	積木構成による非言語性知能の測定
注意	視覚	◎かな拾いテスト	なし	あり	5分	選択的注意と処理速度を測定
		◎TMT (Trail waking test)	なし	一部あり	10分	視覚探索と注意の転換を測定
		D-CAT	あり	あり	5分	数字抹消により，注意の維持と焦点化，処理速度を測定
	聴覚	◎PASAT	なし	一部あり	10分	聴覚的な注意の配分を測定
記憶	言語	◎三宅式記銘力検査	あり	あり	15分	単語の聴覚記銘力を測定するが，意味記憶の学習能力も予測
	非言語	◎REY図形	なし	一部あり	10分	複雑な図形の視覚記銘力を測定
		ベントン視覚記銘力検査	あり	あり	15分	簡単な図形の視覚記銘力を測定
	両方	WMS-R（ウェクスラー記憶検査）	あり	あり	40分	言語，非言語などさまざまな種類の記憶を測定
	行動記憶	◎RBMT（リバーミード行動記憶検査）	あり	あり	30分	日常的な行動に関係の深い検査で生活レベルの記憶を予測
遂行機能		◎WCST（ウィスコンシンカードソーティングテスト）	あり	一部あり	30分	概念の形成とその転換を測定，2種類のテスト法がある
		BADS	あり	あり	30分	遂行機能症候群の行動評価
		Stroop test	なし	なし	10分	反応の抑制について評価
言語機能（失語症）		◎SLTA（標準失語症検査）	あり	あり	60分	言語症状のプロフィールや重症度を算出
		WAB失語症検査	あり	あり	60分	失語指数とタイプを算出
自己認識		PCRS	なし	なし	10分	本人と家族の認識ギャップを測定
社会生活力		社会生活困難度評価	なし	なし	15分	社会生活上の困難を家族や支援者がチェックリストで把握
職業		TABG	あり	あり		職業適性について多面的に評価

◎はモデル事業に参加した10以上の施設で用いられた項目　　　　　（国立身体障害者リハビリテーションセンター　2004）

表 9-36 注意・覚醒障害に対する対応

要素	薬理学的方法	行動療法	代償的戦略
持続的覚醒	メチルフェニデート ペモリン 三環抗うつ薬(非鎮静性) アマンタジン ブロモクリプチン	・昼寝をとる ・座位・立位とする	・最も覚醒している時に作業する
短期的覚醒 選択的注意		・作業課題を頻繁に変える ・注意の強化	・覚醒させるような手掛りを与える ・注意を散乱させない環境を選ぶ
半側空間無視	ブロモクリプチン	・左への注意の移行の訓練	・患者の右側に作業課題を偏移させる
戦略的制御		・階層的注意技能を学ぶ	・単純な決定を行う，監督をつける，特定問題の解決訓練
処理の速さ		・作業遂行を速める	・反応に必要・十分な時間を与える

（Whyte et al. 1993, 一部改変）

場合，保持の仕方や想起の仕方に問題がある場合など，前頭葉性遂行障害に伴うものもある．

側頭葉損傷に基づく記憶障害の治療は困難である．薬物の開発も行われているが，まだ実用化されていない．記憶訓練の効果については明らかな証拠がない．言語性記憶障害の代償に非言語的記憶を用いること，あるいはその逆が有効なことがある．その他，日記やコンピュータの使用，警告音（電子レンジや洗濯機のブザー）などは代償法として重要である．

重度の記憶障害患者でも，操作的記憶（procedural memory）を用いて特定の習慣や手技を獲得することがある．この現象をリハビリテーションに応用する試みが行われている．

薬物治療として，コリンエステラーゼ阻害剤の記憶障害に対する効果が報告されている．

（3）前頭葉の遂行機能障害

目的を達成するのに，健常者は注意を集中して外界の刺激を適当に選択しながら，課題を実行することができる．一方，頭部外傷の患者では，目標にあった注意の集中が困難である．治療は困難なため，別の解決方法を身につけるような訓練を試みる．いずれにしても，この機能障害が社会復帰の大きな妨げとなることが多い．

（4）言語機能低下

通常は，健忘失語が多い．言語療法の適応となる．

（5）視空間認知と構成機能低下

前頭葉や側頭葉が損傷を受けることが多いため，頭頂葉障害の結果によって生じる視空間失認や構成障害は少ない．治療として，視覚を障害側の空間に向ける訓練や人間の姿のパズル，着替えの際の鏡の利用などが行われる．治療効果の客観的な評価はまだ出ていない．

（6）異常行動

易興奮性，暴力，性的行動などが知られている．病前の性格は重要で，患者は困難に直面して病前性格を現にしやすい．前頭葉下面の損傷が多いことが原因と考えられるが，この部分の損傷により突発的行動の衝動に抑制が加わらなくなる．注意・覚醒障害の存在も関連があり，それによって生じた混乱や困惑が，種々の異常行動を引き起こすことになる．また，頭部外傷の後に生じた生活環境の変化，以前に適切に処理されていた性的な欲求が満たされずに蓄積することも，異常行動の要因となる．

治療にあたり，抗精神病薬が抑制経路を抑えて，逆に興奮させる場合もあるため，次の注意が必要である．

①頭部外傷後，早期の患者の場合には，注意深く観察して，鎮静化するのを待つ．

②薬物の影響が考えられる場合には，それらを除いた本来の状態を正確に記録し，分析する．

③リハビリテーションのスタッフが，患者のデータから興奮の原因となる，あるいは悪化させることに関連する機能障害，認知障害の有無などを調べ，対応の方法を計画する．

④異常行動の分析と対応の結果を評価（アセスメント）して，方向づけを行う．

⑤上記の方法で改善が十分に得られない場合に限って，薬物治療を試みる．

（7）発動性減少

辺縁系の意欲に関する構造と認知機能，運動機能にかかわる構造の機能障害，あるいは前頭前野の背外側の病変で，目標を維持する能力の欠陥と似た現象が起こる．治療には，行動療法的アプローチがとられる．身体的，言語的，文章による，あるいは絵による手掛りを与えて特定の動作を実施させる．

（8）うつ状態

頭部外傷の直接的結果，受傷前のパーソナリティ，非特異的ストレス，本来の脳損傷に伴う二次的なうつ状態などが原因となる．薬物治療を行う．

以上のような，身体的，認知的機能障害に，個々の患者がそれまで生活していた社会の要求が加わり，その患者の障害像となっている．関与する要因を正確に分析して，問題を解決する必要がある．高次脳機能障害がある頭部外傷患者に対し，わが国では長期に及ぶ十分なリハビリテーション・プ

表 9-37　障害尺度とリハビリテーションによる変化

a．障害尺度

1．意識不明
2．1の状態ではないがベッド臥床
3．2の状態ではないが，椅子あるいは車いす使用で過ごし，自宅内の移動は介助者の手助けによって初めて可能
4．3の状態ではないが，賃金雇用は不能．教育も継続困難．老人は付き添われて遠足や散歩する以外は家にとどまる．主婦は，いくつかの簡単な家事がわずかに可能
5．4の状態ではないが，選ぶことのできる職業やその能力には限界がある．主婦や老人は軽い家事しかできないが，買い物には行かれる．
6．5の状態ではないが，社会参加にかなりの障害／職業遂行能力の軽度の障害を有する．重労働以外のあらゆる家事を遂行可能．
7．6の状態ではないが，社会参加に軽度の障害がある
8．能力低下はない．

b．報告回数ごとの改善例

	2回目	3回目	4回目	5回目
症例	63	19	2	1
%	74	22	2.4	1.2

c．障害尺度の最終的変化

改善	85	36.5%
悪化	9	3.9%
不変	139	59.7%
合計	233	100%

ログラムがなかった．2001〜2003年にわたり，高次機能障害モデル事業が行われた．

［付］わが国における頭部外傷に対するリハビリテーションの効果

　高次脳機能障害支援モデル事業の対象者は，頭部外傷以外も含まれるが，76%は頭部外傷であり，先に記した種々の認知・行動障害に対する訓練でどのような変化があったかを知ることは重要である．

① 症状

　第1回目と2回目のデータとの比較で訓練の効果を検討した．高次脳機能障害の各項目の変化では，注意障害，病識欠落，遂行機能障害は改善がみられたが，記憶障害の改善は3名だけであった．その他の高次脳機能障害では，失語，失行，失認は若干の改善にとどまっていた．社会的行動障害等の各項目では，意欲・発動性，抑うつ，依存性・退行で改善が得られた．

② 機能データ

　高次脳機能障害支援モデル事業では，訓練の帰結を障害尺度（表9-37a 障害尺度の基準）によって評価した．意識障害から能力低下がない状態まで8段階に分け，数字が大きいほど障害が軽いことを示す．訓練開始前（1回目）と 6か月訓練を行った2回目のデータの比較では，障害尺度が記載されていた233名中63名（27%）で尺度の数字が上がり改善した（表9-37b 報告回数ごとの改善例）．特に，受傷・発症から1年未満の患者で改善するものが多かった．障害尺度の下位項目ともいうべき機能データである HDS-R，WAIS-R，バーセル指数（BI），老研式活動能力指数も同様に改善が得られた．一方，障害尺度が変化しなかったものは166名（71.2%），低下したものが4名であった．

　訓練開始前（1回目）と最大6回目までのデータの比較では，最終的に85名（36.5%）で，障害尺度が改善した．障害尺度が変化しなかったもの139名（59.7%），低下したものが9名（3.9%）であった（表9-37c 障害尺度の最終的変化）．

　このような変化が認められるが，受傷時に職業についていたものの多くは，失職あるいは休職していた．

　機能障害や能力低下に対するリハビリテーション以外に，社会的なサービスを活用して長期間にわたる訓練や支援が重要であることが指摘された．

5　脊髄損傷

　脊髄損傷（spinal cord injury：SCI，脊損）は外力による急性脊髄障害である．わが国の1990〜1992年の全国調査（新宮　1993）では，3年間平均でフランケル尺度 A 25.8%，B 12.4%，C 20.3%，

D 18.1％，E 23.0％，不明 0.4％で，A～D の推定脊損者数は 100 万人当たり 40.2 人であった．男女比は 4：1，頸髄損傷と胸腰仙髄損傷の比は 3：1，受傷時年齢は 20 歳に小さいピークと 59 歳に大きいピークのある 2 相性を示し，若年層では交通事故とスポーツ，壮年・高年齢層では交通事故，高所転落，転倒が多く，前二者は 60 歳以降減少に転ずるが，転倒は高年齢ほど増加していた．日本に特徴的なことに，受傷時年齢が高いことがあげられる．欧米豪の受傷時年齢分布は 20 歳代に最大のピークがあるのに対して，日本では最大のピークは 50 歳代にあり，受傷者の高年齢化が著明である．受傷原因で交通事故が最多であることは諸外国と同じであるが，高所転落，転倒が多いこと，転倒による高齢者の受傷が多いことが特徴である（新宮 1995）．

なお，多発性硬化症，運動ニューロン疾患，脊髄の炎症性疾患あるいは血管障害などによる四肢の運動障害に対しても，それぞれの疾患への対応と並行して実施される医学的リハビリテーションの過程は，予防的・持続的という目的の重点には多少の相違もあるが，外傷性脊髄損傷に準じている．

1 − 診断と経過

受傷機序としての垂直性圧迫，伸展，屈曲，捻転などの強力な外力が脊椎に直接作用した結果，脊椎の脱臼，骨折，靱帯損傷などの脊椎構造の破綻および脊髄自体の損傷が明らかな場合は，診断は容易である．

後縦靱帯骨化症，脊柱管狭窄症，脊椎・脊髄の先天奇形などが潜在し，外傷を契機に骨損傷が明らかでなくとも神経症候が生じることがある．

近年の CT，MRI の画像診断技術の発達により，従来の X 線写真では明らかにできなかった椎間板損傷や骨損傷，脊髄病変が診断できるようになった（図 9-47）．

対麻痺，四肢麻痺を起こす疾患は外傷性のものが約 2/3 を占め，残りが非外傷性のものである．

非外傷性のものとして対麻痺や四肢麻痺を起こす疾病は，脊髄病変によるものが大多数である．まれに，両側性に起こった脳病変による場合もある（表 9-38）．原因疾病には，①脊髄に影響する脊椎疾患（脊椎カリエス，椎間板ヘルニアなど），②脊髄の血管性疾患，③原発性・転移性の腫瘍，④炎症および変性疾患，などがある（表 9-39）．

外傷性脊髄損傷の受傷直後は，脊髄ショック

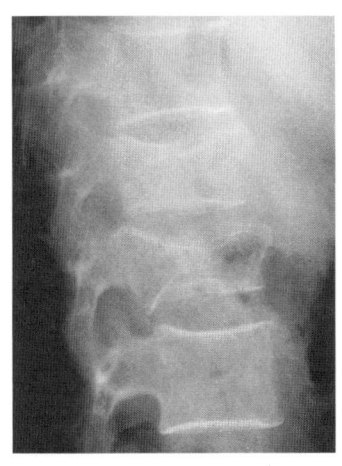

a．X 線フィルムでは第 12 胸椎圧迫骨折，第 1 腰椎破裂骨折と診断された．

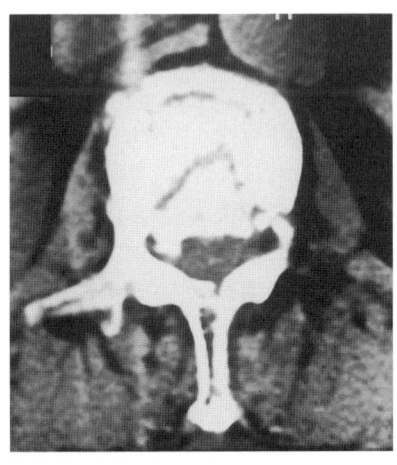

b．CT では第 1 腰椎椎体後縁が後方に転移している状態が明確にされた．

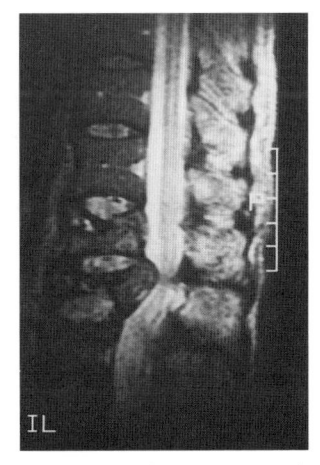

c．MRI では転移骨片による脊髄圧迫が明らかにされた．

図 9-47 脊椎・脊髄の画像診断

表 9-38 対麻痺・四肢麻痺の鑑別診断

局在性病変	1．脊柱管外 　1）脊椎カリエス 　2）転移性腫瘍 　3）椎間板ヘルニア（中央型） 　4）原発性骨腫瘍 　5）細網症 　6）外傷 2．脊柱管内 　1）硬膜外 　　（1）膿瘍 　　（2）腫瘍 　　　a．髄膜腫 　　　b．神経線維腫 　　　c．転移性腫瘍 　　（3）細網症 　　（4）梅毒性硬髄膜炎 　2）硬膜内 　　（1）神経膠腫 　　（2）転移性腫瘍 　　（3）血管性病変
汎在性病変	1）多発性硬化症 2）亜急性脊髄連合変性症 3）梅毒性硬髄膜炎 4）脊髄空洞症 5）発達異常と退行変性疾患
大脳性病変	1）血管性病変 　（1）両側性皮質病変 　（2）脳底動脈閉塞症 2）腫瘍 　（1）脳橋部 　（2）脳梁部

(Bedbrook 1981，一部改変)

(spinal shock) と呼ばれる時期であり，受傷部位以下の腱反射，皮膚反射，排尿・排便反射，血管運動反射などのすべての反射が消失し，完全弛緩性麻痺，完全尿閉となる．上位中枢からの下行性促通インパルスの遮断によるもので，人間では皮質脊髄路の遮断が重要と推測されている．この状態は短いものでは数日，長いものでは数か月から10数か月に及ぶが，平均6週である．この時期が過ぎると，損傷髄節がかかわる反射は欠如したままであるが，それより下位の脊髄反射が回復し，経過とともに反射の亢進や病的反射の出現がある．

2 - 急性期の処置

脊損患者の受傷初期の管理は，救急処置としての気道の確保，呼吸，血圧，循環の管理・維持とともに，受傷脊椎部位の安定を図ることである．

脊椎の損傷の治療は，整復と固定である．非観血的と観血的治療がある．

頸部損傷では，局所の安静を図り，牽引によって整復して固定する．砂嚢による固定，ハロージャケット（Hallo jacket）による頸椎の創外固定，頭蓋直達牽引などを用いる．

胸腰移行部損傷では，反張位姿勢整復法や徒手整復法が試みられる．非観血的に整復，固定が不可能の場合は，観血的治療が行われる．

整復後6～8週間は整復位に保持・固定し，局所の安静を図る．この時期が過ぎると骨損傷は安定してくるので，装具による外固定を併用し，積極的にリハビリテーションを行う．

脊髄の損傷に対しては，ステロイド大量投与，高圧酸素療法，局所冷却療法（hypothermia）などの保存療法が主である．観血的治療は，脊髄を圧迫している骨片や血腫の除去，浮腫には硬膜の開放による減圧などを行う．

3 - 症候学と合併症

(1) 対麻痺，四肢麻痺

受傷部位以下の運動，感覚障害の高位診断は神経学的検査によって行い，「最も下位の正常髄節」と定義する．

アメリカ脊髄損傷学会（ASIA）の基準（図9-48）では運動，感覚検査のかぎとなる筋（key muscle）10筋節，感覚点（key sensory point）28皮（膚）節を定め，該当する筋などの機能障害レベルを決定する．運動の機能障害レベルの正常の判定はかぎとなる筋の筋力が徒手筋力テストで3以上とする．

高位レベルは機能残存髄節を表示する．頸髄節（cervical spinal cord）はCと略記し，たとえば第5頸髄節機能残存であれば，C5と表記する．同様に，胸髄節（thoracic spinal cord）はT，腰髄節（lumber spinal cord）はL，仙髄節（sacral spinal cord）はSと略記する．

しかし，この基準は完全麻痺では有用であるが，

表 9-39 対麻痺・四肢麻痺を示す主な疾病の概要

HAM (HLV-1-associated myelopathy)	レトロウイルスのひとつである HTLV-1（human T-cell lymphotoropic virus type 1）が関与する痙性脊髄性麻痺である．九州，沖縄地方に多いが，全国で報告されている．カリブ海周辺に多い熱帯性痙性対麻痺（tropical spastic paraparesis：TSP）の患者の一部に HLTV-1 抗体陽性群が存在する．成人発症の孤発例が多いが，輸血，母児感染，夫婦感染などによる家族内発症例も報告されている． 　症状は，緩徐進行性の痙性歩行，排尿障害，感覚障害である．両下肢の腱反射が亢進し，バビンスキー徴候陽性，上肢の腱反射も亢進することが多い． 　脳脊髄液には，単核球を主体とする細胞数増多，IgG 増加，オリゴクローナルバンド出現がある．血清学的には，血清および髄液中の抗 HLTV-1 抗体が陽性である． 　治療として，ステロイドホルモン，血漿交換，ビタミン C 大量療法，免疫抑制剤，インターフェロンが用いられる．
アルコール性ミエロパチー 肝性ミエロパチー (hepatic myelopathy)	アルコール中毒や肝硬変に伴って下肢優位の錐体路症状と深部感覚低下を特徴とする症状が生じることがある．いずれも原因疾患の治療が重要である．
亜急性脊髄連合変性症 (subacute combined degeneration)	ビタミン B_{12} 欠乏による疾患で，痙性不全対麻痺，深部感覚低下を主症状とする．胃切除後の内因子欠乏や回腸切除によるビタミン B_{12} 吸収障害が背景にある．脊髄の後索・側索の脱髄変性が主病変である．病変は，下部胸髄以下に強い．膝蓋腱反射亢進，バビンスキー徴候陽性と錐体路症状を認める一方，末梢神経障害を合併することが多いためアキレス腱反射は低下している．後索障害に対応してロンベルグ徴候が陽性となる．大球性正色素性貧血が存在すること，血清ビタミン B_{12} の低下，シリングテスト（ビタミン B_{12} 吸収テスト）が検査所見として重要である．治療は，ビタミン B_{12} の筋肉注射による．
脊髄硬膜外膿瘍 (spinal epidural abscess)	糖尿病など易感染性に合併することが多い．黄色ブドウ球菌，連鎖球菌，大腸菌などが直接感染（褥瘡や皮下膿瘍から），血行性播種（皮下膿瘍，肺炎，尿路感染症など），骨髄炎により胸椎，腰椎の硬膜外に膿瘍を形成し，圧迫性脊髄障害を起こす． 　症状は，局所的な圧痛を伴う背部痛に引き続き根症状，脊髄圧迫症状（麻痺，感覚障害，排尿障害など）が生じる．CT や MRI で脊髄圧迫所見が証明される． 　治療は，緊急に椎弓切除による減圧を行う必要がある．部位によって手術が困難な場合は，抗生物質による治療を行う．
スモン（subacute myelo-optico-neuropathy：SMON）	腹部症状に引き続き脊髄炎様の症状を示す疾患として 1955～1970 年頃に患者が多数発生した．キノホルムが原因とされ，1970 年の販売中止以降は患者の発生はない． 　本剤投与開始後 1 週間以内に激しい腹痛，頑固な便秘，鼓腸，イレウス様症状が始まり，その後 10～40 日後に，下肢遠位部からの感覚異常が出現し，臍部まで上行する．両下肢の弛緩性あるいは痙性対麻痺と視力障害，アキレス腱反射低下を伴う膝蓋腱反射亢進を特徴とする． 　病変は，視神経，脊髄錐体路と後索，末梢神経に脱髄と変性である．
視神経脊髄炎（デビック病，Devic disease）	病巣の多発性（多巣性あるいは空間的多発性）と時間的多発性を特徴とする脱髄性疾患に含まれる．急性両側視力障害（視神経炎）と横断性脊髄炎が数週間で相次いで起こるもので多発性硬化症の 1 型である． 　治療は，多発性硬化症に準ずる．
前脊髄動脈症候群 (anterior spinal artery syndrome：ASAS)	脊髄の血管障害による特徴的な症候で，急性に対麻痺が発症し，障害部位以下の温痛覚低下あるいは消失（深部感覚は保たれており，障害される感覚の種類が異なる；解離性感覚障害），膀胱直腸障害が生じる． 　脊髄の血管支配は，前脊髄動脈と後脊髄動脈によって灌流されるが，前脊髄動脈は脊髄の腹側 2/3 を灌流しており，その血流障害により同部位の梗塞を生じる．脊髄の中でも頸髄，胸髄，円錐部に好発する．上下に走行する前脊髄動脈に分水嶺が存在するためであり，特に，下部胸髄の障害は Adamkiewicz 動脈の障害によって生じる．

運動・感覚障害の程度に左右差や解離があったり，部分麻痺のような場合は不適切であるので，その程度を運動は 6 段階（0～5 段階），感覚は 3 段階（0～2 段階）で左右別にスコア表示する試みもある．

完全麻痺から不全麻痺を定性的に表示する方法として，フランケル尺度（Frankel scale）を改定した ASIA 機能障害尺度（ASIA impairment scale,

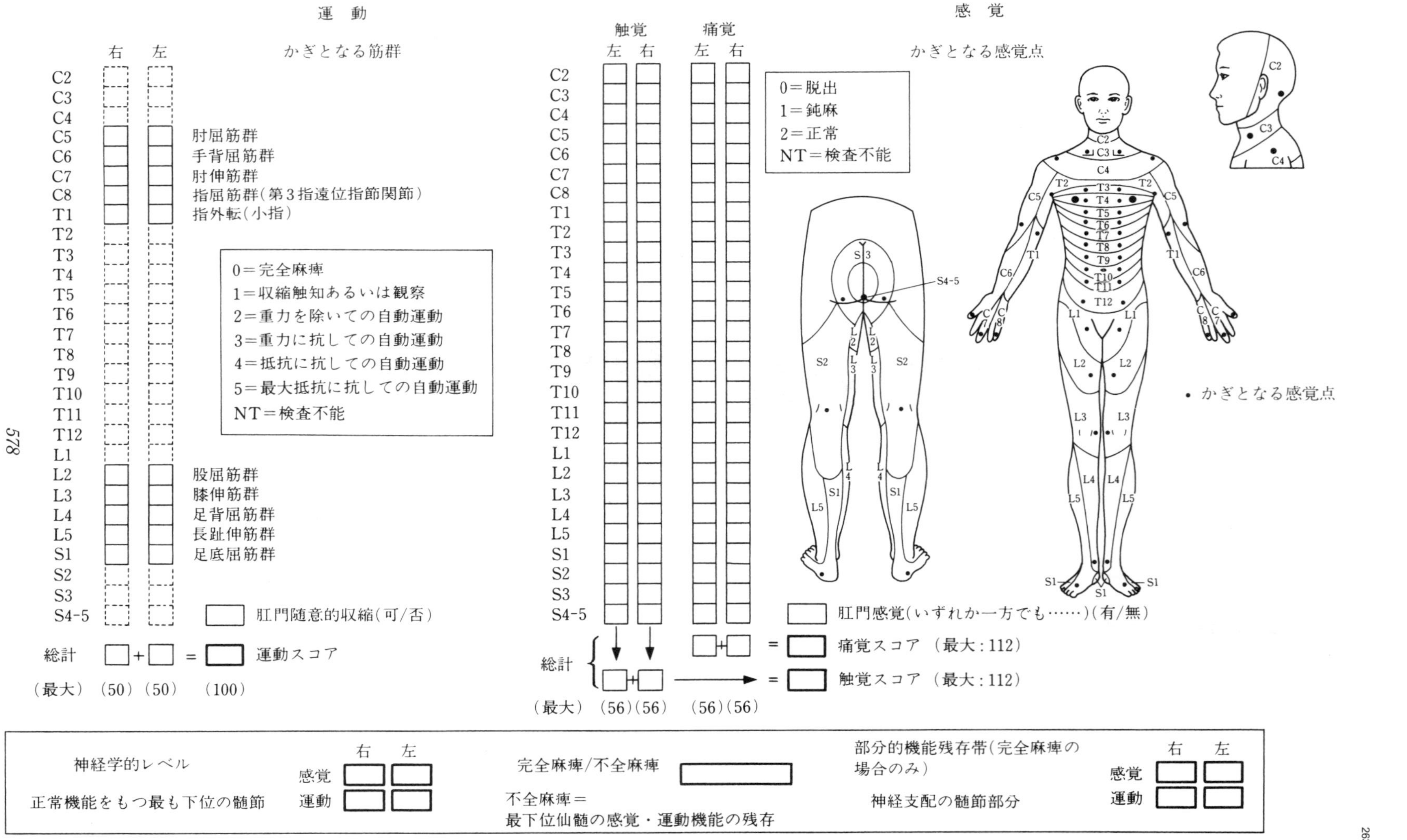

図 9-48 脊髄損傷の神経学的標準化分類 (American Spinal Injury Association 1992)

表 9-40　ASIA 機能障害尺度（1992）

□A＝完全	S4-S5 仙髄節の運動・感覚機能の欠如
□B＝不全	運動機能の欠如．感覚は神経学的レベルから S4-S5 仙髄節にかけ残存している
□C＝不全	運動機能は神経学的レベル以下で残存．標的筋群の大多数は 3 以下である
□D＝不全	運動機能は神経学的レベル以下で機能残存．標的筋群の大多数は 3 かそれ以上である
□E＝正常	運動・感覚機能障害は完全に回復．反射の異常はあってもよい
臨床症候群	□脊髄中心 □ブラウン-セカール □前脊髄 □脊髄円錐 □馬尾

(American Spinal Injury Association　1992)

表 9-40）[33] が用いられている．

完全麻痺，不全麻痺は以下のように定義している．

① 完全麻痺

最下位の仙髄髄節の運動・感覚機能（肛門外括約筋の随意的収縮，肛門皮膚粘膜移行部の感覚）が完全に消失した場合をいう．

② 不全麻痺

神経学的レベル以下の運動・感覚や最下位仙髄髄節機能が残存している場合をいう．不全麻痺の特殊型として，次のものがある（安藤　1981，平山　1971）

- 脊髄半側切断症候群（Brown-Séquard syndrome）：損傷側と同側の運動障害および深部感覚障害，反対側の温・痛覚障害がある．
- 脊髄中心症候群（central cord syndrome）：上肢の障害が著しく，下肢機能は比較的良好である．
- 前脊髄症候群（anterior cord syndrome）：損傷部以下の運動障害，温・痛覚障害を認めるが，深部感覚は異常ない，
- 脊髄円錐症候群：左右対称性に会陰部の鞍状（乗馬ズボンの尻当て部分）の知覚障害があり，脊髄排尿中枢の障害により自律性膀胱となり，横溢性あるいは腹圧性の尿失禁がある．下肢の運動・感覚症状はないこともある．
- 馬尾神経症候群：脊髄下端の脊髄円錐の終わる高さは通常第 2 腰椎付近であり，馬尾神経は第 2 腰神経以下の脊髄神経根の束よりなる．傷害神経根領域の運動・感覚症状として，腱反射消失，筋萎縮，感覚脱失，有痛性異常知覚（自発痛）がある．膀胱括約筋，肛門・直腸括約筋の機能障害によって，尿閉，便秘が起こるが，尿失禁，便失禁は例外的である．

などがある（安藤　1981）．

骨損傷レベルは X 線検査で最も損傷の著しい脊椎で表示する．

骨損傷レベルと神経学的レベルにずれのあることが多い．主な理由は，

- 脊椎と脊髄節のずれがある（下位髄節になるほど大）（図 9-49），
- 病変は脊髄の循環障害，血腫や浮腫などにより受傷部分から上下に拡大する，
- ほとんどの筋は 2〜3 髄節の神経支配を受けている，

などである．

（2）排尿障害

排尿に関する神経機構を図 9-50 に示す．脊損による排尿障害（dysuria）を神経機構の異なる核上型，核下型神経因性膀胱に分ける．

・核上型神経因性膀胱（upper motor neuron bladder dysfunction）

脳幹と脊髄円錐にある脊髄排尿中枢の間の損傷で起こる．球海綿体反射[34]（次頁），肛門皮膚反射[35]（次頁）があれば，核上型神経因性膀胱と診断する．排尿筋の反射性収縮の回復は，冷水テスト[36]（次頁）

---

[33] フランケル尺度では，A：Complete injury＝完全損傷，B：Sensation only＝感覚だけ，C：Motor function useless＝運動機能無能，D：Motor function useful＝運動機能有能，E：Recovery＝回復，である．ASIA 機能障害尺度では，A：Complete＝完全，B，C，D：Incomplete＝不全，E：Normal＝正常，となる．

で確認する．排尿筋外尿道括約筋協調不全や外尿道括約筋の痙縮の亢進があると，尿道抵抗が高くなり，残尿が増加し，膀胱壁の肥厚，尿管肥大が起こり，膀胱尿管逆流，水腎症へと進展する．排尿筋の反射亢進による失禁がある（反射性失禁）．残尿が多いと尿路感染を繰り返す．

・核下型神経因性膀胱（lower motor neuron bladder dysfunction）

脊髄円錐にある排尿中枢および関連する末梢神経（骨盤神経－副交感神経，陰部神経－体性神経）の損傷で起こり，排尿筋，外括約筋，骨盤底筋群の弛緩性麻痺を生じる．球海綿体反射，肛門皮膚反射は消失する．下腹神経（交感神経）が無傷であり，内括約筋の働きは残存している．蓄尿は増大し，溢流性失禁を起こすが，膀胱尿管逆流はまれである．膀胱の過伸展による腹痛，下部尿路感染，尿汚染による皮膚合併症などを生じる．

（3）呼吸障害と肺合併症

受傷部位が頸髄や上位胸髄では，横隔膜，肋間筋，呼吸補助筋の麻痺のために急性呼吸不全となり，気道確保，間欠的陽圧呼吸[*37]などの救急処置も必要となる．

また，肋骨骨折，胸郭損傷に伴う気胸，血胸，急性胃拡張や麻痺性腸閉塞による嘔吐のために誤嚥性肺炎などを合併することもある．

呼吸不全は換気と拡散によるガス交換の問題である．受傷部位が C4（第4頸髄節機能残存）以下

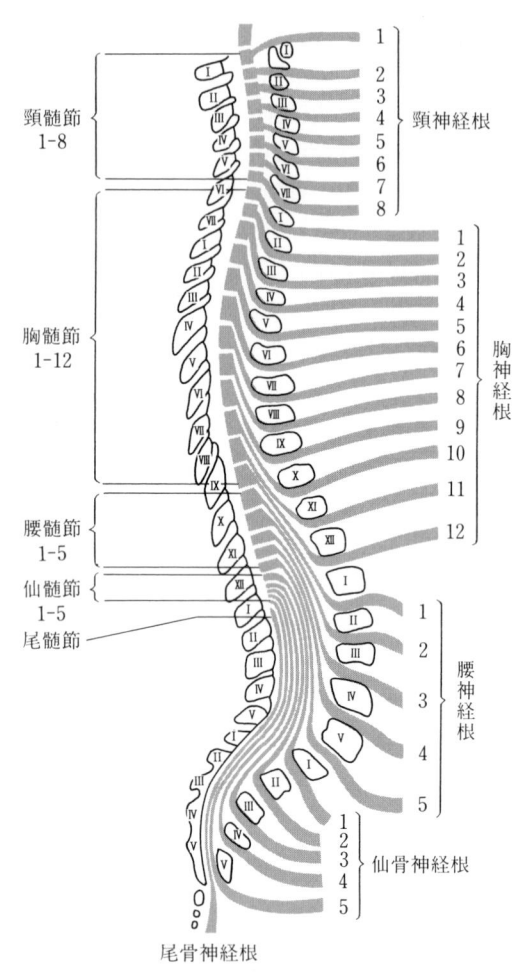

図 9-49　脊髄節と椎体，棘突起，椎間孔の局在関係
通常脊髄は第1腰椎下縁か第2腰椎上縁で終わる．脊髄節と椎体との位置関係は末梢髄節ほどずれが大となる．

(Bromley　1976)

[*34（前頁）] 球海綿体反射（bulbocavernous reflex）：亀頭部や陰核を強く握ったり，つまんだりすると肛門括約筋の収縮がみられる．同様の肛門反射は留置カテーテルを強くしごいて引っ張ったりしても起こる．

[*35（前頁）] 肛門皮膚反射（superficial anal reflex）：肛門の皮膚粘膜移行部をピンで刺激すると肛門括約筋の収縮がみられる．

[*36（前頁）] 冷水テスト（ice water test）：4℃の滅菌水 60 ml をカテーテルを通じて膀胱内に注入し，カテーテルをクランプして，すぐ抜去する．約1分以内に排尿筋の反射性収縮のため，この冷水は排出される（カテーテルを抜去しないでおくと尿道とカテーテルのすきまから尿がもれてくる）．しかし，この反射は S1～4 の髄節が正常でも，膀胱壁の神経－筋組織が過膨張，慢性炎症などにより損傷を受けて収縮が弱かったり，外尿道括約筋の痙縮が強くて排尿に抵抗する場合は，冷水の排出はなく，反射陰性と判断されるので注意する必要がある．

[*37] 間欠的陽圧呼吸（intermittent positive-pressure breathing：IPPB）は呼吸不全（酸素を体内の細胞に適切に供給し，過剰の二酸化炭素を除去することが不完全なこと）の患者の治療のために利用される．呼吸ガスの吸入を貯蔵バッグに加わる陽圧によって肺を間欠的に膨らませて行う人工呼吸であり，呼吸ガスの呼出は通常は受動的である．

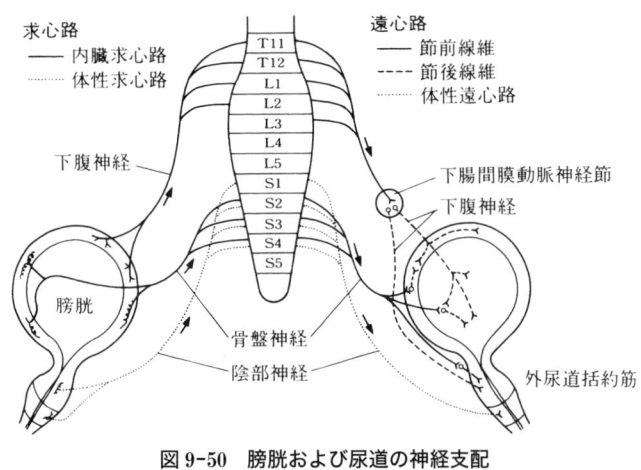

図 9-50 膀胱および尿道の神経支配
(金子・他 1992)

で横隔膜機能が完全であれば，十分な換気は得られる．しかし，上位胸髄損傷（T6 以上）では，排痰には十分な喀出圧がないため，補助が必要となる．

肺感染症，無気肺などの合併症もガス交換を妨げる要因となる．

（4）胃腸合併症と排便障害

脊損は胃腸管の全長にわたり，その自律神経機能を変化させる．胃の排出時間が遅れ，胃酸分泌も変化し，腸の活動も異常を示す．

脊髄ショック期に胃アトニー（急性胃拡張），腸閉塞，胃腸管出血などの急性腹症も起こる．膵臓炎も直接外傷かオッデイ括約筋（Oddi's sphincter；胆膵管膨大部の平滑筋による括約筋）の副交感神経刺激によって起こる．

通常は，直腸に便塊がたまると，内・外肛門括約筋は弛緩し，便が排出される．脊損による排便障害（defecation disorder）も核上型，核下型に分けられる．いずれの場合も腸管筋層神経叢による蠕動運動は残存し，便塊を押し出す．この機序は，神経因性膀胱と異なる点である．核上型では外肛門括約筋の神経支配（陰部神経）は残り，反射が亢進すると排便困難を生じる．核下型では外括約筋は脱神経支配となるが，内括約筋（下腹神経）の作用は残っている．

（5）心合併症

脊損は心臓の生理機能を変化させる．運動は心拍数，酸素摂取量を増加させるが，健常者に比べて，これらの到達できるレベルは低く，また損傷レベルが高いほど低い．これは活動する筋群が少なく，静脈還流が減少し，換気機能が減弱しているためと考えられる．

頸髄や上位胸髄（T1～2）の損傷では，脳幹と心臓の間の交感神経系が断たれ，最大心拍数は低くなる．上位レベル損傷の対麻痺は，下位レベル損傷の対麻痺に比べて，身体作業能力（physical working capacity）も低い．

起立性低血圧（orthostatic hypotension）は，急激な血圧の低下と心拍数の増加を伴い，めまい，宙に浮いた感じ，あるいは意識消失を生じる．機能残存髄節が T6 以上の若年患者に多い．症候性の低血圧は，体位変換，移乗，食事，飲水などでも起こる．起き上がる前に，頭をゆっくり上げる，弾性帯を下肢や腹部に巻く，車いすではフット・レストを挙上するなどの処置をして対応する．各種の循環改善薬なども投与される．しばしば神経因性膀胱に処方される α-遮断薬の降圧作用は，起立性低血圧を助長させる．

（6）身体組成の変化と調整

受傷後，水利尿（water diuresis；水分の負荷で尿

排泄が多くなること），軟部組織の崩壊，骨吸収によって，患者の体重は減少する．水利尿は受傷後1か月以上にわたり，特に夜間に著明となる．膀胱は過膨張の危険性があり，間欠導尿の際には注意する．

軟部組織の崩壊や骨吸収は，ヒドロキシプロリン（アミノ酸の一種）尿をもたらす．

高カルシウム尿（hypercalcinuria）も数か月続く．骨脱灰は骨萎縮を助長し，また異所性骨化への関与が示唆されている．高カルシウム尿は，尿路結石を起こしやすくする．身体活動性の減少はこれらの現象を助長するため，早期の運動，座位，傾斜台起立などによって組織崩壊を最小にする．

骨吸収にもかかわらず，高カルシウム血症はあまり生じない．高カルシウム負荷は，上皮小体ホルモン，活性型ビタミンD［$1,25(OH)_2D$］を減少させ，Caの胃腸管からの吸収を制限させるとともに，腎からの排出を増加させるからである．

まれに，高カルシウム血症（hypercalcemia）が起こり，傾眠，頭痛，不穏，錯乱，痙攣，昏睡に至る．多尿，多渇症が著明である．嘔気・嘔吐などの胃腸症状も起こる．リン酸塩などを経口投与し，カルシウム，ビタミンDの摂取を制限する．フロセミドで利尿を促進させる．カルシトニン，エチドロ酸二ナトリウムなどが投与される．

睾丸萎縮によるホルモンの異常として，男性不妊，女性化乳房症がしばしば認められる．

（7）自律神経過反射

自律神経過反射（autonomic hyperreflexia, dysreflexia）はT6レベル以上の患者で生じることがある．突然の頭痛，血圧上昇が特徴である．頻脈あるいは徐脈，発汗，瞳孔散大，かすみ目，鼻閉，顔面紅潮，立毛などを伴う血圧上昇の結果，二次的に痙攣発作，心房細動，脳内出血を起こすことがある．受傷数か月後から現われ，3年以内に減退することが多い．

直腸，膀胱の過伸展が主な誘因となる．便嵌入，肛門刺激，膀胱結石，褥瘡，陥入爪などでも生じる．これらの有害刺激による交感神経系興奮に対し，脊損患者では中枢性の抑制機構が作動しないために過反射となる．

有害刺激の原因を取り除くこと．ニフェジピン（Ca拮抗薬）の舌下投与，噛み砕いての経口投与，それで消退しなければ，ニトログリセリンや亜硝酸アミルなどの血管拡張薬投与と脊髄麻酔を行う．繰り返して発作を起こす場合には，長時間作用薬である塩酸ヒドララジンなどが投与される．

（8）発熱

発熱の原因には，呼吸器や尿路系の感染症が多い．腹部内臓疾患，骨折なども局在所見に乏しく，発熱だけのことがある．深部静脈血栓，異所性骨化，褥瘡などにも注意する．

脊髄損傷後の変温性による高温環境下の高体温が生じることもある．

（9）異所性骨化

異所性骨化（heterotopic ossification）（**図9-51**）は神経学的欠損部に起こり，股関節に最も多く，次いで膝関節に生じやすい．受傷後1～4か月の間に生じるが，早いものは20日足らず，遅いもので数年という報告がある．

局所の酸素欠乏あるいは不明の原因によって，結合織細胞が軟骨芽細胞，骨芽細胞に異形成したものと想定されている．同部位への微小外傷が原因であるという説もあるが，臨床的には支持されていない．

初期の臨床症候は，局所の腫脹と熱感であり，発熱のあることもある．骨形成が始まるまでは，X線検査では発見されない．アルカリホスファターゼが高値を示すこともある．骨化は成熟骨にまで進展する．

エチドロ酸二ナトリウムは骨化の進展抑制効果があり，6か月～1年継続して投与される．予防的使用についての研究も進められている．骨化と関節との関係では，可動域の制限から完全強直に至るものまである．早期に診断し，他動的可動域訓練を行うこともある．高度な制限や強直には外科的に対処する．

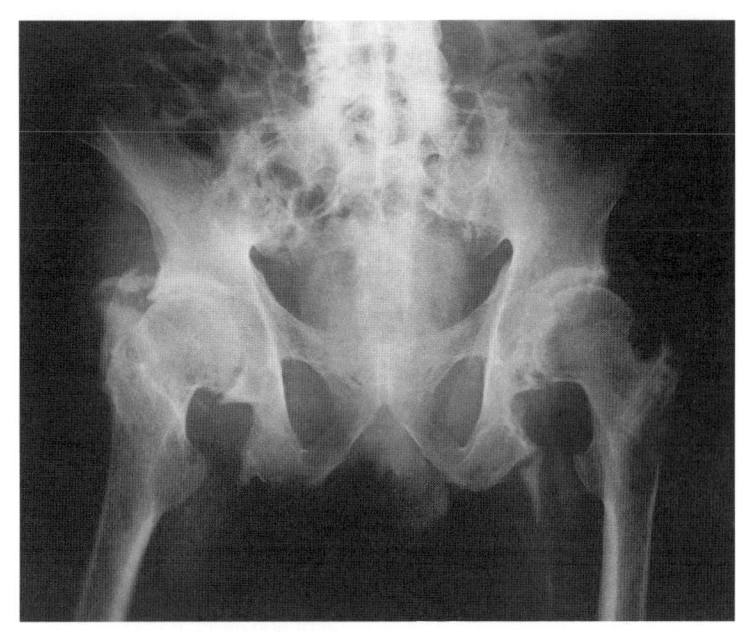

図9-51　両側股関節部の異所性骨化（頸髄損傷四肢麻痺）

（10）疼痛

脊損後の神経障害による疼痛は，2つに分けられる．損傷レベルの神経根痛と，それより下位に生じる幻肢痛あるいは脊髄痛と呼ばれている疼痛である．

神経根痛は鋭利な電撃痛で，電気ショックに似て，支配皮膚節に放散し，異常感覚を伴う．幻肢痛は鋭利，灼熱，冷却，締めつけ，通電のような痛みなどと表現され，しばしば会陰部や下肢にみられる．

心理的・教育的治療，経皮的電気神経刺激，抗てんかん薬，三環系抗うつ薬やフェノチアジン系などの抗精神病薬などが試みられる．リラクセーションの指導が効を奏することもある．

（11）脊髄空洞症

外傷後8か月～数年を経て，脊髄空洞症（syringomyelia；脊髄内の膠細胞組織に囲まれた細長い空洞）が生じることがある．初めの損傷髄節部の下方および上方に起こり，進行性である．

痛み，異常感覚，解離性の感覚消失に始まり，腱反射消失，最後に筋力低下，筋萎縮が現れる．原因は不明である．診断は臨床症候とMRIによって確定できる．

4－急性期の医学的管理

（1）ベッド上の肢位と理学療法

急性期の医学的管理で重要なことは，廃用症候群の予防および残存機能を積極的に活用し，早期から可能な身の回りの動作は自立させることである．

ベッド上の肢位は，局所の整復姿勢位を保持することと，全身の姿勢肢位を正しく保持することとの2つの面から注意する．一般的には各関節を機能的肢位（良肢位）に保つ．頸髄損傷では，その受傷高位により，麻痺筋と非麻痺筋の筋緊張の不均衡から以下の特異な変形拘縮を生じやすいので注意して，予防する（長尾　1979）．

・C4では肩甲骨挙上位拘縮
・C5では肩甲骨挙上位拘縮と肩関節外転位拘縮，肘屈曲位拘縮
・C6では肘屈曲位拘縮，前腕回外位拘縮，手関節背屈・手指屈曲位拘縮
・C7では手指伸展位拘縮

などである.

褥瘡の予防のためには，2時間ごとの体位変換を行う．各体位姿勢では整復位と，正しい肢位とに留意しなければならない．褥瘡のできやすい部位の除圧目的に，小枕が利用される．体位変換が困難な場合は電動エアマットや電動式の体位変換用ベッドなどが利用される．褥瘡予防の体位変換や除圧は終生にわたり行われなければならない．

理学療法は早期から行う．拘縮の予防，異常な筋緊張亢進の抑制と麻痺筋の回復を促進する．健常部分の筋群に対しては，廃用性筋力低下を防止するだけでなく，最大の筋力強化を図る．

残存機能を用いて，あるいは自助具を利用して可能な身辺処理の自立を促す．

（2）呼吸障害の医学的管理

呼吸障害は機能残存レベルにより異なる．C1, C2では人工呼吸器に頼る．患者によっては，1日のうち数時間は横隔膜神経の電気刺激によって換気を維持することもできる．C3では舌咽呼吸および機械による補助呼吸が必要である．C4では横隔膜呼吸が十分ではあるが，肺活量は正常の1/3～2/3である．T6までの上位胸髄損傷では，排痰には十分な喀出圧がないため，補助が必要となる．

肺活量を増大させ，残気量を減少させ，肺換気を促進し，分泌物排出を容易にさせるために肺理学療法（lung physical therapy）が行われる．

・肺を十分に膨張させる目的でマウスピースによる間欠的陽圧呼吸を行う．呼吸訓練用器具などを利用する．
・胸壁バイブレーション，胸壁叩打法，体位排痰法を行う．ネブライザーなどを併用する．
・用手排痰法：用手で横隔膜部を圧迫し，咳払い（去痰）をするのを援助する．
・補助吸気筋（側頭筋，咬筋，胸鎖乳突筋，斜角筋，僧帽筋など），補助呼気筋（広背筋，大胸筋など）の拘縮予防と筋力強化訓練を行う．

人工呼吸器の使用，気管ストーマの状態が続く場合は，コミュニケーションに留意する．人工喉頭，スピーチバルブなども使用される．

（3）排尿障害の医学的管理と膀胱訓練

受傷直後は脊髄ショックにより尿閉状態にあり，導尿が必要である．尿量は乏尿（無尿）期では少ないが，利尿期では急に増したりして不定であり，補液量の影響を受ける．この期間は膀胱の過膨張を予防するためにも留置カテーテル法（indwelling catheter）が用いられる．

留置カテーテルは無菌閉鎖留置法で行われ，感染の機会が減少したとしても，長期にわたる留置では，無菌の目的をはたすことが困難である．経口摂取が可能となり，飲水の摂取量計画が順守できるようになれば，できるだけ早期に間欠導尿法（intermittent catheterization）に変換する．

間欠導尿は1日尿量が1,500 mlになるように飲水摂取量を計画し，6時間ごとの導尿で1回尿量が500 ml以下になるように，飲水の時間と量，導尿時間を調整する．

膀胱管理の方法には，①随意的な排尿（カテーテルフリー），②長期の間欠導尿（①②とも失禁を伴うときは収尿器を併用），③留置カテーテル，④経皮的膀胱瘻造設などの尿路変更，がある．

長期の間欠導尿は随意的な排尿が適応とならない場合に行う．

留置カテーテルは手術後，あるいは仙骨部や陰股部の褥瘡がある場合，局所の保清のために一時的に使用されるが，その他の管理法が不可能の場合にもやむをえず適応となる．

脳障害を伴う脊損や，回復の望めない高位頸髄損傷，尿道損傷では経皮的膀胱瘻造設が行われる．

膀胱訓練は排尿の神経機構の異なる核上型と核下型神経因性膀胱とに分けられる（Bedbrook 1981；Opitz et al. 1988）．

① 核上型神経因性膀胱

球海綿体反射，肛門皮膚反射，排尿筋の反射性収縮（冷水テストで確認する）が出現すれば，膀胱訓練を積極的に進める．恥骨上部を軽く叩打し，排尿反射を誘発する．排尿反射を誘発する刺激は各人で異なり（例：下腹部の叩打，会陰部をこする，肛門周囲を押す，ペニスをふる），各人に最適のものを選ぶ．刺激が強すぎると括約筋の痙攣を

起こし，尿道内圧が上昇し，排尿が停止してしまうことがある．尿意があるもの，何らかのサイン（例：発汗，ずんずんする，鳥肌が立つ）があるものは，これに応じて排尿を試みる．

膀胱機能異常の多くは，排尿筋の収縮力が弱く，収縮持続が短いために，排尿が不完全に終わる．尿が出始めたら腹圧か手圧で補助することも必要である．

核上型神経因性膀胱は反射性膀胱あるいは自動性膀胱とも呼ばれ，排尿反射で排尿が確立することを反射排尿（reflex voiding）という．膀胱訓練に努めても，すべてが反射排尿となるわけではない．

膀胱機能異常の病態には，
- 排尿反射と同時に外尿道括約筋が痙攣する（排尿筋外括約筋協調不全：detrusor-external sphincter dyssynergia），
- 膀胱収縮が微弱で持続が短い，
- 膀胱頸部が開かない，

などがあり，次のような対策が実施される．

内括約筋の反射亢進にはアドレナリン遮断薬（α遮断薬）の投与，外括約筋の反射亢進には筋弛緩薬の投与や括約筋の外科的処置（外尿道括約筋切開，膀胱頸部切開または切除）が行われる．排尿筋の反射亢進にはコリン遮断薬（副交感神経抑制薬），膀胱平滑筋作用薬が投与される．逆に膀胱の収縮力が弱い場合にはコリン作働性薬（副交感神経刺激薬）が投与される．

② 核下型神経因性膀胱

排尿反射が消失しているため，腹圧と怒責により膀胱内圧を上げて排尿する．深く息を吸って止めたまま怒責し，同時に腹部に回した上肢を押しつける（バルサルバ操作），あるいは握り拳を骨盤上部から膀胱に向けて押しつける（クレデー法）などで補助する．内括約筋の反射亢進にはアドレナリン遮断薬が投与される．

①，②とも，排尿を日中は規則的に（3時間ごと），就寝前および必要に応じて夜間に1回行う．6時間ごとに（自排尿2回に1回）間欠導尿を併用する．残尿が50〜100 ml以下となれば導尿は必要なく，自排尿だけにする．

排尿の自立には，このような膀胱機能のほかに，全身状態の安定，排尿への強い動機づけ，便座への容易な移乗，排尿の間は座位を維持できる持久力，手の巧緻動作，下衣の着脱動作などの自立が必要条件となる．また不安定な高血圧，冠動脈疾患，重症糖尿病，自律神経過反射などの医学的問題がないことも条件となる．

膀胱尿管逆流，水腎症，腎盂腎炎，進行した腎不全では膀胱訓練は禁忌であるが，尿路感染，膀胱・腎結石は必ずしも禁忌とはならない．

脊髄損傷患者の膀胱は，同年代，同性の健康人よりも感染に対して弱いため，感染防止につとめ，定期的に検尿，腎機能などの検査をする．予防的に酸性尿を保つためにアスコルビン酸の投与，尿混濁時には飲水量を多くして排尿量を増加させる．頻発する感染には，化学療法を併用する．

（4）排便障害の医学的管理

受傷直後の麻痺性腸閉塞には，経鼻胃チューブにより内容物を吸引し，用手による便摘出を行う．経口摂取を禁じ，補液によって水・電解質バランスを保ち，腸管麻痺の回復を待つ．

排便訓練では，核上型，核下型，いずれの場合も新しい排便の習慣をつくるという心構えが大切である．前日の夕刻に緩下剤を服用し，翌朝には胃腸反射を刺激する目的で温かい飲み物をとる．

核上型では緩下座薬（suppository，座剤）を直腸に挿入し，内・外括約筋の弛緩を誘発し，トイレにて腹部をマッサージして腸管筋層神経叢を刺激し，排便する．

核下型では腸管筋層神経叢を刺激して排便することもできるが，クレデー法で腹圧を補助し，時には摘便が必要である．

5 - リハビリテーション期

入院リハビリテーションでは，積極的な訓練プログラムを実施する．このためには機能的状態を評価（アセスメント）し，チーム・カンファレンスにて短期のゴールを定め，集中的な治療を行う．さらに再評価，ゴール修正，治療を繰り返し，残

存能力が最大に発揮できるような環境調整を含め，最終的な退院ゴールへと導いていく．

（1）ベッド上での起居

全身状態や骨損部位が安定すれば，ベッド上での起座を開始する．外固定装具が必要な場合は，前もって装具の製作，適合，装着訓練を行っておく．

長期臥床と麻痺による筋緊張低下や血管運動障害による起立性低血圧を生じるため，自覚症状（めまい，動悸，冷汗など），脈拍，血圧を観察し，徐々に起き上がりの角度と時間を調整して，長下肢座位へと移行する．下肢に弾性包帯，腹帯を締めることで起立性低血圧を改善することができる．薬剤を併用することもある．

（2）マット上の訓練

ベッド上で30分以上座位姿勢が保てれば，車いすに移し，訓練室でマット上訓練を開始する．基本的訓練内容は寝返り，両肘立ち位，起き上がり，座位バランス，プッシュアップ，可能なら四つばい，膝立ち，片膝立ち，立ち上がりなどである．移動は寝返り，匍匐前進，プッシュアップ移動，四つばい移動などの多様な移動手段を修得することが大切である．

（3）車いす操作

脊髄損傷者にとって車いすは最も重要な移動手段である．日常生活での安全な利用のため，車いす操作を基本から訓練しなければならない．頸髄損傷者では，その機能残存レベルにより制限があり，工夫が必要である．C4は顎制御の電動車いすが適用となる．C5はハンドリムと手関節手掌側に滑り止めの工夫をすれば，両上肢の内転と肩・肘の屈曲により標準車いすで平地走行は可能となる．C7は肘伸展の機能が加わり，2〜4°の登坂やキャスター挙上が可能となる．C8〜T1では上肢機能ほぼ正常で，車いすでの日常生活活動は自立する．胸髄以下では車いすは容易に自立となるが，広範な応用動作の獲得には下部胸髄の機能残存が必要である．

車いすの基本動作には，①座位バランス，②ハンドリムの駆動，③車いす各部の操作（ブレーキ操作，アームレスト・フットレストの脱着など），④褥瘡予防の除圧操作，⑤移乗（ベッド⇄車いすの水平移動，床⇄車いすの上下移動）などがある．応用動作は①障害物乗り越え，②キャスター挙上，③床上のものを拾う，などである．

（4）歩行訓練

完全麻痺の脊損患者の歩行は，訓練にとどまるか自立できるかは，機能残存レベルに左右される（表9-41）．歩行訓練は，①傾斜台での立位訓練，②障害レベルに適した補装具訓練，③平行棒内訓練（立位バランス，歩行），④松葉杖・杖歩行，⑤応用歩行（段差や階段の昇降，安全な転倒訓練など），の順序で行う．

T10までは両長下肢装具（骨盤帯を備えることもある）と両前腕杖が必要であり，実用的な歩行には至らずに，訓練だけで終わる．T11〜L2では長下肢装具（骨盤帯は不要），あるいは短下肢装具でも，両松葉杖歩行が可能となる．L3以下では短下肢装具と杖で実用的な歩行が可能である．

対麻痺患者の補装具での歩行は，正常歩行の2〜4倍（両長下肢装具では6倍）のエネルギー消費となる．これに対して，車いす走行は正常歩行と同じスピードでは数％のエネルギー増にすぎない（佐直・他 1980）．歩行の実用性は，運動生理学の面からも考慮しなければならない．

両側杖使用では物を持ち運ぶことは不可能で，目的に応じて車いすを併用することが必要である．

（5）水治療法

ハバードタンクでは，臥位のまま水中運動療法が行える．プールでは，水中歩行訓練に水泳やゲームなどを取り入れれば，心理的支持に効果がある．腹臥位での水中運動は静脈還流を促し，肺換気を改善する．

表 9-41 脊髄損傷患者（完全麻痺）の機能的帰結

高位レベル	排痰	食事	整髪	更衣	入浴	排泄	ベッド上移動	除圧	車いす移乗	車いす走行	歩行	自助具装具など	運搬自動車	コミュニケーション
C3〜C4	全介助	特殊な自助具とBFO併用で可能性あり長いストローで飲水可	全依存	全依存	全依存	全依存	全依存	ベッド・車いすでは依存（電動コニングでは自立）	全依存	特殊制御盤（呼気、顎制御）の電動車いす（電動リクライニング）での自立			リフト付バン（介助）自動車運転は不可	読書、タイプ、電話など特殊な装置が必要
C5	介助	特殊な自助具（装置）が設置されれば自立ストローで飲水可	特殊な自助具（装置）が設置されれば自立	上衣：介助下衣：全依存	全依存	全依存	介助および装置利用	大部分介助、前腕をグリップに引っ掛けて可能性あり	ひとりによる介助（トランスファーボード利用はあってもなくてもいい）	電動車いすは屋内・外では自立ハンドリム、ノブなどのスベリ止めの工夫で屋内短距離自走可		外部動力装具、手関節背屈装具、BFO		
C6		自助具で自立コップで飲水可	自助具で自立	上衣：自立下衣：介助	特殊装置で上肢・下肢部分浴が自立	介助	装置利用では自立	手首・前腕を車いすの各部に引っ掛けて体を傾けて可	トランスファーボード利用で自立可能性	屋内車いす：プラスチックハンドリム、ノブなどの工夫で自立屋外：車いすは電動車いす介助	非適応	機能的把持プリント、ユニバーサルカフ付各種の自助具	特殊な装置をつけたバンは自立たバンの運転車の運転の自立	電話、書字、タイプは自助具などでページめくり自立
C7				下衣：自助具と特殊な工夫での自立可能性					自立（自動車への移乗も含めて）（床からの上下移動は介助）	屋外・内自立（縁石、階段を除く）				
C8〜T1	臥位：一部介助座位：自立	自立	自立	自立	自立	自立	自立	自立（プッシュアップにて可）	（水平・上下移動のすべて）	屋内・外自立エスカレーター、階段も可	介助で訓練のみ（補装具では機能的ではない）		手動制御あるいは特殊な装置をつけたバン自動車の積込み自立	自立
T2〜T10	T2〜T6同上T6〜T10自立										訓練のみでは機能的ではない（介助を必要とする場合もある）			
T11〜L2	非該当									自立	補装具にて自立の可能性・手すり（装具を使い階段昇降可）（床を使う者もいる）	KAFOと前腕杖（両側）あるいは歩行器の併用		
L3〜S3											地域社会での歩行は補装具にて自立	KAFO（あるいはAFO）と前腕杖（両側）の併用		
												AFOと前腕杖（両側）あるいは杖（両側）		

(Staas et al. 1993, 一部改変)

（6）日常生活活動（ADL）

完全麻痺の脊損では，機能残存レベルによりADLの自立が決まる．表5-20のレベルは到達可能な最大機能であり，幾つかの要因により修飾される（**表9-42**）．

T1では手指の巧緻動作を含むすべての上肢動作が可能であり，自家用車の運転も容易にできる．車いすでの生活は，完全に自立となる．したがって，ADLで問題となるのは頸髄損傷患者の場合である．

C4ではADLは，ほぼ全介助である．C5支配筋である三角筋と上腕二頭筋が筋力2以上であれば，手関節背屈装具（cock up wrist hand orthosis）に自助具，BFOを利用することによって，机上動作の一部が可能となることもある．電動車いすや環境制御装置（ベッドを起こす，テレビ・電灯をつける，カーテンを開くなど）の利用で自立生活の拡大が図られる．リフターの利用は介護を軽減する．

C5ではベッド上での諸動作，移乗には介助が必要である．段差のない屋内での車いす走行は可能であり，肘をグリップにかけて上体を反対側に傾け，除圧することもできるため，日中の車いす生活が可能となる．手関節背屈装具と自助具の活用で食事，整容，書字などは自立する．肩，肘の運動が十分でない場合はBFOを利用する．

C6ではベッド柵，起き上がりのためのループ，トランスファー・ボードの利用（必ずしも必要でない）でベッド上での起居，移乗が可能である．手関節背屈と腱固定作用（tenodesis action）を利用して，コップなどの軽いものを握ることができる．細いものは指の間にはさんで持てる．両手ではさんで物を持ち運ぶなど，かなりの手の機能が可能となる．腱固定作用を強化するために機能的把持スプリントが利用されるが，活動の目的に応じた自助具の方が効率的である．食事，整容，書字などは，ユニバーサルカフ付自助具の活用で自立する．手関節背屈装具は不要となる．

C7ではベッド上諸動作，移乗がプッシュアップで可能となる．日常の身の回りの動作は自立する．

表9-42　最大機能レベルを修飾する要因

身体的要因	年齢，身体組成と体重，広範な内固定，装具，可動域制限，攣縮（スパスム），髄節神経支配の個体差，残存部位の筋力，合併症
心理社会的及び職業的要因	動機づけ/態度とゴール，家族/有意義な支援システム，受傷前のライフスタイル・教育レベル・職業，財政上の援助-保険，補償，ハイテク装置，家屋改造

（Staas et al. 1993，一部改変）

指屈曲ができないので，キー操作には指スプリントが工夫される．

C8では指の屈曲が可能となり，握る，引っ掛ける，横つまみが可能となる．指先つまみは手内在筋が働くようになるT1で可能である．T1ではADLはもちろんのこと，座位での手仕事はすべて可能である．

（7）フィットネスの維持向上

近年，脊髄損傷者の生命予後が改善されてきたものの，機能障害のある者の二次的障害，特に廃用症候群，生活習慣病や合併症の有病率が有意に高いことが指摘され，二次的障害に対する予防の重要性が認識されるようになってきた．

脊髄損傷者では，訓練プログラムの違いがあっても，最大心拍数の60～85％の運動負荷を目標にして，1回20～30分，週2～3回，数週間のトレーニングで，最大酸素摂取量，身体作業能力とも効果が得られることが明らかにされている．廃用症候群や生活習慣病の予防のためには，施設における訓練プログラムに限定されることなく，普段の生活のなかで余暇活動やスポーツなどの身体活動を継続することである（佐直　2005）．

6-家庭・社会復帰とヘルスケア

脊髄損傷患者では頸髄レベルでも自助具や電動車いすの利用でADLの自立と生活行動の拡大が得られる．家庭，社会復帰には，各人の機能障害や能力低下に応じて，家族の介護指導も含めた綿密な退院計画と環境側の調整が大切である（**図9-52**）．

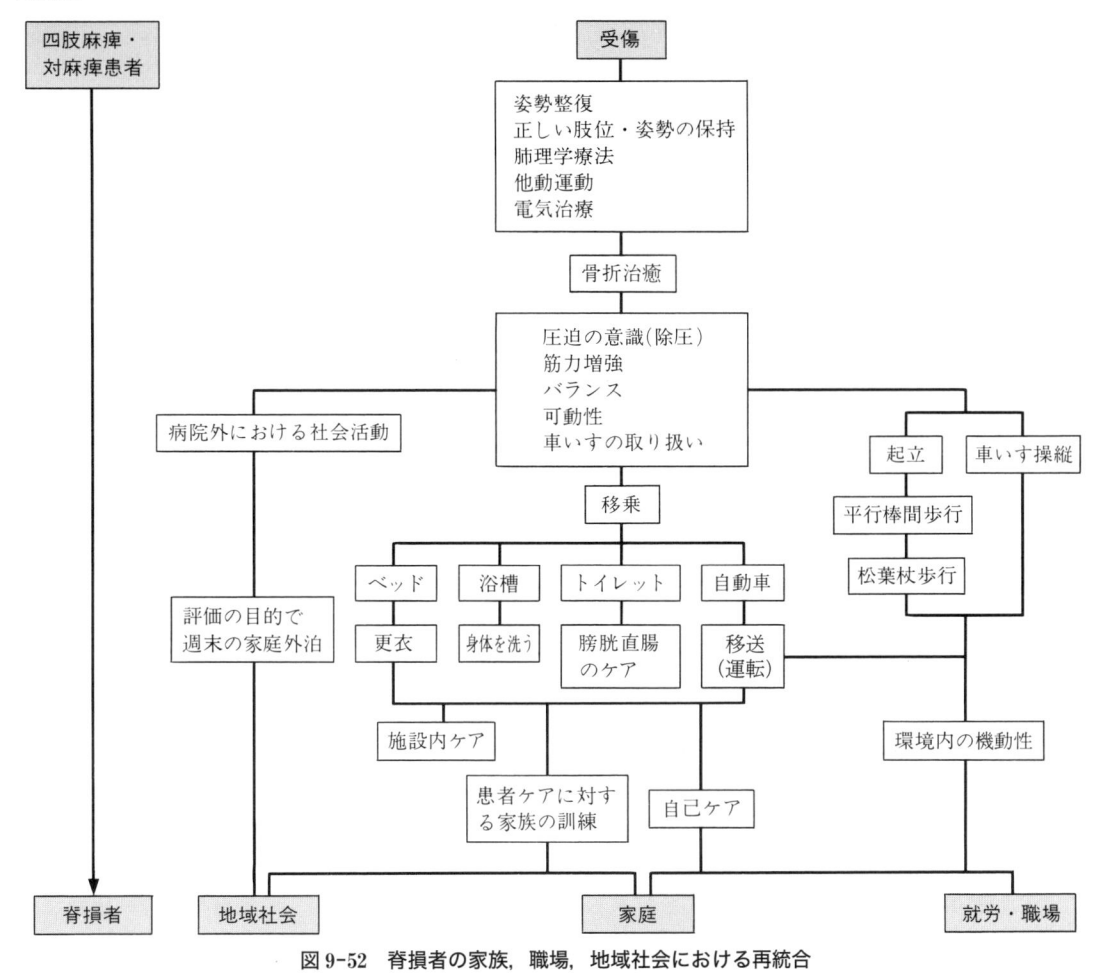

図9-52 脊損者の家族，職場，地域社会における再統合

(Bromley 1976，一部改変)

　リハビリテーションの過程を通して，全面的な依存と介助が許容される病者の役割から，自己の最大能力を発揮して，自立した日常生活あるいは社会生活を営むことができるようになる．この過程では家族および関係する人びとによる心理的な援助が大切である．身体的には依存していても，専門的知識と技能を活かして自立生活を行っている脊髄損傷者もいることを伝える．

　退院後の生活状況および就労に影響する要因として，高齢化，健康状態などの個体要因，家庭・社会の環境要因が関係する．退院後の疾病管理として，排尿と排便の管理，尿路・呼吸器感染，褥瘡や熱傷などの予防と治療が行われる．死亡率を高める要因には，動脈硬化，糖尿病，肝臓病，腎臓病，心臓病などの生活習慣病(成人病)がある(佐直・他　1993a, b)．栄養指導とレクリエーション，余暇，スポーツなどの活動への積極的な参加も勧める．継続的な疾病管理と健康，生活の指導が大切である．

3. 循環機能障害

1 心疾患

わが国における心疾患による死亡者数は依然として増加傾向にある[*38]．とくに虚血性心疾患 (ischemic heart disease：IHD) は，患者の予後および生活機能に重大な影響を与える疾患であり，生活様式の欧米化および人口の高齢化に伴って，増加の傾向にある．一方では，年齢調整死亡率の減少，致命率の低下も報告されている（田中・他 2000）．しかしながら，虚血性心疾患の診断と治療の著しい進歩につれて，心臓機能障害を有する高齢者の増加が予測されている．患者の健康状態の回復，生活の質（quality of life：QOL）の向上にとって，心臓リハビリテーション（cardiac rehabilitation：CR）は不可欠となっている．

心臓リハビリテーション[*39]とは，それによって心疾患の患者が，生理的，心理的，職業的および社会的に最適状態を回復して，維持する過程と定義される（Houd 1978）．この過程には，基礎疾患の進行および二次的機能障害の発生を予防することも含まれている．リハビリテーション過程は，冠疾患の経過のいずれの段階にも含まれるが，明らかな始まりは心筋梗塞の発症を時点としている．ケアの範囲，形態，強度，期間などは，患者によって相違している．心臓リハビリテーションは，心疾患患者に対する教育や心理的援助などを含めた包括的医療を意味し，その中核に運動療法が位置づけられている（山田・他 1999）．

運動療法プログラムは，心機能の病態に依存し

[*38] 平成30（2018）年の死亡者数を死因順位でみると，第1位は悪性新生物（373,547人），第2位が心疾患（208,210人），第3位は老衰（109,606人），第4位は脳血管疾患（108,165人）である．これらの死因の年次推移では，悪性新生物が昭和56（1981）年以降に死因順位の第1位になってからも上昇を続けている．心疾患は昭和60（1985）年に脳血管疾患に代わって第2位となり，その後も死亡者数は上昇傾向を示している．なお，脳血管疾患による死亡者数は低下を続けている（厚生労働省大臣官房統計情報部 2018）．

[*39] 心臓リハビリテーション（CR）について，Lehman et al.（2002）は視点が異なる複数の定義を掲げている．
　American Association of Cardiovascular and Pulmonary Rehabilitation は，CRを「患者の生理的，身体的，心理社会的および職業的機能を最適レベルへと改善し，維持するためのリハビリテーション・サービスの適用である」と定義している．
　U. S. Department of Health and Human Services は，CRサービスを，医学的評価，運動処方，心疾患危険因子の是正，教育および心疾患の生理的・心理的な悪影響を限定するためのカウンセリングを含む包括的で長期間にわたるプログラムと定義する．
　筆者は，CRを同じように定義するが，個人をリハビリテーション目標の中心および成功への鍵として強調する．CRは，教育，心疾患リスク予防，心血管系と社会心理面の適応および生活様式の変更，生活機能の改善，地域社会生活への再統合によって患者の個人的能力を高めることを探求する，患者参加型の学際的過程である．

て多様となるが，対象疾患の違いに左右されることはない．ただし，その目的を含めて，実施にあたっての評価（アセスメント，assessment）および留意点は異なってくる．

1 - 主な心疾患

（1）急性心筋梗塞

急性心筋梗塞（acute myocardial infarction：AMI）は，心臓の栄養血管である冠動脈の閉塞あるいは高度狭窄によって，心筋が壊死に至るものである．冠動脈の壁に形成されたプラーク[*40]が崩壊し，それに引き続いて起こる血栓形成によるものであり，基礎的病変として冠動脈硬化症がある．

多くの場合，突然出現し，30分以上続く激しい胸痛を訴える．また，冷汗を伴い，死の恐怖を感じることも多い．疼痛は前胸部や胸骨下に出現することが多いが，胸部ではなく，下顎や肩に現れる場合もある．高齢者や糖尿病患者などでは無症状のこともある（無痛性心筋梗塞）．重症の患者あるいは合併症のある患者では，呼吸困難，チアノーゼ[*41]，ショック，精神症状などのいろいろな症状を示すことがある．

・診断：急性心筋梗塞の診断は，急性の心筋虚血による症状を確認し，心電図検査や血清マーカー（marker，標識）の測定などによって行う．

心電図では，心筋が機能障害に陥った部位に一致した誘導で，ST部分の偏位，T波およびQRS波の変化が認められる．波形は時間経過とともに変化し，発症直後の超急性期にはT波が高くなる．次いで数分から数時間以内にST部分が上昇する．また，通常は24時間以内にR波は低くなり，異常Q波が完成する．その後，ST部分は，数時間から数週間以内に下降して，基線に戻る．ST部分が基線に戻ると，徐々にT波が基線より低くなる（陰性化）．さらに，ST部分の上昇，T波の変化，異常Q波の出現などをどの誘導に認めるかによって，梗塞の部位を推定することが可能である．

血清標識（血清マーカー，serum marker）には，細胞質の可溶性分画に存在するクレアチンキナーゼ（creatine kinase：CK），クレアチンキナーゼMB（CKMB），ミオグロビン（myoglobin），心臓型脂肪酸結合蛋白（heart-type fatty acid-binding protein：H-FABP）や筋原線維を構成するトロポニンT（troponin T），トロポニンI（troponin I）など多くのものがある（清野・他　2004）．

以前はクレアチンキナーゼMBがよく用いられていたが，最近になり，検出の感度や心筋への特異度がより高いトロポニンTやトロポニンIの上昇があった場合に心筋梗塞と診断するようになった．なお，トロポニンの上昇は発症後3時間程度経過してから認められるようになるため，症状の出現当初に上昇が認められなくても，数時間後に再び測定することが必要である．

カテーテルを用いた冠動脈造影（coronary angiography：CAG）法によって，狭窄部位，病変の形態，狭窄程度，冠動脈の枝分かれの状況などを調べることができる．その結果は，治療方針の決定に役立つ．

超音波を用いて心臓の形態と動態を描出する心エコー図（ultrasonic cardiogram：UCG）は，心筋の壊死による心臓壁の運動異常の検出および心機能の判定に利用されている．

また，心筋シンチグラフィー[*42]は，心筋への血流量減少の程度や心筋がどの程度生存しているか

[*40] プラーク（plaque）は，脂肪沈着などによって動脈壁の内腔側に生じた粥状斑である．
[*41] チアノーゼ（cyanosis）とは，血液の酸素化が不十分なために，皮膚や粘膜が濃い青紫色になることをいう．
[*42] シンチグラフィー（scintigraphy）は，特定の臓器親和性を示すラジオアイソトープ（RI）やRI標識化合物を患者に投与して，目的臓器をシンチスキャナー，シンチカメラで体外から検出して，臓器内のRI分布状態から形態的あるいは機能的な異常を知る検査である．心筋シンチグラフィー（myocardial scintigraphy）では，心筋の活動によって筋細胞内に取り込まれる性質を利用して心筋血流分布図を得る方法（201 Tl），および正常な心筋に分布しないで病変部位を陽性像として表す方法（99mTc）がある．狭心症や心筋梗塞の診断，重症度の評価，さらに治療効果の判定などに有用である．

(viability) を判断するのに役立っている．
・治療：急性期治療の原則は，発症後早期に再環流療法を行い，心筋が梗塞に陥るサイズの縮小を図ることである．再環流療法には血栓溶解療法[*43]，経皮的冠動脈インターベンション[*44]，冠動脈バイパス術[*45]などがあり，発症後できるだけ早期に処置を開始することが重要である．

（2）狭心症

狭心症（angina pectoris）は，安定狭心症（stable angina pectoris）と不安定狭心症（unstable angina pectoris）とに2大別される．前者は，運動やストレスなどによる一過性で可逆的な心筋虚血が要因となる．後者は，冠動脈に生じたプラークの破裂・崩壊と血栓形成に伴い，急速に冠血流量が減少した状態であり，その機序は急性心筋梗塞や虚血性心臓突然死と同じと考えられており，これら3つの病態は総称して急性冠症候群（acute coronary syndrome）と呼ばれている．

・診断：胸痛が主要症状であり，不安定狭心症では20分以上続くことが多い．胸痛の誘因，部位，持続時間などについての問診が重要である．狭心症の診断には，発作時心電図の虚血性変化の確認が基本である．病歴から狭心症が疑われる場合には，ホルター心電図[*46]，運動負荷心電図，心筋シンチグラム，冠動脈造影などを段階的に行う．

・治療：安定狭心症の治療には，高血圧，糖尿病，高脂血症などの冠危険因子を是正する一般的療法が必須である．そのためには，食事，運動，喫煙などの生活様式（life style）についての指導が重要である．胸痛発作時には硝酸薬の舌下投与が用いられ，通常は服薬後1分前後で寛解する．また，アスピリン，長時間作用型硝酸薬，β遮断薬[*47]などによって，長期的な予後改善の効果が期待される．

不安定狭心症では，入院の上で積極的な治療を行うことが必要である．第1選択の治療薬として，アスピリン，ヘパリン，硝酸薬，β遮断薬を用いて症状の安定化を図る．内科治療で症状が安定しない場合には冠動脈造影を行い，冠動脈に高度の狭窄があれば，PTCAや冠動脈ステント留置術などによる血行再建の適応となる．

（3）心不全

心不全（heat failure）は，心臓のポンプ機能が低下して，全身諸臓器に必要とされる十分な血液量

[*43] 血栓溶解療法（thrombolytic therapy）は，急性心筋梗塞の発症早期に血栓溶解薬によって冠動脈内の血栓を溶解して冠血流を再開させることで，梗塞巣の拡大を防ぎ，心機能の保持と予後の改善を図る治療法である．方法には，組織プラスミノーゲン活性化因子（tissue plasminogen activator：TPA）を末梢静脈より投与する方法と，冠動脈に直接カテーテルを挿入して行う経皮的冠動脈血栓溶解療法（percutaneous transluminal coronary recanalization：PTCR）とがあり，発症後12時間以内に実施できれば，死亡率を低下させる作用が認められている．

[*44] 経皮的冠動脈インターベンション（percutaneous coronary intervention：PCI）は，経皮的冠動脈形成術（percutaneou transluminal coronary angioplasty：PTCA），冠動脈ステント留置術（coronary artery stenting），方向性冠動脈粥腫切除術（directional coronary atherectomy：DCA）などを総称した用語である．いずれも冠動脈を再開通あるいは拡張させる治療法であり，血栓溶解療法に比較して再灌流成功率が高く，予後の改善，入院期間の短縮などの点でも勝っている．

[*45] 冠動脈バイパス術（coronary arterial bypass grafting：CABG）は，狭くなったり，閉塞している冠動脈の先に血管（グラフトと呼ばれる）をつなげ，血液がその道（バイパス）を通り，これによって血流の少ない心筋に多くの血液が流れるようにする手術．使用する血管としては肋骨の内側にある内胸動脈，胃の脇を通る胃大網動脈，左手の肘から手首にかけてある橈骨動脈などがある．

[*46] ホルター心電図（Holter electrocardiogram）は，超小型の磁気テープレコーダーが内蔵されている携帯型長時間心電図記録計に記録された心電図である．患者はこれを装着して，日常生活中の心電図を長時間にわたって記録する．活動内容に記録も行う．一過性に出現する虚血発作や不整脈に診断に利用されている．

[*47] β遮断薬（β-blocker）は，カテコールアミンが結合するβ受容体に選択的に結合して，カテコールアミンの作用を阻害する薬剤（交感神経ベータ受容体遮断作用）である．

表 9-43　心疾患患者の機能的能力および他覚的評価（アセスメント）の分類

機能的能力　　　　　　　　　　　　　　　　　　　　　　　　　〔　〕＝運動耐容能

クラスI	心疾患があるが身体活動の制限に至らない患者．通常の身体活動ではさほどの疲労，動悸，呼吸困難，または狭心痛を引き起こさない．〔7 METs 以上可能〕
クラスII	身体活動の軽度の制限を伴う心疾患の患者．安静時には苦痛がない．通常の身体活動が，疲労，動悸，呼吸困難，または狭心痛を引き起こす．〔5～7 METs〕
クラスIII	身体活動の著しい制限をきたす心疾患の患者．安静時には苦痛がない．通常以下の身体活動が，疲労，動悸，呼吸困難，または狭心痛を引き起こす．〔2～5 METs〕
クラスIV	苦痛なしにはいかなる身体活動も行うことのできない心疾患の患者．安静時にも心不全あるいは狭心症症状を示す可能性がある．少しでも身体活動を行うと苦痛が増加する．〔2 METs 未満〕

他覚的評価
　　A．心血管疾患の他覚的所見なし．
　　B．軽微な心血管疾患の他覚的所見．
　　C．中等度の心血管疾患の他覚的所見．
　　D．重症の心血管疾患の他覚的所見．

（千田　2006）

を供給できない状態であり，急性心不全と慢性心不全とに分類される．急性心不全は，非代償性，進行性の心不全であり，限られた時期に改善されなければ，著しい心不全症状の出現，ショックに至るなど，血行動態の急激な破綻によるものであって，慢性心不全の急性増悪，急性心筋梗塞，肺梗塞，不整脈などにおいて生じる．呼吸困難，胸痛，失神，冷汗など，いろいろな症状を示す．

慢性心不全は心臓の収縮不全や拡張不全に区別される．前者は主に虚血性心疾患や心筋症などによって生じ，左室拡大や左室駆出率[*48]の低下がある．後者は高血圧などにおいて左室が硬くなり，十分に拡大することができないことによるもので，左室駆出率の低下はない．

労作時などの呼吸困難や動悸を主要症状とする．本症の予後を反映する自覚症状に基づく New York Heart Association（NYHA）の心疾患の機能分類が広く用いられている．表 9-43 に NYHA に準じた心疾患患者の機能分類を掲げる．

・**診断**：慢性心不全の診断には，病歴や呼吸困難，起座呼吸，動悸，疲労感などの自覚症状を参考にして，浮腫や頸動脈怒張，肝肥大などのうっ血による所見を確認し，胸部 X 線所見，心エコー検査による左室拡大や左室駆出率低下の有無などを総合して診断する．また，外来でも簡単に測定できる血中の脳性ナトリウム利尿ペプチド（BNP）は心不全によって上昇し，その程度と相関することから，治療経過の判断にも有用である．

さらに，心筋シンチグラムや心臓カテーテル[*49]によって，心筋の活動や心室容積変化の異常を分析することができる．

・**治療**：慢性心不全をもたらしている原疾患の治療と誘因の除去を行い，重症度に応じて治療法を組み立てる．アンジオテンシン変換酵素（ACE）阻害薬[*50]，β遮断薬，利尿薬，強心薬などを投与する．薬物療法だけでは心機能の回復が望めない

[*48] 左室駆出率は，拡張終期に存在する左心室内の血液のうち，次に生じる左心室の収縮によって駆出される血液の割合（1 回拍出量／拡張終期容量）である．
[*49] 心臓カテーテル（cardiac catheter）検査：末梢血管から心臓や大動脈に挿入したカテーテルを用いて，心内圧，心拍出量，酸素含有量，血管抵抗，心内短絡，弁口面積，心血管造影などを行う検査法である．大腿静脈，肘正中静脈から順行性に右心房，右心室，肺動脈にカテーテルを勧める右心カテーテル法と，大腿動脈から逆行性に左心室，左心房に進める左心カテーテル法などがある．
[*50] ACE 阻害薬は，アンジオテンシン I からアンジオテンシン II への変換酵素を阻害して，アンジオテンシン II の産生や生体内での作用を抑制する薬剤である．

場合には，補助循環装置や心臓移植治療も考慮する．

（4）不整脈

心臓の興奮は，右心房にある洞結節で生じた電気的興奮が心房内を伝搬して房室結節へ入り，ヒス束（His bundle；房室結節から出て心室中隔を走る刺激伝導系）から右脚・左脚へと伝導し，心室に到達する．この一連の電気的流れに異常が生じた場合に異常調律（不整脈，arrhythmia）が生じる．正常の心拍数は50～100/分であるが，この範囲を逸脱したものも不整脈に含まれる．また，房室結節がつくる規則的な拍動とは別に，その他の部位から刺激が始まり，心臓が早く収縮するものを期外収縮（premature beat，早期収縮）という．

不整脈は，その心拍数によって徐脈性と頻脈性に大別される．徐脈性不整脈（bradyarrhythmia）は，刺激の発生源である洞結節の異常（洞不全症候群，sick sinus syndrome）や心房から心室への伝導の橋渡しを担う房室結節/ヒス束の異常によって生じる（房室ブロック，atrioventricular block：A-V block）．頻脈性不整脈（tachyarrhythmia）は，洞結節から房室結節の間の異常による上室性不整脈と，心室に存在する異常によって生じる心室性不整脈とに分類される．後者に属する心室頻拍や心室細動は悪性であり，多発する心室性期外収縮も危険性が高く，突然死の80％は心室頻脈性不整脈によるとされている．

・診断：自覚症状には，胸部違和感や動悸，胸痛などがある．重症の場合には，失神や突然死の危険もある．心電図検査によって診断を下すのが基本である．心電図モニターやホルター心電図検査では異常を検出する確率が高く，不整脈の持続時間の把握もできる．さらに，患者によっては運動負荷によって不整脈を誘発することも必要となる．

・治療：原疾患の治療を行う．治療の必要のない不整脈もあることから，積極的治療をすべき患者を判別して，薬物療法，電気的除細動，ペースメーカーの植え込みなどの治療法を選択して行う．電気的除細動（cardioversion）は，心房細動や心室頻脈性不整脈に対し，カウンターショック（countershock；通電によってすべての心筋細胞を同時に脱分極させて不整脈を除去する治療法）を用いて不整脈を停止させた上で，洞性リズムに回復させる方法である．体内に除細動器をあらかじめ植え込んでおき，即座に対応できる植え込み型自動除細動器も使用されている．また，薬剤治療に抵抗する危険な不整脈に対して，電極カテーテルを頻拍起源部位などに挿入して，不整脈回路を電気的に焼却するカテーテル・アブレーション（catheter ablation；高周波による熱エネルギーをカテーテルの先端から不整脈の発生源やリエントリー回路に加えて根治する方法）が行われる．

（5）弁膜症

弁膜症（valvular heart disease）には，弁口面積が減少して駆出が妨げられる狭窄症と，弁の閉鎖が不十分で逆流が生じる閉鎖不全症とがある．大動脈弁狭窄症（aortic stenosis；大動脈弁口の狭窄によって，収縮期に左心室から大動脈への駆出が妨げられた状態）と大動脈弁閉鎖不全症（aortic regurgitation；拡張期に大動脈弁が完全に閉鎖しないため，大動脈から左心室へ血液が逆流する状態），僧帽弁狭窄症（mitral stenosis）と僧帽弁閉鎖不全症（mitral insufficiency）が主な弁膜症である．原因には，先天性，リウマチ性，加齢変性，虚血性心疾患によるものなどがある．自覚症状がない患者もいるが，心不全による呼吸困難などを訴えることも多い．

・診断：身体所見としては，それぞれの弁口部を中心とした心雑音が聴取される．それを心音図として記録することができる．胸部X線写真による心陰影の変形も診断の参考となる．

心エコー検査では，各弁口面積，弁膜の変形や石灰化の様子，異常な動き，さらには逆流や腱索の断裂*51(次頁)などを確認することができる．心臓カテーテル検査によって逆流の程度や狭窄の程度を調べることができる．

・治療：心不全があれば，利尿薬や血管拡張薬が投与される．弁膜の異常に対する外科的治療法と

して，人口弁置換術，弁形成術，直視下交連切開術あるいは経皮経静脈僧帽弁交連切開術*52などが行われる．また，心内血栓がある場合には，抗凝固療法や血栓除去を行う．

(6) 心筋症

心筋症（cardiomyopathy）には，肥大型心筋症（hypertrophic cardiomyopathy），拡張型心筋症（dilated cardiomyopathy），拘束型心筋症（restrictive cardiomyopathy），二次性心筋疾患（secondary cardiomyopathy）などがある．

肥大型心筋症の大部分は，心筋の収縮関連蛋白遺伝子の異常が原因である．常染色体優性遺伝を示すことが明らかになり，家族歴の聴取が重要である．著明な心室肥大を特徴とするが，徐々に拡張型心筋症様の収縮不全を生じるものがある．

拡張型心筋症は，心筋収縮不全と内腔拡張とを特色とする．その原因は不明であり，二次性心筋疾患との鑑別が重要である．拘束型心筋症では，左室の拘束性拡張低下を認めるが，心室収縮能は正常であることが特徴となっている．原因は不明である．

二次性心筋疾患は，虚血性心疾患，弁膜症，高血圧，心筋炎，アミロイドーシス，筋ジストロフィーなどに生じる心筋症である．

・診断：自覚症状は，動悸，呼吸困難，胸痛などであり，重症例では失神を生じることもある．家族歴や既往歴などから原因となる疾患を推定し，遺伝子異常や二次性心筋症の原因疾患を明らかにする．現在のところ，遺伝子異常の分析は限られた施設だけで可能である．心電図，胸部X線写真，心エコー検査などによって，心室肥大の有無や分布，心室収縮能，左室内腔拡張能などを検索することが重要である．

・治療：拡張型心筋症の治療の主体は，心不全および不整脈の治療である．薬物療法に反応しない心不全には，血液透析による除水療法，補助人工心臓，心移植などが考慮される．

肥大型心筋症では，自覚症状のある患者，無症状でも突然死の危険率（risk）が高い患者，若年発症の患者などが治療の対象となる．突然死の危険率が高い患者では植え込み型除細動器の適応となる．進行性の心不全には薬物療法を行うが，薬物治療に反応しない場合には，心筋切開・切除や心移植などの外科的治療が必要となる．

拘束性心筋症においては，うっ血性心不全，不整脈，塞栓症の予防・治療が行われる．

2−心臓リハビリテーション

現在，実施されている心臓リハビリテーションの目標は，

・心筋の虚血状態および心筋梗塞や突然死の危険率（risk）を減らすこと
・動脈硬化を予防および軽減すること
・心臓血管系の機能および体力を最大にすること
・運動耐容能および日常生活活動（ADL）の遂行状況を最大にすること
・患者自身が管理する，安全は有酸素運動プログラムを確立すること
・安全な活動および仕事のためのガイドラインを提供すること
・冠疾患の危険因子を統制すること
・患者が自覚したストレス要因への対処を支援すること
・エネルギー消費の節約および仕事の簡素化を利用すること
・生活の質（QOL）を改善すること

である（Lehman et al. 2002）．

なお，心臓リハビリテーションが有効である疾患や病態は，虚血性心疾患，心筋梗塞後，冠動脈バ

---

*51(前頁) 腱索の断裂とは，心室内の乳頭筋と房室弁とをつなぎ，弁を支えている腱索と呼ばれる線維性組織の断裂をいう．

*52 経皮経静脈僧帽弁交連切開術（percutaneous transvenous mitral commissurotomy：PTMC）は，開胸せずに，末梢血管から挿入したバルーン付カテーテルを用いて弁の交連部を切開して狭窄を解除する方法である．

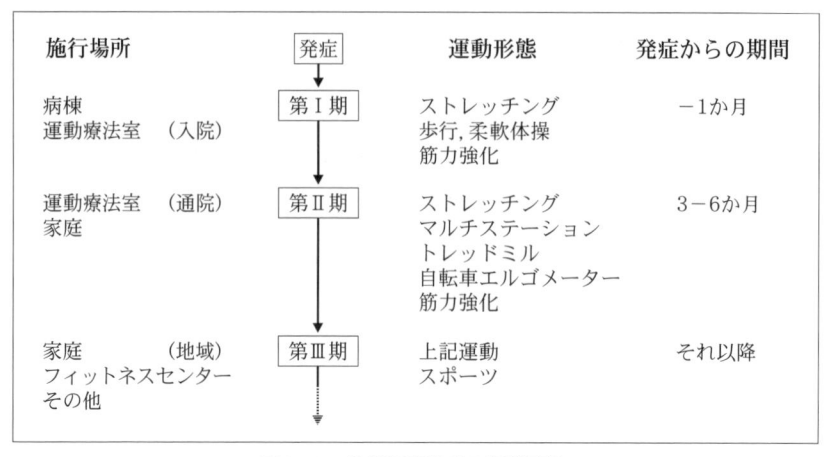

施行場所		発症	運動形態	発症からの期間
病棟 運動療法室　（入院）		第Ⅰ期	ストレッチング 歩行, 柔軟体操 筋力強化	ー1か月
運動療法室　（通院） 家庭		第Ⅱ期	ストレッチング マルチステーション トレッドミル 自転車エルゴメーター 筋力強化	3ー6か月
家庭　　　　（地域） フィットネスセンター その他		第Ⅲ期	上記運動 スポーツ	それ以降

図9-53　心筋梗塞患者の運動療法

(山田・他　1999)

イパス手術(coronary artery bypass grafting：CABG)後，PCI後，心臓移植前後，心臓弁膜症手術後，安定狭心症やうっ血性心不全などである．ここでは心筋梗塞のリハビリテーションをモデルとする．

(1) 心臓リハビリテーションの3期

心臓リハビリテーションの順序は，古典的な病気(illness)のケアと管理を統合した形態である．すなわち，予防，急性期ケア（内科的・外科的）およびリハビリテーションとなる．急性心筋梗塞のリハビリテーションは，その典型例である．心臓リハビリテーション・プログラムは，内科（循環器）あるいはリハビリテーションの医師によって管理されている．心疾患に対する薬剤の頻繁な調整を必要とする患者，精密検査を必要とする問題を抱えている患者などは，内科（循環器）が管理して，心身機能全般あるいは心理社会的問題を抱えている患者にはリハビリテーション科医師が携わるとよい(Flores et al. 1993)．

救急処置後，急性期ケアを脱した患者に対する運動療法を中心にしたリハビリテーションは，連続する3期に分けられている（図9-53）*53(次頁)．

① Ⅰ期（phase Ⅰ）

入院時から退院までの期間である．運動療法のほかに，食事療法，生活指導なども実施される．急性期リハビリテーションともいう．この時期の介入の重点は，監視下における歩行とセルフケア訓練，不安やうつ状態の緩和，患者が自己統制について自信を獲得すること，患者に治療法および運動療法について説明して理解を得ること，心理社会的問題への支援や援助などにある．医学的には，心電図や心エコー検査，各種の血清マーカー値の推移を監視する．

急性期に心不全や不整脈があれば，その治療が優先する．急性症状が治まれば徐々に身体運動および教育を開始する．身体運動は病室における他動運動，ベッド上端座位で行う下肢の自動運動，軽い抵抗運動などから開始される．その後，室内歩行，ゆっくりとした廊下歩行，軽い柔軟体操などへと移行する．発症後1〜2週して運動負荷試験*54(次頁)を実施するが，亜最大負荷（最大負荷の40〜60％）とする．それに基づいて運動強度を設定する．処方されることが多いのは歩行であり，はじめは歩行距離などを指標にする．心電図による監視，運動前後の脈拍や血圧の変動に注意して，異常があれば中止する．

表9-44にプログラム進行の中止判断基準を掲げる．なお，この時期の運動処方には，およそ3METs (metabolic equivalents) 以下の身体運動とするのがよい．運動強度を一定にして，運動量を漸増するのが原則とされる．発症から4〜8週後に最大負荷試験を実施し，冠機能や持久性の向上

表9-44 プログラム進行の中止判断基準

1. 運動時心拍数120拍/分
2. 20 mmHg以上の収縮期血圧の上昇
   （とくに発症2週間以内），または低下
3. 1 mm以上のST区分の下降
   または2 mm以上の上昇
4. T波の平坦化，あるいは逆転
5. QRS時間の延長
6. 不整脈
   心室性期外収縮の多発（>6個/分）
   二段脈，三段脈，二連発，ショートランRonT型，
   房室ブロックなど

（山田・他 1999）

を目的とした運動療法へと移行する．この間，セルフケアの自立も促し，退院時には自立していることが望ましい．

患者教育には，心疾患の解剖・生理と病理，処方薬剤の目的，今後のリハビリテーション過程などの説明が含まれる．

② Ⅱ期（phase Ⅱ）

退院から発症3〜6か月までの回復早期であり，患者は病院や施設に通院して，有酸素運動プログラムによる運動療法と運動指導，再発予防を目的とした生活様式の変更や食事の指導，職場復帰のためのカウンセリングなどを受ける．回復期リハビリテーション[55]ともいう．患者は心拍数や自覚的運動強度などによって，適正な身体活動・運動の強度を管理することを学習する．また，不安やうつ状態への支援も大切である．これらを通して，患者の不安や自信喪失への対処の援助，規則的な身体運動と生活習慣の獲得，二次的障害の発生予防に努める．

Ⅱ期における運動療法は，病前の社会生活への復帰という目標を達成することを意図し，積極的運動療法とも呼ばれている（山田・他 1999）．個々の患者の心機能および社会生活に合わせてプログラムを設定する．ただし，急性心筋梗塞の発症からⅡ期までの運動療法は，壊死に陥った心筋の瘢痕化に要する期間から定められた．瘢痕化には，小梗塞では発症からおよそ3週，大梗塞では3か月を必要とする．そのため，この時期の運動療法では，小梗塞であれば積極的に身体運動能力の向上を目指すが，大梗塞では廃用症候群の予防が中心となることもある．

これまでのⅡ期リハビリテーションは，週3回程度の長期にわたる外来通院や在宅での運動プログラムの実施を主な内容とした，身体的効果を期待するものであった．運動療法，薬物療法，食事療法，患者教育，カウンセリングなどを組み合わせて，2週間の包括的リハビリテーションも実施されている（**表9-45**）．急性心筋梗塞の発症あるいはPCIの2〜3週後に，メディカルチェック，運動負荷試験と呼気ガス分析の結果[56]に基づいて運動療法を開始している．

入院2週間の包括的リハビリテーションによって，無酸素性閾値や最大酸素摂取量の向上，高脂血症の改善，不安尺度スコアおよびQOLスコアの改善が得られている（Yoshida et al. 2001）．

---

[53]（前頁）これまでわが国では，退院までを急性期としていたが，最近では第Ⅰ相（Phase Ⅰ）急性期リハをICUやCCUで行い，さらに病棟に入院中に第Ⅱ相（Phase Ⅱ）の前期回復期リハを行う．その後，外来にて第Ⅱ相（Phase Ⅱ）の後期回復期リハを行い，第Ⅱ相終了後に第Ⅲ相（Phase Ⅲ）の維持期リハを行うというような分類が一般的である．

[54]（前頁）運動負荷試験の禁忌および中止規準については，p.115，表2-35を参照．なお，運動療法との関連では，絶対禁忌は運動の有益性が危険性を上回ることがない場合である．有益性が危険性を上回る場合には，実施することもある．

[55] Ⅱ期リハビリテーションへの患者の参加率は，米国は8.7〜50％（Lear et al. 2001），英国は14〜23％である（Bethell et al. 2001）．しかし，わが国は5〜12％である（Goto et al. 2003）．わが国の参加率が低い要因として，内科からリハビリテーション科への紹介が少ないこと，包括的リハビリテーションを実施できる施設が少ないこと，自宅から施設への距離が遠く来院が困難なこと，患者の動機づけが欠けていることなどがあげられている．

[56] 心電図や血圧などの循環指標に呼気ガス分析を加えて行う運動負荷試験を心肺運動負荷試験（cardiopulmonary exercise testing：CARPET）という．心筋梗塞患者の運動時の代謝的側面も測定できる．無酸素性閾値（anaerobic threshold：AT）や最大酸素摂取量を運動処方や治療効果の判定に利用して，より望ましい運動処方が可能になる．

表9-45 2週間入院型包括的II期（後期回復期）心臓リハビリテーション・プログラム

	予定	評価項目	運動療法	講義
1日目（月）	入院	生活調査票配布 入院時一般検査 トレッドミル運動負荷試験 廊下歩行試験		目的説明
2日目（火）		身体組成測定（周径，皮脂厚）	準備体操指導 運動療法	運動療法
3日目（水）			運動療法	食事
4日目（木）			運動療法	疾患
5日目（金）	15時から外泊	ホルター心電図装着	運動療法	
6日目（土）	自宅で過ごす	ホルター心電図取り外し	運動療法（自宅）	
7日目（日）	20時までに帰院		運動療法（自宅）	
8日目（月）			運動療法	危険因子
9日目（火）			運動療法	復職
10日目（水）			運動療法	ストレス
11日目（木）	栄養指導		運動療法	日常生活
12日目（金）	退院	退院前採血・一般検査	運動療法	個別指導

東北大学病院内部障害リハビリテーション科で実施されている治療計画表（protocol）である．
- 運動療法は，①監視下で1日2回のストレッチ体操（ウォームアップ・クールダウン）およびATの90〜100％の強度で30〜40分の有酸素性運動（自転車エルゴメーター）を1週の5日間実施する．②心拍監視装置をつけ，AT強度以下で1回20〜30分間の歩行を連日2〜3回実施する．③ゴムバンドを利用した四肢・体幹の抵抗運動を毎日実施する．
- 講義は1日に1項目（30〜40分）ずつ実施する．テーマは，心筋梗塞の病態と心臓の働き，冠動脈硬化症の危険因子，喫煙の害と禁煙の効果，運動能力と可能な身体活動，運動療法，日常生活の注意点，標準体重と望ましい食生活，復職時の注意，ストレスの悪影響と対処策，リハビリテーションの効果などである．
- 管理栄養士による患者・家族への栄養指導（1時間）を実施する．
- 心理面，生活の質について調査を実施する．
- 試験外泊時に24時間ホルター心電図検査を実施する．
- 退院時の総括，自宅での心臓リハビリテーションを指導する（退院後は90〜100％AT強度の運動を継続すること）．

③ III期（phase III）

発症後3〜6か月以降である．自己管理による有酸素運動の継続，活動や仕事の調整を含む生活様式の自己管理の指導を継続する．これらを通して，社会復帰後から生涯にわたって良好な健康状態を維持し，地域社会や家庭での継続的な運動，改善した生活様式を保持する．なお，発症1年までは運動能力の向上が期待される期間をIII期として，それ以降の機能維持を目的とする期間をIV期とすることもあるが，方法論的にはIII期とIV期に相違はない（山田・他 1999）．この時期を維持期リハビリテーションと呼んでいる．リハビリテーションの目標は，II期と同じであるが，プログラム管理は患者自身あるいは家族の監視によって行われる．

（2）運動療法の一般原則

運動療法は，ウォームアップ，持久性運動，抵抗運動，レクリエーション運動，クールダウンの順序で実施される．

ウォームアップでは，ストレッチ体操などの準備体操に続いて，低い負荷の持久性運動を行い，心拍数を徐々に持久性運動の設定値にまで高める．

持久性運動では，大きな筋群を使うリズミカルな動的運動を利用する．歩行，走行，サイクリン

グ，水泳などである．持続的あるいは間欠的に，1日に20〜60分間，週3〜5回行う．運動強度は，嫌気性代謝閾値（AT）の90〜100％，最大心拍数（220−年齢あるいは実測値）の50〜70％，最大酸素摂取量の40〜60％，心拍数予備能の40〜60％，Borg指数13/20（ややきつい，ATに相当）前後などに設定することが勧められている．

抵抗運動は，ゴムバンドや各種の機器を用いて実施する．上下肢運動，体幹運動などを，8〜15回を1セットとして，1日1〜3回繰り返し，週に2〜3日実施する．筋力と筋持久力の両者を増強させるためには，10〜15回反復して実施できる最大抵抗運動（10〜15 repetition maximum）の負荷量を要するが，中止基準を考慮して，慎重に負荷量の設定を行うことが重要である．

レクリエーションは，運動療法を継続させる動機づけに有用である．競技的な要素を排除し，有酸素性運動の要素が多くなるようにして，競技規則を修正して実施することもある．

クールダウンでは，ゆっくりとした歩行や走行，ストレッチ体操などを行い，徐々に安静時の心拍数や血圧に戻るようにする．

（3）心臓リハビリテーションの効果
- I期心臓リハビリテーション：早期の離床が図られ，発症前に日常生活で行っていた動作や活動が可能になり，生活の質を高め，その後の予後を改善する効果がある．
- II期心臓リハビリテーション：I期心臓リハビリテーションだけで終了した場合に比べて，運動耐容能の改善，うつ状態や不安感などの不安定な精神状態の改善，冠危険因子（糖尿病，高血圧，高脂血症，肥満，喫煙習慣）の是正，動脈硬化症の進行抑制や逆転，生活の質（QOL）の改善，急性心筋梗塞の再発率の低下，心血管死亡率の低下，総死亡率の低下などに効果がある．
- III期心臓リハビリテーション：II期心臓リハビリテーションで得られた効果の維持に効果がある．

[付1] 慢性心不全のリハビリテーション

慢性心不全患者では，骨格筋の筋肉量減少，代謝異常，血管拡張能の低下，呼吸筋仕事量の増大などにより，運動耐容能が低下している．また，過度の安静や長期臥床は，筋萎縮，骨粗鬆症，自律神経系や内分泌系の機能障害などによる身体不調を生じさせる．安定期にあるコントロールされた慢性心不全患者に対する運動療法には，運動耐容能強化作用やQOLなどに対する有益な効果がある．安定期にあってコントロールされた心不全とは，少なくとも最近2週間において心不全の自覚症状（呼吸困難，易疲労性など）および身体所見（浮腫，肺うっ血など）の増悪がなく，中等度以上の下肢浮腫がないこと，および中等度以上の肺うっ血がないことなど，体液量が適正に管理されていることを指す．現時点において，有効性が確立していないため，より重篤な病態であるNYHA分類クラスIVの心不全は全身的な運動療法の適応とはならない．また，運動療法が禁忌となる病態は，不安定狭心症，心筋炎，中等度以上の大動脈弁狭窄症，重篤な不整脈，重篤な他臓器障害（貧血，肝障害，腎障害，整形外科的障害），急性炎症性疾患または発熱などである．

[付2] 心大血管疾患リハビリテーション料に関する施設認定基準

平成4（1992）年7月1日に医療法の一部が改正され，医療法人の付帯業務として疾病予防施設の設置が認められた（医療法第42条の第5号および第6号）．次いで平成7（1995）年4月には，さらに疾病予防施設の普及促進を図る目的から医療施設と疾病予防施設の共用がある一定の条件を満たせば可能となり，「医療施設と疾病予防施設等との合築について」という内容の通知がなされた（平成7年4月26日付，厚生省健康政策局長通知）．この法改正により，運動療法室の共用を認めた．平成16（2004）年4月には「特定集中治療室管理」云々の文言がはずされ，施設認定基準の緩和がなされた．平成18（2006）年4月の診療報酬改定では「心大血管疾患リハビリテーション料」

表 9-46 心大血管疾患リハビリテーション料に関する施設基準

疾患群	心大血管疾患リハ（Ⅰ）	心大血管疾患リハ（Ⅱ）
医師（回復期リハ病棟の従事者との併任は不可）	経験を有する専任の常勤医師が1名以上（循環器科または心臓血管外科の標榜が必要）	経験を有する医師1名以上が実施時間帯に勤務
医療職（回復期リハ病棟の従事者との併任は不可）	経験を有する専従の常勤理学療法士または専従の常勤看護師，併せて2名以上	経験を有する専従の常勤理学療法士または専従の常勤看護師いずれか1名以上
施設基準	病院 30 m²以上，診療所 20 m²以上，当該療法を実施する時間帯については，他と兼用できない	病院 30 m²以上，診療所 20 m²以上，当該療法を実施する時間帯については，他と兼用できない
リハ料	205 点	125 点
算定日数上限	150 日	150 日

（千田　2006）

が設けられた．表 9-46 にその施設基準を示す．その注意点を以下にまとめる．

①疾患別リハビリテーションの施設基準に定められている専任の医師については，各疾患別リハビリテーションの施設基準に規定する医師の要件をそれぞれ満たす場合には兼任することができる．

②専従の常勤従事者については，医療機関の定める所定労働時間をすべて勤務する者である．雇用形態は問わないが，非常勤の者は含まれない．なお，ここでの専従とは，当該療法を実施する日，時間において専従していることである．たとえば，水曜日と金曜日がリハビリテーションの実施日である医療機関については，水曜日と金曜日以外は他の業務を行うことも差し支えない．

③心大血管疾患リハビリテーション料の施設基準に規定する専従の看護師は，心大血管疾患リハビリテーションの実施日以外については，外来業務と兼務することも可能である．ただし，心大血管疾患リハビリテーション実施日と外来勤務日とが異なることが確認できる添付文書を添えて届け出ることが必要である．

④機能訓練室の面積要件については，階が離れていても，適切に従事者を配置し，適切にリハビリテーションを実施できる場合には，合算により確保してもよい．なお，心大血管疾患リハビリテーションについては，医師の直接監視下で行うことが原則となっているので，複数の訓練室で実施する場合には複数の医師が担当する必要がある．

2 脳血管疾患

わが国の脳血管疾患(cerebrovascular disease)[*57]は1951年以降30年にわたって，それまでの結核に取って代わって死因の第1位を占め，社会的に大きな問題であった．その後，食事や住宅などの生活環境の改善と脳卒中予防対策の普及と治療技術の進歩によって，脳血管疾患による死亡率は

[*57] 教科書や専門書では脳血管障害の邦語が使われることが多い．しかし，cerebrovascular disease の邦訳にあたっては混乱がある．米国 National Institute of Neurological Disorders and Stroke（NINDS）の Classification of cerebrovascular disease Ⅲ（CVD-Ⅲ）は脳血管疾患分類と邦訳すべきであるが，脳血管障害分類第Ⅲ版で知られている．一方，WHO の「疾病及び関連保健問題の国際統計分類第 10 回修正」(International Statistical Classification of Diseases and Related Health Problems, Tenth Revision：ICD-10)では，脳血管疾患と邦訳されている．したがって，日本における各種統計表では，脳血管疾患が使われている．

1970年代になって減少した．1980年には悪性新生物に取って代わられて死因としては第2位となり，さらに1985年には心疾患と入れ替わって第3位となった．1995, 1996年の一時期には第2位となったが，1997年以降第3位にとどまっている．1960年代には人口10万人に対して175人前後であった死亡率は，1980年に139人，1985年には112人と漸減し，1998から1994年の間は100人を割ったが，1995年から再び110人台となり，2000年からは105人以下となって推移している．

脳血管疾患の病型別死亡率は，1960年は脳梗塞13.3%，脳出血76.8%であったのに対して，脳出血の死亡率は著明に減少して，2003年には脳梗塞64.2%，脳出血25.7%と完全に逆転し，くも膜下出血11.8%，その他の脳血管疾患4.2%となっている．また，2002年の厚生労働省患者調査でも脳血管疾患患者の入院と外来を合わせた脳血管疾患総数に対する脳梗塞の比率は73.4%となっている．

2002年の厚生労働省患者調査で入院総数に対する脳血管疾患の比率は15.6%，悪性新生物9.6%，心疾患4.2%で，統合失調症の14.0%を入れても第1位を占めている．平均在院日数は全患者では，統合失調症の580.0日は例外として，脳血管疾患102.1日，悪性新生物35.7日，心疾患29.3日で，脳血管疾患は長期の入院を要している．脳血管疾患の年齢別在院日数では，34歳未満では25〜27日で，35〜64歳は59.1日，65歳以上115.8日で，うち70歳以上では121.2日で，65歳以上の高齢者の在院日数の長期化が際立っていた．

脳血管疾患のリハビリテーションでは，回復期リハビリテーションによって日常生活活動（ADL）が改善する．脳血管疾患初回発作後4か月以内にリハビリテーション科に転科または転院した患者を対象とした全国調査（2,723例）によれば，バーセル指数（Barthel Index）は，入院時平均42.2点から退院時74.3点に改善し，歩行可能例の比率も21.4%から70.7%へと増加した．転帰先は，自宅退院72%，リハビリテーション目的転院11%，合併症治療目的転院9%，施設入所5%，死亡1%で，低ADL群ほど自宅復帰率が低く，入院期間が長かった（千野・他 2002）．

しかし，寝たきり患者の4割，訪問看護利用者の4割が脳血管疾患で占められている（松本 2001）．事実，2000年4月からスタートした介護保険の利用状況に関する報告でも，脳血管疾患は「主治医意見書」記載病名の48%と最も高頻度の疾病であり，要介護5の54%が虚血性脳血管疾患患者であり，脳血管疾患の後遺症が高頻度かつきわめて重篤であることが明らかとされている（山口・他 2000）．

1 − 定義，分類

脳血管疾患は，脳血管に病理学的変化をもつ疾患や脳血管の虚血あるいは出血によって脳に影響の及ぶ疾病の総称である．とくに，急激に発症する脳の局所神経徴候を主体とした症候群を脳血管発作（cerebrovascular accident：CVA）と呼ぶ．これは脳卒中（stroke）とほぼ同義である．病因としては血管系の異常と血液成分の異常が主であり，病態としては出血と虚血に大別される．

平成2（1990）年，厚生省循環器病委託研究平井班による分類では，明らかな器質的脳病変を有するものとして，出血群（頭蓋内出血）と虚血群（脳梗塞）を分け，その他として一過性脳虚血発作，慢性脳循環不全症，高血圧性脳症を含めている（**表9-47**）．以前は用いられていた回復性脳虚血性神経脱落症候（reversible ischemic neurological deficit：RIND）*58(次々頁)は含まれていない（平井 1994）．

（1）頭蓋内出血（intracranial hemorrhage）

頭蓋内での原発性の出血には脳実質への出血と，くも膜下腔への出血がある．

① 脳（内）出血（intracerebral hemorrhage）

脳実質への出血である．発生率，死亡率とも近年著しく減少している．

出血部位としては左右大脳半球が40%ずつ，脳幹部と小脳とが各10%を占める．大脳半球では被

表9-47 厚生省循環器病委託研究平井班（1990）による分類・診断基準

（分類）

脳血管障害の新しい分類

A．明らかな血管性の器質的脳病変を有するもの
 1．虚血群＝脳梗塞(症)＊
  ①脳血栓症
  ②脳塞栓症
  ③分類不能の脳梗塞
 2．出血群＝頭蓋内出血
  ①脳出血
  ②くも膜下出血
  ③その他の頭蓋内出血
 3．その他
  臨床的に脳出血，脳梗塞(症)などの鑑別が困難なもの
B．その他
  ①一過性脳虚血発作
  ②慢性脳循環不全症
  ③高血圧性脳症
  ④その他

＊脳血管性発作を欠き，神経症候も認められないが，偶然CTなどで見いだされた脳梗塞は，無症候性脳梗塞と呼ぶ．その他の症候を有する脳梗塞は脳梗塞症と呼ぶことが望ましい

（診断基準）

A．明らかな血管性の器質的脳病変を有するもの
1．虚血群＝脳梗塞症
1）脳血栓症
(1) 臨床症候
 1．安静時の発症が少なくない
 2．局所神経症候は病巣部位によって左右され多彩であるが，片麻痺，半側感覚障害が多い
 3．意識障害はないか，あっても軽い．ただし椎骨脳底動脈系の脳血栓症では高度の意識障害がみられることがある．
 4．症状の進行は比較的緩徐で，段階的な進行を示すことが少なくない
(2) CT所見
 1．発症1〜2日後に責任病巣に相当するX線低吸収域（LDA）が出現する
 2．X線高吸収域（HDA）を欠く

(3) その他
 動脈硬化を伴う基礎疾患（高血圧，糖尿病，高脂血圧など）の存在することが多い
2）脳塞栓症
(1) 臨床症候
 1．特定動脈領域の局所神経症候が突発し，数分以内に完成する．大脳皮質を含む病巣が多く，失語，失認などの大脳皮質症状を伴うことが少なくない
 2．軽度の意識障害を伴うことが多い
 3．頸部動脈に血管雑音（bruit）を聴取することがある
(2) CT所見
 1．発症1〜2日後に責任病巣に相当するX線低吸収域（LDA）が出現する
 2．発症直後はX線高吸収域（HDA）を欠くが数日後に出血性梗塞によるHDAの混在を病巣部位にみることが多い
(3) その他
 1．下記の塞栓源の可能性が存在する
  心臓疾患（心房細動，弁膜疾患，心筋梗塞など）
  頸部動脈の動脈硬化性所見
  空気塞栓
  脂肪塞栓
 2．脳血管造影では閉塞動脈に血管内栓子の存在が証明されることがあり，また経時的には栓子の移動または再開通を認めることが多い
 3．頸部エコー検査などにより頸部動脈に壁在血栓を確認しうることがある
2．出血群＝頭蓋内出血
1）脳（実質内）出血
(1) 臨床症候
 1．通常，高血圧症の既往があり，発症時には著しく血圧が上昇する
 2．日中活動時に発症することが多い
 3．しばしば頭痛があり，ときに嘔吐を伴う

 4．意識障害をきたすことが多く，急速に昏睡に陥ることもある
 5．局所神経症候は病巣部位によって左右され，多彩であるが，被殻，視床の出血の頻度が高く，片麻痺，片側性感覚障害が多い
(2) CT所見
 発症直後から出血部位に一致してX線高吸収域（HDA）が出現する
注：確定診断は脳実質内巣の出血巣を証明することである．高血圧による脳細動脈の血管壊死もしくは類線維素変性が原因となり出血する高血圧性脳出血が一般的である．小出血では頭痛，意識障害を欠き，脳梗塞との鑑別が困難なものがある．臨床症状による診断は蓋然的なものであり，確定診断はCTによる血腫の証明が必須である
2）くも膜下出血
(1) 臨床症候
 1．突発する激しい頭痛（嘔気，嘔吐を伴うことが多い）で発症する
 2．髄膜刺激症状（項部硬直，Kernig徴候など）がある
 3．発症直後は局所神経症候が出現することは少ない（ただし，ときに発症当初より一側性の動眼神経麻痺を呈する）
 4．発症時に意識障害をきたすことがあるが，しばしば一過性である
 5．網膜出血をみることがある
 6．血性髄液（注）
(2) CT所見
 1．くも膜下腔（脳槽，脳溝など）に出血によるX線高吸収（HDA）を認める
 2．ときに脳実質内の出血を合併することがある
 脳血管造影では脳動脈瘤，脳動静脈奇形などの血管異常を認めることが多い
注：確定診断はくも膜下腔への出血の確認であるが，CTで出血が証明される場合は髄液検査の必要はない

（次頁につづく）

表 9-47 （つづき）

B．その他 1）一過性脳虚血発作 (1) 臨床症候 　1．脳虚血による局所神経症候が出現するが，24 時間以内（多くは 1 時間以内）に完全に消失する 　2．症候は急速に完成し，かつ急速に寛解することが多い 　3．出現しうる症候は多彩であるが，内頸動脈系と椎骨動脈系に大別しうる 　a．内頸動脈系 　　a）片側性の運動麻痺，感覚障害が多い 　　b）失語，失認などの大脳皮質症状をみることがある 　　c）発作を反復する場合は同一症候のことが多い 　　d）脳梗塞へ移行しやすい 　b．椎骨脳底動脈系 　　a）症候が片側性，両側性のいずれの場合もありうる 　　b）脳神経症候（複視，めまい，嚥下障害など）を伴うことがある 　　c）発作を反復する場合には症候の変動がみられる 　　d）脳梗塞に移行することは少ない (2) CT 所見	1．責任病巣に一致する器質的脳病変はみられない 2．偶発的に器質的脳病変が認められても症候発現と無関係であると判断しうる場合には「一過性脳虚血発作」と診断しうる (3) その他 　1．脳血管造影では，頸部動脈の動脈硬化性変化（狭窄，潰瘍形成など）がみられる 　2．頸部エコー検査などにより，頸部動脈に壁在血栓を確認しうることがある 2）慢性脳循環不全症 脳の循環障害によると考えられる，頭重感，めまいなどの自覚症状が動揺性に出没するが，血管性の器質的脳病変を示唆する所見が臨床症候上でも，画像診断上でも認められず，かつ一過性脳虚血発作の範疇に属さないもの (1) 臨床症候 　1．脳循環障害によると考えられる種々の自覚症状（頭重感，めまいなど）が出没する． 　2．脳の局所神経症候を示さない 　3．高血圧を伴うことが多い 　4．眼底動脈に動脈硬化性変化を認める 　5．脳灌流動脈に血管雑音を聴取することがある	(2) CT 所見 血管性の器質的脳病変を認めない (3) その他 　1．脳血管造影，頸部エコー検査などで脳灌流動脈の閉塞，狭窄病変を認めることがある 　2．脳循環検査で脳血流低下を認める 　3．年齢は原則として 60 歳以上 　4．上記の自覚症状が他の疾患によるものでないことを十分に確かめられていること * MRI により血管性の器質的脳病変がないことを確かめておくことが望ましい 3）高血圧性脳症 急激な血圧，ことに拡張期血圧の上昇に際して，頭痛，悪心，嘔吐，黒内障などとともにことに痙攣を伴う一過性の意識障害をきたす発作をいう． 発作を起こす時期には通常高血圧症は悪性の状態になっているが，その他急性糸球体腎炎（高血圧が，中等度でも発作の起こることがある）や子癇が原因となって起こる場合もある * 高血圧性脳症の診断基準は 1985 年のものと同じ

（平井　1994）

殻（外側型）および視床（内側型）の出血の頻度が高い．血腫が両者にまたがる場合は混合型となる．

脳出血の発症に最も関連の深い要因は高血圧であり，全脳出血の 50％が高血圧性脳出血である．脳内動脈は血管壁が薄く，壁厚に比べ内径が大きいという形態学的特徴があるため，高血圧による内圧上昇によるストレスを受けやすく，また，穿通枝動脈は主幹動脈から直接分枝するため減圧されにくく内圧負荷が大きいという特徴を有し，中膜壊死を引き起こす．脳出血はこれらの脆弱部分の動脈が破綻し，直接出血という形で発症する．血液疾患による出血傾向や，抗凝固薬の過剰投与なども一因となる．

② くも膜下出血（subarachnoid hemorrhage：SAH）

くも膜下腔への出血である．50～60 歳代に多く

---

*58（前々頁） RIND は局所性神経脱落症候が 24 時間以上持続し，3 週間以内に消失するもので，病変は脳梗塞である．1975 年，米国立神経疾患・脳卒中研究所（NINDS）の「脳血管障害の分類 II」では，①一過性脳虚血性発作，②進行性発作，③神経症候残存：ⓐRIND，ⓑ完成発作（3 週間以上続くもの），に分類されていた．1990 年の「脳血管障害の分類 III」では，1．無症候性，2．局所性脳機能障害，1）一過性脳虚血発作，2）脳卒中：(1) 時間的側面：ⓐ改善期，ⓑ増悪期，ⓒ安定期，(2) 病型：ⓐ脳出血，ⓑくも膜下出血，ⓒ動静脈奇形からの出血，ⓓ脳梗塞，3．血管性痴呆，4．高血圧性脳症，に分類され，RIND という用語は使われていない（平井　1994，一部改変）．

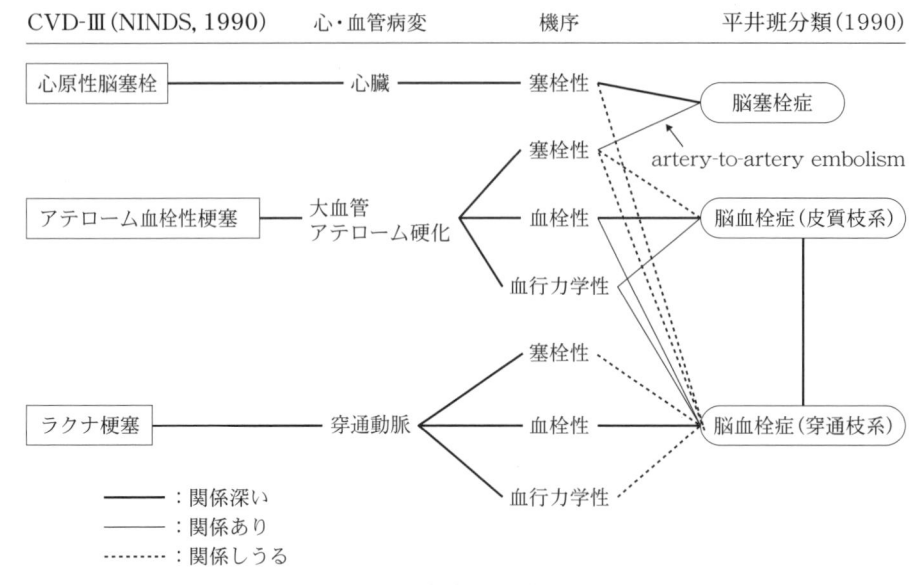

CVD-Ⅲ (NINDS, 1990)	心・血管病変	機序	平井班分類 (1990)
心原性脳塞栓	心臓	塞栓性	脳塞栓症
アテローム血栓性梗塞	大血管アテローム硬化	塞栓性／血栓性／血行力学性	脳血栓症（皮質枝系）／artery-to-artery embolism
ラクナ梗塞	穿通動脈	塞栓性／血栓性／血行力学性	脳血栓症（穿通枝系）

―――：関係深い
―――：関係あり
‥‥‥：関係しうる

図 9-54　脳梗塞分類の相互関係
厚生省循環器病委託研究平井班分類（1990）の脳梗塞病型と CVD-Ⅲ（NINDS　1990）における脳梗塞臨床カテゴリーとの関係．

（峰松　1998）

発症する脳動脈瘤の破裂による場合が圧倒的に多い．脳動脈瘤は中大脳動脈，前交通動脈，内頸動脈後大脳動脈分岐部に発生しやすい．脳動静脈奇形も，くも膜下出血の一因となる．これは異常動静脈間に吻合を認める先天異常で，主に脳表面に存在する．脳動静脈奇形によるものは 30 歳代に多い．

初期の強い頭痛が特徴的であるが，しばしば血管攣縮による脳局所の虚血を伴う．血管攣縮は血管外に流出した攣縮起因物質によって生じる血管の機能的狭窄である．発作後 4～16 日目に発生しやすく，20～30％に虚血による神経脱落症状を生じる．

（2）脳梗塞（cerebral infarction）

脳血管の閉塞によって脳実質に虚血性病変を生じるもので，厚生省循環器病委託研究平井班分類（1990）では，脳血栓と脳塞栓の 2 つに大分類している（表 9-47）．近年は，臨床症候を分類の基本においている米国国立神経疾患・脳卒中研究所（NINDS）脳血管障害の分類Ⅲ（CVD-Ⅲ　1990）が汎用されていた．CVD-Ⅲ分類は，心原性脳塞栓，アテローム血栓性梗塞，ラクナ梗塞，その他の 4 分類である．図 9-54 は平井班分類との関係を掲げる．

従来，日本人にはラクナ梗塞が最も多く，脳梗塞の約半数を占めるとされてきたが，近年，わが国においても生活様式が欧米化し血管病変も頭蓋内から頭蓋外へとその部位を移し，今後，さらに高齢化が進むにつれ頸動脈病変が原因となるアテローム血栓性梗塞の増加が予想される．事実，1999 年から 2000 年にかけて行われた全国調査では，急性期入院患者に占めるラクナ梗塞の割合は 36.6％にすぎず，アテローム血栓性梗塞が 31.1％に達していた（山口　2001）．

閉塞血管の支配域における血流途絶によって，さまざまな神経脱落症状が出現する（表 9-48）．いずれの動脈灌流域においても発生しうるが，臨床的には中大脳動脈支配域に起こることが多い．

① 心原性脳塞栓（cardioembolic infarct）

心臓に生じた血栓が栓子となって脳動脈を閉塞するものである．心房細動，僧帽弁膜症，心筋梗塞

表 9-48a 脳血管の閉塞部位と臨床症候（その1）

動脈名	閉塞部位	主要症候			
		病巣側	反対側	視野	その他
前大脳動脈	完全閉塞（一側閉塞では必ずしも発症しない）		1．顔を含む麻痺（下肢に強い） 2．下肢の皮質性感覚障害		1．尿失禁 2．歩行失行 3．把握反射，吸引反射 4．記憶喪失，精神障害
	Heubner動脈（内側線条体動脈）		1．下顔面，舌，上肢（ことに近位部位の麻痺） 2．筋強剛が著明 3．不随意運動		
	Heubner動脈より末梢部		1．下肢ことに遠位部の麻痺 2．下肢の皮質性感覚障害		
中大脳動脈（内頸動脈）	完全閉塞（中大脳動脈と内頸動脈閉塞は，臨床症候は似ている．＊があるときは内頸動脈閉塞を疑う）	＊一過性の視力障害が前駆する	1．顔面，舌を含めた片麻痺（回復期には上肢に麻痺強い） 2．半身の感覚障害	同名性半盲 同名性下部4分盲	1．意識障害 2．優位半球障害では失語（運動性，感覚性）ゲルストマン症候群 3．失行，失認 4．病巣と反対側への注視麻痺，眼球共同偏視
	外側線条体動脈（レンズ核線条体動脈）		1．顔，舌を含む片麻痺（上肢に強い） 2．半身の感覚障害		
前脈絡叢動脈			1．顔を含む片麻痺（上肢に強い） 2．半身の感覚障害	同名性半盲 同名性上部4分盲	モナコフ症候群 （1＋2＋半盲）
後大脳動脈	皮質枝			同名性半盲 同名性上部4分盲	1．優位側では純粋失読，視覚失認 2．両側障害では皮質盲 3．記憶力障害
	穿通枝 1．視床膝状体動脈（視床症候群）		1．半身の感覚鈍麻（ことに深部感覚の高度な障害） 2．自発痛，異常感覚，痛覚過敏 3．不全片麻痺 4．運動失調（上肢の企図振戦） 5．不随意運動（舞踏様，アテトーゼ様）		手口感覚症候群
	穿通枝 2．視床穿通動脈および傍正中中脳枝	動眼神経麻痺（A）（眼瞼下垂，外斜視，散瞳）	1．小脳性運動失調（B） 2．片麻痺（C） 3．振戦（D） 4．（半身の深部感覚の障害）		1．クロード症候群（A＋B） 2．ウェーバー症候群（A＋C） 3．ベネディクト症候群（A＋D） 4．片側バリズム（ルイ体） 5．パリノー症候群 6．中脳幻覚症 7．中脳上部の広範梗塞では昏睡，除脳硬直
	穿通枝 3．内包後脚への枝		1．顔を含む片麻痺 2．半身感覚障害	同名性半盲	retrolenticular capsule syndrome

（次頁につづく）

表 9-48b　脳血管の閉塞部位と臨床症候（その 2）

動脈名	梗塞部位	閉塞動脈	主要症候 病巣側	主要症候 反対側	その他
脳底動脈	橋 上部内側	脳底動脈上部の傍正中枝	1. MLF 症候群 2. 軟口蓋ミオクローヌス 3. 小脳性運動失調	1. 顔を含む片麻痺 2. まれに触覚，深部感覚の障害	
	上部外側	上小脳動脈	1. 小脳性運動失調（A） 2. ホルネル症候群 3. 病巣側への注視麻痺（B）	1. 顔を含む半身の温度・痛覚消失（C） 2. 下肢の方が強い触覚，深部感覚障害（D） 3. 難聴	1. めまい，悪心，嘔吐で発症 2. 眼振（水平，垂直） 3. 斜偏倚 4. レーモン・セスタン症候群〔A＋B＋C＋D＋（反側不全片麻痺）〕
	中部内側	脳底動脈中央部の傍正中枝	1. 小脳性運動失調 2. MLF 症候群	1. 顔を含む片麻痺 2. 半身の触覚，深部感覚の障害（種々であり，また一過性である）	
	中部外側	短周辺動脈	1. 小脳性運動失調（A） 2. 咬筋麻痺（B） 3. 顔面感覚鈍麻（C）	（半身の感覚解離）（D）	マリー・フォア症候群〔A＋B＋C＋D＋（反側片麻痺）〕
	下部内側	傍正中枝	1. 病巣側への注視麻痺（輻輳反射は存在） 2. 外側視の際の複視 3. 小脳性運動失調 4. MLF 症候群 5. one-and-a-half 症候群	1. 顔を含む片麻痺 ・片麻痺と病巣側の顔面（および外転）神経麻痺（ミヤール・ギュブレール症候群） ・片麻痺と病巣側への注視麻痺，病巣側顔面神経麻痺（フォヴィル症候群） 2. 半身の触覚，深部感覚障害	1. 眼振 2. 片麻痺と病巣側の顔面攣縮（ブリソー症候群）
	下部外側	前下小脳動脈	1. 末梢性顔面神経麻痺（A） 2. 病巣側への注視麻痺（B） 3. 難聴，耳鳴（C） 4. 小脳性運動失調 5. 顔の感覚鈍麻（D） （普通は起こらない）	半身の感覚解離（病巣側 A, B, C, D を伴うもの，ガスペリニ症候群）	1. 回転性めまい，悪心，嘔吐で発症 2. 眼振（水平，垂直）
	下部（内側＋外側）	前下小脳動脈	下部内側の症候＋下部外側の症候	下部内側の症候＋下部外側の症候	

（次頁につづく）

などで発生する血栓が栓子となる．栓子が急速に血流を遮断するために，閉塞した動脈の灌流域が梗塞に陥る．したがって，発症は急展開で進展する．閉塞した栓子が急性期に融解するか破砕されて再開通することがあると，壊死に陥った血管床から出血し，出血性梗塞となる．再開通がなくとも，梗塞に陥った脳組織に側副血行路を介して血液が流入した場合にも出血性となることがある．

② アテローム血栓性梗塞（atherothrombotic infarct）

　脳を灌流する頭蓋内・外の主幹動脈のアテローム硬化（粥状動脈硬化，atherosclerosis）を原因とする脳梗塞である．アテローム硬化とは，動脈の内膜に脂質が沈着し，細胞が増殖する隆起性病変

表 9-48c 脳血管の閉塞部位と臨床症候（その3）

動脈名	梗塞部位	閉塞動脈	主要症候		その他
			病巣側	反対側	
椎骨脳底動脈	延髄	内側	1. 椎骨動脈またはその分枝 2. 前脊髄動脈分枝 3. 脳底動脈下部の分枝	舌の萎縮，麻痺（A）（ジャクソン症候群A＋脳神経X，XI麻痺）	1. 片麻痺（顔は含まない，上肢に強い）（B） 2. 上半身の触覚，深部感覚障害（C）（デジュリン症候群A＋B＋C）	1. 前脊髄運動の傍正中枝閉塞では病巣側の上肢，反対側の下肢に麻痺を起こす（交叉性片麻痺） 2. ときに四肢麻痺
		外側（ワレンベルク症候群）	1. 後下小脳動脈（普通は椎骨動脈より分枝） 2. 椎骨動脈（原因として最も多い） 3. 脳底動脈下部の分枝	1. 小脳性運動失調（病巣側へ倒れる） 2. 顔面のしびれ感，感覚解離 3. ホルネル症候群 4. 軟口蓋麻痺，咽頭反射消失（A） 5. 味覚障害 6. 半身のしびれ感 7. しゃっくり	半身の感覚解離（B）（ワレンベルク症候群に片麻痺を伴うときにはバビンスキー・ナジヨット症候群）	1. 回転性めまい，頭痛，悪心，嘔吐で突発 2. 眼振 3. 嚥下困難，嗄声（C） 4. アヴェリス症候群（A＋B＋C） 5. シュミット症候群（A＋C＋病巣側副神経麻痺）
	主幹部の閉塞		回転性めまい，悪心・嘔吐で発症，昏睡，弛緩性四肢麻痺，球麻痺，除脳硬直（ことに疼痛刺激により），眼球共同偏倚，斜偏倚，瞳孔不同，縮瞳，発熱，血圧上昇などを示し，早期に死亡する（閉塞が完全でない場合の症候はさまざまである）		脳室出血と診断されることもある

（粥腫，プラク，plaque）であり，進行することにより血管内腔を狭窄し，血栓形成により閉塞する．また，プラクに生じた血栓の一部や粥腫内容物が栓子となって下流の血管を閉塞する．血行力学性とは，血圧低下や脱水の血行力学的負荷が加わった際に起こる脳梗塞である．このようにアテローム血栓性梗塞では血栓性，塞栓性，血行力学性のいずれの発症機序でも起こりうる（図9-54）．アテローム硬化の好発部位は，頸動脈系では内頸動脈基始部・サイフォン部，中大脳動脈水平部，また椎骨動脈基始部・後下小脳動脈分岐前後，脳底動脈中間部である．

アテローム血栓性梗塞では血流域に応じた特徴的な皮質症候（劣位半球病変では半側視空間無視，優位半球病変の場合は失語症など）が生じる．

③ ラクナ梗塞（lacunar infarction）

ラクナ（lacuna）とは，ラテン語で小さな空洞を意味し，ラクナ梗塞は病理学的には主幹動脈から直接分岐する穿通枝に起こった梗塞を指す．発生機序としては，血栓性，塞栓性，血行力学性が

ある（図9-54）．ラクナ梗塞の最も多い成因として，その60〜70％が高血圧症と関係のある穿通枝動脈の細小動脈硬化による血栓症である．穿通枝の基始部閉塞では，複数の穿通枝が閉塞を起こすため，画像上は直径10〜30 mmの梗塞巣となり，giant lacuneとも呼ばれる．

ラクナ梗塞は，皮質症候のない片麻痺（sensorimotor stroke, pure motor hemiparesis, pure sensory stroke, dysarthria-clumsy hand syndromeなど）が特徴である．

（3）一過性脳虚血発作（transient ischemic attack：TIA）

脳虚血による神経徴候の出現後，24時間以内（通常は数分から10数分）に症候が消失するものをいう．発作は1〜2分で完成することが多い．また回復も1〜2分で終了し，症候は完全に消失する．しかし，発作は反復することが多い．

脳梗塞の前駆症状であることが多く，発作後3〜4年で25〜40％が脳梗塞を発症する．

（4）無症候性脳血管障害（asymptomatic cerebrovascular accident）

脳実質の小病巣あるいは沈黙野（silent area）の病巣では，臨床症候はなく，CTやMRIによる画像検査で病巣が発見されることがあり，無症候性脳血管障害と呼ばれている[*59]．出血性（無症候性脳出血）と虚血性（無症候性脳梗塞）がある．頻度は，診断に用いる機器，対象者の年齢，脳血管疾患の危険因子の有無により異なるが，10〜40％と報告されている．無症候性脳梗塞がある場合，症候性脳梗塞を発症しやすいと考えられ，脳血管性認知症との関連性も一部に推定されている．高次脳機能について経過観察を行うとよい．治療は，脳梗塞と同様に，危険因子の除去が基本である．

2 - 診断

（1）鑑別診断

急性期には意識障害を示す他の疾患との鑑別が必要である．

脳（内）出血では出血部位に応じた神経症候をもって，突然に発症する．日中，活動時の発症が多く，頭痛や意識障害を伴うことも多い．視床出血や脳幹部の出血では，比較的小さな血腫でも高度の意識障害を起こすことがある．小脳出血では，強い頭痛やめまい，嘔吐が特徴的である．

くも膜下出血では，通常は強い頭痛や嘔吐，意識障害が初発症状となる．くも膜下腔に血腫を形成する場合や，脳実質に穿破するような場合には，当初から神経症候もあり，脳（内）出血との鑑別が必要である．軽症例では頭痛だけに終わることもある．遅れて出現してくる神経症候は，血管攣縮（vasospasm）による血流の低下や途絶によって生じる．血管攣縮はさまざまな部位に生じうるため，出現する神経症候も多様である．

血栓性脳梗塞では睡眠時や早朝の発症が多く，夜間の血圧下降と脱水が一因となる．段階的な症候の進展と増悪が特徴的である．心原性脳塞栓は活動時に発症するため，脳（内）出血との鑑別が困難であり，正確な診断にはCTやMRIによる検査を必要とする．心房細動などの不整脈の存在，心臓手術の既往，心エコーによる壁在血栓の証明は，診断の有力な手掛かりとなる．

（2）危険因子

脳卒中の発症に関係する危険因子としては，年齢，高血圧，心疾患，糖尿病，高脂血症，既往の脳卒中やTIAがある．

（3）補助診断

CTやMRIによる断層撮影，脳血管写などの画像診断は病型や病巣の診断に必須である．

出血の有無を確認するための初期の画像診断には，MRIよりもCTが有用である．脳（内）出血では脳実質に，くも膜下出血ではくも膜下腔に相当する部位に高吸収域を認める（図 9-55, 56）．大部分の脳梗塞では発症の翌日以降に低吸収域を認めるようになる（図 9-57）．大梗塞の場合には超急性期でも，脳浮腫による脳溝の消失や中心構造物の偏位（midline shift）を認めることがある．MRIはCTよりも血流の低下部位を明瞭に表現するため，病巣の正確な同定に有用である（図 9-58）．

脳血管写は閉塞血管の特定や脳動脈瘤，脳動静脈奇形の診断に重要である（図 9-59, 60）．

くも膜下出血や脳（内）出血の脳室内穿破例では，腰椎穿刺によって初期の血性髄液や亜急性期に髄液のキサントクロミー（xanthochromia：髄液が黄色調を呈すること）を証明することも，診断の有力な手掛りとなる．

（4）重症度の判定

重症度の判定には，意識障害の程度や呼吸，血圧などの変化を観察することが重要である．特徴

[*59] 無症候性脳血管障害の病態と対策に関する研究班（厚生省）の診断基準（試案）では，①血管性の脳実質病巣による神経症候がない，②一過性脳卒中発作を含む脳卒中の既往がない，③画像診断上で血管性の脳実質病変（梗塞巣，出血巣など）の存在が確認される，ことである．

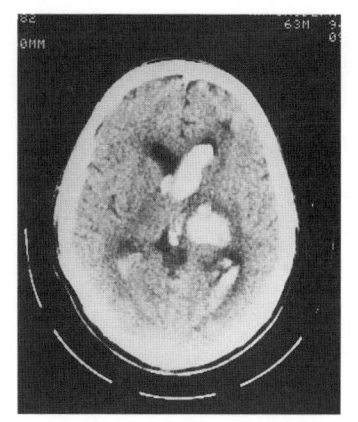

図 9-55 脳出血例の CT 像
左基底核, 内包, 視床にまたがる高吸収域を認める. 脳室に穿破している.

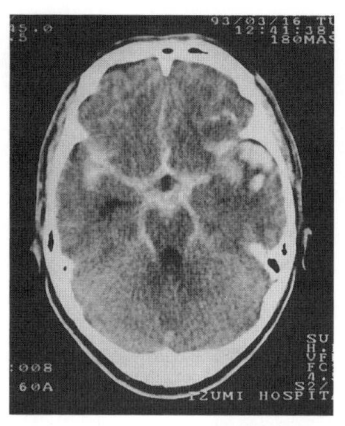

図 9-56 くも膜下出血例の CT 像
くも膜下腔, 脳槽に高吸収域が広がっている.

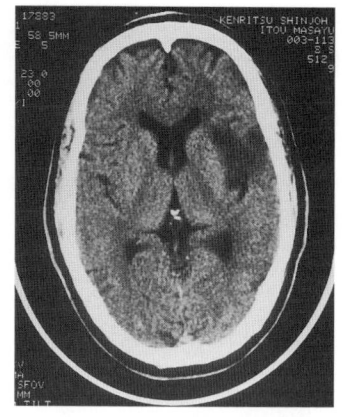

図 9-57 脳梗塞例の CT 像
左側頭葉を中心に低吸収域が認められている.

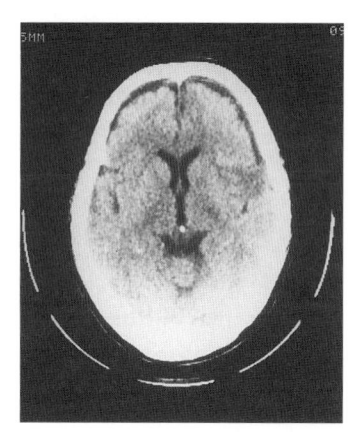

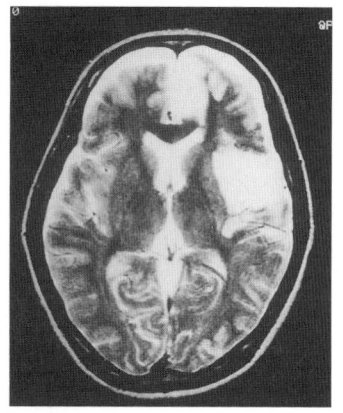

図 9-58 左中大脳動脈域梗塞例の CT と MRI 所見
CT に比して MRI (T_2 強調画像) では梗塞範囲が明瞭に描出されている.

的な呼吸障害, 瞳孔異常, 除脳硬直 (decerebrate rigidity)[*60]などは脳ヘルニアの徴候であり, 早急な脳圧の軽減が必要となる.

脳卒中急性期では, 水, ナトリウムの細胞内貯留や, 血漿漏出液の細胞外貯留によって, さまざまな程度に脳浮腫が生じ, 脳圧は亢進する. 著しい場合には脳ヘルニアを生じ, 死亡することも多い. 大出血の場合には血腫そのものの影響で脳圧が亢進し, 脳ヘルニアが生じる.

(5) 局在診断・機能的診断

損傷部位を正確に把握するためには, 画像診断だけでなく神経学的徴候を明らかにすることが不可欠である. 一方リハビリテーションの立場では, 神経学的徴候だけでなく, 合併症や既往疾患も含めて, 機能障害を生じる要因を分析する必要があ

[*60] 除脳硬直では, 患者が背臥位の場合, 間欠的あるいは持続的に四肢が過伸展と内旋, 前腕は回内した姿勢 (除脳姿勢, decerebrate posture) をとる. 臨床的には中脳障害の徴候とされている. なお, 上肢が屈曲, 下肢が伸展している姿勢は除皮質姿勢 (decorticate posture) と呼ばれ, 外傷性脳損傷などで観察される (除皮質硬直, decorticate rigidity).

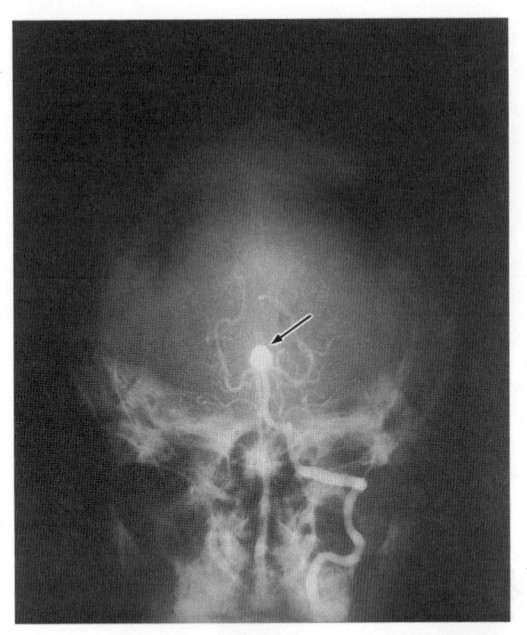

図9-59 椎骨脳底動脈造影で描出された脳底動脈瘤

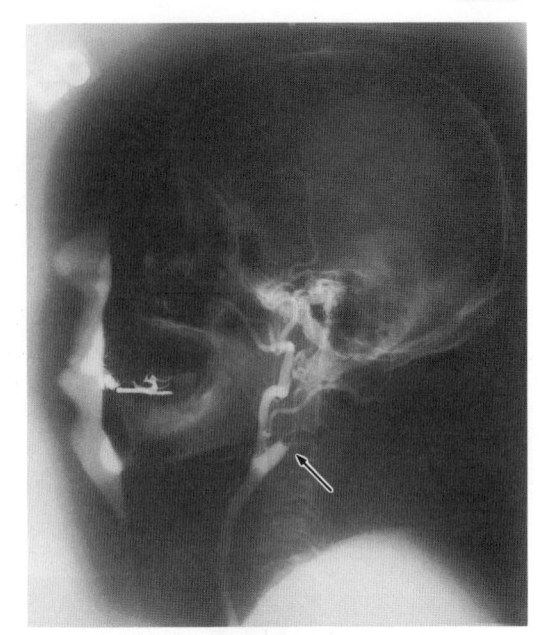

図9-60 内頸動脈閉塞例の血管造影所見
左内頸動脈起始部に近い場所に閉塞とtaperingがみられる．

る．脳卒中によって発現する神経学的徴候の多くは，それ自体が一次的な機能障害（一次的障害）となる．

① 運動障害（motor disturbance）
- 運動麻痺（motor paralysis）：脳血管疾患に起因するものは，末梢神経障害による弛緩性麻痺とは異なり，痙性麻痺である点に特徴がある．発症直後は弛緩性麻痺を示すことが多いが，徐々に痙縮が出現する．回復は単純な筋力の増加だけでなく，痙縮の程度に応じた特徴的な運動パターンを示す．一般に上肢では屈筋群，下肢では伸筋群に痙縮が出現しやすく，片麻痺ではウェルニッケ・マン肢位（Wernicke-Mann posture）[61]で代表される姿勢をとることもある．回復の段階はしばしばブルンストロームの回復段階（Brunnstrom's stage of recovery）（**表9-49**）で示される．

通常は，皮質運動野から内包を通り大脳脚から脳幹を下降する皮質脊髄路（錐体路）のいずれかの部位の損傷によって片麻痺が生じる．両側損傷の場合には両片麻痺となる．まれには運動野皮質の限局した病巣によって，上肢あるいは下肢の一方に顕著な麻痺を生じることもある．

- 運動失調（ataxia）：小脳と小脳に線維連絡を有する大脳の機能障害によって生じる小脳型運動失調，主に深部感覚系の機能障害で生じる脊髄後索型運動失調，前庭迷路系の機能障害で生じる前庭迷路型運動失調とに分けられる．小脳と中脳から延髄に至る脳幹のいずれの部位の病変においても運動失調が出現する．視床病巣では深部感覚系の機能障害による運動失調が生じることが多いが，視床外腹側核（ventrolateral nucleus：VL核）の機能障害では小脳型運動失

---

[61] 立位姿勢では，重心線は健側へ偏り，患側の上肢は肩関節屈曲・外転・内旋位，肘関節は屈曲位，前腕は回内位，手指は屈曲位となる．患側の下肢は股関節屈曲・外転・外旋位，膝関節は伸展位，足関節は底屈位となる．

表9-49 ブルンストロームの運動検査による回復段階

上肢	段階1：弛緩性麻痺 段階2：上肢のわずかな随意運動 段階3：座位で肩・肘の同時屈曲，同時伸展 段階4：腰の後方へ手をつける．肘を伸展させて上肢を前方水平位へ挙上．肘90°屈曲位での前腕回内・回外 段階5：肘を伸展させて上肢を横水平位へ挙上，また前方頭上へ挙上．肘伸展位での前腕回内・回外 段階6：各関節の分離運動
手指	段階1：弛緩性麻痺 段階2：自動的手指屈曲わずかに可能 段階3：全指同時握り，鈎形握り（握りだけ）伸展は反射だけで，随意的な手指伸展不能 段階4：横つまみ（母指は離せない），少ない範囲での半随意的手指伸展 段階5：対向つまみ，筒握り，球握り．随意的な手指伸展（範囲は一定せず） 段階6：全種類の握り，全可動域の手指伸展．すべての指の分離運動
下肢	段階1：弛緩性麻痺 段階2：下肢のわずかな随意運動 段階3：座位，立位での股・膝・足の同時屈曲 段階4：座位で足を床の後方へすべらせて，膝を90°屈曲．踵を床から離さずに随意的に足関節背屈 段階5：立位で股伸展位，またはそれに近い肢位，免荷した状態で膝屈曲分離運動．立位，膝伸展位で，足を少し前に踏み出して足関節背屈分離運動 段階6：立位で，骨盤の挙上による範囲を越えた股外転．座位で，内・外側ハムストリングスの相反的活動と，結果として足内反と外反を伴う膝を中心とした下腿の内・外旋

(Brunnstrom 1970)

調も生じる．
- 不随意運動（involuntary movement）：脳血管疾患の場合には，小脳障害による運動時振戦，視床や中脳の障害による姿勢時振戦，視床や基底核の障害によるアテトーゼ，ヘミバリスムなどが代表的なものである．

② 感覚障害（sensory disturbance）
　脳血管疾患で問題となるのは，主に視覚と体性感覚の異常である．
- 視覚障害（visual disturbance）：脳血管疾患によって視力が損なわれることはまれであり，同名性半盲による視野の異常を認めることが多い．同名性半盲は上丘から後頭葉一次視覚野に至る視覚線維（視放線）の損傷によって生じて，1/4盲を示すこともある．内包と基底核を含む広範な病巣に由来することが多い．
- 体性感覚の障害：脳卒中による体性感覚の障害は，ほとんどの場合，半身の感覚鈍麻（hypesthesia）である．重度であると上下肢遠位部の感覚脱失（anesthesia）となる．感覚過敏（hyperesthesia），錯感覚や異常感覚（paresthesia, dysesthesia）を生じることもある．

　感覚鈍麻は，触・圧覚や温・痛覚などの表在感覚の低下と，位置覚や運動覚などの深部感覚の低下とに分けられる．温痛覚の低下は，程度の差はあれ，脳幹から大脳皮質感覚野までの間のどこの病変によっても生じる．皮質二次感覚野以降の損傷では，知覚（perception）過程の異常が生じ，二点識別や物の形状を認識することが困難となる．

　錯感覚は，外界からの刺激を本来感じるはずの感覚とは異なって感じる異常である．異常感覚は外界からの刺激がなくとも感じる自覚的な感覚障害であり，患者はしびれやぴりぴりした感じなど，さまざまな表現で訴える．視床の障害では，高度の自発痛を認めることがある（視床痛，thalamic pain）．

③ 高次脳機能障害（disorder of higher brain function）
　自己の身体状況と環境からの情報を統合する機能，それに基づいて動作や行為の計画，開始と停止を調節する機能は高次脳機能と呼ばれる．高次脳機能障害としては，失認，失行，失語が代表的である．ここでは失認と失行を取り上げる．
- 失認（agnosia）：要素的な感覚障害によらない，物体や音の認知の異常とされる．特に知覚して再認する機能の異常を指す．身体失認（somatognosia, asomatognosia；患者が自己の身体部位と観察者の身体部位とを同定する能力の障害，身体の空間像についての認知の障害あるいは身体図式の障害）や病態失認（anosognosia；疾病，特に麻痺があっても，その存在を否認すること）

などの感覚路を特定できない徴候は，失認から独立させる考え方もある．

視覚失認（visual agnosia）では，物体が見えているにもかかわらず，それが何であるか認めることができない．聴覚失認や触覚失認でも類似の現象を生じる．これらはそれぞれの感覚の様相に応じた二次感覚野以降の部位の損傷によって起こる．

身体部位失認（autotopagnosia）は身体図式の崩壊と理解され，身体部分の認知や呼称や指示などが正しくできないものを指す．

視覚失認のうちの半側視空間失認（hemispatial agnosia）は，一側性身体失認などを伴うことが多く，通常は無視症候群（neglect syndrome）として別に扱われる．臨床的には皮質を含めた右半球損傷によって生じる左半側無視の出現頻度が高い．

・失行（apraxia）：運動麻痺や運動失調，失認，知能低下などによらない随意運動遂行の障害であり，患者は何をすべきかはわかっていることが前提となる．指示された動作を意図的に行えないのに，日常の場面では自動的にその動作を行っているといった，自動性と随意性の解離もしばしば観察される．

古典的には観念失行（ideational apraxia）と観念運動失行（ideomotor apraxia）に代表される．観念失行では行為の計画が失われ，物品の操作が困難となる．観念運動失行では行為の計画は保たれるものの，これを実際の運動に結びつけることができなくなり，具体物なしでの動作手順の遂行が困難となる．これらは左半球病変に基づき，失語と合併することが多いとされるが，指示理解が不十分な例では証明が困難である．

これ以外にも空間構成行為が困難となる構成失行（constructional apraxia）や，衣服の着脱が特異的に冒される着衣失行（dressing apraxia），肢節運動失行（limb-kinetic apraxia）などが失行の名で呼ばれている．

④ 言語障害（speech disturbance）

脳血管疾患に起因する言語障害は，構音障害と失語である．

・構音障害（dysarthria）：音声言語の表出過程のうち言語音の産生過程の機能障害であり，麻痺性構音障害と協調運動障害性構音障害に大別される．

麻痺性構音障害は，構音筋を支配する上位・下位の運動ニューロンの損傷によって起こる．上位運動ニューロンの損傷では，一側性の場合には比較的軽度の障害であることが多い．呼吸，発声，共鳴，韻律などの構音に関する種々の要素に異常がある．両側性の上位運動ニューロン障害は偽性球麻痺（pseudobulbar palsy）とも呼ばれ，嗄声や嚥下障害を伴うことが多い．偽性球麻痺は両側大脳半球病変，あるいは脳幹の病変によって起こる．脳幹病変では下位運動ニューロン障害としての球麻痺（bulbar palsy）を認めることもあり，舌の萎縮や咽頭反射の消失などを伴う．

協調運動障害性構音障害には，小脳や小脳と脳幹の連絡路の損傷による運動失調型と錐体外路系の損傷による運動減少型（パーキンソニズム様）とがある．運動失調型では抑揚が大きく断吃的で，ときに爆発的な話し方となる．運動減少型は，抑揚が少なく単調で，次第に声が小さくなるといった特徴がある．

・失語（aphasia）：言語における高次脳機能の異常であり，言語象徴の形成過程の機能障害と理解される．主に優位半球（多くは左半球）の言語中枢の損傷によって生じる．

流暢性か非流暢性かによって大きく二分され，さらに特徴的な話し言葉の異常によって下位分類のされることが多い．

⑤ 知能衰退（intellectual deterioration）

知能は新しい環境や事態における適応力や問題解決能力と総称され，知覚，認知，理解，判断，記憶，抽象的思考などの過程を含む．

脳血管疾患における知能衰退（知的機能障害）には，これらの過程が種々の程度に損傷され，情報処理容量が全般的に低下する場合と失語・失認・失行のような要素的な機能障害による場合と

が含まれる．後者は知覚・認知の異常であり，高次脳機能障害として一括される．

脳血管疾患発症後の一時期には意識障害が改善した後にも，少なからず情報処理能力は低下するが，これが不可逆的な状態となった場合には認知症（dementia）として扱われる．脳血管疾患による認知症は血管性認知症（vascular dementia）と呼ばれ，多発性脳梗塞や広範な脳損傷によって生じる．前者の場合には，CTなどで白質を中心に小梗塞巣の散在を認め，知能も部分的には保たれていることが多い（まだら認知症）．

⑥ 摂食・嚥下障害（feeding disorder and dysphagia）

食物摂取の障害は咀嚼および嚥下の障害が主である．前頭葉の損傷などでは，発動性の低下によって，食物を口にためたまま飲み込もうとしないといった摂食障害もしばしば生じる．

咀嚼・嚥下の障害は，咀嚼に関与する筋群，舌や咽頭筋の運動麻痺や運動失調が主因となる．偽性球麻痺や脳幹の損傷による下位運動ニューロンの障害（球麻痺）では，咀嚼や嚥下が重度に障害されることが多い．

⑦ 排泄障害（excretory disorder）

脳血管疾患による大脳や脳幹の病変は，しばしば排尿や排便の障害をもたらす．

意識障害が改善した後，次第に尿便禁制（continence）になるが，ときに神経因性膀胱と呼ばれる排尿障害（無抑制性尿失禁）が出現する．また，身体運動の減少による便秘の起こることも多い．

排尿障害は尿閉，尿失禁，頻尿が区別されるが，混在することも多い．

⑧ 二次的障害・合併症

脳血管疾患発症後の臥床期間に生じる二次的障害や合併症の多くは機能的制限を助長し，リハビリテーションの阻害因子となる．

褥瘡や関節拘縮，起立性低血圧，深部静脈血栓などが合併症の代表例である．安静臥床が長引けば心肺機能の低下，筋力や筋持久力の低下も必発である．これらは廃用症候群とされ，予防的リハビリテーションの主たる標的となる．

重度の感覚障害や身体部位失認を有する片麻痺患者では，麻痺側上肢の乱暴な扱いによって関節の損傷を生じ，肩関節や手関節の腫脹や疼痛を生じることも多い．これらを誤用症候群という．

患側上肢の熱感，腫脹，疼痛を伴う肩手症候群や異所性骨化は特異的な合併症である．肩手症候群（shoulder-hand syndrome）は反射性交感性ジストロフィー（reflex sympathetic dystrophy）による疼痛，腫脹，筋萎縮と関節拘縮を特徴とする症候群である．その要因として，痛みに対する交感神経の機能異常が仮定されている．初期には，麻痺側の肩の疼痛と可動域制限および手の疼痛と背側の腫脹や皮膚温の上昇があり，手関節・手指の他動的屈曲には痛みが伴う．進行すると，皮膚や手内在筋の萎縮，手指の拘縮が著しくなる．初期には，温熱療法による疼痛対策と十分な可動域訓練が必要である．進行した場合には，星状神経節ブロック（stellate ganglion block；経皮的に星状神経節を麻酔し，交感神経遮断による上肢の血流改善を図る方法）を利用することもある．

症候性てんかん（symptomatic epilepsy；器質性脳損傷によって生じるてんかん発作）は，大脳皮質の病巣に多く生じる．薬剤の過剰投与による覚醒レベルの低下，不十分なコントロールはリハビリテーションの障害となる．

嚥下障害が持続する場合には，気道感染が起こりやすい．誤飲の危険率（risk）が高いときには，胃ろう造設術（gastrostomy）を施行する．尿失禁や残尿を伴う場合には，尿路感染の頻度が高まる．頻回の感染症の発病はリハビリテーション治療を中断させ，ゴール達成を遅らせる．

心肺疾患を合併する場合や高齢者などでは，とくに運動負荷試験を行って運動耐容能を明らかにし，可能な運動負荷量を規定する必要もある．

3 - 予後

（1）生命予後（vital prognosis）

大出血の際には，血腫による圧迫や脳浮腫の進展によって脳ヘルニア（cerebral hernia）を生じる．テント切痕ヘルニアや扁桃ヘルニアでは，脳幹の圧迫によって呼吸中枢が冒されて致命的となる．

表 9-50　脳血管障害を合併する高血圧の治療

超急性期（発症 3 時間以内）
●血栓溶解療法予定患者では 180/105 mmHg 未満にコントロール
急性期（発症 1～2 週以内）
降圧治療対象 ●拡張期血圧 140 mmHg 以上持続 ●血圧 220/120 mmHg 以上，あるいは平均血圧 130 mmHg 以上 降圧目標 ●脳梗塞　前値の 85～90% ●脳出血　前値の 80%
慢性期（発症 1 か月以降）
降圧薬治療（Ca 拮抗薬，ACE 阻害薬，ARB，利尿薬など） ●一次目標（治療開始 2～3 か月）150/95 mmHg 未満 ●最終目標（治療開始数か月以降）140/90 mmHg 未満 緩徐な降圧がきわめて重要であり，臨床病型（脳出血，ラクナ梗塞など）や脳循環不全症状の有無に留意

（日本高血圧学会高血圧治療ガイドライン作成委員会　2004）

急速に昏睡状態に陥った場合，意識障害の遷延する場合には救命困難なことが多い．

（2）機能的予後（functional prognosis）

救命しえた患者のうち，ほとんど完全な自然回復を示すもの，遷延性意識障害（prolonged disturbance of consciousness；脳障害によって昏睡あるいはそれに近い状態が 2～3 週以上にわたり続く状態）や無動性無言症（akinetic mutism；特殊な意識障害であり，開眼して追視はするが，身体運動はなく無言の状態であり，前頭葉や脳幹の病変で生じる）などの重篤な状態に陥り，回復が期待しにくいものが，各 10% 程度あると推定される．急性期脳卒中の機能的予後については，10% が就業可能，40% が軽度の機能的制限，40% が中等度から重度の機能的制限となり，10% は最重度の機能的制限によって施設入所を必要としている（Stallones et al. 1972）．当初から就業可能の 10% と最重度 10% を除いて，残りの 80% が医学的リハビリテーションの対象となりうる．

発症時に軽症の患者はリハビリテーションを受けなくても自然に治癒し，重症の患者はリハビリテーションに耐えられない，あるいはその効果が現れにくい（McCann et al. 1976）．リハビリテーションが効果を発揮しうるレベルに属するのは，発症時に意識が清明で，進行中あるいは完成した片麻痺があり，歩行障害のある患者であり，全脳卒中患者の約 24% と推定される（Garraway et al. 1980）．その他に約 11%（Smith et al. 1981），26.6%（Stevens et al. 1984）などの数字も報告されている．

現在では，患者の機能改善は医学的リハビリテーションの開始時点において，かなりの精度で予測可能であり，発症からリハビリテーション開始までの期間が短いほど，機能的利得の大きいことも明らかにされている（中村・他　1997b, 中村　2000）．

4 - 急性期の治療

（1）内科的治療

① 一般的管理・合併症治療

急性期の合併症には，感染症や過度の高血圧など，生命予後を左右するものが多く，適切な治療が必要となる．

発症後の血圧管理については，高血圧治療ガイドライン 2004 年版に具体的に記載されている（**表 9-50**）．降圧治療対象と降圧目標が厳格に設定され，24 時間にわたる持続的な降圧が重要である．脳梗塞あるいは脳出血の急性期では，脳循環の自動調節能（autoregulation）が障害され，脳血

流量は血圧依存性になるため血圧を下げすぎないことが重要である．自動調節能は約1か月で改善するが，各患者によって変動があるので，慢性期では一次目標，最終目標を定め，ゆっくりと降圧する．

急性期には尿失禁に引き続いて尿閉となりやすく，過度の膀胱充満は血圧の上昇を招くこともあることから，十分な排尿管理が重要である．可能な限り間欠的導尿によって対処するが，一時的に膀胱内にカテーテルを留置することも多い．ただし，長期のカテーテル留置は避ける．

経口摂取不能の場合には，体液バランスや栄養面にも注意する．経口摂取困難な状態が長引く場合には，中心静脈からの高カロリー輸液や経鼻経管栄養チューブや内視鏡的胃瘻造設術などによる栄養摂取が検討される．

急性期に合併しやすい感染症は呼吸器感染と尿路感染である．意識障害のある時期には頻回に喀痰を吸引する．感染が生じれば速やかに抗生物質を投与する．

② 脳浮腫軽減

脳ヘルニアの予防には，脳浮腫を軽減し頭蓋内圧を下げる必要がある．通常グリセオール®やマンニトールがこの目的で用いられる．

③ 抗血栓療法

脳塞栓では組織プラスミノーゲン・アクチベータ（tissue-plasminogen activator：t-PA）[*62]の全身投与による血栓溶解療法が検討されている．血栓の溶解が期待できるのは発症から3〜6時間以内であり，過剰投与で出血性梗塞を生じることもある．厳密な適応基準が定められている．

④ 予防的治療

脳血栓の再発予防には，アセチルサリチル酸やチクロピジンなどの抗血小板薬が多く用いられる．脳血管の高度狭窄や心内血栓が確認された場合には，ワルファリンなどの抗凝固薬が投与されることもある．

くも膜下出血後の血管攣縮予防のために，昇圧療法や血栓溶解療法なども開発されている．

（2）外科的治療

① 脳出血

開頭による血腫除去は，中等度以上の被殻出血や皮質下出血に適応がある．最近ではCT定位による血腫吸引術が行われるようになり，視床出血にも適応が広がった．ただし，機能的予後については保存的療法との間に差は認められない．脳室内穿破例には，脳圧の軽減を目的にドレナージ（drainage）も行われる．

② 脳梗塞

虚血性病変に対する外科的治療法としては血管内膜剝離術やバイパス術が開発されたが，適応が限られ，頻繁に行われるものではない．大血管の狭窄に基づく一過性脳虚血発作が適応となることもある．脳塞栓に対しては，ウロキナーゼ（UK）による局所線溶療法が行われる．

③ くも膜下出血

破裂脳動脈瘤では動脈瘤根治術（neck clippingなど）が行われる．脳動静脈奇形には摘出術が行われるが，摘出不能の場合には塞栓療法が試みられることもある．

正常圧水頭症の予防や治療の目的で，脳室腹腔短絡術（V-P shunt）などの髄液短絡術が行われることもある．

脳血管攣縮に対しては，血管内手術としてバルーンカテーテルによる血管拡張が行われるようになった．

5-リハビリテーション

（1）急性期のアプローチ（離床前）

① 二次的合併症の予防

発症時に意識障害を伴い安静臥床が必要な場合でも，良肢位の保持や他動運動による可動域訓練を行って，関節拘縮の予防を図る．また2〜3時

[*62] わが国においても2005年10月より脳梗塞にt-PA製剤の使用が可能となった．遺伝子組換え型rt-PA（アルテプラーゼR）の静脈内投与は発症4.5時間以内の脳梗塞に制限されている．

間ごとの適切な体位変換を行い，褥瘡や就下性肺炎の発生防止に努める．

急性期の医学的リハビリテーションの第一歩は，このようなベッドサイド・アプローチである．この段階から理学療法士がかかわり，病棟看護師との協力によって合併症を予防していく．

② 離床の準備

意識障害が改善し，全身状態が安定してくれば離床の準備を進める*63．ベッド上での座位保持を促し，状態に合わせた移動手段の検討を行う．

食事や排泄など基本的な身辺処理活動の確立も早期に行う必要がある．一般的には意識障害が改善すれば経口摂取は可能となる．

球麻痺（偽性球麻痺）による嚥下障害（dysphagia）がある場合には，プリン，ヨーグルトなど，口腔内で塊を形成しやすい食物から開始し，段階的に普通食へ移行する．

初期の尿閉の時期には，無菌的間欠導尿を行うことが最善であるが，現実的には膀胱内へのカテーテル留置が行われる．尿路感染の予防や膀胱機能回復の観点から，意識障害が改善すれば速やかに抜去し，間欠導尿を併用しつつ随意的な排尿を促すべきである．

（2）回復期のアプローチ（離床後）

離床後のアプローチの主体は，各訓練部門における訓練と病棟での身辺処理活動の指導である．これらを保証するためには十分な医学的管理が不可欠である．また訓練への積極的な参加を促すためには，心理面への配慮や社会経済面への不安の解消も必要となる．

訓練開始時には各部門での評価（アセスメント）の結果を基に，チーム全体としての到達目標を定める．機能的帰結の予測に基づいてゴール設定を行い，その結果を伝えておくことは，患者と家族が早期に将来の生活設計を立てることを可能にする．

ここでは脳血管疾患における代表的な機能障害である片麻痺を中心に，具体的なアプローチの方法を記しておく．

① 医学的管理

脳血管疾患患者では，高血圧や動脈硬化，虚血性心疾患，糖尿病など再発の危険要因を合併することが多く，初期にこれらの治療と管理を行うことが必要である．特に片麻痺患者では，機能回復の手段として運動療法の占める比重が高いことから，運動の制限を必要とする諸疾患については，訓練開始前に運動の許容範囲を明らかにしておく．

呼吸循環器系については，運動負荷時に血圧，心電図のモニターを行い，高度の血圧上昇や心電図異常の有無を確認して，可能な運動負荷量を設定する．長期臥床後の患者などでは，起立性低血圧を生じる場合もあり，起立負荷試験を行って，血圧下降の程度を測定しておく必要もある．可能であれば運動負荷時に呼気ガス分析を行い，酸素摂取量などを測定して，呼吸循環器系における心肺フィットネス（cardio-pulmonary fitness）を明らかにする．

訓練遂行の阻害要因としては，疼痛，痙攣発作，感染症，頻尿・尿失禁などがあり，成因を明らかにした上で予防と治療を行う．片麻痺における特異的な疼痛には，交感神経系の反射性交感性ジストロフィーとしての肩手症候群による疼痛や，視床病変による麻痺側上下肢の疼痛（視床痛）がある．

肩手症候群は，初期から麻痺側上肢を注意深く取り扱うことで，ある程度の予防は可能である．発生した場合には，消炎鎮痛薬，副腎皮質ホルモン剤などの薬物治療，温熱療法などを行って疼痛の軽減を図り，可動域の保持に努める．視床痛には特異的な治療法はないが，解熱・鎮痛・抗炎症薬や筋弛緩薬が有効な場合もある．

高齢者には骨関節系の合併症がある場合も多く，腰痛や膝関節痛が運動の遂行を妨げる．片麻痺では，特に膝関節痛が歩行障害を増悪させる結

---

*63 神経学的徴候の進行が停止して48時間以上経過し，JCSで1桁であればベッド上座位を試みてよい．

果となるため，鎮痛薬などの使用や関節保護，立位支持性の確保のための膝装具の使用を検討すべきである．

発症後一定期間が過ぎてからも，排尿困難が持続する場合がある．また，頻尿や切迫性尿失禁が出現する場合もある．膀胱内圧検査や括約筋筋電図検査などを行って，神経因性膀胱の有無を確認し，治療可能なものには薬物投与などを行う．一般に低活動性膀胱にはコリン作働性薬やα刺激薬が，過活動性膀胱にはコリン遮断薬が選択される．

症候性てんかんによる痙攣発作の抑制には抗てんかん薬が使用されるが，過剰投与や薬物の内容によっては一時的に脳機能の活動性低下をもたらし，機能回復を妨げることがある．薬物血中濃度のモニタリングによって過剰投与を避ける．患者の精神活動性の低下が遷延する場合には，薬物を変更することも考慮する．

② 理学療法

片麻痺による運動・動作の機能的制限は，起居・移動能力の低下と麻痺側上肢の使用困難による両手動作の機能的制限であり，これによって日常生活活動が損なわれる．

理学療法では寝返り，起き上がり，起立，立位保持などの基本動作訓練を行い，歩行能力の獲得を目指す．歩行には，立位バランス能力の獲得と健側を含めた下肢筋力の強化が重要である．

弛緩性麻痺の段階では，麻痺筋の収縮を促すための末梢入力を刺激として用いることもある．痙縮が出現してからは，必要以上の筋緊張亢進を防ぐための動作手順や，痙縮抑制に有効な肢位などが指導される．こうした方法の一部はいわゆるファシリテーション手技（facilitation techniques）として考案されており，熟練した理学療法士によって用いられる．

高度の痙縮が持続する場合，徐々に麻痺筋が短縮し，可動域が制限される．また，麻痺による関節の不動は関節包などの結合組織の柔軟性を低下させ，これによっても可動域は低下する．これらを予防するために，他動・自動運動による可動域訓練を行うことが必要である．筋弛緩薬の使用も痙縮の抑制に有効な場合がある．可動域制限や運動時の疼痛などが存在する場合には，温熱療法の併用が有効である．ホットパック，赤外線，極超短波などが用いられる．

下肢では，麻痺の回復によって分離運動が認められるようになっても，十分な足関節の背屈は困難であることが多い．この場合には，歩行訓練のために短下肢装具（ankle foot orthosis：AFO）の装着を行う．AFO は歩容の改善，立位の安定性保持，反張膝の予防，尖足拘縮の予防に有用であり，退院後にも装着を促す場合が多い．麻痺側下肢筋力の低下が著しい場合には，歩行時の膝折れを防ぐために膝装具を用いる．近位筋の筋力低下が持続する場合には，長下肢装具を使用することもある．麻痺側では，上肢帯の筋力低下によって，肩の亜脱臼が生じやすい．亜脱臼による肩関節の損傷を予防する目的で，腕吊り具（arm sling）が用いられる．

車いすは，歩行に代わる移動手段として，利用価値が高い．訓練期間中に実用的な歩行能力の獲得に先立って，移動手段として駆動方法を修得させることは，病棟での早期の身辺処理の自立に役立つ．訓練によっても歩行不能に終わる患者では，車いすが実際的な移動手段となる．

脳卒中発症後の臥床期間に応じて，患者のフィットネスは低下する．脳卒中患者は高齢であることが多く，その場合は発症前の活動レベルがフィットネスに影響する．理学療法によるフィットネス改善の内容としては，心肺フィットネスの改善，身体組成の改善，筋力と筋持久力の改善が重要である．脳卒中患者では虚血性心疾患を合併することも多く，心肺フィットネスの改善が得られにくいことがある．その場合でも運動による筋持久力の改善によって，運動耐用能の向上が得られる．肥満患者では高脂血症，糖尿病などの脳卒中の危険因子となる疾病を合併する場合が多く，運動による肥満の改善は再発予防にも有用である．片麻痺患者では麻痺側だけでなく健側上下肢の筋力の低下もある．基本運動訓練などを通じて健側の筋力強化を行う必要もある．

③ 作業療法

　片麻痺患者に対する作業療法の主目的は，麻痺側上肢の機能改善を図ることにある．しかし，麻痺側上肢の実用的な使用が可能になる患者は限られ，補助的な使用を促すことで日常生活活動の自立を目指す場合が多い．

　麻痺側上肢の実用的な使用が将来的にも不能と予測される患者では，片手による身辺処理活動の獲得を促進する．麻痺側上肢が利き手である場合は，利き手の交換を行って健側上肢の実用性向上を図る．

　作業療法では，訓練手段として種々の作業活動が用いられる．可動域や上肢リーチ範囲の拡大，手指巧緻運動の獲得，健側上肢の補助としての機能の獲得など，目的に応じていくつかの作業内容を組み合わせて実施する．作業の遂行が座位保持や立位保持を促すことで，体幹下肢の粗大運動機能を強化する．

　麻痺側上肢の痙縮が高度の場合には，手関節と手指の屈曲拘縮を予防するため，副子を作製することもある．また，片手動作を円滑に行えるように工夫された種々の生活用具の使用を指導する場合もある．退院後に在宅生活が可能と予測される場合には，生活環境の検討を行い，安全かつ効率的な生活が営めるように助言する．片麻痺患者では，廊下，風呂場，トイレなどへの手すりの設置，床や階段あるいは浴槽の滑り止め，玄関や敷居の段差解消などが主たる内容である．

　脳血管疾患の患者には何らかの認知機能の低下を合併することも多く，作業療法においては患者の認知面への配慮を欠くことができない．知的レベル，注意・覚醒レベル，空間構成能力，言語能力などを的確に分析し，これらの機能を強化するための訓練プログラムを作成することも必要である．半側無視のある患者では，麻痺側上肢の不使用や危険を伴う取り扱いによって，関節などを損傷することもあり，無視側に対する注意を促すことが必要となる．

　日常生活活動が自立レベルにある患者では，職業復帰の可能性を検討することも必要となる．主婦の場合には家事活動に関する評価（アセスメント）と訓練を行う．高齢者では，退院後の精神・身体の活動性を維持する観点から，趣味や余暇活動の開発を行うことも有用である．

④ 言語療法

　言語障害は，失語と麻痺性構音障害に代表される．通常，失語を伴うのは右片麻痺患者であるが，高度の麻痺性構音障害は偽性球麻痺によることが多く，しばしば両片麻痺を伴う．

　言語療法部門では患者の言語障害を評価し，その内容を各部門に伝えるが，特に失語の患者では言語による指示の理解がどの程度まで可能かを明らかにし，困難である場合にはどのような方法でコミュニケーションを図るべきかを伝達しておく．これによって各訓練部門でのコミュニケーション上の混乱を減らし，訓練遂行を円滑なものにすることができる．

⑤ 病棟での日常生活指導

　病棟は休息の場であると同時に，日常生活の諸活動を実践する場でもある．病棟看護師は患者の日常生活活動のレベルを評価（アセスメント）し，これを向上させるために効率的な方法を指導する役割をもつ．

　片麻痺患者では，食事は比較的容易に自立を達成できる．麻痺側が利き手であっても，非利き手でスプーン，フォークなどを使用すれば，多くの場合，食事は自立する．嚥下障害のある患者では，食事の際の姿勢や食物の形態に配慮する．前頭葉に病巣を有する患者は，食事に集中せず，口腔内に食物をためたままにするといったことがある．半側無視のある患者では，無視側の食物に手をつけないこともある．いずれも適切な介助を行いながら，自力摂取を促し，必要があれば家族へ介助法を指導する．

　車いすへの移乗が可能になれば，できるだけトイレでの排泄を促す．夜間はポータブルトイレや尿器を利用する場合が多いが，移動時の監視が不要な段階では，夜間もトイレで排泄することを勧める．移乗の自立が困難な場合でも，ベッド周辺の手すりなどを整備して，トイレの介助量軽減を

図ることで，在宅生活が可能となる．

片麻痺患者にとっては片手での更衣や整容は難しいものであるが，一定の方法を指導することで自立は可能である．失行を伴う患者では，道具の使用が困難となることがあり，歯ブラシや櫛が上手に使えないことがある．右半球病巣を有する患者では，まれに着衣失行と呼ばれる更衣の障害をみせることがある．いずれも経過中に軽減することが多く，粘り強く指導を行うべきである．

（3）慢性期のヘルスケア

退院後在宅生活を送る患者では，退院前に家屋環境の評価（アセスメント）を行い，安全で効率的な生活が営めるよう，十分な指導を行っておく．在宅訪問指導を行うこともある．

日常生活活動における介助が必要な患者では，退院前に介助方法を家族へ指導しておくことが求められる．機能維持の観点からは継続的な家庭内訓練，通所リハビリテーションや通所介護などにおける維持的訓練も効果的である．各訓練部門では家庭内訓練の方法を具体的に指導しておく．在宅生活において精神・身体活動性の低下が予想される患者では，地域保健婦への連絡を行って定期的な訪問を依頼したり，機能訓練事業への参加を促す．

脳血管疾患患者の退院後の機能的予後に関する調査によれば，入院によるリハビリテーションを受けた脳血管疾患患者のうち，日常生活活動が自立レベルで退院した者の1/4は，退院後平均1年6か月後には介助レベルに低下している（中村・他　1991a）．退院後の機能維持にかかわる要因としては，退院時の機能的状態のほかに再発の有無や年齢，家族員数などがあげられている．退院後も十分な医学的管理を行って可能な限り再発を予防し，遂行可能な身辺処理動作を他者に頼ることのないよう，動機づけを行うことが必要である．

3 四肢血管障害

リハビリテーション医学のひとつの目的は，早期診断によって慢性疾患の合併症を予防し，機能的制限や活動制限，参加制約を軽減あるいは回避することである．閉塞性動脈硬化症，リンパ浮腫あるいは静脈瘤など，四肢脈管の疾患は，急性あるいは慢性の機能障害をもたらす．危険因子の理解と軽減，疾患への適切な医学的管理が，機能的帰結を改善することに役立つ（Hammond et al. 1993）．これは慢性疾患モデルに立脚したアプローチであり，早期介入が生活様式の変更および病理過程の進行遅延をもたらす．

表9-51　四肢の循環障害

動脈性
　急性動脈閉塞症：塞栓症，血栓症，外傷，動脈解離
　慢性動脈閉塞症：閉塞性動脈硬化症，閉塞性血栓血管炎，その他
　機能的循環障害：レイノー病，レイノー症候群
静脈性
　静脈血栓症，血栓性静脈炎，慢性静脈不全，静脈瘤，その他
リンパ性
　リンパ浮腫，リンパ管炎，リンパ節炎

四肢脈管の循環障害には，動脈血流量の減少による末梢組織の阻血，静脈還流の機能障害によるうっ血とリンパ性の循環障害があり，これらの病態が組織の循環不全である（表9-51）．

表9-52に四肢循環障害診断の手引きを掲げる．

1－動脈疾患

動脈（artery）は，心臓から身体各部や肺に血液を送っている血管であり，内膜，中膜および外膜で構成されている．動脈系の循環障害には，急性動脈閉塞症（acute arterial occlusion）および慢性動脈閉塞症（chronic arterial occlusion）がある．

（1）急性動脈閉塞症

急性動脈閉塞症は，塞栓症，血栓症あるいは外傷などに起因する．動脈塞栓症（arterial embolism）の多くは，心房細動や僧帽弁狭窄症（mitral stenosis）などの左心系の血流うっ滞，動脈瘤から遊離した栓子（plug；血管の内腔をふさぎ，血流を遮断するような，遊離した血栓あるいは組織片）に

表 9-52 四肢循環障害診断の手引き

循環障害のタイプ	主訴と臨床所見	検査
動脈性血行障害（急性，慢性）	蒼白，冷感，皮膚温低下，手袋状知覚異常，疼痛，脈拍消失，爪の栄養障害，歩行障害，潰瘍形成，壊死	脈拍，血圧測定，皮膚温検査，アレン試験，挙上下垂試験，容積脈波検査，ドップラー血流計，動脈撮影
静脈性血行障害	浮腫，肢肥大，皮静脈怒張，静脈瘤，チアノーゼ様変色，疼痛，だるさ，潰瘍形成	トレンデレンブルグ試験，ペルテス試験，ホーマンズ徴候，静脈撮影，単純X線撮影（静脈結石）
リンパ性循環障害	浮腫，肢肥大，皮膚温低下，象皮病様皮膚変化	軟線撮影，リンパ管造影，皮膚生検

（立石　1982，改変）

よって起こり，動脈の分岐部を閉塞することが多い．一方，急性動脈血栓症（acute arterial thrombosis）は，動脈硬化や炎症などによる血管内膜の変化あるいは内腔の狭窄によって誘発され，血栓形成の範囲が拡大して，虚血状態が急速に悪化することで起こる．いずれも，はじめに患部の強い痛み，冷感，感覚障害がある．進行すると，筋強直に至り，可動域は著しく制限される．初期の臨床症候（6 Ps で表記）は，痛み（pain），蒼白（paleness），脈拍消失（pulselessness），錯感覚（paresthesia；外部からの感覚刺激とは異なって感じること），麻痺（paralysis），低温（polar, cold）である（Andrews et al. 2005）．その程度は，閉塞部位，側副血行の範囲，反射性血管攣縮の有無，血栓形成の程度などで相違する．

　治療では，まず鎮痛薬や硬膜外麻酔などで除痛処置を行い，血管攣縮の除去に努める．同時に，強力に抗凝固療法を行う．無効であれば，塞栓症に対しては，緊急的治療としてフォガティカテーテル（Fogarty catheter；先端に小さなバルーンがつき，血管内に挿入して閉塞部を超えたところでバルーンを膨張させ，牽引して塞栓や血栓を除去する）や血栓吸引カテーテルによる血栓塞栓摘除術を行う．閉塞範囲によっては，バイパス術（bypass grafting）を実施する．血栓症でも緊急手術が原則とされるが，救肢率は塞栓症よりも低い（多田・他　2002）．補助療法として，輸液による脱水の改善に努める．また，多孔性のカテーテルを血栓内へ挿入して，ウロキナーゼを直接注入，噴出させて血栓を溶解させるパルススプレー法による血栓溶解療法も行われている．これらの処置と並行して，原疾患に対する治療も強力に実施する．

　なお，血流再開後に筋肉溶解による代謝産物が急速に循環系に流入することで，腎障害，心停止や呼吸停止などが生じることがある（myonephropathic metabolic syndrome：MNMS）．広範囲の筋虚血を伴う場合には，肢切断を選択することもある．

（2）慢性動脈閉塞症

　慢性動脈閉塞症は，徐々に進行する四肢の部分的な動脈管腔の狭窄や閉塞であり，閉塞性動脈硬化症（arteriosclerosis obliterans：ASO）と閉塞性血栓血管炎（thromboangitis obliterans：TAO，バージャー病，ビュルガー病，Buerger disease）が大部分を占めている．なお，1970年代後半からはTAOが減少し，現在では高齢者人口の増加に伴ってASOが多くなっている．特に下肢の機能障害が問題となる．

　初期症状は，下肢の冷感，運動によって増悪する痛み，しびれ感（神経支配領域とは一致しない）などである．特徴的な症状は間欠性跛行である[*64(次頁)]．動脈の狭窄が進むと，安静時にも足部の痛み，下腿皮膚のチアノーゼや蒼白，浮腫などが出現する．下腿を下垂すると，症状は軽減する．さらに進行すれば，爪の変形，局所的に壊死潰瘍を生じる．これらの経過に基づいて，慢性動脈閉塞症の臨床経過は次のように4段階（フォンテー

ン分類）に分けられる（Fontaine et al. 1950）．
・Ⅰ度：しびれ感，冷感，無症状
・Ⅱ度：間欠性跛行
・Ⅲ度：安静時痛
・Ⅳ度：潰瘍，壊死

生命予後は，冠動脈や脳動脈の病変に依存する．

理学的所見として，動脈拍動の減弱消失，皮膚温の低下，皮膚の色調，潰瘍の有無に注意する．診断手技として，下肢では挙上・下垂試験[*65]，上肢ではアレン試験を行う[*66]．

無侵襲診断法には，マンシェットとドップラー聴診器を用いて測定した足背動脈（下腿遠位にマンシェットを装着）と上腕動脈（上腕遠位にマンシェットを装着）との収縮期血圧の比率（ankle brachial index：ABI）を求める．これを動脈閉塞による末梢灌流圧低下の指標とする．健常者ではABI＞1.0となる．動脈狭窄があると，血流は遅くなり，血圧は低下する．ABI＝1.0〜0.9を正常下限，0.9〜0.8を軽度低下，0.8〜0.5を中等度低下，0.5以下を重度低下とする（Andrews et al. 2005）．重度低下は，安静時痛や阻血による潰瘍壊死の危険率が高いこと，および全身性のアテローム動脈硬化の徴候ともなる（Yao 1970）．なお，ABI＜0.3は，閉塞と判定される．マンシェットを大腿近位，大腿遠位，下腿近位あるいは遠位に装着して，それぞれの足背動脈圧を測定してABIを求めることで閉塞部位を決定する分節的血圧測定（segmental pressure measurement）も利用される．その他に，ドップラー流量計による流速波形の検討，経皮的酸素測定法（transcutaneous oximetry）による皮膚血液灌流の評価（アセスメント），超音波断層法，サーモグラフィ（thermography；遠赤外線による体表面の温度分布を測定する）なども利用されている．血管造影などの侵襲的検査は，機能障害が中等度以上の場合，手術適応の決定など，必要に応じて実施する．

治療としては，ASOが脳動脈や冠動脈，その他に全身の動脈硬化による血管病変を反映するものとして，末梢循環障害への治療と運動療法，動脈硬化の危険因子への対策，他臓器の機能障害の検索，廃用症候群の予防を同時並行して行う．下肢の保温と清潔の保持，外傷や感染の予防，下肢の循環障害を招くような姿勢の回避，禁煙や食生活などの生活指導，抗血小板薬（抗血栓薬）による病変進行の遅滞と虚血の改善，動脈硬化症の治療（血圧管理と高脂血症の治療），歩行などによる適度な身体運動を励行する．機能障害が重度の場合には，血管内治療あるいはバイパス術も行われる．近年，自家骨髄あるいは末梢血由来の幹細胞を虚血筋肉内に移植する血管新生治療も試みられ，バージャー病では好成績が報告されている．

運動訓練（exercise training）は，最大跛行距離（ACD）を著しく延長させる効果がある（Hiatt et al. 1990）．訓練プログラムは，毎週少なくとも3回，12週は実施することで，かなりの効果が得られている．患者は，下肢痛が我慢できなくなるまで歩き，歩行を中断して下肢を休め，痛みが治まれば歩行を再開する．毎日，これを1時間にわたって反復する．このようなプログラムは，間欠性跛行の患者に対する標準的医療に加えるべきで

[*64（前頁）] 間欠性跛行（intermittent claudication）：一定の距離を歩いたときに下腿筋などに痛み，張りなどが出現する．歩行を中断すると，症状は速やかに消失する．連続して歩ける距離は，重症度の判定に利用される．これは痛みを感じ始めるまでの跛行発生距離（initial claudication distance：ICD）と，これ以上は続けて歩けなくなる最大跛行距離（absolute claudication distance：ACD）とに分けられている．再現性の高いのはACDである（多田・他 2002）．

[*65] 挙上・下垂試験（elevation and dependency test）：患者は背臥位で両下肢を挙上して，両足関節の底背屈運動を2分間継続する．直後に足部の色調や痛みの出現を調べる．続いて椅子座位となり，両下腿を下垂させて足部の反応性充血に要する時間を測定する．異常がなければ，7—10秒で動脈系の充血（皮膚紅潮）および静脈系の充満（皮下静脈拡張）が現れる．

[*66] アレン試験（Allen test）：橈骨動脈および尺骨動脈の開存性の検査である．患者は手を強く握って手掌から血液を押し出す．その状態で，検者は橈骨動脈あるいは尺骨動脈を圧迫する．その後に患者は手を開く．直ちに手掌が紅潮しなければ，圧迫していない動脈の閉塞を疑う．

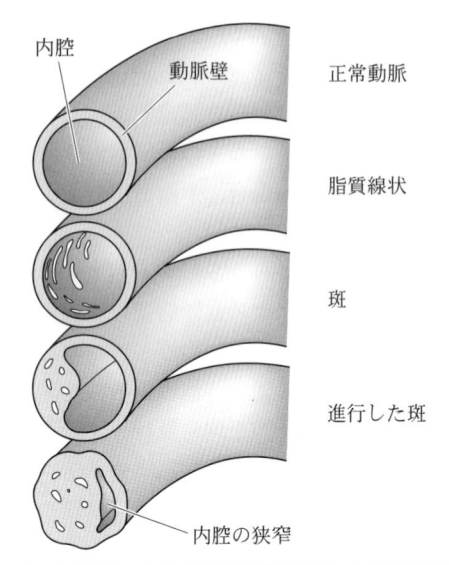

図9-61 アテローム動脈硬化と斑形成による動脈内径狭窄の過程

(Miller et al. 1987)

ある（Andrews et al. 2005；Gardner et al. 1995）．

① 閉塞性動脈硬化症

血管内膜の増殖によって動脈内腔が閉塞に至るもので，病因はアテローム動脈硬化（atherosclerosis），メンケベルク動脈硬化（Moenkeberg's arteriosclerosis；動脈の中膜が冒され，筋線維や弾性線維が破壊され，カルシウムが沈着する），細動脈硬化（arteriolosclerosis；主に細動脈を冒す動脈硬化であり，長期の高血圧に合併する）などの動脈硬化である．アテローム動脈硬化は，動脈硬化のうちで最も多く，大動脈および中動脈の内膜に黄色斑（yellow plaque，アテローム，atheromatous plaque；動脈内膜面の黄色の限られた領域や腫脹であり，コレステロール，その他の脂質，脂肪貪食細胞を含む）が不規則に分布するのを特徴としている．はじめに脂質線状（fatty streak；きわめて小さい脂質の線状塊）が散在性に内膜に沿って形成される．その後，コレステロールを含んだ筋細胞による黄色斑が管腔内に突出してくる（図9-61）．内壁面には凸凹が生じ，筋層の弾性は低下する．これらが血流を遅くし，冒された動脈の支配領域には阻血状態が起こる．さらに，血管内には血小板とフィブリンによる血栓が生じる．また，平滑筋や弾性線維の部分断裂によって血管壁は脆弱になり，動脈瘤も生じる．初発部位は，大腿動脈や膝窩動脈に多い．発症には複数の要因が関与している．遺伝的素因，高血圧，高脂血症（hyperlipidemia），糖尿病などの代謝障害，その他である．なお，閉経前の女性にはまれであることから，女性ホルモンが予防に関係すると考えられている．

治療目標のひとつは，動脈硬化の進行予防であり，喫煙の禁止，高脂血症の検査と治療（抗高脂血症薬など），全身管理と合併症への対応を行う．発症初期には，抗血小板薬，抗凝固薬，血管拡張薬で対応する．プロスタグランジン E_1 も，血管拡張作用と血小板凝集抑制作用を期待して，利用される．併せて，歩行訓練，その他の運動療法によって，側副血行路の形成を促す．間欠性跛行が起きても，毎日2～3回は跛行が出現するまで歩くように指導する．

阻血による激痛や足部の潰瘍壊死が出現すれば，血行再建術を考慮する．大腿切断を余儀なくされることもある．糖尿病との合併は，切断率を高める．なお，高齢者では，治療経過で廃用性症候群を併発しやすいため，生命予後と機能的状態とを視点に入れた治療法の選択が重視される．

運動療法は，廃用症候群の予防，側副血行路の形成，筋持久力の増加による歩行機能の改善を目標としている．ただし，フォンテーン分類Ⅲ，Ⅳの患者では，運動療法による機能回復はあまり期待しない．機能改善には，血管内治療やバイパス術などを選択する．フォンテーン分類Ⅰ，Ⅱでは，歩行訓練が推奨される．筋萎縮を予防し，心肺機能(持久性)を維持し，血液灌流を促進し，運動技能を保持できる．下肢の血液灌流を改善する複数の運動療法がある（松浦 1999）．

② 閉塞性血栓血管炎

閉塞性血栓血管炎は，20世紀初頭，Buergerが切断肢の病理所見から血栓閉塞を伴った血管の全層に及ぶ炎症に命名した疾患名であり，バージャー病（Buerger disease）と呼ばれた．現在では，中程度の動静脈の内腔および内層に血栓形成を伴っ

た炎症とされ，血栓内には肉芽組織も認められている．陳旧病変には炎症細胞がなく，線維化が起こっている．主として下腿動脈や足部動脈が冒される．初期には，遠位の小動脈が冒され，病変は次第に近位に及ぶようになる（Papa et al. 1992）．ただし，病変の分布は分節的である（Andrews et al. 2005）．長期にわたる喫煙歴のある40～50歳代の男性に多い．臨床症状は，慢性動脈閉塞によるものであって，それに皮下静脈に沿った発赤や硬結，疼痛など，遊走性静脈炎によるものが併発している．動脈硬化症と比較して，膝窩動脈以下の末梢レベルに発症しやすく，上肢に発症することもある．下肢では冷感，しびれ，跛行が発現する．閉塞症候が進行すれば，足部の難治性潰瘍が生じる．動脈造影では，突然の閉塞や先細りがある．高血圧，動脈硬化や糖尿病が合併していないこと，表在性の遊走性静脈炎の合併が臨床診断では重要である．なお，生命予後は良好である．

治療では，第一に喫煙を禁止する．禁煙によって，疾病の進行が停止することも多い．また，寒冷を避けることも大切である．薬物療法では，抗血小板薬，抗凝固薬，血管拡張薬，抗トロンビン薬，抗セロトニン薬などが用いられるが，効果は不定である．近年，プロスタグランジン E_1 などが小さな潰瘍に対しては効果が認められているが，下腿や大腿の間欠性跛行に対する有効性は証明されていない（多田・他 2002）．閉塞性動脈硬化症と比較して，病変局在が末梢であり，血行再建術の適応も少ないが，バイパス術が試みられている．血管内治療は適応外である．潰瘍のない場合には，積極的に運動療法を実施して，側副血行路の形成を促進する．ただし，潰瘍があれば，安静が必要となる．さらに，末梢に壊死が出現すれば，バイパス術が有効である．一部には，切断も適応となる．切断の適応となるものは20％を越えていない．

（3）レイノー病とレイノー症候群

レイノー症候群（Raynaud's syndrome）とは，寒冷刺激や感情的ストレス（emotional stress）などの精神的要因によって，発作性に血管攣縮が生じ，皮膚の色調に変化が現れる病態である．このような臨床徴候をレイノー現象（Raynaud's phenomenon）と呼んでいる．主に手と手指が冒される．足と足指には，まれである．典型的には，最初に指先が蒼白（pallor）となり，次にチアノーゼ（cyanosis，暗紫赤色）へと変化して，温まると紅潮（rubor）する．しかし，多くの患者は，3相性の変化ではなく，発作中には蒼白あるいはチアノーゼのいずれかを示す．発作にかかわる機序は，明らかでない．発作は，多くは両側性であり，30～60分で消失する．40歳以下の女性に多い．

レイノー現象は，一次性と二次性とに分類される．病因が不明のものを一次性として，これをレイノー病（Raynaud's disease）と呼んでいる．二次性のものはレイノー症候群と呼ばれ，外傷，膠原病，動脈硬化，血液疾患，胸郭出口症候群（thracic outlet syndrome；胸郭出口部において，腕神経叢と鎖骨下動脈で構成される神経血管束が圧迫され，上肢の脱力感，痛み，しびれ感，冷感などが生じる），振動病（vibration disease；振動工具の使用によって骨関節障害や自律神経障害，レイノー現象などが生じる），四肢の主要動脈閉塞，麦角や重金属による中毒などを基礎疾患として起こる．二次性では，片側のこともある．また，若い女性に限られているわけではない．問診によって，原疾患を推定することはできるが，レイノー現象の発現初期には困難が伴う．基礎疾患がなく，2年以上にわたって病態に変化がなければ，レイノー病と診断される．二次性レイノー現象では，基礎疾患の治療が重要であり，レイノー現象には対症療法を実施する．

治療では，日常生活の指導が優先する．寒冷に対して全身を曝露することを避け，患肢の保温と保護，精神的ストレスの除去に努めること，禁煙を指導する．また，振動工具の使用は禁止する．レイノー現象が現れたら，温めて速やかな回復を図ることが大切である．痛みには，一部には血管拡張薬や抗血小板薬が有効である（Miller et al. 1987）．これらの介入によって，軽症の場合には，

およそ45％のものが軽快する．

2 - 静脈疾患

静脈（vein）は，末梢の毛細血管から心臓へ向けて血液を導く管であり，管壁は3層であるが，動脈よりも薄く，弾性に乏しい．途中に，複数の静脈弁（venous valve；静脈血流の逆流を防止する）がある．

（1）静脈血栓症

静脈血栓症（phlebothrombosis, venous thrombosis）は，静脈血流のうっ血（stasis），静脈内皮損傷（intimal injury）および血液凝固能の亢進（hypercoagulability）によって，静脈内に血栓を生じる病態である（ウィルヒョウの3徴候, Virchow's triad）．静脈系における血栓形成は，その多くが凝固系と線溶系との不均衡に起因している．うっ血によって，静脈弁に核（nidus）となる血栓が生じる．そこに血小板とフィブリンによる血栓の層が形成され，やがて静脈は完全に閉塞される．危険因子には，高齢，手術（特に骨盤内），外傷，肥満，悪性腫瘍，糖尿病，血液疾患，長期臥床，四肢の麻痺，表在性静脈炎や静脈瘤がある．女性では，妊娠，経口避妊薬，ホルモン補充療法なども危険因子となっている．腸骨大腿静脈血栓や下肢の深部静脈（deep vein）に多い．血栓が形成されると，そこから塞栓が発生することもある．

なお，表在静脈壁の炎症が主となり，そこに血栓を生じた血栓性静脈炎（thrombophlebitis）では，炎症皮下静脈は側副血行が豊富であって，すぐに全身に及ぶような問題はない．

臨床像は，血栓が生じた部位にもよるが，骨盤内血栓では，下肢に激痛とチアノーゼ，浮腫状腫脹がある．下肢末梢静脈では，腓腹筋部の腫脹と圧痛，ホーマンズ徴候（Homans sign；膝を屈曲した肢位で，足関節を他動的にゆっくりと背屈すると，腓腹筋に痛みを感じる）などがある．皮下（浅部）静脈の血栓では，局所の痛みと紅斑があり，血栓を生じた静脈を有痛性索状物として触れる．この場合，深部静脈の血栓を併発することは，まれである．診断には，ドップラー超音波（血行緩徐），静脈圧測定（圧上昇），静脈撮影（閉塞部陰影欠損や側副血行路増生）などを利用して，うっ血状態を検出する．肺塞栓症[*67]は，生命予後にかかわる重篤な合併症である．欧米に比べて，わが国では少ないとされていたが，最近では増加の傾向にある．深部静脈の血栓は，正確な診断が困難で対応が遅れることもあり，肺塞栓を合併すると致命的である．

急性期の治療では，抗凝固療法として，ヘパリン療法が有効である．四肢の急性血栓の治療は，患肢の安静と挙上，持続静脈注入によるヘパリン療法である．血栓溶解療法として，ウロキナーゼの投与も行われる．再発予防に，ワルファリンによる抗凝固療法が1年以上継続される．疼痛が軽減すれば，早期に歩行や下肢を挙上した位置での運動療法を行う．患肢に，日中は弾性ストッキングを装着して，圧迫を加える．

（2）血栓性静脈炎

血栓性静脈炎は，表在静脈壁の炎症が一次性であって，二次性に血栓を生じた状態である．しかし，静脈血栓症でも二次的に炎症が合併するため，両者を明確に区別することは困難である．

（3）慢性静脈不全

静脈還流は，血液を心臓へ向けて押す力，抵抗の少ない静脈内腔，および逆流を防止する静脈弁によって維持されている．通常，立位時には下肢筋群のわずかな収縮によっても，還流は促進される．これら構成要素のいずれかに機能障害があれば，慢性の静脈圧上昇となる（Jamieson 1993）．慢性静脈不全（chronic venous insufficiency）は，下

[*67] 肺塞栓症（pulmonary embolism）は静脈血中の血塊が肺循環系に入って塞栓子となり，肺動脈を閉塞して血流障害を起こした状態である．下肢深部静脈由来が多い．頻呼吸，頻脈，頸静脈怒張，チアノーゼ，呼吸困難，胸膜痛，咳，喀血，失神，心停止などが起こる．胸部X線像で楔状陰影，右心系負荷などの所見がある．

肢の静脈弁の機能障害によって，静脈還流が妨げられた状態である．運動時にも，下肢の静脈圧は低下せず，表在静脈と深部静脈との交通枝は拡張し，毛細血管内圧の上昇が起こる．特に，交通枝の機能障害があると，静脈不全は進行する．慢性の静脈性浮腫が持続すると，皮下小静脈からの出血が生じ，組織の線維化，皮膚萎縮が起こる．深部静脈血栓後には67〜80％に慢性静脈不全が生じ，静脈血栓後症候群（post-thrombotic syndrome）と呼ばれている（Cronan 1993）．

臨床症状は，下腿遠位の浮腫，チアノーゼ，皮膚炎，湿疹，色素沈着，硬結を伴う慢性炎症，足関節内側の皮膚潰瘍などである．さらには，小さな外傷による創に感染が加わり，難治性の潰瘍を生じることもある．

患肢を高挙し，弾性ストッキングや弾性包帯を常用する．弾性包帯は，下肢遠位部では強く巻き，近位になるにつれてゆるくする．潰瘍がある場合，歩行はできるだけ控えて，治癒を待って弾性ストッキングを装着する．大きい潰瘍であれば，植皮術も必要となる．慢性静脈不全に対する運動療法の効果は明らかでないが，歩行や水泳などによって，下肢筋緊張を高めることも推奨されている（Andrews et al. 2005）．

（4）静脈瘤

静脈瘤（varicose vein）は，静脈内腔が異常に拡張した状態であり，嚢状，紡錘状，蛇行した蔓状のものなどがある．下肢の皮下組織に多い．一次性と二次性に分けられる．前者は，欠陥のある静脈弁と静脈壁の脆弱性という遺伝的素因によると想定され，静脈瘤の大部分を占めている．長時間の立位，妊娠などで静脈内圧が上昇して発生する．後者は，深部静脈閉塞や血栓性静脈炎などに起因する．

症状は徐々に現れ，下肢の疲労感，持続的な重だるい痛み，異常感覚，足関節部の腫脹などから始まる．立位では，下肢の表在静脈の怒張，蛇行などが認められる．慢性になると，湿疹，皮膚炎や皮下出血，皮膚肥厚と色素沈着（茶褐色），潰瘍も現れる．静脈は厚くなり，触れると硬い．診断には，弁不全の検索が重要であり，トレンデレンブルグ試験[*68]やペルテス試験[*69]，超音波検査，静脈造影を試みる．

治療では，軽症であれば，日中に時々休息をとり，臥位となって下肢を心臓よりも高位に保持する．下肢の温浴や運動によって，血流を促進する．日常生活指導では，身体運動と姿勢の変化を導入すること，立位や座位が長い場合には短距離歩行を挿入すること，弾性ストッキングの装着を勧める．皮膚病変を伴うような場合，根治療法として，ストリッピング（stripping；弁不全のある表在静脈内に鋼線のストリッパーを通して，冒されている静脈を皮下から引き抜く）などを実施することがある．その他に，静脈瘤切除，硬化療法（瘤に硬化液を注入する．数時間で硬くなり，およそ2か月で瘤は萎縮する），瘤の結紮除去を行う．

予防には，規則的な下肢の運動，職業選択では立位や座位が持続するものを避ける，あまり硬いガータやストッキング，下着を身につけないなどを指導する．

3 - リンパ系疾患

リンパ管（lymphatic vessel）は，動脈や静脈と並行して，全身に広く分布する閉じた管状構造物であり，管腔内はリンパ液で満たされている．末端は毛細リンパ管として始まり，次第に集合して太いリンパ管となり，さらにリンパ本管となって，

[*68] トレンデレンブルグ試験（Trendelenburg test）：下肢の静脈弁の検査であり，片足を心臓の位置よりも高く上げて静脈を空にして，その後に急に足を下ろす．弁不全があると静脈が直ちに拡張する．

[*69] ペルテス試験（Perthes test）：深部大腿静脈が開通しているか否かの検査であり，立位で下肢の静脈瘤の拡張した状態において，大腿上部にゴムの駆血帯を巻き，大伏在静脈の血流を遮断する．その後，歩行あるい下肢の屈伸運動を行う．深部静脈および交通枝に不全か閉鎖があれば，逆流現象のために血液還流が行われず，静脈瘤は拡張した状態にある．

左右の静脈角（venous angle；鎖骨下静脈と内頸静脈との合流部）で静脈系と連なっている．途中には，リンパ節（lymph node；細網組織で構成される小器官．数本の輸入管と1本の輸出管を備え，リンパが出入する）がある．リンパ液（lymph）は，血管から滲出した血液リンパ，組織内の細胞間にある細胞間リンパ，リンパ管内にある脈管内リンパに分けられる．組織間液がリンパ毛細管に集められ，最終的に静脈に注いでいる．リンパ液は，リンパ管の収縮，筋収縮によるリンパ管の圧迫，呼吸運動や動脈の拍動などによって，静脈角（venous angle；鎖骨下静脈と内頸静脈との合流部．ここにリンパ本幹がつながる）へ向けて送られている．

（1）リンパ浮腫

リンパ浮腫（lymphedema）は，リンパ管やリンパ節の先天性の発育不全，二次性の閉塞や狭窄などによって，リンパ流が妨害されたことで生じる，蛋白質を多く含んだ浮腫である．リンパ流が妨害されると，末梢側のリンパ管内圧が高まる．そのため，リンパを中枢に送る弁機構は破綻して，末梢リンパ管は拡張する．リンパ管内圧が高まるとリンパの生成は減少し，組織の水分量が上昇する（大橋　1994）．原発性のものは，先天性，早発性，遅発性に分けられる．二次性のものには，外傷，腫瘍の圧迫や浸潤，感染に伴うリンパ管の閉塞，悪性腫瘍に対する広範切除や郭清に伴うリンパ管の切除，放射線照射による炎症などがある．わが国では二次性のもの，特に乳ガン手術における腋窩リンパ節郭清術後の上肢リンパ浮腫，子宮癌や骨盤内腫瘍の広範切除後，および放射線照射後の組織線維化やリンパ管の炎症後瘢痕化による下肢リンパ浮腫などが多い．

足・踵や下肢，手背や上肢の腫脹が多い．浮腫は無痛性であって，指圧痕を生じにくい．痛みや色調の変化，うっ血はなく，冷たい浮腫である．腫脹領域の皮膚は肥厚・硬化して，象皮症となる．リンパが露出することもある．易感染性であって，リンパ管炎（lymphangitis）が生じやすく，局所の発赤と発熱がある．また，局所のリンパ管炎が再燃すれば，腫脹は増悪する．診断は既往歴と理学的所見から容易である．

治療管理の面から，リンパ浮腫は3段階に分けられる（Andrews et al. 2005）．
- Ⅰ度：圧迫で容易に痕跡は残るが，回復がやや遅い．
- Ⅱ度：圧迫で痕跡があまり残らず，圧迫を除いても痕跡が残る．多少の線維化（fibrosis）が起こっている．
- Ⅲ度（grade Ⅲ）：皮膚および皮下組織の線維化と硬化があり，浮腫は不可逆である．

治療では，圧迫を中心にした対症療法が一般的である．Ⅰ度の段階では，患肢からのリンパ流を改善するために患肢挙上，弾性包帯による末梢から中枢へ向けての圧迫，マッサージなどを実施する．ただし，圧迫療法は，全身性浮腫，深部静脈血栓症，うっ血性心不全，感染あるいは癌転移がある場合には禁忌となる．患肢の運動によってもリンパ流は改善する．皮膚には感染が生じやすい．そのため，皮膚を清潔に保ち，外傷に注意するように指導する．Ⅲ度になり，組織の線維化や硬化が広がると，圧迫療法には反応しなくなる．手術療法として，リンパ誘導法，リンパ管静脈吻合術，浮腫組織切除法などがあるが，確立されてはいない（廣田　2002）．

4. 呼吸機能障害

1 呼吸リハビリテーションの歴史と現状

呼吸器疾患あるいは呼吸機能障害に冒された患者や障害者のリハビリテーションは，1896年に結核患者に対して，フランスで開始されている．しかし，20世紀初頭における発展の多くは，イギリスにおける実践に由来している．アメリカでは，1918年の軍人リハビリテーション法によってリハビリテーションが強調されるようになり，連邦政府の支援を得て，結核患者のリハビリテーションが行われるようになった（Northrop 1978）．その後，結核患者の心身の機能向上を促進するための回復期作業療法の一環として，呼吸体操も導入され，それらは現代に連なる呼吸リハビリテーション（pulmonary rehabilitation）のひとつの萌芽となっている．1950～60年代には，日本においても呼吸体操は国立療養所東京病院などの結核療養所で取り入れられた．ポリオ（poliomyelitis，急性灰白髄炎）の急性期に生じる呼吸筋麻痺に対して，鉄の肺（iron lung；人工呼吸の一種で，患者は頭部だけ外部に出して体幹と四肢はタンク内に入れ，内部を陰圧にすると胸郭が広がり，吸気ができる）が用いられたこともある．その後の呼吸リハビリテーションの対象は，慢性の神経筋疾患に対するものが中心になり，さらに肺癌，最近は慢性閉塞性肺疾患（chronic obstructive pulmonary disease：COPD）へと移行してきた．1985年からは，在宅酸素療法（home oxygen therapy：HOT）[*70]が開始され，酸素器具の取り扱いなどの項目も含んだ教育が呼吸リハビリテーションの重要な要素になっている．低肺機能の患者団体も組織され，呼吸機能障害者の呼吸リハビリテーションに対する要求度も高まっている．

呼吸リハビリテーションは，かつては呼吸器疾患において付加的な手段にすぎなかったが，呼吸リハビリテーションの有効性の証拠（evidence）が1990年代には増加し，現在は慢性呼吸器疾患の医療で重要な位置を占めるようになっている．呼吸リハビリテーションは，患者の評価に始まり，精神的支援を行いながら，患者・家族教育（禁煙，日常生活全般），薬物療法，酸素療法，栄養指導，呼吸理学療法，運動療法，社交活動からなる包括的なものとして認識されるようになり，包括的呼吸リハビリテーション（comprehensive pulmonary rehabilitation）という形で行われる方向にある．

[*70] 在宅酸素療法が健康保険制度で適応となっているのは，チアノーゼ型先天性心疾患の患者（発作的に低酸素または無酸素状態になる患者）と，その他の患者（種々の原因による高度慢性呼吸不全，肺高血圧症，慢性心不全の患者のうち，安定した病態にある退院患者および手術待機の患者）とである．

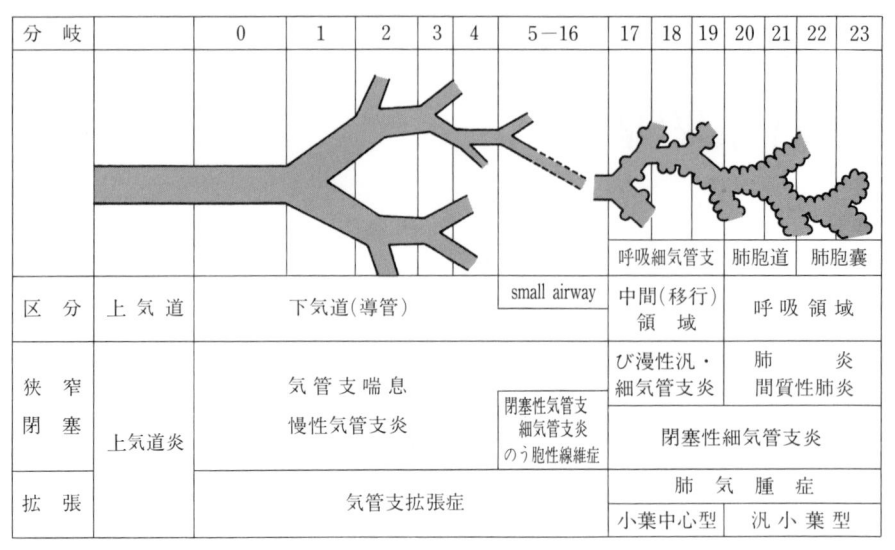

分岐	0	1	2	3	4	5-16	17	18	19	20	21	22	23
						small airway	呼吸細気管支			肺胞道			肺胞嚢
区分	上気道	下気道(導管)					中間(移行)領域			呼吸領域			
狭窄閉塞	上気道炎	気管支喘息慢性気管支炎				閉塞性気管支細気管支炎のう胞性線維症	び漫性汎・細気管支炎			肺炎間質性肺炎			
							閉塞性細気管支炎						
拡張		気管支拡張症					肺気腫症						
							小葉中心型			汎小葉型			

図 9-62 主な呼吸器疾患の発症部位

(Weibel 1963, 一部改変)

2 呼吸器の構造と機能障害

　肺(lung)は胸郭(thorax)におさまり，胸郭を取り巻く筋群および横隔膜(diaphragm)の運動によって，肺の換気(ventilation)が促されている．肺は気道系，血管系，リンパ系，神経系などから構成されている．気道は鼻腔から喉頭までの上気道と気管以下，終末細気管支までの下気道に区別される．終末細気管支は，さらにガス交換にあずかる呼吸細気管支，肺胞道，肺胞嚢に達する．肺血管系には2種類の動脈がある．肺動脈系と気管支動脈系であり，前者はガス交換に直接関与し，後者は肺の栄養血管である．肺動脈系は，肺胞を取り巻く毛細管網を形成する．この部位において，肺胞と血流との間のガス交換が行われている．肺リンパ系では，主として右肺と左肺下葉とは右側へ，左肺上葉は左側へ流れる．また途中から他の臓器(食道，心，肺)のものが合流している．

　気道系の構造と主な肺疾患の発生部位を図9-62に示す．これらの構造の病理と，胸郭や胸膜，呼吸筋などの異常とが，種々の呼吸機能障害の原因となる．呼吸機能障害には，肺胞と外気との間の換気に関する機能障害および肺胞と血流との間のガス拡散の機能障害がある．

　換気障害には，閉塞性換気障害(obstructive ventilatory impairment)と拘束性換気障害(restrictive ventilatory impairment)とがある．スパイロメトリー(spirometry，呼吸曲線測定)によって，1秒率が予測値の70％以下に低下しているものを閉塞性換気障害，％肺活量が予測の80％以下に低下しているものを拘束性換気障害という．1秒率と％肺活量の両者が低いものを混合性換気障害(mixed ventilatory impairment of restrictive and obstructive disorder)という．

　閉塞性換気障害には，慢性閉塞性肺疾患(chronic obstructive pulmonary disease：COPD)，肺気腫(emphysema)，慢性気管支炎(chronic bronchitis)，びまん性汎細気管支炎(diffuse panbronchiolitis)，気管支喘息(bronchial asthma)などがある．一方，拘束性換気障害は，胸郭の拡張不全や胸膜肥厚，肺線維症(lung fibrosis)などによる肺実質の拡張不全などが原因となっている．

　肺におけるガス交換障害の原因のなかで最も重要なものが，換気血流比(ventilation-perfusion

ratio；肺胞の換気と肺胞を灌流する肺毛細血管の血流の比）の不均等分布である．それによって，血液ガスに異常が生じる．健常者で運動時，安静時とも換気血流比（肺胞換気量（VA）/肺毛細管流（Q））はおよそ0.85である．換気血流比は肺塞栓などで大きくなり，血流の低下している肺胞に換気があってもガス交換には無効となる部分が多い．一方，大きな気胞性嚢胞が気道と交流している場合や，肺気腫あるいは無気肺では，血流に比べて換気が不足し，換気血流比は低下する．

呼吸機能障害の検査は，胸部X線撮影，スパイロメトリー，動脈血ガス分析，酸素飽和度（パルスオキシメータによる），6分間歩行試験(six-minute walk test：6MWT）などがある．スパイロメトリーで測定する1秒量と予測肺活量から求める予測肺活量1秒率，動脈血ガス分析による動脈血酸素分圧が，特に身体障害者福祉法（呼吸器機能障害）の等級判定で重要になる．6MWTは，呼吸器障害患者が6分間に平らな床面を最大どれだけの距離を歩けるかによって，運動能力を評価（アセスメント）する方法であり，日常生活における機能障害の重症度を判定することに適している（日呼管学会・他　2003）．距離とともに心拍数や酸素飽和度，Borg指数などの呼吸困難感も記録する．運動療法を行うことで，1秒量などの肺活量には変化がないものの，6MWTでの歩行距離が増加し，同一距離での心拍数，酸素飽和度，Borg指数の変化の抑制が認められ，呼吸困難感やADLやQOLも改善する．

3 呼吸不全の原因と頻度

呼吸不全（respiratory failure）[*71]とは，肺・胸郭系とその調節中枢（呼吸中枢）の機能障害のため，静脈血の動脈血化が不十分となり，動脈血，特に酸素ガス分圧や炭酸ガス分圧が異常値を示し，そ

表9-53　呼吸不全の診断基準と分類

1. 室内気吸入時の動脈血O_2分圧が60 Torr以下となる呼吸障害またはそれに相当する呼吸障害を示す異常状態を呼吸不全と診断する
2. 呼吸不全を動脈血CO_2分圧が45 Torrを越えて異常な高値を示すものとそうでないものとに分類する
3. 慢性呼吸不全とは，呼吸不全の状態が少なくとも1か月持続するものをいう

注：動脈血O_2分圧が60 Torrを越え，70 Torr以下のものを「準呼吸不全状態」として扱うことにする．

（横山　1984）

のために生体が普通の機能を営み得なくなった病態である．呼吸不全の診断で最も重視されるのは動脈血ガスの異常であり，その診断基準と分類を**表9-53**に掲げる．

呼吸機能障害の原因疾患としては，慢性閉塞性肺疾患，肺癌，気管支喘息，肺気腫，慢性気管支炎，肺炎などがその大半を占めている．肺癌は近年急速に増加している．日本では1998年以後，癌のなかで死亡原因の第1位を占め，年間5万人以上が死亡している．最近ではCOPDが人口の高齢化とも相まって，罹患率や死亡率が上昇している．諸外国で行われた調査では，その有病率は4〜6％である（Gulsvik　1999；Lacasse et al.　1999；NHLBI　2000）．Fukuchi et al.（2001）によれば，日本における有病率は8.5％であり，40歳以上の日本の人口に当てはめると推定530万人となる．世界保健機関（WHO）の予測では，2020年にはCOPDが全世界の死因の3位，身体的苦痛をもたらす慢性疾患の頻度として5位とされている．

4 臨床症候

呼吸機能障害の主訴は，労作時息切れである．機能障害が進行すると平地歩行でも呼吸困難となり，さらに進行すると会話や着物の着脱のときにも息切れがする．その程度を示すものとして

[*71] 静脈血の動脈血化という一義的機能が代償不能になっている病態を肺不全（pulmonary insufficiency）という．呼吸不全という用語は，本来は外呼吸と内呼吸とを含めた全身的呼吸機能の不全を意味するが，通常は区別しないで用いている．

表9-54 呼吸困難の重症度分類

Fletcher-Hugh-Jones の分類
Ⅰ度：同年齢の健常者と同様の労作ができ，歩行，階段昇降も健常者なみにできる
Ⅱ度：同年齢の健常者と同様に歩行はできるが，坂，階段の昇降は健常者なみにはできない
Ⅲ度：平地でさえ健常者なみに歩けないが，自分のペースなら1マイル（約1.6km）以上歩ける
Ⅳ度：休み休みでなければ50ヤード（約46m）も歩けない
Ⅴ度：会話，着物の着脱にも息切れを自覚する．息切れのため外出できない

表9-55 低酸素血症と高炭酸ガス血症の鑑別

	低酸素血症	高炭酸ガス血症
症候	チアノーゼ 胃腸障害 低血圧	皮膚の紅潮 羽ばたき振戦 乳頭浮腫 発汗 血圧上昇

（谷本　1987）

Fletcher-Hugh-Jones の分類がある（**表9-54**）．咳や痰がしばしば認められる．痰の性状は，原因疾患によって異なっている．気管支拡張症やびまん性汎細気管支炎では痰の量が比較的多く，膿性のこともある．喘鳴（stridor, wheeze）も，気管の狭窄や閉塞によって聴取されることがある．

身体所見としては，病変が進むと努力呼吸（forced breathing），呼気延長，口すぼめ呼吸（pursed lip breathing；口をすぼめ，ゆっくりと時間をかけて行う呼吸．呼気時の口腔内圧を高めて，中枢気道と末梢気道との圧差を減らし，末梢気道の閉塞を少なくして呼出を容易にする）などの呼吸の異常，胸郭の拡大，ばち状指，栄養不良，チアノーゼなどがあり，意識障害の生じることもある．チアノーゼ（cyanosis）は，動脈血酸素分圧が50Torr前後で認められる．検査成績では，血液ガス分析と肺機能検査の結果が重要であり，前者は呼吸不全の診断基準に用いられる（表9-53）．低酸素血症（hypoxemia）と高炭酸ガス血症（hypercapnemia）において特徴的な臨床所見があり，その鑑別が重要である（**表9-55**）．

5 呼吸機能障害を示す主な疾患

1 - 呼吸器疾患

（1）慢性閉塞性肺疾患

慢性閉塞性肺疾患（COPD）は，閉塞性換気障害を主徴とした肺気腫（pulmonary emphysema）および慢性気管支炎（chronic bronchitis）を包括した疾患概念である．COPDにおける閉塞性換気障害は不可逆的な気流閉塞によるものである．末梢気道病変（small airway disease）と肺実質破壊（parenchymal destruction）という2つの要素で成り立ち，それぞれ主に前者は慢性気管支炎，後者は肺気腫の要素である．閉塞性換気障害に対する相対的な寄与率は，各個体で異なる．COPDは世界の死亡原因の第4位である．有病率と死亡率は，今後は高まると予測されている．わが国では，喫煙者に多く，喫煙者の6人に1人の割合で発症する素因をもつと予想される．潜行性に緩徐に進行するため，早期のCOPDの進行は自覚されていないことが多い．進行防止の唯一有効な方策は禁煙であるが，現実には相当数の患者で喫煙の習慣が続行し，放置されている．多くの患者の場合，1秒量が予測値の30〜40％まで低下してから，初めて外来を訪れ，自分が病気であることを知ることになる．診断および治療を経て，慢性期の管理に移行するが，そのときの非薬物治療のひとつとしてCOPDの呼吸リハビリテーションが位置づけられ，COPD患者の機能回復とQOL維持のために必須の治療ともなっている．

（2）肺癌

肺癌（lung cancer）は近年急速に増加しており，日本では1998年以後，癌のなかで死亡原因の第1位を占め，年間5万人以上が死亡している．症状は，咳，呼吸困難，胸痛，血痰などであるが，無症状のことも多く，早期発見には定期的な検診が重要である．肺癌の発生に喫煙が強く関与することが証明されている．

（3）肺結核後遺症

肺結核（pulmonary tuberculosis）は，日本では高齢者に多く，現在でも毎年約4万人が発病し，約3,000人が死亡している．かつて結核が国民病だった時代に多くの人々が感染し，高齢になって発病しているためである．2週間以上続く咳や痰は，結核を疑うことが必要である．現在は強力な薬剤が開発されているため，少なくとも6か月間，確実に薬を服用することで，耐性菌でなければ，ほぼ完全に治癒する．肺結核後遺症は，1960年代中頃までに結核を発症して，人工気胸療法や胸郭成形などの治療を受けたものに多い．

（4）気管支拡張症

気管支拡張症（bronchiectasis）では，長期に持続する咳や痰，ときには血痰もある．病巣に一致して水疱性ラ音を聴取することが多い．病巣は下葉に多く，胸部X線では肺紋理の増強と走行の乱れ，不鮮明化，輪状陰影と鏡面像，蜂窩肺などを認める．確定診断は気管支造影によって行われる．末梢気管支内腔が中枢部のそれと比べて太いことが特徴的所見である．呼吸機能検査では，閉塞性換気障害を示すことが多い．

（5）特発性間質性肺炎

間質性肺炎（interstitial pneumonia）は，息切れと咳を主症状として，聴診では捻髪音があり，胸部X線では左右の肺にびまん性陰影がある．肺胞壁の線維化が生じて，ガス交換機能が失われる．呼吸機能検査では，拘束性障害と拡散障害による低酸素血症が高度となっている．肺の線維化病変に加えて，胸部の変形，胸膜の肥厚などがあり，呼吸機能検査上は混合性換気障害を示すことが多い．間質性肺炎の原因は，膠原病，薬剤，じん肺，放射線，ウイルスなどの微生物など多様である．原因不明のものを特発性間質性肺炎という．特発性間質性肺炎は，病理組織像からは7型，臨床経過からは急性，亜急性，慢性に分類される．特発性間質性肺炎のなかでも，特発性肺線維症は，中高年に好発し，慢性に進行する最も経過の悪い疾患である．確立された有効な治療法がなく，これ以外の，治療に反応性のよい病型との鑑別が大切である．進行する場合は，少量のステロイド薬および免疫抑制薬を使用する．

（6）びまん性汎呼吸細気管支炎

びまん性汎細呼吸気管支炎（diffuse panbronchiolitis：DPB）は，発病年齢は40〜50歳代をピークとしている原因不明の疾患である．呼吸細気管支に主な病変のある慢性炎症であり，慢性副鼻腔炎（蓄膿症）の合併が多い．症状は持続する咳，痰，息切れであり，特に痰の量は多い．胸部X線写真やCT検査では，肺全体に広がる小さな粒状や線状の影がある．放置すると症状が徐々に進行し，呼吸不全に至ることもある．マクロライド系抗生物質の長期投与が有効である．

（7）気管支喘息

気管支喘息（bronchial asthma：BA）は，いろいろな刺激に対して気管や気管支が反応して狭窄を生じ，喘鳴や咳が出て，可逆性の呼気性呼吸困難の発作を特徴とする疾患である．気管支の炎症が反応性を亢進させている．小児では，その原因の多くは，ダニアレルギーによるアトピー性喘息（atopic asthma）とされている．成人で発症する場合，ダニなどに対するアレルギー反応が原因と考えられるのは半数にすぎず，残りは原因が明確に特定できていない（非アトピー性喘息，nonatopic asthma）．鑑別すべきものに心臓喘息（cardiac asthma）がある．心臓喘息は，急性左心不全患者に生じる喘息様の発作性呼吸困難である．特に急性左心不全に伴うことが多い．夜間就寝数時間に呼吸困難が生じる（発作性夜間呼吸困難，paroxysmal nocturnal dyspnea：PND）．臥位になると，心臓への静脈還流が増加し，肺うっ血を増強させるためと考えられている．

2−神経疾患および筋疾患

筋萎縮性側索硬化症（amyotrophic lateral sclerosis：ALS）や進行性脊髄性筋萎縮症（progressive spinal muscular atrophy：PSMA）などの運動ニューロン疾患（motor neuron disease），多発性硬化症（multiple sclerosis：MS），ギラン-バレー症候群（Guillan-Barré syndrome），その他の神経疾患や筋ジストロフィー（muscular dystrophy）では，筋力低下が進行して，呼吸不全に至ることがあり，機械的な換気補助（ventilatory assistance）が必要となる．呼吸不全による低酸素血症の初期症状は，睡眠障害，夜間呼吸困難，日中の傾眠（somnolence）である．このような症候が現れたら，呼吸筋補助具としての換気補助装置[*72]を導入する．十分な換気によって，動脈血酸素分圧を標準値に維持することが大切である．ただし，閉塞性換気障害はないことが前提となる．

頸髄1〜2レベルの高位頸髄損傷による呼吸筋麻痺には，横隔神経ペースメーカー（phrenic pacemaker）の使用あるいは人工呼吸器で対応している．ペースメーカは横隔神経に電気刺激を加えて，横隔膜を周期的に収縮させて呼吸運動を行う方式である．通常は，片側だけ横隔ペーシング（phrenic pacing）を行っている．頸髄4〜5レベルの損傷でも，十分な自発呼吸ができないことも多い．横隔ペーシングにあたっては，機能的刺激装置を装着する前に，横隔神経に電気刺激を加えて応答を調べておく．横隔神経核が冒され，脱神経に陥っている可能性に注意する．

6 呼吸リハビリテーション

日呼管学会・他（2003）は，「呼吸リハビリテーションとは，呼吸器の病気によって生じた障害を持つ患者に対して，可能な限り機能を回復，あるいは維持させ，これにより，患者自身が自立できるように継続的に支援していくための医療である」と定義している．呼吸リハビリテーションの概念は，その他の分野のリハビリテーションと同じように，包括的なものと理解されている．患者の評価に始まり，精神的支援を行いながら，患者・家族教育（禁煙，日常生活全般），薬物療法，酸素療法，栄養指導，呼吸理学療法，運動療法，社交活動で構成されたプログラムによって行われる．

呼吸機能障害の患者は，呼吸機能低下に伴って労作時に呼吸困難が出現するようになるため，息切れへの恐怖感や不安から身体活動に対して消極的になり，座ったり寝てばかりいるという活動量の著しく低下した生活に陥りやすい．このような身体活動量の低下は，健康関連体力（health-related physical fitness）の低下，すなわち廃用症候群（disuse sundrome）あるいはデコンディショニング（deconditioning）を生じさせ，さらに労作時の呼吸困難を増す方向に働く．その結果，呼吸困難，活動量低下，身体機能低下という悪循環を繰り返す．QOLも低下する．このような状況の阻止のことに，呼吸リハビリテーションは重要な役割を果たしている．現在の呼吸リハビリテーションにかかわる証拠（evidence）を表9-56に掲げておく．

1-薬物療法

気管支拡張薬，喀痰溶解薬（去痰薬），抗生物質，抗真菌薬，副腎皮質ホルモン剤が使用されるが，原因疾患によって治療薬の内容や投与時期が慎重に検討されなければならない．

気管支拡張薬は，気管支喘息や気道過敏症によ

[*72] 呼吸筋麻痺に対する換気補助装置としては，ポリオの急性期に使用された鉄の肺（iron lung，タンク式人工呼吸器，tank respirator）がある．これは胸郭外陰圧人工呼吸器（negative extra-thoracic pressure ventilator）であり，旧型は患者を頭部だけを外に出してタンクに入れ，内部を陰圧にすると胸部が拡張され，吸気を行うシステムである．現在は，クウィラス式（鎧型）人工呼吸器（cuirass ventilator）など，胸部から上腹部を覆う吸盤型になっている．また，チューブを包含した腹帯を通して腹部に外圧を加え，横隔膜を押し上げて強制呼気を行い，外圧を下げて吸気とする間欠的腹圧換気（intermittent abdominal-pressure ventilation）も利用されていた．その他に，マウス式非侵襲的陽圧換気人工呼吸器（non-invasive positive pressure ventilator：NIPPV）などを用いて，臥位や座位における換気を向上させることが必要である．

表9-56 呼吸リハビリテーションにかかわるエビデンスの強さ

evidence A	evidence B	evidence C	evidence D
・呼吸困難感の軽減 ・運動耐容能の改善 ・健康関連QOLの改善 ・入院回数,入院期間の減少 ・COPDによる不安感,抑うつの軽減 ・運動トレーニングの持続期間は1〜2年 ・運動療法の中で下肢による全身持久性トレーニングが最も推奨される	・上肢筋力,持久力訓練による上肢機能の改善,日常動作に伴う呼吸困難感の軽減 ・トレーニングプログラム終了後の効果の持続性 ・生存期間の延長 ・非侵襲的換気療法併用の有用性(急性効果) ・持久性,筋力トレーニング効果のオーバーラップ(心肺疾患患者)	・呼吸筋訓練の有用性,特に全身の運動トレーニングと併用時の有用性 ・心理社会的介入の有用性 ・栄養指導と運動療法の併用効果は現状で不明 ・軽症($FEV_{1.0} \geqq 50\%$)では運動耐容能は改善するが,息切れやQOLへの有用性は不明	・プログラム構成は重症度によって異なる ・呼吸パターンの修正,柔軟性のトレーニングの有用性 ・運動の習慣がライフスタイルに組み込まれていることが望ましい ・$Spo_2 \geqq 90\%$を保つ酸素投与

evidence A:無作為化コントロール試験で多量のデータ,evidence B:無作為化コントロール試験で限定されたデータ,evidence C:非無作為化試験,観察に基づく研究報告,evidence D:委員会のコンセンサスによる判断

(植木 2004,一部改変)

るCOPDに適用され,β_2アドレナリン受容体刺激薬,抗コリン薬,キサンチン系製剤などがある.長時間作用型の抗コリン薬(チオトロピウム)は,強力かつ長時間の気管支拡張作用がある.

喀痰溶解薬は,気道内貯留液の排泄を促し,排出効果を高める目的で投与される.

抗生物質,抗真菌薬は肺感染症に対して投与されるが,マクロライド系抗生物質はびまん性汎呼吸細気管支炎の悪化予防にきわめて有効である.また,呼吸器感染症の予防の意味で,インフルエンザワクチンの投与も役立つ.

2-吸入療法

経口投与に対し,吸入療法(inhalation therapy)は,病巣局所に直接効果的に投与することができて,全身投与と比べて,薬剤の投与量や副作用が少ないという利点がある.気管支喘息に対して,抗炎症作用の強いステロイドを積極的に使うようになったのも,経口ステロイドに比較して,吸入ステロイドの副作用がはるかに少ないことが関係している.吸入ステロイドをはじめとする定量噴霧式ネブライザー(metered-dose inhaler:MDI)がある.吸入薬剤を吸入するとき,スペーサーや

リザーバー(チャンバー)と呼ばれる補助具を用いるのが一般的である.スペーサーはMDIの噴霧口と口との間に間隙をもうけることで噴射速度を和らげて,吸入を同期しやすくする目的で使用される.リザーバーは噴射された霧状の薬液をなかに貯めてから吸入する補助具である.吸入方法にも,ジェットネブライザー,超音波ネブライザー,間欠的陽圧呼吸法(IPPB)によるネブライザーなどがある.吸入治療の効果は,病巣部への薬剤到達の程度に影響される.霧状になった吸入液の粒径が10〜20マイクロミクロンでは気管支まで,1〜3マイクロミクロンでは肺胞にまで達する.

3-酸素療法

酸素療法(oxygen therapy)は,生命維持に必要な最低限の動脈血酸素濃度を保つことを目的とする.動脈血酸素分圧60Torr以下が長期酸素療法の適応となる.酸素療法の目標としての動脈血酸素分圧は原則的には80Torrであるが,60Torrが標準的な目標値である.低酸素状態では圧受容体から呼吸中枢への強力な刺激が及ぶ.そこへ十分な酸素が急速に与えられるとその刺激が消失し,呼吸中枢の働きがにぶり,換気が減る.その結果と

して酸素誘起性低換気（CO_2ナルコーシス，CO_2 narcosis）となる．CO_2ナルコーシスは肺換気の低下によって高炭酸ガス血症となり，頭痛や発汗，傾眠状態や意識障害などの精神神経症状が現れる．臨床的には，呼吸性アシドーシス（respiratory acidosis），意識障害，自発呼吸の減弱を認める状態である．CO_2ナルコーシスの危険を避けるために動脈血酸素分圧を 50Torr 程度に保つのが限界となることも多い．また，十分にコントロールされた酸素療法を行っても，動脈血酸素分圧が 40Torr 以下で CO_2 の蓄積があれば，人工呼吸器（ベンチレータ，ventilator）の使用が必要になる．

酸素の投与方法には，ベンチマスクを用いる高流量法と鼻カニューレ（nasal cannula）による低流量法があるが，慢性呼吸不全には後者が用いられる．鼻カニューレのほかに，酸素マスクを用いることもある．鼻カニューレを使用して，吸入酸素流量を 1l/分ずつ増加させると，吸入気酸素濃度（FIO_2）は 4％ずつ上昇する．

呼吸の抑制（CO_2ナルコーシス）や気道の乾燥，酸素中毒などの副作用にも注意が必要である．吸入酸素濃度が 40％以上で長時間にわたる場合，肺の毛細血管内皮細胞を中心とした肺傷害が生じるおそれもある．COPD では，急激な高濃度の酸素吸入によって，ときに高炭酸ガス血症（hypercapnia）が増悪し，CO_2ナルコーシスとなる危険性がある．実際，COPD で大気吸入時の動脈血炭酸ガス分圧が 50Torr 以上の患者では，鼻カニューレを用いた 1l/分の酸素流量で，動脈血炭酸ガス分圧は約 4Torr，4l/分では約 7Torr 上昇したとの報告もある．

在宅酸素療法は，COPD に対する持続的酸素投与に延命効果が認められること，QOL の向上と治療が両立することなどから，現在，その患者数は 12 万人を超えて，HOT の愛称で親しまれている．患者のおよそ 60％は COPD や肺結核後遺症などの高度慢性呼吸不全患者であるが，肺高血圧症やチアノーゼ型先天性心疾患患者の長期管理にも利用されている．在宅酸素療法[*69]〔p627〕の適応規準を表 9-57 に掲げる．在宅酸素療法における酸素

表 9-57 在宅酸素療法の適応

1．臨床的に安定した病態を示しているが，酸素投与が必要な者
2．家庭で酸素投与を実施しうれば入院を必要としない者
3．動脈血酸素分圧 50 Torr 以下の者，ただし動脈血酸素分圧 60 Torr 以下でも肺性心を伴う者
4．入院して酸素療法を受け，危険のないことが確認できた者
5．定期的な外来受診，または医師，保健婦の訪問により病態を把握し，必要に応じ適切な対策をとりうる場合
6．あらかじめ患者及びその家族に対し酸素療法の意味，危険，機器の取り扱い，治療中に起こりうる危険な徴候，医師との連絡方法につき説明し，これについて患者及びその家族が十分に理解し，協力が得られることが明らかとなった場合

（日本胸部疾患学会肺生理専門委員会　1984）

供給源には，加圧酸素ボンベ，酸素濃縮器，液体酸素などがある．酸素濃縮器（oxygen concentrator；大気から窒素を除いて，高濃度の酸素を供給する小型の機器）が普及している．吸着型と膜型があり，前者が多く，90％前後の酸素濃度が持続的に供給される．最近は液体酸素の比率が増加している．

4 - 人工呼吸器と換気補助装置

気管内挿管を必要とする人工呼吸器を使用する目的は，①低酸素血症および高炭酸ガス血症の改善，②呼吸仕事量の軽減，③気道を確保したり気道内分泌物の除去を容易にする，ことである．人工呼吸器には，1 回換気量を設定する従量式と，あらかじめセットした圧によって換気量が決まる従圧式とがある．目標とする換気量を確保するには従量式がよい．患者の病態，特に $PaCO_2$ に合わせて適切に換気を設定することが重要である．

換気様式については，

・補助換気の間に患者が自発呼吸を行う IMV（intermittent mandatory ventilation）

・間欠的に患者の吸気に同期させて補助換気を行う SIMV（synchronized intermittent mandatory ventilation）

・自発呼吸のすべての 1 回換気を部分的に補助す

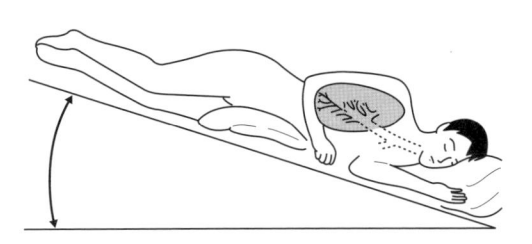

b 右下葉―外側肺底区：ベッドの足部を約45cm挙上し，側臥位で枕を下胸部と骨盤の下におく．

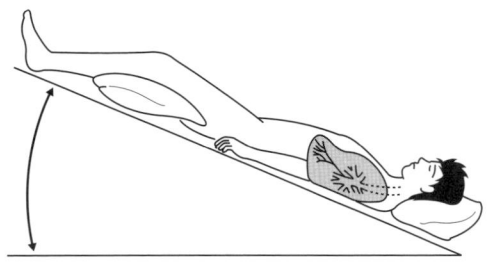

e 左下葉―前内側肺底区：ベッドの足部を約45cm挙上する．背臥位でやや右に傾ける．

図9-63 体位排痰法

(北村 2005，一部改変)

る PSV（pressure support ventilation）
- 吸気の終了まで一定の圧を維持する PCV（pressure controlled ventilation）
- 呼気終末に陽圧をかけ酸素化能を改善する PEEP（positive end expiratory pressure）

などがある．また，人工呼吸器による肺に2次的圧損傷を防止するため，次の方法も開発されている．

- 少ない換気量で高頻度の換気を行う HFV（high frequency ventilation）
- 左右の肺を個別に換気する分離肺換気（differential lung ventilation）
- 呼気時間を延長して，最大気道内圧を上昇させないで酸素化能を改善させる IRV（inversed ratio ventilation）

気管内挿管を必要としない換気補助装置も開発されている．マスクを用いて吸気と呼気に持続的に陽圧を加える CPAP（continuous positive airway pressure），鼻あるいはフェイスマスクを介して吸気の終末だけに空気（酸素，エアロゾルなどを加えることが多い）を陽圧で供給する NIPPV（non-invasive positive pressure ventilation，経鼻的（非侵襲）間欠的陽圧換気）などである．閉塞型睡眠時無呼吸症候群などが対象となる．在宅・出張先でも利用できるため，急速に普及している．

5 - 呼吸理学療法

呼吸理学療法は，運動療法を前提としたコンディショニング（conditioning）の主要な要素である．胸郭に直接アプローチする用手的な一連の呼吸理学療法は，ADL訓練や運動療法と平行して，あるいは単独に行われている．手技には，用手的呼吸介助手技，胸郭可動域訓練，呼吸筋ストレッチング，リラクセーション，排痰を促す手技などがある．ただし，それらのエビデンスの確立は今後の課題である．

（1）気道の清浄化

ガス交換の悪化や気道感染を防ぐために行われるが，エアロゾル（aerosol；噴霧）吸入や体位排痰法（postural drainage）などがある．

エアロゾル療法はネブライザー（nebulizer，噴霧器）によって種々の薬剤や溶液を噴霧し，気道や肺に到達させる治療法である．マウスピースを口にくわえ，腹式呼吸でゆっくり大きく吸い込み，少し息こらえを行う．その後，管を離してゆっくりと呼出する．吸入薬物の種類としては，気道粘液溶解薬，清浄湿潤薬，気管支拡張薬，抗生物質などが適応によって使用される．

体位排痰法は，適切な体位によって痰（気管支内分泌物）の喀出を促す方法である（図9-63）．あらかじめ，気道粘液溶解薬のエアロゾル吸入を行い，痰の排出を容易にしておくことが望ましい．また，叩打法（percussion；理学療法士は呼気相に合わせて，手を丸くして空気が漏れないようにして，胸壁を叩く）や振動法（vibration；呼気相に合わせて，患者の胸部に当てた手を細かく震わせて振動を加える方法．10～15Hzの電動バイブ

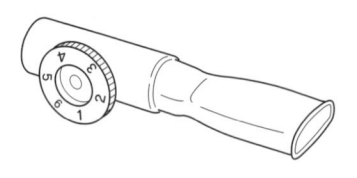

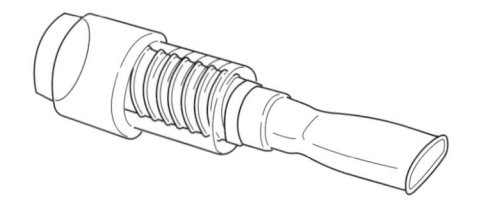

ピーフレックス（PFLEX®）　　　　　スレショールド（Threshold®）

図 9-64　呼吸筋訓練器
PFLEX® は 6 段階のダイアルがあり、吸気抵抗可変である．閾値は吸入負荷圧を 7〜31 cmH$_2$O の範囲で調整できる．マウスピースを口にくわえて、ノーズクリップを用いて、口だけで呼吸する．

(北村　2005，一部改変)

レーターを使用することもある）．体位は、各気管支の解剖学的区分に基づいて、重力によって痰が病巣部から低いところへ流れることを利用している．

催咳法（coughing）は、痰の排出を容易にする方法として、以前から利用されている．深く息を吸い込んだ後、数秒間息を止め、その後に口を開けて 2〜3 回咳をする．腹部や胸部を介助者あるいは患者自身が手で押して呼出を補助する（圧迫法）．COPD が適応となる．最大吸気位から、声を出しながら長く息を吐いて、痰を排出することを huffing（フーと吹く）という．なお、痰の喀出に際しては、過剰な咳込みを避けるように努め、まず腹式で息を深く吸い込み、次いで腹筋を緊張させて咳を数回繰り返す．このような自発的に統御された咳の指導も行っておく．

（2）呼吸筋訓練

横隔膜による腹式呼吸によって、ゆっくり大きな呼吸を行い、換気効率を高める訓練を行う．基本的には仰臥位で始め、個々の筋の緊張状態と弛緩状態とを繰り返し、弛緩の感じを体得させる．腹式呼吸では腹部を膨らませ、次いで腹筋を弛緩させて横隔膜を挙上させながら息を吐く．通常は、吸息：呼息を 1：2 の時間で行い、そのときに左手は胸部に置いて胸部の動きを、右手は腹部に置いて腹部の動きを確かめる．頭部を低位にすると呼息時に横隔膜が動きやすくなる．

腹部に本や砂袋を乗せても呼息時の横隔膜の挙上が容易になる．500 g 程度の負荷から始め、500 g 単位で増量する．2 kg 程度が適度であることが多い．帯を胸郭の下部に巻きつけ、その両端を手で持って、吸気のときに帯を緩め、呼気のときに帯を締めて腹式呼吸に合わせる訓練も行われる．

口すぼめ呼吸は、閉塞性換気障害の強い患者において有効であるが、拘束性換気障害には必要ではない．口すぼめ呼吸には、気道内の圧力を陽圧側に変化させて気道の開存性を高める効果がある．口すぼめ呼吸によって、気道の虚脱は抑えられ、呼吸数と分時換気量が減少し、1 回換気量は増加する．これらの変化を通して、換気の改善を図る．パニックコントロール（panic control）[73]のためのテクニックとしても有効である．口すぼめ呼吸は、基本的に呼気の努力呼吸であり、腹筋を使った呼吸になる．COPD では腹式呼吸の是非が問題になることもあるが、腹筋をよく働かせるという意味での腹式呼吸を口すぼめ呼吸とセットで訓練を行う．

呼吸筋訓練には、呼吸抵抗を負荷して呼吸筋の

---

[73] 呼吸器疾患の患者は、運動によって息切れが生じやすい．特に息切れが強いと、苦しさや不安とともに恐慌状態（panic）のようになる患者もいる．パニックコントロールとは、息切れが生じたら、落ち着いて呼吸を調整し、息切れ状態から回復することを意味している．前傾座位などの安楽な姿勢となり、口すぼめ呼吸などで呼吸を整える．用手呼吸も試みる．

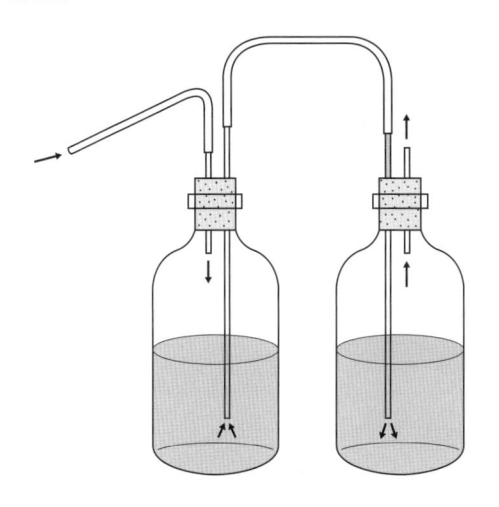

図 9-65　ビン吹き

（北村　2005，一部改変）

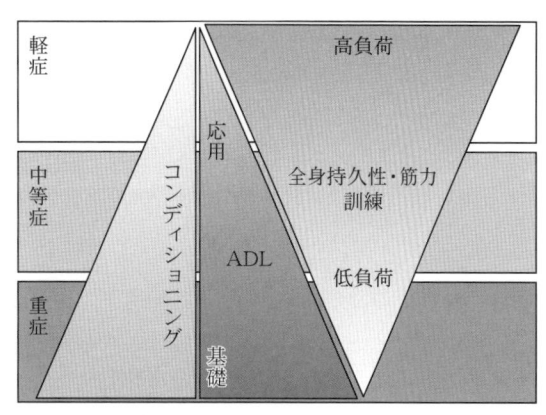

図 9-66　開始時のプログラム構成
縦軸は重症度，横軸は導入プログラム開始時における1セッション内での各手技の割合を示す．重症例では呼吸パターンの修正，柔軟性のトレーニングなどによるコンディショニング，基礎的な ADL 訓練を行いながら，低負荷の全身持久性・筋力強化訓練から開始することが望ましい．軽症例では，全身持久性・筋力強化訓練が開始時より主体となり，強度も高負荷からの開始が可能となる．

（日呼管学会・他　2003，一部改変）

筋力強化を図る方法と，最大換気を反復することで持久性訓練（endurance training）として行われる．いずれも呼吸筋不全が対象となる．吸気抵抗負荷法は吸気筋群を対象としたものであり，吸気に抵抗を負荷する機器を用いて実施する（図 9-64）．毎日 15～30 分の訓練を，4 週間にわたって行うと，呼吸筋の筋力と筋持久力が向上し，歩行距離と耐久時間が延長する（北村　2005）．呼気筋群の訓練には，ろうそく吹きやびん吹きが利用される（図 9-65）．ろうそく吹きは，口すぼめ呼吸の要領で，ろうそくの火を消さない程度になびかせる．次第に口とろうそくの距離を長くする．負荷が大きすぎると呼吸筋群が疲労し，呼吸不全が悪化するため，注意が必要である．

6 - 運動療法

呼吸理学療法のプログラムの中心的な要素となるのは，運動療法である．図 9-66，67 は，呼吸リハビリテーション開始時に推奨されるプログラムの構成および進行のモデルである．軽症者ほど，運動療法の比重が高い．重症者では，コンディショニングや ADL 訓練の占める割合が大きい．コンディショニングは運動療法の準備段階となるプログラムである．口すぼめ呼吸や腹式呼吸などの呼吸訓練や呼吸介助などと呼ばれる胸郭に対する徒手的アプローチ，四肢のストレッチング，呼吸筋訓練などである．呼吸器疾患の患者では，比較的重症になっても，ADL は自立していることが多い．ADL が自立していない患者では，脳血管疾患などの合併症がなければ，その原因は廃用（disuse）であることが多い．基本的な起居・移動動作の訓練を段階的に行って，ADL の自立を目指す．

運動療法のなかで下肢による心肺持久性訓練が推奨される．運動耐容能や息切れに対する有効性は，最も強いエビデンスが得られている．具体的なメニューは，基礎的な筋肉強化訓練，足踏み，歩行，階段昇降，自転車エルゴメーターなどである．酸素吸入を同時に行うことも多い．運動時には，腹式呼吸を行い，閉塞性換気障害では，口すぼめ呼吸も行う．運動時に息切れの強い場合，運動時の酸素不飽和のある場合には，安静時よりも $1\sim 2 l/$分増の酸素流量で携帯酸素を用いて歩行訓練を行う．歩行については，万歩計などで患者の動機づけ（motivation）を高め，積極的に奨励する．リハビリテーション専門職は，酸素飽和度（90％を目安にする）や呼吸困難の度合いを監視

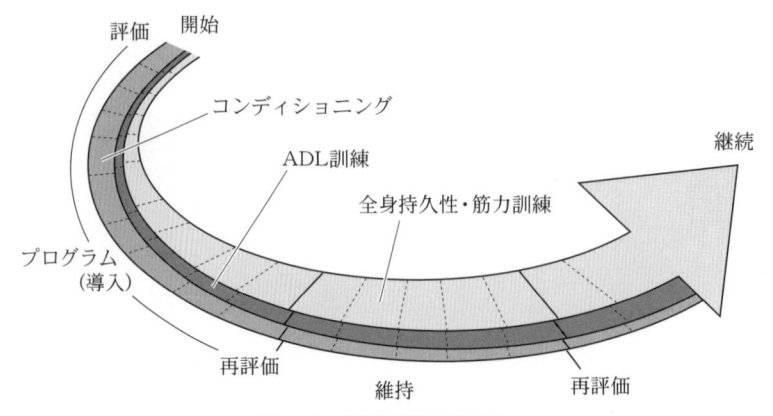

図 9-67 運動療法の進め方

図 9-68 に示した開始時における各手技の割合の，プログラム進行に伴う経時的推移を示した．重症例では，運動のためのコンディショニングが導入プログラム開始時に主体となるが，徐々に全身持久性・筋力強化訓練の割合を増し，導入プログラム終了時には，全身持久性・筋力強化訓練が主体となる必要がある．ADL 訓練も基礎的な訓練から応用的な訓練に移行していく．

(日呼管学会・他 2003，一部改変)

しながら，歩行の速さや休憩の入れ方を指導する．

調理や洗濯，布団の上げ下げなど，日常生活では上肢を用いた活動が多い．上肢の筋力強化訓練によって，ADL の向上が期待される．頸部の吸気補助筋群に対して，上肢の ADL 動作が制限を加えてしまう場合に，呼吸困難が出現しやすい．上肢の筋力強化は，このような息切れ緩和にも有効と考えられている．上肢用のエルゴメーター，ダンベル，弾性バンドなどを用いた訓練法が汎用され，ベッド上の患者にも実施しやすい．

5. 腎機能障害（慢性腎不全，終末期腎臓疾患）

1 腎不全患者のかかえる問題点

わが国の慢性腎不全透析患者数は急激に増加して，2017年末には33万人を突破し，それに伴う透析の年間医療費は約1兆6千億円に達している．近年の血液透析（hemodialysis：HD；半透膜を介して血液と透析液が接し，拡散によって血液中の毒性物質が透析液中に除去される）技術の進歩は慢性腎不全患者に著しい延命効果をもたらしたが，一方でHD患者の生活の質（QOL）の向上が求められている．HD患者では腎性貧血，尿毒症性低栄養（蛋白質経口摂取量の低下と透析に関連した蛋白異化の亢進による），骨格筋減少と機能異常，筋力低下，運動耐容能の低下，易疲労感，活動量減少，QOL低下が認められる．長期間にわたってHDを行っていると，心不全や低血圧などの合併症が発生し，それがHD患者のQOLを一層低下させてしまう．また，合併症により安静が余儀なくされ，運動耐容能はさらに低下し，廃用症候群に陥ってしまう．HD患者のかかえる問題点を表9-58に掲げる．

HD患者は潜在的心不全状態であり，貧血もある．また，HD直前には心不全や高血圧を，HD直後には起立性低血圧などを合併しており，積極的に運動を行う状況ではないようにみえる．しかし，運動をしないHD患者は生命予後が悪く，HD患者が運動を行わないことは，低栄養・左室肥大と同程度に生命予後に影響することが報告されるようになった（O'Hara et al. 2003）．すなわち，腎不全患者においても積極的に運動することが推奨されるようになってきている．

表9-58 腎不全透析患者のかかえる問題点

1）循環器系
・死因の第1位は心不全
・糖尿病性腎症，高血圧といった生活習慣病を基礎疾患に有する患者の比率が増加
・高齢化
2）腎性貧血
・エリスロポイエチンの合成能の低下
3）代謝・免疫系
・インスリン感受性の低下
・筋蛋白の異化亢進
・栄養分の透析液への流出
・炎症・線維化・動脈硬化に関係するサイトカインの増加
4）筋・骨格系
・筋力低下（廃用性筋力低下，尿毒症性ミオパチー，尿毒症性ニューロパチー）
5）骨・関節系
・腎性骨異栄養症（線維性骨炎，骨軟化症，無形成骨症）
・透析アミロードーシス
6）心理・精神系
・心理的ストレス
・QOLの低下
7）運動耐容能の低下

（上月 2006）

2 腎不全透析患者とリハビリテーション

HD患者への運動療法の効果に関する成績では，持久性，血液，代謝機能に対して好影響を示

表 9-59 腎不全透析患者における運動療法の効果

1) 最大酸素摂取量の増加
2) 左室収縮機能の亢進（安静時・運動時）
3) 心臓副交感神経系の活性化
4) 心臓交感神経過緊張の改善
5) 栄養低下・炎症複合症候群（malnutrition-inflammation complex syndrome）の改善
6) 貧血の改善
7) 不安・うつ・QOL の改善
8) ADL の改善
9) 前腕静脈サイズの増加（とくに等張性運動による）
10) 透析効率の増加

(上月　2006)

すものが多い（上月　2006）．また，低栄養・炎症複合症候群（malnutrition-inflammation complex syndrome）を改善し，ADL や QOL が改善し，HD における透析効率も改善すると報告されている．表 9-59 に運動の効用をまとめておく．

HD 患者に運動療法をいかにして習慣づけるかは難題である．特に HD 直前は心不全や高血圧を，HD 直後は起立性低血圧などを合併しており，積極的に運動を行う状況ではないようにみえる．最近，HD 施行中に下肢エルゴメーターなどの運動療法を行うことで，運動耐容能の改善や透析効率の改善をみたとの欧米も報告もある（Pupim et al. 2004）．

HD 中に運動を行うことで蛋白同化が促進され，リンなどの老廃物の HD 除去効率が高まり，1 回の HD 時間を 4 時間から 5 時間にしたのと同程度の効果であると報告されている．また，心不全状態である HD 直前に運動を行うのに比較して，HD 中では運動時間も長く行うことが可能で，運動消費カロリーも多くなる．そして，週 3 回の HD の際に運動療法を行ってしまうことで，改めて運動療法の時間を設定しなくてよく，非常に効率的な運動療法が行えることになる．HD 中の運動療法では，運動中に血圧モニターや自覚・他覚症状の確認を医療従事者のいる前で行え，HD 開始後で心不全が改善し，除水が過度にならない段階での運動であるため，きわめて安全に行える点も有利であると考えられる．

3 腎不全非透析患者とリハビリテーション

腎は安静時には心拍出量の 1/5 の血液供給を受け，組織単位重量当たりの血液灌流量は他のどの臓器よりも多いが，運動時には筋肉・肺・心への血液分配率が高まるため，腎血流量は低下する．腎血流量は腎機能のなかで運動により最も顕著な影響を受けるものであり，運動強度や心拍数などと逆相関し，激しい運動時には 50〜75％も低下することが知られている．短期的に運動を行うと尿蛋白排泄量が増加し，腎血流量（renal blood flow：RBF）や糸球体濾過量（glomerular filtration rate：GFR）が減少することなどにより，腎障害患者が強すぎる運動を行うと腎機能障害や腎病変が増悪する危険があるとされている．運動時の腎血流量の減少の程度は健常者に比べて，腎炎患者のほうが大きい．そのため，HD までに至らない腎機能障害患者に対しては，これまで過激な運動によって腎障害が急速に悪化した例も少なくなく，運動は制限されるケースが多かった．

近年，腎障害患者においても適度な運動は，腎機能には悪影響を及ぼさずに運動耐容能や QOL の向上，糖や脂質代謝の改善などのメリットをもたらす可能性があるという報告（Kouidi et al. 1998）や，低蛋白食摂取による蛋白異化を防止するという報告（Castaneda et al. 2001）もあり，腎障害患者の活動を過度に制限すべきではないことも示唆されている．運動は非 HD 腎機能障害者の有する問題に対する治療のための選択肢のひとつとしても期待を集めており，リハビリテーションの対象者がさらに増加する可能性が高い．

6. 神経筋機能障害

神経筋系疾患では末梢神経疾患と筋疾患を対象とする．ここに含まれる疾病は，それぞれの経過，予後は多様である．したがって，正確な診断と機能評価がリハビリテーションのゴールとプログラムの設定に重要となる．

1 末梢神経系

末梢神経は身体の広範囲に分布し，機能別にみると運動神経，感覚神経，自律神経に分けられる．多くの末梢神経は，これら3者の混合神経であることが多いため，その機能障害は多様な症状，徴候を示すことになる．末梢神経疾患は，病変の主座が軸索か髄鞘かにより病理組織学的（解剖学的）に，また冒される末梢神経の分布や原因によって分類される（表9-60）．

末梢神経は，神経細胞，軸索，髄鞘の構造および機能が正常に保たれた状態で，本来の機能を維持している．原因が外傷であれ炎症であれ，これらのいずれの構造における病理学的変化も，機能障害の原因となる．

1 - 病理組織学的な分類

ニューロパチー（neuropathy）[*74]と呼ばれてい

表 9-60　末梢神経疾患の分類

I．機能的分類
　1）感覚性ニューロパチー
　2）運動性ニューロパチー
　3）自律神経性ニューロパチー
　4）混合性ニューロパチー
II．解剖学的分類
　1）軸索変性型ニューロパチー
　2）脱髄性ニューロパチー
III．分布による分類
　1）単神経炎（単ニューロパチー）
　2）多発ニューロパチー（表9-61参照）
　3）多発性単神経炎（多発性単ニューロパチー）
IV．原因による分類
　1）薬物，中毒
　2）代謝（糖尿病など），ビタミン欠乏性
　3）血液疾患（悪性貧血など）
　4）アルコール
　5）炎症性，または感染後のニューロパチー
　6）外傷，圧迫（腕神経叢麻痺や絞扼性神経障害など）（図9-69参照）
　7）リウマチ疾患，膠原病
　8）サルコイドーシス
　9）虚血性
　10）先天性
　11）癌性

る末梢神経病変は，病理学的には実質性ニューロパチーと，間質性ニューロパチーとに分けられる．実質性ニューロパチーは，神経細胞，軸索，髄鞘

[*74] ニューロパチー（neuropathy）は末梢神経障害（peripheral neuropathy）とも呼ばれ，末梢神経系の機能障害と病理変化を意味する一般的な用語である．糖尿病性，阻血性あるいは外傷性などのように原因が明らかな場合と，不明の場合とがある．この用語は，病態が炎症性である神経炎（neuritis）との対比で用いられることもある．脳や脊髄には脳症（encephalopathy）や脊髄症（myelopathy）の用語がある．

に病変があり，主に軸索障害（axonopathy）を認めるものにはビタミン B_1 欠乏症，糖尿病性ニューロパチーなどがある．髄鞘障害（myelinopathy）はギラン・バレー症候群（Guillain-Barré syndrome：GBS），シャルコー・マリー・トゥース病（Charcot-Marie-Tooth disease：CMT）[*75] I 型などに起こる．間質性ニューロパチーは，間質の病変が主であり，二次的に神経線維が冒される．結節性動脈周囲炎などで生じる（足立・他 2001）．

2 - 神経遮断，軸索断裂，神経断裂

臨床との関連では，末梢神経障害は神経遮断（neurapraxia, ニューラプラキシー），軸索断裂（axonotmesis, アクソノトメーシス），神経断裂（neurotmesis, ニューロトメーシス）の3種の病態に区分されてきた（Seddon 1954）．

神経遮断は，障害が最も軽微な状態であり，軸索と髄鞘との連続性は保たれているが，循環障害によるナトリウム，カリウムや ATP 活性の障害に基づく機能的伝導遮断の状態である．伝導機能は数日から数週間で回復する．橈骨神経に起こる睡眠中の圧迫による麻痺，駆血帯麻痺などがこれに該当する．駆血帯圧迫では，圧迫から10分ほどで神経の圧迫部で電気刺激に対して伝導遅延-伝導遮断が生じるが，それよりも遠位部の興奮性は保たれていて，圧迫部よりも遠位部における神経の電気刺激で複合筋活動（M 波）が得られる．針筋電図上の麻痺筋に認められるような陽性鋭波や線維自発電位はない．

軸索断裂では，障害部位より末梢の軸索がワーラー変性（Wallerian degeneration）を起こす．ワーラー変性は神経細胞から分離された神経線維の変性である．電気生理学的には，切断直後には病変部位よりも遠位部の興奮性は保たれていて，4～5日後にワーラー変性によって末梢部の興奮性が低下する．筋電図では，活動電位の振幅の低下が認められる．軸索断裂から1～3週すると，針筋電図には陽性鋭波が，さらに遅れて線維自発電位が認められるようになる．神経断裂との区別は，ワーラー変性の起こる4～5日後以降に明らかになる．シュワン細胞（Schwann cell）の構造は保たれているため，軸索は神経上膜に沿って1日に1～3 mm の長さで再生し，通常は神経線維の数や直径は元に復帰する．

神経断裂は重篤な機能障害であり，軸索だけでなく周囲の髄鞘も切断されているため，再生は一般に困難である．筋電図所見は軸索断裂と同様であるが，回復には外科的治療を要する．

その他に，軸索狭窄（axonostenosis）がある．これは髄鞘の連続性が障害され，軸索は途絶えていない状態である．

これらの病態は筋電図検査によって明らかにされる（図9-68）．

3 - 機能障害の分布による分類

末梢神経の機能障害の分布によって，次の分類がされる．

（1）多発ニューロパチー（polyneuropathy）

病理過程が複数の末梢神経に生じている状態であり，左右対称に四肢遠位部優位の機能障害を生じることが多い．筋力低下や筋萎縮などの運動障害は，四肢の遠位部から始まり，近位部に向かって進行する．感覚障害は手袋・靴下型の分布となる．**表 9-61** に多発ニューロパチーの分類を掲げる．

（2）単ニューロパチー（mononeuropathy）

単一神経だけの病理過程であり，その神経の支配領域に筋萎縮や筋力低下，感覚障害が生じる．原因としては圧迫や外傷，虚血が多い．

（3）多発性単ニューロパチー（mononeuropathy multiplex）

2つ以上の神経の病理過程が不規則に，多くは

[*75] シャルコー・マリー・トゥース病やデジュリン・ソッタス病は，遺伝性運動感覚神経障害（hereditary motor sensory neuropathy：HMSN）に分類される．

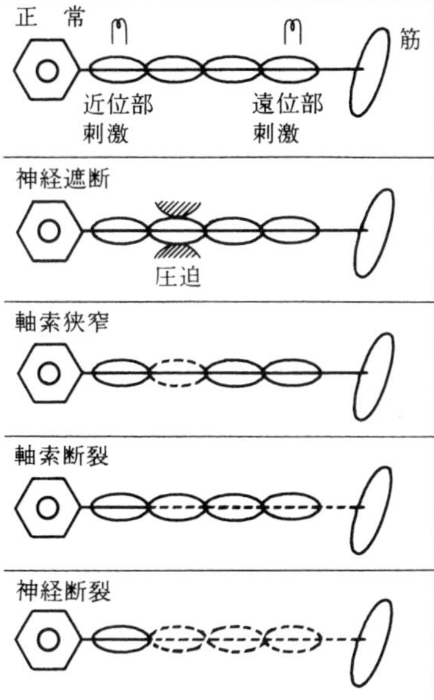

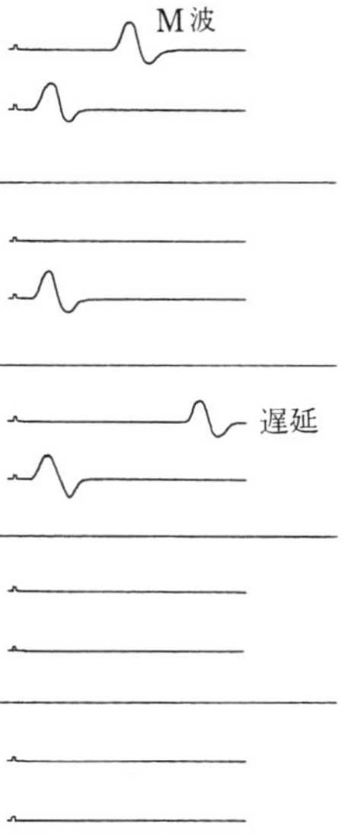

	構造の変化	針筋電図	誘発筋電図	
正常	髄鞘連続性(+) 軸索連続性(+)	脱神経電位(−)	近位部刺激 遠位部刺激	M波
神経遮断	髄鞘連続性(+) 軸索連続性(+)	脱神経電位(−)	近位部刺激 遠位部刺激	
軸索狭窄	髄鞘連続性(−) 軸索連続性(+)	脱神経電位(−)	近位部刺激 遠位部刺激	遅延
軸索断裂	髄鞘連続性(+) 軸索連続性(−)	脱神経電位(+)*	近位部刺激 遠位部刺激	
神経断裂	髄鞘連続性(−) 軸索連続性(−)	脱神経電位(+)*	近位部刺激 遠位部刺激	

*末梢神経損傷の際，損傷後約3日間は脱神経電位はみられない．
3〜4日でワーラー変性が完成すると誘発反応も消失し，脱神経電位が出現する．

図9-68　神経障害と筋電図の特徴

左右非対称性に出現する．血管炎などが原因となることが多い．機能障害に陥った神経の数が増すと，左右対称性の分布となり，多発ニューロパチーとの鑑別が困難な場合もある．多発ニューロパチーが末梢神経系の系統的な病変で上下肢，左右対称性に機能障害を示すのに対して，多発性単ニューロパチーでは分布が左右非対称である．

4-多発ニューロパチー

ニューロパチーのうち，医学的リハビリテーションで問題となる多発ニューロパチーを取り上げておく．

多発ニューロパチーでは，末梢神経のび漫性病変によって，筋力低下，感覚障害，深部腱反射低下（消失）が起こる．その分類は原因を明らかにして，正しい診断を行う上で重要な手掛かりを与える（表9-61）．

（1）診断

臨床症候，発病様式，遺伝性の有無，考えられる外因などから診断を行う．電気生理学的検査は神経障害の診断だけでなく，機能障害の病態を明らかにする上で重要である．運動障害は四肢遠位部の対称的な筋力低下，筋萎縮，深部腱反射の全般的な低下あるいは消失，感覚障害は四肢遠位部に強い手袋・靴下型（glove and stocking type）が多い．自律神経症候としては，起立性低血圧，排尿・排便障害，陰萎（impotence），瞳孔異常，発汗異常，皮膚の潰瘍形成，皮膚温低下，浮腫，色素沈着などが知られ，糖尿病性多発ニューロパチー，アミロイド多発ニューロパチーに特徴的である．

---

*76(次頁) 糖尿病性神経障害の分類：遠位対称性多発性神経炎，近位対称性ニューロパチー，近位非対称性ニューロパチー（脳神経障害，体幹神経根症または単ニューロパチー，四肢神経叢障害または単ニューロパチー，多発単ニューロパチー，絞扼性ニューロパチー，急性動脈閉塞からくる虚血性神経障害），非対称性ニューロパチーと遠位対称性多発神経炎

表 9-61 多発ニューロパチーの分類

1. 遺伝性
    シャルコー・マリー・トゥース病
    デジュリン・ソッタス病
    ルシー・レヴィー症候群
    遺伝性感覚性神経根障害
2. 中毒性
    金属：ひ素，鉛，水銀，タリウム，有機水銀
    有機溶媒：n-ヘキサン，トルエン，ベンゼン，エタノール，有機塩素，有機リン，アクリルアミド，四鉛化炭素，TOCP，ヘキサクロロフェン，ブチルケトン，酸化エチレン，二硫化炭素
    薬物：クロロキン，金，INH，クロラムフェニコール，チオフェニコール，エサンブトール，ビンクリスチン，インドメタシン
3. 炎症性
    感染性：ウイルス，細菌，スピロヘータ，好酸菌など
    感染後性：ギラン・バレー症候群，慢性反復性多発性根神経炎，パルソナージ・ターナー症候群
4. 栄養欠乏性：サイアミン，ピリドキシン，ニコチン酸，パントテン酸，リボフラビン，ビタミンB_1，葉酸，ビタミンE
5. 代謝性
6. 内分泌疾患
7. 血液疾患
8. 肝腎疾患
9. 膠原病
10. 悪性腫瘍

(水野　1993)

表 9-62 ギラン・バレー症候群の亜型

サブタイプ	特徴	病態	病理
急性炎症性脱髄性多発ニューロパチー（AIDP）	成人＞小児，西欧の90％，回復は急速，抗GM1抗体（＜50％）	脱髄性	シュワン細胞表面への攻撃，広範な脱髄，マクロファージの賦活，リンパ球の浸潤，二次的軸索障害
Acute motor axonal neuropathy（AMAN）	小児と青年，中国やメキシコに多い，季節性，回復は急速，抗GD1a抗体	軸索性	ランビエ絞輪への攻撃，マクロファージの賦活，軸索周囲のマクロファージ＞リンパ球，軸索障害は多様
Acute motor sensory axonal neuropathy（AMSAN）	大部分が成人，まれ，回復は緩徐，しばしば後遺症あり，AMANに関連	軸索性	AMANと同様，運動神経だけでなく感覚神経も障害される，軸索損傷は重度
フィッシャー症候群	成人と小児，まれ，外眼筋麻痺，運動失調，腱反射消失，抗GQ1b抗体（90％）	脱髄性	病理が少ない，AIDP類似

　代表的な多発ニューロパチーには，ギラン・バレー症候群，シャルコー・マリー・トゥース病，糖尿病性ニューロパチー*76(前頁)がある．

① ギラン・バレー症候群（GBS）

　ギラン・バレー症候群は，下肢から始まる四肢麻痺を主徴とする．その経過は，先行する上気道感染あるいは胃腸症状から7日ほどで麻痺が発生し，12～14日で最高となり，その後は徐々に回復する．従来，その病態はアレルギー性多発ニューロパチーであり，先行感染による髄鞘に対する炎症と考えられていた．一方，髄鞘・軸索の種々の成分を抗原とする複数の病態が知られている（表9-62）．先行感染として，カンピロバクター，ヘルペス，EBウイルス，マイコプラズマが指摘されている．神経症候は亜型によって異なる．感覚障害は軽度で，遠位部優位の筋力低下，深部腱反射消失を特徴とする急性炎症性脱髄性多発ニューロパチー（AIDP），小脳症状・脳神経麻痺・深部腱反射消失を特徴とするフィッシャー症候群，運動麻痺と同様，感覚障害が強い急性運動感覚性軸

索ニューロパチー（AMSAN），深部腱反射が保たれており回復の良好な急性運動性軸索ニューロパチー（AMAN）などがある．

脳脊髄液は，発症数日後に蛋白濃度の上昇がみられ蛋白細胞解離(albuminocytologic dissociation；髄液蛋白量の増加はあるが，細胞数の増加がないこと）と呼ばれる．F波伝導速度を含む神経伝導速度は検査されるが，診断に対する有用性は限られている．診断は専ら，臨床経過と症候を中心にして行われる．

② **慢性炎症性脱髄多発ニューロパチー**（chronic inflammatory demyelinating polyneuropathy：CIDP）

慢性炎症性脱髄多発ニューロパチーは，ギラン・バレー症候群が急性発症で多くが一峰性であるのと異なり，発症は慢性的であって緩徐進行性あるいは寛解と増悪を繰り返す場合もある．先行する感染は，通常はみられない．病理学的には，髄鞘が多重層構造の onion-bulb（節性脱髄）に特徴的な所見であり，変性した神経線維の周囲を Schwann 細胞の突起が取り巻いている．臨床的には末梢神経の肥厚として気づかれる．症候はギラン・バレー症候群と同様である．脳脊髄液の蛋白濃度も上昇する．電気生理学的には伝導ブロックが特徴であり，伝導距離が長くなるに従って複合筋活動（M波）の低振幅化を認める．

ギラン・バレー症候群とは異なり，ステロイド治療が有効である．

③ **シャルコー・マリー・トゥース病（CMT）**

シャルコー・マリー・トゥース病は遺伝性であり，慢性進行性の多発ニューロパチーである．この疾病には異なる病型がある．ひとつは常染色体優性遺伝であり，10歳代から下肢の遠位性筋萎縮で発症し，下垂足や弯曲足などを示す．その後，上肢遠位部にも症候が広がる．神経伝導速度の障害が特徴的である．もうひとつは，同様の症候が成人になって発症するもので，神経伝導速度は正常に近い．性染色体劣性あるいは常染色体劣性遺伝である．

④ **糖尿病性ニューロパチー**(diabetic neuropathy)

糖尿病性ニューロパチーの成因は複雑で，動脈硬化，血液粘性の上昇，赤血球変形能の低下，血小板凝集能の亢進などによる循環障害，神経栄養血管の血流低下や代謝性因子（ポリオール代謝活性の亢進，プロテインキナーゼC（PKC）活性の異常，酸化ストレスの亢進など）が想定されている．糖尿病患者におけるニューロパチーの合併頻度は，糖尿病の診断時点で8％，20年後に約40％，25年後には50％になる．Ⅰ型，Ⅱ型とも頻度は同程度である．神経症候として，多発ニューロパチーによる四肢遠位部優位の感覚障害（手袋・靴下型のしびれ，疼痛，鈍麻）が特徴的である．また，単ニューロパチー，多発単ニューロパチーも起こる．

単ニューロパチーは，脳神経では動眼神経(Ⅲ)，滑車神経（Ⅳ），外転神経（Ⅵ），顔面神経（Ⅶ）に多い．特に，動眼神経が多く，動脈瘤による動眼神経麻痺とは異なり，対光反射は保たれていることが糖尿病性動眼神経麻痺（diabetic third）の特徴である．同様の単ニューロパチーが体幹・胸腹部の神経根に生じることがあり，神経皮膚節に一致した疼痛と異常感覚が突然出現する．刺すような痛みである．疼痛に伴って限局的な筋萎縮を示すこともある（糖尿病性筋萎縮症）．鼠径部，殿部，背部，大腿前面などが疼痛の出現部位として多く，腸腰筋，大腿四頭筋，大腿内転筋に筋萎縮の起こることも多く，神経の虚血によると考えられる．

（2）治療

ニューロパチーの治療法は，疾病の時期によって異なる．また，ギラン・バレー症候群のように亜急性の経過をとる疾病と，シャルコー・マリー・トゥース病のように慢性進行性の疾病では，対処の方法は異なる．急性期には呼吸循環機能の管理，水分と栄養の補給なども重要となり，二次的合併症の予防も不可欠である．回復期には心身機能の回復，代償機能の獲得を図り，慢性期には機能維持が重要なリハビリテーションの目標となってくる．

① 急性期
- 医学的管理：多発ニューロパチーのうちギラン・バレー症候群では，副腎皮質ホルモン剤が使用されるが，この薬剤の有効性に関しては議論がある．最近では，血漿交換療法（plasmapheresis：PP）[77]がギラン・バレー症候群，慢性反復性多発性神経根炎に用いられ，有効性が報告されている．一方，慢性炎症性脱髄多発ニューロパチーでは，免疫グロブリンの大量投与や副腎皮質ホルモン剤が有効である．
- リハビリテーション：この時期には，神経の損傷を予防するために，運動が制限される．一方，患者の多くは臥床を余儀なくされるため，この間の二次的合併症（褥瘡，拘縮，麻痺筋の過伸展による損傷）の予防に努める必要がある．

　可動域訓練は，麻痺筋の拘縮予防と血流の改善を目的に行われる．筋攣縮を取り除く目的で温熱療法が併用される．感覚障害のある患者では，低温熱傷に注意する．

　機能的肢位の保持は拘縮や褥瘡の予防，圧迫による末梢神経障害の予防のために重要で，2時間おきに体位を変換する必要がある．浮腫が褥瘡を引き起こす恐れがあるため，循環障害に対する配慮が重要で，肢の挙上や弾力包帯を使用する．

　可動域訓練や機能的肢位の保持の処置を行っても，拘縮が起こり始めた場合には，矯正装具が使用される．

　呼吸筋麻痺を示すような重症型では，人工呼吸器を用いた呼吸管理や，感覚神経障害での疼痛の管理，肺理学療法も重要である．さらに進行の程度によっては，身体運動の自立を失うことからくる混乱，うつ状態，将来に対する不安などが認められ，精神的な支援が必要となる．

② 慢性期
医学的にはビタミン投与（特にB群），疼痛や感覚異常に対してカルバマゼピンやジフェニルヒダントインなどの抗てんかん薬が有効な場合がある．慢性期あるいは緩徐進行性疾患では，リハビリテーションとして可動域訓練，神経筋再教育，感覚の再教育，装具の使用，歩行訓練などがある．

- 可動域訓練：可動域訓練は，はじめは他動的可動域から開始し，ギラン・バレー症候群のように回復の見込まれる疾病では随意筋力の出現に応じて自動運動を行う．
- 筋力強化訓練：長期の麻痺により生じた異常運動パターンを矯正し，選択的な筋収縮を可能にする．可動域訓練に引き続き行われる．具体的には，固有受容性神経筋促通法（proprioceptive neuromuscualr facilitation：PNF）や抵抗運動を用いる．
- 知覚再教育：除神経後，病前とは異なる形で情報が脳に送られるが，これを利用して新しい知覚を体得することである．閉眼で重さの弁別を訓練し，次に形や素材の弁別を行う．患者はその都度開眼し，感覚情報と視覚情報の突き合わせを行いながら新しい知覚を覚えていく．
- 装具，副子：急性期の副子は麻痺筋が過伸展されるのを防ぐ目的で用いられる．慢性期に機能障害が残った場合には能力を高めるために種々のデザインの装具が用いられる．橈骨神経麻痺で手関節をわずかに背屈して手の機能を高めることができる．拘縮が生じた部位には装具や副子の工夫によって，拘縮の治療も可能である．
- 歩行訓練：体幹筋，上肢筋，股関節伸筋や足関節筋の筋力が重要である．下肢遠位筋の筋力低下がある場合には，下垂足用の装具も必要である．

5 - 単ニューロパチー

　絞扼や圧迫，外傷，妊娠，関節リウマチ，ホルモン異常，糖尿病に伴う血管障害などの原因で単一の神経が障害されることがある．

　絞扼性ニューロパチー（entrapment neuropathy）

---

[77] 血漿交換療法：全血液から血漿成分を除去し，細胞成分を生理食塩水や代用血漿に懸濁して生体に戻す方法．これによって血漿中の病因物質を強制的に除去する．

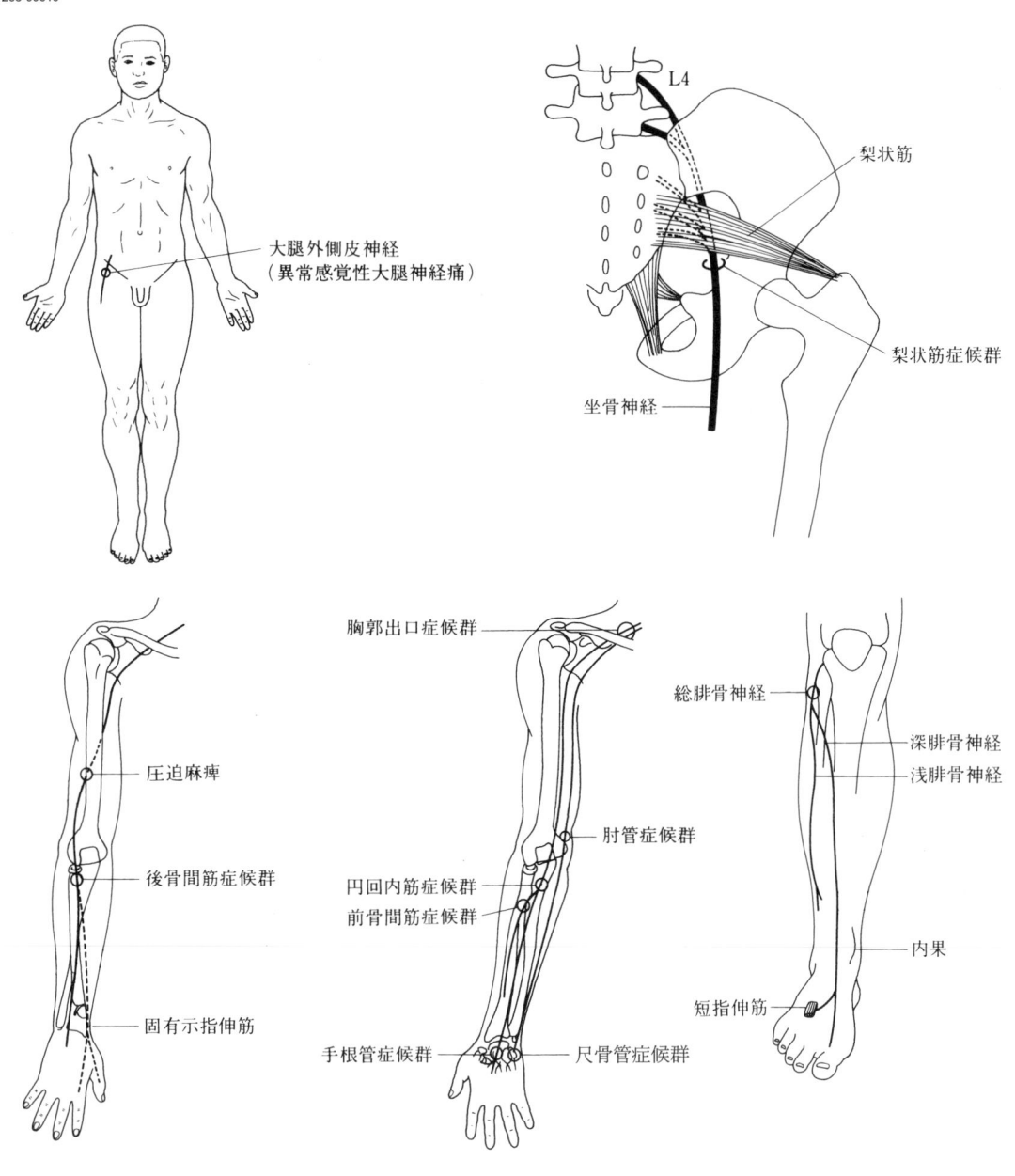

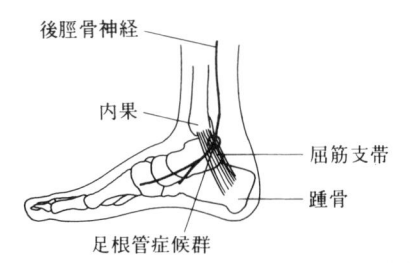

図 9-69　絞扼性末梢神経障害の好発部位

（Goodgold et al. 1977, 一部改変）

表 9-63　絞扼性末梢神経障害

手根管症候群 (carpal tunnel syndrome)	手根管部での正中神経圧迫によって生じる．関節リウマチ，甲状腺機能低下症，骨折，浮腫などが原因となりうる．短母指外転筋，母指対立筋の筋力低下と筋萎縮，第1～2指尖の感覚低下，手根管での叩打痛と指への放散痛などが起こる
尺骨管（Guyon 管）症候群 (ulnar tunnel syndrome)	尺骨管は，豆状骨，有鉤骨，掌側手根靱帯に囲まれる管状構造で，尺骨神経と尺骨動脈が通っている．ガングリオン，外傷，骨折，瘢痕拘縮，尺骨動脈病変によって尺骨神経が圧迫され，小指外転筋や骨間筋の筋力低下や筋萎縮，感覚障害が生じる
回内筋症候群 (pronator syndrome)	正中神経が回内筋の二頭の間で圧迫されて生じる．円回内筋の圧痛や手掌の感覚障害が出現する
肘管症候群 (cubital tunnel syndrome)	尺骨神経溝で尺骨神経が圧迫されて起こる症候群である．骨折，ガングリオン，骨棘などで生じる．尺側手根屈筋，骨間筋，尺側の深指屈筋などの筋力低下，第4～5指の感覚障害が出現する
橈骨神経麻痺 (radial nerve palsy)	上腕部での圧迫による場合が多い．腕橈骨筋，回外筋，手関節，手指の伸展が冒される．前腕の回外，手関節の伸展ができなくなる．下垂手の状態となる．感覚障害は手背，第1～3指背側に出現する
胸郭出口症候群 (thoracic outlet syndrome)	腕神経叢は前，中，後斜角筋，鎖骨，第1肋骨，小胸筋など間を通って出てくる．この間にこれらの解剖学的構造によって圧迫されて胸郭出口症候群が出現する．上肢のしびれ，並走する血管の狭窄による冷感，チアノーゼなどが生じる
梨状筋症候群 (piriformis syndrome)	坐骨神経が梨状筋によって圧迫されて起こる症候群である．下肢の広い範囲の放散痛が主症状である
総腓骨神経麻痺 (common peroneal nerve palsy)	総腓骨神経麻痺は腓骨骨頭部で起こることが多い．ギプスによる圧迫，腓骨骨折などが原因となりうる．前脛骨筋，深腓骨筋の運動麻痺が起こり，足指，足関節の背屈ができなくなる．下垂足となる．足背，下腿外側部の感覚障害を伴う
足根管症候群 (tarsal tunnel syndrome)	後脛骨神経が内果の部位で圧迫されて起こる．足底部の感覚鈍麻や激しい疼痛が生じる
異常感覚性大腿神経痛 (meralgia paraesthetica)	大腿外側皮神経が鼠径靱帯で圧迫を受けて，感覚鈍麻，痛みを伴うしびれ感が出現する

表 9-64　単ニューロパチーと神経根症状の鑑別

神経根	単一神経	鑑別点
C5～C6	長胸神経麻痺 肩甲上神経麻痺	後者では翼状肩甲がみられる 後者では棘上筋と棘下筋に筋萎縮がみられる．三角筋，菱形筋，上腕二頭筋は正常である
C7	橈骨神経麻痺	前者では橈骨神経の伝導速度は正常であり，正中神経支配の橈側手根屈筋に症状をみとめる
腕神経叢	橈骨神経麻痺	前者では，三角筋が障害される
L3	大腿神経麻痺	前者では，股関節内転筋群の筋力低下がある
L5	腓骨神経麻痺	後者では，足の外反筋力低下がみられるが，前者では足部内反筋力低下が特徴である

は圧迫性ニューロパチー（compression neuropathy）とほとんど同義であり，末梢神経が局所的に周囲の線維性組織あるいは線維骨性組織によって絞扼されて起こる機械的障害である．発生しやすい身体部位が知られている（図9-69，表9-63）．たとえば手根管症候群は，正中神経が手根管において横手根靱帯の肥厚による圧迫によって起こる．上肢の単ニューロパチーでは，各末梢神経に対応した固有感覚領野があり，その部位の感覚障害の有無を診断に利用する．局所的な運動麻痺が神経根症状としてみられることがあり，単ニューロパチーと神経根症状の鑑別が必要である（表9-

64).

（1）顔面神経麻痺

末梢性顔面神経麻痺（facial palsy）はベル麻痺（Bell palsy）とも呼ばれ，単純ヘルペスウイルスの再活性化による神経炎に起因すると想定されている．ストレス，過労，感染，寒冷曝露などが誘因となって神経炎が起こり，顔面神経管内における浮腫などによる絞扼や圧迫，虚血によって発症する．

麻痺側の前額部にしわを寄せることが不能になり，鼻唇溝は浅くなる．麻痺側の口角下垂により流涎も起こる．閉瞼は不能であり，兎眼となる．閉眼するように指示すると眼球は上転するが，閉眼は起こらない．角膜が乾燥して損傷を起こすため，保護が必要である．味覚異常（舌前2/3）や唾液の分泌低下も起こる．合併症には顔面拘縮，顔面痙攣，病的連合運動がある．

治療では，急性期には抗浮腫，抗炎症作用を有する副腎皮質ホルモン，抗ウイルス薬が用いられる．外科的治療には，神経管減圧術，神経移植術，神経縫合術，神経吻合術などがある（柳原1998）．リハビリテーションでは，顔面筋群の拘縮予防のマッサージを行って，自然回復あるいは外科処置後の神経再支配を期待する．顔面の麻痺が残存する場合，形成外科的処置を行うこともある．

（2）橈骨神経麻痺

絞扼性神経障害による橈骨神経麻痺（radial nerve palsy）は，上腕部における外部からの神経の圧迫，あるいは腋窩部での圧迫（松葉づえ麻痺）で起こることが多い．

運動麻痺は前腕や手，指の伸筋群に生じる．手関節の背屈は不能となり，手指は軽い屈曲位，母指は内転位となる（垂れ手，下垂手）．母指は外転と伸展，手指MP関節の伸展が不能になる．手の握り（grasp）や放し（release）は困難となる．多くは自然回復が期待できるが，不良肢位による過伸展損傷を予防するため，手関節30°背屈位に副子で保持することもある．

（3）正中神経麻痺

正中神経麻痺（median nerve palsy）には，手根管症候群（carpal tunnel syndrome：手根管で生じた正中神経の絞扼性神経障害．手関節の運動を多用する職業人に多い）や回内筋症候群（pronator syndrome：回内筋の上腕頭と尺骨頭との間で生じた正中神経の絞扼性神経障害）などが含まれる．

母指球は萎縮し，母指は背側のほうに引かれ，他の4指と同じ面に並ぶ（猿手）．母指の掌側外転と対立は不能となり，握るときに母指を支柱として使えない．示指と中指のMP関節の屈曲は障害され，巧みな手指の使用も不能になる．正中神経近位部の病変では，前腕回内や手関節掌屈も障害されるようになる．

手根管症候群の診断に用いる検査として次のようなものがある．

- ファレンテスト（Phalen test）：手関節を掌屈し続けると60秒以内に正中神経支配領域に感覚異常が誘発されるときに，手根管症候群の可能性が高い．
- ティネル徴候：正中神経の上をたたくと，刺すような痛みが末梢に向かって走る．
- 係留正中神経ストレステスト：示指を過伸展し，手関節を伸展，前腕を回外して，遠位の指腹を背側方向へ圧迫して，正中神経をストレッチする．
- 正中神経圧迫テスト：掌側手関節部の正中神経に150 mmHgの圧力を30秒間かける．
- 逆ファレンテスト：両手関節を90°に伸展させ，60秒間両手を合わせて祈りの形をつくる．

いずれも正中神経領域に異常感覚が生じれば，陽性である．

正中神経の絞扼性症候群は保存療法に反応することもあるが，多くは神経の減圧と疼痛除去のために外科的処置を要する．なお筋力低下や筋萎縮があまりない場合には，副子は不要である．

（4）尺骨神経麻痺

尺骨神経麻痺（ulnar nerve palsy）は，低位麻痺（例：尺骨管症候群, ulnar tunnel syndrome, ギヨン

管症候群，Guyon canal syndrome）と高位麻痺（例：肘部管症候群, cubital tunnel syndrome）に分けられる．

尺骨管は内側（尺側）の豆状骨，外側（橈側）の有鉤骨，掌側の尺側手根靱帯で構成される管状構造であり，ここを尺骨神経と尺骨動脈が通っている．局所の外傷，局所に発生したガングリオン（ganglion；関節包や腱鞘の結合組織から生じた粘液変性が囊腫化したもの），瘢痕拘縮，尺骨動脈病変などによる尺骨神経への圧迫で神経麻痺が生じる．この部位で尺骨神経は，小指球筋への運動枝，感覚枝に分かれる．尺骨神経障害の様式によって，筋力低下や感覚障害の異なる組み合わせが生じる．環指の尺側と小指の感覚障害，小指球筋と骨間筋群，一部の虫様筋，母指内転筋の麻痺などが生じる．母指や示指の運動機能障害はなく，機能面では正中神経障害ほどは重篤でない．環指と小指のMP関節は背屈位，PIP・DIP関節は軽い屈曲位の鷲手となる．また，母指と示指との間に紙をしっかりと挟むように指示すると，母指IP関節が強く屈曲する（フロマン徴候, Froment sign；母指内転筋と第1背側骨間筋の麻痺のため，正中神経支配の長母指屈筋による代償運動が生じる）．筋力低下や筋萎縮が著しくなければ，手関節の保護的副子による局所の安静が有用である．局所における尺骨神経の圧迫を外科的処置による除去を要することもある．

肘部管症候群は，肘部管で生じる尺骨神経の絞扼性神経障害であり，外反肘や変形性肘関節症，局所に発生したガングリオン，尺骨神経の脱臼などに起因する．尺骨神経の高位麻痺を生じる．低位麻痺に加えて，尺骨手根屈筋や環指と小指の深指屈筋の麻痺がある．肘関節部で尺骨神経の圧迫を防止する肘パッド（elbow pad），肘関節屈曲による尺骨神経の伸張を防ぐ夜間の肘伸展位副子，手関節の保護的副子などを用いる．肘部で尺骨神経の移行術を行うこともある．

（5）腓骨神経麻痺

腓骨神経麻痺（peroneal nerve palsy）は腓骨骨頭部における圧迫，腓骨骨折などで起こる．

足関節背屈筋群と外がえし筋群の筋力低下が起こり，下垂足（drop foot）や鶏歩（steppage gait；下垂足を代償するように，足部を高くあげる歩行）となる．多くの場合，外がえし筋群の筋力低下は軽く，主な機能障害は前脛骨筋の筋力低下である．歩行時の足関節背屈筋群を代償するため，プラスチック短下肢装具を使用する．

（6）足根管症候群

足根管症候群（tarsal tunnel syndrome）は，内果前方における内側足底神経あるいは後脛骨神経の圧迫で生じる．

臨床症状は異常感覚や疼痛から足内在筋群の萎縮まで，さまざまである．内側ふまず支え（アーチサポート，medial arch support）による立位や歩行時における神経除圧を行う．足根管開放術を施行することもある．

2 ミオパチー

筋障害（ミオパチー，myopathy，筋疾患）にも種々のものが知られる．最近の遺伝子解析，生化学的研究によって原因，病態が明らかになるにつれて分類にも変遷が認められる．筋障害に含まれる疾患を**表 9-65** に示す．現われる症候，機能障害，機能的制限には似たものが多い．

1 − 原因と診断，治療

炎症性筋疾患は，筋肉に対する免疫異常が原因である多発性筋炎（polymyositis），皮膚筋炎（dermatomyositis）や膠原病（collagen disease；SLE，シェーグレン症候群など）に伴う多発性筋炎，ウイルスや細菌，寄生虫などの感染性因子による筋炎がある．

筋障害の特徴である近位筋優位の筋力低下と筋

表 9-65　筋疾患の分類

1. 筋ジストロフィー（表 9-20 参照）
   デュシェンヌ型筋ジストロフィー，その他
2. 炎症性筋疾患
   1) 多発性筋炎
   2) 皮膚筋炎
   3) 膠原病に合併する筋炎
3. 内分泌性疾患
   1) 甲状腺中毒性ミオパチー
   2) 甲状腺機能低下に伴うミオパチー
   3) 副甲状腺機能亢進症および低下症に伴うミオパチー
   4) クッシング症候群
   5) アジソン病に伴うミオパチー
4. 代謝性疾患
   1) 周期性四肢麻痺（血清カリウム値の異常による）
   2) 糖原病（糖代謝系酵素の先天性欠損）
   3) ミトコンドリア脳筋症
5. 神経筋接合部の異常
   1) 重症筋無力症
   2) 筋無力症様症候群
   3) ボツリヌス中毒

痛が数週間から数か月で進行する．皮膚筋炎では，眼瞼や頬の発赤，腫脹などの皮膚症候がある．また，多発性筋炎や皮膚筋炎に，消化器，肺，乳腺，卵巣の悪性腫瘍が合併することがある（10〜20％）．

診断は，臨床症状の他に，①筋の破壊所見：血清 CK, AST (GOT), LDH の上昇，②炎症所見：赤沈，CRP 亢進，γ-グロブリンの増加，③抗核抗体陽性などの検査データ，針筋電図によって低振幅で持続時間の短い筋原性電位を確認し，また線維自発電位（fibrillation potential），陽性鋭波（positive sharp wave）などの脱神経電位もしばしば認められる．

副腎皮質ホルモン剤（プレドニゾロン 40〜100 mg）や免疫抑制薬を用いる．治療効果が十分でなく，慢性化した場合には筋萎縮や拘縮が生じるが，通常は予後は良好である．

神経筋接合部の異常として，最も重要なものは重症筋無力症（myasthenia gravis）である．神経筋接合部にあるアセチルコリン受容体に対する自己抗体が産生され，抗原抗体反応によってアセチルコリン受容体が破壊されることで症候が出現する自己免疫疾患[*78]である．易疲労性を有する筋力低下が特徴である．眼輪筋麻痺による眼瞼下垂，外眼筋麻痺による複視，咽頭筋の筋力低下による構音・嚥下障害がみられる．その他，頸筋や四肢近位筋優位の筋力低下のため，頭部の挙上困難，四肢運動障害がある．易疲労性の結果，朝は症候が軽く，午後から悪化する日内変動や，運動反復によって症候が誘発されることが特徴である．胸腺腫あるいは胸腺過形成（70〜80％に認められる），甲状腺疾患，血液疾患を合併することが多い．

検査では，血液中の抗アセチルコリン受容体の抗体陽性，種々の自己抗体の出現がある．電気生理学的に反復誘発試験における最大 M 波振幅の漸減，単一筋線維筋電図でジッター（jitter；信号パルスの時間軸上での変動）の増大がある．コリンエステラーゼ阻害薬のテンシロン静注により，臨床症候および筋電図所見が改善することが，診断にとって重要である．

治療にはコリンエステラーゼ阻害薬（ピリドスチグミン，アンベノニウムなど），副腎皮質ホルモン剤，免疫抑制薬，血漿交換療法，胸腺手術などがある．副腎皮質ホルモン剤使用時に一時的に症候の悪化が生じるため，注意が必要である．

内科疾患，特に甲状腺機能の亢進や低下に伴う各種の筋障害がある．いわゆるバセドウ病（甲状腺機能亢進症，hyperthyroidism）では，発汗，体重減少，眼球突出，近位筋の筋力低下がある．機能亢進に伴い低カリウム性周期性四肢麻痺を示すこともあり，過食，寒冷，運動後の安静時に下肢から上肢へと進行する麻痺を特徴とする．血清カリウム濃度の低下を証明し，甲状腺ホルモンの測定，ブドウ糖-インスリン試験での誘発試験も診断に用いられる．治療として塩化カリウムやアスパラギン酸カリウムの経口あるいは静注による投

[*78] 自己免疫疾患（autoimmune disease）：個体の細胞組織あるいは細胞外蛋白に反応する個体の白血球や抗体の働きによって生じる疾病をいう．

与が行われる．

　甲状腺機能低下症（hypothyroidism）は近位筋の筋力低下，筋攣縮を特徴として，小児では筋肥大が認められる．甲状腺ホルモンの補充療法が行われる．

2 - リハビリテーション

　筋障害のリハビリテーションの基本は，麻痺や筋萎縮による機能的制限に対して，バランスのとれた栄養，筋の伸展を主眼とした訓練プログラムである．さらに装具の使用，変形に対する外科的処置，自助具の使用も有用である．
　筋疾患がどのようなものであるかを知ることは，経過や機能的制限の出現を予想したり，遺伝相談を行うために重要である．

（1）拘縮と体力低下の予防

　一定の姿勢，拮抗筋間の不均衡などは拘縮の原因になる．各関節について可動域全般にわたる訓練を日に2回行う．正常の筋では，筋肉の発生する張力が最大張力の20％以下では萎縮を生じ，35％以上では強化される．通常の生活では20～35％（最大張力の）が用いられている．一方，冒されている筋では正常に比べて，治療の枠が狭まっていると考えられる．したがって，このような基準は必ずしも当てはまらない．目標は健康関連体力（health related physical fitness）の向上であり，水泳や自転車，歩行などが推奨される．自転車エルゴメーターを用いて，進行が緩徐な筋萎縮の患者の訓練で50％最大酸素摂取量を増加させた記録もある．

（2）下肢の筋力低下

　筋障害の特徴は，近位筋群の筋力低下にある．大殿筋をはじめとする股関節周囲筋群の筋力低下が腰椎の前弯を増強し，前脛骨筋群の筋力低下による下腿三頭筋の優位が下垂足をもたらす．次第にアキレス腱，股関節屈筋，大腿筋膜張筋の短縮を生じる．立位や歩行の補助のために長下肢装具（knee-ankle-foot orthosis：KAFO）を使用することもある．足関節が底屈5°以上，股関節あるいは骨盤の屈曲が15°以上，大腿の外転が20°以上の場合には手術が必要である．短下肢装具（ankle-foot orthosis：AFO）は下垂足や鶏歩が明らかな場合に有効であり，変形が強い場合には，腱形成術が必要になる．

（3）膝の痛み

　反張膝（genu recurvatum, back knee）は，歩行時の膝の固定のために増強される．経過とともに膝関節の痛みを発生する．通常は転倒が起こりやすい．装具療法としてスウェーデン式膝装具を使用する．AFOで膝の反張が抑制されることもある．車いす使用が考慮されなければならないこともある．

（4）側弯

　小児期，特に成長の著しい時期に顕著になる．自分で移動している間はそれでも進行は目立たないが，車いす生活になると進行する．車いすは脊椎を直立させておくように適合させる必要があり，座位保持装具を必要とする．

（5）嚥下障害と呼吸障害の管理

　これらの障害は生命の危険に直接結びつく可能性があることから重要である．嚥下障害の程度は咽頭造影で判定されるが，実際にどのような食事で嚥下障害が起こるかを調べ，食事内容に合った対応を行う．
　呼吸筋麻痺の進行の結果，肺静脈-肺動脈間のシャントによる低酸素血症と呼吸に伴う酸素消費の増大によるCO_2の蓄積が起こる．吸気筋訓練（inspiratory muscle training）が行われるが，筋障害の性質によっては進行性であり，人工呼吸器を必要とする．

（6）日常生活の介護

　無理のない生活が送れるように移動，食事，入浴，更衣など，すべてにわたり各患者の機能的状態に合わせて，介護が必要となる．

（7）心理社会的対応

　最後に，実際の筋障害からくる機能的制限の他に，障害受容の問題や労働を含めて患者が生活している環境の問題も重要である．

7. 中枢神経機能障害（運動障害）

1 パーキンソン病

　パーキンソン病（Parkinson disease：PD）はαシヌクレインの蓄積によって，筋強剛や振戦，無動などの症候を生じ，慢性進行性の経過をたどる神経変性疾病である．大脳基底核内のドパミン伝達障害によって機能障害が起こる．欠乏するドパミンの補充療法により症候の改善が生じることも，この疾病に特徴的である．大部分（75％）は孤発型で特発性パーキンソン病と呼ばれるが，一部に家族性のものもある．

　パーキンソン病に似た病像を示す別の原因によるものを含めてパーキンソニズム（parkinsonism，パーキンソン症候群）と呼んでいる（表9-66）．

　中年以降に発症し，60歳代がピークである．10～25年の慢性的経過をとる．わが国の有病率は白人より低く，人口10万人に150人である．家族性パーキンソン病では，発症年齢が特発性パーキンソン病よりも若く，経過も長い．

1-病因（図9-70）

　大部分の患者は弧発例であり，遺伝性は明らかでないが，疫学的研究によると，遺伝的素因と種々の環境因子が関与すると仮定されている．遺伝的脆弱性，酸化ストレス，プロテオソーム機能異常，環境因子などの組み合わせによってドパミン作動性ニューロン[*79]などに細胞死をもたらす．危険因子には，家族歴，男性，頭部外傷，農薬への曝露，井戸水の使用，田舎暮らしがある．一方，パーキンソン病の頻度を低下させる要素として，コーヒーやタバコの常用，非ステロイド性抗炎症薬，閉経後のエストロジェン補充療法などが指摘されている．

　病理学的には，軽度の前頭葉萎縮と中脳のメラニン含有細胞の消失が特徴である．顕微鏡的には，ドパミン作動性ニューロンの消失と，残存細胞におけるレビー小体[*80]の存在とが特徴である．レビー小体には高濃度のαシヌクレイン（α-synuclein）が存在し，家族性パーキンソン病の一部には，αシヌクレイン遺伝子の突然変異が証明されている．病理学的変化は，嗅神経核や下位脳幹部に始まって，上行性に進行し，パーキンソン病にみられる自律神経症や睡眠，感情，認知などの運動系以外の症状や姿勢反射障害，歩行障害，球症状としての運動機能障害に対応すると考えられている．

[*79] ドパミン作動性ニューロン（dopaminergic neuron）：神経伝達物質としてドパミンが用いられる神経細胞や神経線維．
[*80] レビー小体（Lewy body）：特に有色素の脳幹ニューロンにあり，パーキンソン病にみられる細胞質内封入体．

表 9-66 パーキンソニズムの鑑別診断

一次性パーキンソニズム	二次性パーキンソニズム
Ⅰ．家族性（"一次性"）パーキンソン病（まれ） Ⅱ．特発性（"孤発性"）パーキンソン病（最も高頻度） 　発現型は感受性のある遺伝子と環境因子によって影響される． Ⅲ．他の神経変性疾患 　A．αシヌクレイン病理を伴う疾患 　　1．多系統変性症（グリアと神経細胞に封入体） 　　　a．線状体黒質変性症 　　　b．オリーブ橋小脳萎縮症 　　　c．シャイ・ドレーガー症候群 　　　d．パーキンソン病の特徴をもつ運動ニューロン疾患 　　2．レビー小体型認知障害（大脳皮質と脳幹部の神経細胞に封入体） 　B．タウ病理を伴う疾患（タウオパチー） 　　1．進行性核上性麻痺 　　2．大脳皮質基底核変性症 　　3．前頭側頭葉型認知障害 　C．原発性アミロイド病理をもつ疾患（アミロイドパチー） 　　1．パーキンソニズムを伴うアルツハイマー病 Ⅳ．時にパーキンソニズムの特徴を有する遺伝性疾患 　A．ウィルソン病 　B．ハラーフォルデン・シュパッツ症候群 　C．チェディアック・東病 　D．SCA-3 脊髄小脳失調症 　E．X染色体性ジストニア-パーキンソニズム（DYT3） 　F．ぜい弱X症候群 　G．ハンチントン病（ウェストファル亜型） 　H．プリオン疾患 Ⅴ．その他の後天性疾患 　A．血管性パーキンソニズム 　B．正常圧水頭症 　C．カタトニア 　D．脳性麻痺	Ⅰ．反復性頭部外傷 Ⅱ．感染性ならびに感染後 　A．脳炎後パーキンソン病 　B．神経梅毒 Ⅲ．代謝性疾患 　A．副甲状腺機能低下症あるいは偽上皮小体機能低下症 　B．非ウィルソン肝脳疾患 Ⅳ．薬剤性 　A．抗精神薬 　B．特定の非典型的抗精神薬 　C．制吐剤（コンパジン，メトクロプラミドなど） 　D．ドパミン枯渇性薬剤（レセルピン，テトラベナジン） 　E．αメチルドーパ 　F．炭酸リチウム 　G．バルプロ酸 　H．フルオキセチン Ⅴ．毒物 　A．MPTP 　B．マンガン 　C．シアン化物 　D．メタノール 　E．一酸化炭素 　F．二硫化炭素 　G．N-ヘキサン？

家族性パーキンソン病の分類

遺伝子座	遺伝子	遺伝型
Park1	αシヌクレイン	AD
Park2	パーキン	AR
Park4	αシヌクレイン	AD
Park5	UCHL1	AD
Park7	DJ-1	AR
Park3, 4, 6, 8, 9	不明	ADとAR突然変異
Park10	不明	遅発性感受性遺伝子

（DeLong et al. 2005）

2 - 臨床症候

筋強剛（rigidity）は関節の他動的伸展や屈曲の際に強い抵抗として感じられる．硬さが関節の可動域全体にわたって一様である場合には鉛管現象（lead-pipe phenomenon，鉛管様強剛，lead-pipe rigidity），一方，抵抗が断続的に変化する場合には歯車現象（cogwheel phenomenon，歯車様強剛，

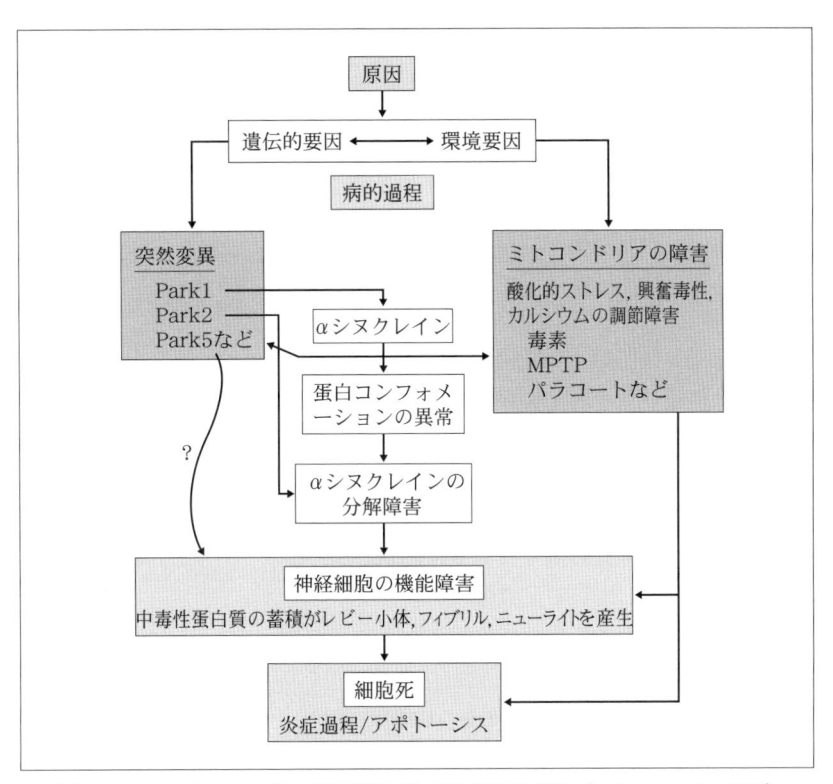

図 9-70 パーキンソン病の神経細胞死に至る病原性過程 (DeLong et al. 2005)

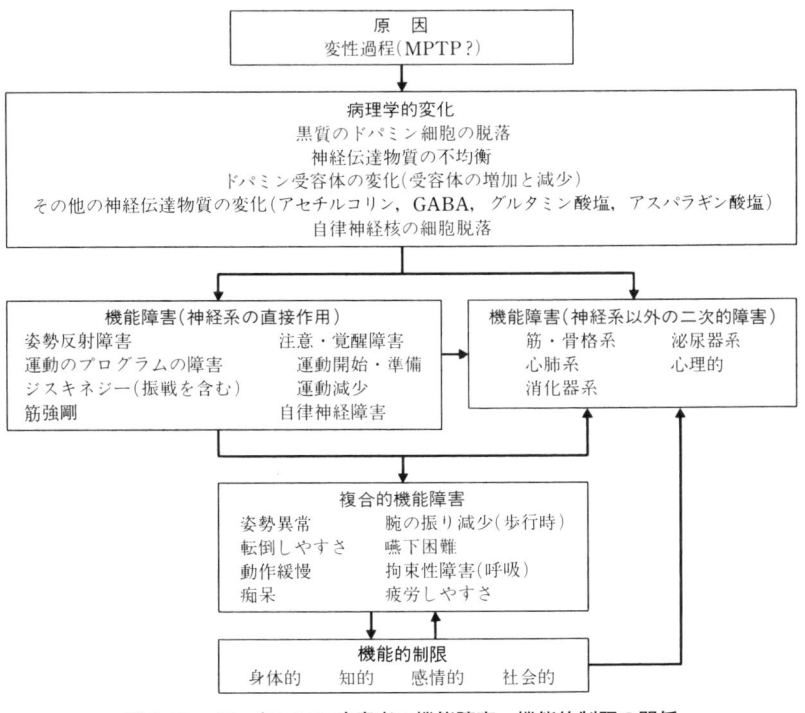

図 9-71 パーキンソン病患者の機能障害,機能的制限の関係
(Schenkman et al. 1989, 一部改変)

cogwheel rigidity）と呼ばれる．振戦（tremor）は安静時の4～6Hzの規則的なふるえで，四肢の遠位部にみられる．精神緊張で増強し，睡眠で消失する．無動（akinesia），動作緩慢（bradykinesia）はパーキンソン病の運動障害の最も大きな原因である．顔面の表情の乏しさ，瞬目の減少，自然にみられる手足の運動の欠如（椅子に座っていても自然な身動きがない），歩行時の腕の振りの減少，小声，小字症（micrographia）などがその特徴である．異常姿勢は上半身を前屈させ，肘や膝を軽く屈曲した前傾前屈姿勢が特徴的である．このような異常姿勢も一部関連するが，わずかな外乱によって容易に転倒しやすくなる．診察台に閉眼で端座した患者を，診察台を傾けて立ち直り反射や傾斜反応を調べると反応が低下している．立位の患者の上半身を押すと立位バランスを保持できず

表9-67 パーキンソニズムの重症度分類

ステージⅠ：症状は片側に限定，機能障害はないかあってもわずか
ステージⅡ：症状は両側性あるいは体幹，バランスの機能障害はない
ステージⅢ：立ち直り反射の障害．バランスの不安定性は，患者が立位で方向を変えるとき，あるいは両足をそろえた閉眼立位で押されてバランスがくずれたとき，明らかになる．機能的には，ある程度活動が制限されるが，職業によっては仕事は継続できる．日常生活は自立，機能障害は軽度ないし中等度
ステージⅣ：重度の機能障害．患者はひとりで立ち，歩けるが，日常生活活動では無能の状態にある
ステージⅤ：介助なしでは，ベッド上あるいは車いす生活になる

わが国では重症度の言葉が用いられているが，本来は機能障害の程度を示す順序尺度である．

(Hoehn et al. 1967)

表9-68 UPDRS (3.0)

Ⅰ．精神機能，行動と気分
  1. 知能障害
  2. 思考障害
  3. うつ
  4. 意欲/活動性
Ⅱ．日常生活活動
  5. 会話
  6. 流涎
  7. 嚥下
  8. 書字
  9. 食べ物，ナイフ・フォークの操作
  10. 更衣
  11. 衛生
  12. ベッドでの寝返り，布団の扱い
  13. 転倒（すくみに関連せず）
  14. 歩行時のすくみ
  15. 歩行
  16. 振戦
  17. パーキンソン症状に関連した感覚訴え
Ⅲ．運動機能
  18. 会話
  19. 顔面の表情
  20. 安静時振戦
  21. 手の動作時あるいは姿勢時振戦
  22. 固縮（座位でリラックスした患者の関節を受動的に動かして調べる）
  23. 指タッピング（母指と示指で，左右別々に）
  24. 手の運動（指を握って，開いてをできるだけ急速に，左右別々に）
  25. 交互変換運動（左右同時に，手の位置は水平でも，垂直でも可）
  26. 下肢運動（踵で床を連続的に叩く，下肢全体を持ち上げて，大きさは3inch＝7.6cm）
  27. 椅子からの立ち上がり（背の真っ直ぐな椅子から，腕を胸のところで組んで，立ち上がる）
  28. 姿勢
  29. 歩行
  30. 姿勢の安定（後方へのpulsion）
  31. 体幹の寡動（運動の遅さ・躊躇，腕の振り幅の減少，全体的な運動の乏しさ）
Ⅳ．治療の合併症
  A．ジスキンジア
  32. 持続期間：1日の何%か
  33. 能力低下：ジスキネジアでどの程度，能力低下を来しているか
  34. 有痛性ジスキネジア
  35. 早朝のジスキネジアがあったか
  B．臨床的変動
  36. 内服後，offが予想できるか
  37. 内服後，offが予想不能か
  38. Off期間のいずれかが，突然出現するか
  39. 平均offの割合は
  C．他の合併症
  40. 食欲不振，悪心，嘔吐があるか
  41. 睡眠障害があるか
  42. 患者は症候性orthostasisがあるか
Ⅴ．Hoehn & Yahrステージ
Ⅵ．Schwab and England ADLスケール

これらの項目について0～4の5段階あるいは，0：なし，1：あり，で評価（アセスメント）する．

(Fahn et al. 1987)

表 9-69 PDQ-39 (Version 1.0)

1. やりたい余暇の活動を行うのに支障を感じましたか 2. 家のことをするのに支障を感じましたか，たとえば日曜大工，家事，料理など 3. 買い物の荷物を持つのに支障を感じましたか 4. 1,000 m を歩くのに困難を感じましたか 5. 100 m を歩くのに困難を感じましたか 6. 好きなように家の回りを歩くのに支障を感じましたか 7. 人ごみのなかで移動するのに支障を感じましたか 8. 外出の際に付き添いが必要でしたか 9. 人前で倒れるのではないかと恐ろしくなったり，心配になりましたか 10. 望む以上に家に引きこもらなければなりませんでしたか	可動性
11. 自分の身体を洗うのに不都合を感じましたか 12. 着替えをするのに不都合を感じましたか 13. ボタン掛けや靴ひもを結ぶのに苦労しましたか 14. 字をきれいに書くのに苦労しましたか 15. 食べ物を切るのに苦労しましたか 16. 飲み物をこぼさないように持つのに苦労しましたか	ADL
17. 気分が落ち込みましたか 18. 疎外感，孤独を感じましたか 19. 涙ぐんだり，泣きたくなったりしましたか 20. 怒ったり，憤慨したりしましたか 21. 心配（不安）になりましたか 22. 自分の将来が心配になりましたか	情緒的健康
23. 自分がパーキンソン病であることを人に隠さなければならないと感じましたか 24. 人前で食べたり飲んだりするような状況を避けましたか 25. パーキンソン病であるために人前で恥ずかしい思いをしましたか 26. 他人の自分に対する反応を心配しましたか	恥辱
27. 人間関係に問題がありましたか 28. 妻/夫や同棲者からあなたが必要とする支えが得られないということがありましたか 29. 家族/親しい友人からあなたが必要とする支えが得られないということがありましたか	サポート
30. 日中気がつかない（予期せぬ）うちに眠ってしまったことがありましたか 31. 注意力に問題がありましたか．たとえば，読書やテレビを見ているときなど 32. 記憶力が悪くなったと感じましたか 33. いやな夢や幻覚を見ましたか	認知
34. 話をするのに支障がありましたか 35. 適切に他人と会話ができないと感じましたか 36. 他の人から無視されたと感じましたか	コミュニケーション
37. 苦痛を伴う筋肉の痙攣やひきつれがありましたか 38. 関節や，体に痛みを感じましたか 39. 不快に寒さや，暑さを感じましたか	不快感

(河本・他 2003)

に，押された方向へ突進する（突進現象，pulsion）などの姿勢反射やバランス反応の障害も特徴的である．その他に，脂顔（oily face），流涎，便秘，低血圧などの自律神経症候がある．パーキンソン病患者の歩行は，狭い歩幅で歩く小刻み歩行，重心の前方への傾きを代償するよう歩行速度が次第に速くなる加速歩行（festinating gait），歩行開始時や狭所や方向転換時のすくみ足（freezing gait, start hesitation）などが特徴とされる．

症状は一側上肢あるいは下肢から始まり，同側の下肢あるいは上肢に，次いで対側に及ぶことが多い．緩徐進行性であるが，症候の進行につれて機能障害や機能的制限が明らかになる（図 9-71）．重症度の分類として Hoehn-Yahr 分類が最もよく

用いられる（表9-67）．

運動障害の他に，うつ状態，不安，認知障害，睡眠障害，感覚異常，嗅覚障害，自律神経障害がある．感情障害，認知障害，行動異常などは，パーキンソン病の進行した段階で多く生じるようになる．パーキンソン病自体で生ずるもの以外に，アルツハイマー病，レビー小体を伴う皮質性認知症などの合併する病理学的変化や，あるいは治療のための薬剤の副作用として起こる．

薬物治療や外科治療，リハビリテーションの効果を評価する目的でUPDRS（Unified Parkinson's Disease Rating Scale）が用いられている（表9-68）．変性疾患は緩徐進行性の疾患であり，治療を受けていても機能低下は免れない．疾患特異的QOL尺度として，PDQ-39が用いられる（表9-69）．

3 - 医学的管理

（1）薬物治療

①L-dopa，レボドパ：ドパミンの前駆物質であり，最も基本的な治療薬である．L-dopaの形で血管脳関門（blood-brain barrier：BBB；大部分のイオンや高分子化合物が血液から脳組織に移行するのを防御する選択的機構）を通過し，線条体でドパミンに変換されて効果を現わす．消化管，その他の末梢組織に豊富に存在するdopa脱炭酸酵素の作用でL-dopaがドパミンに変換されてしまうのを防ぐ目的で，dopa脱炭酸酵素抑制薬との合剤を用いることが多い．

②コリン遮断薬（トリヘキシフェニジルなど）：口渇，便秘，排尿障害，興奮，譫妄などの副作用もあるが，振戦を主体とするパーキンソン病に用いられることが多い．

③ドパミン受容体刺激薬（ブロモクリプチンなど）：L-dopaによる症状の日内変動の減少などに有効である．

④アマンタジン：作用は弱いが歩行障害には比較的効果がある．

⑤ドロキシドパ：パーキンソン病ではドパミン減少だけでなく，ノルアドレナリンの減少も起こる．それに対して，ドロキシドパが投与される．脳内でノルアドレナリンに変換され，ノルアドレナリンの補充療法となる．すくみ足を示す患者に有効である．

⑥神経保護剤：セレギリンや高容量のコエンザイムQ10の効果が報告されている．

（2）外科治療

① 定位脳手術（stereotaxic brain operation）[*81]

筋強剛には視床VL核や淡蒼球，振戦にはVim核の微小電極による破壊が有効である．特に振戦が強い患者には，現在まで他に方法がない．

微小電極による破壊とは別に，201個のコバルト60微小線源を半球面上に分散して配置し，各線源から発生するガンマ線を視床VL核などに収束させて局所的な破壊効果を得るガンマ・ナイフ（γ-knife）があり，同様の効果が得られる．

② 深部脳刺激（deep brain stimulation：DBS）

視床下核と淡蒼球内節とが刺激電極の挿入部位となっている．最近は，視床下核が目標とされることが多い．

③ 神経節移植

研究的に胎児の副腎や患者自身の交感神経節の脳内への移植が試みられている．最近の臨床研究では，年齢の若い60歳以下のパーキンソン病患者には中程度の有効性があるが，60歳以上の患者では効果がないと報告されている．

④ 遺伝子治療

神経栄養因子の局所注入や原因遺伝子の正常なもの（例：αシヌクレイン遺伝子）をベクター（vector）として投与することが研究されている．

[*81] 定位脳手術：脳の特定部位を3次元座標を確定（2方向からのX線像などを利用）し，頭蓋骨の小穿孔から標的（目標）に微小電極を挿入し，脳の限定した部位を電気凝固する術式である．なお，この術式は穿刺針を用いた脳内血腫の吸引除去にも利用されている．

（3）長期治療時の問題点

疾患が慢性進行性であることから，薬剤は長期にわたって使用する必要がある．この結果，次のような問題が生じる．

①症状の日内変動
- wearing-off 現象：薬効時間が短縮し，薬が切れると急激に身体の動きが悪くなる．パーキンソン症候群の治療薬の血中濃度と関連している．
- on-off 現象：服薬時間（血中濃度）に関係なく，症候が急によくなったり悪くなったりする．

②L-dopa による不随意運動：舞踏病様運動，口舌ジスキネジー（orolingual dyskinesia），斜頸（torticolis, wryneck），ジストニア（dystonia），ミオクローヌス（myoclonus），バリスム（ballism），アテトーゼ（athetosis）などがある．

③すくみ足歩行（frozen gait）：狭いところで急に足がすくんで出なくなる，階段や横断歩道のような視覚刺激のある場所ではかえって足が出やすい（矛盾性運動，kinésie paradoxale）．

④薬剤の効果の減弱

⑤精神症候や知的機能障害

4 - リハビリテーション

図 9-71 は，パーキンソン病による障害の医学モデルである．機能障害は身体の特定の器官の解剖学的，生理学的，心理学的異常であり，筋強剛，運動緩慢，振戦，姿勢反射障害がこれにあたる．機能的制限は身体的，知的，情緒的および社会的機能に分けられる．ベッドへの移動，移乗，歩行が困難であることは身体的な機能的制限，認知障害やうつ状態，社会性を失い孤立することは知的・情緒的・社会的な機能的制限にあたる．重症度（表 9-67）に表されるように，病初期には機能障害はあるが，機能的制限に陥っていない状態がある．中枢病変自体が異常姿勢や姿勢反射障害の原因でもあるが，筋強剛や無動も体幹筋の拘縮，脊椎の後弯，骨盤の動きの制限，胸郭の運動制限を引き起こし，結果として転倒しやすい姿勢障害の原因となっている．パーキンソン病では疾病の進行に伴って，種々の機能障害が複合して，さまざまな程度の機能的制限を引き起こしている．

パーキンソン病のリハビリテーションを考える上で大切なことは，患者の機能障害が中枢神経障害に起因するのか，その他の二次的機能障害（筋・骨格系，心肺系など）か，あるいはこれらの複合的機能障害か，そしてどのような機能的制限，障害に陥っているかを評価（アセスメント）することである．

パーキンソン病で，もうひとつ重要な点は，生活環境の問題である．同年齢，同程度の機能障害がある複数のパーキンソン病患者の生活時間構造を比較すると，さまざまである．臥床時間が長く社会的接触が乏しい患者から，家事を妻に代わって遂行する活動的な患者もいる（中村 1983a）．できるだけ長く職業あるいは家庭内の従来の仕事を維持するように勧めること，日常生活を規則的に，活動的に行うよう指導すること，種々の身体症候に対する不安を取り除くよう詳しく説明を行い，積極的に外界に眼を向けるように患者と家族に指導を行うことも重要である．

（1）理学療法

リハビリテーションが直接関与する部分は，主として神経系以外の二次的障害や複合的機能障害であり，理学療法では，次のような手段を用いる．

①リラクセーション：ゆっくりとした関節の他動運動により身体の硬さ，筋強剛をとる．特に体幹筋の他動的回旋が重要である．バイオフィードバックなども用いられる．

②呼吸訓練：規則的な呼吸，ゆっくりした深呼吸で上肢や頸部を使いながら胸郭の大きな動きを引き出す．

③可動域訓練：リラックスしやすい姿勢で関節の可動域全体にわたり行う．特に腰仙関節や股関節の伸展制限は，パーキンソン病に特異的な異常姿勢や姿勢反射障害の二次的原因となっている．これらの関節の可動域訓練が異常姿勢や歩行障害の改善のために重要である．

④バランス訓練：これまでの方法によってリラクセーションが得られて可動域が改善されると，

これを用いて重心移動訓練や立ち直り反射や防御反応を引き出す運動を行う．
⑤歩行訓練：これまでの基本的動作を学習した上で転倒しにくい歩行パターンを獲得する．
⑥ホーム・エクササイズ（home exercise）：自宅でも自主トレーニングとして継続する．

（2）作業療法

作業療法としては患者から望ましい身体機能や精神反応を引き出すことを主眼におく．パーキンソン病患者は不安や自己中心的な考えをもつことが多く，これが心理社会的に活動制限や参加制約の一因となる．作業活動を通じて患者の心理的不安定性を改善し，患者に社会の一員としての役割を自覚してもらうこと，生活環境からみた指導を行うことも重要である．

（3）重症度分類に応じた対応

重症度分類に対応して次のようにリハビリテーション指導を行う．

- 軽度障害（ステージⅠ・Ⅱ）：このステージではADL障害はない．リラクセーションや可動域訓練を行う．これまで行っている運動は継続する．原則としてホーム・エクササイズが可能である．
- 中等度障害（ステージⅢ）：パーキンソン病のリハビリテーションの中心と考えられる．機能障害が種々の機能的制限を起こしている．パーキンソン病自体からくる一次的障害と二次的障害を分析し，各種の理学療法を積極的に取り入れて訓練を行う．全身的運動（水泳），自転車エルゴメーターなどが適当である．集団によるスポーツに地域福祉の援助を受けながら参加する機会を増やす．この段階では，すくみ足など無動症候があるため，屋内の狭いところを取り除いたり，廊下の曲がり角の床面に横断歩路のようなテープをはる，風呂場やトイレの手すり設置などの環境整備も必要になる．
- 重度障害（ステージⅣ）：二次的障害が強く加わるようになる．転倒による骨折予防，嚥下障害による肺炎の予防，運動の減少による健康関連体力の低下などの予防に努める．部分介助が必要なADLの項目が増える．
- 最重度障害（ステージⅤ）：拘縮，褥瘡，呼吸器や尿路感染症の予防が中心となる．他動的可動域訓練や介護者による車いすによる散歩などが必要である．

（4）病態の機序に関連した対応

矛盾性運動（kinésie paradoxale）[*82]のように視覚刺激，音刺激を与えると運動が滑らかに遂行できることがあり，パーキンソン病の無動が外部刺激によって解除されることはよく知られている．Morris（2000）は，パーキンソン病に対して積極的に外部刺激を用いる訓練法を提案している．床に線を引く，音楽に合わせて歩行するなど，視覚刺激や音刺激を与えて無動を改善することを目標とするにとどまらず，理学療法や作業療法で用いる種々の訓練法に，外部刺激を取り入れた訓練体系を提案している．しかし，その有効性を示すエビデンスはまだ得られていない．

2 振戦, チック, ジル・ド・ラ・トゥレット症候群

1 - 振戦

振戦（ふるえ，tremor）は，身体の一部あるいは広い範囲に繰り返し起こる不随意な動きである．首を左右に振る，手指をすり合わせるように動かすなど，特定の筋群が関与し，ひとつの平面のなかで動きが定型的なものは振戦と呼ばれる．一方，鑑別すべきものにミオクローヌス（myoclo-

---

[*82] 矛盾性運動：①無地の床面では足がすくんで歩けない，前に進めない，②しかし，床面に歩幅程度の横縞があると，これをまたいで歩ける現象をいう．その他，火事場などで激しい驚愕（情動）反応に伴って，一時的に歩行や走行も可能になることもある．

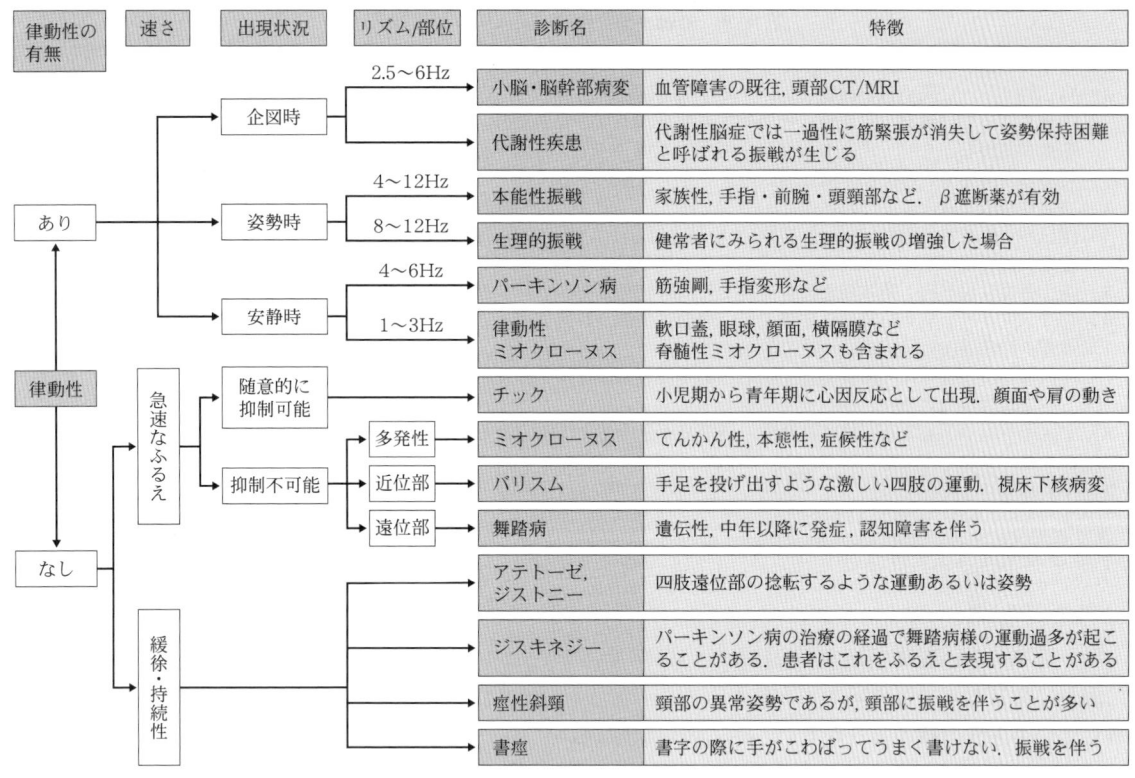

律動性の有無	速さ	出現状況	リズム/部位	診断名	特徴
あり		企図時	2.5〜6Hz	小脳・脳幹部病変	血管障害の既往, 頭部CT/MRI
				代謝性疾患	代謝性脳症では一過性に筋緊張が消失して姿勢保持困難と呼ばれる振戦が生じる
		姿勢時	4〜12Hz	本態性振戦	家族性, 手指・前腕・頭頸部など. β遮断薬が有効
			8〜12Hz	生理的振戦	健常者にみられる生理的振戦の増強した場合
		安静時	4〜6Hz	パーキンソン病	筋強剛, 手指変形など
			1〜3Hz	律動性ミオクローヌス	軟口蓋, 眼球, 顔面, 横隔膜など 脊髄性ミオクローヌスも含まれる
律動性なし	急速なふるえ	随意的に抑制可能		チック	小児期から青年期に心因反応として出現. 顔面や肩の動き
		抑制不可能	多発性	ミオクローヌス	てんかん性, 本態性, 症候性など
			近位部	バリスム	手足を投げ出すような激しい四肢の運動. 視床下核病変
			遠位部	舞踏病	遺伝性, 中年以降に発症, 認知障害を伴う
	緩徐・持続性			アテトーゼ, ジストニー	四肢遠位部の捻転するような運動あるいは姿勢
				ジスキネジー	パーキンソン病の治療の経過で舞踏病様の運動過多が起こることがある. 患者はこれをふるえと表現することがある
				痙性斜頸	頸部の異常姿勢であるが, 頸部に振戦を伴うことが多い
				書痙	書字の際に手がこわばってうまく書けない. 振戦を伴う

図 9-72 振戦の鑑別

nus；ひとつあるいは複数の筋の軽い痙攣様の収縮), 間代 (clonus, クローヌス；急速に反復する筋の収縮と弛緩による運動), ジスキネジー (dyskinesia；広義には不随意運動の総称である. 狭義には薬物の副作用あるいは線条体の病変などによる常同的, 自動的な運動), 書痙 (writer's cramp：書字の際, 手指が痙攣し, 硬くなって痛みが生じ, 書字不能になる), 痙性斜頸 (spastic torticollis；胸鎖乳突筋や僧帽筋, 板状筋などの持続的不随意収縮による頸部の姿勢異常であり, 原発性頸部ジストニーともいう), チック (tic；関連する筋群の反復する攣縮によって生じる痙攣様の不随意運動), ミオキミー (myokymia；筋の不規則な軽い攣縮であり, 筋波動症ともいう) などがある. ①発現状況と部位 (安静時, 姿勢時, 運動 (企図) 時か, 身体の一部か全身か), ②律動性 (規則的なふるえか, 不規則なものか), ③同期性・共同性 (関与筋群は同期しているか, 屈筋・伸筋など拮抗筋間に出現するか), ④周期性・持続性 (休止期があるかどうか), ⑤誘発・増強因子 (音や光, 触覚刺激で増強するか, 精神緊張でどうか), ⑥睡眠, 麻酔, 昏睡 (睡眠時にみられるか) などが鑑別のポイントになる (**図 9-72**).

治療は, 振戦の原因診断に基づいて行われる. 本態性振戦は, β遮断薬であるプロプラノロールが有効である. パーキンソン病の振戦は, パーキンソン病治療に準ずる. 特に振戦の強い場合は, トリヘキシフェノジール (アーテン®) が試みられる. 企図振戦, バリスム, ジストニアでは, ジアゼパム, クロナゼパムが用いられる. 症状が激しい場合は, 定位脳手術やガンマ・ナイフによる視床 Vim 核破壊が行われる.

2-チックとジル・ド・ラ・トウレット症候群

チックは, 短く, 急速で定型的な不随意運動で,

表 9-70 脊髄小脳変性症（臨床病型と有病率）

1）オリーブ橋小脳萎縮症（孤発型）：	34.4%
2）遺伝性オリーブ橋小脳萎縮症（メンツェル型）：橋核，小脳皮質，下オリーブ核の変性を中核として，さらに患者によっては黒質，青斑核，その他にも病変が及ぶ多系統変性症である．症状は，運動失調の他，筋強剛や動作緩慢などのパーキンソン症状，腱反射亢進・バビンスキー徴候陽性，自律神経症状などがあり，多彩である．孤発型と常染色体優性遺伝のメンツェル型がある	12.6%
3）晩発性小脳皮質萎縮症（孤発型）：	15.2%
4）遺伝性小脳皮質萎縮症（ホームズ型）：小脳皮質と下オリーブ核の変性が主体で，橋の容積は保たれている．運動失調症状が主体でOPCAのような多彩な症状は少ない．孤発型と優性遺伝を示すホームズ型がある	7.5%
5）遺伝性痙性対麻痺：錐体路変性が中心で痙性対麻痺を主症状とする	3.9%
6）フリードライヒ病：常染色体劣性遺伝，脊髄性失調が主症状である．閉眼で動揺性が増強し転倒する（ロンベルク徴候陽性）	2.4%
7）歯状核赤核淡蒼球ルイ体萎縮症：病名にある部位に主座がある変性疾患である．運動失調に舞踏症状やアテトーゼ運動が加わる	2.5%
8）ジョセフ病：小脳失調，錐体路徴候，外眼筋不全麻痺を中核症状とする多系統変性症である	2.0%
9）シャイ・ドレーガー症候群：	7.0%
10）黒質線条体萎縮症：	1.5%
	89.0%（残りはその他と未分類）

（高柳・他 1989，一部改変）

一見，意味のない運動である．四肢あるいは声帯に現れ，まばたきや鼻を鳴らす，首をふるなど緊張しているときの癖のようなものから，汚い攻撃的な言葉を吐く汚言（coprolalia）など複雑な形のものもある．

ジル・ド・ラ・トゥレット症候群（Gilles de la Tourette syndrome）はチックを特徴として，その他に強迫性障害（obsessive-compulsive disorder：OCD）や注意欠陥多動性障害（attention deficit hyperactive disorder：ADHD）をその半数の患者に認める神経発達的異常である．遺伝様式は低い浸透率の遺伝子が関与するパターンに合うが，表現形は環境因子の影響を受ける．1人の患児をもつ家族にもう1人患者が出現する頻度は25%といわれる．

ドパミン作動性回路の過活動によると考えられ，ドパミンの阻害剤が症状を改善する．向精神薬であるフルフェナジン，ハロペリドール，ピモジドが用いられるが，錐体外路症状を合併することが多い．一方，リスペリドン，オランザピンなどが錐体外路症状の少ない向精神薬として用いられている．チックには，ボツリヌストキシンも使用される．

3 - リハビリテーション

薬物治療，ボツリヌストキシンの局所注射，定位脳手術など医学的管理が最も重要である．一般的に，精神緊張や無理な姿勢をとることによりこれらの不随意運動は増強することが多いことから，リラクセーションやバイオフィードバックも行われる．

3 脊髄小脳変性症

脊髄小脳変性症（spinocerebellar degeneration：SCD）は原因不明の進行性の変性[*83]による疾患群である．小脳，脳幹部，脊髄が種々の程度に冒され，複数の病型に分類される．日本における有病率は1987年の調査で10万人対4.5人，全国で5,000人ほどの患者がいると推定される．各亜型別の有病率を表9-70に示す．遺伝性の明らかでないものが多く，特にオリーブ橋小脳萎縮症（oli-

---

[*83] 変性（degeneration）：細胞や組織における病理的退行変化で，機能が阻害あるいは破壊される．進行すると非可逆的であり壊死に陥る．

表 9-71 脊髄小脳変性症の遺伝子分類

名称	遺伝子座	特徴
SCA1（常染色体優性タイプ1）	6p22-p23 CAG リピート　機能の明らかにされていない蛋白 Ataxin-1 に対応	遺伝性 OPCA の多くがこのタイプ．眼球運動障害，錐体路・錐体外路障害を伴う失調症
SCA2（常染色体優性タイプ2）	12q-23-24.1 CAG リピート Ataxin-2	病理学的には SCA1 と同様．緩徐眼球運動を伴う失調症．錐体路・錐体外路症状は軽度
ジョセフ病（常染色体優性タイプ3）	14q24.3-q32 CAG リピート MJD-Ataxin-3	眼球運動障害を伴う失調，錐体路・錐体外路・筋萎縮症状の合併はさまざまに伴う
SCA4（常染色体優性タイプ4）	16q24-ter	眼球運動は正常．感覚性軸索性ニューロパチー，錐体路症状を伴う
SCA5（常染色体優性タイプ5）	第 11 番染色体の動原体部	運動失調，構音障害
SCA6（常染色体優性タイプ6）	α1A 電位依存性カルシウムチャネルの多形性 CAG リピート	運動失調，構音障害，眼振，軽度の固有感覚障害
網膜変性を伴う脊髄小脳変性症（常染色体優性）	3p14.1-p21.1 CAG リピート Ataxin-7	網膜変性症を伴う運動失調
SCA8-SCA22 として種々の分類がなされている		
歯状核赤核淡蒼球ルイ体萎縮症（常染色体優性）	12p12-ter CAG リピート Atrophin	運動失調，舞踏病症状，アテトーゼ，ジストニア，痙攣，ミオクローヌス，認知障害
フリードライヒ病（常染色体劣性）	9q13-q21.1 イントロンの GAA リピート Frataxin	運動失調，腱反射消失，バビンスキー徴候陽性，位置覚障害，心筋障害，糖尿病，側弯症，足変形
フリードライヒ病（常染色体劣性）	8q13.1-q13.3 α-TTP 欠損	上記と同じ表現型であるがビタミン E 欠乏症を伴う
カーンズ・セイヤー症候群（孤発性）	ミトコンドリア DNA 欠失と重複	眼瞼下垂，眼筋麻痺，網膜色素変性，心筋障害，糖尿病，聾，心ブロック，リコール蛋白上昇，運動失調
赤色ぼろ線維・ミオクローヌスてんかん症候群（MRRF）（母系遺伝）	ミトコンドリア DNA のリジン tRNA の突然変異	ミオクローヌスてんかん，赤色ぼろ線維（ragged red fiber）筋症，運動失調
ミトコンドリア脳筋症・乳酸アシドーシス・脳卒中様発作症候群（MELAS）（母系遺伝）	ミトコンドリア DNA のロイシン tRNA の突然変異	頭痛，脳卒中様発作，乳酸性アシドーシス，運動失調
リー症候群（母系遺伝あるいは常染色体劣性）	ミトコンドリア DNA コンプレックス V 欠損あるいはミトコンドリア蛋白合成欠損あるいはコンプレックス IV 欠損	鈍麻，筋緊張低下，脳神経障害，呼吸不全，大脳基底核・小脳・脳幹部の MRI 異常所見
反復発作性運動失調（常染色体優性）（EA-1）	12p カリウムチャネル遺伝子 KcNA1	数分間の失調のエピソード．驚愕や運動で誘発される．顔面と手のミオキミア，小脳症状は進行性でなくフェニトインが有効
反復発作性運動失調（常染色体優性）（EA-2）	19p 遺伝子は不明	数日間の失調のエピソード，ストレスで誘発される．下眼瞼向き眼振，小脳萎縮，進行性小脳症状，アセタゾラミドに反応
毛細血管拡張運動失調症（常染色体劣性）	11q22-23 細胞分裂を制御する ATM 遺伝子	毛細血管拡張，運動失調，構音障害，呼吸器感染症，リンパ系の新生物，IgA と IgG の欠損，糖尿病，乳癌
乳児期発症の脊髄小脳失調（常染色体劣性）	10q23.3-q24.1	新生児の運動失調，感覚性ニューロパチー，アテトーゼ，聴覚障害，眼筋麻痺，視神経萎縮，女性の性機能低下症

p は染色体の短腕，q は長腕を示す．

(Rosenberg 2005，一部改変)

表9-72 小脳各部位の機能とその障害

部位	発生学	機能	機能障害
片葉小節	古小脳	前庭小脳	眼球運動障害：眼振，衝動性眼球運動，眼球運動測定異常
小脳虫部	旧小脳	姿勢小脳	姿勢性小脳運動失調：静止時，起立・歩行・起座障害
小脳半球	新小脳	運動小脳	運動性小脳運動失調：運動時，四肢協調運動障害

(平山　1971，一部改変)

vopontocerebellar atrophy：OPCA)（孤発型）は全体の1/3を占めるのが特徴である．

最近の遺伝子研究の進歩によって，遺伝性オリーブ橋小脳萎縮症については第6染色体に遺伝子をもつSCA1(spinocerebellar ataxia 1)と第12染色体に遺伝子をもつSCA2(spinocerebellar ataxia 2)に分類され，またジョセフ病(Joseph disease)の原因遺伝子は第14染色体長腕に位置が同定された（表9-71）．SCA1ではハンチントン病(Huntington disease)と同様にDNA塩基にみられるCAG(cytosine-adenine-guanine)の反復[*84]の大きさが発症年齢に関連している．歯状核赤核淡蒼球ルイ体萎縮症（dentato-rubro-pallido-luysian atrophy：DRPLA）では第12染色体上の遺伝子が明らかになり，ここでもCAG反復が関与する．孤発例は，家族に発症例がいない場合に診断されるが，両親の一方にCAG反復が正常以上に存在する例もあり，発症してはいないものの脆弱性があり，子どもに遺伝される過程で，さらにCAG反復が増え，発症の閾値を超えたものと考えることができる．従来の脊髄小脳変性症の分類のうち，孤発の考え方の変更が余儀なくされている．

1-臨床症候

脊髄小脳変性症の機能障害には，運動失調(ataxia)，錐体外路徴候(extrapyramidal sign)，自律神経障害(autonomic disturbance)などがある．

(1) 運動失調

小脳は片葉小節，小脳虫部，小脳半球構造から成り立っている．それぞれは大脳，脳幹部の構造との連絡により特定の運動機能を担っている．そのため，病変部位の分布によって，特徴のある症候を示す（表9-72）．

四肢の運動失調の徴候として，測定異常（測定過大，dysmetria：四肢の運動で，手先や足先が目標を超えてしまう），運動開始遅延（delayed initiation of movement；反応時間の延長），協働収縮不能（asynergia；複数の筋の合目的な収縮の異常であり，背臥位から上半身を起こすごとに下肢が跳ね上がる）反復拮抗運動不能（adiadochokinesis；前腕の素早い回内・回外運動でリズムや振幅が乱れている），運動分解（decomposition of movement；指・鼻試験において，座位で片側上肢を上方に上げ，自分の鼻先に触れるように指示すると，指先の運動軌跡が健常者のような直線ではなく，三角形の2辺を描く），筋緊張低下（hypotonia；筋の他動的伸展で抵抗が減少し，筋緊張の低下が明らかである．被動性の亢進）などがある．

体幹を中心とする運動失調には，起立時の体幹の動揺や酩酊歩行（drunken gait）がある．言語では断綴性発話（scanning speech；音節ごとに途切

[*84] 染色体を構成するデオキシリボ核酸（DNA）は，リン酸，糖（D-デオキシリボース），塩基からなるヌクレオチドが繰り返しつながっている．塩基には，シトシン（C：cytosine），アデニン（A：adenine），グアニン（G：guanine），チミン（T：thymine）の4種類がある．この組み合わせが種々の蛋白の設計図の基本になっているが，遺伝疾患の一部でCAGの反復（repeat）の数が健常者でみられる数よりも増加していること，反復数の大きいものほど発症年齢が若い，症状が重いなど臨床症状との対応があることなどが明らかにされている．CAGの他にOGG，CTG，GAAの反復がある．現在，約10種の遺伝性神経疾患の原因として知られている．

表 9-73 脊髄小脳変性症の重症度分類

	下肢機能障害	上肢機能障害	会話障害
Ⅰ度 (微度)	「独立歩行」 独り歩きは可能 補助具や他人の介助を必要としない	発病前(健常時)と比べれば異常ではあるが，ごく軽い障害	発病前(健常時)に比べれば異常ではあるが，軽い障害
Ⅱ度 (軽度)	「随時補助・介助歩行」 独り歩きはできるが，立ち上がり，方向転換，階段の昇降などの要所要所で，壁や手すりなどの支持補助具または他人の介助を必要とする	細かい動作は下手であるが食事にスプーンなど補助具は必要としない．書字も可能であるが，明らかに下手である	軽く障害されるが，十分に聞き取れる
Ⅲ度 (中等度)	「常時補助・介助歩行─伝い歩行」 歩行できるが，ほとんど常に歩行器などの補助具，または他人の介助を必要とし，それらがないときは伝い歩きが主体をなす	手先の動作は全般に拙劣で，スプーンなどの補助具を必要とする．書字はできるが読みにくい	障害は軽いが少し聞き取りにくい
Ⅳ度 (重度)	「起立不能─車いす移動」 起立していられるが，他人に介助されてもほとんど歩行できない．移動は車いすによるか四つばい，またはいざりで行う	手先の動作は拙劣で，他人の介助を必要とする．書字は不能である	かなり障害され聞き取りにくい
Ⅴ度 (極度)	「臥床状態」 支えられても起立不能で臥床したままの状態であり，日常生活はすべて他人に依存する	手先のみならず上肢全体の動作が拙劣で，他人の介助を必要とする	高度に障害され，ほとんど聞き取れない

(平山 1992)

れ，発音が不明瞭な運動失調性発語）や緩徐な言語を特徴とする．

フリードライヒ病（Friedreich disease）は，脊髄後索の障害による深部感覚障害を特徴として，患者は立位で閉眼すると体幹の動揺が増強して転倒する（ロンベルク徴候陽性，positive Romberg sign）．

(2) 錐体外路症状

オリーブ橋小脳萎縮症，シャイ・ドレーガー症候群(Shy-Drager syndrome：SDS)，線条体黒質変性症（striatonigral degeneration：SND）ではパーキンソニズムを生じる．また，歯状核赤核淡蒼球ルイ体萎縮症（dentato-rubro-pallido-luysian atrophy：DRPLA）ではミオクローヌス，舞踏運動，舞踏アテトーゼ運動などの不随意運動やてんかんが認められる．

(3) 自律神経障害

シャイ・ドレーガー症候群では起立性低血圧，排尿障害，発汗異常，瞳孔異常，陰萎などの多様な自律神経症候を生じる．程度の差はあるが，オリーブ橋小脳萎縮症，線条体黒質変性症でも起立性低血圧や排尿障害が認められる．

その他，ジョセフ病（Joseph disease），歯状核赤核淡蒼球ルイ体萎縮症では筋萎縮がある．

2 - 機能的制限の特徴

このような機能障害が，どのように機能的制限にかかわっているかを知ることがリハビリテーションを実施する上で重要である（**表 9-73**）．歩行能力の低下は，下肢を用いる動的バランスの障害によると推定される．歩行能力に比べて，日常生活活動のなかで上肢の機能を主に必要とする動作（食事動作，整容，排泄，更衣）は比較的長期間維持される傾向がある．動的バランスが必要な入浴動作が最も早く困難になる．ある機能につい

表9-74 活動制限の進行状況からみた脊髄小脳変性症の特徴

歩行のMT$_{50}$ \ 食事動作と入浴の自立期間の差（年）	10年以上（10≦）	10年以下（<10）
9年以上	晩発性小脳皮質萎縮症（孤発型） 遺伝性小脳皮質萎縮症（ホームズ型） フリードライヒ病	遺伝性オリーブ橋小脳萎縮症（メンツェル型） 歯状核赤核淡蒼球ルイ体萎縮症 ジョセフ病
9年未満		オリーブ橋小脳萎縮症（孤発型） シャイ・ドレーガー症候群 黒質線条体萎縮症

(Hirayama et al. 1994，一部改変)

て患者全体の50％で自立して遂行できる期間をMT$_{50}$（median maintenance time；50％機能維持期間）と表現し，歩行のMT$_{50}$の長さと上肢機能に依存する食事動作が比較的長期にわたり保たれている期間で種々の運動失調を分類すると3群に分けられる（表9-74）．

3-治療

（1）医学的管理

① 運動失調

運動失調に対して反復経頭蓋磁気刺激が試みられ，後頭蓋窩を通じて小脳を刺激する，あるいは運動野刺激でも同程度の効果があるという報告がある．運動失調自体には有効な薬剤は少ない．従来，筋緊張低下が関節の固定を不十分にし運動失調を増強させると仮定して，ペルフェナジン，クロルプロマジンなど抗精神病薬を用いて，これらの薬剤のもつ筋緊張亢進作用を利用した試みが行われている．体幹や四肢の振戦にプロプラノロール，イソニアジドが試みられる．TRH（甲状腺刺激ホルモン放出ホルモン，thyrotropin releasing hormone）が患者によっては，運動失調からくる歩行障害に有効な場合がある．

② 自律神経障害

起立性低血圧は，立位で血液が水力学的に心臓より下の部分にうっ滞することが一因である．末梢静脈を機械的に圧迫し，心臓への還流を増加させる目的で下半身に弾性包帯，サポーターが用いられる．

薬剤として，ミドドリン，フルオロハイドロコルチゾン，ドロキシドパ，インドメタシンなどが有効である．

③ 排尿障害

蓄尿障害と排尿障害のいずれの状態にあるかの評価が必要である．その上で蓄尿障害にはコリン遮断薬，排尿障害にはコリン作働薬を使用する．脊損患者の排尿障害と異なり，病態が重複していたり，病期の進行により病態が変化する可能性があり，状態に合わせた治療が必要である．

（2）リハビリテーション

① 運動失調

筋活動量の調節，活動のタイミングの異常，等尺性収縮の障害，筋不均衡としてとらえられる．このような筋活動の異常を是正する方法として，等尺性収縮による筋力強化，PNF（固有受容性神経筋促通法）などが用いられる．

運動失調と振戦とが併存する場合には重り負荷によって運動時の四肢動揺の減少が得られる．上肢では手関節近位部に200～500gを負荷するが，振戦が激しければ重くするのがよい．歩行では，足関節近位部に400～600g，膝関節近位部600～900g，骨盤帯に1～2kgの重りをつける．重り負荷の部位は患者によって異なる．肩甲帯から上肢近位部にかけて，あるいは股関節部に弾性包帯（elastic bandage）を巻いて振戦を減少させること

も試みられている（中村　1993b）．

② 中枢覚醒

覚醒機構の機能障害があると，運動行動を低下させるであろうと予想される．皮膚の電気刺激や肢位の変化が与えられると，健常者では脳波や反応時間で覚醒応答が認められる．一方，脊髄小脳変性症ではこのような反応が認められず，覚醒障害があると予想されている．PNFによる理学療法により覚醒応答が正常化されるとの報告もあり，この点で運動障害に対する効果が期待されている．

③ フィットネス

歩行障害患者では単位時間あるいは単位距離当たりのエネルギー消費量は健常者より増加している．また心肺フィットネス（CR-fitness）は同年代の健常者の値より低下している．小脳障害により歩行時のエネルギー消費量が増大している場合に，心肺フィットネスの低下は運動失調患者の歩行能力をさらに悪化させる．一定期間の理学療法で心肺フィットネスが向上するとともに，歩行速度，重複歩距離，歩行率の改善がみられる．フィットネスの改善も運動失調の機能障害の治療に重要である．

4 ジストニー，ハンチントン舞踏病

1 - ジストニー

ジストニー（dystonia）は体の一部あるいは全身に不随意の持続性の筋収縮を生じるもので，種々の疾患が含まれる．持続性収縮により体の一部あるいは広範囲にゆっくりした捻転や反復運動，あるいは姿勢異常を生じる．

限局性のものとして，顔面痙攣，痙性斜頸，書痙など，体節性として，頭部，上肢，下肢に起こるジストニー，多源性として，全身性，捻転ジストニーがある．

治療は，ジアゼパム，クロナゼパム，トリヘキシフェニジール（アーテン®）が用いられる．限局性のジストニーに，ボツリヌストキシンの局所注射が有効である．全身性ジストニーには，深部脳刺激（DBS）が有効である．

2 - ハンチントン舞踏病

ハンチントン舞踏病（Hantington chorea）はハンチントン病とも呼ばれ，尾状核の著しい萎縮と舞踏運動，認知障害を主症状とする遺伝性疾患である．尾状核，被殻の小型神経細胞の脱落が強く，原因遺伝子としてハンチンチン（huntingtin）が同定された．DNA塩基にCAGの反復がある．浸透率100%の優性遺伝である．

発症は40歳以後が多い．手足に踊るような目的のない舞踏運動が現れ，顔面，頸部に及ぶ．四肢筋緊張は低下していることが多い．進行に伴って，認知障害が重なってくる．10歳代で発症する場合には，固縮型ハンチントン病と呼ばれる．

遺伝を示す家族歴，頭部MRIによる尾状核頭部の萎縮により診断する．

治療として，チアプライド，ハロペリドール，ペルフェナジンなど，神経遮断剤が舞踏運動に用いられる．高い浸透率であり，発病の可能性がある場合にはカウンセリングが必要である．

5 書痙

書痙（writer's cramp）とは，字を書こうとすると上肢，前腕を中心に，筋がこわばり，手関節屈曲など異常肢位が加わり字が書きにくくなることをいう．まったく書字が困難な場合もある．同じような現象が，タイプ，楽器の演奏などに起こる場合もある（奏楽手痙, musician's cramp）．原因には，心因性と本態性があり，後者は限局性ジストニーの一部である．

治療は，本態性ではリラクセーション，バイオフィードバックが試みられる．また，筆記具の握り部分を太くするなど道具の工夫も有効である．スプリント（副子）が使用されることもある．ボツリヌストキシンの局所注射が有効である．

表9-75 運動ニューロン疾患の分類

1．筋萎縮性側索硬化症（上位＋下位運動ニューロン障害）（孤発例及び家族例）
　1）シャルコー型（古典型，普通型）：臨床症状は典型的である
　2）球麻痺型：嚥下・構音障害を主体とする
　3）偽多発神経炎型：下肢から筋萎縮が発現し腱反射の低下を示す
2．後索型家族性筋萎縮性側索硬化症
　（上位＋下位運動ニューロン＋後索障害など）
3．下位運動ニューロン疾患
　1）ウェルドニッヒ・ホフマン病（乳児）：生下時から筋緊張低下，授乳障害，呼吸不全を示す常染色体劣性遺伝疾患である
　2）クーゲルベルク・ウェランダー病（若年）：近位筋優位の対称性筋萎縮，筋力低下を示しミオパチーとの鑑別が問題となる疾患で，常染色体劣性遺伝である
　3）ケネディ・オルター・スン症候群（若年―成人）：10―20歳代，舌，構音筋など球筋と四肢近位筋の筋萎縮を特徴とし，女性乳房，不妊など内分泌異常を伴う
　4）その他の進行性脊髄性筋萎縮症
　5）若年性非進行性手・前腕筋萎縮症：10―20歳代で，一側の前腕の萎縮筋が進行し，数年で進行は停止する．頸髄の限局的変性によると考えられている（平山病）

（平野　1986，一部改変）

6 運動ニューロン疾患

運動ニューロンには大脳皮質運動野のベッツ細胞を代表とする一次（上位）運動ニューロンと，脳幹部・脊髄前角細胞以下の二次（下位）運動ニューロンとがある．運動ニューロン疾患（motor neuron disease：MND）とは，これらの運動ニューロンが選択的に冒される原因不明の神経疾患の総称である（表9-75）．筋萎縮性側索硬化症（amyotrophic lateral sclerosis：ALS）は運動ニューロン疾患の代表的なものであり，上位・下位運動ニューロンがともに冒される（表9-76）．ウェルドニッヒ・ホフマン病（Werdnig-Hoffmann disease），クーゲルベルク・ウェランダー病（Kugelberg-Welander disease），進行性脊髄性筋萎縮症（spinal progressive muscular atrophy）などは下位運動ニューロンが冒される疾病である．ウェルドニッヒ・ホフマン病やクーゲルベルク・ウェランダー病は遺伝性疾患であり，前者は乳児期発症，後者は10歳前後で発症する．これらの運動ニューロン疾患のうち，比較的多い筋萎縮性側索硬化症のリハビリテーションについて解説する．

表9-76 筋萎縮性側索硬化症にみられる症候

・下位運動ニューロン障害
　筋力低下，筋萎縮，筋線維束攣縮，筋緊張低下，呼吸障害
・上位運動ニューロン障害
　運動麻痺，筋痙縮，深部反射亢進，足間代，病的反射
・球麻痺症候
　構音障害，嚥下障害，舌萎縮，顔面筋の萎縮
・偽性球麻痺症状
　構音障害，嚥下障害，強制泣き・笑い

1 - 臨床的特徴

筋萎縮性側索硬化症は，ほとんどが孤発例で，家族性に発生するものは2～3％にすぎない．40歳以降，50歳代が発症年齢のピークになる．男女比は2：1で男性に多い．有病率は人口10万人対1.5～7人である．

症候は，片側上肢の筋力低下，運動麻痺，球麻痺，下肢の痙縮などを初発症候とし，上位・下位運動ニューロン症候を混じた臨床像をみせる．発症から2～5年で呼吸筋麻痺が出現する．人工呼吸器を使用しない限りは，呼吸不全のために死亡することが多い．感覚障害と眼筋麻痺，膀胱直腸障害，褥瘡は，長期経過の場合を除いて生じない．

2 - 医学的管理

根本的治療法は，現在まで知られていない．機能障害，機能的制限の程度に合わせた対症療法が中心となる．呼吸筋麻痺が進行した場合，どの時点で人工呼吸器を使用するかの判断が重要である．

3 - リハビリテーション

疾病の性質上，維持療法が主体となる．機能障害の程度によって，自立期(要素的運動障害期)，部分介助期(機能的運動障害期)，全面介助期(残存機能維持期)に分けられる．本疾患のように進行が早い疾病では，自立している時期から将来の全面介助期の状況を予測し，患者本人と家族，医療チームが人工呼吸器の使用などを含めた対応方法を議論しておく必要がある．

(1) 自立期

麻痺肢があれば，可動域訓練，杖の使用，下垂足や鷲手，猿手には装具やスプリントの使用を考える．嚥下障害には，調理方法，食事の摂取方法の指導，体位排痰法の指導を行う．舌萎縮が目立たず，偽性球麻痺症候が嚥下障害の主因と考えられる場合は，固形物より液体にむせやすい傾向がある．逆に球麻痺症候が主であれば，固形物がより飲み込みにくい．どのような食事でむせやすいかを調べ，食事の形態を工夫する必要がある．経口摂取の可能な場合，固形物にむせやすければ，ベビーフード，煮こごりなどの柔らかいものを主体にする．液体にむせやすい場合には，みそ汁の具をつぶして加えたり，片栗粉などを加えて粘性を濃くする．

経口的に摂取することができない場合には，体力の消耗を防ぐ意味からも経管栄養や手術による方法をとらざるをえないことがある．手術として，輪状咽頭筋切断術や食道瘻，胃瘻の造設がある．食事内容としては，種々の経管栄養食品を用いる．食事の際の体位や喀痰の体位喀出法の指導も，誤嚥性肺炎の予防のために必要である．

(2) 部分介助期

麻痺肢の可動域訓練，筋力維持訓練を行う．筋力の不均衡があれば装具を使用する．筋力低下が進行した場合，顎関節に関節脱臼を生じることがある．疼痛の原因ともなるので，過度な運動を避けるとともに，反復する場合には固定が必要になる．移動に際して転倒の危険がある場合，早期に車いす使用に切り換える．頸部の筋力低下によって，頭の固定が悪い場合には頸椎カラーを使用するか，車いすをヘッドレスト付やリクライニング式などにする必要がある．

(3) 全面介助期
① コミュニケーションの問題

感覚，意識は正常に保たれており，外界からの刺激を十分に受容できる状態にありながら，運動機能障害のため自己の表出が困難になっている．どのようにしてコミュニケーションを維持するかは重要な問題である．残存する運動機能によって言語訓練，文字盤や透明文字盤を使用，ナースコールを工夫する．タイプ，ワープロ，コミュニケーションエイドなどの機器使用も考慮される．パソコンを使用した音声発生装置なども使用されるが，進行期には障害の少ない眼球運動も困難になり，いずれの機器の使用も不能になる場合がある．

② 嚥下障害

食事内容や調理法の指導，飲み込み方の指導により誤嚥を予防する．頸部の固定のために装具を使用することもある．どうしても経口摂取が困難になれば経管栄養，胃瘻造設などが考慮される．

③ 呼吸困難

本疾患では，呼吸筋萎縮によって拘束性呼吸不全が生ずる．肺静脈-動脈間のシャントによる低酸素血症と呼吸筋筋力低下とに伴い，呼吸運動での酸素消費の増大が高CO_2血症の原因となる．吸気筋訓練や胸郭の可動域訓練が必要である．体位排痰訓練も肺炎予防のために重要である．気管切開は，死腔の減少により一次的に呼吸状態を改善するが，早晩，人工呼吸器が必要になる．

現在は，人工呼吸器の使用により，長期にわた

表9-77 多発性硬化症診断基準

1．多発性硬化症（MS）
　1．発症年齢：15～50歳（若年成人に多い）
　2．中枢神経系に多発性の病巣に基づく症状がある（脳，脊髄，視神経などに2か所以上の病巣を有する）：多巣性あるいは空間的多発性
　3．症状の寛解や再発がある：時間的多発性
　4．経過中に他の疾患を除外できる（腫瘍，梅毒，脳血管障害，頸椎症，血管腫，SMON，ニューロベーチェット病，小脳変性症など）
2．視神経脊髄炎（Devic病）
　急性両側視力障害（視神経炎）と横断性脊髄炎が相次いで起こる（数週間以内）．本症はMSの一部である
3．MSの疑い
　1～4のいずれかを欠くもの

〔参考〕
　A．以下のような場合はMSを考える
　　1．視神経炎に他の神経症状（反射異常，麻痺，しびれ，運動失調など）を示すもの
　　2．脊髄症状に眼筋麻痺や眼振を伴うもの
　　3．小脳症状（運動失調，眼振など）と脊髄症状（下半身麻痺など），脳症状（片麻痺など）が次々と起こるもの
　　4．脊髄炎の反復するもの
　　5．視神経炎の反復するもの
　B．急性散在性脊髄炎，急性脊髄炎も将来MSになる可能性がある
　C．症状の左右差：SMONはほとんど左右対称的に起こるが，MSは左右非対称を示すことが多い

（厚生省特定疾患・多発性硬化症調査研究班　1973）

る医学管理が可能になっている．長期生存が患者のQOLの向上につながっているか否か，判断は簡単ではない．患者本人，家族，医療・福祉関係者が一体となった対応が必要である．

7 多発性硬化症

神経細胞の興奮伝達には，軸索周囲を取り巻く髄鞘の役割が大きい．中枢神経の白質にある髄鞘およびその形成細胞である乏突起膠細胞（ologodendroglia）が後天的に，中心的に冒されるのが脱髄性疾患と呼ばれる．多発性硬化症（multiple sclerosis：MS）は，そのなかでも最も頻度の多い疾患である．中枢神経系に多発性の脱髄巣（空間的多発性）が時を隔てて次々に生ずるため（時間的多発性），複数の神経症状が寛解と再発を繰り返すことを特徴とする．

病因は確定していないが，遺伝的な感受性に加えて，髄鞘を構成する蛋白質と似たアミノ酸配列をもつウイルス感染が引き金となって，免疫反応が生じ，感作T細胞が血液脳関門を越えて進入し脱髄病変を起こすと考えられている．

末梢神経は冒されないが，視神経は中枢神経系の構造をもっており，しばしば冒される．活動性のある脱髄巣では，髄鞘と乏突起膠細胞が消失し，血管周囲にリンパ球優位の細胞浸潤が生じる．白質に周囲と境界が明瞭な脱髄斑（plaque）がみられる．好発部位は，視神経，脳室周囲の白質，橋，延髄，小脳歯状核，脊髄である．非活動性の脱髄斑は星状膠細胞（astroglia）の増生によって硬化する（グリオーシス，gliosis）．

1 - 臨床症候

表9-77に診断基準を掲げる．
- 視力障害：球後視神経炎を特徴とする．
- 眼球運動障害：内側縦束症候群（medial longitudinal fasciculus syndrome：MLF syndrome；患側眼球の内転不能，健側眼球は外転するが，眼振がある）を代表とする眼球運動障害や眼振がみられる．
- 運動障害：1肢あるいは複数の肢の麻痺で感覚障害を伴うことが多い．

図 9-73　多発性硬化症の臨床型

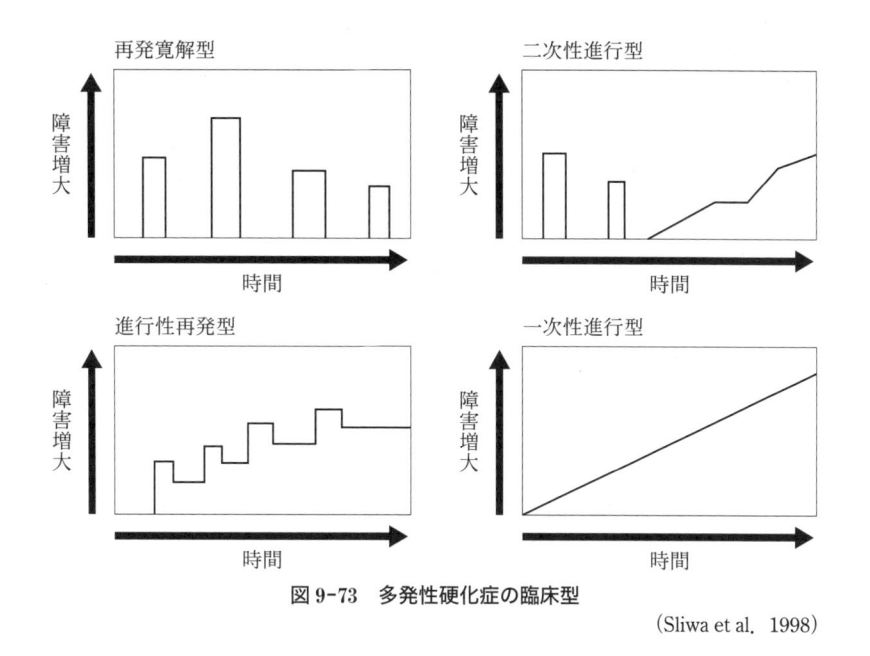

(Sliwa et al. 1998)

- 感覚障害：感覚過敏，鈍麻，異常感覚がみられる．頸部を前屈するときに電撃痛が背部から四肢に放散する場合はレルミッテ徴候（Lhermitte sign）陽性という．
- 小脳症状：運動失調，眼振，断綴性言語，企図振戦など
- 膀胱直腸障害
- 痙攣
- 精神症状

検査では，脳脊髄液の IgG の増加（15％以上），オリゴクローナルバンド（oligoclonal band），髄鞘塩基性蛋白（myelin basic protein；MBP）の出現がある．頭部 CT や MRI では，脱髄巣（MS plaque）を検出する．視覚，体性感覚，聴覚誘発脳波では伝導ブロックを示す潜時の遅延がある．

- 経過と予後：再発寛解型が最も多いが，二次性進行型（再発寛解型の多くが 10〜20 年後に徐々に神経学的な悪化を示す），一次性進行型（急性再発を示さず緩徐で持続的な悪化を示すもの），進行性再発型（緩徐であるが持続性の神経学的悪化に再発を伴う）などが知られている（図 9-73）．再発寛解型と二次性進行型が全体の 85％を占める．

多発性硬化症の機能障害や機能的制限は，EDSS（Expanded Disability Status Scale）や MSFC（Multiple Sclerosis Functional Composite）などで示される．

2 - 治療

副腎ステロイドホルモン（パルス療法），血漿交換療法，免疫抑制剤（アザチオプリン），サイクロホスファミド投与，再発予防のためにインターフェロンが用いられる．

3 - リハビリテーション

多発性硬化症の機能的制限の最も大きな原因は，疲労である．また，発熱や身体運動は脱髄巣における伝導障害を増強させる可能性がある．発熱による疲労はウートホフ症候群（Uhthoff syndrome）と呼ばれる．そのため，リハビリテーションでは過度の運動は避ける必要がある．関節可動域訓練やストレッチング，低い強度の有酸素運動によって，体力を整えることが中心になる．

その他，痙縮に対する治療（バクロフェン，ダントリウムの内服，バクロフェンの髄腔内投与など）や神経因性膀胱の治療，有痛性痙攣に対する

カルバマゼピン（テグレトール®）投与など，症状に合わせた対応を行う．

[付] 急性散在性脳脊髄炎(acute disseminated encephalomyelitis：ADEM)

脱髄性疾患のひとつ．急性の経過をとり，脳，脊髄など中枢神経系の散在性脱髄性炎症を主病変とする疾患である．

急性で，頭痛，発熱，嘔吐で発症し，傾眠から昏睡に至る種々の程度の意識障害と痙攣および項部硬直を示し（脳症状），さらに対麻痺や四肢麻痺，腱反射消失，病的反射，髄節性の感覚障害，膀胱直腸障害など（脊髄症状）を生じる．

8. 骨関節機能障害

1 膠原病とリウマチ性疾患

1-膠原病とは

　膠原病(collagen disease)とは，1942年にKlempererが提唱した全身性の結合組織病の概念である．単一疾患ではなく，複数の疾患の総称であり，フィブリノイド変性(fibrinoid degeneration，線維素様変性；結合組織や血管壁などにみられる強好酸性，均質，屈折性の物質であり，ある種の染色ではフィブリン様反応を示す)という共通の病理組織学的所見につけられた名称である．Klempererはフィブリノイド変性を膠原線維由来としたが，後になって免疫グロブリンやフィブリンの沈着であることが明らかにされ，病理形態学的には結合組織病(connective tissue disease)と呼ばれている．当初，膠原病とされた疾患は，関節リウマチ，全身性エリテマトーデス，強皮症(全身性硬化症)，多発性筋炎(皮膚筋炎)，結節性動脈周囲炎(結節性多発動脈炎)，リウマチ熱であり，これらを古典的膠原病という．現在では，混合性結合組織病，シェーグレン症候群，大動脈炎症候群，ウェゲナー肉芽腫症，ベーチェット病，その他の膠原病類縁疾患もある．膠原病は，病因論的には自己免疫疾患とされ，臨床的にはリウマチ性疾患として括られている(橋本　2003)．

　膠原病には，①全身性の炎症性疾患である，②複数の器官が冒される，③慢性の経過をたどり，増悪と軽快を繰り返す，④免疫異常があり，抗核抗体などの自己抗体が出現する，⑤発症には，遺伝的素因が関与する，という特徴がある．

　なお，リウマチ(rheumatism)は，関節や靱帯，筋，腱などの運動器の痛みを伴う疾患の総称であり，リウマチ性疾患(rheumatic disease)と同義語である．その病理所見は，フィブリノイド変性と膠原線維の粘液性膨化である．**表9-78**にリウマチ性疾患の分類を掲げる．

　膠原病の多くは難治性であるが，最近は新しい治療薬が開発され，生命予後や機能予後は以前よりも改善している．

2-関節リウマチ

　リウマチ性疾患のなかでは，関節リウマチ(rheumatoid arthritis：RA)の患者数が最も多い．わが国では，およそ70万人以上の患者がいると推定されている．発症年齢は，小児から高齢者まで各年齢層に及んでいるが，好発年齢は30～50歳代である．最近は，60歳以降の発病も増加している．小児の場合には，若年性関節リウマチ(juvenile rheumatoid arthritis：JRA；罹患する関節数は少ないが，複数の病型がある．女子に多く，虹彩炎と抗核抗体が陽性であるものが多い)と呼ぶ．男女比は1：4と女性に多い．好発年齢層では女性の比率が高いが，高齢者では男女差はない．RAによる運動障害は，日常生活における機能的状態を低下させるため，長期の医学的管理および維持的あるいは予防的リハビリテーションの対応が重

表9-78　リウマチ性疾患の分類

1　汎発性結合組織病
　A　関節リウマチ
　B　若年性関節リウマチ
　C　全身性エリテマトーデス
　D　全身性硬化症
　E　多発性筋炎/皮膚筋炎
　F　壊死性血管炎と他の血管症
　G　シェーグレン症候群
　H　重複症候群
　I　その他（リウマチ性多発筋痛症，脂肪組織炎，結節性紅斑など）

2　脊椎炎を伴う関節炎
　A　強直性脊椎炎
　B　ライター症候群
　C　乾癬性関節炎
　D　慢性炎症性腸疾患に伴う関節炎

3　関節変性疾患（変形性関節症，骨関節症）
　A　原発性（びらん性変形性関節症を含む）
　B　続発性

4　感染病原体に伴う関節炎，腱滑膜炎，滑膜包炎
　A　直接的
　B　間接的（反応性）

5　リウマチ症状を伴う代謝性，および内分泌性疾患
　A　結晶誘起病
　B　生化学的異常
　C　内分泌疾患
　D　免疫不全症，原発性免疫不全症，後天性免疫不全症（AIDS）
　E　他の遺伝性疾患

6　新生物（腫瘍）
　A　原発性（例：滑膜腫，滑膜肉腫）
　B　転移性
　C　多発性骨髄腫
　D　白血病とリンパ腫
　E　絨毛結節性滑膜炎
　F　胃・軟骨腫症
　G　その他

7　神経系異常
　A　シャルコー関節症
　B　圧迫性神経症
　C　反射性交感神経性異栄養症
　D　その他

8　関節症状のある骨，骨膜と軟骨疾患
　A　骨粗鬆症
　B　骨軟化症
　C　肥大性骨関節症
　D　広汎性特発性骨増殖症（強直性椎骨外骨腫症）
　E　骨炎
　F　骨壊死
　G　骨軟骨炎（離断性骨軟骨炎）
　H　骨と関節の形成不全
　I　大腿骨頭端すべり症
　J　肋軟骨炎（ティーツェ症候群を含む）
　K　骨溶解症と軟骨分離症
　L　骨髄炎

9　関節外リウマチ
　A　筋・筋膜痛症候群
　B　腰痛と椎間板疾患
　C　腱炎（腱滑膜炎）/滑膜包炎
　D　ガングリオン嚢腫
　E　筋膜炎
　F　慢性靱帯と筋挫傷
　G　血管運動神経異常
　H　種々の有痛性症候群（天候過敏，心因性リウマチを含む）

10　種々の疾患
　A　関節炎にしばしば伴う疾患
　B　その他の疾患

（アメリカ関節炎財団　1990，改変）

要である．

（1）病態と診断

RAの病変は，関節滑膜の炎症として発症する．何らかの原因でTNF-αを中心とするサイトカイン（cytokine）[*85]（次頁）の過剰産生に伴う系統的な骨関節疾患であり，滑膜絨毛の炎症性増殖と肥厚によって，関節軟骨と骨の破壊が進行する．患者の血清中には，リウマトイド因子（rheumatoid factor：RF）[*86]（次頁）が認められる．これはIgGに対する自己抗体であり，病態は自己免疫疾患とされている．しばしば家族性に発症したり，一卵性双

表 9-79　1987 年改訂関節リウマチ診断基準（アメリカリウマチ学会：ACR）

＊1		朝のこわばり，少なくとも 1 時間以上
○＊2		少なくとも，3 関節領域，または 3 関節領域以上の同時腫脹，または同時関節液貯留
＊3		手関節，または MCP 関節，または PIP 関節領域の腫脹
＊4		対称性関節炎（PIPs, MCPs，または MTPs の関節炎はまったくの対称でなくてよい）
○	5	リウマトイド結節
	6	血清リウマトイド因子高値
	7	手指，手関節にびらん，または骨脱灰を伴う典型的 X 線所見

〔判定〕上記 7 項目中，少なくとも 4 項目あれば RA と診断される．
（注）1：＊1〜4 は，少なくとも 6 週間持続しなければならない．
　　　2：○印（2, 5）は，医師の観察による．
　　　3：関節領域とは，左右 PIP，MCP，手関節，肘関節，膝関節，足関節および MTP の 14 領域を指す．

(Arnett et al. 1987)

生児で予測値よりも高い発生率が認められるため，遺伝的素因も示唆されている．臨床的には，痛みと関節変形が生じ，運動障害をもたらす慢性多発性の関節疾患である．

① 関節の病理学

関節の病理学的変化は，複数の段階に分けられる（Hirschberg et al. 1976）．

ⅰ）滑膜の炎症と関節液の変化（関節液中の免疫複合体と好中球により滑膜炎症を増強し，関節軟骨の破壊に関与する）

ⅱ）滑膜の増殖と肥厚が生じる

ⅰ），ⅱ）の時期には，関節痛や局所熱感はあるが，病理過程は可逆的であり，軽快すれば関節は正常に戻る．

ⅲ）滑膜は関節軟骨の表面に増殖し，軟骨を破壊するようになる．X 線写真では，関節裂隙が狭くなる．軟骨の再生はなく，関節には不可逆な変化が生じる．

ⅳ）露出した骨表面の破壊が進行する．関節包や靱帯の弛緩が生じる．

ⅴ）最終段階である．関節が不動に保たれていると，露出した骨面は癒合して関節強直となる．動きが保たれ，関節面が引き離される場合には，脱臼に至る．

解剖学的変化が起こると，運動時には増殖した滑膜が関節面に挟まれ，激しい痛みを生じる．他方，安静や不動は筋群や骨の萎縮を招く．侵されている関節の状態を把握し，病理過程に基づいて，リハビリテーションを実施することが肝要である．

② 診断

アメリカリウマチ学会診断基準（表 9-79）の 7 項目中 4 項目を満たせば RA と診断される．

朝のこわばり（morning stiffness）は，朝起床後に 1 時間以上持続する手指関節のこわばりであり，頻度の高い初期症状である．発症初期には，左右の近位指節間関節，中手指節関節および手関節に生じる腫脹と痛みが特徴的な症状であり，病勢の進行とともに変形や可動域制限が生じる．リウマチ結節（rheumatoid nodule）は，骨性突起の上に発生する皮下結節であり，線維芽細胞の柵構造で囲まれた線維素壊死の病巣である．疾患の進行に伴って関節の近傍，特に肘頭部や手関節周囲の皮下に生じる．上肢や下肢の慢性関節炎によって関節の痛みと変形は憎悪し，機能的状態は低下する．

疾患の診断，病勢の診断および薬剤副作用の監視を目的として，諸検査が行われる．診断にあたっ

---

［85］（前頁）サイトカイン：特異抗体に接触した，ある種の細胞群から放出される非抗体蛋白の総称であって，免疫反応のときに細胞間の調節因子として働く．

［86］（前頁）リウマトイド因子：ヒト γ-グロブリンで覆われた懸濁粒子（抗原となる γ-グロブリンを表面に吸着させたラテックス粒子）の凝集反応を高める，関節リウマチ患者の血漿中にあるグロブリン．

表 9-80　関節リウマチの臨床的寛解の基準

以下の条件のうち5つ，またはそれ以上が，少なくとも2か月間持続していること
1．朝のこわばりが15分以上持続しないこと
2．疲労感がないこと
3．関節痛がないこと（病歴により）
4．関節の圧痛，または運動痛がないこと
5．関節，または腱鞘に軟部組織の腫脹がないこと
6．赤沈値（Westergren法）が，女性で30mm/時，男性で20mm/時以下であること
この基準は自然寛解，あるいは，薬剤により疾病が抑制された自然寛解に類似した状態を判定するために作成されている
特定の必要条件を満たさない場合に，何らかの別の理由を付加することはできない．たとえば変形性関節症によると思われる膝の疼痛がある場合には，「関節痛がないこと」という項目はあてはまらない
除外項目：活動性血管炎，心膜炎，胸膜炎，または筋炎などの症状，およびRAによるものと思われ，他には説明できない原因不明の最近の体重減や発熱がある場合は，完全な臨床的寛解とはみなさない

(Pinals et al. 1981)

ては，赤沈，血清免疫グロブリン，リウマチ因子反応，CRP，CH50，抗核抗体，免疫グロブリン抗体を調べる．病勢と関連のある検査には，赤沈，CRP，免疫グロブリン量がある．抗核抗体の陽性率はおよそ20％であり，血清補体価は正常あるいは軽度上昇している．白血球は，炎症の程度を反映して，増加の傾向を示す．

X線画像では，四肢の罹患関節のX線診断に加えて，初診時には胸部X線診断も行う．病期の進行に伴い，関節周囲の軟部組織の腫脹像，関節周囲の骨萎縮像，関節裂隙の狭小化，骨びらん像が観察される．さらに進行すると関節軸の変位，骨性強直が生じる．胸部所見として，肺線維症（間質性肺炎），肋膜炎に注意する．

（2）機能的状態
① 関節痛，関節変形および可動域制限

手指では特徴的変形であるMP関節の尺側偏位と掌側脱臼，スワンネック変形，ボタンホール変形があり，手関節では掌側脱臼や尺骨脱臼がある．手指の変形は，手先の動作を制限する．肩関節と肘関節の可動域制限は，セルフケアに著しい制限をもたらす．肘関節の屈曲制限では，整容や食事や入浴に活動制限が生じる．下肢では，膝関節痛や可動域制限による起居と移動の制限が最も多く，足部の外反変形や外反母指による痛みも歩行障害の要因となる．機能的状態像を全体的にみれば，上肢よりも下肢の機能的制限が生活活動の低下に大きく影響する．

② 臨床的寛解の基準

関節リウマチの活動性の全身的評価（アセスメント）には，Lansburyが提唱したリウマチ活動性評価法（ランズバリー評価法，Lansbury index）を用いてもよい．炎症の推移や新薬検定の診療試験には，その変法が内外で広く利用されてきた．取り上げる項目は，①朝のこわばり（持続時間），②疲労（起床から出現までの時間），③筋力低下（握力），④関節炎症（腫脹・疼痛のある関節数，関節点数），⑤赤沈，⑥疼痛（1日のアスピリン必要量），である．一部の項目（疼痛，疲労など）を省略することもあるが，補正して「活動値の計算」を行う（岡崎　1988）．この指数に，日常生活活動の評価（アセスメント）は含まれていない．そのため，個人の機能的状態についての治療効果の判定には，十分ではない．

アメリカ関節炎財団（1990）からは，改めて臨床的寛解の基準案も提出されている（表9-80）．

③ 病期と機能障害度

RAの病期および機能障害度の分類には，Steinbrocker et al.（1949）による決定基準が用いられてきた（表9-81）．その後，機能障害度は一部が改訂されている（表9-82）．

RA患者の日常生活活動の評価（アセスメント）の基準には，HAQ（The Stanford Health Assess-

表9-81 RAの病期および機能障害度分類

機能分類	ClassⅠ：身体機能は完全で不自由なしに普通の仕事は全部できる ClassⅡ：動作の際に，1か所あるいはそれ以上の関節に苦痛があったり，または運動制限はあっても，普通の活動なら何とかできる程度の機能 ClassⅢ：普通の仕事とか自分の身の回りのことがごくわずかできるか，あるいは，ほとんどできない程度の機能 ClassⅣ：寝たきり，あるいは車いすに座ったきりで，身の回りのこともほとんど，または，まったくできない程度の機能
病期分類	StageⅠ：初　期 ＊1　X線学的に骨破壊像はない 　2　X線学的にオステオポローシスはあってもよい StageⅡ：中　期 ＊1　X線学的に軽度の軟骨下骨の破壊はあってもなくともよい 　　　オステオポローシスがある 　　　軽度の軟骨破壊はあってもよい ＊2　関節運動は制限されてもよいが，関節変形はない 　3　関節周辺の筋萎縮がある 　4　リウマトイド結節，腱鞘炎などの関節外軟部組織の病変はあってもよい StageⅢ：重　度 ＊1　オステオポローシスの他にX線学的に軟骨および骨の破壊がある ＊2　亜脱臼，尺側偏位，あるいは過伸展のような関節変形がある．線維性または骨性強直を伴わない 　3　広範な筋萎縮がある 　4　リウマトイド結節，腱鞘炎などの関節外軟部組織の病変はあってもよい StageⅣ：末　期 ＊1　線維性あるいは骨性強直がある 　2　それ以外はStageⅢの基準を満たす

＊印は，特にその病期あるいは進行度に患者を分類するための必須項目である．

(Steinbrocker et al. 1949)

表9-82 RAの機能障害度（ACR改訂class基準）

class	生活動作
Ⅰ	日常生活動作が不自由なくできる（身の回りのこと，職業，職業以外のこと）
Ⅱ	通常の身の回りのこと，職業動作はできるが，職業以外の活動は制限される
Ⅲ	通常の身の回りのことはできるが，職業および職業以外の活動が制限される
Ⅳ	身の回りのことも，職業および職業以外の動作も制限される

通常の身の回りのこととは，着衣，食事，入浴，整容，排泄
職業（仕事，学校，家事），職業以外の活動（レクリエーション，娯楽）は患者の希望および年齢，性別による

(Hochberg et al. 1992)

ment Questionnaire）やAIM2（Arthritis Impact Measurement Scales 2）の身体機能評価項目などは信頼性が高く，mHAQ（Modified HAQ）は簡便で使いやすい（**表9-83**）．

（3）治療
① 治療の指針
　患者は，治療の経過で診断や治療に不安をもち，病院や医師を変えることがある．治療上重要なことは，疾患の活動性に合わせた薬物療法，安静と運動との均衡をどのようにして維持するのかにある．患者が疾患について，十分に理解するように，教育および生活指導が必要となる．疾患の活動性が高い場合でも日常生活の活動は維持するが，罹患関節の過用や誤用をなくし，過度な安静による廃用を避ける．

② 薬物療法
　基本的に薬物療法は，痛みや炎症を抑える対症療法であり，目標は疾病の軽快への導入にある．アスピリンやインドメタシンなどの非ステロイド性抗炎症薬（non-steroidal anti-inflammatory drug：NSAIDs）は，抗炎症と鎮痛を目的として，第

表9-83 mHAQ (modified Health Assessment Questionnaire)

	何の困難もない (0点)	いくらか困難である (1点)	かなり困難である (2点)	できない (3点)
①衣服着脱，および身支度 　靴ひもを結び，ボタン掛けも含め身支度できますか				
②起　立 　就寝，起床の動作ができますか				
③食　事 　いっぱいに水が入っている茶碗やコップを口元まで運べますか				
④歩　行 　戸外で平坦な地面を歩けますか				
⑤衛　生 　身体全体を洗い，タオルで拭くことができますか				
⑥伸　展 　腰を曲げ床にある衣類を拾い上げられますか				
⑦握　力 　蛇口の開閉ができますか				
⑧活　動 　車の乗り降りができますか				

(Pincus et al. 1983)

一選択の基礎薬剤として処方される．4週間の服用によっても，効果がない場合には他の薬剤に変える．しかし，NSAIDsだけでRAの病勢を抑制できる患者は20～30％であり，最近では「より早くから，より強い治療を」との方向にある．

ステロイド薬は，抗炎症作用が強く，患者の生活の質（QOL）維持には有効である．使用する場合，できるだけ少量を短期間服用することとして，維持量として1日1回プレドニゾロン5mg以下であれば，副作用は少ない．主な副作用には，高血圧や骨粗鬆症があり，胃潰瘍の発症を助長させる．特定の関節の炎症症状が増強した場合は，ステロイド薬の関節内注入が有効である．

疾患修飾性抗リウマチ薬（disease-modifying antirheumatic drug：DMARD）は，RAにおける免疫異常を修正して病状を改善する薬剤であり，作用機序によって免疫調整薬と免疫抑制薬とに分類されている．この薬剤は遅効性であるが，効果の持続時間が長く，発症早期の活動性のRAに対して効果がある．腎障害や肝障害や造血臓器障害などの重篤な副作用があるため，定期的な臨床検査を必要とする．免疫調節薬としては，金塩，D-ペニシラミン，アクタリットなどがあり，免疫抑制薬としてメトトレキサートなどが処方される．

近年開発された生物学的製剤は，速効性で有効性が高く，関節組織破壊を阻止し，発症早期より治療により寛解へ導入することも可能であり，従来の薬物療法のあり方を変えつつある．抗TNFα（インフリキシマブ）は，メトトレキサートとの併用により，関節破壊阻止効果など高い有効性を示す．副作用としては，感染症，特に結核の誘発や憎悪，悪性腫瘍の併発があり，慎重な投与と管理が必要である．

③ 手術療法

滑膜切除術（synovectomy）が関節の炎症症状の除去を目的として行われるが，その効果の持続は一定していない．薬物療法に抵抗する疾患の活動性が高い患者では，手術効果はあまり望めない．外反母趾の形成術，肘関節形成術や手関節固定術は，機能的状態の改善に有効である．関節痛や変

形による日常生活活動の低下が生じれば，人工関節置換術の適応となる．股関節置換術では，安定した効果が得られる．ただし，50歳以前に実施された置換術では，将来骨萎縮やゆるみ (loosening) による再置換術を想定しておくことも必要である．

(4) 予後

生物学的製剤の開発によって，生命予後や機能予後が今後は大きく変革することが予想されている．現在，治療を受けている患者では，感染症が全死因の28.7％を占めている．それに続いて，心疾患，悪性腫瘍，脳血管疾患，腎障害となっている．RAは免疫不全であり，易感染性による肺炎などの併発によるものである．腎障害では，二次性のアミロイドーシスによる腎不全だけでなく，薬剤の副作用による腎障害も少なくない．RA患者の平均余命は，およそ10年ほど短くなっている．

患者の機能的状態は，多関節の慢性進行性の機能障害によって，次第に悪化することが多い．機能予後の予測因子として，赤沈やLansbury指数がよいとする報告もある．しかし，長期観察の報告によると，機能障害度Ⅲ/Ⅳの割合は15年後には50％，20年後には45％である．臨床所見や検査結果に基づいて機能予後を予測することは困難である．むしろ長期の経過におけるADLやQOLの維持が重視されている．QOLの評価（アセスメント）には，標準化された方法は確立していないが，QOLには心理社会的要因，痛み，家族関係，医療側の病状評価が関連している．

(5) リハビリテーション

RAをはじめとして，慢性関節炎の患者のリハビリテーションでは，冒されている諸関節をどのように管理するのかを知っておくことが重要である．患者の機能的制限，活動制限や参加制約は，冒された関節の数と機能障害の程度，および全体的な健康状態と密接に関係している．患者に機能的制限をもたらすのは，痛みと筋力低下，可動域の異常である．リハビリテーションの目標は，①特定の薬剤の使用，②痛みの除去，③移動とセルフケアの自立，④心理社会的調整，である．これらの原則はRA以外の膠原病患者にも適用される (Hirschberg et al. 1976)．

① 疼痛の管理

痛みは関節内の滑膜炎，軟骨や骨の破壊，関節周囲の腱や筋や滑液包の炎症などによって生じる．痛みの部位，程度，性状，持続時間および移動やセルフケアへの影響について検討する．急性期の局所安静や臥床による安静では，2週間で関節拘縮や筋力低下が生じる．一方，過度の運動も関節の変形と疼痛をもたらす．冒されている関節に対しては，副子や装具を利用して，庇護的に対応する．自発痛が強いときは，数日から1週間の安静が必要であるが，中等度や軽度の痛みでは，1日に2回の可動域訓練を行う．活動性の高い場合には，NSAIDsあるいはステロイド薬の増量，ステロイド関節内注入，物理療法（寒冷）および装具療法を行う．

② 拘縮や変形に対する運動療法

関節炎によって，筋の反射性攣縮 (muscle spasm) が生じる．屈筋の反射亢進と伸筋の抑制が持続し，放置すると筋や腱の短縮が生じて関節の屈曲拘縮となる．関節炎の急性期には第一に安静であり，罹患関節の機能的良肢位の保持を指導する．進行性の関節破壊による運動障害では，可動域訓練が主であり，積極的な筋力増強は避ける．NSAIDの投与やステロイド関節注入とともに，他動運動あるいは自動介助運動による可動域訓練を免荷の状態で愛護的に行う．発症後，間もない患者では，可動域の維持が目標となる．関節破壊のあるような慢性期の患者では，良肢位の選択が重要になる．

関節炎症の慢性期に運動療法を行うときには，あらかじめ関節痛による筋攣縮を軽減させるため，湿熱による温熱療法を実施する．運動療法では，炎症によって脆弱化した関節や腱を保護するため，過剰な力が関節に加わらないように注意する．水中運動療法では，鎮痛，筋攣縮の抑制，水

の抵抗や浮力の効果によって，関節機能だけでなく，心肺フィットネスの維持や改善が期待できる．運動療法における負荷量は，疲労感が訓練後2時間以内に消失する程度に設定する．

上肢の機能障害では，筋力強化よりも可動域の維持と改善が治療目標となる．特に肘関節の可動域の維持と改善が重要である．肘関節の屈曲制限は，食事と整容と更衣などのセルフケアの困難と関連している．かなりの手指変形があっても，セルフケアが自立していることも多く，装具による変形予防，自助具によるセルフケアの獲得が期待できる．

下肢では，荷重や重力による影響で変形が生じる．膝関節では外反変形，足部では外反扁平変形や外反母趾変形が特徴的である．膝関節の屈曲拘縮の予防は最も重要であり，大腿四頭筋の筋力維持や強化を含めて，家庭で簡単にできる体操などの訓練法を指導する．人工関節置換の術前後の可動域訓練と筋力強化訓練は積極的に行っておく．

③ 歩行障害と装具

股関節の機能障害は，膝関節に比べて歩行への影響は少ない．また，セルフケアへの影響もあまりない．膝関節には，病勢の進行とともに外反変形と屈曲拘縮が生じる．膝関節障害による歩行障害には，軽度の変形には支柱付サポーターや軽量な支柱付膝装具が用いられる．外反変形や可動域制限が増悪すれば，膝全置換術の適応となる．距腿関節の痛みや外反変形には，足継手付プラスチックAFOが用いられる．外反母趾や足趾の変形は，痛みを伴って歩行障害の要因となる．靴型装具や足底板などによって，痛みを軽減できることもある．痛みを伴う重度な変形は，早期の形成術が適応となる．歩行補助具としては，T字杖やロフストランドクラッチが処方される．

④ セルフケアと自助具

RA患者の経過において，特徴的に変化する上肢動作には，「グラスの水を飲む」「シャツのボタンをはめる」「洗顔」「タオルをしぼる」「背中を洗う」がある．下肢動作には，「ベッドから椅子へ移る」「排泄動作」「立位の保持」「平地の移動」「階段昇降」がある．複合動作としては「背臥位から長座位になる」や「ズボンやパンツの着脱」が制限される．

これらのセルフケア訓練を実施する場合，患者が日常生活で行っているセルフケアと標準化された検査における可否とを区別しておくことが必要である．患者や家族からセルフケアの状況について聴取して判断するだけなく，作業療法室などで標準化した検査の結果から，機能的制限の問題点を把握することが望ましい．セルフケアが行われる物理的環境についての検討も欠かせない．

患者側には自助具あるいは福祉用具にかかわる情報がなく，患者のニーズに合ったものでないと使用しないことがあり，患者の障害受容とニーズを十分評価して適応を決定しなければならない．

⑤ 環境調整と在宅ケア

RA患者の住宅改造などの環境調整には，その他の進行性慢性疾患患者への対応と大きな相違はない．家族と共同で使用するため同居者の理解が必要となり，また機能的制限が重度になれば，介護しやすい環境に整えることが必要になる．

一般に下肢障害者と共通の屋内の改造が必要となり，日常は椅子やベッドの生活様式として，車いすが使用できるような環境整備が望ましい．リウマチ患者では手指の機能障害への対応が必要であり，手首や指の負担を少なくするように，ドアや水栓金具はノブよりもレバー式にする，スイッチの位置を低くする，コンセントの位置を高くする，ワイドタッチスイッチを使用するなどの工夫をする．

機能障害度Ⅲ以上の患者では，移動とセルフケア，特にトイレと入浴には介助が必要となる．病院における定期的な診察と治療，訪問看護と福祉サービス（ヘルパー・サービス，デイケア，ショートステイなど）を利用する．また，可動域訓練，皮膚の清潔保持，可能であれば座位や起立歩行訓練を，日常の自己訓練として行えるように，患者と介護者に指導する．

[付] 悪性関節リウマチ

悪性関節リウマチ（malignant rheumatoid arthritis：MRA）は，RA に壊死性血管炎を伴い，多臓器障害によって急激に死に至った患者に対して，1954年に Bevan たちがつけた病名である．わが国では，厚生省系統的脈管障害調査研究班（1988）による悪性関節リウマチの改訂診断基準があり，既存の関節リウマチ（RA）に，血管炎をはじめとする関節外症状を認め，難治性あるいは重篤な臨床病態を伴う場合，これを悪性関節リウマチ（MRA）と定義している（橋本 1999）．生命予後が不良である全身性動脈炎型（systemic arteritis type, Bevans 型；胸膜炎，肺臓炎，心嚢炎，心筋炎などを伴う）と生命予後は良好である末梢性動脈炎型（peripheral arteritis type, Bywaters 型；多発性神経炎，皮膚潰瘍，手足指壊疽，皮膚出血，上強膜炎や虹彩炎を伴う），生命予後は不良の肺臓型（pneumonitis type；肺臓炎，肺線維症を伴う）に分けられている．

3-全身性エリテマトーデス

全身性エリテマトーデス（systemic lupus erythematosus：SLE）の発症には，遺伝的素因，免疫異常（自己免疫機序），ウイルス感染などが重視されている．患者の血清中には，多種類の自己抗体（抗核抗体や抗細胞質抗体），LE 細胞，LE 因子が検出され，代表的な自己免疫疾患である．わが国ではおよそ 33,000 人（厚生省患者調査 1993）の患者が推定され，女性が 90％を占めている．いずれの年齢でも発病するが，20～30 歳代に好発する．

症候の特徴は，増悪と軽快を繰り返すことであり，全身性の多臓器障害による症状が出現する．原因不明の発熱や倦怠感，易疲労感，関節痛，レイノー現象（Raynaud's phenomenon；手指が寒冷に対して敏感になり，指動脈の攣縮によって手指が蒼白になる），皮膚紅斑，食欲不振などが現れ，初発症状は漠然としている．主要な所見は，紅斑と腎炎と多発性関節炎である．発熱の程度は，病勢を反映している．腎症状は疾患の予後に関係して，ループス腎炎やネフローゼ症候群や腎不全の症状を示す．患者の 90％以上に認められる関節症状は，遊走する関節痛，朝のこわばり，筋痛が特徴的である．心症状として，心嚢炎，心内膜炎，心筋炎があり，心不全に至ることもある．痙攣発作，視力障害や眼筋麻痺などの神経症状，および見当識障害，記憶障害，不安感，うつ状態などの精神症状も出現する．胸膜炎や間質性肺炎の呼吸器症状，食欲不振や嘔吐などの腹部症状が生じることもある．皮膚症状として，特徴的な頬部紅斑であり，鼻背を中心に両頬に蝶の翅を広げたような蝶形紅斑が現れる．その他，日光露出部に生じる円板状疹，掌蹠紅斑，脱毛，粘膜疹などの皮膚症状がある．

検査所見として，赤沈亢進，溶血性貧血，白血球減少症，リンパ球減少症，血小板減少症，γ グロブリン値上昇があり，尿蛋白は陽性となる．免疫血清学的検査では，血清補体価の低下，抗核抗体 95％陽性，抗 DNA 陽性となり，LE 細胞は 70～90％の患者が陽性を示し，進行性腎病変があると早期に陽性となる．アメリカリウマチ学会改訂分類基準 11 項目（頬部紅斑，円板状皮疹，光線過敏症，口腔内潰瘍，関節炎，漿膜炎，腎障害，神経障害，血液学的異常，免疫学的異常，抗核抗体）のうち，いずれか 4 項目以上が同時に存在すれば，全身性エリテマトーデスと診断される（Hochberg 1997）．

急性期や増悪期には安静が必要であり，日光や寒冷曝露を避ける．疲労や感染は憎悪因子となる．また，妊娠分娩も憎悪因子となる．病状に対応して，過活動を避けるように指導する．薬物療法では，副腎皮質ステロイド薬の全身投与が行われる．パルス療法も有効なことがある．ステロイド療法の効果が少ない場合，免疫抑制薬投与や血漿交換療法が行われる．予後を決める要因は腎障害の程度である．腎透析法により致命率は低下したが，代わって心不全や感染症による死亡することが増加している．腎障害や心不全が軽症であれば，生命予後はよい．なお，精神症状は多様であり，意識障害，躁うつ状態，うつ状態あるいは統合失調

症様の状態となることもある．うつ状態では，自殺の危険率が高まることがあり，精神科医との連携が必要となる．慢性期でも副腎皮質ホルモン剤などのステロイド薬の長期服用が必要であり，紫外線を避け，感染症に注意して十分な休養をとるなどの生活指導が重要である．重症な関節障害を残すことは少ない．

4-その他の膠原病

運動器，その他の臓器の病変を合併して，医学的リハビリテーションの対象となる主要な疾患を取り上げる．

(1) 多発性筋炎・皮膚筋炎（polymyositis/dematomyositis：PM/DM）

多発性筋炎は，体幹筋や四肢の近位筋を冒し，筋力低下と筋痛が生じる原因不明の炎症性疾患である．咽頭筋の筋力低下による嚥下障害を生じることがある．皮膚筋炎は，筋症状に加えて，特異的な皮膚症状を伴っている．筋病変だけでなく，間質性肺炎，心筋炎や腸管血管炎などの内臓病変や悪性腫瘍を伴うこともある．悪性腫瘍の合併は，発症の前後2年以内が多く，定期的な観察と検査が必要である．病型は，①多発性筋炎（成人），②定型的皮膚筋炎(成人)，③悪性腫瘍を伴う筋炎，④小児の筋炎，⑤他の膠原病を伴う筋炎，に分けられる．推定患者数はおよそ7,000人であり，好発年齢は40歳以降，男女比は1：2～3である．

診断は，①体幹や四肢の筋力低下，②筋痛，③血清中筋原性酵素（クレアチンキナーゼ，creatine kinase）の上昇，④筋電図上の筋原性変化，⑤骨破壊を伴わない関節痛，⑥炎症性所見（発熱，CRPの上昇など），⑦抗Jo-1抗体陽性，⑧筋生検での筋炎所見，のうち4項目以上があれば，多発性筋炎とされる．上記診断に加えて，⑨ヘリオトープ疹，ゴットロン徴候，四肢の紅斑，のうち1項目以上を満たす場合に皮膚筋炎と診断される．

筋症状に対する基本的治療は，ステロイド療法である．ステロイド療法に抵抗性を示す場合には，免疫抑制薬が用いられる．重症例ではγ-グロブリン大量静注療法が行われる．内臓病変，特に間質性肺炎が活動性であれば，初期治療の段階でステロイドパルス療法や免疫抑制薬の大量静注療法が行われる．病態が慢性期になっても全身の筋力低下が持続し，定期的な検査に基づくステロイド薬による筋力維持を図り，誤用や過用を避けるよう，生活習慣の指導が必要である．

(2) 全身性硬化症/強皮症（systemic sclerosis/systemic scleroderma：SSc）

主病変は，皮膚，肺，心臓，消化管，腎臓などの線維化（硬化性病変）である．原因不明の炎症性，線維性，変性の疾患である．手足の指の遠位部からレイノー現象を伴って皮膚硬化が始まる．皮膚病変は，浮腫や硬化を経て，萎縮へと進展する．RAテスト陽性，抗核抗体陽性であり，抗トポイソメラーゼI抗体はびまん性強皮症に，抗セントロメア抗体は限局性強皮症に出現しやすい．

病型は，①軽症で自然治癒する場合，②手足の指の潰瘍や壊疽に対応が必要な場合，③肺や消化管などの臓器障害への対応が必要な場合，などに分けられ，経過は一様ではない．消化管では食道の蠕動運動低下による嚥下障害が，呼吸器では肺線維化による労作時呼吸困難が出現する．肺癌などの悪性腫瘍の合併がある．

急性期の間質性肺炎の憎悪や急速な皮膚硬化症の進行にはステロイド薬が適応となるが，強皮症ではステロイド薬を使用しない．皮膚病変と臓器病変とは必ずしも並行しない．慢性期における肺高血圧症や重症肺線維症は，在宅酸素療法の適応となる．日常的な皮膚科的管理や呼吸不全には，活動維持などの生活管理を指導する．

(3) 混合性結合織病（mixed connective tissue disease：MCTD）

SLE，全身性硬化症，多発性筋炎の混在した臨床像を示す疾患である．多発性関節痛，レイノー現象，手指のソーセージ様腫脹を主徴とする．レイノー現象，手指・手背の腫脹，抗U1-RNP抗体陽性，SLE・SSc・PM/DMの重複した所見から，

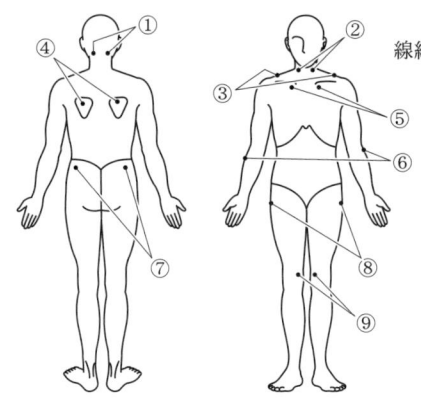

線維筋痛症における特徴的な圧痛点として提唱された18か所の部位
① 後頭部：後頭下筋の腱付着部
② 下部頸椎：第5〜7頸椎間の前方
③ 僧帽筋：上縁の中央部
④ 棘上筋：起始部，内縁に近いところで肩甲骨棘部の上
⑤ 第二肋筋：第二肋骨一肋軟骨結合部，結合部のすぐ外側
⑥ 外側上顆：上顆から2cm遠位
⑦ 臀部：臀部の4半上外側部
⑧ 大転子：転子突起の後部
⑨ 膝：内側やや上部のふっくらした部分

図9-74　線維筋痛症の診断基準

(Wolfe et al. 1990；西海 2002)

診断される．通常，中枢神経や腎臓の機能障害はない．

SLEやPMに比べて，ステロイド薬によく反応し，予後は一般に良好である．軽症ではNSAIDsを使用し，無効の場合にステロイド薬を使用する．重症例では肺高血圧症が併発して死亡することもある．無症候に経過するため，胸部X線検査や心エコーなどの定期的検査を行い，早期診断と治療が必要である．

(4) ベーチェット病 (Behçet's disease)

全身臓器の機能障害を生じる，原因不明の難治性疾患である．主症状は繰り返す皮膚症状，口腔粘膜のアフタ性潰瘍，眼症状，外陰部潰瘍であり，副症状は中枢神経と髄膜，動静脈，消化管や関節の炎症症状である．口腔内アフタで発症し，突然目が見えないなどの症状が現れ，視力は急激に低下する．失明することも多い．結節性紅斑や毛嚢円様皮疹などの皮膚症状，陰部潰瘍による排尿痛がある．副症状では髄膜炎による頭痛で発症し，髄液で細胞数や蛋白が増加している．精神神経症状が発生する神経ベーチェット病 (neuro-Behçet's disease) では，片麻痺や認知症が出現することもある．回盲部潰瘍は穿孔することもある．非対称性の関節症状は数週で消失する．赤沈の亢進，白血球増加，CRP陽性があり，わが国ではヒト白血球抗原 (HLA-B51) 陽性率はおよそ50%

である．

主症状の口腔内アフタは舌や歯肉にも生じる．ステロイド外用薬で局所療法を行う．関節症状には非ステロイド性抗炎症薬 (NSAIDs) を投与する．中枢神経症状には，ステロイド薬が投与され，多くは1週間で症状が改善する．しかし，人格変化や認知症にはステロイド剤は無効であり，バッファリン®が有効な場合がある．静脈炎などの血管病変には，ステロイド薬や抗凝固療法が有効である．

(5) HLA-B27関連関節炎

強直性脊椎炎 (ankylosing spondylitis)，ライター症候群 (Reiter's syndrome)，乾癬性関節炎 (psoriatic arthritis) および腸疾患に伴う関節炎は，血清反応陰性脊椎関節炎 (sero-negative spondyloarthropathy) と呼ばれている．これらの疾患に共通する特徴は，①リウマトイド因子は陰性，②HLA-B27陽性，③仙腸関節炎 (X線検査) および四肢の関節炎，④靱帯や腱の付着部の炎症性病変，⑤眼，皮膚，大動脈，肺などの病変，⑥疾患の重複がある，などである．四肢の関節炎は，重度化することは少なく，自然に軽快することもある．

強直性脊椎炎は，好発年齢は20歳代であり，男性に多い．初発症状は，背部痛であり，朝のこわばりがあり，身体運動によって軽快する．下肢の関節には，炎症症状を伴うことが多い．NSAIDs

で経過を観察する．症状が進行する場合には，少量のステロイド薬，抗リウマチ薬による治療が行われる．脊椎炎や仙腸関節炎には抗リウマチ療法は一般に無効であり，NSAIDsと股関節の屈曲拘縮に対する理学療法が行われる．

（6）線維筋痛症（fibromyalgia）

全身性の慢性疼痛とこわばり感，疲労を訴え，多数の特異的部位に圧痛点（trigger point）がある非炎症性の疾患である．女性に多い．1970年代から報告され，患者数が増加している．病因は不明である．アメリカリウマチ学会の診断基準（Wolfe et al. 1990）では，①3か月異常持続する広範囲の疼痛，②特異的圧痛点18か所のうち11か所以上に圧痛がある（図9-74），の2項目を満たせば診断される．その他に，睡眠障害と易疲労性の愁訴があり，慢性疲労症候がおよそ70％にある．急性期には痛みが強く，体幹から末梢へ拡散する．

特異的な治療法はない．抗不安薬や選択的セロトニン再摂取阻害薬などが処方される．急性あるいは慢性のストレスの潜在もあり，コンディショニングとしての運動療法やリラクセーションを指導し，生活習慣を改善する．

（7）膠原病における呼吸障害

多臓器障害を伴う膠原病では，間質性肺炎，気道病変，胸膜病変や肺高血圧症を併発し，生命予後にも影響するため，早期の診断と治療が必要である．診断は，胸部X線写真，CT，ガリウムシンチグラフィ（gallium scintigraphy），肺機能検査や肺生体検査などによって確定する．間質性肺炎は，臨床経過よって，急性型，亜急性型および慢性型に分けられる．臨床症状や動脈血液ガス，血清LDH，KL-6や高分解能CT所見によって診断される．基本的にはステロイド療法が行われ，軽症では自然に軽快することもあるが，急速進行性ではパルス療法や免疫抑制薬が用いられる．肺高血圧症には労作時呼吸困難が伴い，難治性である．PGI2経口・点滴療法，Ca拮抗薬やステロイド療法が行われる．

（8）ステロイド薬の副作用

膠原病ではステロイド療法が行われるが，その副作用は無視できない．少量であっても，3か月以内に副作用が出現する．そのため，①骨粗鬆症では，骨塩定量を行い，診断基準に従って治療を行う，②糖尿病や耐糖能異常には，経口糖尿病薬やインスリンを用い，適切な血糖コントロールを行う，③ステロイド治療では，感染症の発症や憎悪があり，結核やウイルスの感染に注意する，ことが必要である．その他の副作用として，高血圧症，消化性潰瘍，大腿骨骨頭壊死などがある．ステロイド薬の使用の際には，療法の十分な説明，生活上の注意を行い，独断で薬剤の中止や調節をしないように指導しておくことが必要である．

5―リウマチ性疾患のリハビリテーションにおける注意事項

膠原病の病因は不明であり，それぞれの疾患で類似した病態を示すと同時に，特異的な病状がある．類似した病状には，①全身症状（発熱，体重減少，倦怠感），②多臓器病変（関節，筋肉，皮膚，呼吸器，循環器，血液など），③急性期から慢性寛解，再燃の経過，などがある．

リハビリテーションでは，疾患の状態像，すなわち急性期あるいは慢性期にあるのか，疾患活動性はどうかを把握することが重要である．疾患の活動性を全身および局所の症状，CRP，CKや疾患に特異的なマーカーなどの検査所見から判断して，運動の過負荷や誤負荷を避ける．

急性期には病態に合わせて愛護的な関節の保護，機能維持を行い，慢性期寛解時には健康関連体力（心肺持久性のための低負荷による有酸素運動，等尺性筋収縮による筋力と筋持久力，ストレッチングによる柔軟性）の維持・改善を図る．さらに，心身活動の維持と向上のために，各種の社会的支援を利用するなど，QOLを踏まえた生活の設定を行う．

2 変形性関節症

関節軟骨および関節構成体の退行変性（retroplasia；活性が正常と判断される状態よりの低下した細胞や組織の状態）と，それによる二次的に生じる軟骨や軟骨下骨の破壊と増殖性の変化によって関節機能に異常を生じた状態を変形性関節症（arthrosis deformans, degenerative joint disease, hypertrophic arthritis, osteoarthritis, osteoarthrosis）という．病理学的には，骨軟骨の摩耗性変化や反応性の増殖性変化が混在している．変形性関節症は，関節軟骨細胞と細胞外基質や軟骨下骨組織の分解と合成の均衡を崩すような，種々の病因によって起こる，病理学的，形態学的，臨床的に同じような経過をたどる疾患群である．病態は，関節軟骨だけでなく，軟骨下骨組織や靱帯，関節包，滑膜，関節周囲筋を含めた関節全体に及んでいる．冒される頻度の高い部位は，膝関節，股関節，手の指節間関節および脊椎である．

（1）病理学変化

軟骨の変性の原因については，明らかになっているわけではない．老化変性に陥った軟骨細胞に生体力学的ストレスが反復して加わることによって，軟骨細胞が破壊され，細胞内の酵素が遊離する．さらに，二次的に生じた滑膜炎から遊離する基質分解酵素も加わり，関節軟骨の破壊が進行すると想定されている．軟骨の主成分であるプロテオグルカンの低分子化との関連が指摘されている．病理像の特徴は，関節軟骨の変性や崩壊と，軟骨下骨の反応性増殖とが並存することである．部分的には，炎症細胞の浸潤もある．病理学的には，初期，進行期および末期に分類されている．

初期には，関節軟骨の線維化があり，荷重部の軟骨表面に亀裂（fissuring），へこみ（pitting），浸食（erosion）が生じる．その後，変化は軟骨深層にも起こり，石灰化軟骨層に骨髄から血管が進入して，軟骨下骨板が硬化する．軟骨は，コラーゲン線維の網目構造が壊れて，スポンジ様の弾性が低下する．コラーゲン線維の間を埋めるプロテオグリカンを構成するムコ多糖体も減少して，粘性も低下する．

進行期には，軟骨の破壊が進み，軟骨に多数の垂直亀裂が生じ，軟骨が脱落し，硬化した石灰化軟骨面が露出する．軟骨下骨組織の活性が高まり，骨の硬化や肥厚が起こり，次第に緻密になってくる．

末期には，石灰化軟骨面が象牙のような外観を示すようになる（象牙化，eburnation）．荷重部の軟骨下骨には嚢胞（cyst）が形成される．これは骨梁の骨折で生じたとされている．非荷重部の骨軟骨は増殖し，関節周囲に骨棘（osteophyte）を形成する．骨棘は，不安定になった関節の面積を拡大して安定化させようとする生体の修復反応と想定されている．

（2）分類

変形性関節症は，原因不明の一次性関節症（primary osteoarthritis）と，先天異常，外傷や炎症などを基礎疾患として，それらに続発する関節軟骨の変性が先行する二次性関節症（secondary osteoarthtitis）とに分類される（表9-84）．一次性関節症は，一般には老化による軟骨の退行変性とされている．関節軟骨の細胞の代謝活性の低下，関節支持組織の変性，わずかの損傷（microinjury）の蓄積などによって，関節破壊が進行する．なお，原発性全身性変形性関節症の一部には，コラーゲン線維の代謝異常があり，その病因の解明が期待されている．

関節の老化変化は，若年期から始まり，年齢とともに増強する．65歳以上になると，高率にX線像で関節の変化が見いだされる．ただし，臨床症状とX線像とは，必ずしも一致していない．

（3）症候

罹患した関節には，関節痛，こわばり感，関節可動域の制限，圧痛，関節軋音，腫大，変形などが生じる．日常生活で最も問題となるのは関節痛である．初発症状は，運動開始時の痛み（starting

表 9-84 変形性関節症の分類

1　一次性
　　1）特発性（idiopathic）
　　2）原発性全身性変形性関節症（generalized osteoarthritis：GOA）[87]
　　3）骨びらん性変形性関節症（erosive oseteoarthritis）[88]
2　二次性
　　1）疾患による関節不適合
　　　（a）先天性股関節脱臼，臼蓋形成不全，ペルテス病，大腿骨頭すべり症，骨系統疾患（多発性骨端異形成症，multiple epiphyseal dysplasia：MED；脊椎骨端異形成症，spondyloepiphyseal dyplasia：SED，など），モルキオ病（Morquio）
　　　（b）外傷後
　　2）炎症性：関節リウマチ，痛風，偽痛風，化膿性関節炎
　　3）内分泌性：先端巨大症（acromegaly），ステロイド性
　　4）代謝性：糖尿病，hemochromatosis，ochronosis
　　5）その他：特発性大腿骨頭壊死，血液疾患（血友病など）

(Brandt　1985，改変)

pain）であって，そのまま動かしていると軽減することが多い．その後，次第に運動で痛み，安静で消失する痛みとなる．関節運動に伴って，ぎしぎし音（crepitus）が起こることもある．進行すれば，関節裂隙に骨棘による膨隆を触れるようになる．軟骨の変性に伴って，次第に可動域制限が減少し，進行すると変形拘縮となる．

（4）活動の制限

関節痛に伴って，日常生活活動には制限が生じる．股関節や膝関節などの荷重関節の変形性関節症では，床面からの立ち上がり，立位保持，歩行，階段昇降など移動に関連した動作が制限される．炊事，掃除，買い物，外出などの活動性は低下して，身体活動が全体的に減少する．身体運動の減少は，高血圧や糖尿病などの生活習慣病の危険因子ともなる．

（5）治療の原則

変形性関節症は，その本態が退行変性であり，保存的治療が中心となる．治療は，軟骨変性の進行を抑え，痛みを和らげ，機能障害と動作の制限を軽減し，活動を活発化することを目標に行われる．軟骨変性の進行を抑える効果を期待する治療として，ヒアルロン酸の関節内注入が行われる．また，関節軟骨の代謝には適度の運動が不可欠である．痛みや炎症の抑制には，薬物療法，温熱療法などの物理療法，サポーターなどによって局所の安静を図るよう，装具療法が行われる．薬物療法は，非ステロイド性抗炎症薬（NSAIDs）が主であり，症状や副作用を考慮して，内服薬，坐薬，軟膏，湿布などの製剤を用いる．末期関節症の痛みには，手術的治療が実施される．関節形成術，骨切り術，関節固定術あるいは人工関節置換術である．関節の機能障害を軽減するため，関節可動域訓練や筋力強化訓練が行われる．変形の予防と矯正には，装具療法や手術を考慮する．体力向上を

[87] 原発性全身性変形性関節症：中年あるいは閉経期以後の女性で複数の関節が冒される．最も多いのは手指のPIP，DIP関節と母指MP関節および脊椎椎間関節である．関節の熱感，腫脹を伴い，赤沈値が亢進するが，リウマチ因子は陰性である．何らかの素因が発症に関係していると考えられている．
[88] 骨びらん性変形性関節症：手指のDIP，PIP関節，ときにMP関節を冒す多発性の関節症である．閉経期以後の女性に多く，局所炎症症状と関節周囲にゼラチン状の内容を含み圧痛を伴ったのう腫を形成する．滑膜に炎症があるが，リウマチ因子は陰性である．

表9-85 変形性膝関節症の診断基準

臨床症状あるいは検査により，膝痛に加えて以下の9項目のうち少なくとも5項目が認められれば，変形性膝関節症である感度は92%，特異度は75%である

1 年齢が50歳を超える
2 朝のこわばりが30分未満
3 関節の軋音
4 骨の圧痛
5 骨性隆起の触知
6 熱感なし
7 赤沈40 mm/時未満
8 リウマチ因子が1：40以下
9 関節液が透明，粘稠で白血球数2,000以下

臨床所見，X-P所見で膝痛と以下の3項目のうち少なくとも1項目を認めた場合の変形性膝関節症である感度は91%，特異度は86%である

1 年齢が50歳以上
2 朝のこわばりが30分未満
3 軋音と骨棘がある

(Altman et al. 1986, 一部改変)

表9-86 Kellgren-Lawrence分類

グレードⅠ：正常
Ⅱ：わずかな関節裂隙狭小化と骨棘形成
Ⅲ：明らかな骨棘と関節裂隙狭小化
Ⅳ：中等度の骨棘を多数認め，関節裂隙狭小化が明らかである．軟骨下骨硬化を認め，軽度な骨の形態変化が疑われる
Ⅴ：大きな骨棘，著明な関節裂隙狭小化，明らかな軟骨下骨硬化と骨の形態変化を認める

(Kellgren et al. 1958)

図るためには，歩行をはじめとする有酸素運動も重要である．身体活動性の維持，回復，向上には，運動指導や生活指導，装具や自助具などの利用を勧める．さらに，社会活動性を高めるため，保健医療福祉にかかわる地域の資源を利用するのもよい．

1 - 変形性膝関節症

変形性膝関節症は，最も頻度の高い変形性関節症である．50歳以上で急激に患者数は増加し，60歳以上では人口の80%以上にX線像で何らかの変形性関節症の変化が認められている．約40%に症状があり，約10%は日常生活に制限を感じている（Loeser 2000）．病理学的には，膝関節の冒される関節面の部位によって，大腿脛骨関節面内側型，外側型，膝蓋大腿関節面型に分類される．

(1) 診断

診断は，1986年にアメリカリウマチ協会が作成した変形性膝関節症の診断基準に従って行われる（表9-85）．また，病期分類には，X線像に基づいて，関節裂隙の狭小化を指標としたKellgren-Lawrence分類が国際的に用いられている（表9-86）．わが国では，北大分類や腰野分類も利用されている．

症候として，関節痛，関節腫脹，膝蓋骨跳動（ballotment of patella；膝蓋骨近位部の上方を片手で圧迫して，他方の手で膝蓋骨を大腿骨に向けて押すと骨の当たる衝撃を手に感じる．関節液の貯留している徴候），関節可動域制限，関節軋音，関節裂隙に圧痛などがある．仰臥位で関節アライメント（内反膝，外反膝，膝蓋骨の位置）を確認する．わが国では，内反膝（O脚）が多い．すなわち，大腿脛骨関節面内側型である．また，歩行時の膝の安定性（側方動揺性，lateral thrust）も確認しておく．

(2) 関節痛

患者は軽度から中等度の運動時，動作時の痛みを訴える．70〜80%の患者が歩行時，長距離歩行の後，階段昇降時，立ち座りの際の痛みを訴える．気候の変化による痛み，疲労感も過半数の患者に出現する症状である．最も困難な動作は，正座やしゃがみ込み，階段の降段であり，80%以上の患者が訴えている（黒沢・他 1992）．

(3) 機能的制限，活動制限，参加制約

膝関節の可動域は制限され，体力低下がある（Ettinger et al. 1994）．大腿四頭筋の筋力低下と日常生活活動の制限との関連性が強い（McAlinton et al. 1993）．浴室やトイレの利用にも困難を訴える．階段昇降，長距離歩行（数100 m以上），長時間の座位（正座）やしゃがみ込み姿勢，椅子からの立ち上がり，床上のものを取り上げる，小走り

などの動作が困難となる(Guccione et al. 1990；黒沢・他 1992)．

肉体的に負担の重い家事労働，重量物の運搬，日用品の買物，コミュニティの行事への参加，行楽に出かけるなど，下肢機能に関連した生活活動を行うことが困難となる．一部には，牛乳パックを開ける，ペンで字を書く，車のドアを開ける，包丁を使う，水道の蛇口をひねるなど，上肢機能に関連した動作にも困難を訴える患者がいる．これらは，変形性膝関節症に，その他の疾患が併存しているためと考えられている(Davis et al. 1991；飛松・他 2004)．

なお，変形性膝関節症患者では，機能的状態の低下と，うつ状態あるいは不安との関連性が高い(Salaffi et al. 1991)．

(4) 治療

保存療法は，薬物療法，運動療法，物理療法および装具療法に，日常生活指導を組み合わせて実施する．関節軟骨の保護および病的な関節液性状の改善を目的として，ヒアルロン酸の関節内注入療法も行われている．痛みには，非ステロイド性抗炎症薬(NASIDs)を投与し，温熱療法も試みる．運動療法としては，関節可動域の改善，膝関節周囲筋のストレッチング，筋力強化訓練，体力の回復・維持の有酸素運動などが行われ，痛みや日常生活機能の改善に有効である(Fransen et al. 2001)．筋力強化訓練では，等尺性大腿四頭筋筋力強化訓練(下肢挙上訓練，straight leg raising：SLR)が行われ，無作為比較試験(randomized control trial：RCT)によって有効性が確認されている(日整会委員会 2006)．変形性膝関節症とともに，高血圧や糖尿病などの生活習慣病患者にも，有酸素運動ができるように膝の痛みを緩和して，歩行能力の回復を図ることも大切である．膝関節のサポーターや装具は，関節の安定性を高め，内反変形の矯正に役立っている．内反膝には，歩行時の膝関節の内反アライメントを矯正するための足底板が用いられる．歩行能力を向上させる目的には，杖や歩行補助具なども利用できる．なお，過体重は痛みを強め，変形性関節症の進行を早めるため，減量の生活指導と運動療法が必要である．

膝のアライメントの正常化を目的として，高位脛骨骨切り術(high-tibial osteotomy；内側を通る荷重線を，比較的軟骨が保持されている外側関節面に移動させて除痛するための手術)が行われる．適応を厳選すれば治療成績はよい．進行期から末期の変形性関節症では，痛みや可動域制限，機能的制限による日常生活への制約が強い場合には，人工膝関節置換術(implant knee arthroplasty)[*89]を行う．60歳以上で高度の関節破壊がある患者であって，骨切り術では改善が期待できない場合に実施する．その他，関節鏡下に変性半月の切除なども実施されている．

術後には，可動域と筋力の回復を図り，社会的活動性を回復することが目標となる．可動域は，100～120°の屈曲が可能である．筋力強化訓練は，大腿四頭筋，ハムストリング，股関節内転筋および腓腹筋の強化を重点的に実施する．伸展ラグ(大腿四頭筋を最大収縮しても膝関節が完全伸展ができない状態)が消失し，筋収縮によって膝関節の完全伸展ができるようになることが大切である．階段昇降では，健側から上がり，患側とクラッチから下りる．術後3か月間で可動域と筋力は，ほぼ回復する．ジョギング，ゴルフ，自転車こぎなどのスポーツは可能となる．人工膝関節置換術の合併症は人工股関節置換術の場合と同じである．人工膝関節置換術の再置換術の頻度は，術後3～4年

[*89] 人工膝関節置換術：痛みを緩和して，変形を矯正し，可動域を維持することを目的としている．金属製の台座の上にポリエチレンの脛骨関節面をもつ脛骨部品と金属の関節面をもつ部品とで構成される total condylar knee が最も多く用いられている．ポリエチレン製の膝蓋骨部品を追加することもある．手術では，内外側側副靱帯は温存し，前十字靱帯は切離する．後十字靱帯は機種によって温存する場合と，切離する場合とがある．骨セメントを用いて固定することが多い．術後には，深部静脈血栓の予防が必要である．

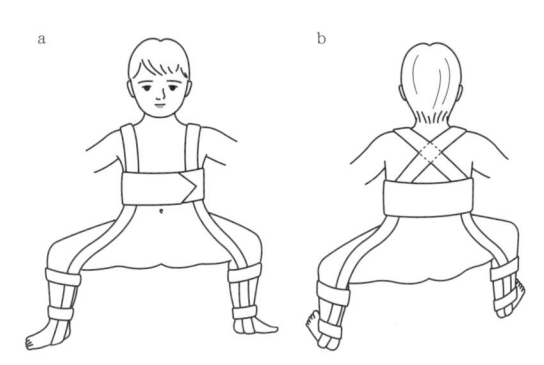

図 9-75　リーメンビューゲル
a：基本形（前面），b：基本形（背面）

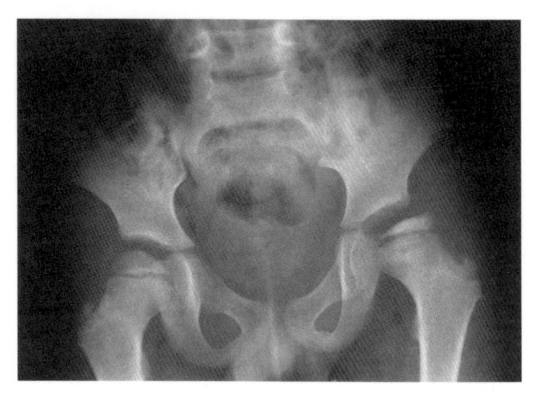

図 9-76　左股関節（X線像は右側）ペルテス病（硬化像）
（5歳2か月，女児）

で 3.8〜9.2％と報告される（Callahan et al. 1994, 1995）．

2 - 変形性股関節症

わが国においては，変形性股関節症の多くは二次性変形性関節症である．一次性変形性股関節症は，初老期に発症して，X線像では関節裂隙の狭小化はあるが，股関節の形態異常を伴っていない．二次性変形性股関節症は，臼蓋の形成異常，大腿骨頭の変形などがある．わが国で多いのは，臼蓋形成不全[*90]や先天性股関節脱臼[*91]に続発するものであり，力学的ストレスによる軟骨の摩耗と損傷が要因となっている．その他の原因疾患には，幼小児期の股関節疾患としてペルテス病[*92]，大腿骨頭すべり症[*93]（次頁）や化膿性股関節炎など，成人の疾患として特発性大腿骨頭無腐性壊死[*94]（次頁）や股関節脱臼骨折がある．

（1）症候と病期分類

関節痛，可動域制限および跛行が主徴である．
痛みは股関節部だけでなく，殿部や大腿前面，ときには膝関節部の痛みとして感じられる．初期には運動開始時の痛みであり，運動を続けると消失する．進行期には運動時痛となり，休息すると

[*90] 臼蓋形成不全（acetabular dysplasia）：寛骨臼が浅く，臼蓋の発育が不良の状態であり，臼蓋角が急峻となっている．

[*91] 先天性股関節脱臼（congenital dislocation of hip joint：CDH）：先天性に股関節が脱臼あるいは亜脱臼の状態にあるもので，発生頻度は 0.2—0.5％前後，女児に多い．乳児期に股関節開排制限などで気づかれ，X線像によって診断される．リーメンビューゲル（Riemenbügel, Pavlik harness）による保存的治療が行われる（図 9-75）．股関節を開排位（屈曲・外転・外旋位），膝関節屈曲位に保持して，股関節の伸展を制限するベルトであり，生後3〜4か月に装着を始めると，85％の脱臼股は整復される．リーメンビューゲルで整復されないときには，徒手整復を行う．徒手整復が不能の場合，観血整復を実施するが，これらの治療段階で整復を急ぐと幼弱な骨頭が傷害され，無腐性壊死となり，骨頭変形が残る．脱臼整復後に臼蓋発育が不良となることもあり，臼蓋形成術や大腿骨骨切り術によって臼蓋補正を行う．臼蓋形成不全や大腿骨頭変形は変形性股関節症の要因となる．

[*92] ペルテス病（Perthes disease）：骨端症の一種であり，大腿骨頭の骨端核が血行障害によって無腐性壊死に陥り，圧潰されて扁平になる．血行障害の原因は不明であり，5〜10歳男児に好発する．股関節痛，跛行で発症し，初期のX線像には大腿骨頭の骨硬化があり，次いで分節化が起こる．多くは2〜5年の経過で壊死組織は吸収され，新生骨に置換されて，骨頭と臼蓋とが適合した形態にリモデリング（remodeling，骨改変）される（図 9-76）．壊死組織が新生骨に置換されるまでは，骨頭は脆弱な状態となるため，骨頭に均等な力が加わる肢位に保ち，骨組織の修復を待つ（containment therapy）．X線像と臨床症状とは一致しないことに注意し，同時に健康的な心身発達を考慮した指導を行う．

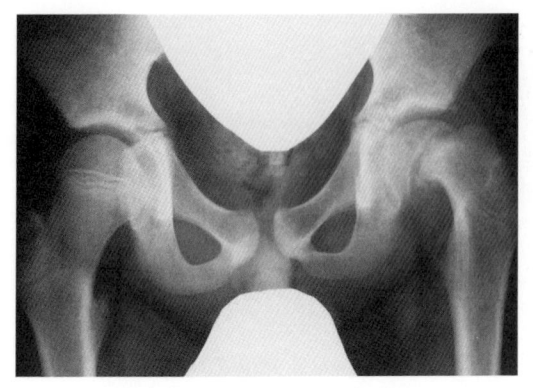

図9-77 大腿骨頭すべり症（左）

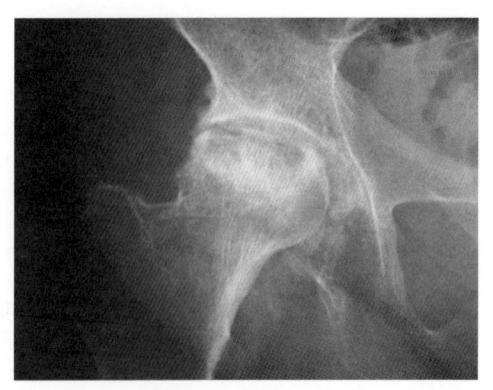

図9-78 大腿骨頭壊死（大腿骨頭は中央から外側にかけて扁平化し，一部に硬化像がある．

消失する．さらに進行すると，わずかな距離の歩行であっても，痛みが生じて休まなければ歩けなくなる．

　股関節の可動域制限は，痛みとともに進行する．初期には外転・内旋制限が生じる．次いで伸展と屈曲に制限が起こる．末期には屈曲・内転・外旋位拘縮の肢位となる．

　跛行は，痛みや筋力低下，脚長差，関節拘縮によって起こる．歩行では，患肢の立脚期が短縮した逃避跛行（antalgic gait）となる．股関節外転筋力が低下すると，患肢での立脚期に骨盤が反対側に傾斜するトレンデレンブルグ歩行（Trendelenburg gait, 中殿筋歩行, gluteus medius gait）となる．

　診断にはX線像が不可欠である．股関節の形態変化を客観的にとらえるために，数多くの計測指標が用いられている．図9-79に股関節正面像に

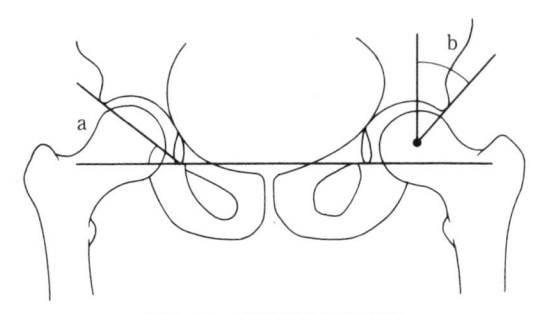

図9-79 臼蓋骨頭X線計測
a：臼蓋角（30°～40°），b：CE角（25°～35°）

おける主な計測指標を掲げる．
- 臼蓋角：臼蓋の水平面に対する角度を表し，寛骨臼の傾きの指標
- 頸体角：大腿骨頸部と大腿骨骨幹とがなす角度
- WibergのCE角：骨頭の外方への偏位の指標

*93(前頁) 大腿骨頭すべり症（slipped upper femoral epiphysis）；大腿骨近位の骨端軟骨板で結合が緩み，骨端部が内方へ回転しながら頸部に対して後方へすべり落ちて，内反変形を生じたものである．10～15歳の男子に好発する（図9-77）．肥満傾向，二次性徴の発現が遅れる児童に多いことから，性ホルモンや副腎皮質ホルモンの異常との関連が示唆されている．外傷に伴って発症する急性型と，外傷歴が明らかでなく徐々に発症する慢性型とがある．軽度のすべり症では，その位置で金属による内固定術を行う．重度の場合には，矯正骨切り術が行われるが，大腿骨頭壊死や軟骨融解が合併することも多い．

*94(前頁) 特発性大腿骨頭無腐性壊死（idiopathic avascular necrosis of femoral head）：骨端線閉鎖後の成人に生じた大腿骨頭の虚血性壊死である．構築学的に脆弱な骨頭壊死部分が圧潰して，骨頭が変形する（図9-78）．骨壊死範囲が小さければ，骨頭の圧潰は免れる．初発症状は股関節痛と可動域制限である．青壮年期に多く，原因不明の特発性の他に，大腿骨頸部骨折などの外傷性，副腎皮質ホルモン剤によるステロイド性，アルコール多飲などが要因となる．保存的療法では，痛みの緩和，可動域訓練および筋力強化訓練，日常生活活動の向上のための生活指導を行う．壊死を免れた骨組織があれば，大腿骨頸部の骨切り術によって骨頭の荷重部を健常部に移すことがある．壊死範囲が大きい場合には，人工骨頭置換術や人口股関節全置換術を実施する．

図 9-80 代表的な股関節手術

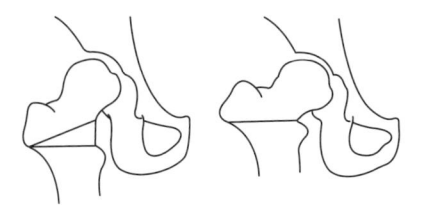

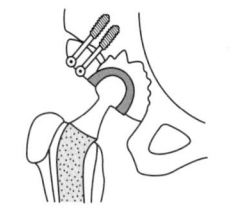

a. 大腿骨転子間内反骨切り術
内側に底辺をもつ楔状骨片を切除し内固定
（図では内固定材は省略）

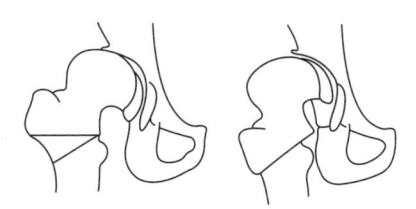

b. 大腿骨転子間外反骨切り術
外側に底辺をもつ楔状骨片を切除し内固定
（図では内固定材は省略）

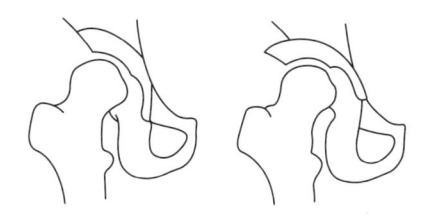

c. 寛骨臼回転骨切り術
寛骨臼を関節包外で切離し，外側やや前方へと回転して大腿骨頭を被覆
（図では内固定材は省略）

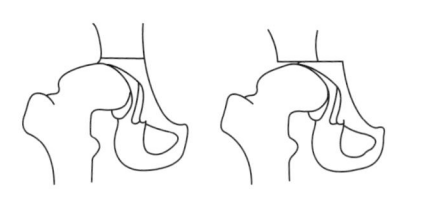

d. Chiari骨盤骨切り術
寛骨臼の直上の関節包外で骨盤を横断する骨切りを行い，骨切り面が関節包を覆うように移動
（図では内固定材は省略）

e. 股関節全置換術

X線像は4期に分類されている．
- 前股関節症：臼蓋形成不全，大腿骨頭変形などの形態異常はあるが，関節裂隙は正常に保たれている．
- 初期股関節症：関節裂隙のわずかな狭小化，荷重域の骨硬化がある．
- 進行期股関節症：骨頭の外方化，骨棘形成，関節裂隙の狭小がある．
- 末期股関節症：関節裂隙は消失し，骨頭の変形，外上方への移動，二重臼底像，臼蓋外側縁の骨棘がある．

(2) 機能障害，機能的制限，活動制限

仰臥位では，股関節の外転，外旋および伸展の可動域が制限され，屈曲・内転・外旋位となる．関節可動域測定は，両側の上前腸骨棘を結ぶ線を基準として，内転・外転，内旋・外旋の可動域を測定する．屈曲拘縮の有無をトーマス検査[*95]で確認する．骨頭の変形，上外方への移動によって下肢長が短縮するため，両側の下肢長（棘果間距離，棘果長, spina malleolar distance：SMD）を計測し，下肢長差を把握する．

立位では，骨盤が前傾し，腰椎前弯が増強する．下肢長差および股関節内転拘縮によって，立位では骨盤に傾斜が生じる．骨盤傾斜の有無は，安静立位で左右腸骨稜の高さを比較して確認する．さらに，患肢で起立したときのトレンデレンブルグ徴候[*96]の有無を調べる．

股関節の痛みと股関節の可動域制限によって，足の爪切り，パンツやズボン，靴下の着脱などの

[*95] トーマス検査（Thomas test）：股関節の屈曲拘縮を確認するため，仰臥位で他動的に片側下肢の膝関節を屈曲したままで股関節を屈曲させ，大腿部を腹部に密着させ，腰椎前湾を消失させて，腰部が床面に触れる姿勢とする（トーマス位）．対側の股関節に屈曲拘縮があると，大腿後面が床から離れる．この姿勢で床面と対側大腿部との角度を測定して，股関節の屈曲拘縮角度とする．
[*96] トレンデレンブルグ徴候（Trendelenburg sign）：股関節外転筋群，特に中殿筋の筋力低下があると，筋力低下のある下肢の片足立ちで，遊脚側の骨盤が下降する（非代償型）あるいは体幹を患側に傾けて骨盤下降を代償する（代償型）．

動作が困難となり，和式トイレの使用が無理になる．運動時の痛みと跛行によって，移動能力は低下し，社会的活動が低下する．

（3）治療

治療の目的は，痛みの軽減，関節機能（可動域，荷重性）の維持，日常生活や社会生活における活動性の維持と向上にある．

保存的治療では，痛みに対してNSAIDsを処方するが，副作用が多いこと，軟骨破壊を助長する可能性もあるため，長期投与は行わない．関節可動域訓練は，全方向への訓練を行う．ストレッチングによって体幹の柔軟性を維持することは，日常生活活動における不自由さの解消に不可欠である．股関節周囲筋，特に外転筋群および伸展筋群の筋力強化が重要である．日常生活における身体活動の低下には，水中運動のような股関節への荷重負担が少ない条件下で，有酸素運動を積極的に実施する．歩行機能の改善には，下肢長差の補正，歩行補助具などを処方する．日常生活の不自由を軽減するためには，自助具の使用や環境整備が有用である．

保存療法が限界に達したときには，手術が行われる．手術には，臼蓋形成術，大腿骨骨切り術，関節固定術など，自己組織を用いて股関節の形態を変えて関節機能を再建する術式（図9-80）と，人工関節置換術とに分けられる．前者は若年の患者，後者は50歳以上の壮年および高齢の患者に行われる．手術術式は，性別，年齢，健康状態（基礎疾患，合併症の有無，体力），隣接関節の機能状態，職業や職種，生活環境，活動性などを考慮して決定する．進行期の変形性股関節症や初期であっても痛みが激しく，日常生活に著しい不自由がある場合には，臼蓋の骨頭被覆を向上させる臼蓋形成術あるいは関節の適合性を改善するための大腿骨骨切り術が選択される．末期の変形性股関節症では，人工股関節全置換術（total hip arthroplasty：THA）が適応となる．除痛，関節可動域改善，脚長差の補正などが得られる．

［付］人工股関節手術

人工股関節は，金属製の長いステムをもつ大腿骨頭と，ポリエチレン製の寛骨臼カップとの2つの部品で構成されている．部品を骨に固定するために，即時重合型アクリル樹脂の骨セメントを用いる方式と，部品と骨との接触面にポーラス加工を施して骨組織が増殖侵入することで固定性を得るセメントレス方式とがある．

術式には，大転子を切離して股関節に到達する術式，大殿筋を縦切した後に外旋筋を切離して股関節に到達する術式などがある．術後のリハビリテーションは，手術の翌日から開始する．深呼吸，関節可動域訓練，下肢への荷重，筋力強化訓練に続いて，日常生活活動の順に実施する．およそ3か月で，関節可動域や筋力を回復して，外出や社会活動への参加も可能となる．関節の脱臼を防ぐために，軟部組織が修復されて，人工関節周囲に疑似関節包が形成されるまでの術後3か月間は，股関節を90°以上の屈曲，正中線を越えての内転，外転・外旋，屈曲・内旋の肢位にしてはならない．筋力強化訓練は，術式によって重点的に行う筋群が相違する．大転子を切離した術式では股関節外転筋を，大殿筋を縦切した場合には股関節伸展筋と外旋筋を重点的に強化する．はじめは自動介助運動で行い，次いで等尺性・等張性運動へと移行する．開放性運動連鎖（open kinetic chain）運動では，股関節に応力が集中するため，過度の重錘を用いた筋力強化訓練は人工関節部品の摩耗を早める恐れがある．歩行は，術後1週間以内に歩行補助具を用いて開始する．荷重は，セメント使用の場合は術翌日から耐えられる範囲内で，全荷重まで可能である．セメント非使用の場合には，術後6週間は部分荷重として，その後に耐えられる範囲内で荷重量を漸増する．階段昇降では，健側下肢から上り，患側下肢から下りる．約1年で機能回復はプラトーに達して，軽いスポーツ活動（ゴルフ，ボーリング，ハイキングなど）は可能である．

人工関節の合併症には，感染，インプラントの破損やゆるみ（loosening），関節可動域制限，脱

臼，肺塞栓症，異所性化骨などがある．大きなインプラントを生体内に入れるため，感染の危険性が高い．術中の感染だけでなく，う歯などの感染症も引き金となる．術直後の早期感染と遅発性感染とがあり，難治性で人工関節の抜去が必要とされることもある．インプラントのゆるみには，摩耗によるポリエチレンや金属の粉末で骨融解が生じることも関係している．なお，人工股関節の再置換術が必要となる頻度は，1年ごとに約1%である（Faulkner et al. 1998；Melchau et al. 1993）．

3-変形性脊椎症

脊柱の加齢性変化によって，頸部や腰背部の痛み，脊柱の可動域制限，脊髄神経根への影響が現れる．神経症候が明らかであって，その責任病巣が特定できる場合には，その病理学的変化や病態に基づいた病名が付される．神経症状がない，あるいはわずかであって，痛みや可動域制限を主訴として，脊柱のX線像に加齢性変化が認められるとき，変形性脊椎症（spondylitis deformans）と診断される．

脊柱の変化には，椎間腔や椎間孔や脊柱管の狭小化，椎体縁の骨棘形成，椎間関節の関節症変化（関節腔の狭小化，骨棘形成），脊柱靱帯骨化（前縦靱帯，後縦靱帯，黄靱帯），脊柱弯曲の変化（側弯，前弯，後弯，生理的前弯・後弯の減少），椎体辷りなどがある．これらはX線像やCT，MRIなどの画像で確認できる．脊髄や馬尾や神経根に傷害を生じやすい脊柱管狭小化には，椎体骨棘形成，椎間板ヘルニア，靱帯硬化，弯曲変形，椎体辷りなどが関係している．

（1）症候と診断

患者の訴えは，主に頸部痛あるいは腰背部痛と脊柱可動域制限であり，神経症状はない．痛みは肢位の変化に伴って，上肢や下肢の近位部に放散することがある．痛みは主に運動時に起こり，朝の起床時や身体運動の開始時に強い．次第に軽快するが，長時間の身体運動では，かえって増強する．

頸部や腰背部の痛みと可動域制限があり，末梢神経や神経根，脊髄に関連した病的所見が認められないことが，診断にとって重要である．頸部，背部，腰部の痛みや可動域制限をもたらす他の疾患，脊椎骨折，脊椎の炎症や腫瘍，脊柱変形，先天異常の有無などを，画像所見を通して除外することが必要である．

（2）治療

治療は，薬物，温熱や牽引などの理学療法，装具療法によって痛みを緩和し，次いで可動域訓練，ストレッチング，自動運動による筋力強化を試みる．日常生活上の注意など，患者の指導が大切である．

［付］頸椎症性脊髄症

頸椎の加齢性変化によって，椎間板の膨隆，椎体後縁の骨棘形成，後縦靱帯骨化，黄靱帯肥厚などがあり，それらによって脊柱管の狭窄が生じ，脊髄や頸神経の神経根（nerve root；脊髄神経が脊椎腔内にあって，髄膜に覆われている部分），血管などが圧迫され，神経症候が現れた状態を頸椎症性脊髄症（cervical spondylotic myelopathy）という．上下肢の腱反射亢進，病的反射の出現，直腸膀胱障害などを主とした脊髄症（myelopathy），上肢の腱反射低下，筋力低下および感覚障害が主な神経根症（radiculopathy），両者が合併した脊髄神経根症（myeloradiculopathy）に大別される．

① 頸椎後縦靱帯骨化症

頸椎の後縦靱帯骨化症（ossification of posterior longitudinal ligament：OPLL）は，脊髄症の代表的疾患である（図9-81）．50歳以上の男性に多く，後縦靱帯の骨化によって脊髄が圧迫され，虚血と器官的圧迫で神経徴候が出現する．神経症候の出現には，頸椎の肢位なども関係する．椎間板変性は軽度である．頸部から上肢への放散痛，筋力低下と筋萎縮，感覚障害があり，手指の素早い屈伸運動を反復すると伸展運動が遅くなる（myelopathic hand）．下肢は痙性麻痺となる．

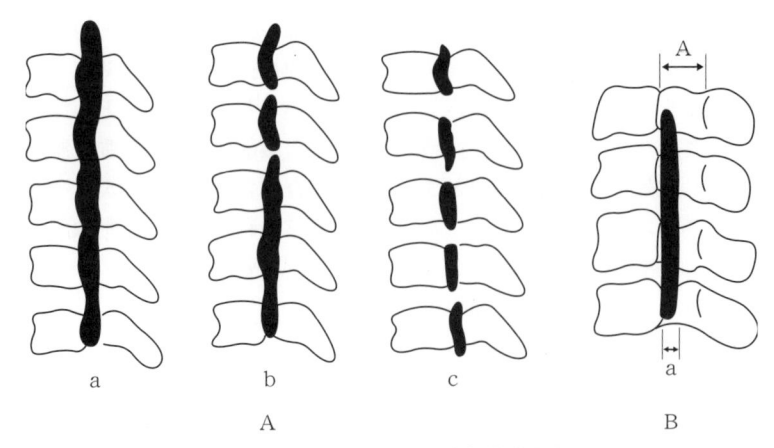

図 9-81 OPLL の分類と脊柱管狭小率

（片岡・他　1997）

A．分類．a：連続型，b：混合型，c：分節型
B：脊柱管狭小率．A：脊柱管前後径，a：骨化巣前後径

$$脊柱管狭小率＝\frac{a}{A}\times 100（\%）$$

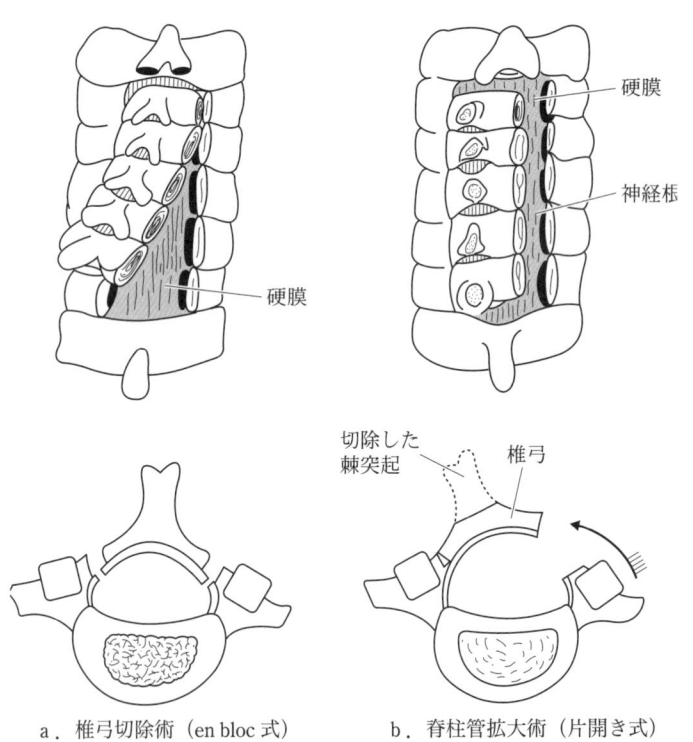

a．椎弓切除術（en bloc 式）　　b．脊柱管拡大術（片開き式）

図 9-82　頸椎後方進入法

（片岡・他　1997）

② 頸椎椎間板ヘルニア

男性に多く、ヘルニアの大きさによって、神経根や脊髄の機能障害が生じる。脊柱管前面正中部への膨隆では、上肢の髄節症候と下肢の痙性不全麻痺、傍正中部では髄節症候と神経根症候、後外側では神経根症候が現れる。

いずれも保存的療法が第1選択であるが、上下肢の運動障害が重度の場合、脊髄圧迫が著しい場合には、手術が行われる（**図9-82**）。術後数か月にわたって神経機能は回復し、脊柱管の狭窄が再発しなければ、回復した機能は保持される。高度の圧迫によって、脊髄に不可逆の変化が生じた場合には、麻痺の回復は望めない。脊髄損傷として、リハビリテーションを実施する。

3 骨粗鬆症

骨粗鬆症（osteoporosis）とは、全身的な骨量の減少および骨組織の微細構造の変化によって、骨の脆弱性が増大した状態である。なお、骨量は減少していても、症状がない場合には、骨減少症（osteopenia；骨のカルシウム沈着や密度の減少）と呼んでいる。

わが国の有病率は、40歳代では男女とも数%である。70歳代後半では、男性は18%、女性はおよそ50%に達している（山本 1999）。全体では、1,000万人以上と推計されている（藤原2005）。また、大腿骨頸部骨折患者は年間およそ9万人であり、その80%には、基礎疾患として、骨粗鬆症が認められている。

1-分類と病因

原因によって、原発性骨粗鬆症と続発性骨粗鬆症とに分けられる（**表9-87**）。原発性骨粗鬆症のうち、およそ90%を退行期骨粗鬆症が占めている。特に、骨量減少に関連している要因には、遺伝因子、女性ホルモン（閉経）、生活様式（栄養、

表9-87 骨粗鬆症の分類

1	原発性骨粗鬆症 　退行性骨粗鬆症（閉経後、老人性）、特発性骨粗鬆症、若年性骨粗鬆症
2	続発性骨粗鬆症 　1）内分泌疾患：性腺機能不全症、クッシング症候群、副甲状腺機能亢進症、甲状腺機能亢進症、糖尿病 　2）先天性結合組織疾患：骨形成不全症、マルファン症候群、エーラース・ダンロス症候群 　3）血液疾患：多発性骨髄腫、悪性リンパ腫、白血病 　4）消化器疾患：胃切除後、原発性胆汁性肝硬変、吸収不良症候群 　5）薬剤：グルココルチコイド、メトトレキセート、抗痙攣薬、ヘパリン 　6）栄養異常：アルコール多飲、ビタミンC欠乏、ビタミンK欠乏 　7）廃用症候群：長期臥床、無重力状態

（松本 2002、一部改変）

身体活動、喫煙、飲酒）などがある。カルシウム摂取量と骨密度との間には正の相関があり、適度のアルコール摂取は骨量減少を抑制する。一方、カフェインの過剰摂取は、骨粗鬆症の危険因子とされている（藤原 2005）。

2-病理

ここでは、骨粗鬆症の大多数を占めている退行期骨粗鬆症を取り上げておく。骨組織は、骨芽細胞による骨形成と破骨細胞による骨吸収とによって、絶えずリモデリング（remodeling）[*97]されている。リモデリングの平衡が負に傾くと、骨量は減少する。骨代謝回転の面からみて、骨量の吸収率と形成率との比が、正常よりも大きい場合を高回転型（high turn over type）、小さい場合を低回転型（low turn over type）と呼んでいる。退行期骨粗鬆症（involut-ional osteoporosis）のうち、閉経後骨粗鬆症は高代謝回転型（Ⅰ型）、老人性骨粗鬆症は低代謝回転型（Ⅱ型）である。

閉経後に血中エストロゲン濃度が低下し、インターロイキン-1（interleukin-1：IL-1）やインターロイキン-2（IL-2）などの骨吸収促進性サイトカ

[*97] リモデリング：骨吸収とそれに引き続いて生じるバランスのとれた骨形成のこと。再造形と訳される。

表 9-88 原発性骨粗鬆症の診断基準（2000 年度改訂版）

低骨量をきたす骨粗鬆症以外の疾患または続発性骨粗鬆症を認めず，骨評価の結果が下記の条件を満たす場合，原発性骨粗鬆症と診断する．

I．脆弱性骨折[注1]あり	
II．脆弱性骨折なし	
骨密度値[注2]	脊椎X線像での骨粗鬆化[注3]
正　　常　YAMの80％以上	なし
骨量減少　YAMの70％以上80％未満	疑いあり
骨粗鬆症　YAMの70％未満	あり

YAM：若年成人平均値（20—44 歳）

注1　脆弱性骨折：低骨量（骨密度がYAMの80％未満，あるいは脊椎X線像で骨粗鬆化がある場合）が原因で，軽微な外力によって発生した非外傷性骨折，骨折部位は脊椎，大腿骨頸部，橈骨遠位端，その他．
注2　骨密度は原則として腰椎骨密度とする．ただし，高齢者において，脊椎変形などのために腰椎骨密度の測定が適当でないと判断される場合には大腿骨頸部骨密度とする．これらの測定が困難な場合は，橈骨，第二中手骨，踵骨の骨密度を用いる．
注3　脊椎X線像での骨粗鬆化の評価は，従来の骨萎縮度判定基準を参考にして行う．

脊椎X線像での骨粗鬆化	従来の骨萎縮度判定基準
なし	骨萎縮なし
疑いあり	骨萎縮度I度
あり	骨萎縮度II度以上

（折茂・他　2001）

インの産生が高まり，骨芽細胞が分泌する骨吸収抑制因子の産生は低下する．さらに，その他の要因も関連して，骨吸収は亢進するが，それに対応する骨形成が得られないため，骨量が減少する．他方，高齢者では，老化に伴って骨芽細胞の分化や機能は低下するため，骨形成が抑制される．また，腸管からのカルシウム吸収の低下などが骨形成の抑制に関与する．

3 -臨床症候

骨折とそれに伴う症候が主となる．骨の脆弱性による骨折は，身体のいずれの部位にも起こるが，椎体，上腕骨，大腿骨頸部，手関節部（橈骨）に多い．

大腿骨頸部骨折は生命予後に影響する合併症であり，患者のおよそ10％は，発症後1年以内に死亡する（松本　2002）．また，要介護状態になることも多い．

脊椎椎体の圧迫骨折による腰背痛，脊柱の後弯変形や身長の短縮が起こる．これらに伴って身体活動も低下する．無症状の椎体骨折も少なくない．しかし，骨折のある椎体数が多くなると，症候は顕著，かつ重度となる．新鮮な椎体骨折に伴う腰背痛は，骨折椎体の棘突起の圧痛，叩打痛および体幹の側面への関連痛を伴い，身体運動によって増強し，安静によって軽減する．痛みは，およそ2週間の安静で軽快する．慢性の腰背痛は，腰部から腰仙部の重苦しい痛みであって，身体運動の開始時，体幹の前屈時，立位姿勢や歩行時に増強する（Silverman　1992；岸本　1999）．椎体の骨折によって，脊髄麻痺を生じることは少ないが，椎体後壁が破綻して，次第に椎体圧壊が進行すると遅発性神経麻痺が発症する（長谷川・他 1999）．

4 -診断

原発性骨粗鬆症の診断基準を**表 9-88** に，診断マニュアルを**図 9-83** に掲げる．なお，高齢者で

図 9-83 原発性骨粗鬆症の診断マニュアル

(折茂 2001)

図 9-84 椎体変形の診断法

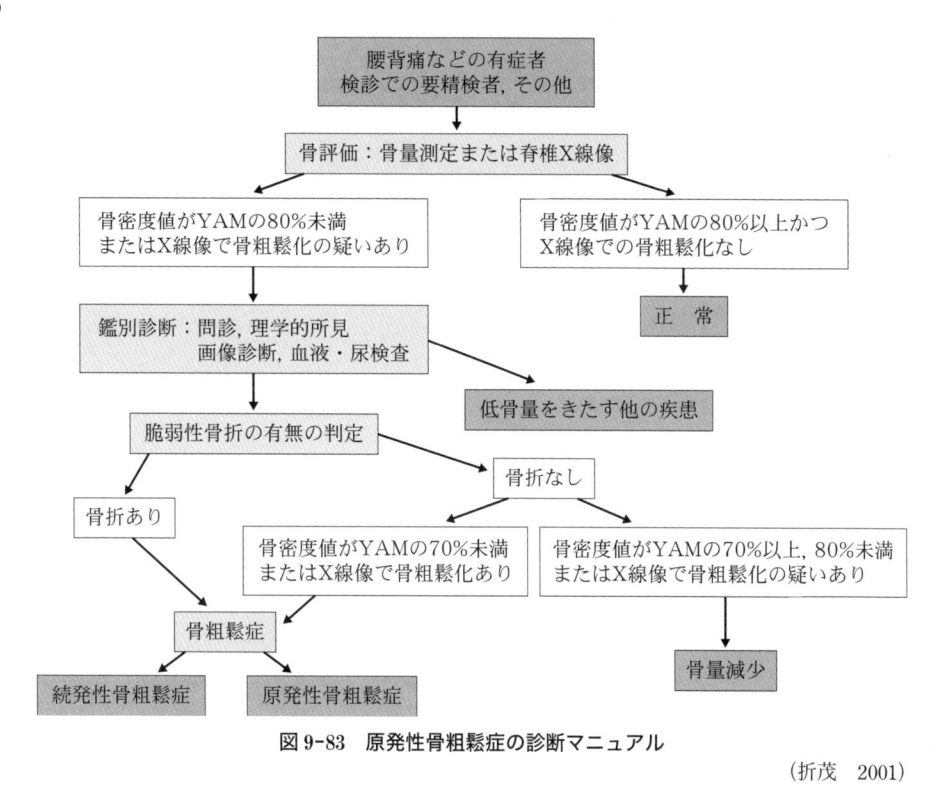

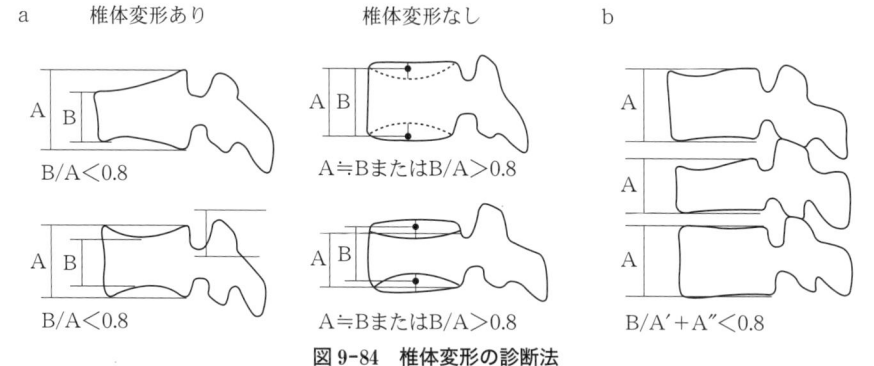

Nordin score を modify したもので，椎体後縁の高さに対する，椎体前縁あるいは中央部の高さの割合を算出し，0.8 未満の場合を椎体変形ありと診断する (a).
扁平椎のように全体的に椎体の高さが減少する場合，隣接する椎体後縁の高さの平均値を用いる (b).

(折茂 1989)

あっても，原因疾患の除外には留意しておく．

骨量減少の判定は，脊椎X線像と骨密度の測定によって行う．X線像の判定は，以下の骨萎縮度判定基準で行う．
・骨萎縮度Ⅰ度：縦の骨梁が目立つ
・Ⅱ度：縦の骨梁が粗となる
・Ⅲ度：縦の骨梁が不明瞭となる

骨萎縮に伴って生じた椎体の圧迫骨折は，楔状椎，魚椎，扁平椎などの変形となって現れる．X線像による椎体変形の診断法を図 9-84 に掲げる．

骨の強度は骨塩（bone-salt；骨内の主要な化合物で，膠原線維の網状の骨基質内にカルシウムやリンを含む小結晶として沈着している）の量に

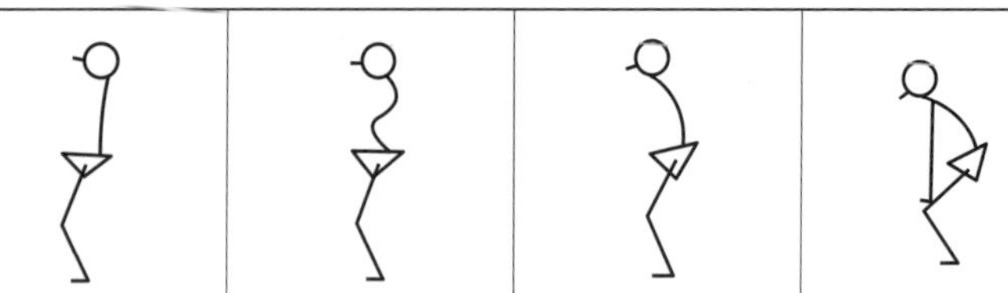

	伸展型	S字型	屈曲型	手膝上型
例数	28	37	31	32
平均年齢	67.8±7.5	73.0±9.0	75.6±7.2	74.6±7.6
胸椎圧迫骨折数	0.57±0.77	2.00±1.83	1.03±1.36	0.88±1.24
腰椎椎間板変性数	0.96±1.42	0.56±1.17	1.19±1.84	1.81±1.91
初診時腰痛（＋）	58.8%	47.8%	60.0%	36.8%

図 9-85　老人姿勢の類型

（仲田　1988）

よって 80％が説明されることから，骨の脆弱性を推定する指標として骨塩量が測定されている．骨塩量の定量には，複数の測定法がある．二重 X 線吸収測定法（dual energy X-ray absorptiometry：DXA）では，測定部位は腰椎とされている．ただし，脊椎変形などで腰椎の骨密度の測定が適当でないと判断される場合は，大腿骨頸部とする．これらの部位による判定が困難であれば，橈骨，第二中手骨，踵骨などを利用する（折茂　2001；Orimo et al. 1998）．骨塩量の変化を追跡調査する場合，測定機器の誤差を考慮して，最低 3～4 か月の間隔をおいて測定する．

原発性骨粗鬆症と続発性骨粗鬆症との鑑別には，血中および尿中のカルシウム，無機リン，アルカリホスファターゼ，クレアチニンの検査が必要である．原発性骨粗鬆症では，血中カルシウム，無機リン，アルカリホスファターゼ値は正常である．続発性骨粗鬆症では，これらは異常値となることが多い．高代謝回転型と低代謝回転型との鑑別には，骨代謝マーカー値を利用する．骨形成マーカーには，血中のオステオカルシン（BGP），骨型アルカリホスファターゼ，carbozyterminal propeptide of type I collagen（PICP）などがある．骨吸収マーカーには，尿中のデオキシピリジノリンあるいはこれが結合した type collagen I cross-linked N-telopeptides（NTx），血中の酒石酸抵抗性酸性ホスファターゼ（TRAP）や type I collagen carboxy-terminal telopeptides（IXTP）の測定が行われる．

5－合併症と機能的状態

（1）脊椎骨折

骨粗鬆症は，骨折が起こりやすい状態である．わが国における脊椎骨折の有病率は，50～54 歳代では 2～5％，70 歳代では 25％，80 歳代では 43％に達している（Ross et al. 1995.；Kitazawa et al. 2001）．

脊椎椎体の骨折は，胸腰椎移行部に初発することが多い．圧迫骨折が多数の椎体に及ぶと，脊柱には後弯変形が生じて，立位姿勢では骨盤を後傾させ，膝関節を屈曲させた高齢者に特有な姿勢（前屈み姿勢，stooped posture）となる．身長が短縮して，腹部が突出し，腹囲が拡大した体型になる．胸腔と腹腔の容積が減少するため，腹部膨満感，鼓腸，食欲不振などの症状，運動耐容能の低下などを訴える．さらに脊柱前弯が強度になると，背臥位の姿勢となるのが困難になる．前屈みの立位姿勢では，体重心が両足底で構成される支持基底の後方に位置するようになり，後方への不安定性が増す（図 9-85）．

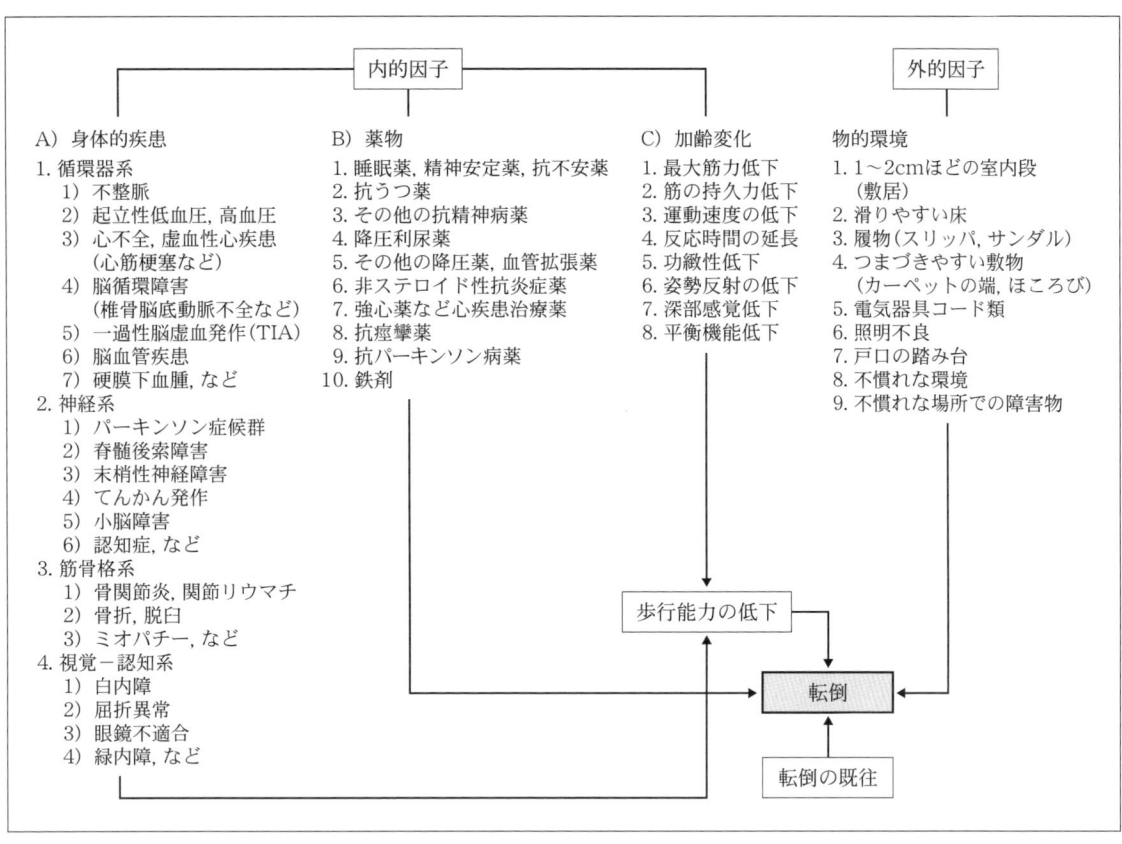

```
                    内的因子                              外的因子
    ┌─────────────────┼─────────────────┐                │
A) 身体的疾患      B) 薬物          C) 加齢変化        物的環境
1. 循環器系        1. 睡眠薬, 精神安定薬, 抗不安薬   1. 最大筋力低下    1. 1～2cmほどの室内段
  1) 不整脈        2. 抗うつ薬                     2. 筋の持久力低下     (敷居)
  2) 起立性低血圧, 高血圧   3. その他の抗精神病薬   3. 運動速度の低下  2. 滑りやすい床
  3) 心不全, 虚血性心疾患   4. 降圧利尿薬           4. 反応時間の延長  3. 履物(スリッパ, サンダル)
     (心筋梗塞など)        5. その他の降圧薬, 血管拡張薬  5. 功緻性低下   4. つまづきやすい敷物
  4) 脳循環障害            6. 非ステロイド性抗炎症薬  6. 姿勢反射の低下    (カーペットの端, ほころび)
     (椎骨脳底動脈不全など) 7. 強心薬など心疾患治療薬  7. 深部感覚低下  5. 電気器具コード類
  5) 一過性脳虚血発作(TIA) 8. 抗痙攣薬              8. 平衡機能低下   6. 照明不良
  6) 脳血管疾患            9. 抗パーキンソン病薬                      7. 戸口の踏み台
  7) 硬膜下血腫, など      10. 鉄剤                                   8. 不慣れな環境
2. 神経系                                                            9. 不慣れな場所での障害物
  1) パーキンソン症候群
  2) 脊髄後索障害
  3) 末梢性神経障害
  4) てんかん発作
  5) 小脳障害
  6) 認知症, など
3. 筋骨格系
  1) 骨関節炎, 関節リウマチ
  2) 骨折, 脱臼
  3) ミオパチー, など
4. 視覚－認知系
  1) 白内障
  2) 屈折異常                                         歩行能力の低下
  3) 眼鏡不適合
  4) 緑内障, など
                                                          転倒
                                                          ↑
                                                        転倒の既往
```

図9-86 転倒の主なリスクファクター

(鈴木 2004, 一部改変)

高齢の患者は，腰背痛，痛みによる不眠，体型の変化，脊柱変形，立位姿勢の不安定性とともに，心身機能の低下を伴っていることが多い．床面から立ち上がる，背伸びをして高い所のものを取る，移動，更衣や入浴やトイレ動作，炊事や掃除などの家事活動が困難になり，外出や社会的活動も制約される．また，転倒を経験すると，その後は転倒に恐怖感を抱くようになり，身体活動は一層不活発になる（Lips et al. 1997；Randell et al. 1998）．

(2) 大腿骨頸部骨折

近年，大腿骨頸部骨折の患者数は増加の傾向にある．1992年の全国の患者数は92,000人と推計されている（Orimo et al. 1997）．骨折の患者数は加齢につれて増加し，80～84歳で最多となっている．75歳未満では，内側骨折が多く，75歳以上では外側骨折が多くなる．原因としては，転倒が最も多く，屋内における受傷が2/3を占めている（日本整形外科学会骨粗鬆症委員会 2004）．橈骨遠位部の骨折は，50～70歳の活動性が比較的高い年齢層に多く生じている．60～70歳では，年間に人口10万人当たり300～400人と推定されている（Ross et al. 1995；荻野 1999）．高齢者の大腿骨近位部骨折は，生命予後にも影響し，また寝たきりとなる危険率も高いだけでなく，セルフケアや移動などの日常生活活動の低下もあって，自宅退院が困難になることも多い（大井・他 1997；横山・他 1997）．平成16（2004）年の国民生活基礎調査では，わが国の介護を要する者となる原因として，転倒骨折は，脳血管疾患，高齢による衰弱に続いて第3位となっている．

6 - 治療

骨粗鬆症の治療では，骨量の維持あるいは増加を図り，骨折を予防することが最大の目標となる．そのためには，骨折の危険因子である低骨量の個体を見いだして治療し，併せて転倒予防のための運動療法や生活指導が重要になる．

(1) 骨量の維持，増加と骨折の予防

高代謝回転型では，エストロゲン，選択的エストロゲン受容体調整剤（selective estrogen receptor modulator：SERM）としての塩酸ラロキシフェン，カルシトニン，アレンドロン酸ナトリウム水和物，リセドロン酸ナトリウム水和物などに骨吸収抑制作用が認められている．骨形成促進薬としては，活性型ビタミンDが広く用いられている．また，副甲状腺ホルモン（parathyroid hormone：PTH）の間欠投与にも，骨量増加作用と骨折の防止効果がある．なお，閉経直後の更年期障害を伴っている場合には，ホルモン補充療法（hormone replacement therapy：HRT）が適応となる．

喫煙や多量の飲酒などの危険因子の除去，十分なカルシウムの摂取，ビタミンDやビタミンKの補充，アルファカルシドールの投与，適度な身体運動は，退行期における骨量減少を防止するのに役立つ．

運動療法には，骨量の増加および転倒予防の効果が期待され，歩行，走行，筋力強化訓練，球技などが推奨されている．治療体操では，背筋や腹筋，四肢の筋力の維持や強化を目標とする．ただし，高齢者への運動処方には十分なメディカルチェックが必要である．

(2) 脊椎椎体の骨折時

急性期の治療は，痛みを緩和して，早期に身体活動を可能にすることである（Silverman 1992；岸本 1999）．1〜2週間の安静によって痛みは消失する．その間，鎮痛薬の投与，体幹装具や体幹のギプス固定によって，痛みを和らげる．安静期間であっても，できるだけ座位や立位の時間を増やし，臥床の継続を避けることが大切である．痛みが落ち着いたら，体幹の可動域訓練，体幹の筋力強化訓練を開始する．脊柱の後弯変形を防止することが重要である．一度，脊椎骨折に罹患すると，再度の骨折に危険率は4〜5倍になる．

(3) 骨折および転倒の予防

骨折の予防には，転倒を防止することが大切である．高齢者の転倒は，在宅では10〜20%，施設では10〜40%とされている．原因では，つまづいたり，すべったりしたことが半数以上を占めている．また，男性よりも女性に，打撲や擦過傷，骨折などの発生率が高い．骨折は，転倒した者の4〜6%で発生し，女性に多い（鈴木 2003；金成・他 2003）．転倒の危険因子には，加齢による機能低下，感覚器や運動器の機能障害，認知機能の低下だけでなく，薬物や物的環境も含まれている（図9-86）．

転倒予防には，危険因子に注意して，運動療法，生活指導，環境調整を実施する．なお，転倒の危険性がある高齢者を判別する手段として，立って歩け時間計測（timed Up & Go test：TUG）[*98]が利用できる．

転倒予防の活動は，在宅者に対しては地域の保健施設，医療機関や介護老人保健施設でも実施されている．なお，運動は単独に実施しても，生活指導や環境調整などとともに実施しても，転倒予防の効果がある（大高・他 2006）．

[*98] TUG：被験者は肘掛け・背当て付き椅子に楽に座り，合図に従って立ち上がり，3m先の床上の線まで歩き，向きを変えて椅子まで戻って，座る．検者は全所要時間を測定する（Podsiadlo et al. 1991）．TUGで14秒以上を要する高齢者は，転倒の危険率（risk）が高い（Shumway-Cook et al. 2000）．

9. 慢性疼痛と行動療法

　痛み（pain）は，日常診療でしばしば見受けられる主訴であり，その原因は軽い疾病や外傷から心理的要因まで多様である．痛みは，基本的には組織が侵害刺激にさらされたことによって生じる生物学的な反応であり，警告信号と考えられてきた．しかし，各人の訴え方はさまざまであり，その程度は必ずしも身体的損傷の強さに比例せず，不安やうつ状態といった精神的背景が影響することも経験的に知られている．痛みは種々の要因と関連した複雑な現象としてとらえる必要がある．慢性の身体的な痛みは，家庭生活や就業などの役割遂行の障害となっている．腰背痛は，上気道疾患に次いで就業を妨げる要因とされている．腰背部に痛みを訴えるものは多い．それらの痛みには，病理学的変化が明らかなものと，明らかでないものとがある．腰痛（lumbago）あるいは腰痛症（low back pain）は，背部の中央や下部の痛みのうち，病因が特定できないときの記述用語として広く知られている．その痛みが3か月以上持続する場合には，長期にわたる機能障害が残存することも多い（Mundt et al. 1993）．

1 急性疼痛と慢性疼痛

　臨床的に，痛みは急性疼痛（acute pain）と慢性疼痛（chronic pain）とに分けられる．急性疼痛とは，組織の損傷など，特異的な病理に基づく比較的短期間（6か月未満）の痛みである．慢性疼痛は，通常の治癒に要する期間を超え（6か月以上），心理的，人間関係的および環境的要因が深くかかわるような痛みである．しかし，痛みを持続時間によって区分するのは不適切という見解もある（柳田　1985）．急性疼痛には，その原因となる身体的病変があり，多くは発症後，直ちに出現し，痛みは相動的であり，末梢の侵害刺激の強さに応じて不安緊張に伴う自律神経活動は変化する．頻脈，血圧上昇，瞳孔散大，筋緊張亢進，唾液分泌の現象，カテコールアミンの分泌などである（Wall et al. 1984）．一方，慢性疼痛では，原因となる身体病変や自律神経反応は明らかでなく，疼痛部位が限定せず，鈍い持続的な痛みを訴える．慢性疼痛の要因には，①急性疼痛が適切に治療されなかった場合，②慢性の関節炎症や末期癌などのある場合，③不安が絶望に変わったり，身体の活動性が減弱して苦悩やうつ状態といった心理的問題がある場合，④失職や離婚，何らかの二次的利得のような社会的原因がある場合，などがある．急性疼痛は，身体的要因による器質的疼痛（organic pain）であり，慢性疼痛は心理的要因による心因性疼痛（psychogenic pain）とされるが，臨床的には疼痛は両者の混合とみなし，いずれが優位であるかを治療上の問題とするのがよい（Rachlin 1985；中川　1988）．

2 慢性疼痛の諸相

　慢性疼痛を考える場合，痛みを感覚や知覚の現象としてとらえるだけではなく，疼痛刺激に対す

る心身の反応という側面にも注意する必要がある．痛みは侵害受容（nociception），痛み（pain），苦悩（suffering）および痛み行動（pain behavior）の4つの成分からなる多次元的・多水準的経験である（Loeser 1982）．侵害受容とは，末梢でのA-δ線維やC線維の末端の侵害受容器が刺激されることである．痛みとは，この侵害刺激を「痛い」と感じること（sense），あるいは「痛い」と知覚すること（perception）である．苦悩とは，痛みによって引き起こされた不快な情緒反応および認知的反応である．痛み行動とは，うめき声を上げる，しかめ面をする，助けを求める，不活発さなど，個人が示す痛みに関する観察可能な行動を指す．この中には，頻繁に受診する，薬を多用する，仕事（職場）を休むなどの行動も含まれる．

3 慢性疼痛症候群と疼痛性障害

慢性疼痛のある人びとは，時間経過につれて，疼痛に対して生理的および行動面で適応していく．しかし，個人の疼痛に対する対処や適応の仕方は多様である．長期（3～6か月）にわたる疼痛の持続に対して，不適応行動（maladaptive pattern of behavior）を示している場合を，慢性疼痛症候群（chronic pain syndrome）と呼んでいる．Patil et al.（2002）は，Brenaが記載した5つの特徴（D）を掲げている．
- 薬剤への依存や誤用（Drug abuse or misuse）
- 生活機能の機能不全（Dysfunction or decreased function in life）
- 廃用による柔軟性や筋力や持久性の喪失（Disuse resulting in loss of flexibility, strength, and endurance）
- うつ状態あるいは沈んだ気分（Depression or depressed mood）
- 日常生活活動の遂行あるいは就職活動に能力低下をもたらす障害（Disability resulting in inability to perform activities of daily living or pursue gainful employment）

Patil et al.（2002）は，これに睡眠パターンの異常（disturbed sleep pattern）を加えている．

疼痛を精神医学的視点からみた場合，DSM-IV-TRでは，疼痛性障害（pain disorder）の診断基準として，次のA～Eをあげている（アメリカ精神医学会 2002）．
- A：ひとつまたはそれ以上の解剖学的部位における疼痛が臨床像の中心を占めており，臨床的関与が妥当なほど重篤である．
- B：その疼痛は，臨床的に著しい苦痛，あるいは社会的，職業的，その他の重要な領域における機能の異常を引き起こしている．
- C：心理的要因が，疼痛の発症，重症度，悪化，あるいは持続に重要な役割を果たしていると判断される．
- D：その症状あるいは欠陥は，(虚偽性障害や詐病のように) 意図的に作り出されたり捏造されたりしたものではない．
- E：疼痛は，気分障害，不安障害，精神病性障害ではうまく説明されないし，性交疼痛症の基準を満たさない．

なお，疼痛性障害は，慢性疼痛（持続期間が6か月以上）とは限らず，急性疼痛（持続期間が6か月未満）の場合にも適用される．国際疼痛学会は，慢性疼痛について，解剖学的部位，器官系，疼痛と発現様式の時間的特徴，疼痛発現の強さと時間に関する患者の表現および病因の五次元から分類することを提案している（アメリカ精神医学会 2002）．

4 予防医学的視点

慢性疼痛に対しては予防の考えが重要である．予防は3つのレベルに分けられる．
- Iレベル：機能障害の発生を予防するためのあらゆる対策．慢性疼痛をもたらす疾患の予防，社会文化的環境の改善を目指す．
- IIレベル：機能障害（痛みとそれによる運動障害）がある場合，機能的制限の発生を予防するためのあらゆる手段．痛みに対する治療が中心になり，同時に二次的障害の予防のために心身

機能の訓練（主に理学療法と作業療法）を行う．
・Ⅲレベル：すでにある機能的制限が障害（活動制限や参加制約）を引き起こす影響を軽減するためのあらゆる手段．心身活動の向上，心理社会的調整などを含めたリハビリテーションとともに環境調整が重要である．

慢性疼痛に対しても多くの慢性疾患と同様に早期発見と早期治療が重要である．不幸にして慢性疼痛の状態になったら，痛みの管理，心身機能の維持と改善，社会適応の促通など，多方面からのアプローチが必要となる．

表9-89　病者と障害者の役割

	病者役割	障害者役割
役割の期間	一時的	永続的
社会的義務	免除	可能な限り負う
医療に対する態度	受動的	能動的
自己の疾病ないし障害に対する態度	異化（排除）	同化（適応）
自己の身体的条件に対する責任	なし	機能障害についてはないが機能的制限についてはある
社会制度上の保障	ある	部分的にある

（中村　1983a）

5　慢性疼痛の強化因子

慢性疼痛は多くの要因によって強化された学習行動としてとらえることができる．このような行動はうつ的で非活動的，非競争的なパーソナリティの人々に多く認められる．しばしば患者は新たな身体像をもつようになり，痛みのために機能的制限に陥った自己像を抱いている．その結果，活動性の乏しいことや他人に面倒をみてもらうこと，社会から補償を得ることを当然のこととして正当化する．痛み行動が何らかの利益をもたらすと，その行動自体が正の強化因子として作用し続けることになる．医師が長期間，効果の明らかではない治療を続けることも，痛み行動を強化することになる．患者の要求に対する家族の対応も痛み行動の強化の原因となることがある．

6　病者役割と障害者役割

集団のなかの個人は，その地位や位置にふさわしく，少なくともそれから逸脱しない行動をとるように他の集団構成員から期待されている．このような期待の集合が役割（role）である．病気（illness）になることで，それまでの個人の役割は変わり，種々の社会的役割は免除される（表9-89）．慢性疼痛のような長期にわたる病気では，病者役割の取得は社会生活の半永続的な放棄につながる．病気である限り，社会的役割や義務が免除され，他人の世話や経済的補償などの特権が得られる．慢性疼痛患者が病者であり続け，病者役割から利得を得ている間はリハビリテーションの対象にはなり得ない．痛みを病気ではなく障害として位置づけ，痛みがあっても社会生活に適応できると考えることが大切であろう．そのため，種々の手段を利用して痛みに対する耐性（tolerance）を向上させる必要がある．

7　評価（アセスメント）

痛みは多面的な性質をもつことから，その評価（アセスメント）は，医師，看護師，心理士，理学療法士，作業療法士などからなる学際的治療チームによって行われることが望ましい．このチームに介護者を加えることもある．評価（アセスメント）の最終的目標は，患者の痛みを軽減するための最も効果的な介入の対象と方法を定めることである．すなわち，痛みのどの水準に，どのようなアプローチするのが有効かを決めることである．

1－問診・面接による情報収集

患者と家族あるいは介護者に対する面接では，次のような情報を得ることを主眼とする．
・痛みの種類，場所および強さ
・痛みの生活機能や気分，睡眠への影響
・患者の長所あるいは強み（活動や運動の水準，社会的支援の質と量，対処技能，精神性など）

- 合併症
- 段差や手すりなど建物の設備や構造を含む住居環境
- 患者の信念と態度（患者の生活にとって痛みはどのような意味をもつか，痛みの治療に関して患者の役割や薬の役割は何か，痛みの軽減や除去に対する期待，など）
- 患者の人生の目標は何か

　患者に認知障害や言語障害がある場合は，家族あるいは介護者から聴取する．そのとき，家族や介護者が，患者の痛み行動に対してどのような反応をしているかも観察する．患者にとってのキーパーソンは，単に情報を得るだけの対象ではなく，有効な治療を行う上で協力が必要な人びとでもある．

2 - 痛みの測定尺度

　わが国には McGill Pain Questionnaire のような，痛みそのものに関する適当な質問紙はない．主観的評価には，Visual Analog Scale（VAS）や Numerical Rating Scale（NRS）が利用できる．その他に，痛みの心理機能に与える影響，特に不安やうつ状態などを調べる心理検査がしばしば用いられている．不安やうつ状態，神経症傾向の測定には，STAI，SDS，CES-D，GHQ などの質問紙法が，さらに患者の深層心理を問題にするときはロールシャッハ・テストなどの投影法が用いられる．

3 - 痛み日記

　患者に一定期間，痛み日記（pain dairy）を書いてもらうことにより，痛みの変動の様子や治療への示唆を得る（Follick et al. 1984）．また，痛みを誇張あるいは軽減する要因や，痛みが気分，活動性や睡眠にどのような影響を与えているかを知ることができる．

8 リハビリテーション

　慢性疼痛の患者のリハビリテーションでは，

- 痛みの管理と薬物からの離脱
- フィットネスの改善
- 日常生活上の活動増加や維持

が目的となる．評価（アセスメント）には，治療過程におけるこれらの変化を反映する指標が必要である．そのために，健康関連体力（心肺フィットネス，可動域，筋力など），日常生活活動，生活時間調査や活動状況調査を利用するとよい．

1 - 疼痛軽減の処置

　薬物依存からの脱却，痛み耐性の向上，局所疼痛軽減のために物理療法や行動療法が用いられる．

（1）物理療法

　局所疼痛の軽減あるいは抑制に物理療法を利用する．

- 寒冷療法：①出血の止血あるいは減少，②低体温を引き起こす，③痙縮の減少，④疼痛の軽減などを目的にする．アイスパックやアイスマッサージ，寒冷浴などがある．
- 温熱療法：局所の痛み，筋痙攣，炎症などの軽減に利用する．慢性疼痛では，運動療法の前後に処置され，ホットパックやパラフィン浴が用いられる．運動浴は，鎮痛効果と水中運動訓練とが同時に可能な手段として有用である．赤外線照射は，皮膚や皮下組織を加熱するのによい．深部組織の温熱療法には，超音波や極超短波を使用する．
- 経皮的電気神経刺激（transcutaneous electrical nerve stimulation：TENS）：刺激鎮痛法（stimulation produced analgesia：SPA）の一種であり，表面電極を用いて経皮的に末梢神経を電気刺激する治療である．多くは矩形波電流，電圧 $1\sim10$ V，頻度 $10\sim500$ Hz，刺激波幅 $50\,\mu\mathrm{sec}\sim0.5$ msec が利用されているが，患者ごとに最適な刺激のパラメータは異なっている．

（2）薬物療法

　侵害刺激や疼痛刺激に対して，原因となってい

表 9-90　痛みの薬物療法

1　非ステロイド性抗炎症薬
　　　アスピリン，アセトアミノフェン，その他の NSAIDs
2　天然麻薬
　　　モルフォン
3　補助的薬物
　　三環系抗うつ薬
　　　アミトリプチリン，イミプラミン，ノルトリプチリン
　　抗てんかん薬
　　　カルバマゼピン，バルプロ酸，クロナゼパム，フェニトイン
　　抗精神病薬
　　　クロルプロマジン，フルフェナジン，ハロペリドール
　　抗不安薬
　　　ヒドロキシジン

＊ベンゾジアゼピン，バルビツレートは長期使用で依存性やうつ症状を生じる可能性があり，あまり用いられない．

る病理過程の治療や痛みの伝達を抑制する薬物療法も利用される．①非ステロイド性抗炎症薬（NSAID），②天然麻薬，③補助的薬剤がある（表9-90）．局所麻酔薬による神経ブロックも行われる．これらの治療は，急性疼痛に用いられる場合は別にして，慢性疼痛では別の治療法と組み合わせて処方する．実施にあたっては，個人のリハビリテーションに携わる専門職の意見も参考とする．漠然とした薬物治療が痛み行動の強化因子として作用する可能性があるからである．

（3）弛緩訓練

痛みから生じる不安や苦悩，それによる精神緊張と筋緊張，これらが痛みを増強させるという悪循環がある．ここから脱却するためには弛緩（relaxation）訓練が有効である．Jacobson の漸増的弛緩法（progressive relaxation）では，まずひとつの筋の収縮と弛緩とを意識的に反復させ，それを1肢全体に，上肢から下肢，体幹へと進める．Schultz の自律訓練法（autogenic training）では，自己の身体部位を意識して，そこが暖かく感じるという自己暗示的段階から次第に筋弛緩を得る．

2 - 健康関連体力の維持と向上（運動療法）

運動療法の目的は，
①疾病や外傷，あるいはその治療過程でもたらされる心身機能低下の予防
②失われた運動能力に代わる新たな運動能力の獲得
③身体活動の増加による心理面の改善
などである．慢性疼痛の患者には，痛みによる運動量の減少，それによる健康関連体力（health-related physical fitness）の低下，さらにこれが運動量を一層減少させるという悪循環がある．

運動療法は，他動運動，自動介助運動，自動運動，抵抗運動の順序で行われるが，疼痛の程度によっては，自動運動から開始することもある．また他動的および自動的ストレッチングも重要である．痛みを増強させない範囲で，①1関節運動から多関節運動へ，②他動運動から自動運動や抵抗運動へ，③運動の回数と連続時間の増加，という経過でプログラムを進める．心理的に具合が悪いと信じている状態から抜け出ることを目標にして，運動療法開始前に詳細な情報を与えておく．説明すべきことは，①痛みの性質，末梢刺激や感覚伝導系の機能，生体に備わっている鎮痛の作用機序，過去の経験の意味など，②身体と環境についての情報の意味づけを変えること，その働きが脳にはあること，③これからの治療過程のその時間経過，④廃用性萎縮について，特に正常な器官系の機能低下，などである．また，⑤これまでに使用していない身体部位を用いること，⑥運動を

質および量の面から増加させること，⑦運動は安全であること，⑧運動時の痛みは病気の増悪ではないこと，⑨運動によって治癒が促進されること，を確信するように勧める．

運動療法においては，①行うべき運動の様式，持続時間あるいは回数，頻度，進歩（増量）の程度，②向上あるいは維持させる健康関連体力の側面，すなわち心肺フィットネス，最大筋力や筋持久力，柔軟性と筋弛緩，バランスの協調運動（運動技能）などのうち，どれに重点をおくか，を各種の測定と評価（アセスメント）に基づいて定めておく．このうち欠かせないのは心肺フィットネスの向上である．

3 -活動性の向上と社会適応の促進

良性の慢性疼痛に対する行動的アプローチには，①行動療法（オペラント条件づけ，operant conditioning），②バイオフィードバック（biofeedback），③認知行動療法（cognitive-behavior therapy）がある．ここでは①，③を取り上げる．

（1）行動療法（オペラント条件づけ）

学習は痛み行動に重要な役割を果たしている．第1に，痛み行動がその行動がもたらす結果に鋭敏であることがあげられる．ある行動に対して正の強化作用がある場合，この行動は継続されやすい．ある痛み行動によって，通常は得られないようなよい結果がもたらされた場合，その痛み行動は強化される．また，ある痛み行動によって，当然起こるべき悪い状況が避けられた場合には，このような痛み行動（逃避行動）も強化される．第2には，非常に不快な刺激を受けたときには，自動的な条件づけがなされる．痛みを伴うような，あるいはびっくりするような経験は，そのような経験に遭遇しないような行動を直ちに形成して，持続させる誘因となる．痛み行動が学習された行動であるならば，同じ学習の原理に従って，それを消去あるいは軽減することは可能であろう．Fordyce（1976）に代表される痛みの行動療法では，器質的疼痛は刺激によって誘発されるレスポンデント反応（古典的条件づけ，classical conditioning）であり，心因性疼痛は手掛かりとなる刺激によって自発的に生じ，強化因子により反応傾向が強められたり弱められたりするオペラント反応であることを前提としている．

行動療法（behavior therapy）とは，学習理論を応用して行動変容（behavior modification）を促すための技法の総称である．行動療法では，
①対象とする行動を定める
②その行動の現在の出現頻度を記録する
③行動の修正に影響を及ぼしうる正（positive）の強化因子を選ぶ
④望ましい行動が起きたときには直ちに強化する
⑤スケジュールに従って，これを繰り返す
ことを通じて目標とする行動の獲得あるいは習慣形成へ漸次接近を図る．

痛み行動は環境からの強化因子に鋭敏であり，このことを利用して痛み行動の修正が可能である．痛みに随伴する強化因子は患者の実際の行動から知ることができる．服薬回数や欠勤の増加，活動性の低下などは，通常は痛みの結果とみなされる．しかし，痛み行動を強化してきた結果ともみなせる．服薬回数や薬剤の量を制限し，身体活動性の低下には適切な運動プログラムを与える．家族や友人が患者の努力に注目し，関心を示すことによって，患者は痛み行動を徐々に変化させ，健康な行動へと移行していく．

（2）認知行動療法

認知行動療法（cognitive-behavior therapy）は，痛み体験に影響を与える患者の信念，態度，思考や技能を変化させたり促進するための，構造化された心理療法的アプローチである．オペラント条件づけが，環境随伴性あるいは時間随伴性の変容を含む観察可能な行動に焦点を当てるのに対して，認知行動療法による介入は，個人の思考，感情や行動を変容させることに焦点を当てる．すなわち，認知行動療法とは，患者に対する痛みについての教育を通じて，痛みに対する恐怖，抑うつ気分や

表 9-91　オペラント技法の応用—方法と目標

方法	陽性強化	陰性強化
目標	行動の出現頻度をふやす	行動の出現頻度を増やす
具体的方法	望ましいものを与える	望ましくないものを控える
方法	陽性処罰	陰性処罰
目標	行動の出現頻度を抑制する	行動の出現頻度を抑制する
具体的方法	望ましくないものを与える	望ましいものを除去する

表 9-92　具体的方法

方法	陽性強化	陰性強化
目標	上肢の使用頻度を増やす	上肢の使用頻度を増やす
具体的方法	食器や自助具を用いて自分で行える食事動作を自立させ，ほめる	看護師の介助を減らす（できることを自分で行うように）
方法	陽性処罰	陰性処罰
目標	鎮痛薬を減量する	鎮痛薬を減量する
具体的方法	鎮痛薬を余分に服用した場合，罰として，痛みを訴える上肢の屈伸運動を余分に負荷する	鎮痛薬を余分に服用した場合，楽しみにしていた外泊を取り消す

思考のゆがみなどの慢性疼痛に伴う考え方や感じ方を変化させ，新しい対処技能（coping skill）を獲得させる認知的アプローチを行動療法に加味した方法といえる．そこでは患者の理解や洞察が重視される．人にはそれぞれ信念があり，それを説得などによって変えることで痛みへの対処の仕方が変化すると考える．

・オペラント条件づけの応用例

慢性疼痛に対しては多面的な治療が必要である．リハビリテーションに携わる専門職スタッフが，患者の問題点を正確に把握し，治療プログラムのなかで一貫した対応を行うことが大切である．また，運動療法のプログラム作成においても，行動療法（オペラント条件づけ）や認知行動療法が必要になる場合がある．たとえば，痛みに対して自由に鎮痛薬の服用を許してきた患者で1日の服用回数が多くなっている場合，行動療法では，運動療法を活用して，服薬回数や量を減らすことを目標とする．認知行動療法では，痛みに対する教育を通じて，痛みに対して患者が抱いている恐怖，抑うつ気分や考え方のゆがみを変化させ，新たな対処技能の獲得を目指す．

オペラント技法の応用例を表 9-91 および次に掲げる．

[症例]

頸部や上肢の疼痛を訴えた頸髄損傷の 65 歳，男性．

診断：交通事故による頸髄損傷（右 C5，左 C7 レベル．Frankel 分類は C），右上肢の拘縮を伴う疼痛．受傷から 2 か月後にリハビリテーションのため入院した．HDS-R25．明らかな高次脳機能障害はない．

ADL 介助量の軽減と障害受容を目的に訓練を開始した．ADL は食事だけ自助具を利用して摂取可能．入院初期には，障害の受容ができず，訓練に拒否的であった．頸椎装具は入院後 2 か月ではずすことができた．入院後 3 か月頃から車いす移動に進歩が現れ，それとともにベッド上の ADL 訓練に目標を設定した（ひげそり，歯磨き）．入院時には訴えが多く，多人数病室での生活が困難であったが，入院後 4 か月からは 4 人部屋に移ることができるようになった．その頃は 100 m 程度の車いす移動であったが，入院後 5 か月には 500 m 以上の連続移動が可能となった．当初，わがまま

な言動が多く，在宅は不可能と考えられたが，多数室での入院生活ができるようになったことなどから，在宅生活の可能性も検討した．

オペラント技法では，患者には次のような対応が可能性として考えられる．実際は，疼痛のある右上肢での食事動作，車いすの駆動が可能になるように訓練を実施し，成果の意味，特に患者の望む在宅生活における意義を説明した．本人と家族に加えて，主治医，理学療法士や作業療法士，病棟看護師，心理士などによる総合的な対応が必要であった．なお，陽性や陰性の処罰は一般に用いない（**表9-92**）．

10. 癌患者（一般原則）

1 癌患者の一般的問題

　癌（cancer, carcinoma；上皮組織から生じた悪性腫瘍）あるいは肉腫（sarcoma；非上皮組織から生じた悪性腫瘍）などの悪性新生物（malignant neoplasm；生体の組織に由来し，細胞の調節機構から逸脱して無制限に増殖する新生物）に冒された患者もリハビリテーションの主要な対象であるとは，これまでは考えられていなかった．しかし，リハビリテーションは，それらの患者にも実際に対応している．

　癌といっても，その生命予後に対する影響は同じでなく，5年生存率が比較的高い癌もある（例：乳癌，喉頭癌，前立腺癌，腎癌など）．慢性進行性神経疾患に対する生活の質（QOL）を基準とするリハビリテーションの重要性が指摘されているように，癌患者に対するリハビリテーションも，そのニーズ（needs）が改めて認識されている．一方，進行の早い癌であっても，手術後あるいは化学療法後の廃用症候群，放射線治療後の粘膜浮腫による嚥下障害など，残された期間のQOLを考慮すると，予後不良の癌患者であっても，リハビリテーションの対象になるものは少なくない．

　かつて，Lehmann et al.（1978）は，癌患者に対するニーズを調査していた（**表9-93**）．このようなニーズに対応するとき，医学的介入がもたらす効果と危険率（risk）について，患者および看護師をはじめとして，多くの専門職は正しく認識し

表9-93　癌患者が抱える種々の問題点

機能障害	コミュニケーション 呼吸 循環 疼痛 コスメティック
機能的制限	全身の筋力低下 セルフケア 歩行能力 身体の可動性 移乗（ベッドと車いす）
社会経済的背景	経済的問題 住宅 移送手段（外来） 職業 身体障害者手帳 介護保険
心理的要因	うつ状態 依存性 活動性低下 疼痛行動 治療に対する従順性の低下 結婚生活に関する問題 性的機能 社会的孤立 身体像のゆがみ 認知機能の低下 器質性脳障害による行動変容（譫妄）
小児の問題	精神発達の遅れ 教育の遅れ 家族内の緊張亢進 兄弟の行動異常

（Lehmann et al. 1978, 改変）

ていることが大切である．しかし，わが国では，癌の診断について告知はなされるようになっているが，癌の生命的予後に加えて，手術や化学療法

や放射線治療がもたらす機能的予後まで正確に説明されているとは限らない状況にある．

2 リハビリテーションの進め方

①癌についての医学的情報を確認し，機能的状態を評価（アセスメント）する．一般状態および骨転移の有無について確認する．さらに，告知レベルの確認を行う（**表 9-94**）．
②患者のニーズを尋ねる．
③訓練実施の条件（**表 9-95**）を考慮に入れて，目標の設定と目標達成のためのプログラムを作成する．
④癌患者では，治療経過で発熱や消化器症状に伴う体力低下，易感染性の出現など，健康状態が急激に変化することがあり，専門職間の緊密な情報交換が必要である．

患者が抱える問題に応じて運動療法を主とした理学療法，装具・自助具・歩行補助具，教育，情報提供などを行う（**表 9-96**）．理学療法では，廃用症候群におけると同様に対応する．心肺フィットネスの維持・向上，可動域訓練，下肢の筋力強

表 9-94 進行癌に対する病名告知レベル

レベル0	非告知	癌に関連した疾患であることをまったく告げない
レベル1	中間告知	癌ではなく，腫瘍や前癌状態といった中間的告知を行う
レベル2	軽減告知	進行癌ではなく早期癌であると告知する
レベル3	病名告知	進行癌と告知するが，転移巣，予後，余命期間についての明言は避ける
レベル4	転移告知	転移巣の存在も告知する
レベル5	予後告知	生命予後が悪いことまで告知する
レベル6	余命告知	予想される余命期間についても告知する

(新井　1999)

表 9-95　訓練実施の条件（次のような状態がある場合は，訓練が安全に実施できない可能性がある）

1. 血液データ：Hb＜7.5 g，血小板＜50,000，白血球数＜3,000
2. 長管骨への骨転移（大腿骨，脛骨，上腕骨）が骨皮質の 50％ を超える，骨の直径に及ぶような骨融解，大腿骨では骨病変が 3 cm を超える
3. 管腔臓器（腸，膀胱，尿管），血管，脊髄の圧迫
4. 胸水，心嚢水，腹水，後腹膜への水分の貯留があり，持続的疼痛，息切れ，可動性制限などの問題をもつもの
5. 中枢神経系の機能の低下，昏睡，脳圧亢進
6. 低/高カリウム血症，低ナトリウム血症，低/高カルシウム血症
7. 起立性低血圧，160/100 mmHg を超える高血圧
8. 心拍 110/分を超える頻脈あるいは心室性不整脈

(Gerber et al.　1998)

表 9-96　癌患者が抱える問題と対応

問題	対応
混乱・情報不足	教育・支援
疲労	有酸素性運動（訓練），体力増強
疼痛	理学療法（温熱・寒冷，電気）
可動性・セルフケア	理学療法，作業療法，フィットネス向上，自助具，福祉用具
脊髄損傷	包括的リハビリテーション，補装具，日常生活用具
認知障害・コミュニケーション	包括的リハビリテーション，コミュニケーション
嚥下障害	嚥下訓練
末梢神経障害	装具使用
膀胱，内臓，ストマ	習熟訓練

(Gerber et al.　1998，改変)

表9-97　片桐の転移性骨腫瘍予後予測表

	予後悪化因子	点数
原発巣	肝，肺，胃	3
	腎，子宮，肉腫，その他	1
	乳，前立腺，甲状腺 リンパ腫，骨髄腫	0
内臓転移	あり	2
骨転移多発	あり	1
performance status*	3以上	1
過去の化学療法	あり	1

予後予測合計点数	6か月	12か月	24か月
0―2	0.979	0.891	0.753
3―5	0.706	0.488	0.278
6以上	0.313	0.109	0.023

*：表9-98参照.　　　　　　　　　　　（片桐・他　2003）

表9-98　日本癌治療学会 performance status（PS）

Grade	performance status
0	無症状で社会活動ができ，制限を受けることなく発病前と同等にふるまえる
1	軽度の症状があり，肉体労働は制限を受けるが，歩行，軽労働や座業はできる．たとえば軽い家事，事務など
2	歩行や身の回りのことはできるが，ときには少し介助がいることもある．軽労働はできないが，日中の50％以上は起居している
3	身の回りのことはある程度はできるが，しばしば介助が必要で，日中の50％以上は就床している
4	身の回りのこともできず，常に介助が必要で，終日就床を必要としている

（日本癌治療学会　1986）

表9-99　カルノフスキーの日常活動能力尺度

100：正常.
　　　自他覚症状がない.
90：通常の活動ができる.
　　軽度の自他覚症状がある.
80：通常の活動に努力が要る.
　　中等度の自他覚症状がある.
70：自分の身の回りのことはできる.
　　通常の活動や活動的な作業はできない.
60：時に介助が必要だが，自分でやりたいことの大部分はできる.
50：かなりの介助と頻回の医療ケアが必要
40：活動にかなりの障害があり，特別なケアや介助が必要.
30：高度に活動が障害され，入院が必要.
　　死が迫った状態ではない.
20：非常に重篤で入院が必要.
　　死が迫った状態ではない.
10：死が迫っており，死に至る経過が急速に進行している.
0：死亡

（Karnofsky et al.　1948）
http://www.jcog.jp/doctor/tool/nci.html（NCI-CTC 日本語訳）

化，起居動作訓練，立位・歩行訓練，バランス訓練などである．

3　骨転移

　癌患者の医学的リハビリテーションにおいて直面する困難に骨転移（bone metastasis）がある．病的骨折を生じて，積極的な運動療法を中止しなければならないこともある．骨転移の頻度が高いものは，前立腺，乳腺，肺，腎臓，甲状腺，血液疾患（多発性骨髄腫，リンパ腫，白血病）などである．転移する部位としては，脊椎骨，骨盤，大腿骨，肋骨，頭蓋骨が多い．通常，転移性骨病変は多発性であるが，骨転移の明らかな患者のうち，実際に骨折するものは10％とする報告もある（Gerber et al.　1998）．

1 - 骨転移の診断

・骨の痛みがある場合は，骨転移を疑う．
・腫瘍の種類による転移の危険率を考慮する．
・定期的に骨シンチグラフィ（bone scintigraphy：骨に集積するRI標識トレーサーを静注後，シンチカメラで全身および局所の像を撮影する核医学的画像診断）を実施する．
・痛み以外に，骨髄抑制と高カルシウム血症を生じる可能性がある．

　リハビリテーションの目標を達成するためには，転移巣がある骨の安定性を検討する必要がある．条件として，転移巣の大きさ，位置，転移の型（骨溶解性あるいは骨産生性）があげられる．一か所に症状を有する骨病変が検出された場合には，別の部位にも転移はないか，十分な検査を実施する必要がある．骨転移があれば，下肢では荷

重に対して，一層の注意が必要になる．

2 - 病的骨折の可能性

病的骨折の可能性を示す病変の大きさは，上肢 3 cm 以上，下肢 2.5 cm 以上，骨皮質の 50％以上を冒すものであり，骨髄質の病変では断面直径の 50〜60％以上などである．

骨折の危険率の計算方法として，

骨折の可能性（％）＝病変の直径（cm）÷骨の幅（cm）×100

（例：2 cm÷5 cm×100＝40％）

がある．癌組織が骨転移を起こした場合，通常は遠隔転移を示し，生命予後は不良である．わが国では，片桐・他（2003）による原発巣の癌の種類，転移の有無，活動状況を加味した予後予測の報告がある（**表 9-97，98**）．点数によって，6 か月，12 か月および 24 か月の生存率が推定できる．なお，癌患者の活動状況を示す指標には，カルノフスキー・スケール（Karnofsky Performance Status Scale）がある（**表 9-99**）．

付　録

1. 世界医師会（WMA）採択の重要項目　　*714*
　　（1）WMAジェネーブ宣言
　　（2）医の倫理の国際綱領
　　（3）患者の権利に関する
　　　　WMAリスボン宣言

2. 関節可動域表示ならびに測定法　　*719*

3. 各種活動のMETS概算　　*729*

4. リバーミード移動性指標と機能的歩行分類　　*730*

5. フレンチャイ活動指標　　*731*

1. 世界医師会（WMA）採択の重要文書 （日医雑誌 123；186-194，2000）

以下に，世界医師会（WMA）が採択した文書のなかで特に重要なものを掲載する．

(1)
> 1994年9月
>
> ## WMA ジュネーブ宣言
>
> 1948年 9月　スイス，ジュネーブにおける第2回WMA総会で採択
> 1968年 8月　オーストラリア，シドニーにおける第22回WMA総会で修正
> 1983年10月　イタリア，ベニスにおける第35回WMA総会で修正
> 1994年 9月　スウェーデン，ストックホルムにおける第46回WMA総会で修正

医師の一人として参加するに際し，
・私は，人類への奉仕に自分の人生を捧げることを厳粛に誓う．
・私は，私の教師に，当然受けるべきである尊敬と感謝の念を捧げる．
・私は，良心と尊厳をもって私の専門職を実践する．
・私の患者の健康を私の第一の関心事とする．
　私は，私への信頼のゆえに知り得た患者の秘密を，たとえその死後においても尊重する．
・私は，全力を尽くして医師専門職の名誉と高貴なる伝統を保持する．
・私の同僚は，私の兄弟姉妹である．
・私は，私の医師としての職責と患者との間に，年齢，疾病や障害，信条，民族的起源，ジェンダー，国籍，所属政治団体，人種，性的オリエンテーション，或は，社会的地位といった事がらの配慮が介在することを容認しない．
・私は，たとえいかなる脅迫があろうと，生命の始まりから人命を最大限に尊重し続ける．また，人間性の法理に反して医学の知識を用いることはしない．
・私は，自由に名誉にかけてこれらのことを厳粛に誓う．

(2)

1983年11月

医の倫理の国際綱領

1949年10月　英国，ロンドンにおける第3回WMA総会で採択
1968年8月　オーストラリア，シドニーにおける第22回WMA総会で修正
1983年10月　イタリア，ベニスにおける第35回WMA総会で修正

医師の一般的な義務

・医師は，常に専門職としての行為の最高の水準を維持しなければならない．
・医師は，患者の立場に立って，営利に影響されることなく，自由にかつ独立して専門職としての行為を行うべきである．
・医師は，すべての医療行為において，人間の尊厳に対する共感と尊敬の念をもって，十分な技術的・道徳的独立性により，適切な医療の提供に献身すべきである．
・医師は，患者や同僚医師を誠実に扱い，人格や能力に欠陥があったり，欺まん，またはごまかしをするような医師の摘発に努めるべきである．

次の行為は，反倫理的行為とみなされる．

　a）自国の法律及び医師会の医の倫理基準に認められている以外の，医師による自己宣伝・広告になるような行為
　b）患者の紹介や，患者をなんらかの機関に斡旋したり，紹介したりするだけのために金銭やその他の報酬を授受すること．

・医師は，患者，同僚医師，他の医療従事者の権利を尊重し，そして患者の信頼を守るべきである．
・医師は，患者の身体的及び精神的な状態を弱める影響をもつ可能性のある医療に際しては，患者の利益のためにのみ行動すべきである．

・医師は，発見や新しい技術や，非専門職関係による治療に対しては，非常に慎重であるべきである．
・医師は，自らが検証したものについてのみ，保証すべきである．

病人に対する医師の義務

・医師は，常に人命保護の責務を心に銘記すべきである．
・医師は，患者に対し誠実を尽くし，自己の全技能を注ぐべきである．診療や治療に当り，自己の能力が及ばないと思うときは，必要な能力のある他の医師に依頼するよう努めるべきである．
・医師は，患者について知り得たすべての秘密は，患者の死後においても絶対に守るべきである．
・医師は，他の医師が進んで緊急医療を行なうことができないと確信する場合には，人道主義の立場から緊急医療を行なうべきである．

医師相互の義務

・医師は，同僚医師が自分に対してとってもらいたいのと同じような態度を，同僚医師に対してとるべきである．
・医師は，同僚医師の患者を引き抜くべきではない．
・医師は，世界医師会が承認した「ジュネーブ宣言」の趣旨を守るべきである．

1995年9月
患者の権利に関する WMA リスボン宣言
1981年9月/10月　ポルトガル，リスボンにおける第34回WMA総会で採択
1995年9月　　　インドネシア，バリ島における第47回WMA総会で修正

序文

医師および患者ならびにより広い社会との間の関係は，近年著しい変化を受けてきた．医師は，常に自らの良心に従って，また常に患者の最善の利益に従って行動すべきであると同時に，患者の自律性と正義を保証するために同等の努力を払わねばならない．以下に掲げる宣言は，医師が是認し，推進する患者の主要な権利のいくつかを述べたものである．医師，および医療従事者または医療組織は，この権利を認識し，擁護していく上で共同の責任を担っている．立法，政府の行動，あるいは他のいかなる行政や慣例であろうとも，患者の権利を否定する場合は，医師はこの権利を保証ないし回復させる適切な手段を講じなければならない．

人間を対象とした生物医学的研究—非治療的生物医学的研究を含む—との関連においては，被験者は通常の治療を受けている患者と同様の権利と配慮を受ける権利がある．

原則

1．良質の医療を受ける権利

a．すべての人は，差別なしに適切な医療を受ける権利を有する．

b．すべての患者は，いかなる外部干渉も受けずに自由に臨床上および倫理上の判断を行なうことを認識している医師からケアを受ける権利を有する．

c．患者は，常にその最善の利益に即して治療を受けるものとする．患者が受ける治療は，一般的に受け入れられた医学的原則に沿って行われるものとする．

d．医療の質の保証は，常にヘルスケアのひとつの要素でなければならない．特に医師は，医療の質の擁護者たる責任を担うべきである．

e．供給を限られた特定の治療に関して，それを必要とする患者間で選定を行わなければならない場合は，そのような患者はすべて治療を受けるための公平な選択手続きを受ける権利がある．その選択は，医学的基準に基づき，かつ差別なく行われなければならない．

f．患者は，ヘルスケアを継続して受ける権利を有する．医師は，医学的に必要とされるケアを行うにあたり，患者を治療する他のヘルスケア提供者と協力する責務を有する．医師は，現在と異なるケアを行うために患者に対して適切な援助と十分な機会を与えることができないならば，今までの治療が医学的に引き続き必要とされる限り，患者の治療を中断してはならない．

2．選択の自由の権利

a．患者は，民間，公的部門を問わず，担当の医師，病院，あるいは保健サービス機関を自由に選択し，また変更する権利を有する．

b．患者はいかなる治療段階においても，他の医師の意見を求める権利を有する．

3．自己決定の権利

a．患者は，自分自身に関わる自由な決定を行うための自己決定の権利を有する．医師は，患者に対してその決定のもたらす結果を知らせるものとする．

b．精神的に判断能力のある成人の患者は，いかなる診断上の手続きないし治療に対しても，同意を与えるかまたは差し控える権利を有する．患

者は自分自身の決定を行う上で必要とされる情報を得る権利を有する．患者は，検査ないし治療の目的，その結果が意味すること，そして同意を控えることの意味について明確に理解すべきである．

　ｃ．患者は医学研究あるいは医学教育に参加することを拒絶する権利を有する．

　４．意識のない患者

　ａ．患者が意識がないか，あるいは自分の意思を表わすことができない場合，それが法的な問題に関わる場合は，法律上の権限を有する代理人から，可能な限り必ずインフォームド・コンセントを得なければならない．

　ｂ．法律上の権限を有する代理人がおらず，患者に対する医学的侵襲が緊急に必要とされる場合は，患者の同意があるものと推定する．ただし，その患者の事前の確固たる意思表示あるいは信念に基づいて，その状況における医学的侵襲に対し同意を拒絶することが明白であり，かつ疑いのない場合を除く．

　ｃ．しかしながら，医師は自殺企図により意識を失っている患者の生命を救うよう常に努力すべきである．

　５．法的無能力の患者

　ａ．患者が未成年者あるいは法的無能力者であるならば，法的な問題に関わる場合には，法律上の権限を有する代理人の同意が必要とされる．その場合であっても，患者は自らの能力の可能最大限の範囲で意思決定を行わなければならない．

　ｂ．法的無能力の患者が合理的な判断をし得る場合，その意思決定は尊重されねばならず，かつ患者は法律上の権限を有する代理人に対する情報の開示を禁止する権利を有する．

　ｃ．患者の代理人で法律上の権限を有する者，あるいは患者から権限を与えられた者が，医師の立場から見て，患者の最善の利益に即して行っている治療を禁止する場合，医師は，関係する法律または他の規定により，決定に対して異議を申し立てるべきである．救急を要する場合，医師は患者の最善の利益に即して行動することを要する．

　６．患者の意思に反する処置

　患者の意思に反する診断上の処置あるいは治療は，特別に法律が認めるか医の倫理の諸原則に合致する場合には，例外的な事例としてのみ行うことができる．

　７．情報を得る権利

　ａ．患者は，いかなる医療上の記録であろうと，そこに記載されている自己の情報を受ける権利を有し，また症状についての医学的事実を含む健康状態に関して十分な説明を受ける権利を有する．しかしながら，患者の記録に含まれる第三者についての機密情報は，その者の同意なくしては患者に与えてはならない．

　ｂ．例外的に，その情報が患者自身の生命あるいは健康に著しい危険をもたらす恐れがあると信ずるべき十分な理由がある場合は，情報は患者に対し与えなくともよい．

　ｃ．情報は，その患者をとりまく文化に適した方法で，かつ患者が理解できる方法で与えられなければならない．

　ｄ．患者は，他人の生命の保護に必要とされない限り，その明確な要求に基づき情報を知らされない権利を有する．

　ｅ．患者は，必要があれば自分に代わって情報を受ける人を選択する権利を有する．

　８．機密保持を得る権利

　ａ．患者の健康状態，症状，診断，予後および治療について身元を確認し得るあらゆる情報，ならびにその他個人のすべての情報は，患者の死後も機密は守られなければならない．ただし，患者の子孫には，自らの健康上のリスクに関わる情報を得る権利もあり得る．

　ｂ．機密情報は，患者が明確な同意を与えるか，あるいは法律に明確に規定されている場合に限り開示されることができる．情報は，患者が明らか

に同意を与えていない場合は，厳密に「知る必要性 need to know」に基づいてのみ，他のヘルスケア提供者に開示することができる．

　c．身元を確認し得るあらゆる患者のデータは保護されねばならない．データの保護のために，その保管形態は適切になされなければならない．身元を確認し得るデータが導き出せるようなその人の人体を形成する物質も同様に保護されねばならない．

9．健康教育を受ける権利

すべての人は，個人の健康と保健サービスの利用について，情報を与えられたうえでの選択が可能となるような健康教育を受ける権利がある．この教育には，健康的なライフスタイルや，疾病の予防および早期発見についての手法に関する情報が含まれていなければならない．健康に対するすべての人の自己責任が強調されるべきである．医師は教育的努力に積極的に関わっていく義務がある．

10．尊厳を得る権利

　a．患者は，その文化観および価値観を尊重されるように，その尊厳とプライバシーを守る権利は，医療と医学教育の場において常に尊重されるものとする．

　b．患者は，最新の医学知識に基づき苦痛の除去を受ける権利を有する．

　c．患者は，人間的な終末期ケアを受ける権利を有し，またできる限り尊厳を保ち，かつ安楽に死を迎えるためのあらゆる可能な助力を与えられる権利を有する．

11．宗教的支援を受ける権利

患者は，信仰する宗教の聖職者による支援を含む精神的，かつ道徳的慰問について諾否を決める権利を有する．

（文責：日本医師会国際課）

2. 関節可動域表示ならびに測定法

I．関節可動域表示ならびに測定法の原則

1．関節可動域表示ならびに測定法の目的

日本整形外科学会と日本リハビリテーション医学会が制定する関節可動域表示ならびに測定法は整形外科医，リハビリテーション医ばかりでなく，医療，福祉，行政その他の関連職種の人々をも含めて，関節可動域を共通の基盤で理解するためのものである．従って，実用的で分かりやすいことが重要であり，高い精度が要求される計測，特殊な臨床評価，詳細な研究のためにはそれぞれの目的に応じた測定方法を検討する必要がある．

2．基本肢位

Neutral Zero Method を採用しているので，Neutral Zero Starting Position が基本肢位であり，概ね解剖学的肢位と一致する．ただし，肩関節水平屈曲・伸展については肩関節外転90°の肢位，肩関節の外旋・内旋については肩関節外転0°で肘関節90°屈曲位，前腕の回外・回内については手掌面が矢状面にある肢位，股関節外旋・内旋については股関節屈曲90°で膝関節屈曲90°の肢位をそれぞれ基本肢位とする．

3．関節の運動

1）関節の運動は直交する3平面，すなわち前額面，矢状面，水平面を基本面とする運動である．ただし，肩関節の外旋・内旋，前腕の回外・回内，股関節の外旋・内旋，頸部と胸腰部の回旋は，基本肢位の軸を中心とした回旋運動である．また，足部の内がえし・外がえし，母指の対立は複合した運動である．

2）関節可動域測定とその表示で使用する関節運動とその名称を以下に示す．なお，下記の基本的名称以外によく用いられている用語があれば（　）内に併記する．

(1)屈曲と伸展

多くは矢状面の運動で，基本肢位にある隣接する2つの部位が近づく動きが屈曲，遠ざかる動きが伸展である．ただし，肩関節，頸部・体幹に関しては，前方への動きが屈曲，後方への動きが伸展である．また，手関節，手指，足関節，足指に関しては，手掌または足底への動きが屈曲，手背または足背への動きが伸展である．

(2)外転と内転

多くは前額面の運動で，体幹や手指の軸から遠ざかる動きが外転，近づく動きが内転である．

(3)外旋と内旋

肩関節および股関節に関しては，上腕軸または大腿軸を中心として外方へ回旋する動きが外旋，内方へ回旋する動きが内旋である．

(4)回外と回内

前腕に関しては，前腕軸を中心にして外方に回旋する動き（手掌が上を向く動き）が回外，内方に回旋する動き（手掌が下を向く動き）が回内である．

(5)水平屈曲と水平伸展

水平面の運動で，肩関節を90°外転して前方への動きが水平屈曲，後方への動きが水平伸展である．

(6)挙上と引き上げ（下制）

肩甲帯の前額面の運動で，上方への動きが挙上，下方への動きが引き下げ（下制）である．

(7)右側屈・左側屈

頸部，体幹の前額面の運動で，右方向への動きが右側屈，左方向への動きが左側屈である．

(8)右回旋と左回旋

頸部と胸腰部に関しては右方に回旋する動きが右回旋，左方に回旋する動きが左回旋である．

(9)橈屈と尺屈

手関節の手掌面の運動で，橈側への動きが橈屈，尺側への動きが尺屈である．

(10)母指の橈側外転と尺側内転

母指の手掌面の運動で，母指の基本軸から遠ざかる動き（橈側への動き）が橈側外転，母指の基本軸に近づく動き（尺側への動き）が尺側内転である．

(11) 掌側外転と掌側内転

母指の手掌面に垂直な平面の運動で，母指の基本軸から遠ざかる動き（手掌方向への動き）が掌側外転，基本軸に近づく動き（背側方向への動き）が掌側内転である．

(12) 対立

母指の対立は，外転，屈曲，回旋の3要素が複合した運動であり，母指で小指の先端または基部を触れる動きである．

(13) 中指の橈側外転と尺側外転

中指の手掌面の運動で，中指の基本軸から橈側へ遠ざかる動きが橈側外転，尺側へ遠ざかる動きが尺骨外転である．

(14) 外がえしと内がえし

足部の運動で，足底が外方を向く動き（足部の回内，外転，背屈の複合した運動）が外がえし，足底が内方を向く動き（足部の回外，内転，底屈の複合した運動）が内がえしである．

足部長軸を中心とする回旋運動は回外，回内と呼ぶべきであるが，実際は，単独の回旋運動は生じ得ないので複合した運動として外がえし，内がえしとした．また，外反，内反という用語も用いるが，これらは足部の変形を意味しており，関節可動域測定時に関節運動の名称としては使用しない．

4．関節可動域の測定方法

1）関節可動域は，他動運動でも自動運動でも測定できるが，原則として他動運動による測定値を表記する．自動運動による測定値を用いる場合は，その旨明記する〔5の2）の（1）参照〕．

2）角度計は十分な長さの柄がついているものを使用し，通常は5°刻みで測定する．

3）基本軸，移動軸は，四肢や体幹において外見上分かりやすい部位を選んで設定されており，運動学上のものとは必ずしも一致しない．また，手指および足指では角度計のあてやすさを考慮して，原則として背側に角度計をあてる．

4）基本軸と移動軸の交点を角度計の中心に合わせる．また，関節の運動に応じて，角度計の中心を移動させてもよい．必要に応じて移動軸を平行移動させてもよい．

5）多関節筋が関与する場合，原則としてその影響を除いた肢位で測定する．例えば，股関節屈曲の測定では，膝関節を屈曲しハムストリングをゆるめた肢位で行う．

6）肢位は「測定肢位および注意点」の記載に従うが，記載のないものは肢位を限定しない．変形，拘縮などで所定の肢位がとれない場合は，測定肢位が分かるように明記すれば異なる肢位を用いても良い〔5の2）の（2）参照〕．

7）筋や腱の短縮を評価する目的で多関節筋を緊張させた肢位で関節可動域を測定する場合は，測定方法が分かるように明記すれば多関節筋を緊張させた肢位を用いても良い〔5の2）の（3）参照〕．

5．測定値の表示

1）関節可動域の測定値は，基本肢位を0°として表示する．例えば，股関節の可動域が屈曲位20°から70°であるならば，この表現は以下の2通りとなる．

(1) 股関節の関節可動域は屈曲20°から70°（または屈曲20°〜70°）

(2) 股関節の関節可動域は屈曲は70°，伸展は－20°

2）関節可動域の測定に際し，症例によって異なる測定法を用いる場合や，その他関節可動域に影響を与える特記すべき事項がある場合は，測定値とともにその旨併記する．

(1) 自動運動を用いて測定する場合は，その測定値を（ ）で囲んで表示するか，「自動」または「active」などと明記する．

(2) 異なる肢位を用いて測定する場合は，「背臥位」「座位」などと具体的に肢位を明記する．

(3) 多関節筋を緊張させた肢位を用いて測定する場合は，その測定値を〈 〉で囲んで表示するが，「膝伸展位」などと具体的に明記する．

(4) 疼痛などが測定値に影響を与える場合は，「痛み」「pain」などと明記する．

（日本整形外科学会，日本リハビリテーション医学会，1995）

II．上肢測定

部位名	運動方向	参考可動域角度	基本軸	移動軸	測定肢位および注意点	参考図
肩甲帯 shoulder girdle	屈曲 flexion	20	両側の肩峰を結ぶ線	頭頂と肩峰を結ぶ線		
	伸展 extension	20				
	挙上 elevation	20	両側の肩峰を結ぶ線	肩峰と胸骨上縁を結ぶ線	背面から測定する	
	引き下げ（下制） depression	10				
肩 shoulder（肩甲帯の動きを含む）	屈曲（前方挙上） forward flexion	180	肩峰を通る床への垂直線（立位または座位）	上腕骨	前腕は中間位とする．体幹が動かないように固定する．脊柱が前後屈しないように注意する．	
	伸展（後方挙上） backward extension	50				
	外転（側方挙上） abduction	180	肩峰を通る床への垂直線（立位または座位）	上腕骨	体幹の側屈が起こらないように90°以上になったら前腕を回外することを原則とする． ⇒ [Ⅵ．その他の検査法] 参照	
	内転 adduction	0				
	外旋 external rotation	60	肘を通る前額面への垂直線	尺骨	上腕を体幹に接して，肘関節を前方90°に屈曲した肢位で行う．前腕は中間位とする． ⇒ [Ⅵ．その他の検査法] 参照	
	内旋 internal rotation	80				
	水平屈曲 horizontal flexion (horizontal adduction)	135	肩峰を通る矢状面への垂直線	上腕骨	肩関節を90°外転位とする．	
	水平伸展 horizontal extension (horizontal abduction)	30				
肘 elbow	屈曲 flexion	145	上腕骨	橈骨	前腕は回外位とする．	
	伸展 extension	5				

部位名	運動方向	参考可動域角度	基本軸	移動軸	測定肢位および注意点	参考図
前腕 forearm	回内 pronation	90	上腕骨	手指を伸展した手掌面	肩の回旋が入らないように肘を90°に屈曲する．	
	回外 supination	90				
手 wrist	屈曲（掌屈） flexion (palmar-flexion)	90	橈骨	第2中手骨	前腕は中間位とする．	
	伸展（背屈） extension (dorsi-flexion)	70				
	橈屈 radial deviation	25	前腕の中央線	第3中手骨	前腕を回内位で行う．	
	尺屈 ulnar deviation	55				

III. 手指測定

部位名	運動方向	参考可動域角度	基本軸	移動軸	測定肢位および注意点	参考図
母指 thumb	橈側外転 radial abduction	60	示指（橈骨の延長上）	母指	運動は手掌面とする．以下の手指の運動は，原則として手指の背側に角度計をあてる．	
	尺側内転 ulnar adduction	0				
	掌側外転 palmar abduction	90			運動は手掌面に直角な面とする．	
	掌側内転 palmar adduction	0				
	屈曲(MCP) flexion	60	第1中手骨	第1基節骨		
	伸展(MCP) extension	10				
	屈曲(IP) flexion	80	第1基節骨	第1末節骨		
	伸展(IP) extension	10				

部位名	運動方向	参考可動域角度	基本軸	移動軸	測定肢位および注意点	参考図
指 fingers	屈曲(MCP) flexion	90	第2-5中手骨	第2-5基節骨	⇒ [VI. その他の検査法] 参照	
	伸展(MCP) extension	45				
	屈曲(PIP) flexion	100	第2-5基節骨	第2-5中節骨		
	伸展(PIP) extension	0				
	屈曲(DIP) flexion	80	第2-5中節骨	第2-5末節骨		
	伸展(DIP) extension	0			DIPは10°の過伸展をとりうる.	
	外転 abduction		第3中手骨延長線	第2, 4, 5指軸	中指の運動は橈側外転, 尺側外転とする. ⇒ [VI. その他の検査法] 参照	
	内転 adduction					

IV. 下肢測定

部位名	運動方向	参考可動域角度	基本軸	移動軸	測定肢位および注意点	参考図
股 hip	屈曲 flexion	125	体幹と平行な線	大腿骨(大転子と大腿骨外顆の中心を結ぶ線)	骨盤と脊柱を十分に固定する. 屈曲は背臥位, 膝屈曲位で行う. 伸展は腹臥位, 膝伸展位で行う.	
	伸展 extension	15				
	外転 abduction	45	両側の上前腸骨棘を結ぶ線への垂直線	大腿中央線(上前腸骨棘より膝蓋骨中心を結ぶ線)	背臥位で骨盤を固定する. 下肢は外旋しないようにする. 内転の場合は, 反対側の下肢を屈曲挙上してその下を通して内転させる.	
	内転 adduction	20				
	外旋 external rotation	45	膝蓋骨より下ろした垂直線	下腿中央線(膝蓋骨中心より足関節内外果中央を結ぶ線)	背臥位で, 股関節と膝関節を90°屈曲位にして行う. 骨盤の代償を少なくする.	
	内旋 internal rotation	45				

部位名	運動方向	参考可動域角度	基本軸	移動軸	測定肢位および注意点	参考図
膝 knee	屈曲 flexion	130	大腿骨	腓骨(腓骨頭と外果を結ぶ線)	屈曲は股関節を屈曲位で行う.	
	伸展 extension	0				
足 ankle	屈曲(底屈) flexion (plantar flexion)	45	腓骨への垂直線	第5中足骨	膝関節を屈曲位で行う.	
	伸展(背屈) extension (dorsiflexion)	20				
足部 foot	外がえし eversion	20	下腿軸への垂直線	足底面	膝関節を屈曲位で行う.	
	内がえし inversion	30				
	外転 abduction	10	第1,第2中足骨の間の中央線	同左	足底で足の外縁または内縁で行うこともある.	
	内転 adduction	20				
母指(趾) great toe	屈曲(MTP) flexion	35	第1中足骨	第1基節骨		
	伸展(MTP) extension	60				
	屈曲(IP) flexion	60	第1基節骨	第1末節骨		
	伸展(IP) extension	0				
足指 toes	屈曲(MTP) flexion	35	第2-5中足骨	第2-5基節骨		
	伸展(MTP) extension	40				
	屈曲(PIP) flexion	35	第2-5基節骨	第2-5中節骨		
	伸展(PIP) extension	0				
	屈曲(DIP) flexion	50	第2-5中節骨	第2-5末節骨		
	伸展(DIP) extension	0				

V. 体幹測定

部位名	運動方向		参考可動域角度	基本軸	移動軸	測定肢位および注意点	参考図
頸部 cervical spines	屈曲(前屈) flexion		60	肩峰を通る床への垂直線	外耳孔と頭頂を結ぶ線	頭部体幹の側面で行う。原則として腰かけ座位とする。	
	伸展(後屈) extension		50				
	回旋 rotation	左回旋	60	両側の肩峰を結ぶ線への垂直線	鼻梁と後頭結節を結ぶ線	腰かけ座位で行う。	
		右回旋	60				
	側屈 lateral bending	左側屈	50	第7頸椎棘突起と第1仙椎の棘突起を結ぶ線	頭頂と第7頸椎棘突起を結ぶ線	体幹の背面で行う。腰かけ座位とする。	
		右側屈	50				
胸腰部 thoracic and lumbar spines	屈曲(前屈) flexion		45	仙骨後面	第1胸椎棘突起と第5腰椎棘突起を結ぶ線	体幹側面より行う。立位,腰かけ座位または側臥位で行う。股関節の運動が入らないように行う。⇒ [Ⅵ. その他の検査法]参照	
	伸展(後屈) extension		30				
	回旋 rotation	左回旋	40	両側の後上腸骨棘を結ぶ線	両側の肩峰を結ぶ線	座位で骨盤を固定して行う。	
		右回旋	40				
	側屈 lateral bending	左側屈	50	ヤコビー(Jacoby)線の中点にたてた垂直線	第1胸椎棘突起と第5腰椎棘突起を結ぶ線	体幹の背面で行う。腰かけ座位または立位で行う。	
		右側屈	50				

VI. その他の検査法

部位名	運動方向	参考可能域角度	基本軸	移動軸	測定肢位および注意点	参考図
肩 shoulder (肩甲骨の動きを含む)	外旋 external rotation	90	肘を通る前額面への垂直線	尺骨	前腕は中間位とする. 肩関節は90°外転し, かつ肘関節は90°屈曲した肢位で行う.	
	内旋 internal rotation	70				
	内転 adduction	75	肩峰を通る床への垂直線	上腕骨	20°または45°肩関節屈曲位で行う. 立位で行う.	
母指 thumb	対立 opposition				母指先端と小指基部(または先端)との距離(cm)で表示する.	
指 fingers	外転 abduction		第3中手骨延長線	2, 4, 5指軸	中指先端と2, 4, 5指先端との距離(cm)で表示する.	
	内転 adduction					
	屈曲 flexion				指尖と近位手掌皮線(proximal palmar crease)または遠位手掌皮線(distal palmar crease)との距離(cm)で表示する.	
胸腰部 thoracic and lumbar spines	屈曲 flexion				最大屈曲は, 指先と床との間の距離(cm)で表示する.	

VII. 顎関節計測

顎関節 temporo-mandibular joint	開口位で上顎の正中線で上歯と下歯の先端との間の距離(cm)で表示する. 左右偏位(lateral deviation)は上顎の正中線を軸として下歯列の動きの距離を左右ともcmで表示する. 参考値は上下第1切歯列対向縁線間の距離5.0cm, 左右偏位は1.0cmである.

(附) 関節可動域参考値一覧表

関節可動域は，人種，性別，年齢等による個人差も大きい．また，検査肢位等により変化があるので，ここに参考値の一覧表を付した．

部位名および運動方向			注1	注2	注3	注4	注5
肩							
	屈 曲		130	150	170	180	173
	伸 展		80	40	30	60	72
	外 転		180	150	170	180	184
	内 転		45	30		75	0
	内 旋		90	40	60	80	
		肩外転90°				70	81
	外 旋		40	90	80	60	
		肩外転90°				90	103
肘							
	屈 曲		150	150	135	150	146
	伸 展		0	0	0	0	4
前腕							
	回 内		50	80	75	80	87
	回 外		90	80	85	80	93
手							
	伸 展		90	60	65	70	80
	屈 曲			70	70	80	86
	尺 屈		30	30	40	30	
	橈 屈		15	20	20	20	
母指							
	外 転（橈側）		50		55	70	
	屈 曲						
		CM				15	
		MCP	50	60	50	50	
		IP	90	80	75	80	
	伸 展						
		CM				20	
		MCP	10		5	0	
		IP	10		20	20	
指							
	屈 曲						
		MCP		90	90	90	
		PIP		100	100	100	
		DIP	90	70	70	90	
	伸 展						
		MCP	45			45	
		PIP				0	
		DIP				0	

（次頁につづく）

（前頁より）

部位名および運動方向	注1	注2	注3	注4	注5
股					
屈　曲	120	100	110	120	132
伸　展	20	30	30	30	15
外　転	55	40	50	45	46
内　転	45	20	30	30	23
内　旋				45	38
外　旋				45	46
膝					
屈　曲	145	120	135	135	154
伸　展	10			10	0
足					
伸　展（背屈）	15	20	15	20	26
屈　曲（底屈）	50	40	50	50	57
母指（趾）					
屈　曲					
MTP		30	35	45	
IP		30		90	
伸　展					
MTP		50	70	70	
IP		0		0	
足指					
屈　曲					
MTP		30		40	
PIP		40		35	
DIP		50		60	
伸　展					
MTP					
PIP					
DIP					
頸部					
屈　曲		30		45	
伸　展		30		45	
側　屈		40		45	
回　旋		30		60	
胸腰部					
屈　曲		90		80	
伸　展		30		20-30	
側　屈		20		35	
回　旋		30		45	

注： 1．A System of Joint Measurements, William A. Clark, Mayo Clinic, 1920.
　　 2．The Committee on Medical Rating of Physical Impairment, Journal of American Medical Association, 1958.
　　 3．The Committee of the California Medical Association and Industrial Accident Commission of the State of California, 1960.
　　 4．The Committee on Joint Motion, American Academy of Orthopaedic Surgeons, 1965.
　　 5．渡辺英夫・他：健康日本人における四肢関節可動域について．年齢による変化．日整会誌 53：275-291，1979．
　　なお，5の渡辺・他による日本人の可動域は，10歳以上80歳未満の平均値をとったものである．

3. 各種活動のMETS概算 (アメリカ心臓学会運動委員会 1976, 一部改変)

	職業	レクリエーション
1.5—2 METS	机仕事, 自動車運転, タイプを打つ, 卓上電子計算機操作	立位, 歩行 (1.6 km/時にて散歩), 飛行, オートバイ乗車, トランプ, 縫い物, 編み物
2—3 METS	自動車修理, ラジオ・テレビ修理, 守衛, 手動タイプを打つ, バーテンダー	平地歩行 (3.2 km/時), 平地サイクリング (8.0 km/時), 芝刈り機運転, ビリヤード, ボーリング, スケート, 円板突き, 木工 (軽い), モーターボート運転, ゴルフ (電動カート), カヌー (4 km/時), 乗馬, ピアノおよび多くの楽器
3—4 METS	煉瓦工, 左官, 手押し一輪車 (45 kg 荷重), 機械組立て, トレーラー・トラック運転, 溶接 (中等度負荷), 窓掃除	歩行 (4.8 km/時), サイクリング (9.7 km/時), 馬蹄投げ, バレーボール (6人制, 非競技), ゴルフ (バックカートを引く), アーチェリー, 帆走 (小ボート操作), 蚊針釣 (防水長靴で立つ), 乗馬 (速歩のための乗馬), バドミントン (ダブルス), 軽い電動芝刈り機を押す, 精力的音楽家
4—5 METS	ペンキ工, 石工職, 壁紙はり, 軽い大工職	歩行 (5.6 km/時), サイクリング (12.9 km/時), 卓球, ゴルフ (クラブを運ぶ), ダンス (フォックストロット), バドミントン (シングルス), テニス (ダブルス), 葉を熊手で集める, 鍬を使う, 多くの柔軟体操
5—6 METS	庭を掘る, 軽い土をシャベルで掘る	歩行 (6.4 km/時), サイクリング (16.1 km/時), カヌー (6.4 km/時), 乗馬 (速歩のための"早馬"), 流れのなかの魚釣り (防水長靴で軽い流れのなかに立つ), アイススケートまたはローラースケート (14.5 km/時)
6—7 METS	10回/分シャベルで掘る (4.5 kg)	歩行 (8.0 km/時), サイクリング (17.7 km/時), バドミントン (競技), テニス (シングルス), 木を割る, 雪かき, 手動芝刈り, フォーク (スクエア) ダンス, 軽いスキー滑降, スキーツアー (4.0 km/時, 粗い雪), 水上スキー
7—8 METS	溝掘り, 36.3 kg の運搬, かたい木を挽く	ジョギング (8.0 km/時), サイクリング (19.3 km/時), 乗馬 (奔馬), はげしいスキー滑降, バスケットボール, 登山, アイスホッケー, カヌー (8.0 km/時), タッチフットボール, パドルボール
8—9 METS	10回/分シャベルで掘る (6.4 kg)	歩行 (8.9 km/時), サイクリング (20.9 km/時), スキーツアー (6.4 km/時, 粗い雪), スカッシュ・ラケット (非競技), ハンドボール (非競技), フェンシング, バスケットボール (激しい)
10 METS 以上	10回/分シャベルで掘る (7.3 kg)	走行：9.7 km/時＝10 METS 　　　11.3 km/時＝11.5 METS 　　　12.9 km/時＝13.5 METS 　　　14.5 km/時＝15 METS 　　　16.1 km/時＝17 METS スキーツアー (8 km/時以上, 粗い雪), スカッシュ (競技)

(1 マイルを 1.609 km で換算)

安静時代謝量を含む.
1 MET は安静時エネルギー消費量で約 3.5 ml O_2/kg 体重/分と等価である.
主な過剰代謝増加はこれらの活動のあるものにおける興奮, 不安, または短気により起こりうるので, 医師は患者の心理学的反応性を査定しなければならない.

4. リバーミード移動性指標と機能的歩行分類

リバーミード移動性指標（Rivermead Mobility Index：RMI）

教示：患者に次の15の質問を行う（項目5は実行を観察する）．回答「はい」に1点を与える．
　　　大部分は他者の支援からの自立を要するが，その仕方は重要ではない．

1　ベッド上の寝返り：手助けなしに背臥位から側臥位になれますか？
2　臥位から座位へ：ベッド上で臥位から起き上がり，ベッドの端で足を下げて座れますか？
3　座位バランス：支えなしに，ベッドの端に10秒間は座っていられますか？
4　椅子座位から立位へ：椅子（どのような椅子でも）から15秒以内で立ち上がり，15秒間は立っていられますか？
　（必要なら両手や補助具を使用する）
5　支えなしの立位：補助具や手助けなしに10秒間の立位を観察する．
6　移乗：自分で動けますか？　例：手助けなしに，ベッドから椅子へ，椅子からベッドへ移る．
7　室内の歩行．必要なら補助具を使用：傍についての手助けはないのですが，必要であれば補助具を用いたり，家具に
　つかまって10m歩けますか？
8　階段：手助けなしに，階段を昇れますか？
9　屋外歩行（平地）：手助けなしに，屋外の舗装道を歩けますか？
10　補助具なしの室内歩行：補装具や杖の使用あるいは家具につかまることなく，他者の手助けもなしに室内を10m歩け
　ますか？
11　床上に落したものの拾い上げ：何かを床に落したら，5m歩いて，それを拾い上げて，戻れますか？
12　屋外歩行（凸凹な地面）：手助けなしに，凸凹な地面（草，砂利，泥，雪，氷など）を歩けますか？
13　入浴：監視なしで，浴槽の出入りやシャワーをしたり，身体を洗えますか？
14　階段を4段昇降：手すりがない階段を，手助けなしに，必要な補助具を使用して，4段昇降できますか？
15　走行：足を引きずらずに，10mを4秒で走れますか？（それより速くてもよい）

(Collen et al. 1991)

機能的歩行分類（Functional Ambulation Categories：FAC）

0　非機能的歩行者（nonfunctional ambulator）
　まったく歩けない，あるいは2人の療法士の援助を必要とする．
1　歩行者，身体的介助に依存［レベルⅡ］
　(ambulator, dependent on physical assistance［levelⅡ］)
　体重の支持，バランスの保持あるいは協調運動の支援に連続した手の接触を必要とする．
2　歩行者，身体的介助に依存［レベルⅠ］
　(ambulator, dependent on physical assistance［levelⅠ］)
　バランスあるいは運動協調性を支援するため，間欠的あるいは連続的な軽いタッチを必要とする．
3　歩行者，監視に依存（ambulator, dependent on supervision）
　他者の手による接触なしに平面を歩けるが，安全性あるいは言葉による手掛かりのため，傍らに1人の監視者を必要
　とする．
4　歩行者，自立，平面のみ（ambulator, independent, level surface only）
　平面を自立して歩けるが，（例：階段，斜面，凸凹面）を通るときには監視者を必要とする．
5　歩行者，自立（ambulator, independent）
　階段を含めて，どこでも自立して歩くことができる．

(Holden et al. 1986)

5. フレンチャイ活動指標 (Frenchay Activities Index：FAI)

過去3月間（行った頻度）	
活　動	コード
食事の準備 （食後の）食器洗い	1＝なし 2＝週に1回未満 3＝週に1〜2回 4＝ほとんど毎日
洗濯（衣類） 家事（軽労働） 家事（重労働） 買物（地域社会） 社交的外出 屋外歩行（15分以上） 趣味活動に従事 自動車の運転/バスで旅行	1＝なし 2＝3月間に1〜2回 3＝3月間に3〜12回 4＝少なくとも毎週
過去6月間（行った頻度）	
外出/自動車旅行	1＝なし 2＝6月間に1〜2回 3＝6月間に3〜12回 4＝少なくとも毎週
庭の手入れ 家政/自動車保守	1＝なし 2＝軽度 3＝中程度 4＝すべて
読書	1＝なし 2＝6月間に1回 3＝2週間に1回未満 4＝2週間に1回以上
収入のある仕事	1＝なし 2＝1週間に10時間まで 3＝1週間に10〜30時間 4＝1週間に30時間以上

(Holbrook et al. 1983)

文　献

Adams RC, McCubbin JA：Games, Sports, and Exercises for the Physically Disabled. 4th ed. Lea & Febiger, Philadelphia, 1991.
Adams RD, Victor M：Principles of Neurology. McGraw-Hill, New York, 1977.
Ahlsio B, Britton M, Murray V, et al.：Disablement and quality of life after stroke. Stroke 15：886-890, 1984.
Akai M, Doi T, Fujino K, et al.：An outcome measure for Japanese people with knee osteoarthritis. J Rheumatol 32：1524-1532, 2005.
Albee, G：cited from Chronic Health Problems；Concepts and Application. SV Anderson, EE Bauwens(eds)：Mosby, St. Louis, 1981.
Alberta LO, Priscilla R：Solutions for Success, AFB PRESS, New York, 2003.
Albert ML：A simple test of visual neglect. Neurology 23：658-664, 1973.
Alexander M：Mild traumatic brain injury：pathophysiology, natural history and clinical management. Neurology 45：1253-1260, 1995.
Altman BA：Disability definitions, models, classification scheme, and applications. in GL Albrecht, KD Seelman, M Bury (eds)：Handbook of Disability Studies. Sage Publ, Thousand Oaks, 2001.
Altman R, Asch E, Bloch D, et al：Development of criteria for the classification and reporting of osteoarthritis. Classification of osteoarthritis of the knee. Diagnostic and therapeutic criteria committee of the American Rheumatism Association. Arthritis Rheum 29：1039-1049, 1986.
American Academy of Orthopedic Surgeons：Orthopedic Appliances Atlas. Vol. 1, JW Edwards；Ann Arbor, Michigan, 1952.
American Medical Association：Guides to the Evaluation of Permanent Impairment. 4th ed, AMA, Chicago. 1993.
American Psychiatric Association：Diagnostic and Statistical Manual of Mental Disorders. 4th ed, Am Psychiat Ass, Washington, 1994.
American Spinal Injury Association：Standards for Neurological and Functional Classification of Spinal Cord Injury. Revised ASIA, Chicago. 1992.
Anderson MA, Thrope DW Anderson LJ：Rehabilitation strategies in the hearing impaired. in BJ O'Young, MA Young, SA Stiens (eds)：Physical Medicine and Rehabilitation Secrets. 2nd ed, Hanley & Belfus, Philadelphia, 2002.
Anderson SV, Bauwens EE：Chronic Health Problems；Concepts and Application. Mosby, St. Louis, 1981.
Anderson TP：Educational frame of reference；an additional model for rehabilitation medicine. Arch Phys Med Rehabil 59：203-206, 1978.
Anderson TP：Rehabilitation 'treatment' (versus training) for recovery. Arch Phys Med Rehabil 70：647, 1989.
Andrews LA, Gamble GL, Stick DM et al.：Vascular disease. in JA DeLisa (ed)：Physical Medicine and Rehabilitation. 4th ed. Lippincott, Williams & Wilkins, Philadelphia, 2005.
Andrews K, Brocklehurst JC, Richards B, et al.：The rate of recovery from stroke and its measurement. Int Rehabil Med 3：155−161, 1981.
Andrews K, Brocklehurst JC, Richard B, et al.：The recovery of the severely disabled stroke patient. Rheumatol Rehabil 21：225-230, 1982.
Andrews K：Rehabilitation of the Older Adult. Edward Arnold, London, 1987.
Anne LC, Alan JK (eds)：Foundations of low vision；Cinicak and functional perspectives, AFB PRESS, New York, 1996.
Ansved T：Muscle training in muscular dystrophies. Acta Physiol Scand 171：359-366, 2001.
AOTA (American Occupational Therapy Association)：Occupational therapy practice framework；domain and process. Am J Occup Ther 56：607-639, 2002.
Aptekar RG, Ford F, Black EE：Light patterns as a means of assessing and recording gait. Ⅰ. Methods and results in normal children. Develop Med Child Neurol 18：31-36, 1976a.
Aptekar RG, Ford F, Black EE：Light patterns as a means of assessing and recording gait. Ⅱ. Results in children with cerebral palsy. Develop Med Child Neurol 18：37-40, 1976b.
Arnett FC, Edworthy S, Block DA et al.：The 1987 revised ARA criteria for rheumatoid arthritis. Arthritis Rheum 30：S17, 1987.
Arnett FC, Edworthy SM, Bloch, DA：The American Rheumatism Association 1987 revised criteria for the classification of rheumatoid arthritis. Arthritis Rheum 31：315-324, 1988.
Artz CP：The Treatment of Burns, 2nd ed, Saunders, Philadelphia, 1969.
Auxter D, Pyfer J, Huettig C：Adapted Physical Education and Recreation. 7th ed. Mosby, St. Louis, 1993.
Bach JR, Lieberman JS：Rehabilitation of the patients with disease affecting the motor unit. in JA DeLisa(ed)：Rehabilitation Medicine；Principles and Practice. 2nd ed, Lippincott, Philadelphia, 1993.

Badell-Ribera A：Cerebral palsy；postural-locomotor prognosis in spastic diplegia. Arch Phys Med Rehabil 66：614-619, 1985.
Barer D, Nouri F：Measurement of activities of daily living. Clin Rehabil 3：179-187, 1989.
Barnes C, Mercer G, Shakespeare T：Exploring Disability；A Sociological Introduction. Polity Press, Cambridge, 1999.
Barnes C, Mercer G：Disability. Polity Press, Cambridge, 2003.
Barnes MP, Ward AB：Textbook of Rehabilitation Medicine. Oxford Univ Press, Oxford, 2000.
Basford JR：Physical agents and biofeedback. in JA DeLisa(ed)：Rehabilitation Medicine；Principles and Practice, Lippincott, Philadelphia. 1988.
Basford JR：Electrical therapy. in FJ Kottke, JF Lehman(eds)：Krusen's Handbook of Physical Medicine and Rehabilitation. 4th ed, Saunders, Philadelphia 1990.
Basford JR, Fialka-Moser V：The physical agents. in BJ O'Young, MA Young, SA Stiens (eds)：Physical Medicine and Rehabilitation Secrets. 2nd ed Habley & Belfus, Philadelphia, 2002.
Basmajian JV(ed)：Therapeutic Exercise. 3rd ed, Williams & Wilkins, Baltimore, 1978.
Basmajian JV(ed)：Therapeutic Exercise. 4th ed, Williams & Wilkins, Baltimore, 1984.
Basmajian JV, De Luca CT：Muscle Alive；Their Functions Revealed by Electromyography. 5th ed, Williams & Wilkins, Baltimore, 1985.
Basmajian JV, Gowland CA, Finlayson AJ, et al.：Stroke treatment；comparison of integrated behavioral physical therapy vs traditional physical therapy program. Arch Phys Med Rehabil 68：267-272, 1987.
Basso A, Capitani E, della Sala S et al.：Recovery from ideomotor apraxia. A study on acute stroke. Brain 110：747-760, 1987.
Bates-Jensen BM：New pressure ulcer status tool. Decubitus 3(3)：14-15, 1990.
Bates-Jensen, BM：Validity and Reliability of the Pressure ulcer status tool. Decubitus 5 (6)：20-28, 1992.
Bates-Jensen BM：The Pressure sore status tool：An outocome measure for pressure sores, Top Geriatric Rehabil 9 (4)：17-34, 1994.
Baumann JU：Operative Behandlung der infantilen Zerebralparesen. Georg Thieme, Stuttgart, 1970.
Bax M, Goldstein M, Rosenbaum P et al：Proposed definition and classification of cerebral palsy. Develop Med Child Neurol 47：571-576, 2005.
Baxter CR, Shires T：Physiological response to crystalloid resuscitation of severe burns. Ann N. Y. Acad Sci 150：874-894, 1968.
Bedbrook G：The Care and Management of Spinal Cord Injuries. Springer -Verlag, New York, 1981.
Bellamy N, Buchanan WW, Goldsmith CH, et al.：Validation study of WOMAC：A health status instrument for measuring clinically important patient relevant outcomes to antirheumatic drug therapy in patients with osteoarthritis of the hip or knee. J Rheumatol 115：1833-1840, 1988.
Belloc, N.B, Breslow, L.：Relationship of physical health status and health practice. Preventive Medicine 3, 1, 409-421, 1972.
Ben-Yishay Y, Rattok J, Lakin P, et al.：Neuropsychological rehabilitation；quest for a holistic approach. Semin Neurol 5：252-258, 1985.
Ben-Yishay Y, Prigatano GP：Cognitive remediation. in E Griffith, M Rosenthal, MR Bond et al. (eds)：Rehabilitation of Adult and Child with Traumatic Brain Injury. Davis, Philadelpyia, 1990.
Bergés J, Lezine I：The Imitation of Gesture. William Heinemann, London, 1965.
Berg RL, Cassells JS(eds)：The Second Fifty Years；Promoting Health and Preventing Disability. National Academy Press, Washington, 1990.
Berkowitz ED：Rehabilitation. The Federal Goverment's Response to Disability, 1935-1954. Arno Press, New York, 1980. cited in R O'Brien：Crippled Justice. The History of Modern Disability Policy in the Workplace. Univ Chicago Press, Chicago, 2001.
Berman M, Peelle LM：Self-generated cues；a method for aiding aphasic and apractic patients. J Speech Hear Dis 32：372-376, 1976.
Bernstein J (ed)：Muculoskeletal Medicine. American Academy of Orthopedic Surgeons, Illinois, 2003.
Berspang B, Asplund K, Eriksson S, et al.：Motor and perceptual impairments in acute stroke patients；effect on self-care ability. Stroke 18：1081-1086, 1987.
Bethell HJ, Turner SC, Evans JA, et al.：Cardiac rehabilitation in the United Kingdom. How complete is the provision? J Cardiopulm Rehabil 21：111-115, 2001.
Biddle BJ：Role Theory；Expectation, Identities, and Behaviors. Academic Press, New York, 1979.
Bistevins, R：Footwear and footwear modifications. in FJ Kottke, JF Lehman(eds)：Krusen's Handbook of Physical Medicine and Rehabilitation. 4th ed, Saunders, Philadelphia 1990.

Bleck EE：Orthopaedic Management of Cerebral Palsy. Saunders, Philadelphia, 1979.
Bleck EE：Orthopaedic Management in Cerebral Palsy. Clinics in Developmental Medicine No. 99/100, Mac Keith Press, Oxford, 1987.
Bobath B：Adult Hemiplegia. Evaluation and Treatment. William Heinemanm, London, 1970.
Bobath B：Abnormal Postural Reflex Activity Caused by Brain Lesions. 2nd ed, William Heinemann, London, 1971.
Bobath K：The Motor Deficit in Patients with Cerebral Palsy. William Heinemann, London, 1966.
Bobath K, Bobath B：Cerebral palsy. in PH Pearson, CE Williams (eds)：Physical Therapy Service in the Developmental Disabilities. Charles C Thomas, Spring-field, 1972.
Bobath K, Bobath B：The neuro-developmental treatment. in D Scrutton(ed)：Management of the Motor Disorders of Children with Cerebral Palsy. Spastics International Medical Publications, London, 1984.
Bohannon RW, Smith MB：Interrater reliability of a modified Ashworth scale of muscle spasticity. Phys Ther 67：206-207, 1987.
Bond MR：Assessment of psychosocial outcome after severe head injury. in R Porter, DW Fitzsimmons(eds)：Outcome of Severe Damage to the Central Nervous System. Elsevier, Amsterdam, 1975.
Borg G：An Introduction to Borg's RPE-Scale. Movement Publ, New York, 1985.
Borg GA：Perceived exertion. Exerc Sport Sci Rev 2：131-153, 1974.
Botwinick J：Intellectual abilities. in JE Birren, KW Schaie(eds)：Handbook of the Psychology of Aging. Van Nostrand Reinhold, New York, 1977.
Bourrin S, Palle S, Gentry C et al.：Physical exercise during remobilization restores a normal bone trabecular network after tail suspension-induced osteopenia in young rats. J Bone Miner Res 10：820-828, 1995.
Braden B, Bergstrom N：Clinical utility of the Braden Scale for predicting pressure sore risk. Decubitus 2：44-51, 1989.
Braden R, Bergstrom N：A conceptual schema for the study of the etiology of pressure sore. Rehabil Nurs. 12：8-16, 1987.
Brandt KD：Osteoarthritis；clinical patterns and pathology. Textbook of Rheumatology, 2nd ed. Saunders, Philadelphia, 1985.
Brashler R, Hartke RJ：The care giving family for the disabled older adult. in RJ Hartke(ed)：Psychological Aspects of Geriatric Rehabilitation. Aspen Publ, Gaithersburg, 1991.
Bromley I：Tetraplegia and Paraplegia；A Guide for Physiotherapists. Churchill Livingstone, Edinburgh, 1976.
Brown I, Brown RI：Quality of Life and Disability. An Approach for Community Practitioners. Jessica Kingsley Publ, London, 2003.
Brown ME：Daily activity inventory and progress record for those with atypical movement. Am J Occup Ther 4：195-204, 261, 1950a.
Brown ME：Daily activity inventories of cerebral palsied children in experimental classes. Phy Ther Rev 30：415-421, 1950b.
Brunnstrom S：Movement Therapy in Hemiplegia；A Neurophysiological Approach. Harper & Row, New York, 1970.
Burke DC：Planning a system of care for head injuries. Brain Inj 1：189-198, 1987.
Buschbacher RM, Porter CD：Deconditioning, conditioning, and the benefits of exercise. in RL Braddom (ed)：Physical Medicine and Rehabilitation. 2nd ed, Saunders, Philadelphia, 2000.
Butler C, Chambers H, Goldstein M, et al.：Evaluating research in developmental disabilities：a conceptual framework for reviewing treatment outcomes. Develop Med Child Neurol 41：55-59, 1999.
Cailliet R：Low Back Pain Syndrome. 4th ed, Davis, Philadelphia, 1988.
Callahan CM, Drake BG, Heck DA et al. ：Patient outcomes following tricompartmental total knee replacement；a meta-analysis. JAMA 271：1349-1357, 1994.
Callahan CM, Drake BG, Heck DA et al. ：Patient outcomes following unicompartmental or bicompartmental knee arthroplasty：a meta-analysis. J Arthroplasty 10：141-150, 1995.
Caplan AL, Engelhardt Jr HT, McCartney JJ (eds)：Concepts of Health and Disease；Interdisciplinary Parspectives. Addison-Wesley, Massachusetts, 1981.
Caplan AL：Informed consent and provider-patient relationships in rehabilitation medicine. Arch Phys Med Rehabil 69：312-317, 1988.
Caplan B：Stimulus effects in unilateral neglect? Cortex 21：69-80, 1985.
Caplan B：Assessment of unilateral neglect. A new reading test. J Clin Exp Neuropsychol 9：359-364, 1987.
Castaneda C, Gordon PL, Uhlin KL et al：Resistance training to counteract the catabolism of a low-protein diet in patients with chronic renal insufficiency. A randomized, controlled trial. Ann Intern Med 135：965-76, 2001.
Charlifue SW, Gerhrt KA, Menter RR et al.：Sexual issues in women with spinal cord injuries. Paraplegia 30：192-199, 1992.
Chida T, Nakamura R：EEG changes induced by passive postural changes. J Human Ergol 12：217-218, 1983.

Christiansen CH, Schwartz RK, Barnes KJ：Self-care；evaluation and management. in JA DeLisa(ed)：Rehabilitation Medicine；Principles and Practice. Lippincott, Philadelphia, 1988.

Chusid JG：Correlative Neuroanatomy and Functional Neurology. 14th ed, Maruzen, Tokyo, 1970.

Chyatte SB, Birdsong JH：Methods-time measurement in assessment of motor performance. Arch Phys Med Rehabil 53：38-44, 1972.

Ciccone DS, Grzesiak RC：Cognitive dimensions of chronic pain. Soc Sci Med 19：1339-1345, 1984.

Clarke AK：Rheumatology and rehabilitation. in A Molina, J Parreno, E Robles, et al. (eds)：Rehabilitation Medicine. Elsevier Science, Amsterdam, 1991.

Clark GS, Murray PK：Rehabilitation of the geriatric patient. in JA DeLisa(ed)：Rehabilitation Medicine；Principles and Practice. Lippincott, Philadelphia, 1988.

Clark GS, Siebens HC：Rehabilitation of the geriatric patient. in JA DeLisa(ed)：Rehabilitation Medicine；Principles and Practice. 2nd ed, Lippincott, Philadelphia, 1993.

Claus-Walker J, Carter RE, Campos RL et al.：Sitting, muscular exercise, and collagen metabolism in tetraplegia. Am J Phys Med 58：285-293, 1979.

Clements AD：Mild traumatic brain injury in persons with multiple trauma：the problem of delayed diagnosis. J Rehabil 63：3-4, 1997.

Clendening L：Source Book of Medical History. Dover Publ, New York, 1960.

Cohen GD：The Brain in Human Aging. Springer, New York, 1988.

Cohen H(ed)：Neuroscience for Rehabilitation. Lippincott, Philadelphia, 1993.

Collen FM, Wade DT, Robb GF, et al.：The Rivermead Mobility Index：a further development of the Rivermead Motor Assessment. Int Disabil Stud 13：50-54, 1991.

Conine TA, Christie GM, Hammond GK et al.：Sexual rehabilitation of the handicapped. The roles and attitudes of health professionals. J Allied Health 9：260-267, 1980.

Coombs RRA, Gell PGH：Clinical Aspects of Immunology. 3rd ed. Blackwell Scientific Publ. Oxford, 1975.

Corcoran P, Halar EM, Bell KR et al.：Hazards of immobilization. in BJ'Young, MA Young, SA Steins (eds)：Physical Medicine and Rehabilitation Secrets. 2nd ed, Hanley & Belfus, Philadelphia, 2002.

Corey DT, Etlin D, Miller PC：A home-based pain management and rehabilitation programme；an evaluation. Pain 29：219-229, 1987.

Cotton S, Voudouris NJ, Greenwood KM：Intelligence and Duchenne muscular dystrophy：full-scale, verbal, and performance intelligence quotients. Develop Med Child Neurol 43：497-501, 2001.

Coulton CJ：Person-environment fit and rehabilitation. in DW Krueger(ed)：Rehabilitation Psychology. Aspen Publ, Rockville, 1984.

Criteria Committee of the New York Heart Association：Nomenclature and Criteria for Diagnosis of Disease of the Heart and Great Vessels. 6th ed, Little Brown, New York, 1964.

Cronan JJ：Venous thromboembolic disease. The role of US. Radiology 86：619-630, 1993.

Cushman LA, Scherer MJ (eds)：Psychological assessment in medical rehabilitation. American Psychological Association. Washington, DC, 1995.

Czerniecki JM：Amputation rehabilitation. in RM Hays, GH Kraft, WC Stolov(eds)：Chronic Disease and Disability；A Contemporary Rehabilitation Approach to Medical Practice. Demos, New York, 1994.

Damasio AR：Aphasia. New Engl J Med 326：531-539, 1992.

Daniels L, Worthingham C：Muscle Testing；Thchniques of Manual Examination. 3rd ed, Saunders, Philadelphia, 1972.

Darley FL, Aronson AE, Brown JR：Motor Speech Disorders. Saunders, Philadelphia, 1975.

Dasco MM：Restorative Medicine in Geriatrics. Charles C Thomas, Springfield, 1968.

Davinoff G, Thomas P, Johnson M, et al.：Closed head injury in acute traumatic spinal cord injury；Incidence and risk factors. Arch Phys Med Rehabil 69：869-872, 1988.

Davis GA, Wilcox JM：Adult Aphasia Rehabilitation. College-Hill Press, San Diego, 1985.

Davis JN, Crisostomo AE, Duncan P, et al.：Amphetamine and physical therapy facilitate recovery of function from stroke, correlative animal and human studies. in ME Raichle, WJ Powers (eds)：Cerebrovascular Diseases. Raven Press, New York, 1987.

Davis MA, Ettinger WH, Neuhaus JM, et al：Knee osteoarthritis and physical functioning. Evidence from the NHANES. I. Epidemiologic followup study. J Rheumtol 18：591-598, 1991.

de Lateur BJ, Lehmann JF：Therapeutic exercise to develop strength and endurance. in F Kottke J, JF Lehmann(eds)：Krusen's Handbook of Physical Medicine and Rehabilitation. 4th ed, Saunders, Philadelphia, 1990.

de Lateur BJ：The spectrum of physical treatment. in RM Hays, GH Kraft, WC Stolov (eds)：Chronic Disease and Disability. A Contemporary Rehabilitation Approach to Medical Practice. Demos, New York, 1994.

Deaver GG, Brown ME：Physical demands of daily life. Studies in Rehabilitation. No. 1, Institute for the Crippled and Disabled, New York, 1945.

Deitrick WH, Whedon GD, Shorr E：Effects of immobilization upon various metabolic and physiological functions of normal man. Am J Med 4：3-36, 1948.

DeJong G, Basnett I：Disability and health policy. The role of market in the delivery of health services. in GL Albrecht, KD Seelman, M Bury（eds）：Handbook of Disability Studies. Sage Publ, Thousand Oaks, 2001.

DeJong G, Horn SD, Gassaway JA, et al.：Toward a taxonomy of rehabilitation interventions：using an inductive approach to examine the "black box" of rehabilitation. Arch Phys Med Rehabil 85：678-686, 2004.

DeJong G, Horn SD, Conroy B, et al.：Opening the black box of post-stroke rehabilitation：stroke rehabilitation patients, processes, and outcomes. Arch Phys Med Rehabil 86（Suppl 2）：S1-S7, 2005.

DeLisa JA (ed)：Rehabilitation Medicine. Principle and Practice. Lippincott, Philadelphia, 1988.

DeLisa JA, Martin GM, Currie DM：Rehabilitation medicine；past, present and future. in JA DeLisa(ed)：Rehabilitation Medicine. Principles and Practice. 2nd ed, Lippincott, Philadelphia, 1993.

DeLisa JA（ed）：Rehabilitation Medicine. Principles and Practice. 3rd ed, Lippincott-Raven, Philadelphia, 1998.

DeLong MR, Juncos JL：Parkinson's disease and other movement disorders. in DL Kasper, E Braunwald, AS Fauci et al.（eds）：Harrison's Plinciples of Internal Medicine. 16th ed. McGraw-Hills, New York, 2005.

DeLorme TL：Restoration of muscle power by heavy resistance exercises. J Bone Joint Surg 27：645-667, 1945.

DeLorme TL, Watkins AL：Technics of progressive resistance exercise. Arch Phys Med Rehabil 29：263-273, 1948.

Denhoff E, Robinault I：Cerebral Palsy and Related Disorders. MacGraw-Hill, NewYork, 1960.

DeSouza LH, Hewer RL, Miller S：Assessment of recovery of arm control in hemiplegic stroke patients；1. Arm function tests. Int Rehabil Med 2：3-9, 1980.

Devor M：Plasticity in the neonatal and adult nervous system. in LS Illis（ed）：Neurological Rehabilitation. 2nd ed, Blackwell, Oxford, 1994.

Dick JPR, Guiloff RJ, Stewart A et al.：Mini-mental state examination in neurological patient. J Neurol Neurosurg Psychiat 47：496-499, 1984.

Dimitrijevic MR：Restorative neurology. in J Eccles, MR Dimitrijevic（eds）：Recent Achievements in Restorative Neurology. Karger, Basel, 1985.

Dinning TAR, Connelly TJ(eds)：Head Injuries. Wiley, Brisbane, 1981.

Dinsdale SM, Gent M, Kline G, et al.：Problem oriented medical records；their impact on staff communication, attitudes and decision making. Arch Phys Med Rehabil 56：269-274, 1975.

Dittuno PL, Dittuno JF Jr：Walkinng index for spinal cord injury（WISCI II）：scalee revision. Spinal Cord 39：654-656, 2001.

Doleys DM, Crocker M, Patton D：Response of patients with chronic pain to exercise quotas. Phys Ther 62：1111-1114, 1982.

Doll EA：A Genetic scale of social maturity. Am J Orthopsychiat 5：180-188, 1935.

Doll EA：Vineland Social Maturity Scale. Condensed Manual of Directions. 1965 Edition, Am Guidance Services, Minnesota, 1965.

Dombovy ML, Sandok BA, Basford JR：Rehabilitation for stroke；a review. Stroke 17：363-369, 1986.

Donaldson SW, Wagner CC, Gresham GE：A unified ADL evaluation form. Arch Phys Med Rehabil 54：175-179, 1973.

Donovan WH, Dinh TA, Garber SL, et al.：Pressure ulcers, in JA DeLisa（ed）：Rehabilitation Medicine；Principles and Practice. 2nd ed, Lippincott, Philadelphia, 1993.

Dryden W, Rentoul R：Adult Clinical Problems；A Cognitive-Behavioural Approach. Routledge, London, 1991.

Ducharme S, Gill K, Biener-Bergman S, et al.：Sexual functioning medical and psychological aspects. in JA DeLisa(ed)：Rehabilitation Medicine. Principles and Practice. Lippincott, Philadelphia, 1988.

Duffy JR：Motor Speech Disorders；Substrates, Differential Diagnosis, and Management. Mosby, St. Louis, 1995.

Dunn HL：High level wellness for man and society. Am J Publ Health 49：786-792, 1959.

Dutton R：Rehabilitation frame of reference. in HL Hopkins, HD Smith（eds）：Willard and Spackman's Occupational Therapy. 8th ed, Lippincott, Philadelphia, 1993.

Ellis E：The Physical Management of Developmental Disorders. William Heinemann, London, 1967.

Engel GL：The need for a new medical model；A challenge for biomedicine. Science, 196：129-136, 1979.

Erickson RP, McPhee MC：Clinical evaluation. in JA DeLisa（ed）：Rehabilitation Medicine. 2nd ed, Lippincott, Philadelphia, 1993.

Ettinger WH, Afable RF：Physical disability from knee osteoarthritis. The role of exercise as an intervention. Med Sci Sports Exerc 26：1435-1440, 1994.

Evans EM：The treatment of trochanteric fractures of the fumur. J Bone Joint Surg 31B：190-203, 1949.

Everett H, Purvis Ponder：Orientation and mobility techniques. A guide for the Practioner, AFB PRESS, New York, 1976.

Fabiano RJ, Daugherty J：Rehabilitation considerations following mild traumatic brain injury. J Rehabil 64：9-14, 1998.

Fahn S, Elton RL, Members of UPDRS Development Committee：Unified Parkinson's disease rating scale. in S Fahn, CD Marsden, M Goldstein et al.（eds）：Recent Developments in Parkinson's disease, Vol II, Macmillan Healthcare Information, New Jersy, 1987.

Faulkner A, Kennedy LG, Baxter K, et al：Effectiveness of hip prosthesis in primary total hip replacement. A critical review of evidence and an economic model. Health Technol Assess 2：1-33, 1998.

Fay T：The origin of human movement. Am J Psychiat 3：644-660, 1955.

Feinstein AR：Clinical Epidemiology. The Architecture of Clinical Research. WB Saunders, Philadelphia, 1985.

Felsenthal G, Steinberg FU：Rehabilitation of the Aging and Older Adult. Williams & Wilkins, Baltimore, 1993.

Fillenbaum GG：Screening the elderly；a brief instrumental activities of daily living measure. J Am Geriat Soc 33：698-706, 1985.

Finger S, LeVere TE, Almli CR, et al.（eds）：Brain Injury and Recovery. Theoretical and Controversial Issues. Plenum Publ, New York, 1988.

Fisher SV, Gullickson Jr G：Energy cost of ambulation in health and disability；a literature review. Arch Phys Med Rehabil 25：145-150, 1982.

Fitzpatric R, Fletcher A, Gore S, et al.：Quality of life measures in health care. 1. Application and issues in assessment. Brit Med J 305：1074-1077, 1992.

Flores AM, Zohman LR：Rehabilitation of cardiac patient. in JA DeLisa（ed）：Rehabilitation Medicine. Principles and Practice. 2nd ed. Lippincott, Philadelphia, 1993.

Flower WM, Goodgold J：Rehabilitation management of neuromuscular diseases. in J Goodgold(ed)：Rehabilitation Medicine. Mosby, St Louis, 1988.

Follick MJ, Ahern DK, Laser-Wolston N：Evaluation of a daily activity dairy for chronic pain patients. Pain 19：373-344, 1984.

Folstein MF, Folstein SE, McHugh PR：Mini-mental state；a practical method for grading the cognitive state of patients for the clinician. J Psychiat Res 12：189-198, 1975.

Fontaine R, Hubinont J, Bucle P et al：Le traitement des obliterations arterielles par autogreffes fraiches et segmentaires de veines. A propos de 14 observations personelles. Act Chirur Belg 49：397-428, 1950.

Ford JR, Duckworth B：Physical Management for the Quadriplegic Patient. 2nd ed, FA Davis, Philadelphia, 1987.

Fordyce WE：Behavioral Methods for Chronic Pain and Illness. Mosby, St Louis, 1976.

Fordyce WE：Chronic pain；a behavioral perspective. in RM Hays, GH Kraft, WC Stolov(eds)：Chronic Disease and Disability；A Contemporary Rehabilitation Approach to Medical Practice. Demos, New York, 1994.

Fougeyrollas P, Beauregard L：Disability：An interactive person-environment social creation. in GL Albrecht, KD Seelman, M Bury（eds）：Handbook of Disability Studies. Sage Publications, Thousand Oaks, 2001.

Fougeyrollas PR, Cloutier H, Bergeron H, et al.：Quebec Classification "Disability Creation Process." International Newwork on the Disability Creation Process, Quebec, 1996. cited in GL Albrecht, KD Seelman, M Bury（eds）：Handbook of Disability Studies. Sage Publ, Thousand Oaks, 2001.

Fowler Jr WM, Taylor M：Rehabilitation management of muscular dystrophy and related disorders；II. Comprehensive care. Arch Phys Med Rehabil 63：322-328, 1982.

Fox SM, Naughton JP, Gorman PA：Physical activity and cardiovascular health；III. The exercise prescription；frequency and type of activity. Mod Concepts Cardiovasc Dis 41：6, 1972.

Francisco GE：Botulinum Toxin, dosing and dilution. Am J Phys Med Rehabil 83：S30-S37, 2004.

Frankel HL, Hancock DO, Hyslop G, et al.：The value of postural reduction in the initial management of closed injuries of the spine with paraplegia and tetraplegia. Paraplegia 7：179-192, 1969.

Fransen M, McConnell S, Bell M：Exercise for osteoarthritis of the hip or knee. The Cochrane Database of Systematic Reviews 2001, Issue 2. Art. No.：CD004376. DOI：10. 1002/14651858. CD004376.

Frey WD：Functional outcome；assessment and evaluation. in JA DeLisa（ed）：Rehabilitation Medicine；Principles and Practice. Lippincott, Philadelphia, 1988.

Friedland DJ：Guide for assessing the validity of a study. in DJ Friedland, AS Go, JB Bavoren（eds）：Evidence-Based Medicine. A Framework for Clinical Practice. Appleton & Lange, Stanford, 1998.

Friedmann LW：Rehabilitation of the lower extremity amputation. in FJ Kottke, JF Lehmann(eds)：Krusen's Handbook of Physical Medicine and Rehabilitation. 4th ed, Saunders, Philadelphia 1990.

Frost M, Stuckey S, Smalley LA, et al.：Reliability of measuring trunk motions in centimeters. Phys Ther 62：1431-1437, 1982.

Fujita M, Nakamura R：The effect of PNF positions of the upper extremity on rapid knee extension. Tohoku J Exp Med

150：31-35, 1986.
Fukuchi Y, Nishimura M, Ichinose M et al：Prevalence of chronic obstructive pulmonary disease in Japan. Results from the Nippon COPD epidemiology（NICE）study. Eur Respir J 18：S275, 2001.
Fulton JF：Phisiology of the Nervous System. 3rd ed, Oxford Univ Press, New York, 1949.
Garden RS：Low-angle fixation in fracture of the femoral neck. J Bone Joint Surg 43B：647-663, 1961.
Garden RS：Malreduction and a vascular necrosis in subcapital fractures of the femur. J Bone Joint Surg 53-B：183-197, 1971.
Gardner QW, Poehhan ET：Exercise rehabilitation programs for the treatment of claudication pain. A meta-analysis. JAMA 274：975-980, 1995.
Garraway WM, Akhtar AJ, Prescott RJ, et al.：Management of acute stroke in the elderly；preliminary results of a controlled trial. Br Med J 281：1040-1043, 1980.
Gauthier L, Dehaut F, Joanette Y：The Bells Test. A quantitative and qualitative test for visual neglect. Intern J Clin Neuropsychol 11：49-54, 1989.
Gazzaniga MS：Is seeing believing. Notes on clinical recovery. in S Finger（ed）：Recovery from Brain Damage. Research and Theory. Plenum, New York, 1978.
Gazzaniga MS, Ivry RB, Mangun GR（eds）：Cognitive Neuroscience. The Biology of the Mind. 2nd ed, WW Norton & Company, New York, 2002.
Gellhorn E：Proprioception and the motor cortex. Brain 72：35-62, 1949.
Gellhorn E, Johnson DA：Further studies on the role of proprioception in cortically induced movements of the foreleg in the monkeys. Brain 73：513-531, 1950.
Gennarelli TA：Emergency department management of head injuries. Emergency Medicine Clinics of North America 2：749-760, 1984.
Gerber LH, Vargo M：Rehabilitation for patients with cancer diagnoses. in JA DeLisa（ed）：Rehabilitation Medicine. Principles and Practice. 3rd ed. Lippincott-Raven, Philadelphia, 1998.
Geschwind N：Mechanisms of change after brain lesions. in F Nottebohm（ed）：Hope for a New Neurology. Ann New York Acad Sci, New York, 1985.
Geschwind N, Damasio AR：Apraxia. in JAM Fredericks（ed）：Handbook of Clinical Neurology. 1, Elsevier, Amsterdam, 1985.
Gesell AL, Halverson HM, Amatruda C：The First Five Years of Life. A Guide to the Study of the Pre-School Child. Harper, New York, 1940.
Gesell AL, Ilg FL：The Child from Five to Ten. Harper, New York, 1946.
Gibbons RJ, Baladu GJ, Beasley JW, et al.：ACC/AHA Guidelines for exercise testing. A report of the American College of Cardiology/American Heart Association Task Force on Practice Guidelines（Committee on Exercise Testing）. J Am Coll Cardiol 30：260-311, 1997.
Giles GM, Clark-Wilson J：Brain Injury Rehabilitation. A Neurofunctional Approach. Singular Publishing Group, San Diego, 1992.
Giuliani CA：Theories of motor control. New concepts for physical therapy. in MJ Lister（ed）：Contemporary Management of Motor Control Problems. Proc II Step Conference. 1991.
Goeppinger JP, Arthur MW, Baglioni Jr AJ, et al.：A re-examination of the effectiveness of self care education for persons with arthritis. Arth Rheum 32：706-716, 1989.
Gogia PP, Schneider VS, LeBlanc AD et al.：Bed rest effect on extremity muscle torque in healthy men. Arch Phys Med Rehabil 69：1030-1032, 1988.
Goldberger B, Goldberger J：Psychosomatic concepts in physical medicine. Arch Phys Med 27：5-11, 1946.
Goldberger ME：Motor recovery after lesions. Trends Neurosci 3：288-291, 1980.
Goldenberg G, Hagmann S：Therapy of activities of daily living in patients with apraxia. Neuropsychol Rehabil 8：123-141, 1998.
Goldenson RM, Sternfeld L：Cerebral Palsy. in RM Goldenson（ed）：Disability and Rehabilitation Handbook. McGraw-Hill Book, New York, 1978.
Goldenson RM：Disability and Rehabilitation Handbook. McGraw-Hill, New York, 1978.
Goldman MJ：Principles of Clinical Electrocardiography, Lange Medical Publ, SanFrancisco, 1964.
Goldstein G, Incagnoli TM：Contemporary Approaches to Neuropsychological Assessment. Plenum Press, New York, 1998.
Goldstein LB, Matchar DB, Morgenlander JC, et al.：Influence of drugs on the recovery of sensorimotor function after stroke. J Neurol Rehabil 4：137-144, 1990.
Goodgold J, Eberstein A：Electrodiagnosis of Neuromuscular Diseases. 2nd ed, Williams & Wilkins, Baltimore, 1977.
Gormley ME：Treatment of neuromuscular and musculoskeletal problems in cerebral palsy. Pediatric Rehabilitation 4：5-

16, 2001.

Goto Y, Itoh H, Adachi H et al：Use of exercise cardiac rehabilitation after acute myocardial infarction. Circulation J 67：411-415, 2003.

Grabois M：The problem-oriented medical records；modifications and simplification for rehabilitation medicine. South Med J 70：1383-1385, 1977.

Granger CV, Dewis LS, Peters NC, et al：Stroke rehabilitation；analysis of repeated Barthel index measures. Arch Phys Med Rehabil 60：14-17, 1979a.

Granger CV, Albrecht GL, Hamilton BB：Outcome of comprehensive medical rehabilitation；measurement by PULSES profile and Barthel index. Arch Phys Med Rehabil 60：145-154, 1979b.

Granger CV, Gresham GE (eds)：Functional Assessment in Rehabilitation Medicine. Williams & Wilkins, Baltimore, 1984.

Granger CV, Selzer GB, Fishbein CF：Primary Care of the Functionally Disabled；Assessment and Management. Lippincott, Philadelphia, 1987.

Granger CV, Kelly-Hayes M, Johnston M et al.：Quality and outcome measures for medical rehabilitation. in RL Braddom (ed)：Physical Medicine and Rehabilitation. 2nd ed, Saunders, Philadelphia, 2000.

Gray JAM, Fowler G：Essentials of Preventive Medicine. Blackwell Scientific Publ, Oxford, 1984.

Greenleaf JE：Physiological responses to prolonged bed rest and fluid immersion in humans. J Appl Physiol：Respirat Envivon Exercise Physiol 57：619-633, 1984.

Griffith E, Rosenthal M (eds)：Rehabilitation of the Adult and Child with Traumatic Brain Injury. Davis, Philadelphia, 1990.

Groce N：The U. S. Role in International Disability Activities. A History and a Look towards the Future. Rehabilitation International, New York, 1992.

Guccione AA, Felson DT, Anderson JJ.：Defining arthritis and measuring functional status in elders. Methodological issues in the study of disease and physical disability. Am J Public Health 80：945-949, 1990.

Gulsvik A：Mortality in and prevalence of chronic obstructive pulmonary disease in different parts of Europe. Monaldi Arch Chest Dis 54：160-162, 1999.

Gutmann D：The cross-cultural perspective；notes toward a comparative psychology of aging. in JE Birren, KW Schaie (eds)：Handbook of the Psychology of Aging. Van Nostrand Reinhold, New York, 1977.

Guyatt GH, Feeny DH, Patrick DL：Measuring health-related quality of life. Ann Int Med 118：622-629, 1993.

Haas JF, Mackenzie CA：The role of ethics in rehabilitation medicine. Am J Phys Med Rehabil 72：48-51, 1993.

Haas JF：Ethical issues in rehabilitation medicine. in JA DeLisa (ed)：Rehabilitation Medicine. Principle and Practice. 2nd ed, JB Lippincott, Philadelphia, 1993.

Haas JF：Ethical issues in rehabilitation medicine. in JA DeLisa (ed)：Rehabilitation Medicine. Principles and Practice. 3rd ed, Lippincott-Raven, Philadelphia, 1998.

Hagberg B, Hagberg G, Zetterstrom R：Decreasing perinatal mortality；increasing in cerebral palsy morbidity? Acta Paediat Scand 78：664-670, 1989.

Halar EM, Bell KR：Contracture and other deleterious effects of immobility. in JA DeLisa (ed)：Rehabilitation Medicine. Principles and Practice. 2nd ed, JB Lippincott, Philadelphia, 1993.

Halar EM：Disuse syndrome. Recognition and prevention. in RM Hays, GH Kraft, WC Stolov (eds)：Chronic Disease and Disability. A Contemporary Rehabilitation Approach to Medical Practical. Demos, New York, 1994.

Halar EM, Bell KR：Immobility and Inactivity；Physiological and Functional Changes, Prevention, and Treatment. in JA Delisa (ed)：Physical Medicine and Rehabilitation. Principle and Practice. 4th ed, Lippincot Williams & Wilkins, 2005.

Halligan PW, Cockburn J, Wilson BA：The behavioral assessment of visual neglect. Neuropsychol Rehabil 1：5-32, 1991.

Halstead LS：Team care chronic illness；a critical review of the literature of the past 25 years. Arch Phys Med Rehabil 57：507-511, 1976.

Halstead LS, Grimby G (eds)：Post-Polio Syndrome. Hanley & Belfus, Philadelphia, 1995.

Hamill J, Knutzen KM：Biomecanical basis of human movement. 2nd ed, Lippincott, Williams & Wilkins, 2003.

Hammond MC, Merli GJ, Zierler RE：Rehabilitation of the patient with peripheral vascular disease of the lower extremity. in JA DeLisa (ed)：Rehabilitation Medicine. Principles and Practice. 2nd ed. Lippincott, Philadelphia, 1993.

Harding CM, Zubin J, Strauss JS：Chronicity in schizophrenia；revisited. Brit J Psychiat 161 (Suppl 18)：27-37, 1992.

Harmon RL, Horn LJ：Traumatic brain injury. in O'Young BJ, Young MA, Stiens SA (eds)：Rhysical Medicine and Rehabilitation Secrets. 2nd ed, Hanley & Belfus, Philadelphia, 2002.

Harris FG：Facilitation techniques in therapeutic exercise. in JV Basmajian (ed)：Therapeutic Exercise. 3rd ed, Williams & Wilkins, Baltimore, 1978.

Hays RM, Kraft GH, Stolov WC (eds)：Chronic Disease and Disability；A Contemporary Rehabilitation Approach to Medical Practice. Demos, New York, 1994.

Heilman KM, Valenstein E：Clinical Neuropsychology. 3rd ed, Oxford Univ Press, New York, 1993.

Heilman KM, Maher LM, Greenwald ML et al.：Conceptual apraxia from lateralized lesions. Neurol 49：457-464, 1997.
Heinemann AW, Roth EJ, Cichowski K, et al.：Multivariate analysis of improvement and outcome following stroke rehabilitation. Arch Neurol 44：1167-1172, 1987.
Held JM：Recovery after damage. in H Cohen（ed）：Neurscience for Rehabilitation. JB Lippincott, Philadelphia, 1993.
Hellebrandt FA, Houtz SJ：Methods of muscle training. The influence of pacing. Phys Ther Rev 38：319-322, 1958.
Heller A, Wade R, Wood VA, et al.：Arm function after stroke；measurement and recovery over the first three months. J Neurol Neurosurg Psychiat 50：714-719, 1987.
Helm PA, Kevorkian GC, Lushbaugh MS, et al：Burn injury：rehabilitation management in 1982. Arch Phys Med Rehabil 63：6-16, 1982.
Helm PA, Fisher SV：Rehabilitation of the patient with burns. in JA DeLisa（ed）：Rehabilitation Medicine, Principle and Practice. 2nd ed, Lippincot, Philadelphia, 1993.
Henley S, Pettit S, Todd-Pokropek A, et al.：Who goes home? predictive factors in stroke recovery. J Neurol Neurosurg Psychiat 48：1-6, 1985.
Herbison GJ：Ethics and rehabilitation. Introduction. Arch Phys Med Rehabil 69：311, 1988.
Herman R, Luzanski D：Spinal spasticity. Pathophysiology and pharmacological management. S Ueda, R Nakamura, S Ishigami（eds）：The 8th World Congress of the International Rehabilitation Medicine Association. Monduzzi Editore, Bologna, 1997.
Hettinger T, Muller EA：Muskelleistung und Muskeltraining. Arbeitsphysiol 15：111-126, 1953.
Hewer RL：Rehabilitation of stroke. in LS Illis, EM Sedgwick, HJ Glanville（eds）：Rehabilitation of the Neurological Patient. Blackwell Scientific, Oxford, 1982.
Hiatt WR, Regensteiner JG, Hargarten ME et al：Benefit of exercise conditioning for patients with peripheral arterial disease. Circulation 81：602-609, 1990.
Hirayama K, Takayanagi T, Nakamura R, et al.：Spinocerebellar degeneration in Japan. Acta Neurol Scand（Suppl 153）：1-22, 1994.
Hirschberg GG, Lewis L, Vaughan P：Rehabilitation；A Manual for the Care of the Disabled and Elderly. 2nd ed, Lippincott, Philadelphia, 1976.
Hochberg MC, Chang RW, Dwosh I et al：The American College of Rheumatology 1991 revised criteria for the classification of global functional status in rheumatoid arthritis. Rheum 35：498-502, 1992.
Hochberg MC：Updating the American College of Rheumatology Revised Criteria for the classification of Systemic Lupus Erythematosus. Arthritis Rheum 40：1725, 1997.
Hoehn MM, Yahr MD：Parkinsonism；onset, progression, and mortality. Neurol 17：427-442, 1967.
Hoffer MM, Feiwell E, Perry R et al：Functional ambulation in patients with myelomeningocele. J Bone Joint Surg 55-A：137-148, 1973.
Hogarty GH, Anderson CM, Reiss DJ, et al.：Family psychoeducation, social skills training, and maintenance chemotherapy in the aftercare treatment of schizophrenia. Arch Gen Psychiat 43：633-642, 1986.
Hohl M：Tibial condylar fractures. J Bone Joint Surg 49：1455-1467, 1967.
Holbrook M, Skilbeck CE：An activities index for use with stroke patients. Age Ageing 12：166-170,1983
Holden MK, Gill KM, Magliozzi MR：Gait assessment for neurologically impaired patients. Standards for outcome assessment. Phys Ther 66：1530-1539,1986
Holland A：Case studies in aphasia rehabilitation using programmed instruction. J Speech Hear Dis 35：377-390, 1970.
Holmgren A, Jonsson B, Levander M et al.：Low physical working capacity in suspected heart cases due to inadequate adjustment of peripheral blood flow. Acta Med Scand 158：413-436, 1957.
Höök O, Dimitrijevic MR（eds）：Advances in neurological rehabilitation and restorative neurology. Scand J Rehabil Med（Suppl 17）：7-165, 1988.
Hope T：Medical Ethics. A Very Short Introduction. Oxford Univ Press, Oxford, 2004.
Hopkins HL, Smith HD（eds）：Willard and Spackman's Occupational Therapy. 5th ed, Lippincott, Philadelphia, 1978.
Hoppennfeld S：Orthopaedic Neurology. Lippincott, Philadelphia, 1977.
Horak FB：Assumptions underlying motor control for neurologic rehabilitation. in MJ Lister（ed）：Contemporary Management of Motor Control Problems. Proc II Step Conference. 1991.
Horn SD：Clinical practice improvement methodology：implementation and evaluation. Faulkner & Gray, New York, 1997.
Horn SD, Gassaway J：Practice-based evidence study design for comparative effectiveness research. Med Care 45（Suppl 2）：S50-S57, 2007.
Hosokawa T, Nakamura R, Kosaka K, et al.：EEG activation induced by facilitating position. Tohoku J Exp Med 147：191-197, 1985.
Hosokawa T, Yamada Y, Isagoda A et al.：Psychometric equivalence of the Hasegawa Dementia Scale-Revised with the

Mini-Mental State Examination in stroke patients. Percept Mot Skills 79：664-666, 1994.
Houd H：Cardiac disorders. in RM Goldenson （ed）：Disability and Rehabilitation Handbook. McGraw-Hill, New York, 1978.
Houk VN, Thacker SB：The centers for disease control program to prevent primary and secondary disabilities in the united states. Public Health Rep 104：226-231, 1989.
Hovda DA, Feeney DM：Amphetamine with experience promotes recovery of locomotor function after unilateral frontal cortex injury in the cat. Brain Res 298：358-361, 1984.
Hughes C, Hwang B, Kim J-H, et al.：Quality of life in applied research：A review and analysis of empirical measures. Am J Ment Retard 99：623-636, 1995.
Hunt TE：Practical consideration in the rehabilitation of the aged. J Am Geriat Soc 28：59-64, 1980.
Hux K, Beukelman DR, Garret KL：Augmentative and alternative communication for persons with aphasia. in R Chapey （ed）：Language Intervention Strategies in Adult Aphasia. 3rd ed, Williams & Wilkins, Baltimore, 1994.
Illis LS, Sedgwick EM, Glanville HJ：Rehabilitation of the Neurological Patient. Blackwell, Oxford, 1982.
Illis LS：Rehabilitation theory. in LS Illis （ed）：Neurological Rehabiiltation. 2nd ed, Blackwell, Oxford, 1994.
International Association of Enterostomal Therapy：Dermal Wounds；pressure sores. Phirosophy of the IAET. J Enterostomal Ther 15：4-17, 1988.
Ito M, Lee MHM：The epidemiology of disability as related to rehabilitation medicine. in FJ Kottke, JF Lehmann （eds）：Krusen's Handbook of Physical Medicine and Rehabilitation. Saunders, Philadelphia, 1990.
Jackson A：Multicenter study of womens self-reported reproductive health after spinal cord injury. Arch Phys Med Rehabil, 80 （11）：1420-1428, 1999.
Jamieson WG：State of the art of venous investigation and treatment. Can J Surg 36：119-128, 1993.
Jebsen RH, Taylor N, Trieschmann RB, et al：An objective and standardized test of hand function. Arch Phys Med Rehabil 50：311-319, 1969.
Jennett B, Bond MR：Assessment of outcome after severe brain damage；a practical scale. Lancet 1：480-484, 1975.
Jennett B, Teasdale G：Management of Head Injuries. Davis, Philadelphia, 1981.
Jennings B：Healing the self. The moral meaning of relationships in rehabilitation. Am J Phys Med Rehabil 72：401-404, 1993.
Jette AM：State of the art in functional status assessment. in JM Rothstein（ed）：Measurement in Physical Therapy. Churchill Livingstone, New York, 1985.
Johnson MK, Zuck FN, Wingate K：The motor age test；measurement of motor handicaps in children with neuromuscular disorders such as cerebral palsy. J Bone Joint Surg 33-A：698-707, 1951.
Johnston MV, Stineman M, Vezolo CA：Outcome research in medical rehabilitation. Foundations from the past and directions for the future. in Fuhrer MJ （ed）：Rehabilitation Outcomes；Analysis and Measurement. Paul H Books Publ, Baltimore, 1987.
Johnston MV, Eastwood E, Wilkerson DL et al.：Systematically assessing and improving the quality and outcomes of medical rehabilitation program. in JA DeLisa （ed）：Physical Medicine and Rehabilitation. Principles and Practice. 4th ed, Lippincott, Williams & Wilkins, Philadelphia, 2005.
Jongbloed L：Prediction improvement in stroke patients referred for inpatient rehabilitation. Can Med Assoc J 121：1481-1484, 1979.
Jongbloed L：Prediction of function after stroke；a critical review. Stroke 17：765-776, 1986.
Joynt R：Clinical Neurology. Lippincott, Philadelphia, 1992.
Joynt RL, Findley TW, Boda W, et al.：Therapeutic exercise. in JA DeLisa（ed）：Rehabilitation Medicine；Principles and Practice. 2nd ed, Lippincott, Philadelphia, 1993.
Kabat H：Central facilitation；the basis of treatment of paralysis. Permanente Found Med Bull 10：190-204, 1952.
Kabat H：Proprioceptive facilitation in therapeutic exercise. in S Licht（ed）：Therapeutic Exercise. 2nd ed. E Licht, New Haven, 1965.
Kamenetz HL：Dictionary of Rehabilitation Medicine. Springer Publ, New York, 1983.
Kamenetz HL：Wheelchairs and other motor vehicles for the disabled. in JB Redford （ed）：Orthotics, Etc. 3rd ed, Williams & Wilkins, Baltimore, 1986.
Kaplan HI, Sadock BJ（eds）：Comprehensive Textbook of Psychiatry. vol. 2, 5th ed, Williams & Wilkins, Baltimore, 1989.
Kaplan PE, Gerrullo LJ（eds）：Stroke Rehabilitation. Butterworth, Stoneham, 1986.
Karger DW, Bayha FH：Engineered Work Measurement. 2nd ed, Industrial Press, New York, 1966.
Karnofsky DA, Abelmann WH, Craver LF et al：The use of nitrogen mustard in the palliative treatment of carcinoma. Cancer 1：634-656, 1948.
Katzman R：Demography, definition and problems. in R Katzman, R Terry（eds）：The Neurology of Aging. Davis, Philadel-

phia, 1983.
Katz RT：Spasticity. in BJ O'Young, MA Young, SA Stiens（eds）：Physical Medicine and Rehabilitation Secrets, 2nd ed, Hanley & Belfus, Philadelphia, 2002.
Katz S, Ford AB, Moskowitz RM, et al.：Studies of illness in the aged; the index of ADL; a standard measure of biological and psychosocial function. JAMA 185：914-919, 1963.
Katz S, Ford AB, Chinn AB, et al.：Prognosis after stroke. Ⅱ. Long-term course of 159 patients. Medicine (Baltimore) 45：236-246, 1966.
Katz S, Down TD, Cash HR, et al.：Progress in development of the Index of ADL. Gerontol 10：20-30, 1970.
Keith RA：The comprehensive treatment team in rehabilitation. Arch Phys Med Rehabil 72：269-274, 1991.
Kellgren JH, Lawrence JS：Osteo-arthrosis and disk degeneration in an urban population. Ann Rheum Dis 17：388-297, 1958.
Kendall HO, Kendall FP, Wadsworth GE：Muscles; Testing and Function. 2nd ed, Williams & Wilkins, Baltimore, 1971.
Kendell JE：The concept of disease and its implication for psychiatry. Brit J Psychiat 127：305-315, 1975.
Kertesz A, Ferro JM, Shewan CM：Apraxia and aphasia. The functional-anatomical basis for their dissociation. Neurol 34：40-47, 1984.
Kessler HH：The Principles and Practices of Rehabilitation. Arno Press, New York, 1980.
Kielhofner G：Model of Human Occupation. 3rd ed, Lippincott, Williams & Silkins, Philadelphia, 2002.
Kimura J：Electrodiagnosis in Disease of Nerve and Muscle; Principle and Practice. Davis, Philadelphia, 1983.
Kimura J：Electrodiagnosis in Diseases of Nerve and Muscle. Principle and Practice. 2nd ed, Davis, Philadelphia, 1988.
King JC, Titus MND：Prescription, referrals, and the rehabilitation team. in JA DeLisa (ed); Rehabilitation Medicine; Principles and Practice. 2nd ed, Lippincott, Philadelphia, 1993.
King JC, Nelson TR, Blankenship KJ, et al.：Rehabilitation team function and prescription, referrals, and order writing. in JA DeLisa（ed）：Physical Medicine and Rehabilitation. Principles and Practice. 4th ed, Lippincott, Williamns & Wilkins, Philadelphia, 2005.
King LS：The Growth of Medical Thought. Univ Chicago Press, Chicago, 1963.
Kirshner B, Guyatt G：A methodological framework for assessing health indices. J Chronic Dis 38：27-36, 1985.
Kitazawa A, Kushida K, Tamazaki K, et al.：Prevalence of vertebral fracture in a population-based sample in Japan. J Bone Miner Metab 19：115-118, 2001.
Knobloch H, Pasamanick B：Gesell and Amatruda's Developmental Diagnosis. 3rd ed, Harper & Row, New York, 1974.
Knott M, Voss DE：Proprioceptive Neuromuscular Facilitation. 2nd ed, Harper & Row, New York, 1968.
Kolb B, Whishaw IQ：Fundamentals of Human Neuropsychology. 3rd ed, Freeman, New York, 1990.
Kolb B：Brain Plasticity and Behavior. Lawrence Erlbaum, Mahawas, NJ, 1995.
Komrad MS：A defence of medical paternalism. Maximizing patient's autonomy. J Med Ethics 9：38-44, 1983.
Kosiak M：Etiology of decubitus ulcers. Arch Phys Med Rehabil 42：19-29, 1961.
Kottke FJ, Lehmann FJ(eds)：Krusen's Handbook of Physical Medicine and Rehabilitation. 4th ed, Saunders, Philadelphia, 1990.
Kouidi E, Albani M, Natsis K et al：The effects of exercise training on muscle atrophy in haemodialysis patients. Nephrol Dial Transplant 13：685-99, 1998.
Koyano W, Sibata H, Nakazato K, et al.：Prevalence of disability in instrumental activities of daily living among elderly Japanese. J Gerontol-Social Sciences 43：41-45, 1988.
Krusen FH, Overholser W, Rusk HA, et al.：Exibit on physical medicine：physical therapy, occupational therapy and rehabilitation（committee report）. Arch Phys Med 27：491-498, 1946.
Krusen FH：Historical development in physical medicine and rehabilitation during last forty years. Arch Phys Med Rehabil 50：1-5, 1969.
Krusen FH, Kottke FJ, Ellwood PM：Handbook of Physical Medicine and Rehabilitation. 2nd ed, WB Saunders, Philadelphia, 1971.
Kuban K, Leviton A：Medical progress; cerebral palsy. New Engl J Med 330：188-195, 1994.
Lacasse Y, Brooks D, Goldstein RS：Trends in the epidemiology of COPD in Canada, 1980-95. Chest 116：306-313, 1999.
Ladd J：Legalism and medical ethics. in JW Davis, B Hoffmaster, S Shorten（eds）：Contemporary Issues in Biomedical Ethics. Humana Press, Clifton, 1978.
LaFollette H(ed)：Ethics in Practice; An Anthology. Blackwell, Cambridge, 1997.
Landis EM：Micro-injection studies of capillary blood pressure in human skin. Heart 15：209-228, 1930.
Langman J：Medical Embryology. 3rd ed. Williams & Wilkins, 1975.
Lapides J, Diokno AC, Silber SJ, et al.：Clean intermittent self-catheterization in the treatment of urinary tract disease. J Urol 107：458-461, 1972.

Lawton ED：Activities of Daily Living for Physical Rehabilitation. McGraw-Hill, New York, 1963.
Lawton MP, Brody EM：Assessment of older people ; self-maintaining and instrumental activities of daily living. Gerontologist 9：179-186, 1969.
Lawton MP：Assessing the competence of older people. in DP Kent, R Kastenbaum, S Sherwood (eds)；Research Planning and Action for the Elderly ; Power and Potential of Social Science. Behavioral Publications, New York, 1972.
Lawton MP：The Philadelphia Geriatric Center Morale Scale ; a revision. Gerontol 30：85-89, 1975.
Lawton MP：The impact of the environment on aging and behavior. in JE Birren, KW Schaie (eds)：Handbook of the Psychology of Aging. Van Nostrand Reinhold, New York, 1977.
Lazare A：Hidden conceptual models in clinical psychiatry. New Eng J Med 238：345-351, 1973.
Lear SA, Ignaszewski A：Cardiac rehabilitation. A comprehensive review. Curr Control Trials Cardiovasc Med 2：221-232, 2001.
Lehmann JF, DeLisa JA, Warren CD et al：Cancer rehabilitation：Assessment of need, development, and evaluation of a model of care. Arch Phys Med Rehabil 59：410-419, 1978.
Lehmann JF (ed)：Therapeutic Heat and Cold. 4th ed, Williams & Wilkins, Baltimore, 1990.
Lehman YA, Stiens SA, Halar EM：Cardiac rehabilitation. in BJ O'Young, MA Young, SA Stiens (eds)：Physical Medicine and Rehabilitation Secrets. 2nd ed. Hanley & Belfus, Philadelphia, 2002.
Leigh F, Reiser MF：The Patient ; Biological, Psychological, and Social Dimensions of Medical Practice. 2nd ed, Plenum Medical Book, New York, 1985.
Leonard Jr JA, Meier III RH：Upper and lower extremity prosthetics. in DeLisa JA (ed)：Rehabilitation Medicine ; Principles and Practice. 2nd ed, Lippincott, Philadelphia, 1993.
Levy LL：Theory base. in HL Hopkins, HD Smith (eds)：Willard and Spackman's Occupational Therapy. 8th ed, Lippincott, Philadelphia, 1993.
Lezak MD：Subtle sequelae of brain damage ; perplexity, distractability and fatigue. Am J Phys Med 57：9-15, 1978.
Lezak MD：Neuropsychologic Assessment. 3rd ed, Oxford Univ Press, New York, 1995.
Liberson WT Holmquest HJ, Scot D, et al.：Functional electrotherapy ; stimulation of the peroneal nerve synchronized with the swing phase of the hemiplegic patients. Arch Phys Med Rehabil 42：101-105, 1961.
Licht S (ed)：Rehabilitation and Medicine. Waverly Press, Baltimore, 1968.
Lind K：A synthesis of studies on stroke rehabilitation. J Chron Dis 35：133-149,1982.
Linden P：Videofluoroscopy in the rehabilitation of swallowing dysfunction. Dysphagia 3：189-191, 1989.
Lindstrom I, Ohlund C, Eek C, et al：Mobility, strength, and fitness after a graded activity program for patients with subacute low back pain ; a randomized prospective clinical study with a behavioral therapy approach. Spine 17：641-652, 1992.
Linton SJ：Behavioral remediations of chronic pain ; a status report. Pain 24：125-141, 1986.
Lips P, Cooper C, Agnusdei F, et al.：Quality of life as outcome in the treatment of osteoporosis. The development of a questionnaire for quality of life by the European foundation of osteoporosis. Osteopor Int 7：36-38, 1997.
Little JW, Massagli TL：Spasticity and associated abnormalities of muscle tone. in JA DeLisa, BM Gans (eds)：Rehabilitation Medicine. Principles and Practice. 3rd ed, Lippincott-Raven, Philadelphia, 1998.
Loeser, JD：Concepts of pain. in M Stanton-Hicks, R Boas (eds.)：Chronic Low Back Pain. Raven Press, New York, 1982.
Loeser RF Jr.：Aging and the ethiopathogenesis and treatment of osteoarthritis. Rheum Dis Clin North Am 26：547-567, 2000.
Logemann JA：Management of dysphasia poststroke. in R Chapey (ed)：Language Intervention Strategies in Adult Aphasia. Williams & Wilkins, Baltimore, 1994.
Lollar DJ：Public health trends in disability. Past, present, and future. in GL Albrecht, KD Seelman, M Bury (eds)：Handbook of Disability Studies. Sage Publ, Thousand Oaks, 2001.
Long C, Schutt AH：Upper extremity orthotics. in JB Redford (ed)：Orthotics Etcetera. 3rd ed, Williams & Wilkins, Baltimore, 1986.
Lord JP, Hall K：Neuromuscular reeducation versus traditional program for stroke rehabilitation. Arch Phys Med Rehabil 67：88-91, 1986.
Lund CC, Browder NC：The estimation of area of burns. Surg Gynecol Obst 79：352-358, 1994.
Luria AR：Higher Cerebral Functions in Man. Basic Books, New York, 1966.
Lyman J, Fisher G：What's inside the outside? in D Bootzin, HC Muffley (eds)：Biomechanics. Plenum Press, New York, 1969.
Lyons AS, Petrucelli II RJ：Medicine ; An Illustrated History. Harry N Abrams, New York, 1978.
MacGregor J：Rehabilitation ambulatory monitoring. in RM Kenedi, JP Paul, J Hughes (eds)：Disability. MacMillan, London, 1979.

Mahoney FI, Barthel DW : Functional evaluation ; the Barthel index. Maryland State Med J 14 : 61-65, 1965.
Malick MH : Burns. in HL Hopkins, HD Smith (eds) : Willard and Spasckman's Occupational Therapy. 5th ed, Lippincott, Philadelphia, 1978.
Manley S : The rehabilitation team. in M Grabois, SJ Garrison, KA Hart, et al. : Physical Medicine and Rehabilitation. Blackwell Science, Massachusetts, 2000.
Marge M : Health promotion for people with disabilties. Moving beyond rehabilitation. Am J Health Promotion 2 : 29-44, 1988.
Markhede G, Grimby G : Measurement of strength of hip joint muscles. Scand J Rehabil Med 12 : 169-174, 1980.
Massie J L : Essentials of Management. 3 rd ed, Prentice-Hall, New Jersey, 1979.
Mathias S, Nayak USL, Isaacs B : Balance in elderly patients. The "Get-up and Go" test. Arch Phys Med Rehabil 67 : 387-389, 1986.
Mathiowetz V, Kashman N, Volland G, et al. : Grip and Pinch strength ; normative data for adult. Arch Phys Med Rehabil 66 : 69-72, 1985.
Matsumoto S, Sato H (eds) : Spina Bifida. Springer, Tokyo, 1999.
Maureen AD : Making Life More Livable, AFB PRESS, New York, 2002.
Mayo LW, Riviere M : An investigation into the feasibility of developing a system of codes for use in rehabilitation. Association for the Crippled Children, New York, 1957. cited in JM Wolf, RM Anderson (eds) : The Multiple Handicapped Child. Charles C Thomas, Springfield, 1969.
Mazur JM, Shurtleff D, Menelaus M, et al : Orthopedic management of high-level spina bifida. J Bone Joint Surg 71A : 56-61, 1989.
McAlindon TE, Cooper C, Kirwan JR, et al : Determinants of disability in osteoarthritis of the knee. Ann Rheum Dis 52 : 258-262, 1993.
McArdle WD, Katch FI, Katch VL : Exercise Physiology ; Energy, Nutrition, and Performance, Lea and Febiger, Philadelphia, 1991.
McArthur DL, Cohen MJ, Schandler SL : Rasch analysis of functional assessment scales ; an example using pain behavior. Arch Phys Med Rehabil 72 : 296-304, 1991.
McCann BC, Culbertson RA : Comparison of two systems for stroke rehabilitation in a general hospital. J Amer Gerit Soc 24 : 211-216, 1976.
McCarty DJ : Clinical assessment of arthritis. in DJ McCarty (ed) : Arthritis and Allied Condition. Lie & Febiger, Philadelphia, 1979.
McGarvey SR, Morrey BF, Askew LJ, et al. : Reliability of isometric strength testing. Temporal factors and strength variation. Clin Orthop 185 : 301-305, 1984.
McKenzie RA : The Lumber Spine-Mechanical Diagnosis and Treatment. Spinal Publications, New Zealand, 1981.
Melchau H, Herberts P, Ahnfelt L. : Prognosis of total hip replacement in Sweden. Follow up of 92,675 operations performed 1978-1990. Acta Orthop Scand 64 : 497-506, 1993.
Mendell JR, Griggs RC, Ptacek LJ : Diseases of muscle. in AS Fauci, E Braunwald, KJ Isselbacher et al. (eds) : Harrison's Principles of Internal Medicine. 14th ed, McGraw-Hill, New York, 1998.
Menninger K : The Vital Balance. Viking Press, New York, 1963.
Mesulam MM : Principles of Bahavioral Neurology. FA Davis, Philadelphia, 1985.
Milani-Comparetti A, Gidoni EA : Routine developmental examination in normal and retarded children. Develop Med Child Neurol 9 : 631-638, 1967.
Miller BF, Keane CB (eds) : Encyclopedia and Dictionary of Medicine, Nursing and Allied Health. 4th ed, Saunders, Philadelphia, 1987.
Miller JD : Head injury. J Neurol Neurosurg Psychiat 56 : 440-447, 1993.
Miller T : Looking for order ; health promotion, disability prevention, and the disability classification system of the World Health Organization. in RL Berg, JS Cassells (eds) : The Second Fifty Years. National Academy Press, Washington, 1990.
Minear WL : A classification of cerebral palsy. Pediatrics 18 : 841-852, 1956.
Mitchell JH, Raven PB : Cardiovascular adaptation to physical activity. in C Bouchard et al (eds) : Physical Activity, Fitness, and Health. Human Kinetics Publishers, Champaign, 1994.
Mojica JAP, Nakamura R, Kobayashi T, et al. : Effect of ankle-foot orthosis (AFO) on body sway and walking capacity of hemiparetic stroke patients. Tohoku J Exp Med 156 : 395-401, 1988.
Molnar GE (ed) : Pediatric Rehabilitation. 2nd ed, Williams & Wilkins, Baltimore, 1992a.
Molnar GE : Cerebral palsy. in GE Molner (ed) : Pediatric Rehabilitation. 2nd ed, Williams & Wilkins, Baltimore, 1992b.
Morehouse LE, Miller AT : Physiology of Exercise. Mosby, St. Louis, 1976.
Morris ME : Movement disorders in people with Parkinson disease : A model for physical therapy. Phys Ther 80 : 578-

597, 2000.

Morris S, Morris ME, Iansek R：Reliability of measurements obtained with the timed "Up & Go" test in people with Parkinson disease. Phys Ther 81：810-818, 2001.

Moskowitz E, McCann CB：Classification of disability in the chronically ill and aging. J Chron Dis 5：342-346, 1957.

Mow VC, Huiskes R：Basic Orthopedic Biomechanics and Mechano-Biology. 3rd ed. Lippinncott, Wiliams & Wilkins, Philadelphia, 2005.

Müller ME, Allgower M, Schneider R, et al.：Manual of Internal Fixation：Techniques Recommended by the AO-Asif Group, 3rd ed. Springer, Berlin, 1990.

Müller EA：Training muscle strength. Ergonomics 2：216-222, 1959.

Müller EA：Influence of training and of inactivity on muscle strength. Arch Phys Med Rehabil 51：449-462, 1970.

Mundt DJ, Kelsey JL, Golden AL：An epidemiologic study of non-occupational lifting as a risk factor for herniated lumbar intervertebral disc. Spine 18：595-602, 1993.

Munsat TL (ed)：Quantification of Neurologic Deficit. Butterworth, Boston, 1989.

Mutch LW, Alberman E, Hagberg B, et al.：Cerebral palsy epidemiology. Where are we now and where are we going？ Develop Med Child Neurol 34：547-555, 1992.

Nagi SZ：Some conceptual issues in disability and rehabilitation. in MB Sussman (ed)：Sociology and Rehabilitation. American Sociological Association, Washington, 1965.

Nagi SZ：Disability and Rehabilitation. Ohio Univ Press, Columbus, 1969.

Nagi SZ：Disability concept revisited ; Implications for prevention. in AM Pope, AR Tarlov (eds)：Disability in America ; Toward a National Agenda for Prevention. National Academy Press, Washington DC, 1991.

Nakajima H, Kondo M, Kurosawa H, et al.：Insufficiency of the anterior cruciate ligament. Review of our 118 cases. Arch Orthop Trauma Surg. 95：233-240, 1979.

Nakamura R, Shimizu A, Hongo T, et al.：Two types of the intrinsic-plus hand ; electromyographic and kinesiologic studies. Confin Neurol 26：503-510, 1965.

Nakamura R, Nagano M, Doi M：The reflex muscle spasm in the chronic arthritis ; a factor for determining the joint position. Electromyogr 6：55-65, 1966.

Nakamura R：Postural dependence of reaction time in normal subjects and patients with focal brain lesions. Appl Neurophysiol 39：321-325, 1976/77.

Nakamura R, Taniguchi R：Reaction time in patients with cerebral hemiparesis. Neuropsychol 15：845-848, 1977.

Nakamura R, Taniguchi R, Yokochi F：Dependence of reaction times on movement-patterns in patients with cerebral hemiparesis. Neuropsychol 16：121-124, 1978.

Nakamura R, Taniguchi R：Kinesiological analysis and physical therapy of cerebellar ataxia. in I Sobue(ed)：Spinocerebellar Degenerations. Univ Tokyo Press, Tokyo, 1980.

Nakamura R, Hosokawa T, Kitahara T：Reacton time of elbow flexion during passive movements. Scand J Rehabil Med 14：145-148, 1982.

Nakamura R, Hosokawa T, Tsuji I：Relationship of muscle strength for knee extension to walking capacity in patients with spastic hemiparesis. Tohoku J Exp Med 145：335-340, 1985a.

Nakamura R, Sajiki N：Motor reaction time as a measure of functional impairment in paraparesis. in PJ Delwaide, RR Young (eds)：Clinical Neurophysiology in Spasticity. Elsevier, Amsterdam, 1985b.

Nakamura R, Kosaka K：Effect of proprioceptive neuromuscular facilitation on EEG activation induced by facilitating position in patients with spinocerebellar degeneration. Tohoku J Exp Med 148：159-161, 1986a.

Nakamura R, Tsuji I：Effect of antispastic drugs on rapid force generation of spastic muscle. Tohoku J Exp Med 150：447-453, 1986b.

Nakamura R, Watanabe S, Handa T, et al.：The relationship between walking speed and muscle strength for knee extension in hemiparetic stroke patients ; a follow-up study. Tohoku J Exp Med 154：111-113, 1988a.

Nakamura R, Handa T, Watanabe S, et al.：Walking cycle after stroke. Tohoku J Exp Med 154：241-244, 1988b.

Nakamura R, Hosokawa T, Yamada Y, et al.：Application of computer-assisted gait training(CAGT)program for hemiparetic stroke patient ; a preliminary report. Tohoku J Exp Med 156：101-107, 1988c.

Nakamura R, Fujita M：Effect of thyrotropin-releasing hormone(TRH)on motor performance of hemiparetic stroke patients. Tohoku J Exp Med 160：141-143, 1990a.

Nakamura R, Nagasaki H, Hosokawa T：Assessment of the functional state of stroke in early rehabilitation. in JS Chopra, K Jagannathan, IMS Sawhney(eds)：Advances in Neurology. Elsevier, Amsterdam, 1990b.

Nakamura R：Recovery of gait in hemiparetic stroke patients——with reference to training program——. in M Shimamura, S Grillner, VR Edgerton(eds)：Neurobiological Basis of Human Locomotion. Jpn Sci Soc Press Tokyo, 1991.

Nakamura R, Suzuki K, Yamada Y, et al.：Computer-assisted gait training(CAGT)of hemiparetic stroke patients ; whose

recovery is most predictable? Tohoku J Exp Med 166：345-353, 1992a.
Nakamura R, Moriyama S, Yamada Y, et al.：Recovery of impaired motor function of the upper extremity after stroke. Tohoku J Exp Med 168：11-20, 1992b.
Nakamura R：On the prevention of secondary conditions. in NRCD WHO Collaborating Centre (ed)：Symposium on Clinical Epidemiology of Secondary Conditions of Disabled Persons. NRCD, Tokorozawa, 1999.
Narabayashi H, Nakamura R：Clinical picture of cerebral palsy in neurological understanding. Confin Neurol 34：7-13, 1972.
National Institute of Neurological Disorders and Stroke Ad Hoc Commitee：Classification of cerebrovascular disease III. Stroke 21：637, 1990.
National Pressure Ulcer Advisory Panel：Pressure ulcers prevalence, cost and risk management. Consensus development conference statement. Decubitus 2：24-28, 1989.
Neer CS II：Shoulder Reconstruction. Saunders, Philadelphia, 1990.
Neistadt ME, Crepeau EB (eds)：Willard and Spackman's Occupational Therapy. 9th ed, Lippincott, Philadelphia, 1998.
Neugarten BL, Havighurst RJ, Tobin SS：The measurement of life satisfaction. J Gerontol 16：134-143, 1961.
NHLBI (National Heart, Lung and Blood Institute)：Morbidity and Mortality. 2000 Chart Book on Cardiovascular, Lung, and Blood Diseases. National Institute of Health, Bethesda, 2000.
Nicholas JJ, Maitin JB：Manual muscle testing and range of motion measurement. in BJ O'Young, MA Young, ST Stiens (eds)：Physical Medicine and Rehabilitation Secrests. 2nd ed, Hanley & Belfus, Philadelphia, 2002.
Nicholas MK, Wilson PH, Goyen J：Comparison of cognitive-behavioral group treatment and an alternative non-psychological treatment for chronic low back pain. Pain 48：339-347, 1992.
Nichols PJR (ed)：Rehabilitation Medicine. The Management of Physical Disabilities. 2nd ed, Butterworths, London, 1980.
Nichols TR, Houk JC：The improvement in linearity and the regulation of stiffness that results from the actions of the stretch reflex. J Neurophysiol 39：119-142, 1976.
Nickel VL：Orthopedic Rehabilitation. Churchill Livingstone, New York, 1982.
Nickel VL, Botte MJ：Orthopaedic Rehabilitation. 2ne ed, Churchill Livingstone, New York, 1992.
Nicklin J, Karni Y, Wiles CM：Shoulder abduction fatiguability. J Neurol Neurosurg Phychiat 50：423-427, 1987.
Nicol AC：Measurement of joint motion. Clin Rehabil 3：1-9, 1989.
NIDRR (National Institute on Disability and Rehabilitation Research)：Notice of Final Long Range Plan for Fiscal Year 1999-2004. Fed Regist 64：45743-45784, 1999.
Niemi ML, Laaksonen R, Kotila M, et al.：Quality of life 4 years after stroke. Stroke 19：1101-1107, 1988.
Nistor L, Markhede G, Grimby G：A technique for measurements of plantar flexion torque with the Cybex II dynamometer. Scand J Rehabil Med 14：163-166, 1982.
Northrop C：Pulmonary disease；Tuberculosis. in RM Goldenson (ed)：Disability and Rehabilitation Handbook. McGraw-Hill, New York, 1978.
Northwestern University Special Therapeutic Exercise Project (NUSTEP)：An Exploratory and Analytical Survey of Therapeutic Exercise. Am J Phys Med 46：1-1191, 1967.
Nouri FM, Lincoln NB：An extended activities of daily living scale for stroke patients. Clin Rehabil 1：301-305, 1987.
O'Leary A, Shoor S, Lorig K, et al.：A cognitive-behavioral treatment for rheumatoid arthritis. Health Psychol 7：527-544, 1988.
O'Brien R：Crippled Justice. The History of Modern Disability Policy in the Workplace. Univ Chicago Press, Chicago, 2001.
O'Connor K：Pressure Ulcer. in JA DeLisa (ed)：Physical Medicine and Rehabilitation. 4th ed, Lippincott Wiliams & Wilkins, Philadelphia, 2005.
O'Hare AM, Tawney K, Bacchetti P et al：Decreased survival among sedentary patients undergoing dialysis；results from the dialysis morbidity and mortality study wave 2. Am J Kidney Dis 41：447-54., 2003.
Olson VL, Smidt GL, Johnson RC：The maximum torque generated by the eccentric, isometric, and concentric contraction of the hip abductor muscles. Phys Ther 52：149-157, 1972.
Omer GE, Spinner M：Management of Peripheral Nerve Problems. Saunders, Philadelphia, 1980.
Opitz JL, Thorsteinsson G, Schutt AH, et al.：Neurogenic bladder and bowel. in JA DeLisa (ed)：Rehabilitation Medicine；Principles and Practice. Lippincott, Philadeliphia, 1988.
Orimo H, Hashimoto T, Yoshimura N, et al.：Nationwide incidence survey of femoral fracture in Japan, 1992. J Bone Miner Metab 15：100-106, 1997.
Orimo H, Sugioka Y, Fukunaga M, et al.：Diagnostic criteria of primary osteoporosis. J Bone Miner Metab 16：139-150, 1998.
Orimo H, Hashimoto T, Sakata K et al.：Trend in the incidence of hip fracture in Japan, 1987-1997；The third nation wide survey. J Bone Miner Metab 18：126-131, 2000.

Orimo S, Amino T, Yokochi M, : Preserved cardiac sympathetic nerve accounts for normal cardiac uptake of MIBG in PARK2. Mov Disord. 20 : 1350-1353, 2005.

Osberg JS, DeJong G, Haley SM, et al. : Predicting long-term outcome among post-rehabilitation stroke patients. Am J Phys Med Rehabil 69 : 66-72, 1988.

Ouwenaller CV, Uebelhart D, Chantraine A : Bone metabolism in hemiplegic patients. Scand J Rehabil Med 21 : 165-170, 1989.

O'Young BJ, Young MA, Stiens SA : Physical Medicine and Rehabilitation Secrets. 2nd ed, Hanley & Belfus, Philadelphia, 2002.

O'Young MA, Stiens SA : Rehabilitation of the Transplant Patient. in BJ O'Young, MA Young, SA Stiens (eds) : Physical Medicine and Rehabilitation Secrets. 2nd ed, Hanley & Belfus, Philadelphia, 2002.

Page D : Neuromuscular reflex therapy as an approach to patient care. Am J Phys Med 46 : 816-837, 1967.

Pain K, Dunn M, Anderson G, et al. : Quality of life. What does it means in rehabilitation? Rehabil 64（2）: 5-11, 1998.

Papa M, Bass A, Adar R et al : Autoimmune mechanisms in thromboangitis obleterans (Buerger's disease). The role of tobacco antigen and the major histocompatibility complex. Surgery 111 : 527-531, 1992.

Parsons T : Definitions of health and illness in light of American values and social structure. in EG Jaco (ed) : Patients, Physicians, and Illness. Free Press, New York, 1958.

Partridge CJ : The effectiveness of physiotherapy ; a classification for evaluation. Physiother 66 : 153-155, 1980.

Partridge CJ, Johnston M, Edwards S : Recovery from physical disability after stroke ; normal patterns as a basis for evaluation. Lancet i : 373-375, 1988.

Patil JJP, Guarino A, Staats P : Pain management. in OB O' Young, MA Young, SA Stiens (eds) : Physical Medicine and Rehabilitation Secrets. 2nd ed, Hanley & Belfus, Philadelphia, 2002.

Patrick DL, Morgan M, Charlton JRH : Psychosocial support and change in the health status of physically disabled people. Soc Sci Med 22 : 1347-1354, 1986.

Patrick D, Erickson P : Assessing health-related quality of life for clinical decision making. in SR Walker, RM Rosser (eds) : Quality of Life ; Assessment and Application. MTP Press, Lancaster, 1987.

Paul EP, Susan VP : Foundations of rehabilitation teaching with persons who are blind or visually impaired, AFB PRESS, New York, 1996.

Peacock EE : Some biochemical and biophysical aspects of joint stiffness. Role of collagen synthesis as opposed to altered molecular bonding. Ann surg 164 : 1-12, 1966.

Perry CE : Principles and techniques of Brunnstrom approach to the treatment of hemiplegia. Am J Phys Med 46 : 789-812, 1967.

Perry J : Rehabilitation of the neurologically disabled patient ; principles, practice, and scientific basis. J Neurosurg 58 : 799-816, 1983.

Pierce D : Ooccupation by Design. FA Davis, Philadelphia, 2003.

Pinals RS, Masi AT, Larsen RA et al : Preliminary criteria for clinical emission in rheumatoid arthritis. Arthritis Rheum 24 : 1308-1315, 1981.

Pincus T, Summey JA, Soraci SA et al : Assessment of patient satisfaction in activities of daily living using a modified Stanford health assessment questionaire. Arthritis Rheum 26 : 1346-1353, 1983.

Pires M, Kell-Hayes M : Collaborative nursing therapies for clients with neurological dysfunction. in DA Umphred(ed) : Neurological Rehabilitation. 2nd ed, Mosby, St Louis, 1990.

Podsiadle D, Richardson S : The timed "Up & Go". A test of basic functional mobility for frail elderly persons. J Am Geriatr Soc 39 : 142-148, 1991.

Pollock ML, Wilmore JH, Fox III SM : Exercise in Health and Disease ; Evaluation and Prescription for Prevention and Rehabilitation. Saunders, Philadelphia. 1984.

Pope AM, Tarlov AR (eds) : Disability in America for Prevention ; Toward a National Agenda for Prevention. National Academy Press, Washington, 1991.

Potvin AR, Tourtellotte WW, Dailey JS, et al. : Simulated activities of daily living examination. Arch Phys Med Rehabil 53 : 476-486, 1972.

Prescott RJ, Garraway WM, Akhtar AJ : Predicting functional outcome following acute stroke using a standard clinical examination. Stroke 13 : 641-647, 1982.

Priestley M : Disability Politics and Community Care. Jessica Kingsley, London, 1999.

Priestley M : Disability. A Life Course Approach. Polity, Cambridge, 2003.

Prigatano GP, Schacter DL(eds): Awareness of Deficit After Brain Injury ; Clinical and Theoretical Issues. Oxford Univ Press, New York, 1991.

Prigatano GP, Wong JL : Cognitive and affective improvement in brain dysfunctional patients who achieve inpatient rehabilitation goals. Arch Phys Med Rehabil 80：77-84, 1999.

Pupim LB, Flakoll PJ, Levenhagen DK et al：Exercise augments the acute anabolic effects of intradialytic parenteral nutrition in chronic hemodialysis patients. Am J Physiol 286：E589-597, 2004.

Quigley SM, Curley MA：Skin integrity in the pediatric population. Preventing and managing pressure ulcers. J Soc Pediatr Nurs 1：7-18, 1996.

Rachlin H：Pain and behavior. Behav Brain Sci 8：43-83, 1985.

Ragnarsson KT：Orthotics and shoes. in JA DeLisa(ed)：Rehabilitation Medicine. Principles and Practice. Lippincott, Philadelphia, 1988.

Ragnarsson KT：Lower extremity orthotics, shoes, and gait aids. in JA DeLisa(ed)：Rehabilitation Medicine；Principles and Practice, 2nd ed, Lippincott, Philadelphia, 1993.

Rahn H, Otis AB, Cldwick LE et al.：The pressure volume diagram of the thorax and lung. Am J Physiol 146：161-178, 1946.

Ralph HS (ed)：Primer on the Rheumatic Disease. 9th ed, The Arthritis Foundation, Atlanta, 1988.

Randall TJ (ed)：Understanding Low Vision, AFB PRESS, New York, 1983.

Randell AG, Bhalerao N, Nguyen TV, et al.：Quality of life in osteoporosis. Reliability, consistency and validity of the osteoporosis assessment questionnaire. J Rheum 25：1171-1179, 1998.

Rankin J：Cerebral vascular accidents in patients over the age of 60. 2.Prognosis. Scott Med J 2：200-215, 1957.

Ravesloot C, Seekins T, Walsh J：A structural analysis of secodary conditions of primary physical disabilities. Rehab Psychol 42：3-16, 1997.

Reding MJ, Potes E：Rehabilitation outcome following initial unilateral hemispheric stroke；life table analysis approach. Stroke 19：1354-1358, 1988.

Reich WT(ed)：Encyclopedia of Bioethics. 2nd ed, Simon & Schuster Macmillan, New York, 1995.

Robertson, SE, Brown, RI (eds.)：Rehabilitation Counselling；Approaches in the Field of Disability. Chapman & Hall, London, 1992.

Rogers ES：Human Ecology and Health. Macmillan, New York, 1960.

Rose DL, Radzyminski SF, Beatty RR：Effect of brief maximal exercise on the strength of the quadriceps femoris. Arch Phys Med Rehabil 38：157-164, 1957.

Rosenberg RN：Ataxic disorders. in AS Fausi, E Braunwald, KJ Isselbacher et al. (eds)：Harrison's Principles of Internal Medicine. 14th ed, McGraw-Hill, New York, 1998.

Rosenberg RN：Ataxic disorders. in DL Kasper, E Braunwald, AS Fauci et al. (eds)：Harrison's Plinciples of Internal Medicine. 16th ed. McGraw-Hills, New York, 2005.

Rosenthal M, Griffith ER, Bond RM et al.：Rehabilitation of the Head Injured Adult. Davis, Philadelphia, 1983.

Ross PD, Fujiwara S, Huang C, et al.：Vertebral fracture prevalence in women in Hiroshima compared to coucasians or japanese in the US. Int J Epidemiol 24：1171-1177, 1995.

Rothberg JS：The rehabilitation team；future direction. Arch Phys Med Rehabil 62：407-410, 1981.

Roth EJ：Heart disease in patients with stroke. Incidence, impact, and implications for rehabilitation. Part 1. Classification and prevalence. Arch Phys Med Rehabil 74：752-760, 1993.

Rusalem H, Malikin D (eds)：Contemporary Vocational Rehabilitation. New York Univ Press, New York, 1976.

Rusk HA：Rehabilitation Medicine. A Textbook on Physical Medicine and Rehabilitation. Mosby, St. Louis, 1958.

Rusk HA：Rehabilitation Medicine. A Textbook on Physical Medicine and Rehabilitation. 2nd ed, CV Mosby, St. Louis, 1964.

Rusk HA：Rehabilitation Medicine. A Textbook on Physical Medicine and Rehabilitation. 3rd ed, Mosby, St. Louis, 1971.

Rusk HA, Switzer ME, Taylor EJ：International programs in rehabilitation. in FJ Garrett, ES Levine (eds)：Rehabilitation Practices with the Physically Disabled. Columbia Univ Press, New York, 1973.

Sackett DL, Haynes RB, Guyatt GH, et al.：Clinical Epidemiology. A Basic Science for Clinical Medicine. 2nd ed. Little, Brown., Boston, 1991.

Sackett DL, Straus SE, Richardson WS, et al.：Evidence-Based Medicine. 2nd ed, Churchil Livingstone, Edinburgh, 2000.

Sakai Y, Nakamura T, Sakurai A et al.：Right frontal areas 6 and 8 are associated with simultanapraxia, a subset of motor impersistence. Neurol 54：522-524, 2002.

Salaffi F, Cavalieri F, Nolli M, et al：Analysis of disability in knee osteoarthritis. Relationship with age and psychological variables but not with radiological score. J Rheumatol 18：1581-1586, 1991.

Saltin B, Blomquist G, Mitchell JH, et al.：Response to exercise after bed rest and training. Circulation 38(suppl)：1-78, 1968.

Schaie KW：Intellectual development in adulthood. in JE Birren, KW Schaie(eds)：Handbook of the Psychology of Aging. 3rd ed, Academic Press, New York, 1990.

Schartz MS, Reiss E, Artz CP：An evaluation of the mortality and the relative severity of second and third degree injury in burns. US Army Surical Research Unit Research Report, 1956.

Schenkenberg T, Bradford DC, Ajax ET : Line bisection and unilateral visual neglect in patients with neurologic impairment. Neurol 30 : 509-517, 1980.

Schenkman M, Butler RB : A model for multisystem evaluation treatment of individuals with Parkinson's disease. Phys Ther 69 : 932-943, 1989.

Schneider VS, McDonald J : Skeletal calcium homeostasis and counter measures to prevent disuse osteoporosis. Calcif Tissue Ont 36 : 5151-5154, 1984.

Schoening HA, Anderegg L, Bergstrom D, et al. : Numerical scoring of self-care status of patients. Arch Phys Med Rehabil 46 : 689-697, 1965.

Schor DP : Disorders of mental development. in ML Wolraich(ed) : The Practical Assessment and Management of Children with Disorders of Development and Learning. Year Book Medical Publ, Chicago, 1987.

Schram DA : Resistence exercise. in JV Basmajian(ed) : Therapeutic Exercise. Williams and Willkins, Baltimore, 1980.

Schriner K : A disability studies perspective on employment issues and policies for disabled people ; An international view. in G Albrecht, KD Seelman, M Bury (eds) : Handbook of Disability Studies. Sage Publ, Thousand Oaks, 2001.

Scofield GR : Ethical considerations in rehabilitation medicine. Arch Phys Med Rehabil 74 : 341-346, 1993.

Scrutton, D, Gilbertson, M. : Physiotherapy in Paediatric Practice. Butterworths, London, 1975.

Seddon HJ (ed) : Peripheral Nerve Injury. Her Majesty's Stationery Office, London, 1954.

Seki K, Nakamura R, Moriyama S : Application of MFT to the patients with TBI for the assessment of impaired arm function. Advances in Neurotrauma Res 5 : 107-109, 1993.

Sharrard WJW : Pediatric Orthpedics and Fractures. 3rd ed. Blackwell, Oxford, 1993.

Shea JD : Pressure sore. Clin Orthop Res 112 ; 89-100, 1975.

Shephard GM : Neurobiology. 2nd ed, Oxford Univ Press, New York, 1988.

Sherrington CS : The Integrative Action of the Nervous system. 2nd ed, Yale Univ Press, New Haven, 1947.

Shock NW : Aging and Biological Aspects ; Advancement of Science. American Institute of Biological Science, Washington, 1960.

Shumacher HR Jr (ed) : Primer on Rheumatic Disease. Arthritis Foundation, Atlanta, 1993.

Shumway-Cook A, Brauer S, Woollacott M : Predicting the probability for falls in community dwelling older adults using the Timed Up & Go Test. Phys Ther 80 : 896-903, 2000.

Shurtleff DB (ed) : Myelodysplasias and Extrophies Grune & Stratton, Orlando 1986.

Sibens AA : Rehabilitation for swallowing impairment. in FJ Kottke, JF Lehmann(eds) : Krusen's Handbook of Physical Medicine and Rehabilitation. 4th ed, Saunders, Philadelphia, 1990.

Siegel AW, Bisanz J, Bisanz GL : Developmental analysis, a strategy for the study of psychological change. in D Kuhn, JA Meacham(eds) : On the Development of Developmental Psychology. Karger, Basel, 1983.

Sigerist HE : The special position of the sick. in MI Roemer, JM Mackintosh (eds) : On the Sociology of Medicine. MD Publ, New York, 1960.

Silverman SL : The clinical consequences of vertebral compression fracture. Bone 13 : s27-s31, 1992.

Silverstein B, Fisher WP, Kilgore KM, et al. : Applying psychometric criteria to functional assessment in medical rehabilitation ; II. Defining interval measures. Arch Phys Med Rehabil 73 : 507-518, 1992.

Simmons NN : A trip down easy street. Clin Aphasiol 18 : 19-30, 1989.

Sipski ML, Tolchin RB : Spinal and upper extremity orthoses. in JA DeLisa(ed) : Rehabilitation Medicine ; Principles and Practice. 2nd ed, Lippincott, Philadelphia, 1993.

Skilbeck CE, Wade DT, Hewer RL, et al. : Recovery after stroke. J Neurol Neurosurg Psychiat 46 : 5-8, 1983.

Sliwa JA, Cohen BA : Multiple Sclerosis. in JA DeLisa (ed) : Rehabilitation Medicine. Principles and Practice. 3rd ed, Lippincott-Raven, Philadelphia, 1998.

Smith DS, Goldenberg E, Ashburn A, et al. : Remedial therapy after stroke ; a randomized controlled trial. Br Med J 282 : 517-520, 1981.

Smith ME, Garraway WM, Smith DL, et al. : Therapy impact on functional outcome in a controlled trial of stroke rehabilitation. Arch Phys Med Rehabil 63 : 21-24, 1982.

Sohlberg MM, Mateer C : Introduction to Cognitive Rehabilitation. Theory and Practice. Guilford, New York, 1989.

Sonn U, Asberg KH : Assessment of activities of daily living in the elderly. Scand J Rehabil Med 23 : 193-202, 1991.

Spector SA : Effect of elimination of activity on contractile and histochemical properties of rat soleus muscle. homeostasis J Neurosci 5 : 2177-2188, 1985.

Spector WD, Katz S, Murphy JB, et al. : The hierarchical relationship between activities of daily living and instrumental activities of daily living. J Chron Dis 40 : 481-489, 1987.

Sperry L, Brill PL, Howard KI, et al. : Treatment Outcomes in Psychiatric Interventions. Brunner/Mazel, New York, 1996.

Spreen O, Strauss E：A Compendium of Neuropsychological Tests. 2nd ed, Oxford Univ Press, New York, 1998.
Staas Jr WE, Formal CS, Gershkoff AM, et al.：Rehabilitation of the spinal cord-injured patient. in JA DeLisa(ed)：Rehabilitation Medicine；Principles and Practice. 2nd ed, Lippincott, Philadelphia, 1993.
Stallones RA, Dyken ML, Fang CHC, et al.：Epidemiology for stroke facilities planning. Stroke 3：360-371, 1972.
Stanley FJ, Watson L：The cerebral palsies in Western Australia；trends 1968-1981. Am J Obstet Gynec 158：89-92, 1988.
Steinbrocker O, Traeger CH, Batterman RC：Therapeutic criteria in rheumatoid arthritis. JAMA 140：659-662, 1949.
Stein DG：Brain injury and theories of recovery. in L Goldstein (ed)：Advances in Pharmacotherapy in Recovery after Stroke. Futura, Armonk, New York, 1999.
Steins SA, Goldstein B, Hammond M, et al.：Spinal Cord Injury Medicine. in O'Young, BJ, Young MA, Steins SA：Physical Medicine and Rehabilitation Secrets. 2nd ed. Hanly & Belfus, Philadelphia, 2002, 203-211.
Stenger EM：Chronic back pain；view from a psychiatrist's office. Clin J Pain 8：242-246, 1992.
Sternbach R(ed)：The Psychology of Pain. 2nd ed, Raven Press, New York, 1986.
Steven MM, Capell HA, Sturrock RD, et al.：The physiological cost of gait (PCG). A new technique for evaluating non-steroidal anti-inflammatory drugs in rheumatoid arthritis. Br J Rheumatol 22：1141-145, 1983.
Stevens RS, Ambler NR, Warren MD：A randomized controlled trial of a stroke rehabilitation ward. Age Ageing 13：65-75, 1984.
Stevens SS：Mathematics, measurement, and psychophysics. in SS Stevens(ed)：Handbook of Experimental Psychology. Wiley, New York, 1951.
Stockmeyer SA：An interpretation of the approach of Rood to the treatment of neuromuscular dysfunction. Am J Phys Med 46：900-956, 1967.
Stolov WC, Hays RM：History and physical examination in chronic disease and disability. in RM Hays, GH Kraft, WC Stolov (eds)：Chronic Disease and Disability. A Contemporary Rehabilitation Approach to Medical Practice. Demos, New York, 1994.
Stoudemire A (ed)：Human Behavior. 3rd ed, Lippincott-Raven, Philadelphia, 1998.
Strand T, Asplund K, Eriksson S, et al.：A non-intensive stroke unit reduces functional disability and the need for long-term hospitalization. Stroke 16：29-34, 1985.
Strehler BL：Time, Cells and Aging. Academic Press., US, 1962.
Stuss DT, Benson DF：The Frontal Lobe. Raven, New York, 1986.
Suchman EA：Sociology and the Field of Public Health. Russell Sage Foundation, New York, 1963.
Surveillance of Cerebral Palsy in Europe：Surveillance of cerebral palsy in Europe. Collaboration of cerebral palsy surveys and registers. Develop Med Child Neurol 42：816-824, 2000.
Surveillance of Cerebral Palsy in Europe：Prevalence and characteristics of children with cerebral palsy in Europe. Develop Med Child Neurol 44：633-640, 2002.
Sutton RL, Feeney DM：Pharmacological approaches to rehabilitation；noradrenergic pharmacotherapy and functional recovery after cortical injury. in LS Illis (ed)：Neurological Rehabilitation. 2nd ed, Blackwell, Oxford, 1994.
Suzuki K, Nakamura R, Yamada Y, et al.：Determinants of maximum walking speed in hemiparetic stroke patients. Tohoku J Exp Med 162：337-344, 1990.
Swinyard CA, Deaver GG, Greenspan L：Gradients of functional ability of importance in rehabilitation of patients with progressive muscular and neuromuscular diseases. Arch Phy Med Rehabil 38：574-579, 1957.
Szalai A：The Use of Time. Mouton, Hague, 1972.
Szasz TS, Hollender MH：A contribution to the philosophy of medicine. Basic models of the doctor-patient relationship. Arch Intern Med 97：585-592, 1957.
Takahashi K, Saito J：Effects of TRH on cerebral evoked potentials. in I Sobue (ed)：TRH and Spinocerebellar Degeneration. Elsevier, Amsterdam, 1986.
Tate RL, McDonald S：What is apraxia? The clinician's dilemma. Neuropsychol Rehabil 5：273-297, 1995.
Taylor J：Slected Writings of John Huhlings Jackson. Vol. 1, 2. Stable Press, London, 1958.
Teasdale G, Jennett B：Assessment of coma and impaired consciousness. Lancet 2：81-84, 1974.
Testa MA, Simonson DC：Assessment of quality of life outcome. New Engl J Med 334：835-840, 1996.
Thomas MA, Fast A, Bach JR：Rehabilitation of the patient with diseases of the motor unit. in JA DeLisa (ed)：Rehabilitation Medicine. Principles and Practice. 3rd ed. Lippincott, Philadelphia 1998.
Thorngren KG, Werner CO：Normal grip strength. Acta Orthop Scand 50：255-259, 1979.
Trost M, Stucky S, Swally LA, et al.：Reliability of measuring trunk motions in centimeters. Phys Ther 62：1431-1437, 1982.
Twitchell TE：The restoration of motor function following hemiplegia in man. Brain 74：443-480, 1951.

Unwin A, Jones K (eds): Emergency Orthopaedics and Trauma. Butterworth-Heinemann, Boston, 1995.
Uomoto JM, McLean Jr. A: Care continuum in traumatic brain injury rehabilitation. Rehabil Psychol 34: 71-79, 1989.
Uomoto JM, Barron E, Cole N: Social support and community resources. in RM Hays, GH Kraft, WC Stolov (eds): Chronic Disease and Disability. A Contemorary Rehabilitation Approach to Medical Practice. Demos, New York, 1994.
UPIAS: Fundamental Principles of Disability, UPIAS/Disability Alliance, London, 1976.
Van der Ploeg RJO, Oosterhuis HJGH, Reuvekamp J: Measuring muscle strength. J Neurol 231: 200-203, 1984.
Van der Ploeg RD et al. (eds): Clinician's guide to neuropsychological assessment. Lawrence Erlbaum Associates. Hillsdale, NJ, 1994.
Van Hedel HJ, Wirz M, Dietz V: Assessinng walking ability in subjects with spinal cord injury. Validity and reliability of 3 walking tests. Arch Phys Med Rehabil 86: 190-196, 2005.
Van Swieten JC, Koudstaal PJ, Visser MC, et al.: Interovserver agreement for the assessment of handicap in stroke patients. Stroke 19: 604-607, 1988.
Varghese G: Crutches, canes and walkers. in JB Redford (ed): Orthotics, Etc. 3rd ed, Williams & Wilkins, Baltimore, 1986.
Veatch RM: Models for ethical medicine in a revolutionary age. Hastings Center Report 2, 1972.
Verbrugge LM, Jette AM: The disablement process. Soc Sci Med 38: 1-14, 1994.
Viosca E, Martinez JL, Almagro PL, et al.: Proposal and validation of a new functional ambulation scale for clinical use. Arch Phys Med Rehabil 86: 1234-1238, 2005.
Vlaeyen JW, Groenman NH, Thomassen J, et al.: A behavioral treatment for sitting and standing intolerance in a patient with chronic low back pain. Clin J Pain 5: 233-237, 1989.
Vojta V: The basic elements of treatment according to Vojta. in D Scrutton(ed): Management of the Motor Disorders of Children with Cerebral Palsy. Spastics International Medical Publ, London, 1984.
Voss DE: Proprioceptive neuromuscular facilitation. Am J Phys Med 67: 838-895, 1967.
Wade DT, Hewer LR, Wood VA, et al.: The hemiplegic arm after stroke; measurement and recovery. J Neurol Neurosurg Psychiat 46: 521-524, 1983.
Wade DT, Wood VA, Hewer RL: Recovery after stroke the first 3 months. J Neurol Neurosurg Psychiat 48: 7-13, 1985.
Wade DT, Hewer RL: Functional abilities after stroke; measurement, natural history and prognosis. J Neurol Neurosurg Psychiat 50: 177-182, 1987a.
Wade DT, Wood VA, Heller A, et al.: Walking after stroke. Scand J Rehabil Med 19: 25-30, 1987b.
Wade DT: Measurement in Neurological Rehabilitation. Oxford Univ Press, Oxford, 1992.
Walker SR, Rosser RM (eds): Quality of Life; Assessment and Application. MTP Press, Lancaster, 1987.
Wall JC, Bell C, Campbell S, et al.: The timed get-up-and-go test revised. Measurement of the components tasks. J Rehabil Res Dev 37: 109-114, 2000.
Wall PD, Melzack R(eds): Textbook of Pain. Churchill Livingstone, Edinburgh, 1984.
Ward CD: What is rehabilitation medicine? リハ医学 41 suppl: S149, 2004.
Ward CD: What is rehabilitation medicine? A British view. リハ医学 42: 189-193, 2005.
Warlow C, Garfield J(eds): More Dillemmas in the Management of the Neurological Patient. Churchill Livingstone, Edingburgh, 1987.
Wasserman K: Determinants and detection of anaerobic threshold and consequences of exercise above it. Circulation 76 (suppl II): 29-39, 1987.
Waxmann SG (ed): Functional Recovery in Neurological Disease. Advance Neurol, Vol. 47, Raven Publ, New York, 1988.
Weber RJ: Functional neuromuscular stimulation. in JA DeLisa(ed): Rehabilitation Medicine; Principles and Practice. 2nd ed, Lippincott, Philadelphia, 1993.
Weed LL: Medical Records, Medical Education and Patient Care. Year Book Medical Publ, Chicago, 1986.
Weibel EM: Morphometry of the Human Lung. Springer, Berlin, 1963.
Welch CS: The history of surgery. Davis L (ed): Christopher's Textbook of Surgery. WB Sanders, Philadelphia. 1968.
Welch RD, Lobley SJ, O'Sullivan SB et al.: The functional independence in quadriplegia. Critical levels. Arch Phys Med Rehabil 67: 235-240, 1986.
Welford AT (ed): Reaction Time. Academic Press, London, 1980.
Weller RO: Damage to the nervous system. in LS Illis (ed): Neurological Rehabilitation. 2nd ed, Blackwell, Oxford, 1994.
Westgren N: Motherhood traumatic spinal cord injury. Paraplegia, 32: 517-523, 1993.
Whisnant JP, Basford JR, Bernstein EF et al.: Classification of cerebrovascular diseases III. Stroke 21: 637-676, 1990.
White P: Motivation reconsidered; the concept of competence. Psychol Rev 66: 297-333, 1959.
WHO: Disability Prevention and Rehabilitation. World Health Organization, Geneva, 1976.
WHO: Disability Prevention and Rehabilitation. Technical Report Series 668. World Health Organization, Geneva, 1981.

WHO：Expert Committee on Medical Rehabilitation. World Health Organization, Geneva, 1969.
WHO：Expert Committee Report 1980：Arterial Hypertension-Technical Report Series 628. World Health Organization, Geneva, 1978.
WHO：Fundamentals of Exercise Testing. World Health Organization, Geneva, 1971.
WHO：International Classification of Impairments, Disabilities, and Handicaps；A Manual of Classification Relating to the Consequences of Disease. World Health Organization, Geneva, 1980.
WHO：International Statistical Classification of Diseases and Related Health Problems. 10th Revision. World Health Organization, Geneva, 1992.
WHO：The World Health Report 2000. Health Systems：Improving Performance. World Health Organization, Geneva, 2000.
WHO：ICIDH-2：International Classification of Functioning, Disability and Health. Final Draft, Full Version. World Health Organization, Geneva, 2001.
WHO/ISH：Guidelines for the Management of Hypertension. J Hypertens 17：151-183, 1999.
Whyte J, Rosenthal M：Rehabilitation of the patient with traumatic brain injury. in JA DeLisa (ed)：Rehabilitaiton Medicine. Principles and Practice. 2nd ed, Lippincott, Philadelphia, 1993.
Willard H, Spackman C：Principles of Occupational Therapy. JB Lippincott, Philadelphia, 1947.
William HJ (ed)：The art and science of teaching orientation and mobility to persons with visual impairments. AFB PRESS, New York, 1993.
Williams PC：Conservation management of lesion of the lumbosacral spine. Am Acad Orthop Surg 10：90-121, 1953.
Wilson BA：Towards a comprehensive model of cognitive rehabilitation. Neuropsychol rehabil 12：97-110, 2002.
Wilson PK, Fardy PS, Froelicher VF：Cardiac Rehabilitation；Adult Fitness and Exercise Testing. Lea & Febiger, Philadelphia, 1981.
Wing JK, Morris B：Handbook of Psychiatric Rehabilitation Practice. Oxford Univ Press, New York, 1981.
Wolfe F, Smythe HA, Yunus MB et al.：The American College of Rheumatology 1990 criteria for the classification of fibromyalgia：report of the multicenter criteria committee. Arthritis Rheum 33：160-172, 1990.
Wolf JM：Concerns for assessment and the results of treatment. in JM Wolf (ed)：The Results of Treatment in Cerebral Palsy. Charles C Thomas, Springfield, 1969.
Wolf JM, Anderson RM (eds)：The Multiple Handicapped Child. Charles C Thomas, Springfield, 1969.
Wolf SL, Binder-Macleod SA：Electromyographic biofeedback application to hemiplegic patient；changes in upper extremity neuromuscular and functional status. Phys Ther 63：1393-1403, 1983.
Wolpe J, Lazarus AA：Behavior Therapy Techniques. Pergamon Press, New York, 1966.
Woo SL-Y, Gelberman RH, Cobb NG et al：The importance of controlled passive mobilization on flexor tendon healing. A biomechanical study. Acta Orthop Scand 52：615-622, 1981.
Wright GN：Total Rehabilitation. Little Brown & Co, Boston, 1980.
Wu R：Behavior and Illness. Prentice-Hall, Englewood Cliffs, 1973.
Yao ST：Hemodynamic studies in peripheral arterial disease. Brit J Surg 57：761-766, 1970.
Yarkony GM, Roth E, Lovell L et al.：Rehabilitation outcomes in complete C5 quadriplegia. Am J Phys Med Rehabil 67：73-76, 1988.
Yoshida T, Yoshida K, Yamamoto C et al：Effect of a two-week, hospitalized phase 2 cardiac rehabilitation program on physical capacity, lipid profiles and psychological variables in patients with acute myocardial infarction. Jpn Circ J 65. 87-93, 2001.
Zigler E, Glick M：A Developmental Approach to Adult Psychopathology. John Wiley & Sons, New York, 1986.
Zinovieff AN：Heavy-resistance exercise：the "Oxford" technique. Br J Phys Med 14：129-132, 1951.
Zubin J, Spring B：Vulnerability—a new view of schizophrenia. J Abnorm Psychol 83：103-126, 1977.

アイセン ML；中村隆一(監訳)：神経内科リハビリテーションにおける装具学．医歯薬出版，1995．
アメリカ関節炎財団(編)；日本リウマチ学会(訳)：リウマチ入門．第9版，日本リウマチ学会，1990．
アメリカ心臓学会運動委員会；春見健一，村山正博，岸田 浩(編)：心疾患者またはその発症に高い危険度のある人の運動試験およびトレーニング．医師のハンドブック．日本ベーリンガーインゲルハイム，1976．
アメリカスポーツ医学会（編）；日本体力医学会体力科学編集委員会（監訳)：運動処方の指針．原著第6版，南江堂，2001．
アメリカ・スポーツ医学協会(編)；日本体力医学協会体力科学編集委員会（監訳)：運動処方の指針；運動負荷試験と運動プログラム．原著3版，南江堂，1991．
アメリカ・スポーツ医学協会（編）；日本体力医学協会体力科学編集委員会(監訳)：運動処方の指針．原著4版，南江堂，1993．

アメリカ精神医学会；高橋三郎・大野　裕・染谷俊幸（訳）：DSM-IV-TR　精神疾患の診断・統計マニュアル．新訂版，医学書院，2002．
アメリカ知的障害協会；栗田　広，渡辺勧持（訳）：知的障害．定義，分類および支援体系．第10版，日本知的障害福祉連盟，2004．
アンダーソンJR；富田達彦，増井　透，川崎恵里子・他（訳）：認知心理学概論．誠信書房，1982．
足立昌子，足立芳樹，中島健二：ニューロパチー――最近の分類と検査法：分類．Clin Neurosci 19：18-24, 2001．
阿部俊昭：脊椎奇形．島田　馨（責任編集）：内科学書．改訂第6版，中山書店，2002．
阿部　裕，和田達雄（編）：診断・治療マニュアル．金原出版，1987．
青柳邦彦：経腸栄養法．山口　徹，北原光雄（総編集）：2005 今日の治療指針．医学書院，2005．
赤居正美，丸井英二：整形外科にとってのEvidence-Based Medicine．RCTを手がかりにした総合診断．整形外科 50：1243-1248, 1999．
赤居正美：関節拘縮．その予防・治療について．リハ医学　40：76-80, 2003．
赤居正美：関節拘縮．日医雑誌 132：1401-1403, 2004．
赤居正美，岩谷　力，黒沢　尚・他：疾患特異的・患者立脚型変形性関節症患者機能評価尺度：JKOM (Japanese Knee Osteoarthritis Measure)．日整会誌　80：307-315, 2006．
明石　謙：バイオフィードバック法の理論．上田　敏，千野直一，岩倉博光（編）：リハビリテーション基礎医学．医学書院，1983．
秋元波留夫：精神障害者リハビリテーション；その前進のために．金原出版，1991．
秋元波留夫，富岡詔子（編著）：新作業療法の源流．三輪書店，1991．
秋山一男：アレルギー．杉本恒明，小俣政男（総編集）：内科書．第7版，朝倉書店，1999．
浅井夫三武，山下　弘：膝の損傷の診断；整形外科MOOK　膝の損傷．金原出版，1979．
朝倉哲彦，伊藤元信，植村研一・他：失語症全国実態調査報告．失語症研究　18：333-348, 1998．
朝倉哲彦，浜田博文，種村　純・他：失語症全国実態調査報告．失語症研究　22：67-82, 2002．
天草万里：心臓・循環器．中村隆一（編）：リハビリテーション医学．情報開発研究所，1988．
荒木五郎：脳内出血の分類と内科的治療．Brain and Nerve　36：841, 1984．
新井平伊：進行がんの告知様式に基づく前方視的実証研究の必要性．日醫事新報　3913：37-40, 1999．
有馬正高：知的障害の医学と障害者医療．平山義人・有馬正高（編）：知的障害医療の進歩―地域医療の現状と将来展望．日本知的障害者福祉連盟，2003．
安西信雄：精神科リハビリテーションと生活技能訓練（SST）．第28回日本作業療法学会講演時配布資料，1994．
安西信雄：精神障害者リハビリテーションの諸アプローチ．総合リハ　24：613-621, 1996．
安西信雄：精神保健福祉士―ケアマネジメントの担い手の視点から―．精神科治療学　15（増）：271-275, 2000．
安藤徳彦：脊髄損傷．医学のあゆみ　116(5)：468-474, 1981．
安藤徳彦，大橋正洋，石堂哲郎・他：脊髄損傷マニュアル；リハビリテーション・マネージメント．医学書院，1984．
井口昭久：老化と疾患．杉本恒明，小俣政男，水野美邦（総編集）：内科書．第8版，朝倉書店，2003．
伊賀立二：添付文書の読み方．本間光夫，上田慶二，伊賀立二（編）：薬の正しい使い方．日医師会誌　116：26-35, 1996．
伊藤寿一：人工内耳の臨床．JOHNS　9：317-320, 1993．
伊藤元信：左脳損傷とリハビリテーション；失語症への新しいアプローチ―PACEを中心に．総合リハ　16：863-868, 1988．
伊藤元信，笹沼澄子（編）：言語治療マニュアル．医歯薬出版，2002．
伊藤隆二，松原達哉：新訂増補　心理テスト法入門．日本文化科学社，1983．
飯田卯之吉：義肢．医歯薬出版，1970．
飯田薫子：糖尿病の運動療法―原則と実際．山口　徹，北原光雄（総編集）：2005 今日の治療指針．医学書院，2005．
飯田　勝：低周波療法の基礎．理学療法　2：397-404, 1985．
飯野三郎，中村隆，杉山尚・他：リハビリテーション医学の実際．昭学社，1965．
飯干紀代子，猪鹿倉　武，浜田博文：脳卒中による慢性期失語症患者に対するPACEについて．失語症研究　12：255-263, 1992．
池上直己，福原俊一，下妻晃二郎・他（編）：臨床のためのQOL評価ハンドブック．医学書院，2001．
池田俊也：効用理論．池上直己，福原俊一，下妻晃二郎・他（編）：臨床のためのQOL評価ハンドブック．医学書院，2001．
池田俊也，池上直己：選好に基づく尺度．池上直己，福原俊一，下妻晃二郎・他（編）：臨床のためのQOL評価ハンドブック．医学書院，2001．
池田道雄，田崎瑛生：放射線治療．医科学大辞典．講談社，1983．
池淵恵美，安西信雄：生活技能訓練（social skills training）の歴史とわが国における現状．OTジャーナル　25；324-329, 1991．

砂子田　篤：在宅脳卒中患者の機能的状態の予測について；医学的リハビリテーション終了後の追跡研究．東北医誌　106：152-161，1993．
砂子田　篤，中村隆一：脳卒中患者の退院先に関わる家族状況．総合リハ　21：57-61，1993．
石橋英明：大腿骨頸部骨折患者の生命予後．MB Orthop 16：15-23，2003．
糸満盛憲：大腿骨骨幹部骨折．山本　真，河路　渡，三好邦達・他（編）：ベッドサイドの整形外科学．第2版，医歯薬出版，1987．
糸満盛憲：骨折・脱臼．鳥巣岳彦，国分正一（総編集）：標準整形外科学．第9版，医学書院，2005．
今中俊爾：診断．伊藤正男，井村裕夫，高久史麿（編）：医学大辞典．医学書院，2003．
入来正躬：温熱・寒冷の生理学．理学療法　1：169-180，1984．
入谷　誠：骨癒合促進療法．理学療法　2：405-410，1985．
岩倉博光：廃用性骨萎縮の発生機序．上田　敏，千野直一，岩倉博光（編）：リハビリテーション基礎医学．医学書院，1983．
岩田　誠：言語野の解剖学．臨床科学　28：738-744，1992．
岩坪暎二，小谷俊一，小川隆敏・他：脊髄損傷者のための性と出産のガイドブック．三輪書店，1996．
岩坪暎二，甲斐信幸，飯原清隆：EDと脊髄損傷者の性機能．臨床と研究　76：853-856，1999．
岩谷　力：二分脊椎．泌尿器外科1：707-713，1988．
岩谷　力，土肥信之（編）：小児リハビリテーションII．医歯薬出版，1991．
岩谷　力：二分脊椎．加倉井周一，初山泰弘，渡辺英夫（編）：新編装具治療マニュアル．疾患別・症状別適応．医歯薬出版，2000．
岩谷　力：運動器リハビリテーションから見た骨粗鬆症QOL評価について．第1回骨粗鬆症QOLフォーラム記録集．21-24，2003．
ウォルシュKW；小暮久也（監訳）：脳損傷理解；神経心理学的アプローチ．メディカル・サイエンス・インターナショナル，1993．
宇都宮　学：熱傷に対する物理療法；水治療法を中心として．理学療法　8：201-206，1991．
宇野　彰，加藤正弘：失語症の言語治療の進歩．医学のあゆみ　163：340-348，1992．
上田　敏：目でみるリハビリテーション医学．東京大学出版会，1971．
上田　敏，福屋靖子，間　得之・他：片麻痺機能テストの標準化；12段階片麻痺回復グレード法．総合リハ　5：749-766，1977．
上田　敏：目でみる脳卒中リハビリテーション．東京大学出版会，1981．
上田　敏：リハビリテーションを考える．青木書店，1983．
上田　敏，長谷川恒雄，安藤一也・他：片麻痺手指機能テストの標準化；12段階手指機能テストおよび5段階上肢能力テスト．リハ医学　22：143-160，1985．
上田　敏：廃用症候群とリハビリテーション医学．総合リハ　19：773-774，1991．
上田　敏：目でみるリハビリテーション医学．第2版，東京大学出版会，1994．
上田　敏，大川弥生（編）：リハビリテーション医学大辞典．医歯薬出版，1996．
上田英雄，武内重五郎，杉本恒明（編）：内科学．第5版，朝倉書店，1991．
上田礼子：日本版デンバー式発達スクリーニング検査・増補版．医歯薬出版，1983．
上野一彦，牟田悦子，小田　悟（編）：LDの教育―学校におけるLDの判断と指導．日本文化科学社，2001．
植木　純：呼吸リハビリテーションのガイドラインとその位置づけ．総合リハ　32：107-12，2004．
植村研一，岸田興治，河野親夫・他：失語症全国実態調査報告．失語症研究　12：189-206，1992．
牛山武久，鈴木常貴，道木恭子・他：女子脊髄損傷者24例の妊娠出産．日本パラプレジア医学会雑誌　12：250-251，1999．
牛山武久，永松秀樹，道木恭子・他：脊髄女性の妊娠と出産．脊椎脊髄ジャーナル　16：1021-1025，2003．
牛山武久：男性脊髄損傷者の性機能障害に対する治療．脊椎脊髄ジャーナル　16：433-436，2003．
内田成男，溝呂木忠，小野　晋：高電圧電気刺激法．理学療法　2：429-438，1985．
内田成男：麻痺に対する物理療法；電気刺激療法を中心に．理学療法　8：183-191，1991．
内西兼一郎（編）：末梢神経損傷診療マニュアル．金原出版，1991．
内西兼一郎：上肢装具．日本整形外科学会・日本リハビリテーション医学会（監修）：義肢装具のチェックポイント．第5版，医学書院，1998．
内野治人（編）：病態生理より見た内科学．第2版，金芳堂，1992．
浦上克哉，涌谷陽介，和田健二・他：認知症のリハビリテーション，疫学．総合リハ　34：213-217，2006
MMPI新日本版研究会：新日本版MMPIマニュアル．三京房，1993．
江草安彦（監修）：重症心身障害療育マニュアル．第2版，医歯薬出版，2005．
遠城寺宗徳：遠城寺式乳児分析的発達検査法．慶応通信，1981．
オストランドPO，ローダルK；朝比奈一男，浅野勝己（訳）：運動生理学．大修館，1990．

小口和代, 才藤栄一, 水野雅康・他：機能的嚥下障害スクリーニングテスト「反復唾液のみテスト」(the Repetitive Saliva Swallowing Test：RSST) の検討. (1) 正常値の検討. リハ医学 37：375-382, 2000a.

小口和代, 才藤栄一, 馬場尊・他：機能的嚥下障害スクリーニングテスト「反復唾液のみテスト」(the Repetitive Saliva Swallowing Test：RSST) の検討. (2) 妥当性の検討. リハ医学 37：383-388, 2000b.

小此木啓吾：前性器期. 新福尚武（編）：講談社精神医学大事典. 講談社, 1984.

小澤敬也：遺伝子治療とは. 日医師会誌 122：1813-1816, 1999.

小田嶋奈津, 石合純夫, 小寺 実・他：脳血管障害による片麻痺患者の下肢筋群のCT所見. 臨床神経 26：827-836, 1986.

小寺澤敬子, 鍋谷まこと, 宮田広善・他：姫路市における脳性麻痺発生の動向. 脳と発達 30：489-493, 1998.

大井直往, 岩谷 力, 鈴木堅二：大腿骨骨折転子部骨折に対するエンダーピン固定術後の股関節・膝関節機能障害とADL評価. 東日本整災会誌 9：30-35, 1997.

大井直往, 飛松好子, 岩谷 力・他：高齢大腿骨頸部骨折患者の転帰に関する調査. Hip joint 25：195-201, 2000.

大井淑雄：褥創の発生機序. 上田 敏, 千野直一, 岩倉博光（編）：リハビリテーション基礎医学. 医学書院, 1983.

大浦武彦：創傷治療からみた新褥瘡経過表. 日褥瘡会誌 2 (3)：275-294, 2000.

大浦武彦：高齢者における褥瘡危険要因. 日褥瘡会誌 4：397-405, 2002.

大浦武彦（監修）：褥瘡状態評価法. DESIGN のつけ方, 使い方. 照林社, 2003.

大川弥生：廃用性筋萎縮. 総合リハ 19：775-780, 1991.

大川弥生, 太田喜久夫：脳卒中における廃用性骨萎縮. 総合リハ 19：1135-1137, 1991.

大熊輝雄：現代臨床精神医学. 金原出版, 1990.

大沢英司：厚生省の立場. 精神経誌 104：47-48, 2002.

大澤真木子, 福山幸夫：進行性筋ジストロフィー症. 日本小児神経学会（編）：小児神経学の進歩 第12集. 診断と治療社, 1983.

大島一良：重症心身障害の基本的問題. 公衆衛生 35：648-655, 1971.

太田邦夫（監修）：老化指標データブック. 朝倉書店, 1990.

太田富雄, 和賀志郎, 半田 肇・他：意識障害の新しい分類法試案, 数量的表現（Ⅲ群3段階方式）の可能性について. 脳神経外科学 2：623-627, 1974.

太田富雄（編）：脳神経外科学. 第6版, 金芳堂, 1991.

太田富雄（編著）：脳神経外科学. 第7版, 金芳堂, 1996.

大高洋平, 里宇明元：エビデンスに基づいて転倒予防. リハ医学 43：96-103, 2006.

大谷 清：リハビリテーション整形外科学. 第3版, 医学書院, 1988.

大谷晃司, 猪俣一郎：高齢者大腿骨頸部骨折の術後成績から見たリスクマネージメント. MB Orthop 16：63-70, 2003.

大野 裕：認知療法. 精神医学 31：794-805, 1989.

大橋俊夫：リンパ循環. 本郷利憲, 広重 力, 豊田順一・他（編）：標準生理学. 第3版, 医学書院, 1994.

大橋秀行, 山根 寛：SST（生活技能訓練）と作業療法. 作業療法 15：4-8, 1996.

大橋靖雄, 横田智視：QOLの統計学的評価. 池上直己, 福原俊一, 下妻晃二郎・他（編）：臨床のためのQOL評価ハンドブック. 医学書院, 2001.

岡 正典（編）：人工関節・バイオマテリアル. 室田景久, 白井康正, 桜井 実（総編集）：図説整形外科診断治療講座15, メジカルビュー, 1990.

岡崎太郎：病期 Stage と機能障害の等級 Class. 大島良雄（監修）：関節リウマチとその周辺. 金原出版, 1979.

岡崎太郎：リウマチについて. 中村隆一（編）：リハビリテーション医学. 情報開発研究所, 1988.

岡部博巨：排尿のしくみ, Clinical Neuroscience 11：720-724, 1993.

岡田雅勝：功利主義の原理とパターナリズム──医師患者関係をめぐって. 飯田恒之（編）：バイオエシックス最新資料集. 千葉大学教養部総合科目運営委員会, 1987.

荻野 浩：日本人における橈骨遠位端骨折の疫学. 整災外 42：1021-1027, 1999.

奥川幸子：障害者の心理・社会的問題と社会資源の効果的な活用. 上田 敏, 横田 碧（編集企画）：リハビリテーションと看護. 看護 Mook. No. 15, 金原出版, 1985.

奥川幸子：ソーシャルワーク. 松村 秩, 大山好子（責任編集）：リハビリテーションナーシングマニュアル. 学習研究社, 1987.

奥村 康, 小端哲二：免疫. 杉本恒明, 小俣政男（総編集）：内科書. 第7版, 朝倉書店, 1999.

長田久雄：性生活. 柴田 博（編）：老人保健活動の展開. 医学書院, 1992.

落合芙美子（編）：リハビリテーション看護. メジカルフレンド社, 2003.

折笠精一, 小柳智彦, 木村勝沼・他：間欠導尿自己導尿の経験. 日泌尿学誌 67：7-13, 1976.

折茂 肇：図でみる骨粗鬆症. メジカルビュー社, 1989.

折茂 肇（編）：新老年学. 東京大学出版会, 1994.

折茂　肇, 林　泰史, 福永仁夫・他：原発性骨粗しょう症の診断基準（2000年度改訂版）．日骨代謝誌　18：76-82, 2001.

折茂　肇：原発性骨粗鬆症の診断基準―2000年度改訂版（概要）―．Osteoporosis Japan　9：9-14, 2001.

カナダ作業療法士協会；吉川ひろみ（監訳）：作業療法の視点―作業ができるということ．大学教育出版．2000.

カントⅠ；篠田英雄（訳）：道徳形而上学原論，改訳．岩波書店，1976.

加来信雄：外傷．杉町圭蔵，磨伊正義，岡田　正，武藤徹一郎（編）：TEXT 外科学．第2版，南山堂，1998.

加倉井周一：義肢・装具．中村隆一（編）：リハビリテーション医学．情報開発研究所，1988.

加倉井周一：切断・義肢．津山直一（監修）：整形外科クルズス．第2版，南江堂，1988.

加倉井周一, 初山泰弘, 渡辺英夫（編）：装具治療マニュアル；疾患別・症状別適応．第2版，医歯薬出版，1993.

加倉井周一：靴型装具．日本整形外科学会・日本リハビリテーション医学会（監修）：義肢装具のチェックポイント．第5版，医学書院，1998.

加倉井周一：総論．加倉井周一, 初山泰弘, 渡辺英夫（編）：新編装具治療マニュアル．疾患別・症状別適応．医歯薬出版，2000.

加倉井周一, 山本澄子：装具の分類．加倉井周一, 初山泰宏, 渡辺英夫（編）：新編装具治療マニュアル．疾患別・症状別適応．医歯薬出版，2000.

加藤伸司, 下垣　光, 小野寺敦志・他：改訂長谷川式簡易知能評価スケール(HDS-R)の作成．老年精神医学雑誌　2：1339-1347, 1991.

加藤尚武：現代倫理学入門．講談社，1997.

加納竜彦, 下地恒毅：刺激による治療．高倉公朋, 森健次郎, 佐藤昭夫(編)：Pain――痛みの基礎と臨床．朝倉書店，1988.

片岡　治, 高田正三：頸部．加倉井周一, 渡辺英夫（編）：PT・OT のための整形外科学　運動器疾患とリハビリテーション．第2版，医歯薬出版，1997.

片桐伯真, 宮野佐年：頭部外傷による障害とメカニズム．臨床リハ　7：125-132, 1998.

片桐浩久, 高橋　満, 高木辰哉：転移性骨腫瘍症例に対する治療体系―予後予測と原発巣検索．特集脊椎転移癌に対する治療法の選択．関節外科　22：974-982, 2003.

片山容一, 坪川孝志：びまん性脳外傷．Brain Nursing 冬期増刊，41-49, 1992.

金谷春之, 西沢義彦：くも膜下出血の疫学．Clinical Neuroscience　3：15-20, 1985.

金子　茂, 岡田博巳：臓器機能測定法Ⅲ．広川書店，1992.

金子　翼：片麻痺の上肢機能検査法．総合リハ　22：1025-1032, 1994.

金成由美子, 安村誠司：転倒・骨折の頻度．MB Med Rehab　31：9-14, 2003.

上岡　博, 木村郁郎：腫瘍学（分類と悪性度）．島田　馨（責任編集）：内科学書．第5版，中山書店，1999.

亀山正邦（編）：脳卒中のすべて．第2版，南江堂，1980.

栢森良二：膝関節とその周辺．加倉井周一, 渡辺英夫（編）：PT・OT のための整形外科学　運動器疾患とリハビリテーション．第2版，医歯薬出版，1997.

柄澤昭秀：高齢者の精神機能．朝長正徳, 佐藤昭夫（編）：脳・神経系のエイジング．朝倉書店，1989.

川久保清：生活習慣病．杉本恒明, 小俣政男（総編集）：内科書．第7版，朝倉書店，1999.

川口祥子：機能的電気刺激．理学療法　2：419-428, 1985.

川村次郎：表面電極法．日災医誌　36：22-28, 1988.

川村仁也：ポパー．清水書院，1990.

河合　忠：臨床検査．島田　馨（責任編集）：内科学書．第5版，中山書店，1999.

河村　満：失語症研究における MRI 診断法の意義．臨床科学　28：753-758, 1992.

河本純子, 大生定義, 長岡正範・他：日本人における Parkinson's Disease Questinnaire-39（PDQ-39）の信頼性評価．臨床神経　43：71-76, 2003.

木所昭夫, 八木義弘：輸液療法．日災害医誌　36：266-274, 1988.

木村　哲：感染症（総論）．杉本恒明, 小俣政男, 水野美邦（総編集）：内科書．第8版，朝倉書店，2003.

木村哲彦：車いす．日本整形外科学会・日本リハビリテーション医学会（監修）：義肢装具のチェックポイント．医学書院，1998.

木村　敏, 松下正明, 岸本英爾(編)：精神分裂病―基礎と臨床．朝倉書店，1990.

吉良枝郎：総括研究報告．在宅酸素療法実施症例(全国)の調査結果について．厚生省特定疾患呼吸不全調査研究班，平成3年度研究報告書，1992.

岸本英章：脊椎圧迫骨折の病態と保存療法．整災外　42：1097-1105, 1999.

北原　佶, 中村隆一：乳幼児の運動発達．津山直一（編）：脳性麻痺の研究．同文書院，1985.

北原　佶：脳性麻痺．中村隆一（編）：リハビリテーション医学．情報開発研究所，1988.

北原　佶：脳性麻痺の概念．発達障害の理解のために用語の意味するもの（厚生省心身障害研究：発達障害児の定義・分類の基準化に関する研究班報告書昭和62年度-平成元年度．竹下研三），1990.

北原　佶：療育での治療・訓練開始への手順．小児科診療　25：921-926，1998．
北原　佶，加藤ますみ，尾首雅亮・他：発達の評価尺度．臨床リハ　9：1058-1067，2000．
北原　佶，阿部光司，長　和彦・他：痙直型脳性麻痺の歩行を予測する要因の分析．第27回日本脳性麻痺研究回記録集「脳性麻痺の評価と記録」．2001．
北原　佶：歩行機能の予後から見た幼児訓練．脳性麻痺のリハビリテーション．MB Med Reha 35, 28-35．全日本病院出版会，2003．
北原　佶：脳性麻痺．大橋正洋，木村彰男，蜂須賀研二（編）：小児のリハビリテーション．リハリテーションMOOK 8．金原出版，2004a．
北原　佶：リハビリテーション医学における疫学；脳性麻痺．総合リハ　32：19-28　2004b．
北原　佶：小児期の神経・筋疾患の自然経過．理学療法　21：878-882，2004c．
北村　諭：呼吸障害に対する運動療法．大井淑雄，博田節夫（編）：運動療法．第3版（補訂），医歯薬出版，2005．
北村　伸，赫　彰郎：無症候性脳硬塞．端　和夫，上出延治(編)：脳卒中臨床マニュアル．シュプリンガー・フェアラーク東京，1998．
木下節子・長岡珠緒・円城寺しづか・他：長崎県における発達障害児の疫学調査　第Ⅲ報：精神遅滞について．日本小児科学会雑誌　103：729-734，1999．
グローハーME(編)；塩浦政男，藤島一郎(訳)：嚥下障害；その病態とリハビリテーション．医歯薬出版，1989．
工藤　洋：慢性関節リウマチと関連疾患．津山直一（監修）：整形外科クルズス．南江堂，1988．
杏沢尚之，上村和夫，永井　肇・他：脳梗塞―診療の進歩をめぐって．Clin Neurosci 2：1378-1390，1984．
黒木登志夫：腫瘍（概念）．杉本恒明，小俣政男（総編集）：内科書．第7版，朝倉書店，1999．
黒沢　尚，徳山博士，清水真史・他：症状・診断．小林　晶（編）．変形性膝関節症．南江堂，1992．
桑島　実：初期診療の検査オーダーの考え方．日本臨床検査医学会包括医療検討委員会，厚生労働省（編）：臨床検査のガイドライン2005/2006　症候編・疾患編・検査編．宇宙堂八木書店，2006．
ケネディC；於保真理（図訳）・佐藤久夫（監訳）：WHO（世界保健機関）の国際障害分類の改訂作業と障害者のリハビリテーションへの影響．リハ研究　94：2-12，1998．
源田朋夫，伊東春樹：運動負荷時の呼吸循環応答とその評価．総合リハ　23：189-196，1995．
コルト；スナイダー＝マクラー；守屋秀繁（監訳）：スポーツリハビリテーション―最新の理論と実践．西村書店，2006．
小坂健二，中村隆一：皮膚運動野刺激による筋放電潜時の肢位依存性――小脳核破壊と反復刺激の効果――．リハ医学20：93-100，1983．
小島蓉子(編)：社会リハビリテーション．誠信書房，1978．
小林重雄：行動療法．村瀬孝雄（編）：臨床心理学．日本放送出版協会，1987．
小柳　仁：人工臓器．武藤輝一，田辺達三（監修）：標準外科学．第7版，医学書院，1995．
古谷野亘，柴田博，中里克治・他：地域老人における活動能力の測定―老研式活動能力指標の開発．日本公衛誌　34：109-114，1987．
古谷野亘，柴田　博，芳賀　博・他：生活満足度尺度の構造；因子構造の不変性．老年社会科学　12：102-116，1990．
古谷野亘：QOLの概念と測定．柴田　博(編)：老人保健活動の展開．医学書院，1992．
児玉和夫：脳性麻痺は減っているか―療育施設からみた脳性麻痺発生の近況．小児科臨床　6：1737-1743，1983．
五味重春：脳性まひ児のリハビリテーションの基本的な考え方；特に超早期療育について．理・作療法　6：454-460，1972．
五味重春：写真でみる脳性まひ；30年をともに歩んで．医歯薬出版，1994．
後藤雅博：心理教育の歴史と理論．臨床精神医学　30：445-450，2001．
上月正博：腎臓リハビリテーション―現況と将来展望．リハ医学　43：105-109，2006．
河内十郎，河村　満（監訳）：失語症言語治療の理論と実際．第3版，創造出版，2003．
河野　茂，原　耕平：感染症．島田　馨（責任編集）：内科学書．第5版，中山書店，1999．
厚生省（編）：厚生白書（平成8年度版）．ぎょうせい，1996．
厚生省(編)：厚生白書(平成9年度版)．「健康」と「生活の質」の向上をめざして．厚生問題研究会，1997．
厚生省健康政策局・日本医師会(監修)：CAPDガイドライン(医療者用)．総合健康推進財団，1992．
厚生省健康政策局研究開発振興課医療技術情報推進室（監修）：わかりやすいEBM講座．厚生科学研究所，2000．
厚生省社会援護局更正課(監修)：日本の身体障害者―平成3年身体障害者実態調査報告．第一法規出版，1994．
厚生省社会援護局児童家庭局(監修)：改訂社会福祉用語事典，中央法規，1994．
厚生省社会福祉法規研究会監修：社会福祉六法(平成10年版)．新日本法規，1998．
厚生省神経疾患研究　筋ジストロフィー症の予後に関する臨床および心理学的研究班リハビリテーション分科会：筋ジストロフィー症のリハビリテーション――理学療法・作業療法．徳島出版，1987．
厚生省大臣官房障害保健福祉部精神保健福祉課：我が国の精神保健福祉．平成8年度版，厚健出版，1996．

厚生省大臣官房統計情報部（編）：疾病，傷害および死因統計分類提要．ICD-10準拠．厚生統計協会，1993．
厚生省大臣官房統計情報部（編）：疾病および関連保健問題の国際統計分類第10回改正．厚生統計協会，1995．
厚生省特定疾患・多発性硬化症調査研究班（班長・黒岩義五郎）：厚生省特定疾患・多発性硬化症研究班1972年度研究報告書．1973．
厚生省保険局医療課・老人保健福祉局老人保健課（監修）：社会保険・老人保健診療報酬医科点数表の解釈（平成10年4月版）．社会保険研究所，1998．
厚生省老人保健福祉局監修：高齢者保健福祉実務事典．第一法規，1998．
厚生統計協会(編)：国民の福祉の動向(厚生の指標・臨時増刊)．厚生統計協会，1997．
厚生統計協会（編）：国民の福祉の動向（厚生の指標48・臨時増刊）．厚生統計協会，2001．
厚生労働省：医療技術評価推進検討会報告書(平成11年3月23日：医療技術評価の在り方に関する検討会報告書)．1999．
厚生労働省：(仮訳)国際生活機能分類―国際障害分類改訂版―．厚生労働省社会・援護局障害保健福祉部，2001．
厚生労働省(監修)：厚生労働白書(平成15年版)；活力ある高齢者像と世代間の新たな関係の構築．ぎょうせい，2003．
厚生労働省研究班：関節リウマチの診療マニュアル（改訂版）―診断のマニュアルとEBMに基づく治療ガイドライン．日本リウマチ財団，2004．
厚生労働省資料：障害児・者の状況．身体障害児・者実態調査，2001．
厚生労働省大臣官房統計情報部：平成16年人口動態統計月報（概数）の概況．厚生の指標52（8）：43-50，2005．
厚生労働省保険局医療課：平成18年度診療報酬改正関連通知．2006．
国際障害者青年日本推進協議会：障害者に関する世界行動計画，1982．
国際障害分類の仮訳作成のための検討会：仮訳(案)国際障害分類改訂版(ICF)．厚生労働省，2001．
国立身体障害者リハビリテーションセンター：高次脳機能障害支援モデル事業報告書―平成13年度～平成15年度のまとめ．2004．
国立身体障害者リハビリテーションセンター：平成17年度高次脳機能障害支援事業関係職員研修会（資料），2005．
サミュエルスMA(編)；平山恵造(監訳)：神経内科治療マニュアル；診断の要点と治療の実際．第2版，メディカル・サイエンス・インターナショナル，1980．
佐直信彦，砂子田篤：日常動作(ADL)の訓練．medicina 13：31-33，1976．
佐直信彦：脳卒中入院患者の生活時間構造に関する研究．リハ医学 17：133-155，1980．
佐直信彦，中村隆一：リハビリテーションと生理機能検査．臨床検査 24：385-394，1980．
佐直信彦，中村隆一：中枢性運動障害の障害学；神経生理学的アプローチ．医学のあゆみ 116：363-368，1981．
佐直信彦：高齢者の役割をめぐって．第10回リハビリテーション交流セミナー'86，1986．
佐直信彦：脊髄損傷，中村隆一(編)：リハビリテーション医学．情報開発研究所，1988．
佐直信彦：移動能力障害を伴う在宅患者の日常生活活動．総合リハ 17：427-433，1989．
佐直信彦，中村隆一，細川徹：在宅脳卒中患者の生活活動と歩行機能の関連．リハ医学 28：541-547，1991．
佐直信彦，盛合徳夫：慢性期脊髄損傷者の8年間の全国追跡調査；その1，死亡例の検討．日本パラプレジア医学会雑誌 6：182-183，1993a．
佐直信彦，盛合徳夫：慢性期脊髄損傷者の8年間の全国追跡調査；その2，生存例の検討．日本パラプレジア医学会雑誌 6：184-185，1993b．
佐直信彦，中村隆一：老年者のQOLとリハビリテーション．Geriat Med 31：717-722，1993c．
佐直信彦，中村隆一：脳卒中片麻痺患者の立位バランスの決定因．リハ医学 30：399-403，1993d．
佐直信彦：嚥下障害の治療．中村隆一（監修）：脳卒中のリハビリテーション．新訂第2版，永井書店，2000．
佐直信彦：脊髄損傷者の体力．大橋正洋，木村彰男，蜂巣賀研二（編）：脊髄損傷のリハビリテーション．リハビリテーションムック11，金原出版，2005．
佐竹孝之：Vojta法．津山直一（監修）：脳性麻痺研究（II）．協同医書出版，1981．
佐藤剛：作業療法の役割および形態．日本作業療法士協会監修：発達障害．改訂第2版，協同医書出版，1999．
佐藤優子，木村温子：自律神経機能の加齢変化．朝長正徳，佐藤昭夫（編）：脳・神経系のエイジング．朝倉書店，1989．
才藤栄一：嚥下障害．上田敏，千野直一，大川嗣雄（編）：リハビリテーション基礎医学．第2版，医学書院，1994．
才藤栄一：摂食・嚥下障害の治療・対応に関する総合的研究．平成11年度長寿科学総合研究事業「摂食・嚥下障害の治療・対応に関する総合的研究：1-18，1999．
斉藤宏，松村秩，矢谷令子：姿勢と動作；ADLにおける扱いと手順．メヂカルフレンド，1977．
斉藤宗靖：心疾患における運動療法に関するガイドライン．Circ J 66，(SupplIV)：1177-1247，2002．
斎木厳，金谷春之：高血圧性脳出血の外科的治療の適応と手術時期．Modern Physician 10：1543-1545，1990．
斎藤和雄：職業性疾患．島田馨（責任編集）：内科学書．第5版，中山書店，1999．
坂井信幸：脳血管内治療．山口徹，北原光雄（総編集）：2005今日の治療指針．医学書院，2005．
坂巻壽：造血幹細胞移植の適応と方法．山口徹，北原光雄（総編集）：2005今日の治療指針．医学書院，2005．
坂本百大：心と身体．原一元論の構図．岩波書店，1986．
坂本洋一：視覚障害リハビリテーション概論．中央法規出版，2002．

笹沼澄子(編)：言語障害．医歯薬出版，1975．
笹沼澄子，伊藤元信，綿森淑子・他：失語症の言語治療．医学書院，1978．
笹沼澄子：失語症の言語治療．医学のあゆみ　161：225-228，1992．
真田弘美，金川克子，稲垣美智子・他：日本語版 Braden Scale の信頼性と妥当性の検討．金沢大医療技短大紀要　5：101-105，1991．
真田弘美，須釜淳子，紺家千津子・他：褥瘡発生予測試作スケール(K 式スケール)の信頼性と妥当性の検討．日 WOCN 会誌　2：11-18，1998．
真田弘美（編）：褥瘡ケア完全ガイド．GAKKEN，2004．
沢井史穂：心拍数に関する運動生理学的研究の基本文献．Jpn J Sports Sciences　12：495-501，1993．
澤村誠志：切断と義肢．医歯薬出版，1973．
澤村誠志：切断と義肢．第 3 版．医歯薬出版，1992．
澤村誠志：切断術．日本整形外科学会・日本リハビリテーション医学会(編)：義肢装具のチェックポイント．第 4 版，医学書院，1993．
澤村誠志：切断と義肢．第 4 版．リハビリテーション医学全書 18．医歯薬出版，1999．
シーゲル IM；野島元雄，松田芳郎，沖　貞明・他(訳)：神経筋疾患のマネージメント．三輪書店，1992．
清水慶彦：再生医療の成り立ちとそのさまざまな方法．日医師会誌　129：299-302，2003．
塩川優一(責任監修)：リウマチ学．同文書院，1989．
篠原幸人，吉本高志，福内靖男・他：脳卒中治療ガイドライン 2004．協和企画，2004．
芝田裕一：視覚障害リハビリテーションと生活訓練．第 2 版．日本ライトハウス，2003．
柴田貞雄：運動障害性(麻痺性)構音障害 dysarthria に対する治療と対策．リハ医学　28：477-479，1991．
柴田　博，古谷野　亘，芳賀　博：ADL 研究の最近の動向；地域老人を中心にして．社会老年学．No 21，東京大学出版会，1984．
柴田　博(編)：老人保健活動の展開．医学書院，1992．
島田　馨(編)：内科学書．全訂 4 版，中山書店，1995．
島村宗夫，中村隆一(編)：運動の神経機構とその障害．医歯薬出版，1975．
島村宗夫，中村隆一(編)：運動の解析．医歯薬出版，1980．
下寺信次：心理教育的家族療法．井上新平，堀田直樹(責任編集)：臨床精神医学講座 20　精神科リハビリテーション・地域精神医療．中山書店，1999．
下堂薗恵：再生医療時代のリハビリテーション医療．Jpn J Rehabil Med 56：680-684，2019．
社会保障制度研究会編集：社会保障実務ガイド．中央法規，1998．
障害者福祉研究会（編）：ICF 国際生活機能分類—国際障害分類決定版．中央法規出版，2002．
白木正孝：骨粗鬆症．折茂　肇(編)：老人診療マニュアル．日本医師会，1991．
白木正孝：骨，運動器の加齢変化と高齢者における骨，運動器疾患の特徴．折茂　肇（編)：新老年学．第 2 版，東京大学出版会，1999．
心疾患のリハビリテーションシステム開発に関する研究班(班長　戸嶋裕徳)：急性心筋梗塞症のリハビリテーションプログラム(合併症のない例)．厚生省循環器病研究委託，昭和 57 年度業績集，1981．
新宮彦助：脊髄損傷の疫学．総合リハ　21：738-742，1993．
新宮彦助：日本における脊髄損傷疫学調査第 3 報（1900-1992）．日本パラプレジア医学会雑誌　8：26-27，1995．
新福尚武(編)：精神医学大事典．講談社，1984．
陣内一保，井沢淑郎，亀下喜久男・他：二分脊椎について；整形外科的諸問題ならびに移動能力の検討．リハ医学　12：49-55，1975．
スティーフル JS；柴田貞雄(監訳)：嚥下障害のリハビリテーション．協同医書出版，1988．
ストラブ RL，ブラック FW；江藤文夫（訳)：高次脳機能検査法—失行・失認・失語の本態と診断．原書第 4 版，医歯薬出版，2005．
スロン W（須賀哲夫，久野雅樹訳)：認知神経心理学．白水社，1995．
末松弘行：心身症．杉本恒明，小俣政男，水野美邦（総編集)：内科書．第 8 版，朝倉書店，2003．
管又　章，渡辺克益，牧野唯男：熱傷の代謝；栄養の問題点について．日災害医誌 37：282-286，1988．
杉田峰康：性格．新福尚武（編)：講談社誠心医学大事典．講談社，1984．
鈴木一夫：最近の脳血管障害の実態；疫学の立場から．診断と治療 83：1878-1883，1995．
鈴木研一：インスリン自己注射患者のケア．山口　徹，北原光雄（総編集)：2005 今日の治療指針．医学書院，2005．
鈴木堅二，中村隆一：関節疾患リハビリテーションの適応における諸問題．関節外科　7：475-480，1988．
鈴木堅二，中村隆一，山田嘉明・他：脳卒中片麻痺患者の最大歩行速度と立位バランス．リハ医学　29：577-580，1992．
鈴木堅二，中村隆一，山田嘉明・他：脳卒中片麻痺患者の最大歩行速度の決定因；歩行訓練期間の影響．リハ医学　31：339-345，1994．

鈴木浩二, 鈴木和子：家族療法の諸理論. 中島義明 (編)：現代心理学理論事典. 朝倉書店, 2001.
鈴木隆夫：転倒予防外来. 内容と成果. MB Med Rehab 31：49-53, 2003.
鈴木隆夫：転倒・転落の疫学. 総合リハ 32：205-210, 2004.
砂原茂一：リハビリテーション. 岩波書店, 1980.
角谷慶子：精神科デイケアと社会復帰相談指導事業. 精神科治療学 15(増)：259-264, 2000.
関 和則, 中村隆一：脳卒中患者の下肢電気刺激による皮質覚醒応答と機能的利得との関連. リハ医学 27：277-285, 1990.
関 和則, 中村隆一：脳卒中リハビリテーション医学の動向と進歩；CT・MRI 時代の脳卒中学. 日本臨床社, 1993.
関 雅美：ポパーの科学論と社会論. 勁草書房, 1990.
世界保健機関；融 道男, 中根允文, 小見山 実 (監訳)：ICD-10. 精神および行動の障害. 臨床記述と診断ガイドライン. 医学書院, 1993.
世界保健機関 (WHO)：国際生活機能分類―国際障害分類改訂版. 中央法規出版, 2002.
清野精彦, 高野照夫：心筋生化学マーカーによる評価：multimarker strategy, 診断, 急性冠症候群：診断と治療の進歩. 日本内科学会雑誌 93：241-248, 2004.
千田彰一 (編著)：循環器診療ポケットマニュアル. 医科学出版社, 2006.
園田 茂, 椿原彰夫, 田尻寿子・他：FIM を用いた脳血管障害患者の身体機能評価. リハ医学 29：217-222, 1992.
ダニエルス L, ウォーシンガム C；津山直一, 東野修治 (訳)：徒手筋力検査法. 第 5 版, 協同医書出版, 1988.
田崎義昭, 斎藤佳雄：ベッドサイドの神経の診かた. 南山堂, 1994.
田中平三, 吉池信男, 横山徹爾・他：日本人における虚血性心疾患の疫学. 日内会誌 89：209-218, 2000.
田中勵作：痙縮の神経機構―再訪. リハ医学 32：97-105, 1995.
田辺 稔：熱傷の植皮時期の選定. 日災害医誌 36：292-310, 1988.
田村春雄, 鈴木明子(編)：作業療法総論. 医歯薬出版, 1984.
多田裕輔, 進藤俊哉：脈患疾患. 島田 馨 (責任編集)：内科学書. 改訂第 6 版. 中山書店, 2002.
大黒 篤：経皮的電気刺激法. 理学療法 2：411-418, 1985.
髙木健太郎, 岡本彰祐(編)：生理学体系Ⅱ. 血液・呼吸の生理学. 医学書院, 1968.
髙木憲次：脳性小児麻痺の治療とその効果. 第 28 回日本整形外科学会宿題報告. 1955.
髙木洋治：Home hyperalimentation. 長尾房大 (編)：臨床 Visual MOOK. 輸液・栄養, 金原出版, 1987.
髙田信二郎：不動性骨粗鬆症. 日本臨床 62 (suppl 2)：688-692, 2004.
髙橋栄明, 岩谷 力, 揚場和子・他：骨粗鬆症患者の QOL 評価質問表 1999 年版の試用と 2000 年度版の作成. 日骨代謝誌. 18：83-101, 2001.
髙橋正哲：骨代謝マーカー. 整災外 44：763-768, 2001.
髙橋龍太郎：寝たきり. 折茂 肇 (編)：新老年学. 第 2 版, 東京大学出版会, 1999.
髙柳哲也, 柳本真市：脊髄小脳変性症症例および Shy-Drager 症候群の全国調査の中間報告. 厚生省特定疾患・運動失調症調査研究班昭和 63 年度研究報告書, 1989.
竹内愛子, 河内十郎：脳卒中後のコミュニケーション障害；成人コミュニケーション障害者の理解と援助：失語症を中心に. 協同医書出版, 1995.
竹内愛子, 中西之信, 中村京子・他：重度失語症検査―重度失語症者へのアプローチの手がかり. 協同医書出版, 1997.
竹内愛子 (編)：失語症訓練のためのドリル集 (全 9 巻). 協同医書出版社, 2001.
竹内愛子 (編)：失語症臨床ガイド. 協同医書出版, 2003.
竹下研三：脳性麻痺発生の経年的変化と今後の予測. 村地俊二 (編)：脳性麻痺. 第 4 集. 協同医書出版社, 1984,
竹下研三：奇形および発達障害の疫学. 総合リハ 21：755-761, 1993.
立石昭夫：四肢循環状態の検査法. 整形外科 33：1191-1197, 1982.
谷本晋一：呼吸不全のリハビリテーション. 南江堂, 1987.
玉井和哉：関節拘縮. 津山直一, 黒川高秀 (監修)：整形外科クルズス, 第 3 版, 南江堂, 1997.
丹後俊郎：メタ・アナリシス入門. エビデンスの結合を目指す統計手法. 朝倉書店, 2003.
チャンムーガン PPA, ビエール E, 中村隆一・他：物理療法のすべて. 医歯薬出版, 1973.
千田富義, 阿部重人, 中村隆一・他：脳卒中リハビリテーションに対する Thyrotropin Releasing Hormone の効果. 日温気物医誌50：175-181, 1987.
千田富義：慢性脳卒中のリハビリテーション. カレントテラピー 22：1083-1087, 2004.
千野直一：EMG バイオフィードバック療法. 熊本水頼(編)：バイオフィードバック法の基礎と臨床. 杏林書院. 1983a.
千野直一：廃用性筋萎縮の発生機序. 上田 敏, 千野直一, 岩倉博光(編)：リハビリテーション基礎医学. 医学書院, 1983b.
千野直一(監訳)：FIM；医学的リハビリテーションのための統一データセット 利用の手引. 原著第 3 版, 慶応義塾大学医学部リハビリテーション科, 1991.
千野直一, 石上重信：脳卒中回復期のリハビリテーション医療の実態とその効果に関する研究. 長寿科学総合研究事

業平成14年度報告書．2002．
中央心身障害対策協議会：「国連・障害者の10年」以降の障害者対策の在り方について．1993．
中央法規出版編集部（編）：新版社会福祉用語辞典．第2版，中央法規出版，2004．
津下健哉：手の外科の実際．6版，南江堂，1985．
津山直一（監修）：整形外科クルズス．第2版，南江堂，1988．
塚本芳久：急性期嚥下障害へのアプローチ．臨床リハ 4：721-724，1995．
土田浩生：血液浄化療法．山口 徹，北原光雄（総編集）：2005 今日の治療指針．医学書院，2005．
筒井末春：心身症．島田 馨（責任編集）：内科学書．第5版，中山書店，1999．
トーマス JC；樋口正純（訳）：失明．（福）日本盲人福祉委員会，1977．
戸原 玄：Videofluorography を用いない摂食・嚥下障害評価フローチャート．日摂食嚥下リハ会誌 6：196-206，2002．
土肥雪彦，松田 暉：臓器移植．武藤輝一，田辺遠三（監修）標準外科学．第7版，医学書院，1995．
東京都：東京都における福祉のまちづくり整備指針．1988．
東郷伸一，川平和美：Sexuality．総合リハ 19：339-342，1991．
東間 紘：腎移植患者のケア．山口 徹，北原光雄（総編集）：2005 今日の治療指針．医学書院，2005．
糖尿病治療研究会（編）：糖尿病運動療法のてびき．医歯薬出版，1984．
糖尿病治療研究会（編）：糖尿病運動療法のてびき．第2版，医歯薬出版，1988．
道場信孝：運動処方総論．理学療法 2：335-341，1985．
道免和久，千野直一，才藤栄一・他：機能的自立度評価法（FIM）．総合リハ 18：627-629，1990．
徳永勝士：疾病の遺伝機構と遺伝性疾患への対策．杉本恒明，小俣政男，水野美邦（総編集）：内科書．第8版，朝倉書店，2003．
徳永勝人，松沢佑次，小谷一晃・他：種々の合併症を考慮した理想体重．日本肥満学会記録誌 9：236-238，1988．
徳弘昭博：脊髄損傷；日常生活における自己管理のすすめ．医学書院，1992．
飛松好子：電動車いす．日本整形外科学会・日本リハビリテーション医学会（監修）：義肢装具のチェックポイント．医学書院，1998．
飛松好子，中村隆一：脳性麻痺の運動療法．大井淑雄，博田節夫（編）：運動療法．第3版，医歯薬出版，1999．
飛松好子，白木原憲明，岩谷 力：腰痛の運動，生活，社会活動に及ぼす影響．日本腰痛会誌 10：14-18，2004．
豊倉康夫（編）：神経内科学書．朝倉書店，1987．
鳥居方策：神経心理機能障害の診かた．平山恵造（編）：臨床神経内科学，南山堂，1986．
鳥巣岳彦，国分正一（編）：標準整形外科学．第9版．医学書院，2005．
内閣府：障害者白書，平成17年版．内閣府，2005．
内藤誠二：泌尿器科領域の腹腔鏡下手術．山口 徹，北原光雄（総編集）：2005 今日の治療指針．医学書院，2005．
内藤 泰：高度難聴（人工内耳，補聴器）．山口 徹，北原光夫，福井次矢（総編集）：2006 今日の治療指針．医学書院，2006．
中尾喜久，山形敏一，山村雄一・他（編）：内科学書．第3版，中山書店，1972．
中川哲也：心因性の痛みと治療．高倉公朋，森健次郎，佐藤昭夫（編）：Pain；痛みの基礎と臨床．朝倉書店，1988．
中込弥男：疾病の遺伝機構と遺伝性疾患への対策．杉本恒明，小俣政男（総編集）：内科書．第7版，朝倉書店，1999．
中島咲哉：義手．日本整形外科学会，日本リハビリテーション医学会（監修）：義肢装具のチェックポイント．第6版，医学書院，2003．
中島八十一，寺島 彰（編）：高次脳機能障害ハンドブック．医学書院，2006．
中西範幸，西垣千春，新庄文明・他：脳卒中患者の特性に関する研究．日本公衛誌 36：229-236，1989．
中村耕三（監修）：整形外科クルズス．改訂第4版．南江堂，2003．
中村隆一：リハビリテーションにおける筋電図．医歯薬出版，1973．
中村隆一（編）：中枢神経疾患の理学療法．医歯薬出版，1977a．
中村隆一：脊髄小脳変性症の Kinesiology と Physical Therapy．神経進歩 21：70-85，1977b．
中村隆一：小脳症状を考える．Kinesiology より；Physical Therapy との関連．神経進歩 22：1322-1334，1978．
中村隆一：病気と障害，そして健康；新しいモデルを求めて．海鳴社，1983a．
中村隆一（編）：中枢神経疾患の作業療法．医歯薬出版，1983b．
中村隆一：運動障害の理学療法．理学療法学 11：81-90，1984．
中村隆一：Kinesiology の立場からみた運動麻痺．臨床神経科学 2：818-820，1984．
中村隆一（編）：神経生理学・臨床神経学．医歯薬出版，1985a．
中村隆一：運動療法の理論と実際．医学のあゆみ 135：391-397，1985b．
中村隆一（編）：脳卒中のリハビリテーション．永井書店，1986．
中村隆一：運動療法の技術と科学性．理学療法学 14：133-149，1987．
中村隆一（編）：リハビリテーション医学．情報開発研究所，1988．

中村隆一，細川　徹：リハビリテーションと痛み；刺激による治療．高倉公朋，森健次郎，佐藤昭夫(編)：Pain；痛みの基礎と臨床．朝倉書店，1988．
中村隆一：Restorative neurology. 脳神経　41：537-545，1989．
中村隆一・他：リハビリテーション医療と Restorative Neurology；脳卒中を中心に．神経進歩　34：175-190，1990a．
中村隆一（座長）：リハビリテーション医療とエシックス．リハ医学　27：29-40，1990b．
中村隆一，長崎　浩，細川　徹（編）：脳卒中の機能評価と予後予測．医歯薬出版，1991a．
中村隆一：中枢神経疾患患者の運動療法．理学診療　2：155-162，1991b．
中村隆一，斎藤　宏：基礎運動学．第4版，医歯薬出版，1992a．
中村隆一，長崎　浩：リハビリテーション・テクニックの科学性．総合リハ　20：745-748，1992b．
中村隆一（編）：入門リハビリテーション概論．第2版，医歯薬出版，1993a．
中村隆一：運動失調・不随意運動．加倉井周一，初山泰弘，渡辺英夫(編)：装具治療マニュアル．第2版，医歯薬出版，1993b．
中村隆一：整形外科領域における運動療法の理論と実際．日整会誌　67：866-873，1993c．
中村隆一，斎藤カツ子(編)：リハビリテーション看護実践．上・下，廣川書店，1994．
中村隆一（監修）：入門リハビリテーション医学．医歯薬出版，1996．
中村隆一（編）：リハビリテーション医学講座．第4巻，神経生理学・臨床神経学，医歯薬出版，1997a．
中村隆一，長崎　浩，細川　徹（編）：脳卒中の機能評価と予後予測．第2版，医歯薬出版，1997b．
中村隆一（監修）：脳卒中のリハビリテーション．新訂第2版，永井書店，2000．
中村隆一，長崎　浩：リハビリテーション研究の原点を省みる―国際障害分類の改訂にさいして―．国リハ研紀　21：1-12，2001．
中村隆一，齋藤　宏，長崎　浩：臨床運動学．第3版，医歯薬出版，2002a．
中村隆一（編）：リハビリテーションマニュアル10．清潔間欠自己導尿．国立身体障害者リハビリテーションセンター，2002b．
中村隆一，齋藤　宏，長崎　浩：基礎運動学．第6版，医歯薬出版，2003．
中村隆一（監修）：理学療法テクニック．発達的アプローチ．医歯薬出版，2004．
中村隆一，斎藤　宏，長崎　浩（編）：運動学実習．第3版，医歯薬出版，2004．
中村隆一（編）：入門リハビリテーション概論．第5版，医歯薬出版，2005．
中村隆一（編）：入門リハビリテーション概論．第6版，医歯薬出版，2006．
中村隆一，齋藤　宏，長崎　浩：基礎運動学．第6版（補訂），医歯薬出版，2007a．
中村隆一，齋藤　宏，長崎　浩：臨床運動学．第3版（補訂），医歯薬出版，2007b．
中村隆一（編）：入門リハビリテーション概論．第6版（増補），2007c．
仲田和正：老人姿勢の研究．日整会誌　62：1149-1161，1988．
長尾龍郎：脊髄損傷の kinesiology と rehabilitation. 神経進歩　23：117-123，1979．
長崎　浩：脳卒中の障害構造．中村隆一（監修）：脳卒中のリハビリテーション．第2版，永井書店，2000．
長崎　浩：動作の意味論．雲母書房，2004．
長野　昭：末梢神経損傷，上肢．加倉井周一，初山泰弘，渡辺英夫（編）：新編装具治療マニュアル．疾患別・症状別適応．医歯薬出版，2000．
南條文昭：手診療マニュアル．医歯薬出版，1991．
難波栄二：知的障害（精神遅滞）．小児内科　32：1323-1326，2000．
二木　立：脳卒中患者の障害の構造の研究．総合リハ　11：465-476，557-569，645-652，1983．
丹羽寛文：内視鏡技法（治療を中心に）．日内会誌　91：3176-3179，2004．
丹羽真一：発病予防の観点から見た精神分裂病の病態．日社精医誌　6：83-86，1997．
日本LD学会（編）：日本LD学会LD・ADHD等関連用語集．日本文化科学社，2004．
日本医学会医学用語管理委員会：日本医学会医学用語辞典．英和，南山堂，1991．
日本医学会医学用語管理委員会：日本医学会医学用語辞典．和英，南山堂，1994．
日本医師会(編)：リハビリテーションマニュアル．日本医師会，1994．
日本医師会(編)：健康運動のガイドライン．日本医師会，1994．
日本医師会・厚生省大臣官房老人保健福祉部老人保健課：機能維持期リハビリテーションマニュアル．ぎょうせい，1991．
日本癌治療学会：固形がん化学療法直接効果判定基準．日癌治会誌　21：931-942，1986．
日本胸部疾患学会肺生理専門委員会：在宅酸素療法検討報告について．日胸疾会誌　22：730-732，1984．
日本呼吸管理学会呼吸リハビリテーションガイドライン作成委員会，日本呼吸器学会ガイドライン施行管理委員会：呼吸リハビリテーションに関するステートメント．日本呼吸管理学会誌　11：321-330，2001．
日本呼吸器学会NPPVガイドライン作成委員会（編）：NPPV（非侵襲的陽圧換気療法）ガイドライン．南江堂，2006．
日本高血圧学会高血圧治療ガイドライン作成委員会：高血圧治療ガイドライン2004年版．日本高血圧学会，2004．

日本作業療法士協会(編):作業療法概論.協同医書出版,1990.
日本作業療法士協会(編):作業療法評価法.協同医書出版,1991.
日本作業療法士協会学術部(編):作業療法ガイドライン(2006年度版).日本作業療法士協会,2006.
日本循環器学会,日本心臓病学会,日本心臓リハビリテーション学会,日本臨床スポーツ学会,日本冠疾患学会,日本胸部外科学会,日本理学療法士学会,日本心電図学会,日本小児循環器学会合同研究班報告:心疾患における運動療法に関するガイドライン,循環器病の診断と治療に関するガイドライン(2000-2001年合同研究班報告).Circulation J 66 (Suppl IV): 1177-1247, 2002.
日本循環器学会・運動に関する診療基準委員会(1989年度報告):運動負荷試験に関する診療基準.Jpn Circul J 55 (suppl III): 379-385, 1991.
日本障害者リハビリテーション協会:障害者くらしの百科,1984.
日本心身医学会教育研修委員会(編):心身医学の新しい診療指針.心身医学 35: 537-576, 1991.
日本神経学会(監修),「認知症疾患診療ガイドライン」作成委員会(編):認知症疾患診療ガイドライン2017.医学書院,2017.
日本神経学会用語委員会(編):神経学用語集.改訂2版,文光堂,1993.
日本整形外科学会,日本リハビリテーション医学会(編):義肢装具のチェックポイント.第3版,医学書院,1987.
日本整形外科学会(編):整形外科用語集.3版,南江堂,1989.
日本整形外科学会,日本リハビリテーション医学会(編):関節可動域表示ならびに測定法(平成7年4月改正).リハ医学 32: 207-217, 1995.
日本整形外科学会骨粗鬆症委員会:大腿骨頸部骨折全国調査.日整会誌 78: 46, 2004.
日本整形外科学会骨粗鬆症委員会:大腿骨頸部骨折全国調査.日整会誌 78: 188, 2004.
日本整形外科学会診療ガイドライン委員会(大腿骨頸部/転子部骨折ガイドライン策定委員会):大腿骨頸部/転子部骨折診療ガイドライン.南江堂,2005a.
日本整形外科学会診療ガイドライン委員会(頸椎後縦靱帯骨化症診療ガイドライン策定委員会):頸椎後縦靱帯骨化症診療ガイドライン.南江堂,2005b.
日本整形外科学会診療ガイドライン委員会(頸椎症性脊髄症ガイドライン策定委員会):頸椎症脊髄症診療ガイドライン.南江堂,2005c.
日本整形外科学会診療ガイドライン委員会(腰椎椎間板ヘルニアガイドライン策定委員会):腰椎椎間板ヘルニア診療ガイドライン.南江堂,2005d.
日本整形外科学会委員会:運動器疾患に対する運動療法の効果に関する実証研究.無作為化比較試験による変形性膝関節症に対する運動療法の効果.日整会誌 80: 316-320, 2006.
日本整形外科学会・日本リハビリテーション医学会(編):義肢装具のチェックポイント.第6版,医学書院,2003.
日本精神神経学会(監修),髙橋三郎,大野 裕(監訳):DSM-5®精神疾患の診断・統計マニュアル.医学書院,2014.
日本糖尿病学会(編):糖尿病食事療法のための食品交換表.第6版,日本糖尿病協会,文光堂,2002.
日本内科学会(編):内科学用語集.第5版,日本内科学会,1998.
日本肥満学会肥満症診断基準検討委員会:新しい肥満の判定と肥満症の診断基準.肥満研究 6: 18-28, 2000.
日本リハビリテーション医学会(編):リハビリテーション白書.医歯薬出版,東京,1979.
日本リハビリテーション医学会(編):リハビリテーション白書;21世紀をめざして.第2版,医歯薬出版,1994.
日本リハビリテーション医学会(編):リハビリテーション医学用語集.第7版,文光堂,2007.
日本リハビリテーション医学会評価基準委員会:ADL評価について.リハ医学 13: 315, 1976.
新村 出(編):広辞苑.第4版,岩波書店,1991.
西尾 実,岩淵悦太郎,水谷静雄(編):岩波国語辞典.第3版,岩波書店,1979.
西尾 実,岩淵悦太郎,水谷静夫(編):岩波国語辞典.第4版,岩波書店,1986.
西尾正輝:標準ディサースリア検査.インテルナ出版,2004.
西海正彦:Fibromyalgia syndrome.リウマチ科 27: 298-304, 2002.
西里静彦:応用心理尺度構成法.誠信書房,1975.
西村 健:痴呆.新福尚武(編):精神医学大事典.講談社,1984.
日呼管学会・他(日本呼吸管理学会呼吸リハビリテーション作成委員会,日本呼吸器学会ガイドライン施行管理委員会,日本理学療法士協会呼吸リハビリテーションガイドライン作成委員会):呼吸リハビリテーションマニュアル―運動療法.日本呼吸管理学会,日本呼吸器学会,日本理学療法士協会,2003.
ネッター FH(著);山形敵一(監修):医学図譜集.消化器編(I).日本チバガイギー,1978.
ノルキン CC,ホワイト DJ;木村哲彦(監訳):関節可動域測定法:可動域測定の手引き.協同医書出版,1987.
能勢真人,森 士朗,谷口吉弘・他:系統的脈管障害調査研究班1988年度報告書.1989.
能登真一,柳 久子,戸戸成男:脳卒中の障害状態についての効用値の評価.日本公衛誌 12: 1205-1216, 2002.
能登谷洋子:血糖自己測定の指導.山口 徹,北原光雄(総編集):2005今日の治療指針.医学書院,2005.

野崎幹弘, 井砂　司, 笹本良信・他：熱傷植皮時期の選定―自己感染防御能からの検討．日災害医誌　36：302-307, 1988.
野田愛司：胆管ドレーン法．山口　徹, 北原光雄（総編集）：2005 今日の治療指針．医学書院, 2005.
埜中征哉：筋ジストロフィー．研究のシンポと治療戦略．臨床神経　44：901-904, 2004.
埜中征哉：筋疾患の子どもの診かた, 考えかた．小児科診療　69：473-479, 2006.
野々村典子：リハビリテーション看護とは何か．石鍋圭子, 野々村典子, 奥宮暁子・他（編）：リハビリテーション専門看護．医歯薬出版, 2002.
野村　歓：高齢者・障害者の住まいの改造とくふう．保健同人社, 1963.
野村　歓：身体障害・すまい・都市環境．医歯薬出版, 1974.
パズ JC, ウエスト MP；陶山哲夫（監訳）：急性期リハビリテーションハンドブック．文光堂, 2005.
芳賀　博：健康度の測定．柴田　博（編）：老人保健活動の展開．医学書院, 1992.
長谷川和宏, 本間隆夫, 内山政二・他：脊椎圧迫骨折における手術療法の適応．整災外 42：1107-1115, 1999.
橋本　晃, 佐藤　元：リウマチ疾患．池上直己, 福原俊一, 下妻晃二郎・他（編）：臨床のための QOL 評価ハンドブック．医学書院, 2001.
橋本博史：悪性関節リウマチ．島田　馨（責任編集）：内科学書．改訂第 6 版, 中山書店, 1999.
橋本博史：膠原病．祖父江逸郎（監修）：長寿科学事典．医学書院, 2003.
畠山勝義：高カロリー補液．山口　徹, 北原光雄（総編集）：2005 今日の治療指針．医学書院, 2005.
蜂須賀研二, 堂園浩一朗, 緒方　甫：誤用の概念．総合リハ　22：365-368, 1994.
初山泰弘：末梢神経損傷．田川宏, 高橋定雄, 鈴木有己・他（著）：骨折・脱臼・頭頸部外傷・末梢神経損傷．第 2 版, 医歯薬出版, 1979.
服部一郎, 細川忠義, 和才嘉昭：リハビリテーション技術全書．第 2 版, 医学書院, 1984.
服部孝道, 平山恵造, 安田耕作：変性性神経疾患における排尿障害．神経進歩　28：465-472, 1984.
服部孝道, 安田耕作：神経因性膀胱の診断と治療．第 2 版, 医学書院, 1990.
鳩山正仁："寝たきり老人ゼロ作戦"の展開について．Geriat Med　30：121-130, 1993.
浜田哲郎, 吉村　理, 中山彰一・他：末梢循環障害に対する物理療法．理学療法　8：193-200, 1991.
林　泰史：廃用性骨萎縮．総合リハ　19：781-785, 1991.
林　泰史：転倒・骨折予防は 21 世紀の医療の大きな柱．MB Med Reha 31：1-8, 2003.
林田来介, 戸倉直実, 二木　立：急性期脳卒中患者に対する座位耐久訓練の開始時期．総合リハ　17：127-129, 1989.
原　徹也：末梢神経損傷．津山直一（監修）：整形外科クルズス．南江堂, 1988.
原田容治：内視鏡的胆道結石除去法．山口　徹, 北原光雄（総編集）：2005 今日の治療指針．医学書院, 2005.
半田康延：機能的電気刺激．リハ医学　31：240-244, 1994.
ヒスロップ HJ, モンゴメリー J；津山直一（訳）：新・徒手筋力検査法．協同医書出版, 1996.
ビーチャム TL, チルドレス JF 著；永安幸正, 立木教夫（監訳）：生命医学倫理．成文堂, 1997.
日野原重明：内科学と内科医．阿部正和, 本間日臣, 田崎義昭, 他（編）：新臨床内科学．医学書院, 1981.
久　育男：嚥下障害．2006 今日の治療指針．医学書院, 2006.
平井俊策：日本と米国における分類ならびに診断基準の比較．Geriatric Medicine　32：385-391, 1994.
平沢泰介：上肢装具．国立身体障害者リハビリテーションセンター（編）：義肢装具等適合判定医師研修会（第 56 回資料）．国立身体障害者リハビリテーションセンター, 2004.
平野朝雄：神経病理を学ぶ人のために．第 2 版, 医学書院, 1986.
平山恵造：神経症候学．文光堂, 1971.
平山恵造（編）：臨床神経内科学．第 2 版, 南山堂, 1991.
平山恵造：総括研究報告．厚生省特定疾患運動失調症調査研究班．平成 3 年度研究報告書, 1992.
廣田彰男：リンパ系疾患．島田　馨（責任編集）：内科学書．改訂第 6 版, 中山書店, 2002.
フーコー M；神谷美恵子（訳）：臨床医学の誕生．みすず書房, 1969.
フーコー M；渡辺守章（訳）：性の歴史Ⅰ．知への意志．新潮社, 1986a.
フーコー M；田村　俶（訳）：性の歴史Ⅱ．快楽の活用．新潮社, 1986b.
フーコー M；田村　俶（訳）：性の歴史Ⅲ．自己への配慮．新潮社, 1987.
フィリップ L, オザー MN, アクセルソン H・他；緒方　甫（監訳）：脊髄損傷；患者と家族の手引き．医学書院, 1994.
フォン・ベルタランフィ L；長野　敬, 太田邦昌（訳）：一般システム理論．みすず書房, 1973.
プリガターノ GP；八田武志（監訳）：脳損傷のリハビリテーション；神経心理学的療法．医歯薬出版, 1988.
プリガターノ GP, シャクター D；中村隆一（監訳）：脳損傷後の欠損についての意識性．臨床的・理論的論点．医歯薬出版, 1996.
プリガターノ GP；中村隆一（監訳）：神経心理学的リハビリテーションの原理．医歯薬出版, 2002.
福井次矢：EBM の提唱するものと我が国の現状．厚生省健康政策局研究開発振興課医療技術情報推進室（監修）：わかりやすい EBM 講座．厚生科学研究所, 2000.

福井基成：褥瘡治療マニュアル．照林社，1993．
福迫陽子，伊藤元信，笹沼澄子(編)：言語治療マニュアル．医歯薬出版，1984．
福田一彦，小林重雄：(原作者 WWK Zung) 日本版 SDS 使用手引き．三京房，1983．
福田宏明：上腕骨骨幹部骨折．山本　真，河路　渡，三好邦達・他（編）：ベッドサイドの整形外科学．第2版，医歯薬出版，1987．
福地慶之助：老化・老衰と老年病．五島雄一郎，折茂　肇（監修）：老人診療マニュアル，日本医師会，1991．
福原俊一：いまなぜ QOL か――患者立脚型アウトカムとしての位置づけ．池上直己，福原俊一，下妻晃二郎・他（編）：臨床のための QOL 評価ハンドブック．医学書院，2001．
福原俊一，鈴鴨よしみ（編）：健康関連 QOL 尺度 SF36．日本語版マニュアル（Version 1.2）．パブリックヘルスリサーチセンター，2001．
福原俊一，鈴鴨よしみ，高橋奈津子・他：腰痛特異的 QOL 尺度．日本整形外科学会学術プロジェクト委員会（監修）：RDQ 日本語 JOA 版マニュアル．日本リサーチセンター，2003．
福山幸夫：序論．佐藤孝三，馬場一雄，小池文英・他（編）：脳性麻痺．医学書院．1971．
福山幸夫：脳性麻痺の定義と分類．周産期医学　11：9-16，1981．
藤島一郎：脳卒中の摂食・嚥下障害．医歯薬出版，1993．
藤島一郎，大熊るり，小島千枝子：摂食嚥下障害のリハ的アプローチ――特に脳血管障害を中心とした対応．臨床リハ　6：640-646，1997．
藤田利治：精神疾患の受療者数及び在院期間の推計．日社精医誌，2：81-92，1994．
藤林眞理子，長塚紀子，吉田　敬・他：SALA 失語症検査．株式会社エスコアール，2004．
藤本茂記，北村昭子，中村隆一：職業リハビリテーションに求められる脊髄損傷者の機能的状態．総合リハ　28：283-289，2000．
藤原佐枝子：骨粗しょう症と脊椎椎体．臨床リハ 14：984-988，2005．
船坂宗太郎，細谷　睦，林原成子・他：22 チャンネル Cochlear Implant；そのシステム紹介と本格的言語訓練前の聴取能について．日耳鼻　89：1070-1076，1986．
船坂宗太郎：難聴のリハビリテーション；Cochlear Implant．耳喉頭頸　65：533-539，1993．
古川昭人：地域作業療法の実践に必要な指導・援助技術．日本作業療法士協会（監修）：地域作業療法学．別巻，協同医書出版．2001．
古川俊之：コンピュータ診断．共立出版，1982．
古庄冨美子(編)：看護管理の実際．看護管理その2，日本看護協会出版会，1993．
ヘンダーソン V；湯槇ます，小玉香津子（訳）：看護の基本となるもの．日本看護協会出版会，1973．
米国心臓学会運動委員会；春見建一，村山正博，岸田浩（訳）：心疾患患者またはその発症に高い危険度のある人の運動試験およびトレーニング，医師のハンドブック．日本ベーリンガーインゲルハイム，1976．
ホプキンス HL，スミス HD 著；小川恵子，大川博子，鎌倉矩子・他(訳)：作業療法．第5版，協同医書出版，1982．
星　敏雄：インフォームド・コンセントをめぐって．飯田恒之（編）：バイオエシックス最新資料集．千葉大学教養部総合科目運営委員会，1987．
細井孝之：骨粗鬆症．折茂　肇（編）：新老年学．第2版，東京大学出版会，1999．
細川　徹：ADL 尺度の再検討；IADL との統合．リハ医学　31：326-333，1994a．
細川　徹，坪野吉孝，辻　一朗・他：拡大 ADL による機能的状態の変化；(1)地域高齢者．リハ医学　31：399-408，1994b．
細川　徹，佐直信彦，中村隆一・他：拡大 ADL による機能的状態の変化；(2)在宅脳卒中患者．リハ医学　31：475-482，1994c．
細田多穂・柳澤　健(編)：理学療法ハンドブック．第2版，協同医書出版，1991．
細田　尚：慢性痛の定義について．慢性疼痛4：1-3，1985．
堀口利之，鈴木康司：嚥下障害の外科的治療．藤島一郎（編）：よくわかる嚥下障害．改訂第2版，永井書店，2005．
本郷利憲，広重　力，豊田順一：標準生理学．第3版，医学書院，1993．
マッケンジー CF，イムル PC，チスラ N；石田博厚（監訳）：胸部理学療法；ICU における理論と実際．総合医学社，1991．
間野忠期：筋電図による錐体外路症状の診断．臨床脳波　14：253-63，1972．
前田ケイ：ソーシャル・スキルズ・トレーニング（SST）の理論と実際．総合リハ　33：519-523，2005．
町田修一：加齢性筋肉減弱症（サルコペニア）発症の分子機構の解明とその治療・予防法の開発，Jpn J Rehabil Med 44：144-149，2007．
町田修一：加齢性筋肉減弱症（サルコペニア）発症の分子機構の解明とその治療・予防法の開発．Jpn J Rehabil Med 44：144-149，2007．
松為信雄：障害者用就職レディネス・チェックリストによる評価．総合リハ　16：284-290，1988．
松浦美喜雄：末梢循環障害に対する運動療法．大井淑雄，博田節夫（編）：運動療法．第3版，医歯薬出版，1999．

松家　豊：筋ジストロフィー症．加倉井周一，初山泰弘(編)：装具治療マニュアル．医歯薬出版，1981．
松家　豊，野島元雄：臨床病態の解析「運動機能」．昭和57年度厚生省神経疾患研究委託費・筋ジストロフィー症の疫学，臨床および治療に関する研究班研究報告書．1983．
松家　豊：Duchenne型筋ジストロフィー症のリハビリテーション．総合リハ　15：783-789，1987．
松野かほる(編)：膠原病患者の保健指導．日本看護協会出版会，1981．
松原達哉（編）：心理テスト法入門．第4版，日本文化科学社，2002．
松本俊夫：骨粗鬆鬆．島田　馨（責任編集）：内科学書．第2版，中山書店，2002．
松本昌泰：脳卒中治療の戦略的展開―医療経済学的視点からの考察．神経進歩45：399-409，2001．
ミルJS；水田珠枝，永井義雄（訳）：功利主義．世界の大思想Ⅱ-6．河出書房，1967．
三木安正（監修）：新版S-M社会生活能力検査―手引―．日本文化科学社，1980．
三宅一徳：検査の有用性と効率性．猪狩　淳，中原一彦（編）：標準臨床検査医学．第2版，医学書院，1998．
水島　裕（編）：今日の治療薬　2006．解説と便覧，南江堂，2006．
水野　康，福田市蔵（編)：循環器負荷試験；理論と実際．診断と治療社，1979．
水野美邦(編)：神経内科ハンドブック．鑑別診断と治療．第2版，医学書院，1993．
水野美邦(編)：神経内科ハンドブック．鑑別診断と治療．第3版，医学書院，2002．
南　昌平：脊椎側彎症．加倉井周一，初山泰宏，渡辺英夫（編）：新編装具治療マニュアル．疾患別・症状別適応．医歯薬出版，2000．
峰松一夫：脳血管障害の定義と分類．矢崎義雄（監修）：脳血管障害の成因．現代医療社，1998．
宮地良樹，真田弘美（編著）：褥瘡のすべて．永井書店，2001．
宮下弘子，草野圭子，江口忍：未熟児・乳幼児・小児の褥瘡予防と治療．エキスパートナース 19：2-55，2003．
宮永章一，安田幸雄，川上重彦・他：金沢医科大学形成外科における最近10年間の熱傷患者統計．日災害医誌　38：490-496，1990．
向井美恵：口腔環境と摂食・嚥下障害．2006今日の治療指針．医学書院，2006．
村上　信：ケースワークのプロセス；リハビリテーションの患者を中心に．今田　拓，千野直一（編）：リハビリテーション医療社会学；ソーシャルワークとそのシステム．医歯薬出版，1989．
村上　泰：輪状咽頭筋切断術・単純喉頭全摘術．JOHNS　8：1785-1792，1992．
村田信男：リハビリテーション過程における精神分裂病治療の標的と指標．精神科治療学　8：1059-1066，1993．
百瀬　均：脊髄損傷者の射精障害．脊椎脊髄ジャーナル　16：1017-1020，2003．
守口恭子：障害別援助の実際．日本作業療法士協会（監修）：老年期障害．改訂第2版，協同医書出版，1999．
森　和夫：頸動脈内膜切除術．脳卒中　10：481-490，1988．
森岡正博：医の倫理．星野　勉，三嶋輝夫，関根清三（編）：倫理思想辞典．山川出版，1997．
森口隆彦，宮地良樹，真田弘美・他：「DESIGN」―褥瘡の新しい重症度分類と経過評価ツール．日褥瘡会誌　4：1-7，2002．
森實敏夫：臨床医のためのEBMアップグレード．医学書院，2002．
森山早苗，森田稲子，蔵本文子・他：脳卒中片麻痺上肢機能回復の経時的変化．作業療法　9：11-18，1990．
森山早苗，中村隆一：脳卒中片麻痺の上肢；麻痺側上肢の機能訓練．総合リハ　22：1033-1039，1994．
諸井泰興：やさしい膠原病．日本医事新報社，1992．
諸伏悦子：チームアプローチのための情報共有．日本リハビリテーション病院・施設協会，全国回復期リハビリテーション病棟連絡協議会（編）：回復期リハビリテーション病棟．三輪書店，2005．
八代英太：障害者のリハビリテーション体験―障害者はリハビリテーション医療に何をもとめるか．第19回日本リハビリテーション医学会総会プログラム・抄録集　70，1982．
矢崎義雄（総編集）：心血管病学．朝倉書店，2005．
矢谷令子：日常生活活動と自助具．土屋弘吉，今田　拓，大川嗣雄（編）：日常生活活動（動作）―評価と訓練の実際―．第3版，医歯薬出版，1992．
矢野栄一：平均寿命から健康寿命――その試みと国際比較．日医雑誌　123：823-828，2000．
安田　斎：糖尿病性ニューロパチーの治療．神経進歩45：582-595，2001．
安田幸雄，奥野滋子，櫻井伴子・他：熱傷の手術時期の選定．日災害医誌　36：284-291，1988．
柳田　尚：慢性痛の定義について．慢性疼痛　4：1-3，1985．
柳原尚明：顔面神経麻痺の最近の進歩．臨床リハ7：11-16，1998．
山口武典，田代幹男，岡田　靖・他：虚血性脳血管障害のトータルケアを考える．Brain Attack時代の予防と治療．2　慢性期治療における再発防止の重要性．日本医事新報　3980：G1-G8，2000．
山口武典：わが国の脳卒中診療の現状と21世紀の展望．脳卒中　23：261-268，2001．
山田純生，村山正博：心疾患の運動療法．大井淑雄，博田節夫（編）：運動療法．第3版，医歯薬出版，1999．
山根　寛：精神障害と作業療法．第2版，三輪書店，2003．
山本吉蔵，岸本英彰，荻野　浩・他：骨粗しょう症の薬物療法．日医雑誌　117：1093-1098，1997．

山本逸雄:骨粗しょう症人口推計. Osteoporo Jpn 7:10-11, 1999.
横山哲朗:総括研究報告. 厚生省特定疾患呼吸不全調査研究班. 昭和58年度研究業績, 1984.
横山　徹, 末綱　太, 戸舘克彦・他:高齢者における大腿骨骨折頸部手術例の歩行機能予後. 東日本整災会誌9:589-595, 1997.
吉岡敏治, 島津岳士, 平山　敦・他:最新の熱傷治療. 日災害医誌 37:481-491, 1989.
吉川武彦:精神科のリハビリテーション. 医学図書出版, 1985.
吉田一成, 岩谷　力, 窪田　誠・他:二分脊椎児の社会生活能力. 日小整会誌6:104-107, 1996.
吉田義一, 平野　実, 進　武幹・他:嚥下障害の原因とその分類;主として動的障害の原因について. 耳喉 48:699-702, 1976.
吉田智治:食道静脈瘤の内視鏡治療. 山口　徹, 北原光雄(総編集):2005 今日の治療指針, 医学書院, 2005.
吉利　和(総監修):ステッドマン医学大辞典, 改訂2版, メジカルビュー社, 1985.
吉村健清:臨床疫学. 島田　馨(責任編集):内科学書. 第5版, 中山書店, 1999.
米川泰弘:浅側頭動脈—中大脳動脈Bypass手術の脳梗塞予防効果. 神経進歩 32:320-327, 1988.
米本恭三(監修):最新リハビリテーション医学. 医歯薬出版, 2002.
ラスト JM(編);重松逸造, 春日　斉, 柳川　洋(監訳):疫学辞典. 日本公衆衛生協会, 1987.
ラッセル D, ローゼンバウム E, ゴウランド C・他;近藤和泉, 福田道隆(監訳):GMFM 粗大運動能力尺度—脳性麻痺児のための評価的尺度. 医学書院, 2005.
ラマチャンドラン VS, ブレイクスリー S;山下篤子(訳):脳のなかの幽霊. 角川書店, 1999.
リバーマン RP, ヤコブス H, ブーン S・他:中込和幸, 福田正人, 平松謙一・他(訳):分裂病患者の社会適応のための技能訓練. 精神医学30:229-239, 1988.
リバーマン RP(編):安西信雄, 池淵恵美(監訳):リバーマン実践精神科リハビリテーション. 創造出版, 1993.
理学療法士協会(編):理学療法白書. 日本理学療法士協会, 1985.
労働省職業安定局監修:障害者雇用ガイド(1996年版). 日本障害者雇用促進協会, 1996.
ワース R著;濱中淑彦, 波多野和夫(訳):半側無視の神経心理学. シュプリンガー・フェアラーク東京, 1991.
和田　攻:中毒(中毒の病態). 島田　馨(責任編集):内科学書. 第5版, 中山書店, 1999.
渡辺英夫:成人股関節疾患. 加倉井周一, 初山泰弘, 渡辺英夫(編):新編装具治療マニュアル. 疾患別・症状別適応. 医歯薬出版, 2000.
綿森淑子, 竹内愛子, 福迫陽子・他:実用コミュニケーション能力検査—CADL検査—. 医歯薬出版, 1990.
綿森淑子:失語症に対する治療的アプローチ. リハ医学 28:44-54, 1991.
綿森淑子, 福迫陽子:失語症のリハビリテーション. 臨床科学 28:723-730, 1992.

和文索引

■あ

アーノルド・キアリ奇形　513
アイスパック　306
アイスマッサージ　298,306
アキレス腱断裂　549
アクソノトメーシス　550,642
アサーティブネス訓練　404
アシドーシス　111
アスペルガー症候群　507
アスレチック・リハビリテーション　546
アセスメント　148,206
アダムス・ストークス症候群　111
アテローム血栓性梗塞　606
アテローム動脈硬化　622
アナフィラキシー　54
アプレー検査　541
アライメント　353,362
アルカローシス　111
アルコール性ミエロパチー　576
アルツハイマー病　482
アレルギー　54
アレルギー反応　55
アントン症候群　466
亜急性脊髄連合変性症　576
悪液質　70
悪性関節リウマチ　681
悪性新生物　709
握力検査　238
朝のこわばり　675
足装具　372
足継手　359
圧挫症候群　549
圧注　306
圧迫骨折　536
圧迫性ニューロパチー　648
安定狭心症　592
α_1-アンチトリプシン欠乏症　137
Ashworth 尺度変法　427
ASIA 機能障害尺度　578
ICF モデル　32
ICIDH モデル　28
IOM モデル　28
ROC 曲線　96

■い

1回拍出量　240
1秒率　118
イオン浸透療法　308
インプラント　377
位置覚　84
医の倫理　196
医の倫理綱領　198
医学　140
医学的リハビリテーション　6,11,17
医学モデル　8,23
医師-患者関係　199
医療提供施設　179
医療モデル　8
医療倫理　196
易感染性宿主　51
易疲労性　237
胃瘻造設　411
異所性骨化　529,582
異常感覚　84
移乗　344
移動　345,388
移導療法　313
萎縮膀胱　441
意識　75
意識混濁　75
意識変容　75
維持期リハビリテーション　598
維持的理学療法　498
維持的リハビリテーション　175
遺伝子治療　131
遺伝子病　48
遺伝性運動感覚神経障害　642
遺伝病　48
痛み　702
痛み行動　702
一次性関節症　685
一次性健康問題　42
一次的障害　34,41,432
一次予防　35
一過性神経伝導障害　550
一過性脳虚血発作　607
一般外科　132
因果関係　141
因果モデル　152

咽頭造影所見　409
陰性徴候　75,496
韻律　324

■う

ウイリアムス型装具　377
ウェクスラー記憶検査　265
ウェルニッケ失語　326
ヴァインランド社会成熟尺度　266
植え込み型除細動器　134
内田クレペリン精神検査　264
腕機能テスト　252
運動　146
　　──の分解　83
運動維持困難症　463
運動過多性構音障害　325
運動開始遅延　664
運動強度　240
運動失調　83
運動神経伝導速度　101
運動性失語　325
運動耐容能　112,243,296
運動単位　235
運動低下性構音障害　324
運動点　430
運動ニューロン疾患　99,668
運動年齢テスト　247,250
運動パターン　493
運動負荷試験　112
運動分解　664
運動麻痺　82
運動浴　306
運動療法　125,297,637
Wood モデル　27

■え

エアロゾル療法　635
エコー検査　91
エメリー・ドレイフス型筋ジストロフィー　518
エングラム　162
映像的記憶　461
栄養管理　126
栄養指導　126
栄養状態　70

栄養瘻　485
鉛管現象　654
鉛管様強剛　654
遠心性筋力　235
嚥下　408
　――のスクリーニング検査
　　　410
嚥下訓練　412
嚥下障害　408,613
嚥下性肺炎　408
嚥下反射促通手技　412
ABS 適応行動尺度　261
AIMS2 日本語版　291
ASIA 機能障害尺度　578
Evans 分類　540
F 波　103
H 波　103
H 反射　428
HLA-B27 関連関節炎　683
HLA タイピング　136
MR 血管撮影　90
X 線写真　85

■お
オペラント条件づけ法　403
お抱え運転手骨折　534
折りたたみナイフ現象　423
落ち込み徴候　545
横溢性尿失禁　417
横隔神経ペースメーカー　632
大振り歩行　383
温熱療法　303
温浴　303

■か
カウンセリング　402
カウンターショック　109,594
カッツ ADL 指標　272
カナディアンクラッチ　383
ガラクトース尿症　503
ガレアッチ骨折　534
下位運動ニューロン性排便障害
　　422
下肢装具　371
下垂手　551,552
下垂足　552
下腿義足　361
下腿骨折　542
下部尿路　415
加速歩行　657

加齢　50
加齢性筋肉減弱症　476
可塑性　161
可動域　230,452
可動域訓練　297
可動式上腕支持装置　367
可動性　234
仮骨　526
仮面うつ病　482
果部骨折　542
渦流浴　306
過活動膀胱　417,419
過誤神経支配　553
過用症候群　432
介助帯　381
介達牽引法　540
介達骨折　525
回転型歩行器　384
回内筋症候群　649
回復期ケア　15
回復期リハビリテーション
　　597,601
回復性脳虚血性神経脱落症候
　　601
回復的リハビリテーション　174
改訂長谷川式簡易知能評価スケー
　ル　76,262
改訂水飲みテスト　411
改訂ランキン尺度　277
開放骨折　525
開放性損傷　525
階層モデル　145
解放現象　75
外骨格義肢　353
外骨格構造　352
外傷　62
外傷後健忘　570
外傷性強直　455
外反肘　532
拡散強調画像　89
拡大立って歩け時間計測　256
拡大日常生活活動　268,277
拡張型心筋症　595
核医学検査　90
核黄疸　490
核下型神経因性膀胱　580,585
核上型神経因性膀胱　579,584
隔離に反対する身体障害者連合
　　8
学際的アプローチ　187

学際的チーム　341
学習・記憶障害　571
学習障害　509
片麻痺機能テスト　252
肩義手　356
肩装具　367
活動　311
活動状況調査　281
滑膜切除術　678
肝性ミエロパチー　576
肝臓移植　133,138
冠動脈バイパス術　592
看護　339
看護体制　340
看護方式　341
患者評価グリッド　68
寒冷療法　306
喚語困難　326
換気血流比　628
換気性閾値　241
換気補助装置　632
間隔尺度　209
間欠性跛行　621
間欠的腹圧換気　632
間欠的陽圧呼吸　580
間欠導尿法　420,584
間質性肺炎　631
間代　661
感音性難聴　328
感覚　84
感覚運動アプローチ　301
感覚記憶　461
感覚減退　84
感覚障害　84
感覚神経活動電位　102
感覚性失語　326
感情　81
感染　51
感染症　51
感度　96
関節可動域　230
関節鏡手術　130
関節拘縮　452
関節リウマチ　455,673
関節リウマチ診断基準　675
緩下薬　422
還元主義　141
環境制御装置　397
簡易型電動車いす　380
簡易上肢機能検査　257

観血的整復　527
観察学習　569
観念運動失行　462,612
観念失行　462,612
灌流画像　90
鑑別診断　65
眼科　132
眼球運動失行　465
癌　709
癌腫　55
顔面肩甲上腕型筋ジストロフィー　520
Garden 分類　538
Karvonen の式　479

■き
キャンバス牽引　537
キュンチャー髄内釘　531
ギプスシーネ　527
ギラン・バレー症候群　642,644
気管支拡張症　631
気管支喘息　631
気管切開　486
気管切開術　486
気胸　535
気分　81
気泡浴　306
奇異呼吸　535
帰結　215
記憶　460
記述レベル　140
起居　388
起居・移動動作　255
起立性低血圧　344,436,581
基準関連妥当性　210
基準値　94
基準範囲　94
基本日常生活活動　268
期外収縮　109,594
器質精神症候群　457
器質脳症候群　457
機械的人工呼吸法　134
機械力学的療法　308
機構　141
機能　142
機能回復神経学　160
機能回復モデル　161
機能解離　161,442
機能志向的アプローチ　36,140,143,159

機能肢位　456
機能障害　28,153
機能的 MRI　90
機能的帰結　215
機能的状態　37
機能的自立度評価法　267,273
機能的制限　29,149,150,154
機能的組織　188
機能的電気刺激　308
機能的歩行分類　256
機能的利得　216
機能評価　213
偽性肥大　517
義肢　352
義肢装着訓練　557
義手　353
義足　357
義務論　195
拮抗性失行　463
脚ブロック　109
逆コーレス骨折　534
逆向性健忘　461,570
逆行性変性　550
逆バートン骨折　534
客観的帰結　215
臼蓋形成不全　689
吸引性肺炎　408
吸入療法　633
求心性筋力　235
急性冠症候群　592
急性期リハビリテーション　596
急性散在性脳脊髄炎　672
急性心筋梗塞　591
急性腎不全　550
急性脊髄前角炎　432
急性疼痛　701
急性動脈血栓症　620
急性動脈閉塞症　619
球海綿体反射　420,579
虚血性心疾患　110
虚血性半陰影　89
共同運動パターン　425
協調運動障害　83
協働収縮不能　664
狭心症　110
胸郭外陰圧人工呼吸器　632
胸郭出口症候群　623
胸骨骨折　535
胸式呼吸　71
胸部外科　132

胸腰仙椎装具　377
強剛　83,423
強直　297,452,455
強直性脊椎炎　455,683
強皮症　453,682
教育的リハビリテーション　11
矯正ギプス　456
矯正靴　372
近時記憶　76
筋萎縮　82
筋萎縮性側索硬化症　668
筋強剛　654
筋緊張　83,423
筋緊張亢進　83
筋緊張症　520
筋緊張性ジストロフィー　520
筋緊張低下　83,664
筋区画症候群　454,528
筋形成術　557
筋原性疾患　99
筋固定術　557
筋骨格系　73
筋弛緩薬　430
筋持久力　235,237,300
筋疾患　651
筋障害　516,651
筋伸張反射回路　425
筋断裂　549
筋電図　101
筋電図動作学　100
筋パワー　235
筋膜縫合法　557
筋力　235
筋力強化訓練　298
筋攣縮　73

■く
クウィラス式（鎧型）人工呼吸器　632
クラッチ　382
クラッチ歩行　383
クレチン症　503
クレーデ法　420
クレンザック足継手　373
クローヌス　423,661
クローン　53
グラスゴー帰結尺度　568
グラスゴー昏睡尺度　77,568
グリソン係蹄　535
くも膜下出血　603

区画症候群 528,563
苦悩 702
口すぼめ呼吸 630
屈曲対麻痺 425
屈筋反射 424
屈筋攣縮 424
靴型装具 372
車いす 379
軍事保護院 13

■け
ケース会議 188
ケアの連続性 177
ケニー身辺処理指標 272
ゲノム 48
ゲルストマン症候群 466
外科 132
形成外科 133
系統的脱感作法 403
茎状突起骨折 534
計画 191
経管栄養法 128
経静脈栄養法 411
経皮経静脈僧帽弁交連切開術 595
経皮経食道胃管挿入術 485
経皮的カテーテル法 86
経皮的冠動脈インターベンション 592
経皮的食道胃管挿入術 486
経皮的腎結石破砕術 441
経皮的電気神経刺激 308
経皮内視鏡的胃瘻造設術 414, 485
脛骨天蓋骨折 542
脛骨プラトー骨折 540
痙縮 83,423
痙性拘縮 454
痙性斜頸 661
傾斜台 344
頸椎カラー 377
頸椎症性脊髄症 693
頸椎装具 376
頸椎椎間板ヘルニア 695
鶏歩 552
血圧 71
血液吸着 129
血液検査 94
血液浄化療法 128
血液透析 128,639

血液濾過 129
血管内治療 130
血球除去 129
血胸 535
血漿吸着 129
血漿交換法 129
血漿交換療法 646
血清検査 94
血栓性静脈炎 624
血栓溶解療法 592
血友病性関節症 455
結合組織病 673
結晶性知能 477
結節性硬化症 505
見当識 76
肩関節反復性脱臼 530
健康 20,212
健康関連QOL 288
健康関連体力 43,213,297,705
健忘失語 327
牽引療法 309
検者間信頼性 210
検者内信頼性 210
検体検査 94
腱 546
腱移行術 553
腱鞘 547
腱損傷 546
腱反射 83
権利モデル 10
顕在性二分脊椎 511
幻肢 559
幻肢痛 559
言語野 325
原始反射 493
原始モデル 23
原発性骨粗鬆症 697
原発性全身性変形性関節症 686
現病歴 68
減食療法 127
Quebec モデル 30

■こ
コーレス骨折 533
コミュニケーションエイド 334,397
コンピュータ断層撮影法 87
小振り歩行 382
古典的膠原病 673
呼吸 71

呼吸曲線測定法 117
呼吸筋訓練 636
呼吸困難 119
——の重症度分類 630
呼吸不全 629
呼吸理学療法 637
呼吸リハビリテーション 627, 632
固定型歩行器 384
固有受容性神経筋促通法 301
股関節脱臼骨折 537
股義足 360
股継手 360
個人モデル 8
後十字靱帯損傷 545
後縦靱帯骨化症 693
語新作 326
語漏 327
誤飲性肺炎 408
誤用症候群 34,43,432
口腔外科 132
口部顔面失行 462
功利主義 195
広汎性発達障害 507
交換輸血 490
交互式歩行器 384
交代圧注 306
交代浴 306
光線療法 307,490
行為 146
行動学モデル 25
行動療法 402,706
抗重力検査法 236
更生指導 7
肛門皮膚反射 579
拘縮 297,433,452
拘束性換気障害 628
後天性免疫不全症候群 53
高位脛骨骨切り術 688
高カルシウム血症 440
高カルシウム尿 582
高血圧 71,127
高次脳機能 75
高次脳機能障害 566,611
高次脳機能障害支援モデル事業 566,574
高炭酸ガス血症 630
高度難聴 337
高尿酸血症 128
喉頭気管分離術 414

喉頭挙上術　414
硬着関節　452
絞扼性ニューロパチー　646
鉱泥浴　306
構音障害　323,329,330,332,612
構成概念　208
構成概念妥当性　210
構成失行　462
構成単位　459
構造再建神経学　160
膠原病　673
膠原病類縁疾患　673
国際障害者年　6
国際障害分類　26,28
国際生活機能分類　32
国立傷痍軍人職業補導所　13
極超短波　298
極超短波療法　306
骨萎縮　435
骨塩　697
骨芽細胞　526
骨減少症　695
骨シンチグラフィー　91
骨髄移植　138
骨性強直　455
骨折　525
骨折線　525
骨粗鬆症　695
骨端症　532
骨端軟骨　529
骨端離開　532
骨軟骨炎　532
骨盤環骨折　536
骨盤骨折　536
骨盤輪　536
骨盤輪骨折　536
骨びらん性変形性関節症　686
根拠に基づいた医療　64,122
混合性換気障害　628
混合性結合織病　682
混合性構音障害　325
混合性難聴　329

■さ
3脚歩行　383
3点歩行　383
サーモグラフィ　621
サイトカイン　674
サッチ足部　359
サルコイドーシス　137

サルコペニア　476
作業　311
作業用義手　354
作業用義足　357
作業療法　311
作動記憶　460
鎖骨骨折　529
座位耐性訓練　345
座位保持装置　384
挫滅症候群　549
再建病院　13
再興感染症　52
再生医療　131
細動脈硬化　622
細胞性免疫　53
最終域感　231,452
最終目標　191
最大酸素摂取量　241
最大尿意　418
最大跛行距離　621
催咳法　636
在宅ケア　180
在宅酸素療法　627,634
錯語　326
猿手　551,552
三次予防　35
三重屈曲反射　424
産婦人科　132
酸素誘起性低換気　634
酸素療法　633
残気量　439
残尿　418

■し
10m歩行テスト　256
システマティック・レビュー　123
システム論　142
シャルコー・マリー・トゥース病　642,645
シャント術　512
ショック　562
シンチグラフィー　90,591
ジェブセン手機能テスト　256
ジスキネジー　661
ジストニー　667
ジストロフィン　516
ジャーゴン　326
ジュエット型装具　378
ジル・ド・ラ・トウレット症候群　662
仕事療法　311
弛緩性拘縮　454
刺激伝導系　107
肢節運動失行　462
肢帯型筋ジストロフィー　519
指示箋　194
指伸筋腱機構　548
指背腱膜　547
脂質異常症　127
視覚失認　465,612
視覚障害者生活訓練　398
視覚性失語　465
視覚性失認　80
視覚性無視　466
視空間失認　465
視床痛　73
視神経脊髄炎　576
歯突起骨折　535
耳鼻咽喉科　132
自覚的運動強度　115,244
自己管理指導　125
自己教示訓練　404
自己導尿　420
自己導尿法　420
自己免疫疾患　54,651
自己モニタリング　404
自己誘発性間欠の強制換気　438
自助具　385
自転車エルゴメーター試験　113
自動運動　297,343
自動介助運動　297
自動的可動域　230,452
自動的関節可動域　73
自動膀胱　419
自閉症　507
自立支援医療　181
自律神経過反射　582
持久性　300
持続式外来腹膜透析　128
持続的外来腹膜透析法　121
持続的他動運動　456
持続陽圧気道圧　438
時値　551
磁気共鳴画像診断　87,89
色彩失認　465
軸索断裂　550,642
失語　75,81,325,329,334,612
失行　75,462,612
失行失認　462

失調性構音障害　324
失読失書　327
失認　75,463,611
失文法　326
失名詞　463
失名詞失語　327
疾患　20
疾患修飾性抗リウマチ薬　678
疾病　20
疾病帰結　215
質問紙法　262
膝蓋骨骨折　540
膝蓋骨跳動　687
膝間代　423
社会学モデル　24,25
社会資源　343
社会生活技能訓練　320,569
社会生活能力　261
社会・政治モデル　8
社会成熟度　261
社会的技能訓練　404
社会的不利　28
社会的リハビリテーション　11
社会モデル　8
社会リハビリテーション　10
射精障害　471
尺骨管症候群　650
尺骨神経麻痺　649
尺骨突き上げ症候群　534
尺度　208
若年性関節リウマチ　673
手関節背屈装具　369
手根管症候群　554,649
手段-目標分析　190
主観的帰結　215
主要組織適合遺伝子複合体　53
腫瘍　55
受動的理学療法　296
舟状骨骨折　534
就下性肺炎　438
集合反射　424
重症筋無力症　651
重症児　510
重症心身障害児　510
宿主-寄生体関係　51
出生前診断　512
純粋語聾　328,466
純粋失読　328
循環器外科　132
循環呼吸器系フィットネス　300

順行性変性　550
順序尺度　209
処方箋　194
初発尿意　418
初老期認知症　482
書痙　661,667
徐呼吸　71
徐脈　71
徐脈性不整脈　110,594
除脳硬直　609
除脳姿勢　609
除皮質硬直　609
除皮質姿勢　609
小腸移植　133
小児外科　133
消化器外科　132
消化器ストーマ　135,484
症候群　23,67
症候性てんかん　613
症状　67
障害　25
障害過程　33,216
障害構造モデル　148,149
障害児(者)リハビリテーション料　498
障害者　26
障害者インターナショナル　6
障害者基本計画　7
障害者基本法　26
障害者総合支援法　181
障害創出過程　30
障害福祉サービス　181
障害モデル　26,159
障害予防　35,42
踵骨骨折　543
踵足　552
上位運動ニューロン性排便障害　422
上肢機能検査　252
上肢装具　366
上肢用エルゴメーター　113
上室性期外収縮　109
上室性頻拍　110
上部尿路　415
上腕義手　356
上腕骨外顆骨折　532
上腕骨顆上骨折　531
上腕骨近位部骨折　529
上腕骨骨幹部骨折　531
条件制止法　403

常用義足　357
静脈血栓　437
静脈血栓後症候群　625
静脈血栓症　624
静脈瘤　625
食事動作補助具　367
職業病　61
職業リハビリテーション　11
褥瘡　443
褥瘡予防　446
心エコー検査法　92
心エコー図　116
心音聴取部位　72
心筋症　595
心原性脳塞栓　604
心雑音　71
心室性期外収縮　109
心室性頻拍　110
心身症　59
心臓移植　133,137
心臓カテーテル　593
心臓喘息　631
心臓ペースメーカー　111
心臓リハビリテーション　590,595
心大血管疾患リハビリテーション料　599
心電図　106
心電図波形　107
心肺運動負荷試験　597
心肺同時移植　133
心肺フィットネス　240,300
心拍出量　240
心拍数　240
心不全　592
心房細動　110
心予備力　71
心理学モデル　25
心理劇　569
心理検査　259
身体作業能力　243
身体失認　78,611
身体図式　76
身体部位失認　612
身辺処理　345
信頼性　209
侵害受容　702
神経因性大腸　415,421
神経因性膀胱　415
神経管不全　511

神経筋反射療法　300
神経遮断　642
神経症　60
神経障害　516
神経心理学的リハビリテーション
　　165,176
神経心理検査　264
神経性拘縮　454
神経生理学的アプローチ　300
神経断裂　642
神経伝導速度　101
神経発達的アプローチ　301
神経ブロック　430
神経ベーチェット病　683
振戦　656,660
振動覚　84
振動病　623
深部感覚　84
深部静脈血栓症　437
深部脳刺激　658
深部反射　83
診察的診断　65
診断　65
診断横断的アプローチ　44
診療ガイドライン　124
新興感染症　52
新生物　55
新版 S-M 社会生活能力検査
　　261,266
人格　262
人格検査　262
人工関節　135
人工関節置換術　688
人工血管　134
人工股関節　692
人工心臓　134
人工心臓ペースメーカー　134
人工靭帯　135
人工膵臓　134
人工臓器　134
人工内耳　135,337
人工皮膚　135
人工ペースメーカー　111
人工弁　134
腎移植　133,138
腎疾患　128
靭帯損傷　543
CO_2 ナルコーシス　634
CR フィットネス　240

■す
スカルパの三角　538
スクリーニング検査　93
スタッフ組織　188
スタビライザー　376
ステッキ　381
ステロイド薬　678
ストーマ　135,484
ストレッチング　428
スパイロメトリー　117
スポーツ外傷　532
スミス骨折　534
スモン　576
スワン・ネック変形　73
すくみ足　657
頭蓋直達牽引　535
頭蓋内出血　601
水治療法　306
水中運動　307
水中体操　307
水利尿　581
遂行機能障害　573
膵移植　133
錐体路徴候　423
髄内釘　527
髄膜瘤　511

■せ
セクシャリティ　468
セルディンガー法　86
セルフケア　345,391
正確度　96
正常心電図　108
正常値　96
正常洞調律　108
正常範囲　96
正中神経麻痺　649
生化学検査　94
生活技能訓練　320
生活施設　342
生活指導　125
生活時間型　279
生活時間調査　278
生活習慣病　57
生活の質　288,479
生体防御　53
生体力学的アプローチ　166
生態学モデル　24
生物心理社会モデル　185
生命徴候　62

生命倫理　196
生理的コスト指数　193
生理的連合運動　424
性格　262
性格検査　262
性格テスト　262
性器性欲　468
性機能　470
性生活　468
性の同一性　468
性の役割　468
性的リハビリテーション　469
性欲　468
清潔間欠自己導尿　420
精神遅滞　499
精神年齢　261
精神薄弱　499
精神力動学的治療法　15
精密度　96
静的運動負荷　112
静的検査　237
整形靴　372
整形外科　132
赤外線　303
脊髄円錐症候群　579
脊髄空洞症　514,583
脊髄係留症候群　514
脊髄硬膜外膿瘍　576
脊髄小脳変性症　662
脊髄ショック　578
脊髄髄膜瘤　511
脊髄性小児麻痺　432
脊髄造影法　551
脊髄損傷　574
脊髄中心症候群　579
脊髄半側切断症候群　579
脊髄裂　511
脊損　574
脊椎骨折　535
切断　352,554
切断高位　556
切断術　557
切迫性尿失禁　417
摂食障害　613
節後損傷　553
節前損傷　553
先天性筋緊張症　520
先天性筋緊張性ジストロフィー
　　520
先天性筋ジストロフィー　519

先天性筋性斜頸　453
先天性股関節脱臼　689
先天性素因　512
先天性多発性関節拘縮症　453
先天性橈尺骨癒合症　455
先天性内反足　453
先天性ばね指　453
先天性ミオパシー　520
宣言的記憶　461
染色体　48
専門領域横断的アプローチ　187
専門領域横断的チーム　341
潜在性二分脊椎　511
線維芽細胞　543
線維筋痛症　684
線維性強直　455
線維束性収縮　82
線維素様変性　673
線分抹消テスト　80
選別試験　93
遷延性意識障害　614
全失語　327
全身性エリテマトーデス　681
全身性硬化症　682
全人理論　16
全体論　24
全人間的復権　7
全肺気量　439
全米リハビリテーション評議会　5
前脛骨区画症候群　528
前向性健忘　461,570
前十字靱帯損傷　544
前脊髄症候群　579
前脊髄動脈症候群　576
前腕義手　356
漸増抵抗運動　299
漸増頻度訓練　299

■そ
ソミーブレース　377
阻血性拘縮　454
阻血性麻痺　454
組織適合試験　136
早期理学療法　497
相関　142
相互作用　142
相貌失認　465
装具　363
創傷　62

創造的回復期　13
装飾用義手　354
僧帽弁狭窄症　594
僧帽弁閉鎖不全症　594
造影撮影　85
造血幹細胞移植　134
臓器移植　133
即時記憶　76,460
足間代　423
足根管症候群　650
足底反射　84
測定　208
測定異常　83,664

■た
ターナー症候群　516
タンク式人工呼吸器　632
ダーメンコルセット　378
ダウン症候群　503,505
ダッシュボード損傷　537
他動運動　297,343
他動的可動域　73,230,452
他人の手徴候　463
多職種アプローチ　187
多臓器不全　563
多尿　347
多発性筋炎　682
多発性硬化症　670
多発性単ニューロパチー　642
多発ニューロパチー　642
妥当性　209
大食細胞　543
代謝異常　502
体位設定　456
体位排痰法　635
体位変換　343
体育　498
体液性免疫　53
体外衝撃波結石破砕療法　441
体格指数　71
体幹装具　376
体性感覚誘発電位　105
体力　240
体力格差　478
対人的情緒の技能　320
対比浴　306
対立装具　370
耐糖能　440

退行変性　685
大腿義足　361
大腿骨近位部骨折　538
大腿骨頸部骨折　538,699
大腿骨骨幹部骨折　539
大腿骨転子部骨折　539
大腿骨頭すべり症　690
大腿三角　538
大動脈弁狭窄症　594
大動脈弁閉鎖不全症　594
大脳局在症候　458
第1レベル予防　36
第2レベル予防　36
第3レベル予防　36
脱臼　527
脱神経　550
単ニューロパチー　642
蛋白細胞解離　645
短下肢装具　372
短靴　372
短期記憶　460
短期目標　191
断綴性発話　664
WAIS-Ⅲ成人知能検査　261

■ち
チーム・アプローチ　185
チーム会合　188
チームナーシング　341
チアノーゼ　630
チック　661
チャッカ靴　372
地誌的見当識障害　465
治療体操　297
治療用作業場　13
知能　259,477
遅延記憶　461
遅発性尺骨神経麻痺　532
窒素平衡　440
着衣失行　462
中間施設　342
中間目標　191
中心静脈栄養法　128
中枢性難聴　329
中殿筋歩行　690
中毒　59
肘頭骨折　532
肘部管症候群　554,650
注意・覚醒障害　571
注意欠陥多動性障害　508

長下肢装具　374
長靴　372
長期記憶　460
長期目標　191
超音波検査　91
超音波心臓検査法　92, 116
超音波断層法　117
超音波療法　306
超深靴　372
超短波療法　303
超皮質性失語　327
徴候　67
聴覚失認　466
聴覚障害　328, 331, 337
聴力図　328
直達骨折　525

■つ
ツイスター　376
つえ　381
吊り下げギプス包帯法　531
通所リハビリテーション　342
杖　381

■て
テープ・メジャー法　234
テーラー型装具　378
ティネル徴候　550
テニス肘　532
デニス・ブラウン装具　375
デブリドマン　563
デュシェンヌ型筋ジストロフィー　516
デュピュイトラン拘縮　454
てんかん　570
手先具　356
手続き的記憶　461
手の外科　133
低アルブミン血症　443
低酸素血症　630
定位脳手術　658
抵抗運動　297
泥土療法　307
摘便　347
適応技能　261
適応行動　261
適合判定　357
鉄の肺　627
伝音性難聴　328
伝導失語　326

電気痙攣療法　481
電気ショック療法　481
電気生理学的検査　98
電気療法　308
電動車いす　380
電動リクライニング式普通型電動車いす　381
電動リフト式普通型電動車いす　381
T細胞　51

■と
トータルパターン　493
トーマス検査　691
トムセン病　520
トレーニング心拍数　244
トレッドミル負荷試験　113
トレンデレンブルグ試験　625
トレンデレンブルグ徴候　691
トレンデレンブルグ歩行　690
ドパミン作動性ニューロン　653
徒手筋力テスト　235
徒手整復　527
投影法　263
東大式エゴグラム　263
疼痛性障害　702
等運動性筋力　235
等運動性訓練　300
等運動性収縮　297
等尺性筋力　235
等尺性訓練　299
等尺性収縮　297
等尺性負荷　112
等張性筋力　235
等張性訓練　298
等張性収縮　297
等張性負荷　112
統覚型視覚失認　465
糖尿病　127
糖尿病性神経障害　643
糖尿病性ニューロパチー　645
頭部外傷　565
橈骨・尺骨骨幹部骨折　533
橈骨神経麻痺　649
同時失行　463
洞機能不全症候群　110
洞不全症候群　594
動作　146
動作緩慢　656
動的運動負荷　112

動的筋電図　101
動的検査　237
動脈血ガス分析　119
動脈血酸素分圧　119
動脈塞栓症　619
動揺胸郭　535
動力義手　354
道具的技能　320
道具的日常生活活動　268, 275
道徳　195
道徳療法　312
特異度　96
特発性大腿骨頭無腐性壊死　690
突進現象　657

■な
ナックルベンダー　371
ナラティブ・セラピー　405
内科的診断　65
内言語　327
内骨格義肢　353
内視鏡　92
内視鏡治療　129
内視鏡的結石除去法　130
内側側副靱帯損傷　544
内反肘　532
内部一貫性　210
内容妥当性　210
流れ図　192
Nagiモデル　27

■に
2点歩行　383
2輪型歩行器　384
21トリソミー　503
ニューラプラキシー　550, 642
ニューロトメーシス　550, 642
ニューロパチー　641
二次元脳電図　105
二次性関節症　685
二次性健康問題　42
二次的障害　34, 41, 432
二次予防　35
二重積　112
二重濾過血漿交換法　129
日本版遂行機能障害の行動評価　265
日本版デンバー式発達スクリーニング検査　250
日本版変形性膝関節症患者機能評

価表　291
日本版リバーミード行動記憶検査　265
肉腫　55,709
肉離れ　549
日常生活活動　266
日常生活活動指標　266
日常生活活動チェックリスト　266
日常生活活動テスト　266
入院リハビリテーション　180
入浴　346
乳酸性閾値　241
尿意切迫　417
尿禁制　346
尿検査　94
尿失禁　346,417
尿閉　417
尿流計　417
尿路結石　440
尿路ストーマ　135,485
尿路変向術　420
人間活動　144
妊娠合併症　471
認知科学　458
認知行動　459
認知行動療法　404,706
認知症　482
認知障害　457
認知神経科学　458
認知リハビリテーション　165,176
認知療法　404

■ね
熱気療法　306
熱傷　559
熱傷指数　561
熱傷深度分類　560
熱帯性痙性対麻痺　576
捻挫　543

■の
ノイローゼ　60
能動義手　354
能動的理学療法　296
能力　152
能力障害　28
能力低下　28
能力モデル　152

脳機能不全症候群　489
脳血管疾患　600
脳血管発作　601
脳原性運動機能障害　488
脳梗塞　604
脳挫傷　566
脳神経外科　132
脳性麻痺　100,488
脳(内)出血　601
脳波　102
脳波トポグラフィー　105
囊胞性線維症　137

■は
8字型包帯　529
ハーネス　355
ハバードタンク浴　307
ハロー装具　377
ハンチントン舞踏病　667
ハンドグリップ法　112
バージャー病　620,622
バーセル指数　272
バートン骨折　534
バーリント症候群　465
バイオフィードバック　309
バウムテスト　264
バビンスキー徴候　84,423
バランス式前腕装具　367
バルサルバ法　420
パーキンソニズム　653
パーキンソン症候群　653
パーキンソン病　653
パーセント肺活量　118
パーソナリティ　262
パウチ　135,484
パニックコントロール　636
パブリック帯　374
パラフィン浴　298,303
把持装具　370
破骨細胞　526
破裂骨折　536
歯車現象　654
歯車様強剛　654
跛行発生距離　621
馬尾神経症候群　579
肺移植　133,137
肺活量測定法　117
肺癌　630
肺気腫　630
肺気量分画　118

肺結核　631
肺高血圧　137
肺塞栓症　437,624
肺不全　629
肺理学療法　584
排尿　415
排尿記録　417
排尿機構　415
排尿筋過活動　416
排尿筋外尿道括約筋協調不全　419
排尿障害　346,416,579
排尿中枢　415
排便障害　347,581
敗血症　563
廃用症候群　34,43,343,432
廃用性筋萎縮　434,454
発汗検査　551
発語失行　328
発達障害　321
発達チャート　250,494
発達的アプローチ　166
話し言葉　323
反射　83
反射弓　84
反射性交感神経性ジストロフィー　533
反射性尿失禁　417
反復拮抗運動不能　664
反復拮抗運動不能症　83
反復唾液嚥下テスト　411
半月　541
半月損傷　541
半側空間無視　80,460
半側視空間失認　612
半側無視　465
半長靴　371
汎発性血管内凝固症候群　563
判別　207
判別的妥当性　211
瘢痕拘縮　454

■ひ
ヒューター三角　531
ビデオ造影検査　85
ビュルガー病　620
びまん性汎細呼吸気管支炎　631
びまん性軸索損傷　566
引きずり歩行　383
引き抜き損傷　553

日和見感染　52
比例尺度　209
皮質下性失語　327
皮膚筋炎　682
皮膚筋肉反射　84
皮膚反射　83
泌尿器科　132
肥大型心筋症　595
肥満　70
(非侵襲)間欠的陽圧換気　635
非ステロイド性抗炎症薬　677
非性　468
非宣言的記憶　461
疲労骨折　532
疲労指数　237
腓骨神経麻痺　650
美容整形外科　133
鼻腔栄養法　411
膝装具　373
膝継手　360
肘装具　368
左半側空間失認　78
表在感覚　84
表在反射　83
表面筋電図　427
評価　148,206,207
標準失語症検査　329
標準日常生活活動　268
病気　20
病者役割　24
病態識別値　96
病態失認　466,611
病的連合運動　424
病理志向的アプローチ　36,140
病理診断　67
病歴　68
頻呼吸　71
頻尿　347,417
頻脈　71,109
頻脈性不整脈　110,594
B細胞　51
P-Fスタディ　264

■ふ
フィットネス　240
フィブリノイド変性　673
フィラデルフィアカラー　377
フェニルケトン尿症　503
フォガティカテーテル　620
フォルクマン拘縮　528

フランケル尺度　579
ブルンストローム回復段階　250
ブルンストロームの回復段階　610
ブレーク・テスト　238
ブローカ失語　325
プッシュアップ　448
プラーク　591
プライマリーナーシング　341
プラットホーム杖　383
フレンチャイ活動指標　277
プログラム　191
プログラム評価　219
不安定狭心症　592
不整脈　109,594
不全骨折　535
負荷心電図　112
普通型電動車いす　380
部位診断　67
福祉用具　349
　──の研究開発及び普及の促進に関する法律　349
腹圧性尿失禁　417
腹式呼吸　71
腹部超音波検査　94
腹膜透析　129
腹腔鏡手術　130
物的生活環境　392
物理療法　303
粉砕骨折　536
糞便検査　94
分娩麻痺　553
Fletcher-Hugh-Jonesの分類　630

■へ
ヘルスケア・システム　39
ベーチェット病　683
ベクター　131
ベッカー型筋ジストロフィー　518
ベル麻痺　649
ペルテス試験　625
ペルテス病　689
平衡障害　83
平衡論モデル　24
閉鎖骨折　525
閉鎖性整復　527
閉鎖性損傷　525
閉塞性換気障害　628
閉塞性血栓血管炎　620,622

閉塞性動脈硬化症　620,622
片歩行器　384
変換リハビリテーション実践　10
変形性関節症　455,685
変形性股関節症　689
変形性膝関節症　687
変形性脊椎症　693
変性　662
弁膜症　594
便宜肢位　456
便失禁　422
便秘　421
Verbrugge-Jetteモデル　30

■ほ
ホーマンズ徴候　437,624
ホットパック　298,303
ホモシスチン尿症　503
ボルグ(Borg)の自覚的運動強度　115,244
ホルター心電図　116,592
ホルネル症候群　553
ボールベアリング式フィーダー　367
ボイタ法　498
ボタン穴変形　73
ホッファーの分類　256
ボバース法　498
ポジショニング　456
ポリオ　432
ポリオ後症候群　432
歩行器　383
歩行失行　462
歩行車　384
歩行補助具　381
歩容　83
補装具　349
　──の種目　349
補聴器　337
方法・時間測定　257
包括的ケア　38
放射線障害　58
放射線治療　131
訪問看護　342
訪問リハビリテーション　342
防御機構　51
房室ブロック　594
膀胱結石　440
膀胱造影　419
膀胱内圧測定　418

膀胱尿道造影　419
勃起障害　471
BOLD 法　90
Hoehn-Yahr 分類　657

■ま
マウス式非侵襲的陽圧換気人工呼
　　吸器　632
マクロファージ　543
マスター 2 階段試験　112
マックマレー試験　541
マッサージ　308
麻酔科　133
麻痺性構音障害　324
前屈み姿勢　698
末梢神経疾患　641
末梢神経障害　641
末梢性顔面神経　649
松葉杖　383
慢性移植片対宿主病　138
慢性炎症性脱髄多発ニューロパ
　　チー　645
慢性気管支炎　630
慢性疾患　34,169
慢性疾患モデル　34
慢性静脈不全　624
慢性心不全　599
慢性疼痛　701
慢性疼痛症候群　702
慢性動脈閉塞症　619
慢性閉塞性肺疾患　438,628,630

■み
ミオキミー　661
ミオクローヌス　660
ミオパチー　651
脈拍　71

■む
矛盾性運動　660
無気肺　438
無作為比較対照試験　63
無酸素性代謝閾値　241
無視症候群　460,612
無症候性脳血管障害　608
無動　656
無動性無言症　614
無腐性壊死　529

■め
メープルシロップ尿症　503
メイク・テスト　238
メカニズム　141
メタアナリシス　124
メタボリックシンドローム　125
メット　244
メディカルチェック　114
メンケベルク動脈硬化　622
名義尺度　208
名辞性失語　327
酩酊歩行　664
免疫　52
免疫抑制剤　136

■も
モジュール　459
モジュラー義肢　353
モデリング　569
モデリング法　404
モデル　5
モトスコピー　246
モトメトリー　246
モンテジア骨折　533
模擬日常生活活動　274
目標心拍数　244
問題志向型システム　184
問題志向型診療記録　184

■や
矢線図　191
矢田部ギルフォード性格検査
　　263
野球肘　532
役割　287,703
役割演技　569
薬物療法　126
病　20

■ゆ
輸液療法　126
輸血療法　126
誘発筋電位　102
誘発脳波　106

■よ
4 点歩行　383
予後　215
予測　207
予測因子　215

予測最大心拍数　243
予測的妥当性　211
予防的リハビリテーション　174
陽性徴候　75,496
腰仙椎装具　377

■ら
ライン組織　188
ラクナ梗塞　607
ラッシュピン　531
来談者中心療法　402

■り
リーメンビューゲル　375,689
リウマチ　673
リウマチ活動性評価法　676
リウマチ結節　675
リウマチ性疾患　673
リウマトイド因子　674
リクライニング式普通型電動車い
　　す　380
リコンディショニング　14
リハビリテーション　4
リハビリテーション医学　17
リハビリテーション運動　15
リハビリテーション・カウンセリ
　　ング　405
リハビリテーション科　19
リハビリテーション過程　184
リハビリテーション看護　339
リハビリテーション管理　183
リハビリテーション計画　190
リハビリテーション・センター
　　15
リハビリテーション・チーム
　　186
リハビリテーション的アプローチ
　　166,388
リバーミード移動性指標　256
リモデリング　695
リンパ管　625
リンパ浮腫　626
利得　215
理学的所見　70
理学療法　296
離断症候群　326
立位保持装置　376
流動性知能　477
留置カテーテル法　584
良肢位　456

779

和文索引

良肢位保持　343
療育　16
倫理　195
輪状咽頭切離術　414
臨床疫学　63
臨床検査　93
臨床診断　65
臨床的予防サービス　45

■る
るいそう　70
涙滴骨折　536

■れ
レイノー現象　623,681
レイノー症候群　623
レイノー病　623
レット症候群　508
レビー小体　653
冷水テスト　580
暦年齢　261
連合運動　424
連合型視覚失認　465
連合反応　424

■ろ
ロールシャッハ・テスト　263
ロールプレイング　569
ロフストランドクラッチ　383
ロンベルク試験　83
ロンベルク徴候　83,665
老化　50,474
老化学説　475
老研式活動能力指標　276
老人姿勢　698
老年症候群　51
老年病　50
肋間神経移行術　552
肋骨骨折　534
論理情動行動療法　404
論理情動療法　404
Lawton モデル　145

■わ
ワーラー変性　550
鷲手　551,552
腕神経叢損傷　553

欧文索引

A

α_1-antitrypsin deficiency 137
abdominal respiration 71
ability 152
Ablenkungstherapie 313
above-elbow prosthesis 356
above-knee prosthesis 361
absolute claudication distance 621
accuracy 96
acetabular dysplasia 689
acidosis 111
acquired immunodeficiency syndrome 53
actinotherapy 307
action 146
active-assistive exercise 297
active movement 297
active physical therapy 296
active ROM 231,452
activities of daily living 266
Activities of Daily Living Test 266
activity 311
acute arterial occlusion 619
acute arterial thrombosis 620
acute coronary syndrome 592
acute disseminated encephalomyelitis 672
acute myocardial infarction 591
acute pain 701
acute renal failure 550
Adams-Stokes syndrome 111
adaptive behavior 261
adaptive skill 261
ADEM 672
ADHD 508
adiadochokinesis 83,664
ADL 266
AF 110
affect 81
AFO 372
aging 50
agnosia 75,463,611
agrammatism 326
AIDS 53
akinesia 656
akinetic mutism 614

albuminocytologic dissociation 645
alexia with agraphia 327
alexia without agraphia 328
alien hand sign 463
alignment 353,362
alkalosis 111
allergy 54
ALS 668
alternate bath 306
alternate douche 306
Alzheimer's disease 482
ambulation aid 381
amnesic aphasia 327
amputation 352,555,557
amyotrophic lateral sclerosis 668
anaerobic threshold 241
anaphylaxis 54
anesthesiology 133
angina pectoris 110
ankle foot orthosis 372
ankylosing spondylitis 455,683
ankylosis 297,452
anomic aphasia 327
anosognosia 466,611
anterior cord syndrome 579
anterior spinal artery syndrome 576
anterior tibial compartment syndrome 528
anterograde amnesia 461,570
antigravity test 236
Anton syndrome 466
aortic regurgitation 594
aortic stenosis 594
ape hand 551,552
aphasia 75,325,612
apheresis therapy 128
Apley test 541
apperceptive visual agnosia 465
apractagnosia 462
apraxia 75,462,612
apraxia of speech 328
arm ergometer 113
Arm Function Test 252
Arnold-Chiari malformation 513

arrhythmia 109,594
arrow diagram 191
arterial embolism 619
arteriolosclerosis 622
arteriosclerosis obliterans 620
arthroscopic surgery 130
arthrosis deformans 455,685
articular contracture 452
artificial blood vessel 134
artificial endocrine pancreas 134
artificial foot for work 357
artificial hand for work 354
artificial heart 134
artificial joint 135
artificial organ 134
artificial skin 135
ASAS 576
aseptic necrosis 529
asexual 468
ASIA impairment scale 579
ASO 620
asomatognosia 78,611
Asperger's syndrome 507
aspiration pneumonia 408
assertiveness training 404
assessment 148,206
associated movement 424
associated reaction 424
associative visual agnosia 465
asymptomatic cerebrovascular accident 608
asynergia 664
AT 241
ataxia 83
ataxic dysarthria 324
atelectasis 438
atherosclerosis 622
atherothrombotic infarct 606
athletic rehabilitation 546
atrial fibrillation 110
atrioventricular block 594
attention deficit hyperactivity disorder 508
audiogram 328
auditory agnosia 466
autism 507

autoimmune disease　54,651
automatic bladder　419
autonomic hyperreflexia　582
auto-stop walker　384
autotopagnosia　612
axillary crutch　383
axonotmesis　550,642

B

Babinski sign　84,423
BADS　265
balanced forearm orthosis　367
Bálint's syndrome　465
ball-bearing feeder　368
ballotment of patella　687
Barthel Index　272
Barton fracture　534
baseball elbow　532
basic ADL　268
BBB　109
Becker type progressive muscular dystrophy　518
bedsore　443
behavior therapy　402,706
behavioral model　25
Behavioural Assessment of the Dysexecutive Syndrome　265
Behçet's disease　683
Bell palsy　649
below-elbow prosthesis　356
below-knee prosthesis　361
BFO　367
BI　272
biochemical test　94
bioethics　196
biofeedback　309
biomechanical approach　166
biophylaxis　53
biopsychosocial model　185
birth related brachial plexus injuries　553
blood examination　94
blood pressure　71
blood transfusion　126
B lymphocyte　51
BMD　518
BMI　71
body mass index　71
body-powered upper limb prosthesis　354

body schema　76
bone atrophy　435
bone marrow transplantation　138
bone-salt　697
boots　372
brace　363,365
brachial plexus injury　553
bradycardia　71
bradykinesia　656
bradypnea　71
brain dysfunction syndrome　489
brain surgery　132
break test　238
Broca's aphasia　325
bronchial asthma　631
bronchiectasis　631
Brown-Séquard syndrome　579
Brunnstrom's stage of recovery　610
bubble bath　306
buccofacial apraxia　462
Buerger disease　620,622
bulbocavernous reflex　420,579
bundle branch block　109
burn　559
Burn Index　561
burst fracture　536
button-hole deformity　73

C

cachexia　70
callus　526
Canadian crutch　383
cancer　709
cane　381
canvas traction　537
CAPD　121,128
carcinoma　55,709
cardiac asthma　631
cardiac catheter　593
cardiac murmur　71
cardiac output　240
cardiac pacemaker　134
cardiac rehabilitation　590
cardiac reserve　71
cardiac transplantation　137
cardioembolic infarct　604
cardiomyopathy　595
cardiopulmonary exercise testing　597

cardio-pulmonary fitness　240
cardio-respiratory fitness　240
cardiovascular surgery　132
care continuum　177
carpal tunnel syndrome　554,649
CARPET　597
case conference　188
caster walker　384
causality　141
cause-effect relationship　141
CDH　689
cellular immunity　53
Center for Epidemiological Studies-Depression Scale　263
central auditory loss　329
central cord syndrome　579
cerebral contusion　566
cerebral infarction　604
cerebral palsy　488
cerebrovascular accident　601
cerebrovascular disease　600
cervical collar　377
cervical orthosis　376
cervical spondylotic myelopathy　693
CES-D　263
character　262
Charcot-Marie-Tooth disease　642
charley horse　549
chauffeur fracture　534
check lists of daily life activities　266
checkout　357
Chiari's anomaly　513
chromosome　48
chronaxy　551
chronic arterial occulsion　619
chronic bronchitis　630
chronic disease　34
chronic graft-versus-host disease　138
chronic inflammatory demyelinating polyneuropathy　645
chronic obstructive pulmonary disease　438,628
chronic pain　701
chronic pain syndrome　702
chronic venous insufficiency　625
chronological age　261

chukka 372
CIC 420
CIDP 645
clasp-knife phenomenon 423
claw hand 551,552
clean intermittent catheterization 420
client-centered therapy 402
clinical diagnosis 65
clinical epidemiology 63
clinical preventive services 45
clinical test 93
clone 53
clonus 423,661
closed fracture 525
closed injury 525
closed reduction 527
CMD 519
CMI 263
CMT 642,645
CO_2 narcosis 634
cochlear implant 135,337
cock-up splint 369
cognitive-behavior therapy 404,706
cognitive disorder 457
cognitive neuroscience 458
cognitive rehabilitation 176
cognitive science 458
cognitive therapy 404
cogwheel phenomenon 654
cogwheel rigidity 656
cold therapy 306
collagen disease 673
Colles fracture 533
color agnosia 465
combined hearing loss 329
comminuted fracture 536
communication aid 334,397
compartment syndrome 454,528, 563
comprehensive care 38
compression fracture 536
compression neuropathy 648
compromised host 51
computed tomography 87
concentric strength 235
conditioned inhibition 403
conduction aphasia 326
conductive hearing loss 328

congenital clubfoot 453
congenital dislocation of hip joint 689
congenital multiple arthrogryposis 453
congenital muscular dystrophy 519
congenital muscular torticollis 453
congenital myopathy 520
congenital myotonic dystrophy 520
congenital radioulnar synostosis 455
congenital snapping thumb 453
connectivetissue disease 673
consciousness 75
constipation 421
construct 208
constructional apraxia 462
construct validity 210
content validity 210
continuous ambulatory peritoneal dialysis 121,128
continuous passive movement 456
continuous positive airway pressure 438,635
contracted bladder 441
contracture 297,433,452
contrast bath 306
convalescence care 15
convenient position 456
COPD 438,628,630
Cornel Medical Index 263
coronary arterial bypass grafting 592
corrective cast 456
corrective shoes 372
correlation 142
cosmetic surgery 133
cosmetic upper limb prosthesis 354
coughing 636
counseling 402
countershock 109,594
CP 488
CPAP 635
cranial traction 535
creative convalescence 13

Credé's method 420
cretinism 503
criterion-related validity 210
cross-diagnosis approach 44
crush syndrome 549
crutch 382
crutch gait 383
cryotherapy 306
crystallized general factor 477
CT 87
cubital tunnel syndrome 554,650
cubitus valgus 532
cubitus varus 532
cuirass ventilator 632
curative workshop 13
cyanosis 630
cystic fibrosis 137
cystography 419
cystometry 418
cystourethrography 419
cytokine 674

D

DAI 566
Damenkorset 378
dashboard injury 537
DCP 30
débridement 563
decerebrate posture 609
decerebrate rigidity 609
declarative memory 461
decomposition of movement 83,664
decorticate posture 609
decorticate rigidity 609
decubitus ulcer 443
deep brain stimulation 658
deep reflex 83
deep sensation 84
deep vein thrombosis 437
defecation disorder 581
defense mechanism 51
degeneration 662
degenerative joint disease 685
deglutition 408
deglutition pneumonia 408
delayed initiation of movement 664
delayed memory 461
dematomyositis 682

dementia 482
denervation 550
Denis-Browne orthosis 375
descriptive level 140
detrusor overactivity 416
detrusor sphincter dyssynergia 419
developmental approach 166
developmental chart 250,494
Devic disease 576
diabetes mellitus 127
diabetic neuropathy 645
diagnosis 65
diagonistic apraxia 463
diaschisis 161,442
DIC 563
differential diagnosis 65
differential lung ventilation 635
diffuse axonal injury 566
diffuse panbronchiolitis 631
diffusion weighted image 89
dilated cardiomyopathy 595
direct fracture 525
disability 25,26,28
Disability Creating Process 30
disability prevention 35,42
Disabled People's International 6
disablement model 26
disablement process 216
disconnection syndrome 326
discrimination 207
discriminative validity 211
disease 20
disease-modifying antirheumatic drug 678
disease outcome 215
disequilibrium 83
dislocation 527
disposition 512
disseminated intravascular coagulation 563
disuse muscle atrophy 434,454
disuse syndrome 34,43,343,432
DMARD 678
DMD 516
DNA 48
dopaminergic neuron 653
dorsal aponeurosis 547
double-filtration plasmapheresis 129

double product 112
douche 306
Down syndrome 503
DPB 631
DPI 6
drag-to gait 383
dressing apraxia 462
drop foot 552
drop hand 551,552
drunken gait 664
Duchenne muscular dystrophy 516
Dupuytren contracture 454
DWI 89
dynamic EMG 101
dynamic test 237
dysarthria 323,330,612
dysesthesia 84
dyskinesia 661
dyslipidemia 127
dysmetria 83,664
dysphagia 613
dysphasia 408
dyspnea 119
dystonia 667
dystrophin 516
dysuria 416,579

E
EADL 268,277
early physical treatment 497
EBM 64,122
eccentric strength 235
ECG 106
echocardiogram 92,116
echocardiography 92
echograph 91
ecological model 24
ECS 398
educational rehabilitation 11
EEG 102
electric wheelchair 380
electrocardiogram 106
electroconvulsive therapy 481
electrodiagnostic test 98
electroencephalogram 102
electromyography 101
electroshock therapy 481
electrotherapy 308
emaciation 70

Emery-Dreifuss type muscular dystrophy 518
EMG 101
EMG kinesiology 100
end-feel 231,452
endoscope 92
endoscopic lithotripsy 130
endoskeletal prosthesis 353
endurance 300
engram 162
entrapment neuropathy 646
environmental control system 398
epilepsy 570
epiphyseal cartilage 529
epiphysiolysis 532
epiphysitis 532
EQ-5D 291
equilibrium model 24
ergotherapy 311
erosive oseteoarthritis 686
ETGUG 256
ethic 195
evaluation 148,206,207
evidence based medicine 64,122
exchange transfusion 490
exercise capacity 243,296
exercise intensity 240
exercise test 112
exercise therapy 125
exoskeletal prostheses 353
exoskeletal type 352
expanded timed Get-up-and-Go 256
expansion hood 548
extended activities of daily living 277
extended ADL 268
extension aponeurosis 547
extensor mechanism 548
externally powered prosthesis 354
extracorporeal shock wave lithotripsy 441
extradepth shoes 372
extrasystole 109

F
FAC 256
facial palsy 649

facilitating technique for swallowing 412
FAI 277
fasciculation 82
fascioscapulohumeral muscular dystrophy 520
fatigue failure 237
fatigue fracture 532
Fatigue Index 237
fecal incontinence 422
feeding disorder 613
FES 308
festinating gait 657
FI 237
fibrinoid degeneration 673
fibroblast 543
fibromyalgia 684
figure eight bandage 529
FIM 267,274
first-level prevention 36
fitness 240
fitness gap 478
fixation walker 384
flail chest 535
FLAIR 89
flexor hinge splint 370
flexor reflex 424
flexor spasm 424
flow diagram 192
fluid attenuated inversion recovery 89
fluid general factor 477
Fogarty catheter 620
foot orthosis 372
footwear modifications 372
forearm crutch 383
forearm support crutch 383
four-point gait 383
fracture 525
fracture line 525
fracture of the clavicle 529
Frankel scale 579
freezing gait 657
Frenchay Activities Index 277
full-length crutch 383
function 142
Functional Ambulation Categories 256
functional assessment 213
functional electrical stimulation 308
functional gain 216
functional independence measure 267
functional limitation 29,149
functional MRI 90
functional organization 188
functional outcome 215
functional position 456
functional status 37
function-oriented approach 36,140

G

gain 215
gait 83
gait apraxia 462
galactosuria 503
Galeazzi fracture 534
gastrointestinal surgery 132
gastrostomy 411
GBS 642,644
GCS 77
gender identity 468
General Health Questionnaire 263
generalized osteoarthritis 686
general surgery 132
gene therapy 131
genitality 468
genome 48
Gerstmann syndrome 466
GHQ 263
Gilles de la Tourette syndrome 662
Glasgow Coma Scale 77,568
Glasgow Outcome Scale 568
Glisson sling 535
global aphasia 327
glucose tolerance 440
gluteus medius gait 690
GPS 399
grip strength test 238
Guillain-Barré syndrome 642

H

Halo orthosis 377
HAM 576
handicap 26,28
hand surgery 133

hanging cast 531
Hantington chorea 667
harness 355
HDS-R 76,262
head trauma 565
health 20,212
health care system 39
health-related physical fitness 43,213,297,705
health-related QOL 288
hearing aid 337
hearing impairment 328,337
heart-lung transplantation 133
heart rate 240
heart transplantation 133
heat failure 592
heat therapy 303
Hemiplegia Function Test 252
hemispatial agnosia 612
hemiwalker 384
hemodialysis 128,639
hemofiltration 129
hemoperfusion 129
hemophilic arthropathy 455
hemothrax 535
hepatic myelopathy 576
hepatic transplantation 138
hereditary disease 48
hereditary motor sensory neuropathy 642
heterotopic ossification 529,582
HFV 635
hierarchical model 145
higher brain function 75
high frequency ventilation 635
high quarter shoes 372
high-tibial osteotomy 688
hip disarticulation prosthesis 360
histocompatibility test 136
history 68
HLV-1-associated myelopathy 576
Hoffer's classification 256
holism 24
Holter ECG 116
Holter electrocardiogram 592
Homans sign 437,624
home oxygen therapy 627
homocystinuria 503
Horner syndrome 553

myodesis 557
myofascial suture 557
myokymia 661
myonephropathic metabolic syndrome 620
myopathy 516,651
myoplasty 557
myorrhexis 549
myotonia 520
myotonia congenita 520
myotonic dystrophy 520

N
narrative therapy 405
nasal feeding 411
NCV 101
negative extra-thoracic pressure ventilator 632
negative sign 75,496
neglect syndrome 460,612
neologism 326
neoplasm 55
nerve block 430
nerve conduction velocity 101
neural tube defects 511
neurapraxia 550,642
neuro-Behçet's disease 683
neurodevelopmental approach 301
neurogenic bladder 415
neurogenic bowel 415
neurogenic colon 421
neurogenic contracture 454
neuromuscular reflex therapy 300
neuropathy 516,641
neurophysiological approach 300
neuropsychological rehabilitation 176
neuropsychological test 264
neurosis 60
neurotmesis 550,642
NIPPV 632,635
nitrogen equilibrium 440
nociception 702
nominal aphasia 327,463
nominal scale 208
non-declarative memory 461
non-invasive positive pressure ventilation 635
non-invasive positive pressure ventilator 632
non-steroidal anti-inflammatory drug 677
normal sinus rhythm 108
normal value 96
NSAIDs 677
NTDs 511
N-test 545
nursing 339
nutriture 70

O
obesity 70
objective outcome 215
observational learning 569
obstetric gynecology 132
obstructive ventilatory impairment 628
occupation 311
occupational disease 61
occupational therapy 311
ocular motor apraxia 465
open fracture 525
open injury 525
open reduction 527
operant conditioning 403
ophtalmology 132
OPLL 693
opponens splint 370
opportunistic infection 52
optic aphasia 465
oral surgery 132
ordinal scale 209
organic brain syndrome 457
organic mental syndrome 457
orientation 76
orthograde degeneration 550
orthopedic shoes 372
orthopedic surgery 132
orthosis 363,365
orthostatic hypotension 436,581
ossification of posterior longitudinal ligament 693
osteoarthritis 455,685
osteoblast 526
osteochondritis 532
osteoclast 526
osteopenia 695
osteoporosis 695
otorhinolaryngology 132
outcome 215
overactive bladder 417,419
overflow incontinence 417
overuse syndrome 432
oxygen therapy 633

P
pain 702
pain behavior 702
pain disorder 702
pancreatic transplantation 133
panic control 636
paradoxical breathing 535
paraffin bath 303
paralytic dysarthria 324
paraphasia 326
paraplegia in flexion 425
parenteral fluid therapy 126
parenteral nutrition 128
Parkinson disease 653
parkinsonism 653
passive movement 297
passive physical therapy 296
passive ROM 230,452
pathological associated movement 424
pathological diagnosis 67
pathology-oriented approach 36,140
patient evaluation grid 68
Pavlik harness 375,689
PCI 193
PCV 635
pediatric surgery 133
PEEP 635
PEG 414,485
peloid therapy 307
pelo-therapy 307
pelvic ring 536
percent vital capacity 118
percutaneous catheterization 86
percutaneous coronary intervention 592
percutaneous endoscopic gastrostomy 414,485
percutaneous nephrolithotripsy 441
percutaneous transesophageal gastrotubing 486
percutaneous transvenous mitral

commissurotomy 595
perfusion MRI 90
peripheral neuropathy 641
peritoneal dialysis 129
permanent lower extremity prosthesis 357
peroneal nerve palsy 650
personality 262
personality test 262
Perthes disease 689
Perthes test 625
pervasive developmental disorders 507
phantom limb 559
phantom limb pain 559
phenylketonuria 503
Philadelphia collar 377
phlebothrombosis 624
phototherapy 307,490
phrenic pacemaker 632
physical care and maintenance 498
physical diagnosis 65
physical education 498
physical finding 70
physical fitness 240
physical modalities 303
physical therapy 296,303
physical working capacity 243
physiological associated movement 424
physiological cost index 193
physiotherapy 296
Picture-Frustration Study 264
plan 191
plantar reflex 84
plaque 591,607
plasma perfusion 129
plasmapheresis 129,646
plaster splint 527
plasticity 161
plastic surgery 133
platform crutch 383
pneumothrax 535
PNF 301
poliomyelitis 432
pollakisuria 347,417
polymyositis 682
polyneuropathy 642
polyuria 347

POMR 184
POS 184
positioning 343,456
position sense 84
positive end expiratory pressure 635
positive sign 75,496
post-polio syndrome 432
post-thrombotic syndrome 625
posttraumatic amnesia 570
postural change 343
postural drainage 635
pouch 135,484
precision 96
prediction 207
predictive validity 211
predictor 215
premature beat 594
prenatal diagnosis 512
present illness 68
pressure controlled ventilation 635
pressure rate product 112
pressure sore 443
pressure support ventilation 635
primary condition 42
primary disability 34,41,432
primary nursing 341
primary osteoarthritis 685
primary prevention 35
primitive model 23
primitive reflex 493
problem oriented medical records 184
problem oriented system 184
procedural memory 461
prognosis 215
program 191
program evaluation 219
progressive rate training 299
progressive resistance exercise 299
projective technique 263
pronator syndrome 649
proprioceptive facilitation 301
proprioceptive neuromuscular facilitation 301
prosody 324
prosopagnosia 465
PRP 112

pseudohypertrophy 517
PSV 635
psychodrama 569
psychodynamic therapy 15
psychological model 25
psychological test 259
psychosomatic disease 59
PTEG 486
pulmonary embolism 437,624
pulmonary emphysema 630
pulmonary hypertension 137
pulmonary insufficiency 629
pulmonary rehabilitation 627
pulmonary tuberculosis 631
pulse 71
PULSES 270
pulsion 657
pure alexia 328
pure word blindness 328
pure word deafness 328,466
pursed lip breathing 630
push-up 448
PWC 243
pyramidal sign 423

Q

QOL 288,479
quality of life 288

R

RA 673
radial nerve palsy 649
radiation damage 58
radiograph 85
radiotherapy 131
randomized controlled trial 63
range of motion 230,452
range of motion exercise 297
rating of perceived exertion (Borg) 115,244
rational emotive behavior therapy 404
rational-emotive therapy 404
ratio scale 209
Raynaud's disease 623
Raynaud's phenomenon 623,681
Raynaud's syndrome 623
RBMT 265
RCT 64
RDQ 292

receiver operating characteristic curve 96
recent memory 76
reciprocal walker 384
reciprocator 384
reconditioning 14
reconstruction hospital 13
reconstructive neurology 160
reductionism 141
reference interval 94
reference value 94
reflex 83
reflex arc 84
reflex incontinence 417
reflex sympathetic dystrophy 533
regenerative therapy 131
rehabilitation 4
rehabilitation approach 166
rehabilitation counseling 405
rehabilitation medicine 17
rehabilitation movement 15
rehabilitation nursing 339
release phenomenon 75
reliability 209
remodeling 695
removal of blood cell 129
renal disease 128
renal transplantation 133,138
repetitive saliva swallowing test 411
residual urine 418
residual volume 439
resistive exercise 297
respiration 71
respirator 438
respiratory failure 629
restorative neurology 160
restrictive ventilatory impairment 628
retrograde amnesia 461,570
retrograde degeneration 550
retroplasia 685
Rett's syndrome 508
reverse Barton fracture 534
reversed Colles fracture 534
reversible ischemic neurological deficit 601
rheumatic disease 673
rheumatism 673
rheumatoid arthritis 455,673

rheumatoid factor 674
rheumatoid nodule 675
Riemenbügel 375,689
right-based model 10
rigidity 83,423,654
RIND 601
Rivermead Behavioural Memory Test 265
Rivermead Mobility Index 256
RMI 256
role 287,703
role playing 569
rollator 384
rolling walker 384
ROM 230,452
Romberg sign 83,665
Romberg test 83
ROME 297
root avulsion 553
RPE 115,244
Rush pin 531

S
16PF 263
SACH foot 359
SADL 274
SAH 603
sarcoidosis 137
sarcoma 55,709
sarcopenia 476
scale 208
scanning speech 664
scar contracture 454
Scarpa triangle 538
SCD 662
SCI 574
scintigraphy 90,591
scleroderma 453
screening test 93,410
SDS 263
secondary condition 42
secondary disability 34,41,432
secondary osteoarthtitis 685
secondary prevention 35
second-level prevention 36
Seldinger method 86
self-care 345,391
self-help aid 385
self-help device 385
self-instructional training 404

self-monitoring 404
senility 474
sensation 84
sensitivity 96
sensorineural hearing loss 328
sensory aphasia 326
sensory disturbance 84
sensory memory 461
sensory-motor approach 301
sepsis 563
serum test 94
sex life 468
sex role 468
sexuality 468
sexual rehabilitation 469
SF36 290
shock 562
short leg brace 372
short-term goal 191
short-term memory 460
shoulder orthosis 367
shoulder prosthesis 356
shuffle gait 383
shunt operation 512
sickness 20
sick role 24
sick sinus syndrome 110,594
sign 67
simple test for evaluating hand function 257
simulated activities of daily living 274
simultanapraxia 463
SIMV 634
Sixteen Personality Factor Questionnaire 263
skin-muscle reflex 84
skin reflex 83
skull traction 535
SLB 372
SLE 681
slipped upper femoral epiphysis 690
SLTA 329
small bowel transplantation 133
SMART 191
Smith fracture 534
SMON 576
SOAP 185
social competence 261

social maturity 261
social model 8,24,25
social rehabilitation 11
social resources 343
social skills training 320,404,569
socio-political model 8
somatagnosia 611
SOMI brace 377
spasticity 83,423
spastic torticollis 661
specificity 96
speech area 325
spina bifida aperta 511
spina bifida occulta 511
spinal cord injury 574
spinal epidural abscess 576
spinal orthosis 376
spinal shock 578
spinocerebellar degeneration 662
spirometry 117
splint 365
spondylitis deformans 693
spontaneous intermittent mandatory ventilation 438
sports injury 532
sprain 543
SPREAD 169
SSS 110
SST 320,569
stabilizer 376
stable angina pectoris 592
staff organization 188
STAI 263
standard ADL 268
standard language test of aphasia 329
start hesitation 657
State-Trait Anxiety Inventory 263
static test 237
STEF 257
steppage gait 552
stereotaxic brain operation 658
stiff joint 452
stoma 135,484
stool examination 94
stool extraction 347
stooped posture 698
stress ECG 112
stress fracture 532

stress incontinence 417
stretching 428
stroke volume 240
subacute combined degeneration 576
subacute myelo-optico-neuropathy 576
subarachnoid hemorrhage 603
subcortical aphasia 327
subjective outcome 215
suffering 702
superficial anal reflex 579
superficial reflex 83
superficial sensation 84
surgery 132
swallowing 408
swallowing training 412
swan-neck deformity 73
sweating test 551
swing-through gait 383
swing-to gait 383
symptom 67
symptomatic epilepsy 613
synchronized intermittent mandatory ventilation 634
syndrome 23,67
synovectomy 678
synthetic ligament 135
syringomyelia 514,583
systematic desensitization 403
systematic review 123
systemic lupus erythematosus 681
systemic scleroderma 682
systemic sclerosis 682
systems theory 142

T

21trisomy 503
tachyarrhythmia 594
tachycardia 71,109
tachypnea 71
talipes calcaneus 552
tank respirator 632
TAO 620
tape measure method 234
tardy ulnar nerve palsy 532
target heart rate 244
tarsal tunnel syndrome 650
TAT 264

Taylor brace 378
team meeting 188
team nursing 341
tear drop fracture 536
TEG 263
tendon 546
tendon reflex 83
tendon sheath 547
tendon transfer 553
tennis elbow 532
TENS 308
tertiary prevention 35
tethered cord syndrome 514
thalamic pain 73
Thematic Appercention Test 264
therapeutic endoscopy 129
therapeutic exercise 297
thermography 621
thermotherapy 303
The Rorschach technique 263
The Tree Test 264
third-level prevention 36
Thomas test 691
Thomsen's disease 520
thoracic surgery 132
thoracolumbosacral orthosis 377
thracic outlet syndrome 623
thracic respiration 71
three-point gait 383
thromboangitis obliterans 620
thrombolytic therapy 592
thrombophlebitis 624
TIA 607
tic 661
tilt table 344
timed Up & Go test 256,700
Tinel sign 550
T lymphocyte 51
TMIG Index of Competence 276
Tokyo University Egogram 263
topographical disorientation 465
total aphasia 327
total lung capacity 439
total pattern 493
tracheostomy 486
traction 309
training heart rate 244
transcortical aphasia 327
transcutaneous electrical nerve stimulation 308

transdisciplinary approach　187
transdisciplinary team　341
transfer　344
transfer belt　381
transformative rehabilitation practice　10
transient ischemic attack　607
transplantation　133
trauma　62
tremor　656,660
Trendelenburg gait　690
Trendelenburg sign　691
Trendelenburg test　625
triple flexion reflex　424
tripod gait　383
tropical spastic paraparesis　576
tube feeding　128
TUG　700
tumor　55
Turner's syndrome　516
twister　376
two-point gait　383

U
UCG　116
ulnar nerve palsy　649
ulnar tunnel syndrome　650
ulnocarpal impaction syndrome　534
ultra-short wave diathermy　303
ultrasonic cardiography　116
ultrasonograph　91
ultrasound therapy　306
underwater exercise　307
unilateral neglect　465
unilateral spatial neglect　80,460
Union of the Physically Impaired Against Segregation　8
unstable angina pectoris　592
UPIAS　8
upper extremity orthosis　366

upper extremity prosthesis　353
upper motor neuron bladder dysfunction　579
upper motorneuron bowel dysfunction　422
upper urinary tract　415
urge incontinence　417
urinalysis　94
urinary calculus　440
urinary continence　346
urinary diversion　420
urinary incontinence　346,417
urinary retention　417
urinary urgency　417
urination　415
uroflowmeter　417
urology　132

V
validity　209
Valsalva's method　420
valvular heart disease　594
varicose vein　625
vector　131
venous thrombosis　437,624
ventilation-perfusion ratio　628
ventilatory threshold　241
vesical calculus　440
vibration disease　623
vibratory sense　84
video fluorography　85
Vineland Social Maturation Scale　266
visual agnosia　80,465,612
visual inattention　466
visual neglect　466
visual spatial agnosia　465
vital sign　62
vocational rehabilitation　11
Volkmann contracture　528
VT　241

W
WAIS　261
walker　383
walker-cane combination　384
walking aid　381
walking belt　381
walking cane　381
walking frame　383
walking stick　381
Wallerian degeneration　550
warm bath　303
water diuresis　581
Wechsler Adult Intelligence Scale　261
Wechsler Intelligence Scale for Children-Third Edition　261
Wechsler Memory Scale-Revised　265
Wechsler Preschool and Primary Scale of Intelligence　261
Wernicke's aphasia　326
wheel chair　379
whirlpool bath　306
whole man theory　16
Williams back brace　377
WISC-Ⅲ　261
WMS-R　265
WOMAC　291
word finding difficulty　326
working memory　460
work therapy　311
wound　62
WPPSI　261
writer's cramp　661,667

Y
YG　263

Z
Zung Self-rating Depression Scale　263

執筆分担一覧

第1部
　第1章　　　　中村隆一
　第2章
　　1．　　　　保嶋　実
　　2．
　　　1　　　千田富義，中村隆一
　　　2　　　〃
　　　3　　　長岡正範
　　　4　　　〃
　　　5　　　保嶋　実
　　　6　　　長岡正範
　　　7　　　天草万里，徳山　淳
　　　8　　　〃
　　3．
　　　1　　　佐藤徳太郎
　　　2　　　岩谷　力，佐藤徳太郎
　　　3　　　佐藤徳太郎
　第3章　　　　中村隆一，長崎　浩
　第4章
　　1．　　　　中村隆一
　　2．　　　　千田富義，中村隆一
　　3．　　　　中村隆一

第2部
　第5章
　　1．　　　　中村隆一
　　2．　　　　〃
　　3．　　　　千田富義，中村隆一
　第6章
　　1．　　　　佐直信彦，星　文彦，中村隆一
　　2．　　　　〃
　　3．　　　　徳山　淳，天草万里
　　4．　　　　佐直信彦，星　文彦，森山早苗，
　　　　　　　　中村隆一
　　5．　　　　細川　徹
　　6．　　　　佐直信彦
　　7．　　　　佐直信彦，中村隆一
　　8．　　　　岩谷　力，中村隆一

第3部
　第7章
　　1．　　　　半田健壽，星　文彦，中村隆一
　　2．　　　　森山早苗，佐藤善久，中村隆一
　　3．　　　　細川惠子
　　4．　　　　佐直信彦
　　5．　　　　佐直信彦，赤居正美，中村隆一
　　6．
　　　1　　　佐直信彦
　　　2　　　〃
　　　〔付〕　小林　章
　　7．　　　　細川　徹
　第8章
　　1．　　　　藤田正明，中村隆一
　　2．　　　　牛山武久
　　3．　　　　長岡正範
　　4．
　　　1　　　佐直信彦
　　　2　　　大井直往
　　　3　　　南　尚義，上月正博
   　　4　　　上月正博
　　　5　　　南　尚義，上月正博
　　　6　　　牛山武久
　　　7　　　南　尚義，上月正博
　　　8　　　長岡正範
　　5．　　　　岩谷　力，飛松好子
　　6．　　　　赤居正美，中村隆一
　　7．　　　　江藤文夫
　　8．　　　　牛山武久，佐直信彦，中村隆一
　　9．　　　　佐直信彦
　　10．　　　　伊藤　修，上月正博
　第9章
　　1．
　　　1　　　北原　佶，藤田正明，中村隆一
　　　2　　　藤田正明，北原　佶，中村隆一
　　　3　　　〃
　　　4　　　岩谷　力，吉田一成
　　　5　　　藤田正明，吉田一成
　　2．
　　　1　　　岩谷　力
　　　2　　　鈴木堅二，岩谷　力
　　　3　　　岩谷　力
　　　4　　　長岡正範
　　　5　　　佐直信彦，長岡正範
　　3．
　　　1　　　金澤雅之，上月正博
　　　2　　　佐直信彦
　　　3　　　飛松好子，鈴木堅二，中村隆一
　　　4　　　上月正博
　　　5　　　伊藤　修，上月正博
　　　6　　　長岡正範
　　　7　　　〃
　　　8．
　　　1　　　鈴木堅二
　　　2　　　岩谷　力
　　　3　　　〃
　　9．　　　　細川　徹，長岡正範，中村隆一
　　10．　　　　長岡正範

入門リハビリテーション医学
第3版　　　　　　　　　　　　　　　　ISBN978-4-263-21931-7

1996年 5月30日　第1版第1刷発行
1998年 2月25日　第1版第2刷（増補）発行
1998年12月25日　第2版第1刷発行
2005年 3月30日　第2版第7刷（補訂）発行
2007年 9月10日　第3版第1刷発行
2021年 2月20日　第3版第10刷発行

　　　　　　　　　　　　　　　監修者　中　村　隆　一
　　　　　　　　　　　　　　　発行者　白　石　泰　夫
　　　　　　　　　　　　　　　発行所　医歯薬出版株式会社
　　　　　　　　　　　　　　　〒113-8612　東京都文京区本駒込1-7-10
　　　　　　　　　　　　　　　TEL.（03）5395-7628（編集）・7616（販売）
　　　　　　　　　　　　　　　FAX.（03）5395-7609（編集）・8563（販売）
　　　　　　　　　　　　　　　https://www.ishiyaku.co.jp/
　　　　　　　　　　　　　　　郵便振替番号 00190-5-13816

乱丁，落丁の際はお取り替えいたします　　印刷・三報社印刷／製本・皆川製本所
　　　　　　　© Ishiyaku Publishers, Inc., 1996, 2007. Printed in Japan

本書の複製権・翻訳権・翻案権・上映権・譲渡権・貸与権・公衆送信権（送信可能化権
を含む）・口述権は，医歯薬出版（株）が保有します．
本書を無断で複製する行為（コピー，スキャン，デジタルデータ化など）は，「私的使用
のための複製」などの著作権法上の限られた例外を除き禁じられています．また私的使用
に該当する場合であっても，請負業者等の第三者に依頼し上記の行為を行うことは違法と
なります．

　　　　JCOPY ＜出版者著作権管理機構　委託出版物＞
本書をコピーやスキャン等により複製される場合は，そのつど事前に出版社著作権
管理機構（電話 03-5244-5088, FAX 03-5244-5089, e-mail：info@jcopy.or.jp）の許諾
を得てください．